儿童神经外科手册

Handbook of Pediatric Neurosurgery

原　　著　〔美〕George I. Jallo
　　　　　〔瑞士〕Karl F. Kothbauer
　　　　　〔美〕Violette M.R. Recinos

主　　审　马　杰　于炎冰

主　　译　李云林　贺晓生　顾　硕

副主译　朱　丹　张　忠　梁　平
　　　　　郭二坤

编译秘书　李子玥　田帅伟

U0376973

 世界图书出版公司

西安　北京　广州　上海

图书在版编目（CIP）数据

儿童神经外科手册/（美）乔治·I. 贾洛（George I. Jallo），（瑞士）卡尔·F. 科特鲍尔（Karl F. Kothbauer），（美）维奥莱特·M.R. 雷西诺斯（Violette M.R. Recinos）主编；李云林，贺晓生，顾硕主译. —西安：世界图书出版西安有限公司，2020.10
　　书名原文：Handbook of Pediatric Neurosurgery
　　ISBN 978-7-5192-7431-3

Ⅰ.①儿… Ⅱ.①乔… ②卡… ③维… ④李… ⑤贺… ⑥顾… Ⅲ.①小儿疾病—神经外科学—手册 Ⅳ.① R726.51-62

中国版本图书馆 CIP 数据核字（2020）第 174096 号

Copyright © 2018 of the original English language edition by Thieme Medical Publishers, Inc., New York, USA.（由美国纽约 Thieme Medical 公司 2018 年英文原版授权）
Original title（原书名）：Handbook of Pediatric Neurosurgery
by（原著者）George I. Jallo, Karl F. Kothbauer, Violette M.R. Recinos

书　　　名	儿童神经外科手册
	Ertong Shenjing Waike Shouce
原　　　著	〔美〕George I. Jallo
	〔瑞士〕Karl F. Kothbauer
	〔美〕Violette M.R. Recinos
主　　　译	李云林　贺晓生　顾　硕
责任编辑	张　丹　岳姝婷　宋文琴
装帧设计	新纪元文化传播
出版发行	世界图书出版西安有限公司
地　　　址	西安市高新区锦业路 1 号都市之门 C 座
邮　　　编	710065
电　　　话	029-87214941　029-87233647（市场营销部）
	029-87234767（总编室）
网　　　址	http://www.wpcxa.com
邮　　　箱	xast@wpcxa.com
经　　　销	新华书店
印　　　刷	西安雁展印务有限公司
开　　　本	889mm×1194mm　　1/16
印　　　张	37.25
字　　　数	750 千字
版次印次	2020 年 10 月第 1 版　2020 年 10 月第 1 次印刷
版权登记	25-2018-172
国际书号	ISBN 978-7-5192-7431-3
定　　　价	380.00 元

医学投稿　xastyx@163.com　‖　029-87279745　029-87284035
☆如有印装错误，请寄回本公司更换☆

致我的孩子 Maxwell、Nicholas 和 Alexis，是他们帮助我坚定了对儿童神经外科学的兴趣和事业心。

——George I. Jallo

致我的孩子 Florian，他的聪慧和奉献精神一直激励着我。

——Karl F. Kothbauer

致 Pablo、Elisa、Sebastian 及 Nicolas，是他们提醒我每一天都是美好的。

——Violette M.R. Recinos

致 谢 | Acknowledgments

　　感谢所有参编者的高质量工作，感谢 Thieme 出版社的工作人员 Timothy Hiscock 和 Prakash Naorem，没有他们就没有这本手册的出版发行。我们也不会忘记所有为手册出版做出贡献的学生、住院医生和研究人员。我们要特别感谢 Nir Shimony、Rajiv Iyer、Meleine Sosa-Martinez 及 Brooks Osburn，他们是本手册主题和章节设计的幕后英雄。

George I. Jallo, MD

Karl F. Kothbauer, MD

Violette M.R. Recinos, MD

原著主编 | Editors

George I. Jallo, MD

Professor of Neurosurgery, Pediatrics and Oncology

Institute for Brain Protection Sciences

Johns Hopkins All Children's Hospital

St. Petersburg, Florida

Karl F. Kothbauer, MD

Associate Professor of Neurosurgery

University of Basel

Basel, Switzerland

Chief of Neurosurgery

Lucerne Cantonal Hospital

Lucerne, Switzerland

Violette M.R. Recinos, MD

Assistant Professor

Department of Neurosurgery

Cleveland Clinic Lerner College of Medicine of Case Western Reserve University

Division of Pediatric Neurosurgery, Cleveland Clinic

Cleveland, Ohio

原著作者 | Contributors

Richard C.E. Anderson, MD, FACS, FAAP
Associate Professor of Neurological Surgery
Division of Pediatric Neurosurgery
Columbia University
Morgan Stanley Children's Hospital of New York
 Presbyterian
New York, New York

Luis A. Arredondo, MD
Head
Pediatric Neurosurgery Department
Hospital Civil Fray Antonio Alcalde
Jalisco, Mexico

Micol Babini, MD
Neurosurgeon
Pediatric Neurosurgery
Institute of Neurosurgery
University Hospital of Verona
Verona, Italy

Liat Ben-Sira, MD
Director
Pediatric Imaging, "Dana" Children's Hospital
Gilbert Israeli Neurofibromatosis Center (GINFC),
 Tel-Aviv Medical Center
Tel-Aviv University
Tel-Aviv, Israel

Felix Bokstein, MD
Co-director, Adult Neuro-oncology Program and
 Adult NF1 Clinic
Department of Oncology
Gilbert Israeli Neurofibromatosis Center (GINFC)
Tel Aviv Sourasky Medical Center
Tel Aviv, Israel

Douglas Brockmeyer, MD
Professor of Neurosurgery
Marion L Walker Endowed Chair
Division Chief
Pediatric Neurosurgery

University of Utah
Salt Lake City, Utah

Rafael U. Cardenas, MD, MHS
Fellow
Division of Pediatric Neurosurgery
Department of Neurosurgery
Weill Cornell Medicine
New York, New York

Oguz Cataltepe, MD
Professor of Neurosurgery and Pediatrics
Director, Pediatric Neurosurgery and Epilepsy
 Surgery
Department of Neurosurgery UMass-Memorial
 Medical Center
University of Massachusetts Medical School
Worcester, Massachusetts

Vikram B. Chakravarthy, MD
Resident Physician
Department of Neurosurgery
Cleveland Clinic Lerner College of Medicine
Cleveland Clinic
Cleveland, Ohio

Peter A. Christiansen, MD
Resident Physician
Department of Neurosurgery
University of Virginia Health System
Charlottesville, Virginia

Alan R. Cohen, MD, FACS, FAAP
Professor of Neurosurgery, Oncology and
 Pediatrics
Chief, Division of Pediatric Neurosurgery
The Johns Hopkins University School of Medicine
Baltimore, Maryland

Shlomi Constantini, MD, MSc
Professor and Chair
Department of Pediatric Neurosurgery, "Dana"
Children's Hospital;

Gilbert Israeli Neurofibromatosis Center (GINFC),
Tel-Aviv Medical Center,
Tel-Aviv University
Tel-Aviv, Israel

Richard P.D. Cooke, MD
Consultant Microbiologist
Department of Microbiology
Alder Hey Children's Hospital
Liverpool, UK

Moise Danielpour, MD, FACS
Vera and Paul Guerin Family Chair in Pediatric
    Neurosurgery
Associate Professor, Neurosurgery
Director, Pediatric Neurosurgery and Center for
    Pediatric Neurosciences
Cedars Sinai Medical Center
Advanced Health Sciences Pavilion
Los Angeles, California

Chandrashekhar Deopujari, MCh, MSc
Professor and Head
Department of Neurosurgery
Bombay Hospital Institute of Medical Sciences
Mumbai, India

Mark S. Dias, MD, FAANS, FAAP
Professor of Neurosurgery and Pediatrics
Vice Chair for Neurosurgical Education
Director of Pediatric Neurosurgery
Penn State Health, Penn State College of Medicine
Hershey, Pennsylvania

Amir H. Dorafshar, MBChB, FACS, FAAP
Associate Professor
Department of Plastic Surgery
Johns Hopkins Medical Institute
Baltimore, Maryland

**Jonathan R. Ellenbogen, BMedSc (Hons),
    MBChB (Hons), FRCS (Neurosurgery)**
Paediatric Neurosurgery Fellow
Department of Neurosurgery
Alder Hey Children's Hospital
Liverpool, UK

Anthony A. Figaji, MD, PhD
Professor and Head of Pediatric Neurosurgery
Pediatric Neurosurgery
Institute for Child Health, Red Cross Chil-dren's
    Hospital
Cape Town, South Africa

Jared S. Fridley, MD
Neurosurgery Resident
Department of Neurosurgery
Baylor College of Medicine
Houston, Texas

Neil R. Friedman, MB, ChB
Director
Center for Pediatric Neurosciences
Cleveland Clinic's Neurological Institute
Cleveland Clinic
Cleveland, Ohio

Gerald A. Grant, MD, FACS
Arline and Pete Harman Endowed Faculty Scholar
Stanford Child Health Research Institute
Division Chief, Pediatric Neurosurgery
Vice Chair for Pediatric Neurosurgery and
    Associate Program Director of Neurosurgery
Associate Professor, Department of Neuro-
    surgery
Stanford University/Lucile Packard Children's
    Hospital
Stanford, California

Mari L. Groves, MD
Assistant Professor of Neurosurgery
Department of Neurosurgery
Johns Hopkins Hospital
Baltimore, Maryland

Lorelay Gutierrez, MD
Consultant
Pediatric Neurosurgery Department
Hospital Civil Fray Antonio Alcalde
Jalisco, Mexico

Raphael Guzman, MD
Professor of Neurosurgery and Neurosciences
Vice Chair Department of Neurosurgery
Chief Pediatric Neurosurgery
Department of Neurosurgery
University Hospital Basel
University Children's Hospital Basel (UKBB)
Basel, Switzerland

Adam L. Hartman, MD, FAAP, FANA
Associate Professor of Neurology & Pediatrics
Department of Neurology
Johns Hopkins Hospital
Baltimore, Maryland

Andrew T. Healy, MD
Neurosurgeon
Carolina Neurosurgery and Spine Associate
Concord, North Carolina

David S. Hersh, MD
Resident
Department of Neurosurgery
University of Maryland
Baltimore, Maryland

Anthony J. Herzog, MD
Orthopedic Resident
Department of Orthopedic Surgery
Johns Hopkins University
Baltimore, Maryland

Eveline T. Hidalgo, MD
Clinical Instructor
Division of Pediatric Neurosurgery
Department of Neurosurgery
NYU Langone Health
New York, New York

Eelco W. Hoving, MD, PhD
Professor
Department of Neurosurgery
University Hospital Utrecht
Utrecht, The Netherlands

Gary Hsich, MD
Staff Pediatric Neurologist
Center for Pediatric Neurosciences
Cleveland Clinic
Cleveland, Ohio

Thierry A.G.M. Huisman, MD, EQNR, EDiPNR
Professor of Radiology, Pediatrics, Neurology, and
  Neurosurgery
Chairman, Department of Imaging and Imaging
  Science, JHBMC
Director, Division Pediatric Radiology and
  Pediatric Neuroradiology, JHH
Johns Hopkins Medicine
Baltimore, Maryland

Lee S. Hwang, MD
Resident Physician
Department of Neurosurgery
Cleveland Clinic Lerner College of Medicine
Cleveland Clinic
Cleveland, Ohio

Rajiv R. Iyer, MD
Resident
Department of Neurosurgery
Johns Hopkins Hospital
Baltimore, Maryland

Sonal Jain, MCH
Superspecialty Medical Officer
Department of Neurosurgery
King Edward Memorial Hospital and Seth G.S.
  Medical College
Mumbai, India

George I. Jallo, MD
Professor of Neurosurgery, Pediatrics and Oncology
Institute for Brain Protection Sciences
Johns Hopkins All Children's Hospital
St. Petersburg, Florida

John A. Jane, Jr., MD
Professor of Neurosurgery and Pediatrics
Neurosurgery Residency Program Director
Department of Neurosurgery
University of Virginia Health System
Charlottesville, Virginia

Andrew Jea, MD, MHA
Professor and Chief
Department of Pediatric Neurosurgery
Riley Hospital for Children
Department of Neurological Surgery
Indiana University School of Medicine
Indianapolis, Indiana

Kambiz Kamian, MD, FRCS(C), FAANS
Amber Rollins Endowed Chair in Pediatrics
  Neurosurgery Chair
Department of Pediatrics Neurosurgery
Boonshoft School of Medicine
Wright State University
Dayton Children's Hospital
Dayton, Ohio

Sarah A. Kelley, MD
Assistant Professor, Neurology and Pediatrics
Director, Pediatric Epilepsy Monitoring Unit
Johns Hopkins Hospital
Baltimore, Maryland

Christopher D. Kelly, MD
Attending Neurosurgeon
Kantonsspital Aarau
Aarau, Switzerland

Karl F. Kothbauer, MD
Associate Professor of Neurosurgery
University of Basel
Basel, Switzerland
Chief of Neurosurgery
Lucerne Cantonal Hospital
Lucerne, Switzerland

Elizabeth J. Le, MD
Resident
Department of Neurosurgery
University of Maryland
Baltimore, Maryland

Bryan S. Lee, MD
Resident Physician
Department of Neurosurgery
Cleveland Clinic Lerner College of Medicine
Cleveland Clinic
Cleveland, Ohio

Lydia J. Liang, BS
Student
Johns Hopkins University School of Medicine
Baltimore, Maryland

Tina Lovén, DO
Pediatric Neurosurgeon
Division of Neurosurgery
Mercy Hospital
Springfield, Minnesota

Conor L. Mallucci, MD
Consultant Paediatric Neurosurgeon
Department of Neurosurgery
Alder Hey Children's Hospital
Liverpool, UK

Michael M. McDowell, MD
Resident
Department of Neurological Surgery
University of Pittsburgh
Pittsburgh, Pennsylvania

Miguel A. Medina III, MD
Assistant Professor
Director of Microsurgery
Miami Cancer Institute
Plastic and Reconstructive Surgery
Miami, Florida

Rodrigo Mercado, MD
Head
Functional Neurosurgery Clinic
Hospital Civil de Guadalajara
Functional Neurosurgery
Unit of Movement Disorders and Neurodegene-
    rative Diseases
Hospital San Javier
Jalisco, Mexico

Martina Messing-Jünger, MD
Associate Professor of Neurosurgery
Heinrich-Heine-University, Düsseldorf, Germany
Head of Department
Pediatric Neurosurgery
Asklepios Klinik-Sankt Augustin, Germany

Mark A. Mittler, MD
Co-Chief, Division of Pediatric Neurosurgery
Steven and Alexandra Cohen Children's Medical
    Center of New York
Director of Quality Assurance, Department of
    Neurosurgery
Northwell Health
Clinical Associate Professor of Neurosurgery and
    Pediatrics
Hofstra-Northwell School of Medicine
New York, New York

Tiago Morgado, MD
Resident in Neurosurgery
Division of Neurosurgery
Groote Schuur Hospital
Cape Town, South Africa

Debraj Mukherjee, MD, MPH
Chief Neurosurgery Resident
Robert Wood Johnson Foundation Scholar
Congress of Neurological Surgeons Leadership
    Fellow
Council of State Neurosurgical Societies Washi-
    ngton Fellow
American Association of Neurological Surgeons
Young Neurosurgeons Committee Represen-
    tative
Department of Neurosurgery
Cedars-Sinai Medical Center
Los Angeles, California

Jeffrey P. Mullin, MD, MBA
Assistant Professor
Department of Neurosurgery

University of Buffalo
Buffalo, New York

Gerhard S. Mundinger, MD
Assistant Professor Craniofacial, Plastic, and
    Reconstructive Surgery
Louisiana State University Health Sciences Center;
Department of Cell Biology and Anatomy
Louisiana State University Health Sciences Center;
Director of Plastic Surgery
Children's Hospital of New Orleans
New Orleans, Louisiana

**Dattatraya Muzumdar, MCh, FRCSI, FACS
    (USA) Professor**
Department of Neurosurgery
King Edward Memorial Hospital and Seth G.S.
Medical College
Mumbai, India

Greg Olavarria, MD
Faculty, University of Central Florida College of
    Medicine
Co-Director, Craniofacial Program; Co-Director,
    Epilepsy Surgery Program; Trauma Quality
    Liaison
Department of Neurosurgery
Arnold Palmer Hospital for Children
Orlando, Florida

Aurelia Peraud, MD
Professor of Pediatric Neurosurgery
Department of Neurosurgery
University Hospital Ulm
Ulm, Germany

Michelle Q. Phan, MD
Resident
Department of Neurosurgery
Cincinnati Children's Hospital
Cincinnati, Ohio

Jonathan Pindrik, MD
Assistant Professor
Division of Pediatric Neurosurgery
Department of Neurological Surgery
Nationwide Children's Hospital and The Ohio
    State University College of Medicine
Columbus, Ohio

Violette M.R. Recinos, MD
Assistant Professor
Department of Neurosurgery

Cleveland Clinic Lerner College of Medicine of
    Case Western Reserve University
Division of Pediatric Neurosurgery
Cleveland Clinic
Cleveland, Ohio

Lindsey Ross, MD
Resident Physician
Department of Neurosurgery
Cedars-Sinai Medical Center
West Hollywood, California

Martin H. Sailer, MD, PhD
Attending Neurosurgeon
Department of Neurosurgery
University Hospital Basel
Basel, Switzerland

Francesco Sala, MD
Professor of Neurosurgery
Department of Neurosciences, Biomedicine and
    Movement Sciences
University Hospital Verona
Verona, Italy

Christina Sayama, MD, MPH
Pediatric Neurosurgery Fellow
Department of Neurosurgery
Texas Children's Hospital
Houston, Texas

Christian A. Schneider, MD
Pediatric Neurosurgeon
Department of Neurosurgery
Universitäts-Kinderspital beider Basel
Basel, Switzerland

Joanne E. Shay, MD, MBA
Assistant Professor
Director of Pediatric Remote Anesthesia Services
Pediatric Anesthesiology and Critical Care Medicine
Johns Hopkins University School of Medicine
Baltimore, Maryland

Nir Shimony, MD
Pediatric Neurosurgery Fellow
Department of Neurosurgery
Johns Hopkins University
Institute for Brain Protection Sciences
Johns Hopkins All Children's Hospital
St. Petersburg, Florida

Ben Shofty, MD, PhD
Resident Physician
Department of Neurosurgery
Gilbert Israeli Neurofibromatosis Center (GINFC)
Tel-Aviv Medical Center
Tel-Aviv University
Tel-Aviv, Israel

Edward R. Smith, MD
R. Michael Scott Chair in Neurosurgery
Associate Professor, Harvard Medical School
Department of Neurosurgery
Boston Children's Hospital
Boston, Massachusetts

Paul D. Sponseller, MD, MBA
Professor and Chief of Pediatric Orthopaedics
    Surgery
Johns Hopkins Children's Center
Baltimore, Maryland

Stacie Stapleton, MD
Director of Pediatric Neuro-Oncology Program
Assistant Professor of Pediatrics
Johns Hopkins Medicine
Cancer and Blood Disorders Institute
Johns Hopkins All Children's Hospital
St. Petersburg, Florida

Scellig S.D. Stone, MD, PhD, FRCSC
Assistant Professor
Department of Neurosurgery
Boston Children's Hospital
Harvard Medical School
Boston, Massachusetts

Gianpiero Tamburrini, MD
Professor
Department of Pediatric Neurosurgery
Institute of Neurosurgery
Catholic University Medical School
Rome, Italy

Ulrich-Wilhelm N. Thomale, MD
Head
Department of Pediatric Neurosurgery
Charité Universitätsmedizin Berlin
Berlin, Germany

**Dominic N.P. Thompson, MBBS BSc FRCS
    (SN)**
Paediatric Neurosurgeon
Department of Paediatric Neurosurgery
Great Ormond Street Hospital for Children NHS
    Foundation Trust
London, UK

Hagit Toledano-Alhadef, MD
Clinical Director
The Gilbert Israeli Neurofibromatosis Center
    (GINFC)
"Dana" Children's Hospital, Tel-Aviv Medical
    Center
Tel-Aviv University
Tel-Aviv, Israel

Gerald F. Tuite, MD
Pediatric Neurosurgeon
Institute for Brain Protection Sciences
Johns Hopkins All Children's Hospital
St. Petersburg, Florida

Jesus A. Villagómez, MD
Consultant
Centro de Neuro-Radiocirugia San Javier Gamma
    Knife
Hospital San Javier
Jalisco, Mexico

Linda W. Xu, MD
Neurosurgery Resident
Department of Neurosurgery
Stanford University Hospital and Clinics
Stanford, California

郑重声明

　　由于医学是不断更新拓展的领域，因此相关实践操作、治疗方法及药物都有可能会改变，希望读者审查书中提及的器械制造商所提供的信息资料及相关手术的适应证和禁忌证。作者、编辑、出版者或经销商不对书中的错误或疏漏及应用其中信息产生的任何后果负责，关于出版物的内容不作任何明确或暗示的保证。作者、编辑、出版者和经销商不就由本出版物所造成的人身或财产损害承担任何责任。

译者名单 | Translators

主　审

马　杰　上海交通大学医学院附属新华医院小儿神经外科
于炎冰　国家卫健委中日医院神经外科

主　译

李云林　首都儿科研究所附属儿童医院神经外科
贺晓生　空军军医大学西京医院神经外科
顾　硕　海南省妇女儿童医学中心神经外科

副主译

朱　丹　广东三九脑科医院神经外科
张　忠　首都医科大学附属北京天坛医院神经外科
梁　平　重庆儿童医院神经外科
郭二坤　河北医科大学第二医院神经外科

译　者（按姓氏笔画排序）

马康平　首都儿科研究所附属儿童医院神经外科
王保成　上海交通大学医学院附属新华医院小儿神经外科
王冠一　空军军医大学西京医院神经外科
元　艺　首都儿科研究所附属儿童医院骨科
毛莹莹　首都儿科研究所附属儿童医院神经内科
孔垂广　空军军医大学西京医院神经外科
邓京城　首都儿科研究所附属儿童医院骨科
叶玉勤　空军军医大学西京医院神经外科
仪晓立　首都儿科研究所附属儿童医院放射科
白　威　空军军医大学西京医院神经外科
冯　硕　首都儿科研究所附属儿童医院神经内科

邢琛琨　海南省妇女儿童医学中心神经外科

江　峰　上海交通大学医学院附属新华医院小儿神经外科

许克铭　首都儿科研究所附属儿童医院神经内科

苏鑫洪　空军军医大学西京医院神经外科

李奇峰　上海交通大学医学院附属新华医院小儿神经外科

杨　建　上海交通大学医学院附属新华医院小儿神经外科

杨永祥　空军军医大学西京医院神经外科

张　欣　空军军医大学西京医院神经外科

陈　倩　首都儿科研究所附属儿童医院神经内科

陈慧俊　空军军医大学西京医院神经外科

茅伟伟　上海交通大学医学院附属新华医院小儿神经外科

易林华　首都儿科研究所附属儿童医院神经外科

赵　阳　上海交通大学医学院附属新华医院小儿神经外科

钟家斐　海南省妇女儿童医学中心神经外科

秦广彪　首都儿科研究所附属儿童医院神经外科

袁新宇　首都儿科研究所附属儿童医院放射科

贾怡斌　空军军医大学西京医院神经外科

高志杰　首都儿科研究所附属儿童医院神经内科

姬辛娜　首都儿科研究所附属儿童医院神经内科

龚铭鲲　首都儿科研究所附属儿童医院神经外科

康恩铭　空军军医大学西京医院神经外科

董晓书　上海交通大学医学院附属新华医院小儿神经外科

谭泊静　首都儿科研究所附属儿童医院神经外科

潘守东　首都儿科研究所附属儿童医院麻醉科

魏　国　首都儿科研究所附属儿童医院麻醉科

编译秘书

李子玥　Wesleyan University

田帅伟　上海交通大学医学院附属新华医院小儿神经外科

译序一 | Preface

　　由李云林、贺晓生、顾硕三位教授主译的美国约翰·霍普金斯大学 George I. Jallo 教授主编的 *Handbook of Pediatric Neurosurgery* 中文版，即将正式出版发行。这是目前国内唯一的儿童神经外科手册，它的出版是我国儿童神经外科学界一件可喜可贺的事。

　　随着我国神经外科的快速发展，儿童神经外科的各方各面也取得了长足进步，致力于儿童神经外科的临床工作者及基础研究人员也越来越多。但是，与成人神经外科现状相比，大家对儿童神经外科的关注仍显薄弱，截至目前尚无一本较为系统的专业手册，本书的问世无疑弥补了该领域的空白。

　　George I. Jallo 教授主编的这本手册图文并茂，内容简明实用、重点突出，临床路径明晰，几乎涵盖了儿童神经外科各个方面的内容。三位主译及其团队很好地运用了汉语表达习惯，在严格遵循原著内容和释义的基础上，将儿童神经外科各种疾病的诊治原则、难点问题和注意事项以思路清晰、言简意赅的方式呈现给了读者，再结合每个章节末尾的问题解答和参考文献，可以使读者进一步加深对所学内容的理解。因此，从这个角度讲，这本手册对神经外科，尤其是儿童神经外科领域中年轻医生的临床工作和基础研究会大有裨益，也将对我国住院医师规范化培训起到积极推动作用。

　　这本手册的出版，离不开三位主译的辛勤劳动，他们具有极其丰富的临床经验和深厚的医学造诣；再加上新华医院、三九脑科医院、重庆儿童医院及河北医科大学等地专家学者的鼎力合作，该手册将会成为领域内一本高质量的专科经典书籍。尤其是译者们在抗击"新型冠状病毒肺炎"的同时，还高效完成了这本手册的翻译工作。借此机会，向所有参与本书翻译及出版发行的学者、医生和工作人员表示敬意和感谢。

马 杰

上海交通大学医学院附属新华医院

2020 年 9 月

译序二 | Preface

　　李云林、贺晓生、顾硕三位教授组织翻译了美国 George I. Jallo 教授主编的 *Handbook of Pediatric Neurosurgery* 一书，在译作即将出版之际，托我作序以荐。

　　神经外科是医学中最复杂的学科，而涉及婴、幼儿中枢神经系统异常的儿童神经外科更是挑战重重。因此，儿童神经外科医生从医生涯所承担的压力之巨大可想而知。他们不仅要掌握大量的神经外科解剖、病理生理、临床诊断与处理等知识和技能，还要熟知儿童不同发育阶段的心、身特征及疾病谱特点，练就对婴、幼儿及儿童中枢神经系统疾病过硬的手术本领，更要不断学习更新迅速的分子、基因、遗传学等基础知识。因此，毫不夸张地讲，儿童神经外科是医学中的"明珠"。

　　近十余年，我国的儿童神经外科发展迅速，国内涌现出了一批致力于儿童神经外科的年轻医生，他们热情高昂、潜力无限。但目前，专门介绍儿童神经外科疾病的书籍相对较少，尤其是手册类，更是少之又少。因此，三位教授主译的这本《儿童神经外科手册》弥补了国内该领域的空白。

　　Benjamin Franklin 曾说过，"告诉我，我会忘记；教给我，也许我会记住；若涉及我，我会去学习"（Tell me and I forget; teach me, and I may remember; involve me, and I learn.）。这句话尤其适合评价《儿童神经外科手册》这本书。当我浏览该手册时，发现不论是原文作者还是中文译者，均很好地将学科内容、临床路径、技术重点等详细地呈现给了读者，还对临床工作中的关键问题提出了警示和指导，能让读者在有限的时间内快速领会相关章节的精华。

　　在本书的翻译过程中，三位主译教授联合了国内儿童神经外科领域的一大批优秀专家、学者，在充分领会原著本意的基础上，结合专业知识，追求信、达、雅，将最新的世界儿童神经外科手册译成中文出版，分享给国内儿童神经外科医生。我相信，这个团队为此付出了诸多心血，在此谨代表我个人向他们表示感谢和祝贺，也衷心希望广大读者在日常的临床工作和实践中，能从这本手册中有所收获，为神经外科疾病患儿提供更好的医疗服务，为孩子们的健康做出更大的贡献。

于炎冰

北京中日友好医院

2020 年 9 月

译序三 | Preface

　　儿童神经外科是神经外科的重要分支，也是近年来国内飞速发展的分支学科，随着综合医院、儿童医院、妇幼保健医院儿童神经外科的不断建立和壮大，儿童神经外科医生的数量明显增加，专科学习和培训资料的需求也在逐渐加大。然而迄今，我国儿童神经外科专业书籍仍显相对匮乏，这也是导致我国儿童神经外科整体水平滞后于世界水平的因素之一。

　　Thieme 公司 2018 年出版的由美国约翰·霍普金斯大学 George I. Jallo 教授主编的 *Handbook of Pediatric Neurosurgery* 一书，是目前全球最新出版的、标志着儿童神经外科领域世界水平的手册类典籍。初阅该著，折服于其内容丰富、简明扼要、层次分明、重点突出之优势，叹服于其实用而便携之益处，遂斗胆相邀志同道合的国内学者，鼎力合作，矢志不移，在短短的一年时间将该作译成中文，呈现给国内同行和有兴趣的读者，希望本手册能为我国的儿童神经外科发展增砖添瓦。

　　在本手册的翻译出版过程中，承蒙首都儿科研究所的资深神经病学专家许克铭教授、上海交通大学附属新华医院马杰教授和中日友好医院于炎冰教授的厚爱与支持，世界图书出版西安有限公司的相关领导和马可为、岳姝婷编辑的极大帮助，以及国内无数儿童神经外科同行的通力协作，在此表示衷心感谢。本书翻译出版过程后期，时逢"新型冠状病毒肺炎"肆虐，主译单位及所有译者克服了重重困难，为本书的顺利问世付出了巨大的辛勤劳动，我们在此深表谢意。

　　衷心希望 *Handbook of Pediatric Neurosurgery* 中文译本的出版发行，能为我国的儿童神经外科临床实践提供有价值的指导和参考。

　　因译者较多，翻译水平有限，故书中难免存在瑕疵。敬请各位同道和读者，给予批评指正。

李云林　贺晓生　顾　硕

2020 年 9 月

原著序 | Preface

　　许多已出版的儿童神经外科教科书，不论是印刷版还是电子版，都无法满足初、中级儿童神经外科医生的需求。我们初次编写的这本 *Handbook of Pediatric Neurosurgery*，旨在为他们提供一本简明实用的书籍。这本手册涵盖了儿童神经系统疾病的诊治内容，其内容全面、可读性强、重点突出，有助于院内、急诊或院外对该疾病的管理。

　　本手册并非是一本常见的儿童神经外科的综合参考书，其优势在于阅读的便携性和对常见疾病诊治的实用性。手册每一章的末尾都罗列出了参考文献，以便于读者更全面地理解相关内容。

George I. Jallo, MD

Karl F. Kothbauer, MD

Violette M.R. Recinos, MD

原著前言一 | Foreword

George I. Jallo 及其团队为儿童神经外科领域编撰了一本简明实用、有覆盖广度和深度的指南性著作。

从本书结构的合理性、内容的均匀性及前后的一致性，即可看出其团队的强大实力。

对所有关注儿童神经外科疾病的人来说，本书将成为一部经典的参考书。但毫无疑问的是，本书最大的受益者还是我们的患者。

Mark S. Greenberg, MD, FAANS
Associate Professor of Neurosurgery
University of South Florida
Morsani College of Medicine, Tampa, Florida
Author of "Handbook of Neurosurgery"

原著前言二 | Foreword

  长期以来，神经外科医生、医学生及其他相关领域的住院医师都渴望有一本简明扼要的儿童神经外科权威性著作。刚开始从事儿童神经外科工作的住院医师需要快速、全面地了解这个专业，医学生需要获取他们所需要的核心知识通过考试，而健康顾问也需要一本参考书籍来快速更新他们的知识，以便于应对患者父母的咨询。而 George I. Jallo 等人编撰的 *Handbook of Pediatric Neurosurgery* 可以给予最好的解答！

  一本手册的必备条件是先确定好"疾病"框架，而后再指导读者进一步地深入学习。Jallo 博士组织国际上众多专家编撰出了这本优秀的手册，这本手册的特点在于每一章都先列出了主要的概念、内容和细节的纲要，然后以一种非常吸引人的方式，辅以精美的图、表，将各部分整合成一个连贯的整体。读者可以从头读到尾，也可随意翻阅。在每一章的末尾，作者列出了相关参考文献。

  Jallo 博士不仅精通儿童神经外科手术，还从事了大量相关的研究工作。在约翰·霍普金斯大学，Jallo 博士通过课程讲座、网络研讨会和学术会议，以及先前出版的许多备受推崇的书籍和组织过的国际神经外科住院医师课程（INRC），一直站在儿童神经外科教育的前沿以培训住院医师和医学生。这本手册的面世，将再次为 Jallo 博士对全球儿童神经外科教育所做出的不可磨灭的贡献而增光添彩。

  与 Youman 和 Greenberg 的那些经典书籍一样，我相信"Jallo"本身也会成为神经外科的经典。这本手册内容翔实、逻辑清晰、图表精美，使阅读和学习的过程充满乐趣。毫无疑问，这本手册将成为儿童神经外科领域引以为豪的一部著作，更重要的是，它将有助于神经外科医生为患儿提供更好的帮助。

G.'Naren' Narenthiran, BSc (MedSci) (Hons), MB,
ChB, MRCSE, FEBNS, FRCS (SN)
Charing Cross Hospital, London, UK
Penn State University, Hershey, Pennsylvania
Neurosurgery Research Listserv, Southampton, UK

原著前言三 | Foreword

智者的可贵之处在于，他们从不夸夸其谈。

—— Thomas Jefferson

对从事儿童神经外科的人而言，这是一部简明扼要、内容翔实、极具参考价值的手册。这本手册毫不烦琐，均为实用的知识和技术要点。例如，从颅内压监测的基本原理到复杂脑肿瘤的先进神经成像和辅助治疗等。

这本手册的独特之处在于，它是儿童神经外科医生的"口袋参考书"，能为忙碌的读者提供快速、细致、高效的帮助。我们应感谢 George I. Jallo 及其组织的国际专家团队，为我们提供了一个不可或缺的资源。

Alan R. Cohen, MD, FACS, FAAP, FAANS

Chief of Pediatric Neurosurgery

Professor of Neurosurgery, Oncology and Pediatrics

Carson–Spiro Professor of Pediatric Neurosurgery

The Johns Hopkins University School of Medicine,

Baltimore, Maryland

目 录 | Contents

第 5 部分　脑血管疾病

第 6 部分　发育性和先天性颅脑疾病

第 7 部分　发育性和先天性脊柱疾病

第 8 部分　功能性疾病

第 1 部分

一般及重症护理
General and Critical Care

第 1 章

颅内压的管理

Tiago Morgado Anthony A. Figaji

1.1 概　述

在神经重症监护中，对颅内压（ICP）升高的管理是一项核心内容。但是，对于如何监测 ICP，如何用最好的措施去应对升高的 ICP 仍有一些争议。此外，ICP 的监测通常应用于创伤性脑损伤（TBI），但其他许多急性昏迷状态的疾病也可从中受益，因为它们也会面临 ICP 升高和脑缺血的问题[1]。本章将讨论儿童 TBI 的高颅压管理，这些原则也非常适用于其他疾病。

有许多措施可用于降低 ICP，要控制好 ICP 需详细了解大脑的血流动力学和动态平衡情况，否则会得不偿失。针对 ICP 升高的治疗措施要因人而异，要详细评估每种治疗方法潜在的不良作用。理想状态下，ICP 监测应作为多模态神经监测的一部分，因为在 ICP 治疗中，综合考虑其他神经生理学的监测参数，可更加全面地评估病理情况下的大脑动态变化，并最终制订出更加完善、可控、安全的治疗方案。

尽管很难定义"正常"ICP 的范围，但业内普遍认为在非病理状态下儿童的 ICP 值通常低于 10mmHg 或 15mmHg。ICP 升高导致神经结局不良的报道比比皆是。众所周知，ICP 升高会影响儿童 TBI 的预后，根据监测情况降低 ICP 与预后改善之间存在相关性。然而，近期数据强烈提示该结论可能是错误的。ICP 监测仅是对 ICP 状态的客观判断，但不一定能揭示 ICP 升高的病因和大脑对不同治疗方法的反应。一些评估 ICP 监测对预后影响的研究产生了相互矛盾的结果。尽管有些作者甚至认为 ICP 监测本身就会导致生存率下降[2]，但新近研究发现：无论是成人还是儿童，ICP 监测与死亡率降低之间存有关联性[3]。在玻利维亚和厄瓜多尔进行的一项随机对照试验表明，一些先前未开展 ICP 监测的医院，ICP 监测并未显示出预期的获益结果[4-5]。然而，该研究有些局限性，这些结论是否可推广到更加规范的中心尚有争议。同时，该研究也提出了一个问题：盲目地将所有患者的 ICP 阈值都控制在 20mmHg 内是否具有生理学意义？一项研究旨在观察严格控制 ICP 和脑灌注压（CPP）时所产生的影响，结果发现，尽管将 ICP 控制在可接受的水平，但许多患者仍会出现大脑缺氧的表现[6]。

降低 ICP 的治疗会产生一些潜在的不良影响，例如，不当的过度通气可能导致脑血管收缩和缺血，过度使用利尿剂可能导致血流动力学异常改变和电解质紊乱，去骨瓣减压术（DC）可能直接伤及大脑组织。因此，ICP 的管理需个体化，以适应不同患者的需求，最好多参考其他信息而不仅仅是 ICP 数值。在有可能的情况下，要明确引起 ICP 升高的病因学，借此也可反馈验证 ICP 治疗的效果。

1.2　病理生理学

1.2.1　ICP 和脑灌注的解剖及生理 ICP 的变化

颅骨是个硬性结构，其体积不会增加或（在婴儿期）有少许扩大。颅腔内容物由脑组织、血液和脑脊液（CSF）组成，它们是不可压缩的。正如 Monro-Kellie 法则所描述的，颅腔内一种成分（脑组织、血液、脑脊液）的增加会导致其他两种成分同体积的代偿性减少，以保持颅腔内容积的恒定。若出现上述情况，最先被触发的代偿机制之一通常是脑脊液从颅内流出到脊髓池，随后出现颅内静脉血的回流减少。当这些"缓冲"过程耗尽后，ICP 开始呈指数级升高。当脑顺应性（即颅内容积的变化除以 ICP 的变化）降低，即便是颅内容积出现微小的增加都可能导致 ICP 的急剧上升（图 1.1）。由于婴儿囟门和颅缝的开放，即使他们的脑顺应性储备快速耗尽，ICP 上升到一个很高的水平，患儿仍可从中得到更多的保护。若这种病理状态继续进展、ICP 继续升高，脑血流量（CBF）就会减少。当脑血流量下降到临界阈值时 [在脑中风研究中为 18~20mL/（100g·min）]，神经元和胶质细胞可能会出现不可逆的缺血缺氧性损伤。

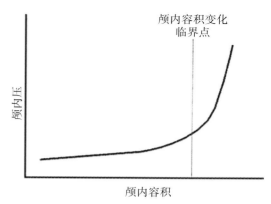

图 1.1　Monro-Kellie 法则和脑顺应性曲线

ICP 和脑灌注

脑灌注压是平均动脉压（MAP）和 ICP 之间的差（即 CPP=MAP−ICP）。脑灌注压受 MAP 零点位置影响——是在心脏水平还是在头部水平。上述参数的治疗阈值在成人中尚未统一，在儿童中的争议更多，因为儿童血压和 ICP 的正常值在不同年龄范围内会有所变化，因此，对于婴儿和儿童的正常 ICP 值并未形成广泛共识。虽然采取干预措施的阈值一般是 ICP>20mmHg，但该数值很可能高于低龄儿童和婴儿的正常 ICP 值；而即使 ICP 低于该数值也可能出现继发性脑损伤。同时，也应考虑引起 ICP 升高的病因。例如，充血可能在儿童中更常见，且在特定的 ICP 值下可能会有不同的结果。脑灌注压的目标值更不明确，因为它不仅取决于 ICP，还取决于不同生理年龄范围内不断变化的血压值。所有这些变化增加了 TBI 的异质性和 ICP 与其他神经生理参数之间相互作用的复杂性[7]。

大脑的自主调节失效

在成人生理学中，当脑灌注压低于 40mmHg 或 50mmHg，或高于 150mmHg

时，即会失去自主调节作用。因此，脑血流量的减少可能会导致脑组织缺血和神经元的损伤（图 1.2）。进一步而言，即使大脑未受损伤，脑灌注压在合理范围，脑代谢的需求增加、体内稳态机制(如压力自主调节和血流－代谢偶联效应）的破坏也会导致脑组织缺血[8]。2012 年发表的儿童指南建议，年龄相关性的脑灌注压阈值为 40~50mmHg，低于该值，

神经系统的预后显著恶化；但对此并没有充足的证据[9]。

脑　疝

当颅腔内存在压力分区时，脑组织就会移位。经典的疝综合征是大脑镰下疝、小脑幕疝和"圆锥"疝（通过枕骨大孔）（图 1.3）。脑干扭曲导致脑神经麻痹（最常见为动眼神经和外展神经麻痹）、偏瘫、Cushing 反应和呼吸停止。

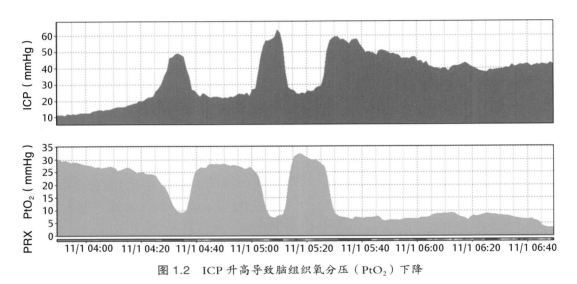

图 1.2　ICP 升高导致脑组织氧分压（PtO$_2$）下降

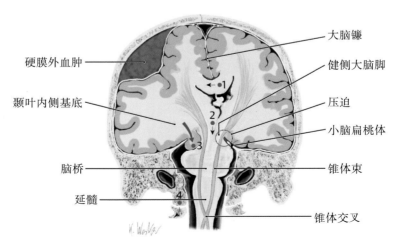

图 1.3　TBI 后的脑疝综合征。1. 大脑镰下疝；2. 中央型疝；3. 直回疝；4. 小脑扁桃体疝 （摘自：Schuenke, Schulte, Schumacher. Atlas of Anatomy. 2e. Thieme Publishers: New York, 2016. 插图绘制：Karl Wesker）

这些综合征的发生取决于 ICP 上升的速度、脑体积增加的病因和部位、小脑幕的结构及后颅窝的大小和形状。

1.2.2 TBI 患者 ICP 升高的原因

表 1.1 列出了一些可能导致 TBI 患者 ICP 升高的机制[10]。

占位效应

在外伤中，颅内的占位性病变如硬膜下、硬膜外血肿和脑内血肿及脑挫伤均可引起 ICP 的局部和整体升高。

脑水肿

弥漫性和（或）病变周围局部性的脑水肿常引起 ICP 升高。血脑屏障功能障碍和细胞能量代谢衰竭，通常会引起血管源性和细胞毒性水肿。

中枢神经系统和下丘脑—垂体轴功能异常导致的钠、水代谢紊乱可加重脑水肿，也可能会导致过度补液治疗。

血管效应

自主调节失效，血管异常反应和血管充血

• 对受损伤的大脑来说，病理性的 ICP 升高很大程度上取决于血管的异常

表 1.1　TBI 中 ICP 升高的原因

占位效应	血肿（EDH/SDH/ICH）
脑实质病变	脑水肿、挫伤
血管病变	动脉扩张、静脉充血、脑自主调节失效
脑积水	
抽搐	

TBI：创伤性脑损伤；ICP：颅内压；EDH：硬膜外出血；ICH：脑内出血；SDH：硬膜下出血

反应。一些内在系统会调节神经元组织的灌注以此来维持脑组织的稳态。

• 压力自主调节、代谢 – 灌注偶联效应和血管二氧化碳分压（PCO_2）是重要的调节机制。

• 当脑灌注压在 50~150mmHg 时（儿童可能会有差异），通过压力自主调节机制，脑血流量会保持在一个固定值；当压力自主调节机制受到不同程度的干扰时，血管反应性的丧失会使血压及脑血流量（和容积）呈现消极被动关系。因此，当血压升高时，ICP 升高的风险增加；血压降低时，大脑缺血的可能性增加。

• 同样，血流 – 代谢的失偶联效应也可导致充血和 ICP 上升。

PCO_2 的变化

• CO_2 被认为有很强的血管活性作用。

• 颅脑损伤后患者会出现意识不清、呼吸功能减弱和脑神经功能障碍，更易使患者出现通气不足和 CO_2 潴留，潜在地引起脑动脉血管扩张、颅内血流量增加和 ICP 升高。

• 相反，有意或无意的医源性过度通气也很常见，特别是当呼吸潮气量很小时，过度通气会导致脑血流量的严重下降。儿童大脑对动脉血的 PCO_2 变化非常敏感，也会引起 ICP 和脑血流量的明显改变。

颅内静脉淤血

• 有若干因素可使静脉压增高，反过来又会导致头颈部静脉血回流减少而使 ICP 升高。

• 有许多原因可使气道压力升高，

包括呼吸机的设置和患者躁动，这种情况应尽可能避免。

• 其他导致头部静脉血液回流减少的原因，诸如气管插管固定带过紧、衣领及患者不良体位等，均是常见可避免的、能潜在加重ICP升高的因素。

脑积水

• 虽然儿童比成人少，但脑积水在TBI患者中并不少见。

• 交通性脑积水可能是外伤后蛛网膜下腔出血所致，非交通性脑积水可能是血肿或梗死引起的占位效应所致，尤其是后颅窝病变。

抽搐发作

• 癫痫发作（惊厥性和非惊厥性）可引起TBI患者的ICP升高和脑代谢需求增加。有时，快速和反复变化的ICP和血压可能是癫痫亚临床发作的唯一证据。在可能的情况下，应连续监测患者的脑电图（EEG）变化。

1.3 ICP 监测

1.3.1 适应证

尽管只有Ⅲ级证据支持对重症TBI患儿进行ICP监测，但有大量证据表明，ICP监测可使这些患儿获益[9]。几乎没有证据支持对中度TBI患儿常规进行ICP监测，但对于一些特殊病例仍需采用。ICP监测是否有益于其他疾病的治疗有待确定，但靶向性ICP监测可能对这些患者的治疗有所帮助[1]。

1.3.2 监测方法

表1.2总结了测量ICP的各种方法。

脑室外引流装置（EVD）和专门的ICP监测仪可用于测量ICP。EVD可提供最准确的ICP数值，也可通过外引流脑脊液来治疗ICP的升高。但存在插入位置不当、感染和出血的较高风险。此外，由于EVD不能同时进行ICP测量和脑脊液外引流，这就有可能漏掉一过性的ICP升高[11]。当手动评估EVD的数值并以此来推算ICP时，应谨记压力的测量单位是厘米水柱（cmH_2O）而非毫米汞柱（$mmHg$），"cmH_2O"乘以0.74（例如，$20cmH_2O \times 0.74 = 15mmHg$）即可转换为"$mmHg$"。

有几种不同的监测设备可用于有创ICP监测。这些设备通过光纤、应变仪和气动装置来发挥其监测作用。一般情况下，这些设备的压力范围在0~100mmHg，0~20mmHg的误差不应超过2mmHg（美国医疗器械促进协会的建议）。压力监测探头可放置在不同部位。虽然脑实质内监测相比颅外监测有较大的损伤，但它在各种ICP监测中，能提供最准确、可靠的ICP监测数据，也是在TBI患者中最常用的监测方法[9-11]。若由经验丰富的人员来放置探头，感染或出血的风险非常低。有时，EVD和

表 1.2　ICP 的测量方法

脑室外引流	
ICP 监测设备	脑实质内
	硬膜下 / 蛛网膜下 / 硬膜外
无创监测方法	经颅多普勒超声、视神经鞘直径测量、耳蜗液体压力测定

ICP：颅内压

ICP 监测可联合使用[11]。目前使用最广泛的探头有 Camino 光纤监测装置（Integra Neuroscience, Plainsboro, NJ）和 codman ICP 微型传感器（Johnson & Johnson, New Brunswick, NJ）。最近出现了一种可同时监测 ICP 和脑组织氧合度的探头（Raumedic AG, Helmbrechts, Germany），但其可行性有待进一步确认。自 20 世纪 60 年代以来，无创 ICP 监测一直备受关注，至今已有多种方法用于间接性评估 ICP，包括经颅多普勒测量血流速度的变化、测量视神经鞘的直径，甚至经鼓膜位移测量耳蜗液体压力等。这些方法在一定程度上可用来测量 ICP（通常是点测量）。但是，上述测量方法均未达到所需的准确度和可靠度标准，因此在持续测量 ICP 时无法替代有创监测方法。尽管可使用头部 CT 来评估 TBI 患儿的 ICP；但因其灵敏度较低，因此 CT 检查并不可靠[12]。

颅内压监测设备可对 ICP 及其他神经生理学参数进行记录和图示，从而凸显其临床价值。一些监护系统，如重症监护 Plus（ICM+, Cambridge University, UK[13]）可在床旁实时显示 ICP（经计算后的变量，如 CPP）的变化趋势。该系统不仅在一定程度上有助于确定重症监护室（ICU）患者的治疗和决策选择，同时还可以记录多模态参数，继而构成一个数据库——可在未来对其进一步分析以应用于科研。连续记录不仅可捕捉到监测参数中更多的不良变化，而且可更具体地观察参数间的动态相互作用，

如血压与 ICP 之间的关系。

1.3.3　ICP 升高——何时治疗？

许多研究表明，持续上升的 ICP 与重症 TBI 患儿的死亡或预后不良有关联。然而，针对儿童 ICP 正常值的研究非常少。尽管有 Ⅱ 级证据表明当成人重症 TBI 患者的 ICP 大于 20mmHg 时即可对其进行治疗，但在重症儿童 TBI 患者中并没有相同的研究。于是，儿童患者的治疗就沿用了 ICP 为 20mmHg 这一阈值；但这对低龄儿童和婴儿可能并不适用：由于他们的平均动脉压和脑灌注压较低（且自主调节能力较弱），因此治疗阈值很可能低于 20mmHg。在决定是否开始治疗时，也要考虑 ICP 升高的持续时间。

若对 ICP 数值进行持续的可视性制图，可能会观察到一些波形变化。脉搏波动反映了与颅内动脉搏动相关的 ICP 的微弱变化。以呼吸波为代表的二级波反映了呼吸周期不同阶段颅内动脉血容量的改变。这两者都是生理波，尽管如此，它们的波幅变化可能会从侧面反映出与 ICP 相关的病理情况。

现已非常明确的病理性 ICP 波形包括 A 型波（高原波）、B 型波和 C 型波[14-15]。高原波是指明显高于平均值且 ICP 持续（5~30min）升高，表明颅内血容量增加。A 型波后 ICP 会迅速下降到其平均值。B 型波出现在 ICP 上升至 20mmHg 的期间，频率为 0.5~3Hz/min。C 型波代表了 Herring-Traube 波向颅内的传播，预示最终的血管麻痹（图 1.4）。

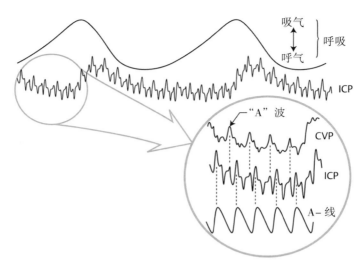

图 1.4 ICP 的病理性波形（经许可，引自：Greenberg MS. Handbook of Neurosurgery. 8e. New York: Thieme，2016）。CVP= 中心静脉压；ICP= 颅内压

1.4　ICP 升高的治疗

对 ICP 升高的治疗应采取阶梯式的方法。首先要排除那些简单、易治的病因。在没有采取药物治疗和外科干预之前，有许多简易、无风险的措施可最大限度控制住 ICP 的进展。表 1.3 列出了 ICP 升高的潜在病因及神经重症监护病房患者在没有实施去骨瓣减压（DC）或巴比妥昏迷疗法前可采取的相应治疗方案。

1.4.1　简易措施

有许多简易措施可用于尽量减少因 ICP 升高所导致的继发性损伤。

表 1.3　ICP 升高的病因及建议治疗措施

ICP 升高的潜在病因	建议措施
大脑静脉淤血	将床头抬高至 30°，头部保持中立位，松开衣领和头颈部的固定带，适当镇静和镇痛，确保通气压不升高，在进行引起 ICP 升高的操作（吸痰、给患者做治疗）时要镇静
高碳酸血症和低氧血症	调整通气使 PCO_2 波动在 30~37.5mmHg；如有条件，持续监测脑氧合的变化
	防止系统性缺氧，最好保持 PO_2>80~100mmHg
低钠血症	维持血清 Na^+ 在 140~150mmol/L
脑肿胀和脑水肿	高张盐水（监测血清 Na^+）或甘露醇脱水治疗
抽搐发作	持续脑电图监测；若不能监测或怀疑有临床发作，可给予抗癫痫药物治疗
发热	用退热药和物理降温以保持正常体温
颅内血肿占位效应 / 脑积水	急诊 CT 扫描，如指征明确应手术治疗

EEG：脑电图；ICP：颅内压。在准备降低 ICP 前，应确认 ICP 监测设备已调试到位且正常工作

静脉回流：保持颈部中立位，松开颈部的领口和气管插管的固定带，以减少对头颈部静脉血流的压迫，实现静脉血液回流的最大化。将床头抬高 $15°\sim30°$。适当的镇静和镇痛是控制 ICP 的重要辅助手段。机械通气时患者躁动、用力呼气均会增加头颈部的静脉压力。气道压也会影响静脉血液回流。保持呼气末峰值压力在正常至偏低范围。镇静药物依托咪酯和硫喷妥钠（作为单剂）可安全、有效地降低 ICP。对于儿童患者，不建议持续输注异丙酚，并且目前也没有研究表明肌松药物对重症 TBI 患儿有效。

高碳酸血症：一定要避免高碳酸血症，因为即使是微小的变化也会显著影响血管张力。相反，PCO_2 下降也会引起血管收缩，进而导致脑缺血。因此，机械通气和氧合的数值应分别保持在 PCO_2 $30\sim37.5mmHg$ 和 $PO_2>80mmHg$。但理想情况下，应在充分保证大脑灌注的基础上（如监测脑组织血氧饱和度）对参数进行调整。

低血容量：自始至终都要避免出现低血容量。血清渗透压的变化会影响血液流变学、静水压和胶体渗透压，必须将这些参数保持在最佳状态。更糟的是，脑损伤患者常出现水、钠平衡紊乱，也会出现与系统性损伤（如低血容量、脱水和肾功能障碍）相关的血流动力学改变，这些都会使病情变得更加复杂。

血清 Na^+ 的平衡：要合理监测患者血清 Na^+ 的平衡，要注意患者的液体状态和中心静脉压，避免出现低钠血症。

如果 ICP 出现问题，我们更倾向于保持血清 Na^+ 在正常偏高水平，尽管几乎没有证据支持该观点。

1.4.2 药物治疗
渗透疗法

静脉注射高渗剂来降低 ICP 已被应用多年，常用的高渗剂有甘露醇和高张盐水（HTS）。甘露醇的作用机制有两点：降低血液黏稠度，诱发小动脉反射性收缩从而降低大脑血容量和 ICP；此外，高渗作用可使液体自组织间隙进入脑血管系统内，只有在血脑屏障完整时，甘露醇才能充分地发挥高渗作用。高张盐水降低 ICP、改善脑灌注的机制较多，包括改善血液流变学、形成渗透压梯度、刺激血管释放利钠肽、增加心排出量和减轻炎性反应。当使用高张盐水或甘露醇时，一定要牢记并考虑到其不良作用，不要过度使用。尽管有 Ⅱ、Ⅲ 级证据表明 TBI 患儿伴高 ICP 时可使用高张盐水，但最近发布的儿童重症 TBI 治疗指南中并没有任何支持使用甘露醇的研究报道 [9,16-17]。目前的治疗趋势更倾向于使用高张盐水而非甘露醇。

镇静剂和肌松剂

仅有很少证据显示肌松剂可用于 ICP 升高的治疗。以往研究表明，硫喷妥钠和依托咪酯有助于治疗 ICP 升高；即便如此，使用这些药物本身所固有的风险依然不能被忽视。硫喷妥钠和依托咪酯均可降低 ICP，但与预后关系不明 [18-19]。硫喷妥钠和开颅手术或低温疗法常被作为治疗顽固性 ICP 升高的二线治疗。

抗癫痫药物

超过 50% 的重症儿童患者会出现亚临床癫痫发作。这些发作会导致 ICP 升高和潜在的二次损伤[20-22]。若在重症监护中没有连续脑电图监测设备，可根据经验合理使用抗癫痫药物来治疗。

低温疗法

尽管以往研究表明中度低温疗法有保护神经的可能性，但由于近几年研究发现该疗法对预后并无显著作用，因此业内对低温疗法的关注度已在减弱[23]。在我们中心，低温疗法已不再被用于治疗重症 TBI 患儿。

类固醇皮质激素

以往研究均未发现类固醇有益于 TBI，其中，迄今规模最大的试验结果发现，类固醇治疗组的死亡风险增加[24]。然而，该研究在病情的严重程度和异质性方面有较宽松的入组标准，可能有些 TBI 患者受益于皮质类固醇的治疗。

巴比妥诱导的昏迷疗法

当药物治疗和外科干预都无法控制 ICP 升高时，硫喷妥钠或巴比妥诱导的昏迷疗法有时会被用来治疗 ICP 升高。但该疗法受限于其对循环和呼吸系统的不良作用，治疗时必须具备对心血管系统密切监测和呼吸支持的条件。该疗法和预后之间的相关性不明[9]。

1.4.3　外科治疗
切除占位性病变组织

手术清除任何明显的占位性病变（如创伤性硬膜外、硬膜下和脑实质血肿）是治疗 ICP 升高的首选外科方法。通常情况下，手术时会对 ICP 及其他神经生理指标进行监测。

脑脊液引流

对外伤患者而言，使用 EVD 技术引流脑脊液、降低 ICP 是一种相对简易的治疗方法。如前所述，该方法也可通过 EVD 传感来实现对 ICP 的监测。但是，由于脑组织的肿胀和脑室体积的变小，此时放置 EVD 管非常困难；因此该操作通常需在影像引导下实施，同时可能会潜在地增加穿刺管位置不当与多次穿刺的风险。脑脊液引流后脑室塌陷使该操作有一定的局限性。当使用 EVD 进行引流而不是监测时，临床医生需谨记该操作会增加穿刺部位出血、脑脊液感染及漏诊 ICP 骤然升高等风险。

1.4.4　去骨瓣减压术（DC）

在治疗重症 TBI 患者的高 ICP 时，对于是否采用 DC 一直有分歧。对于那些经过简单干预和药物治疗仍效果欠佳的患者来说，通过开颅手术降低 ICP，其潜在价值很明显，但总体而言其治疗效果喜忧参半。DC 有相当高的风险会诱发其他神经系统疾病。除此之外，患者在 DC 手术后仍需进行二次颅骨成形手术。目前，对如何选择 DC 手术方式已有详述，最常见的是双额去骨瓣减压和伤势严重侧的半球大骨瓣减压；骨瓣应被保存在冰箱中（最好是 -70℃）或腹部皮下囊袋内。

Taylor 等 2001 年进行了一项目前唯一针对儿童 DC 手术预后的随机前瞻性

研究[25]，结果显示，DC 手术联合传统药物治疗的预后明显优于单一标准药物治疗。但 Taylor 等采用的是双颞部小骨窗、不敞开硬脑膜的手术方法，而不是广泛应用的减压式式，这种非典型的手术方法在降低 ICP 的效果上仅为中等。

DECRA 是一项随机、多中心试验，该试验评估了 DC 治疗成人重症 TBI 患者的早期效果，结果发现，虽然手术降低了 ICP，但患者预后很差[26]。该研究因手术指征太宽（在 1h 的观察期内，药物治疗效果欠佳、ICP 大于 20mmHg 且升高持续时间 15min）而受到诟病；该试验中绝大多数患者的 ICP 仅有中等程度的升高，且用药物治疗可良好控制。当 ICP 升高、药物无效时也可行 DC 手术。RESCUEicp 试验显示，死亡率降低的同时致残率有所升高。因此，问题的关键是何种程度的致残可被患者接受[27]。DC 手术应在严控下进行，若剪开硬脑膜后脑肿胀失控，会出现术野区恶性脑膨出。因此，在剪开硬脑膜前可联合使用抬高头部、加深麻醉、静脉输注甘露醇或高张盐水，以及避免高血压、临时性过度通气等措施，尽可能地（即使是临时性地）控制脑肿胀；之后用颅骨膜或人工硬脑膜扩大修补硬脑膜。骨瓣减压的范围要尽可能大，以最大限度降低 ICP、减少脑组织的膨出及对皮质静脉的压迫。术后血压升高会加重术侧半球的脑水肿，故要尽量避免。我们的方法是在脑水肿消退后（最好 4~6 周内）即修补骨缺损区域，以最大限度避免迟发性脑损伤和脑积水的发生。

1.5 总 结

脑创伤后 ICP 的管理需要有序、渐进、先单一再联合用药和手术治疗（必要时）。明确 ICP 升高的病因及其生理学效应和所用治疗方法的潜在风险，才能制订出针对该类患者安全、有效的治疗措施。

1.6 问 题

（1）说出颅腔内的主要内容物名称，列出脑损伤后引起 ICP 升高的某些病理过程。

（2）描述降低 ICP 病理性升高的非手术方法。

（3）调节机制（如压力自主调节和血流–代谢偶联效应）改变的意义是什么？

（4）ICP 升高后的生理和临床后果是什么？

（5）就手术降低 ICP 的适应证和并发症进行讨论。

参考文献

[1] Glimåker M, Johansson B, Halldorsdottir H, et al. Neurointensive treatment targeting intracranial hypertension improves outcome in severe bacterial meningitis: an intervention-control study. PLoS One, 2014, 9(3):e91976.

[2] Shafi S, Diaz-Arrastia R, Madden C, et al. Intracranial pressure monitoring in brain-injured patients is associated with worsening of survival. J Trauma, 2008, 64(2):335–340.

[3] Farahvar A, Gerber LM, Chiu YL, et al. Increased mortality in patients with severe traumatic brain injury treated without intracranial pressure monitoring. J Neurosurg, 2012, 117(4):729–734.

[4] Chesnut RM, Temkin N, Carney N, et al; Global Neurotrauma Research Group. A trial of intracranial-pressure monitoring in traumatic brain injury. N Engl J Med, 2012, 367(26):2471–2481.

[5] Chesnut RM. Intracranial pressure monitoring:

headstone or a new head start. The BEST TRIP trial in perspective. Intensive Care Med, 2013, 39(4): 771–774.

[6] Figaji AA, Fieggen AG, Argent AC, et al. Does adherence to treatment targets in children with severe traumatic brain injury avoid brain hypoxia? A brain tissue oxygenation study. Neurosurgery, 2008, 63(1):83–91, discussion 91–92.

[7] Rohlwink UK, Zwane E, Fieggen AG, et al. The relationship between intracranial pressure and brain oxygenation in children with severe traumatic brain injury. Neurosurgery, 2012, 70(5):1220–1230, discussion 1231.

[8] Figaji AA, Zwane E, Fieggen AG, et al. Pressure autoregulation, intracranial pressure, and brain tissue oxygenation in children with severe traumatic brain injury. J Neurosurg Pediatr, 2009, 4(5):420–428.

[9] Kochanek PM, Carney N, Adelson PD, et al. Guidelines for the acute medical management of severe traumatic brain injury in infants, children, and adolescents—second edition. Pediatr Crit Care Med, 2012, 13 Suppl 1:S1–S82.

[10] Padayachy LC, Figaji AA, Bullock MR. Intracranial pressure monitoring for traumatic brain injury in the modern era. Childs Nerv Syst, 2010, 26(4):441–452.

[11] Exo J, Kochanek PM, Adelson PD, et al. Intracranial pressuremonitoring systems in children with traumatic brain injury: combining therapeutic and diagnostic tools. Pediatr Crit Care Med, 2011, 12(5):560–565.

[12] Kouvarellis AJ, Rohlwink UK, Sood V, et al. The relationship between basal cisterns on CT and time-linked intracranial pressure in paediatric head injury. Childs Nerv Syst, 2011, 27(7):1139–1144.

[13] Smielewski P, Czosnyka M, Steiner L, et al. ICM+ : software for on-line analysis of bedside monitoring data after severe head trauma. Acta Neurochir Suppl (Wien), 2005, 95:43–49.

[14] Lundberg N, Troupp H, Lorin H. continuous recording of the ventricular-fluid pressure in patients with severe acute traumatic brain injury. A preliminary report. J Neurosurg, 1965, 22(6): 581–590.

[15] Lundberg N. continuous recording and control of ventricular fluid pressure in neurosurgical practice. Acta Psychiatr Scand Suppl, 1960, 36(149): 1–193.

[16] Peterson B, Khanna S, Fisher B, et al. Prolonged hypernatremia controls elevated intracranial pressure in head-injured pediatric patients. Crit Care Med, 2000, 28(4): 1136–1143.

[17] Fisher B, Thomas D, Peterson B. Hypertonic saline lowers raised intracranial pressure in children after head trauma. J Neurosurg Anesthesiol, 1992, 4(1): 4–10.

[18] Bramwell KJ, Haizlip J, Pribble C, et al. The effect of etomidate on intracranial pressure and systemic blood pressure in pediatric patients with severe traumatic brain injury. Pediatr Emerg Care, 2006, 22(2):90–93.

[19] de Bray JM, Granry JC, Monrigal JP, et al. Effects of thiopental on middle cerebral artery blood velocities: a transcranial Doppler study in children. Childs Nerv Syst, 1993, 9(4):220–223.

[20] Abend NS, Gutierrez-colina AM, Topjian AA, et al. Nonconvulsive seizures are common in critically ill children. Neurology, 2011, 76(12):1071–1077.

[21] Vespa PM, Miller C, McArthur D, et al. Nonconvulsive electrographic seizures after traumatic brain injury result in a delayed, prolonged increase in intracranial pressure and metabolic crisis. Crit Care Med, 2007, 35(12): 2830–2836.

[22] Vespa PM, Nuwer MR, Nenov V, et al. Increased incidence and impact of nonconvulsive and convulsive seizures after traumatic brain injury as detected by continuous electroencephalographic monitoring. J Neurosurg, 1999, 91(5):750–760.

[23] Adelson PD, Wisniewski SR, Beca J, et al. Paediatric Traumatic Brain Injury consortium. comparison of hypothermia and normothermia after severe traumatic brain injury in children (cool Kids): a phase 3, randomised controlled trial. Lancet Neurol, 2013, 12(6):546–553.

[24] Roberts I, Yates D, Sandercock P, et al; CRASH trial collaborators. Effect of intravenous corticosteroids on death within 14 days in 10008 adults with clinically significant head injury (MRC CRASH trial): randomised placebo-controlled trial. Lancet, 2004, 364(9442):1321–1328.

[25] Taylor A, Butt W, Rosenfeld J, et al. A randomized trial of very early decompressive craniectomy in children with traumatic brain injury and sustained intracranial hypertension. Childs Nerv Syst, 2001, 17(3):154–162.

[26] Chi JH. Craniectomy for traumatic brain injury: results from the DECRA trial. Neurosurgery, 2011, 68(6):N19–N20.

[27] Hutchinson PJ, Kolias AG, Timofeev IS, et al; RESCU Eicp Trial Collaborators. Trial of decompressive craniectomy for traumatic intracranial hypertension. N Engl J Med, 2016, 375(12): 1119–1130.

（李云林　译，李子玥　审）

第2章　儿童神经外科患者的疼痛管理

Joanne E. Shay

2.1　概　述

儿童神经外科患者的疼痛管理，超越了发育药代动力学、药效学和药物基因组学对儿童疼痛管理的常规界限。此外，由于临床医生需要评估患儿神经功能，特别是对潜在恶化的精神状态进行检查，因此对神经外科患儿实施镇痛尤其要谨慎。疼痛管理的目标是根据症状进行针对性治疗，在不影响神经系统检查，并有利于神经功能评估的前提下，提供平衡镇痛。有证据表明，镇痛不足可能影响患儿将来对疼痛的反应，如痛觉过敏和无效疼痛应对行为等[1]。

由于儿童神经外科疾病及其合并症常常会存在原发性或继发性神经功能障碍，如痉挛状态或肌张力减退等情况，这些患儿在需要术后镇痛的患儿中应被视为最脆弱的群体之一。他们也面临着该年龄段患儿一般共病的风险。鉴于上述情况，儿童神经外科患者的镇痛治疗，并发症风险比普通患儿更高。为降低这些风险，患儿需在具备监护条件的病房里接受治疗，医护人员应在评估和处理儿童疼痛及相关不良反应方面具备丰富经验。一旦患儿从静脉镇痛过渡到口服镇痛，神经系统状态恢复到术前基础水平，就可视患儿整体情况重新评估是否可撤除心肺监护。神经外科手术患儿宜

采用包括阿片类和非阿片类药物在内的多模式镇痛，以产生协同作用。这种模式可减少单一药物剂量过大而产生的不良作用。非药物疗法，如按摩、引导想象、催眠、放松疗法和针灸等，可作为某些患儿的辅助治疗手段。

镇痛治疗的一般方法是当患儿不能正常饮食时采用静脉输注镇痛，恢复正常饮食（能吃固体食物或管饲时）后过渡到口服药物镇痛。通常患儿在手术后5~7d口服阿片类镇痛药的次数会逐渐减少，术后7~10d使用非阿片类药物和非药物疗法就可以很好地控制疼痛。

儿童在临床上分为5个不同的年龄段，即新生儿（包括早产儿）、婴幼儿、学龄前儿童、学龄期儿童和青少年。从疼痛评估的角度来看，各年龄段均有影响其镇痛效果的特殊因素，但在1岁时，患儿的药理学特征已基本发育成熟。

2.2　儿童疼痛评估

1994年，国际疼痛研究协会（International Association for the Study of Pain）将疼痛定义为"一种与组织损伤，或潜在的组织损伤或描述的类似损伤相关的不愉快的感觉和情感体验"[2]。与任何医疗干预一样，疼痛管理的有效性必须在一个系统的结构中进行考虑和评估。

痛觉感受所必需的解剖结构，尤其是接受丘脑投射的大脑皮质和投射至脊髓的周围神经，在妊娠 26 周时已经形成，尽管尚未发育成熟[3]。

儿童缺乏疼痛经历，或无法将伤害刺激与疼痛经历联系起来，因此常规用于描述成人疼痛的 PQRST 规则——诱因（provokes）、性质（quality）、放射（radiates）、程度（severity）和时间（time），通常在儿童患者中并不适用。此外，痛苦和情境因素可能会影响患儿对疼痛经历的描述。仅仅依靠生理指标也很难对疼痛进行恰当评估，尤其在脱水和发热的情况下。基于上述因素，对不足 3~4 岁的患儿进行疼痛评估，除自我描述外，还要结合看护者的观察。因此，对儿童疼痛进行评估需要采取多模式综合评估方法，包括患儿描述、家庭成员和照护者的观察，以及医护人员的经验。

2.2.1 观察性疼痛评估工具

FLACC 疼痛量表是通过观察面部表情（face）、肢体（legs）、活动（activity）、啼哭（cry）和可安慰性（consolability）5 个项目来综合评分。每项 0~2 分（0 = 无 / 正常，1 = 有些，2 = 经常 / 总是），最高为 10 分，简单易行、结果可靠，已被有效用于 4~18 岁患儿手术后疼痛和创伤性操作的疼痛评估[4]。FLACC 评分≥4 表明存在疼痛。FLACC 疼痛量表还被有效用于 2~6 个月婴儿免疫接种后的疼痛评估[5]，并广泛用于所有年龄段儿童的疼痛评估。

2.2.2 自我描述疼痛评估工具

对能够自我描述疼痛感受的儿童，

有多种疼痛评估工具可供选择。扑克筹码评分法可用于 3 岁以上儿童的疼痛评估，评估方法为：向患儿展示 4 个红色扑克筹码，并询问患儿受到几张扑克的伤害。幼儿没有计数能力，但能理解"更多"和"更少"的意思，经验证，该方法适用于该年龄段儿童[6]。Wong-Baker 脸谱疼痛量表可用于学龄期儿童的疼痛评估[7]。疼痛视觉模拟量表（VAS）是一条 100mm 的水平线，两端标有非标准化的文字描述，如"无疼痛"和"最剧烈的疼痛"。该方法可用于 5 岁以上儿童的疼痛评估，且对镇痛治疗后的疼痛程度变化很敏感。疼痛数字评价量表（NRS）在学龄期儿童中使用最广泛，仅需患儿用 1~10 之间的数字对疼痛程度进行描述即可，适用于 8 岁以上儿童[8]。

不会说话、不能说话、发育迟缓、认知障碍和精神错乱的患儿都存在镇痛不足的风险[9]。在能使用语言交流的患儿中，面部表情不是一个可靠的疼痛评估工具，但在不能进行语言交流的患儿中却很有用。不能交流患儿疼痛评估量表术后版（NCPC-PV）是一个规范的疼痛评估量表，在临床上已被成功用于有语言障碍患儿的疼痛评估。该方法能让那些没有儿科经验的成人照护者准确评估儿童手术后的疼痛症状[10]。在语言障碍患儿群体中，若临床有特殊需求，可用 NCPC-PV 量表来补充完善临床判断。

2.3 儿童的药代动力学

2.3.1 一般原则

影响人体内药物分布的主要因素是

肌肉含量、总体水含量、脂肪含量和血浆蛋白含量。与成人相比，新生儿的总体水含量高，肌肉含量和脂肪含量少，影响药物分布和消除的血浆蛋白含量也低。在早产儿中，这些差异更加明显。细胞色素 P450 酶介导的肝内 1 相氧化反应，通常在出生后 1 年内达到成人水平；肝内双相结合反应，如葡萄糖醛酸化，通常在出生后 6~12 个月达到成人水平；主要经肾脏清除的药物，在体内的清除率在生后 1 个月内下降，6 个月后达到成人水平。亲脂性药物，如地西泮，在新生儿体内分布容积低，血浆蛋白结合率和肝脏药物清除率也低；吗啡等亲水性药物的分布容积大，但药物清除率和消除率低。鉴于上述差异及患病期间病情的不可预测性，婴幼儿镇痛治疗必须在可监护条件下才能进行，同时照护者必须具备评估和处理儿童疼痛的能力。医生为儿童开具镇痛处方时，必须要意识到这些药物可能引起的并发症和不良反应，并做好应对的准备。

2.4　并存疾病对疼痛管理的影响

　　幸运的是，各类成人获得性疾病在儿童患者中并不常见；然而，随着越来越多的儿童在经历各种危及生命的疾病后幸存下来，我们会遇到越来越多的处于不同阶段的慢性疾病患儿，如矫治或姑息治疗后的先天性心脏病、遗传代谢疾病和恶性肿瘤患儿等。另外，神经外科患儿伴随已存神经功能缺陷的发生率较高，如脊柱裂和肌肉疾病等先天性疾病。从创伤性脑损伤和脊髓损伤中幸存下来的患儿，其疼痛管理也具有一定挑战性。

2.4.1　儿童期肥胖

　　据估计，在美国约有 1/6 的儿童和青少年存在超重或肥胖 [11]。在疼痛管理中尤其需要重视的肥胖相关合并症是阻塞性睡眠呼吸暂停和肥胖低通气综合征，有疑似症状者（除非经多导睡眠监测排除），在围手术期均需进行心电监护，以指导阿片类镇痛药和辅助性镇静药的使用。儿童扁桃体和腺样体切除手术（T&A）被认为可治愈大多数气道阻塞症状，但接受过 T&A 治疗的肥胖儿童，手术后仍有可能出现持续的节律性呼吸衰竭 [12]。

　　非酒精性脂肪肝也是肥胖儿童的一个特征性疾病，在对这一人群的疼痛管理中，除了在长期服用对乙酰氨基酚时每周进行肝功能酶谱检测外，尚不清楚非酒精性脂肪肝对疼痛管理的其他影响。

治疗调整

　　一般而言，在药代动力学方面，亲水性药物如吗啡和氢吗啡酮等，应根据瘦体重而非实际体重给予单次剂量 [13]；而亲脂性药物，如芬太尼，基于瘦体重给予首次剂量可能会镇痛不足，但后续可根据瘦体重给予维持剂量 [13]。就阻塞性睡眠呼吸暂停综合征患者而言，其镇痛策略包括非阿片类镇痛药 [对乙酰氨基酚、非甾体抗炎药（NSAID）]、降低阿片类药物的首次剂量及按需增加药量。如果使用患者自控镇痛（PCA），应降低背景剂量，并尽早转换为口服或肠内给药。在可能的情况下，建议在缝合伤口过程中给予局部麻醉药进行伤口浸润，在开颅手术前预先对头皮进行浸润阻滞麻醉。

2.4.2 癫痫

神经外科患儿手术前存在的先天性和获得性的合并症，如神经纤维瘤病、脑性瘫痪和脑肿瘤等，增加了癫痫发作的风险。抗癫痫药物具有不同程度的蛋白质结合率和肝酶诱导作用，会影响这些药物的药代动力学，在一定程度上阻碍镇痛和镇静药物的效果[14]。另外，抗癫痫药的副作用，如镇静、低血压、脑病和胃肠道紊乱等会被误认为是镇痛药本身或停药反应所致。这些因素突显了小剂量给药、密切监护及使用主观及客观疼痛评估工具的重要性。

2.4.3 肌病、强直性肌营养不良和脊髓性肌萎缩

肌病是一类异质性疾病的总称，其共同特征是线粒体功能障碍和丙酮酸的低效代谢转变为无氧代谢而导致的乳酸性酸中毒。肌病患儿表现为全身无力，有出现呼吸功能不全的风险。

强直性肌营养不良是一种骨骼肌退行性疾病，与肌强直蛋白激酶基因有关，由此引起的钠离子和氯离子通道缺陷（"通道病"），导致病理性的肌膜去极化，引发肌肉萎缩。

脊髓性肌萎缩是由脊髓运动神经元变性引起的、儿童最常见的遗传性致死性疾病之一，可导致肢体松软和吞咽困难[15]。

尽管这些疾病的病因和严重程度不同，但其共同特点是进行性的功能衰退，尤其在应激状态下。该类患者手术后发生呼吸衰竭的风险会增加，可能需要有创或无创呼吸支持。与其他特殊人群一样，需要强调小剂量给药、使用非镇静性药物佐剂和局部麻醉药、密切监护患儿、使用主观和客观的疼痛评估工具。

2.4.4 慢性疼痛和术前并存疼痛

术后疼痛管理可能会受到术前病情的干扰，如合并 Chiari Ⅰ型畸形引起的头痛和脊柱侧弯引起的背痛。人口统计学因素，如女性患者、青少年期、不同手术入路等可能加重术后疼痛[16]。手术前已接受镇痛治疗的患者，手术后除恢复术前用药外，还需要额外镇痛。额外镇痛的需求量与药物剂量和给药时间有关。由于许多手术本身的目的就是消除慢性疼痛，因此不同手术后需要额外镇痛治疗的时程也有所差异。要消除慢性疼痛可能需要一段时间，其镇痛需求可能与手术后疼痛急性发作期需增加镇痛的需求相一致。手术前使用阿片类镇痛药物 2 周以上的患儿可能有戒断综合征的风险，故要逐渐减少用量直至停药。戒断综合征表现为易怒、腹泻、发热、呼吸急促、厌食、失眠、出汗、震颤、反射亢进、呕吐等。此外，长期使用苯二氮䓬类药物和 α_2 肾上腺素受体激动剂的患儿也可能存在类似的生理依赖，也需要逐渐减少该类药物用量直至完全停药。有些术前规律用药的患儿，术后突然停药后会出现反跳性的痛觉过敏，

此时需恢复术前用药，或更换药物来进行镇痛治疗。

2.5 神经外科手术镇痛注意事项

2.5.1 颅内肿瘤

在儿童人群中，脑肿瘤是最常见的实体肿瘤，其与白血病占据了所有新发癌症患者的半数以上[17]。根据肿瘤与小脑幕的解剖位置关系，儿童颅内肿瘤大致分为幕上肿瘤和幕下肿瘤。开颅部位的重要性已在成人研究中得到证实，幕下手术（如后颅窝手术）的疼痛程度明显高于幕上手术（如额部开颅术）[18]，这可能与进行幕下区域手术时需要切开更多的肌肉和软组织有关，尤其是颈部区域的手术。

由于脑组织没有感觉神经末梢，因此，传统上认为开颅手术是"无痛"的，但事实上，其他组织结构的损伤同样会导致术后出现疼痛。开颅手术后的疼痛来源于头皮、颅周肌肉、软组织和硬脑膜受损而导致的躯体痛[19]。

多项研究表明：与传统观念不同，成人开颅手术后确实有明显疼痛[20]。10%~15%的成年开颅手术患者术后早期有剧烈疼痛，15%~50%的患者术后会出现严重的慢性头痛。开颅手术后的头痛可使患者极度虚弱，这通常与术后早期镇痛不足密切相关。

有关儿童开颅手术后疼痛的相关文献非常有限，但有研究表明，年龄与开颅手术后的疼痛发生率呈负相关[21]。

开颅手术后的镇痛主要采用术中头皮阻滞联合使用非甾体类药物和阿片类药物。手术前使用局部麻醉药进行头皮阻滞可减少手术中麻醉药物的使用量，减轻术后疼痛强度，缩短术后疼痛持续时间[22]。在切开头皮之前进行神经阻滞，其理论基础是"预先镇痛"能减轻伤害性刺激的强度，从而防止疼痛中枢的敏感化。疼痛中枢敏感化是中枢神经系统的神经元在一定范围内进行动态调节，使之对随后出现的伤害性刺激的感受更加强烈。

单纯头皮阻滞不能为开颅手术提供长时间的镇痛。阿片类药物是最有效的镇痛药，但因其副作用可能会影响围手术期的评估和管理，临床使用时常存在一定顾虑。过于积极的疼痛管理可能会使患者处于过度镇静状态，这会掩盖神经系统恶化的迹象。

此外，阿片类药物有呼吸抑制作用，可能导致通气不足和高碳酸血症，直接引起脑血流量增加和颅内压升高。另一方面，镇痛不足也可能出现高血压和颅内压增高，对神经系统造成不良影响。因此，在使用阿片类药物进行疼痛管理时要注意把握剂量。若联合使用非阿片类镇痛药物，可减少阿片类药物的总使用量，或许会更安全。

2.5.2 颅内脑血管疾病

儿童颅内脑血管疾病包括动静脉畸形和烟雾病。烟雾病是一种罕见的慢性脑血管疾病，临床症状多样，并呈进行性加重，可表现为缺血性脑卒中、颅内出血、癫痫发作、头痛和短暂性脑缺血发作。

在生理学上，烟雾病是由颈内动脉

17

末端和大脑中动脉、前动脉近端的逐渐狭窄甚至闭塞而导致的。该疾病名称源自日本，"moyamoya"在日语里意为"烟雾"，因颅内血管狭窄而形成的侧支循环在脑血管造影时可呈现类似"烟雾"的影像而得名。

该疾病最有效的治疗方法是外科手术，手术后必须给予充分镇痛。因为疼痛会增加脑代谢，因此患儿术后要很好地镇痛以避免疼痛发生。啼哭或咳嗽时的疼痛、紧张，可引起头痛和短暂性脑缺血等的复发。镇痛不足甚至会引起手术后脑梗死[23]。

尽管阿片类药物具有镇静及其他不良反应，但仍是烟雾病患儿术后的主要镇痛药物。烟雾病患儿术后有时会出现病情突然快速恶化，需频繁进行神经系统检查，在有效镇痛的同时应避免过度镇静。因此，多模式镇痛是最佳选择，它可避免单一药物剂量过大而导致的不良反应。

动静脉畸形是另外一种儿童脑血管疾病。当颅内动静脉之间绕过毛细血管系统出现异常相通时，即会形成动静脉畸形。如果畸形血管进一步发展或出血则会出现临床症状，如癫痫发作、局灶性神经系统功能障碍或疼痛[24]。动静脉畸形发病急骤，有必要在频繁进行神经系统检查时再次镇痛，同时要避免过度镇静。血压过高、过低都是有害的，前者可引起出血，而后者可导致脑灌注不足；因此，在提供镇痛和镇静的同时，有必要维持血流动力学的稳定性。

2.5.3　颅面重建/颅骨肿瘤

颅面重建手术是一种用来治疗颅缝早闭的高风险的创伤性手术。因为手术时头皮和颅骨出血量大，多数患儿需要在术中输血。早期修复可扩大颅腔空间，防止大脑在狭小的颅腔内快速生长导致的颅内压增高。与重建手术本身相比，手术后的疼痛管理则要容易些。通常间断性地静脉输注或PCA泵入阿片类镇痛药，即可使绝大多数患儿保持安静舒适。对于儿童患者，医院可根据具体情况，由患儿父母或护士来管理PCA泵的给药。

临床上为了早期发现神经系统的功能损害，有时要避免持续输注阿片类药物。

2.5.4　脊髓疾病

根据病因可将儿童脊柱侧弯分为先天性脊柱侧弯、特发性青少年脊柱侧弯和神经肌肉性脊柱侧弯。手术的难易程度通常取决于脊柱侧弯的程度。由于手术会广泛累及脊柱的肌肉和骨骼，且需要植入螺钉和矫形棒，因此手术后的疼痛管理难度很大，通常需多次试验性治疗才能找到一种既能控制疼痛，又能最大限度降低不良反应的治疗方案。

真正的多模式镇痛有益于该类患儿的疼痛管理，包括最初静脉PCA给予阿片类药物镇痛。由于肌肉受到广泛损伤，患儿常出现肌肉痉挛，24h持续给予地西泮类药物有助于预防严重的肌肉痉挛性疼痛。一般情况下，考虑到对骨骼生长愈合的影响，避免使用布洛芬和酮咯酸等非甾体类抗炎药物。对乙酰氨基酚有助于镇痛，并可减少阿片类药物的用量。为协助脊柱侧弯患儿手术后的物理治疗和运动，可制订一个有效的镇痛计划。作为儿童手术中最疼痛的手术之一，疼痛控制不良常会延迟患儿的出院时间，有效的充分镇痛与术后恢复过程密切相关。

2.5.5 Chiari 畸形

Chiari 畸形（又称小脑扁桃体下疝畸形）是一种后颅窝的解剖异常，是小脑扁桃体向下疝出超过枕骨大孔边缘进入椎管所致。可根据畸形严重程度和小脑组织突出到椎管内的情况，对该病进行分类。临床症状因畸形程度而异，包括颈部疼痛、平衡缺失、肌肉无力和感觉异常等。

Chiari 畸形的治疗常取决于临床症状，严重者可能需手术治疗[25]。Chiari I 型病情较轻，这类患者常因慢性头痛和颈部疼痛而用传统药物进行疼痛治疗，如阿片类药物、非甾体类抗炎药物、肌松药和抗抑郁药物等。物理疗法也常有益于该类患者。

2.5.6 创伤性脑损伤

创伤性脑损伤（TBI）患者可出现不同程度的神经功能障碍，如轻微头痛、记忆丧失和昏迷等。在患儿认知和交流功能丧失的情况下，有必要借助疼痛评估工具来了解他们的疼痛程度。在疼痛评估和镇痛治疗时，需要患儿父母的参与。一般情况下，明显的组织损伤（如长骨骨折）需要镇痛治疗。与其他神经损伤情况类似，过度使用镇痛药物会导致持续镇静状态，从而影响对神经系统

功能的评估，这种情况应予避免。此时，疼痛管理的策略是减少阿片类药物剂量、使用非阿片类辅助药物协同发挥镇痛效应。处理骨骼肌肉损伤时可进行局部麻醉，包括区域阻滞和周围神经传导阻滞。

严重的 TBI[格拉斯哥昏迷量表（GCS）评分 < 8] 患儿在发病数天或数周后可能出现"交感风暴"，表现为发作性谵妄、发热、强迫性姿势和出汗。这会增加患者出现继发性脑损伤、血压升高和心律失常的风险。在 ICU，这种异常情况常与停用镇痛、镇静药同时出现。治疗策略包括延长或减缓阿片类药物的停药过程，更换为长效阿片类药物以避免峰谷效应，使用可乐定等 α_2 受体激动剂（可降低血浆的肾上腺素和去甲肾上腺素水平）辅助治疗等。

2.5.7 脊髓损伤

脊髓损伤患儿最初可表现为脊髓损伤平面上、下的感觉丧失，数天后还常会出现躯体上部损伤导致的"新"的疼痛症状。这种情况下，除控制疼痛症状外，还需评估新发疼痛发生的原因。另外，当早期的脊髓休克症状缓解后，在发出内脏神经水平（T_6）以上的脊髓损伤，可能导致自主神经反射异常（AD）。自主神经反射异常的发生机制是：当脊髓损伤平面以下完好的外周感觉神经受到刺激时，上行交感神经元和下行抑制通路受到干扰，在脊髓受损平面以上即会出现血压升高和血管舒张，从而引起头痛；血管运动脑干反射试图通过增加心脏的副交感神经兴奋来降低血压，此

时会出现心率减慢、脊髓受损平面以上多汗、潮红等副交感症状。有效镇痛可改善上述症状。

2.5.8　脑积水和脑室分流

无论脑积水的病因是脑脊液流出受阻还是产生过多，都会使患儿出现头痛而需手术治疗。事实上，若对该类患儿使用阿片类药物镇痛，可能会出现快速、致命的失代偿表现。除了手术后的疼痛，还会叠加慢性头痛。此外，在术后早期阶段，可能因为使用慢性镇痛药物、处理方式不当和家庭照顾不周等因素，使得疼痛管理变得复杂。镇痛的总体策略如前所述，包括仔细计算阿片类药物的剂量、使用非阿片类辅助药物镇痛，以减少镇静和阿片类药物的不良反应。另外，对于慢性头痛和镇痛药物依赖等顽疾的处理，可能需要行为心理学和联络精神病学方面专家的协助才行。

2.5.9　周围神经损伤及修复

周围神经损伤及修复过程中的疼痛，常会引起神经病理性疼痛。除了疼痛，神经损伤还可导致运动和感觉功能障碍。轻度疼痛可首选非甾体类抗炎药物治疗，三环类抗抑郁药（如去甲替林）或抗癫痫药(如加巴喷丁)可能对中度疼痛有效。如果这些保守治疗效果不佳，可使用阿片类药物，尽管阿片类药物对神经病理性疼痛的疗效有限，常需增加剂量并导致剂量依赖。此外，神经病理性疼痛患者还可使用更加积极的治疗方法，如脊髓刺激[26]。

2.5.10　可植入式设备

使用可植入式设备（迷走神经刺激器、巴氯芬泵）治疗儿童手术后疼痛，需要详细了解患儿手术前的状态和家庭用药情况，这些药物可能影响术后的镇痛治疗，如抗癫痫药物有肝酶诱导作用，能增加阿片类药物和镇静药的清除率（参见前文的"癫痫"一节）。另外，患儿在家中可能服用过地西泮（安定）等具有镇静作用的药物，它们会与残存的麻醉药物和围手术期的镇痛药物产生协同作用。此时，建议患儿在监护条件下进行镇痛治疗，照护人员应具备评估和处理患儿疼痛的能力，待患儿恢复正常饮食、能耐受口服药物镇痛、神经系统功能恢复至手术前状态时，才可停用这些监护。

2.6　儿童常用镇痛药

2.6.1　阿片类药物

阿片类药可安全应用于儿童。表 2.1 和表 2.2 列出了最常用的口服和静脉用镇静类药物及其剂量[27]。对于轻度疼痛的患儿，可按需给予阿片类药物镇痛；然而，在急性疼痛时，尤其是手术后应按时给药。已证明 PCA 可安全有效地用于儿童，但需要有经验的人员来管理，具体方法本书不予讨论。

阿片类药的不良反应

阿片类药物常见的不良反应有镇静、瘙痒和胃肠道功能障碍，如恶心和（或）便秘。表 2.3 列出了治疗阿片类药物不良反应的常用药物，大多数使用阿片类药物的患儿会出现一定程度的胃肠道不适，包括便秘、恶心和呕吐。瘙痒也是阿片类药物的常见不良反应，在胃肠外给药或静脉输注时会加重。注射低剂量纳洛酮可有效治疗静脉使用阿片类药物引起的相关瘙痒，但仅限于擅长儿童疼痛专业的医生来操作。阿片类药物有镇静作用，但临床有时候并不希望镇静；减少阿片类药物剂量、延长用药间隔可

避免镇静，但这不适用于严重疼痛的患儿。另一种可选方法是改用其他等效剂量镇痛药。

2.6.2 非阿片类镇痛药
非甾体抗炎药（NSAID）

NSAID 可抑制环氧化酶 Cox-1 和 Cox-2，从而阻断中枢和外周前列腺素的产生。这类药物包括：对乙酰氨基酚、

表 2.1 口服镇痛药

药物	静脉/口服剂量比	初始剂量和时间间隔	
		<50kg（mg/kg）	>50kg 和成人（固定剂量，mg）
羟考酮	不适用	0.1mg/kg，每 3~4h	5~10mg，每 3~4h
吗啡			
速释型	1:3	0.3mg/kg，每 3~4h	15~20mg，每 3~4h
缓释型	1:5	仅使用固定剂量 20~35kg：10~15mg，每 8~12h 35~50kg：15~30mg，每 8~12h	30~45mg，每 8~12h
氢吗啡酮	1:2~1:4	0.03~0.08mg/kg，每 3~4h	1~2mg，每 3~4h
美沙酮	1:2	0.2mg/kg，每 4~8h	10mg，每 4~8h
可待因		不推荐 [a]	30~60mg，每 3~4h

a：因为 FDA 对该药物用于儿童扁桃体和腺样体切除术后镇痛提出黑框警告，且该药物具有药物遗传学代谢变异，所以不推荐用于神经外科患儿 [28]

表 2.2 静脉镇痛药

药物	等效镇痛静脉剂量（mg）	起始剂量和时间	
		<50kg（mg/kg）	>50kg 和成人（固定剂量，mg）
芬太尼	0.1	0.5~1.0μg/kg，每 1~2h	25~50μg，每 1~2h
吗啡	10	单次剂量：0.05~0.1mg/kg，每 1~2h 持续输注：0.025mg/（kg·h）	单次剂量：2.5~5mg，每 0.5~2h 持续输注：1~2mg/h
氢吗啡酮	1.5~2	单次剂量：0.02mg/kg，每 1~2h 持续输注：0.03~0.04mg/（kg·h）	单次剂量：1mg，每 1~2h 持续输注：0.2~0.3mg/h
美沙酮	10	0.1mg/kg，每 4~8h	5~10mg，每 4~8h
哌替啶	75~100	不推荐 [a]	不推荐

a：哌替啶代谢产物为去甲哌替啶，可导致癫痫发作

表2.3　治疗阿片类药物不良反应的常用药物

不良反应	药物	起始剂量和时间	
		<50kg（mg/kg）	>50kg和成人（固定剂量，mg）
便秘	番泻叶（仅用于口服）	10mg/kg，睡前	187~364mg，睡前
便秘	多库酯钠（仅用于口服）	10mg/kg，每4h	50~500mg，分1~4次，不超过500mg/d
恶心	5-羟色胺受体拮抗剂（仅限于静脉给药）	昂丹司琼0.15mg/kg，每6h	4mg，每6h
		多拉司琼0.35mg/kg，每6h	12.5mg，每6h
恶心和瘙痒	苯海拉明（静脉给药或口服）	0.5~1mg/kg，每4~6h，有镇静作用	25~50mg，每4~6h，有镇静作用

阿司匹林、布洛芬、萘普生和酮咯酸。Cox-1受到抑制是出现胃肠道并发症（如溃疡和出血）的原因。有些NSAID（尤其是酮咯酸）还有其他不良反应，如可逆的抗血小板黏附和聚集作用，以及对骨骼生长愈合的不良影响[29]。因有出血风险，故NSAID药物在围手术期的使用受到了限制（表2.4）。

尽管有这些不良反应，但NSAID在疼痛治疗领域仍可发挥其有效作用。NSAID是一种"较弱"的镇痛药，与其他药物合用可有效治疗神经外科手术后疼痛。因其镇痛特性，NSAID可用作辅助用药以减少阿片类药物的剂量。

对乙酰氨基酚

对乙酰氨基酚主要抑制中枢前列腺素的产生，但其抗炎作用弱；该药还可在脊髓水平阻断P物质和N-甲基-D-天冬氨酸（NMDA）的受体而产生止痛作用。对乙酰氨基酚有多种给药途径，包括口服、静脉或直肠给药。其镇痛作用较弱，常需与其他镇痛药物联合使用才能产生有效的手术后疼痛效果。

对乙酰氨基酚有潜在的毒性，在美国，它是引起肝衰竭的主要原因之一，故必须严格限制每日用量（每天<4g，美国FDA已建议成人最大用量降至每天3.25g）[30]。市场上曾推出对乙酰氨基酚-阿片类药物合剂，如维柯丁（Vicodin），但由于对乙酰氨基酚的潜在毒性风险，这类制剂的使用越来越少。在儿童群体中，该问题尤其值得关注，不建议使用对乙酰氨基酚与阿片类药物联合镇痛。

布洛芬

布洛芬具有镇痛、抗炎和解热作用，通过非选择性抑制Cox-1和Cox-2而发挥作用。布洛芬与胃溃疡和胃出血密切相关，须谨慎使用。

酮咯酸

酮咯酸通过非选择性抑制Cox-1和Cox-2而发挥镇痛、抗炎和解热作用。该药可抑制血小板聚集，故围手术期和

表 2.4　非阿片类镇痛药

药物	起始剂量和时间	
	<50kg（mg/kg）	>50kg 和成人（固定剂量，mg）
酮咯酸	0.5mg/kg 肌内注射 / 静脉注射，每 6h，最长使用 72 h	30mg，每 6h，不超过 120mg/d
布洛芬	5~10mg/kg 口服，每天不超过 40mg/kg	300~800mg 口服，每 6h
对乙酰氨基酚	**口服** 新生儿： 剂量：10~15mg/kg 口服，每 6~8h；每天最大量 60mg/kg 婴儿和儿童 剂量：10~15mg/kg 口服，每 4~6h；每天最大量 75mg/kg，每 4h 不超过 1g，每天不超过 4g 12 岁以上 剂量：325~650mg 口服，每 4~6h；最大量每 4h 1g，每天 4g **静脉注射** 12.5mg/kg，每 4h 或 15mg/kg，每 6h 不超过 750mg/ 次或 3.75g/d	**口服** 325~650mg，每 4h 或 500mg，每 8h **静脉注射** 650mg，每 4h 或 1000 mg，每 6h，不超过 4g/d
可乐定	**口服或经皮**：1μg/kg，每 4h	**口服或经皮**：1μg/kg，每 4 h
地西泮	**口服**：0.12~0.8mg/（kg·d），每 6~8h **静脉注射**：0.05~0.1mg/kg，每 4~6h	**口服**：2~10mg/（kg·d），每 6~8h **静脉注射**：2~10mg，静脉注射 / 肌内注射，每 3~4h，每 8h 不超过 30mg
加巴喷丁	3~12 岁：10~15mg/（kg·d），每 8h 分次给药 12 岁以上：300mg 口服，每 8h；可增至 600mg 口服，每 8h	300mg 口服，睡前，根据耐受情况逐渐增至 300mg，每 8h
阿米替林	负荷量：0.1mg/kg 口服，睡前；根据耐受情况 2~3 周内逐渐增加剂量 维持量：0.5~2mg/kg 口服，睡前	负荷量：75mg/d 口服 维持量：150~300mg/d 口服，单次或分次服用

手术后应谨慎使用。鉴于其不良反应，临床上连续用药不应超过 5d，多数医生选择用药 3d 后停药。其他不良反应包括胃溃疡、胃出血和肾功能障碍。虽有口服制剂，但临床并不常用，通常经静脉或肌内注射给药。

阿司匹林

　　水杨酸盐是最古老的非阿片类药物之一，通过不可逆地灭活 Cox-1 和 Cox-2、抑制前列腺素和血栓素的产生而发挥作用。由于乙酰水杨酸（阿司匹林）具有血小板抑制作用，能引起胃溃疡和胃出血，现已不再用于手术后疼痛辅助治疗。此外，因为可能与 Reye 综合征有关，该药也一直未被纳入儿童患者用药[29]。

可乐定

可乐定在临床被广泛使用，其适应证广，有多种给药途径。尽管最初是作为抗高血压药，但该药同时也是一种有效的镇痛药。给药途径包括静脉注射、口服、皮下、硬膜外和鞘内注射。它具有镇静和镇痛作用，可有效治疗阿片类药物和苯二氮䓬类药物的戒断症状。

可乐定是一种 α_2 受体激动剂，作用于中枢和外周突触前肾上腺素能受体，导致去甲肾上腺素释放减少。镇痛通路包括抑制脊髓背角的信号传入，进而抑制向更高级中枢神经系统进行传递。当脊髓背角的 α_2 受体激动时，释放的去甲肾上腺素是一种疼痛抑制性神经递质。可乐定通过调节疼痛信号传递产生镇痛作用，是一种有效的非阿片类辅助镇痛药物。鞘内注射可乐定，还可增加脑脊液中的乙酰胆碱水平，激活脊髓背角乙酰胆碱受体而产生止痛作用。

在神经外科患儿的治疗中，可乐定主要作为辅助镇痛药物，用来减少阿片类药物的用量。手术后合理使用可乐定，可减少阿片类药物的使用量。可乐定可引起心动过缓、血压降低和过度镇静。右美托咪定是另一种 α_2 受体激动剂，与可乐定相比对 α_2 受体的选择性更强，

能强效镇静但无明显的呼吸抑制，因此被广泛应用于手术后 ICU 镇静和诊疗操作时的深度镇静。

抗抑郁药

该类药物包括三环类（如阿米替林）和新型的抗抑郁药物（如度洛西汀）。抗抑郁药通过抑制 5 羟色胺（5-HT）和去甲肾上腺素的再摄取产生镇痛作用，同时还具有 NMDA 受体拮抗、降低交感神经 α_2 受体活性和阻断钠离子通道等作用[29]。

与新型药物相比，三环类抗抑郁药物具有更强的镇痛作用，有利于治疗神经病理性疼痛。新型抗抑郁药物的药理学特异性更强，镇痛作用有所降低。

抗癫痫类镇痛药

该类药物对于神经病理性疼痛有特殊疗效。在这类药物中，研究最多的是传统抗癫痫药物卡马西平。卡马西平与很多药物有相互作用，这种情况在新型药物（如加巴喷丁和普瑞巴林）中比较少见，这些新型药物与电压门控钙离子通道相结合，其抗癫痫作用较弱。该类药物与 γ-氨基丁酸（GABA）受体没有任何关系，它们是通过减少突触前疼痛递质（如谷氨酸、去甲肾上腺素和 P 物质）的释放而产生镇痛作用。

NMDA 受体拮抗剂

该组药物包括氯胺酮和美沙酮，这两种药物均对慢性疼痛有效。氯胺酮主要用于全身麻醉辅助性用药，可减少围手术期阿片类药物的用量。氯胺酮还可

通过减轻中枢敏化发挥镇痛作用。该药有致幻作用，可与苯二氮䓬类药物联合使用来预防，但这种不良反应仍限制了氯胺酮在围手术期以外的使用。

美沙酮是另一种应用于儿童的成熟的镇痛药，它具有双重作用机制，既作用于阿片受体又作用于 NMDA 受体。美沙酮是一种良好的长效镇痛药，尤其适用于阿片类药物依赖患儿的撤药过程。但它可延长心脏的 QT 间期，在用药前和长期使用时应监测心电图。

肌松药

肌松药分为神经肌肉阻滞药和解痉药两种。在疼痛管理方面，主要使用解痉药物，它通过中枢发挥作用，有助于缓解肌肉痉挛和肌肉疼痛。这类药物还具有镇静作用，在手术后早期是有益的，一旦患者恢复到日常活动状态，则需停止使用。

常用的解痉药包括苯二氮䓬类药物，如地西泮、巴氯芬和环苯扎林。肌松药用于手术后镇痛，有助于缓解阿片类药物难以消除的肌肉痉挛性疼痛。在镇痛方案中加入解痉药，可在很大程度上减少阿片类药物的使用剂量。

局部麻醉药

伤口局部麻醉药浸润可实现感觉镇痛、减少手术后阿片类药物的用量。大多数手术切口都可使用局部麻醉药浸润，包括开颅手术和设备植入手术。对接受周围神经手术的患者，不建议进行周围神经传导阻滞，因为感觉 - 运动阻滞会妨碍手术后神经功能检查。利多卡因是最常用的伤口浸润局部麻醉药，最大剂量不超过 5mg/kg；丁哌卡因最大剂量为 2.5mg/kg。这些局部麻醉药中常加用肾上腺素以收缩血管，肾上腺素的剂量为 $0.5\sim1\mu g/kg$。

局部麻醉药中毒

应避免直接把局部麻醉药注射到血管内，注药前回抽确认并缓慢注药可预防这类灾难事件的发生。局部麻醉药有不同程度的心脏毒性，可引起心律失常甚至完全性的传导阻滞。局部麻醉药过量可引起癫痫发作，由此导致的乳酸酸中毒与心脏毒性相叠加是致命的。

局部麻醉药中毒的治疗

局部麻醉药中毒的支持治疗包括控制癫痫发作，必要时进行有效的心肺复苏和气道管理。对持续性的循环衰竭，可使用 20% 脂肪乳剂 1.5mL/kg，缓慢（1min 以上）静脉注射，每 5min 重复一次；并持续输注 0.25mL/（kg·min）[如果持续低血压，加倍至 0.5mL/（kg·min）]至少维持 30min。

2.6.3 阿片类药物和镇静药物的停用

一般原则

对长期使用阿片类镇痛药物的患儿，停药时要逐渐减量。然而，某些患儿即使仅用了 10d 也需要逐渐减量，这可能与一些未知的药物基因组学因素有关。目前确定的是，在使用阿片类镇痛药物 3 周后，必须制订一个减停计划。在正常口服镇痛药物的情况下，仅需按计划逐渐延长用药间隔，从 4h 到 5h，再到

6h、8h、12h、24h，进而停药。频繁改变药物剂量、增加到较大剂量及手术后超常规镇痛时限用药，均应引起关注。初级保健医生或儿科医生应一同参与解决上述问题。此外，还可寻求儿童慢性疼痛管理专家的协助。

阿片类镇痛药减停计划

在超出生理剂量和多种药物联合应用的情况下，减停阿片类药物会比较复杂，应在儿童疼痛管理专家指导下进行。通常将静脉注射和口服镇痛药物总量转换为24h吗啡等效剂量，再将其中的60%吗啡等效剂量转换为每天的美沙酮剂量。转换后第1天，将计算后的美沙酮剂量（静脉或口服）分4次给药（每6h 1次），此后每天3次给药（每8h 1次）。在转换为美沙酮治疗期间，应准备可用于口服或静脉注射的标准剂量的阿片类药物，以备镇痛补救，如羟考酮0.1mg/kg，每4h给药一次。在更换药物和药物减量期间，要关注疼痛评分和戒断评分，如新生儿戒断评分，要警惕出现戒断症状和体征，如心动过速、低热、出汗、呕吐和腹泻等。根据患儿病情和治疗时间，每天减少5%~20%的美沙酮用量。当减少至正常剂量0.1mg/kg或更低时，用药间隔可从8h延长至12h，再延长至每天1次，数天后停药。慢性病患儿阿片类镇痛药减停计划，应咨询儿童疼痛管理专家。

辅助性用药减停计划

用右美托咪定和可乐定镇痛治疗，即便仅使用了5d，但停药后仍有可能出现戒断综合征，故应逐渐减量。计算每种药物的总剂量，转换为口服剂量，在可耐受的情况下逐渐减少用量。苯二氮草类药物也可引起生理性依赖，应在镇静和戒断评分的指导下根据耐受情况逐渐减量。在多药治疗、需要减停药物的情况下，建议每天减停一种药物。也可咨询儿童疼痛管理专家制订系统的停药计划，包括补救方案。停药过程可能很漫长，若出现生理性的戒断症状和体征，需减缓或停止药物减量。

2.7 复习题（判断正误）

（1）小于1岁的患儿缺乏感受疼痛的神经机制，因此没有必要在手术后给予镇痛药。

（2）既往接受过腺样体和扁桃体切除手术的肥胖儿童，使用阿片类药物进行手术后镇痛，不会增加呼吸抑制的风险。

（3）一名3岁患儿行脊髓栓系手术后10 d出现低热、出汗、震颤和腹泻。患儿母亲述：出院后患儿口服羟考酮每3~4h 1次，2 d前药物用完后停药。患儿最有可能的诊断是伤口感染吗？

（4）治疗局部麻醉药中毒最有效的药物是苯妥英钠。

参考文献

[1] Taddio A, Katz J, Ilersich AL, et al. Effect of neonatal circumcision on pain response during subsequent routine vaccination. Lancet, 1997, 349(9052):599–603.

[2] Merskey H, Bogduk N, eds. Part Ⅲ: Pain terms, a current list with definitions and notes on usage// Classification of Chronic Pain. 2nd ed. IASP Task

Force on Taxonomy. Seattle, WA: IASP Press, 1994: 209–214.

[3] Derbyshire SWG. Can fetuses feel pain? BMJ, 2006, 332 (7546):909–912.

[4] Merkel SI, Voepel-Lewis T, Shayevitz JR, et al. The FLACC: a behavioral scale for scoring postoperative pain in young children. Pediatr Nurs, 1997, 23(3):293–297.

[5] Taddio A, Hogan ME, Moyer P, et al. Evaluation of the reliability, validity and practicality of 3 measures of acute pain in infants undergoing immunization injections. Vaccine, 2011, 29(7): 1390–1394.

[6] Huguet A, Stinson JN, McGrath PJ. Measurement of selfreported pain intensity in children and adolescents. J Psychosom Res, 2010, 68(4): 329–336.

[7] Garra G, Singer AJ, Domingo A, et al. The Wong-Baker pain FACES scale measures pain, not fear. Pediatr Emerg Care, 2013, 29(1):17–20.

[8] von Baeyer CL, Spagrud LJ, Mccormick JC, et al. Three new datasets supporting use of the Numerical Rating Scale (NRS-11) for children's self-reports of pain intensity. Pain, 2009, 143(3):223–227.

[9] Herr K, coyne PJ, Key T, et al. American Society for Pain Management Nursing. Pain assessment in the nonverbal patient: position statement with clinical practice recommendations. Pain Manag Nurs, 2006, 7(2):44–52.

[10] Breau LM, Finley GA, McGrath PJ, et al. Validation of the non-communicating children's pain checklist—postoperative version. Anesthesiology, 2002, 96(3):528–535.

[11] Ogden CL, Carroll MD, Kit BK, et al. Prevalence of obesity and trends in body mass index among US children and adolescents, 1999—2010. JAMA, 2012, 307(5):483–490.

[12] O'Brien LM, Sitha S, Baur LA, et al. Obesity increases the risk for persisting obstructive sleep apnea after treatment in children. Int J Pediatr Otorhinolaryngol, 2006, 70(9):1555–1560.

[13] Cella M, Knibbe C, Danhof M, et al. What is the right dose for children? Br J Clin Pharmacol, 2010, 70(4):597–603.

[14] Kofke WA. Anesthetic management of the patient with epilepsy or prior seizures. Curr Opin Anaesthesiol, 2010, 23 (3):391–399.

[15] SasanoN, FujitaY, So M, et al. Anesthetic management of a patient with mitochondrial myopathy, encephalopathy, lactic acidosis, and strokelike episodes (MELAS)during laparotomy. J Anesth, 2007, 21(1):72–75.

[16] Vetter TR. A clinical profile of a cohort of patients referred to an anesthesiology-based pediatric chronic pain medicine program. Anesth Analg, 2008, 106(3):786–794.

[17] Ward E, DeSantis C, Robbins A, et al. Childhood and adolescent cancer statistics. CA: A Cancer Journal for Clinicians, 2014, 64: 83103. DOI:10. 3322/caac.21219.

[18] National Cancer Institute. Childhood cancers. Available at:http://www.cancer.gov/cancertopics/ factsheet/Sites-Types/childhood. Updated January 10, 2008. Accessed November 1, 2013.

[19] Thibault M, Girard F, Moumdjian R, et al. Craniotomy site influences postoperative pain following neurosurgical procedures: a retrospective study. Can J Anaesth, 2007, 54(7): 544–548.

[20] Saha P, Chattopadhyay S, Rudra A, et al. Pain after craniotomy: a time for reappraisal? Indian J Pain, 2013, 27(1):7–11.

[21] Morad AH, Winters BD, Yaster M, et al. Efficacy of intravenous patientcontrolled analgesia after supratentorial intracranial surgery: a prospective randomized controlled trial. Clinical article. J Neurosurg, 2009, 111(2):343–350.

[22] Mordhorst C, Latz B, Kerz T, et al. Prospective assessment of postoperative pain after craniotomy. J Neurosurg Anesthesiol, 2010, 22(3): 202–206.

[23] Nguyen A, Girard F, Boudreault D, et al. Scalp nerve blocks decrease the severity of pain after craniotomy. Anesth Analg, 2001, 93(5): 1272–1276.

[24] Parray T, Martin TW, Siddiqui S. Moyamoya disease: a review of the disease and anesthetic management. J Neurosurg Anesthesiol, 2011, 23(2):100–109.

[25] Pubmed Health. Arteriovenous malformation-cerebral. Available at: http://www.ncbi.nlm.nih. gov/pubmedhealth/PMH0001783/. Updated November 2, 2012. Accessed November 8, 2013.

[26] National Institute of Neurological Disorders and Stroke. Chiari malformation fact sheet. Available

at: http://www. ncbi.nlm.nih.gov/pubmedhealth/
PMH0001783/. Updated September 30, 2013.
Accessed November 5, 2013.

[27] Kuehn BM. FDA: No codeine after tonsillectomy
for children. JAMA, 2013, 309(11): 1100.

[28] Bunchorntavakul C, Reddy KR. Acetaminophen-
related hepatotoxicity. Clin Liver Dis, 2013, 17(4):
587–607, viii.

[29] eMedicine. Traumatic peripheral nerve lesions
treatment & management. Available at: http://

emedicine.medscape.com/article/1172408-
treatment. Updated August 1, 2013. Accessed
November 8, 2013.

[30] Monitto CL, Kost-Byerly S, Yaster M. Pain manage-
ment//Davis PJ, Cladis FP, Moto-yama EK, eds.
Smith's Anesthesia for Infants and Children.
8th ed. Philadelphia, PA: Elsevier Mosby, 2011:
418–440.

（魏 国　译，潘守东　审）

第 2 部分

神经放射学
Neuroradiology

第 3 章

传统 X 线摄影

Thierry A.G.M. Huisman

3.1 概 述

X 线摄影是利用不同生物组织对伦琴射线（X 线）的吸收、穿透和反射的不同来完成的。高密度的解剖组织如颅骨，呈致密样（白色），而气化的鼻窦或颈部软组织则呈透光样（黑色）。

在儿童患者中，应尽可能控制使用 X 线摄影检查，因为儿童更易受到电离辐射的损害，且其预期寿命明显长于成人。申请 X 线摄影时应仔细评估其获益和风险（应利大于弊），应尽可能首先考虑其他非辐射成像方式，如超声或磁共振成像（MRI）。应尽可能减少图像数量，若能明确诊断则不再对那些次优图像（例如，存在运动伪影干扰的图像）重复 X 线检查。此外，应遵循尽可能低剂量的成像原则（ALARA），用最新的球管和探测器技术来降低辐射剂量。

传统 X 线摄影仍是一种有价值的、快速、广泛使用的成像工具，可用于诸多急性（如创伤）和慢性（如神经纤维瘤病中的颅骨重塑）神经外科疾病。二维成像技术能使我们详细了解骨的解剖结构；其大视野可有助于医生快速了解整体情况，如脊柱后凸的椎体排列。最后，可评估病理性钙化（如颅咽管瘤）、异物（穿通伤）及各种植入装置（如脑室腹腔分流设备、迷走神经刺激器、深部电极、巴氯芬泵、脊髓棒）的位置和整体情况。

3.2 颅骨 X 线摄影

通常，颅骨 X 线摄影有两个位置：前后位和侧位。根据需要也可行其他部位 X 线摄影检查，如眼眶、蝶鞍、鼻窦和可调控分流器等。

目前，在急性颅脑外伤检查中颅骨 X 线检查所起的作用非常有限。同样，它也很少用于单一的或综合征型的颅缝早闭、体位性扁头或骨骼发育不良的术前评估。CT 成像可用于研究颅骨和大脑。其二维扫描和三维图像重建能提供更多有价值的诊断信息，几乎可取代绝大多数的颅骨 X 线检查。

先进行头颅和眼眶 X 线摄影检查，排除铁磁性异物后才能行 MRI。此外，颅骨 X 线检查可用于追踪颅内动脉瘤线圈和血管内栓塞材料的位置、结构和充填情况。

3.3 鼻窦 X 线摄影

极少数情况下，需行鼻窦 X 线摄影来设计神经外科的手术入路，特别是鞍区病变的经蝶窦入路手术。低剂量的骨 CT 可获得类似信息，目前急、慢性鼻窦炎也用低剂量 CT 来评估。

3.4 斯氏位和许氏位 X 线摄影

该类专门用于岩骨的 X 线检查可评估内耳结构和岩骨尖的细节情况，现在这种方法已被颞骨低剂量 CT 所取代，偶尔用于人工耳蜗植入后的定位评估。

3.5 分流手术探查

对可疑存在脑室 - 心房、脑室 - 胸膜腔或脑室 - 腹腔分流手术后功能障碍的患儿，应行传统 X 线摄影来评估分流管的整个走行，包括正、侧位头颅平片及颈部、胸部和腹部的正位片。X 线摄影也可用于评估分流管是否断裂、扭结或在后续影像随访中发现分流管末端固定在假性肿块病变内，这可能表明分流管末端被包裹而出现脑脊液蓄积。

3.6 颈椎与颅颈交界

传统 X 线摄影仍是颅颈或颈椎急性损伤后的一个重要检查工具，通常包括正位、侧位和开口位 3 种体位，可带着颈托照相。若排除不稳定骨折后患儿仍有颈椎不稳和（或）疼痛，需进一步行最大前屈和后伸位的功能性侧位照相检查。颈胸区常常被上肩遮挡，可在下拉手臂的同时重复进行侧位照相。或者，"游泳者位"可提供更好的、无遮挡的颈胸交界处图像。偶尔行斜侧位摄影以观察

神经孔的情况。

熟知正常的骨骼发育是防止误诊的关键：软骨联合与骨折相似，儿童齿状突前缘与第 1 颈椎前弓之间的间隙大于成人，第 2 和第 3 颈椎之间常出现生理性半脱位等。应仔细检查是否有软组织肿胀，椎前间隙增宽提示可能有椎前血肿。文献中报道了许多"参考线"便于诊断和量化病情。常见"参考线"有 Swischuk 线（棘突椎板线）、McRae 线、Chamberlain 线及 Wackenheim 线等。

颅颈部成像也可用来鉴别诊断是继发于先前病变所引起的扁平颅底，还是先天性的颅底内陷。

通常，在传统 X 线摄影后才会进一步行 CT 和（或）MRI 检查，以排除、识别或量化脊髓、间盘韧带的损伤或压迫等。

3.7 胸、腰、骶椎 X 线摄影

与颈椎相似，外伤、感染、肿瘤或畸形病变均可行胸、腰、骶椎的正、侧位 X 线检查，外加斜侧位可有助于识别神经孔的病变。神经孔扩大可能因神经纤维瘤病中的神经鞘瘤等所致，神经孔狭窄可因脊椎峡部裂（"狗项圈"征）等发育异常所致。

3.8 全脊柱 X 线摄影

在多节段病变或结构异常（如 VATER 综合征，可出现椎体、肛门异常，气管食管瘘及肾异常）、脊柱裂，以及特发性或获得性脊柱侧弯伴或不伴脊柱

后凸或前凸的患者中，需行全脊柱正侧位 X 线摄影方可做出诊断。患者应尽可能站位直立检查。脊柱侧弯患者常通过测量 Cobb 角（以 John R.Cobb 医生的名字命名）来量化其严重程度，Cobb 角是指脊柱前后位片的冠状面畸形，测量时在侧弯上端的椎体上缘画一横线，同样在侧弯下端的椎体下缘画一横线，两横线的垂直线交角即为 Cobb 角。以类似方式可在全脊柱侧位片测量其后凸或前凸的严重程度。

偶尔情况下需进行骨盆正位照相，以确定骨盆倾斜的程度。

在 X 线检查时应尽可能保护好性腺。

（仪晓立　译，袁新宇　审）

第4章　超声扫描

Thierry A.G.M. Huisman

4.1　概　述

中枢神经系统、眼眶、头颈部和脊柱的超声扫描是一种安全的检查方法，其设备普及、无须镇静、可在床边进行、患儿及其父母均能接受[1]。超声波没有电离辐射，可根据需要重复检查。超声扫描可提供高分辨率的、中枢神经系统的多平面二维和三维的解剖图像。此外，还可利用其动脉搏动频谱取样对颅内血管进行彩色编码的双重评估，提供重要的功能性血流动力学数据。一位训练有素的超声技师或内科医生要熟悉儿科病理学，并熟知如何充分利用先进技术和现代化的超声设施，进行最优化且个性化的检查。超声扫描时需提供各种传感器，包括矢量、曲线阵列和能在多兆赫（至少达到 15MHz）条件下扫描的线性探头。此外，要针对不同年龄组（例如早产儿与足月新生儿）来优化机器内的成像算法。与制造商技术人员一起"调整"设备算法可显著提高对病变的分辨率、对比度和清晰度。

4.2　脑超声解剖

通常，可通过前囟对新生儿的大脑进行矢状面和冠状面采样。此外，可通过枕骨大孔探测乳突囟、后囟、枕下及后颅窝（脑干和小脑）的内部结构。用不同的探头可采集到三维数据集，以便进行多平面重建，这些重建可与 CT 和 MRI 获得的经典平面像匹配。检查时所用的超声探头应与声窗大小相匹配，把探头放在囟门中心，用适量超声凝胶保持探头与头皮的良好接触。根据所遇到的病变不同，有时需采用更高频率探头进行再次扫描，才能获得诸如大脑半球凸面病变等更详细的评估资料。

脑超声检查适宜于多种情况：出现临床症状或表现（如癫痫急性发作、不明原因的血细胞比容急剧下降）、围生期并发症（如围生期窒息或精神差）、全身性疾病（如凝血障碍、脓毒症）、产前诊断的疾病（如孤立性和综合征性脑室扩大）。此外，为监测（如脑室内出血后脑积水）或排除治疗并发症（如患儿因体外膜肺氧合出血）等情况，可把系列的脑超声扫描作为一种常规检查方法。也建议在重大手术前后进行该项检查。

随着囟门的逐渐闭合，脑超声诊断的灵敏度下降。囟门闭合时间不同，但在 4~6 个月龄之前的诊断率较高。根据经验，若能触摸到囟门，就有可能进行诊断检查。

脑超声适应证：

• 生发基质出血（GMH）Ⅰ、Ⅱ、Ⅲ级。

• 脑室周围（出血性）静脉梗死，以前称为Ⅳ级 GMH。

• 脑室内和脉络丛出血。

• 脑实质出血。

• 脑外出血（硬膜外、硬膜下和蛛网膜下腔出血）。

• 缺氧缺血性损伤（HII）。

• 动脉缺血性卒中。

• 脑畸形：Dandy-Walker 畸形、Arnold-Chiari Ⅱ和Ⅲ型畸形、胼胝体发育不良/发育不全、透明隔-视神经发育不良、无脑畸形、脑裂畸形和移行异常、大脑大静脉动脉瘤样畸形、蛛网膜囊肿。

• 脑积水：先天性脑积水（导水管狭窄）、获得性脑积水（继发于出血或感染）、综合征性。

• 感染。

• 创伤。

• 先天性良、恶性脑肿瘤（畸胎瘤、脂肪瘤）。

在评估局灶性或弥漫性影像学表现时，与其他横截面成像方式相似。

GMH 与患儿年龄或病变阶段有关。GMH Ⅰ级表现为局灶性高回声或低回声病变，常局限于尾状核丘脑沟；GMH Ⅱ级表现为出血侵入脑室内但脑室未扩大；GMH Ⅲ级表现为出血侵入脑室合并脑室扩大。

脑室周围静脉梗死被认为是尾状核丘脑沟 GMH 的并发症，它压迫邻近的引流静脉，这些静脉将脑室周围白质的血液引流到深静脉系统。因压迫出现静脉淤滞，可演变成静脉梗死。白质缺血在急性期表现为典型的高回声，以后随着组织的进行性溶解，回声逐渐变低。高回声区域与静脉分布区域相匹配。脑室周围静脉缺血可并发出血，导致脑室周围出血性静脉梗死。出血常表现为缺血的白质内有局灶性高回声肿物。以前这些病变被称为Ⅳ级 GMH。

脑室内出血常常通过直接识别脑室内的血液产物来确定，常表现为脑室后部各独立区间有分层沉积物。此外，脑室内血液产物可引起室管膜的化学炎症反应，超声上表现为高回声。局灶性、高回声、增大的脉络丛强烈提示脉络丛出血。

脑实质出血的影像学特征取决于年龄，表现为脑内局灶性高回声（急性/亚急性）或低回声（慢性）肿块病变。对相邻脑结构的压迫情况取决于血肿的大小。

由于囟门骨边界继发的声学阴影，使得脑外出血的诊断具有挑战性。双侧脑室大小不对称或中线移位提示有脑外出血。通过囟门进行超声扫描有助于诊断。蛛网膜下腔出血常表现为大脑半球脑沟内出现高回声。

因围生期窒息或心脏停搏引起的弥漫性缺氧缺血性损伤伴弥漫性脑肿胀，表现为大脑半球白质弥漫性高回声，灰白质界限模糊，脑室呈狭缝状，基底池消失，阻力指数（RI）值降低。

局灶性动脉缺血可继发于多种病理损害。急性期表现为局灶性高回声区，与颅内动脉分布的灰 – 白质区域受累有关。随访发现缺血组织会逐渐吸收并形成低回声区，最终形成脑穿通囊肿。

通过识别畸形的关键解剖特征可诊断脑畸形。超声扫描会忽视细微病变，但很容易识别出大多数的典型畸形。

以往在评估脑积水的程度和病因时，是依靠超声获得解剖图像，主观分析脑室的大小和形态。近年来，有许多客观定量数据被用于评价脑室扩大的细微变化。脑室指数（VI= 冠状位侧脑室总宽度 / 同一层面中的双顶宽度）已成为易于操作、常用的测量脑室大小的方法。

4.3 脑多普勒超声检查

多普勒超声可用于研究颅内大动脉（Willis 环）和静脉（浅静脉和深静脉系统）的畅通性检查，包括评估血流的方向。此外，分析 Willis 环主要分支动脉的搏动频谱可计算出 RI 值，即最大舒张末期流速与收缩末期流速之比 [（收缩峰值流速 – 最小舒张流速）/ 收缩峰值流速]。RI 值可作为颅内血流动力学的客观指标。足月新生儿的正常 RI 值为 0.65~0.75，而早产儿的 RI 值稍高（0.77~0.80）。

除解剖超声图像外，测量 RI 值还可提供有价值的功能信息。

进行 RI 值的系列评估对脑积水随访很有帮助。若出现进行性的脑室急剧扩大，因颅内压升高导致舒张期流量降低，中央动脉的 RI 值可能增加。婴儿和儿童的 RI 值分别超过 0.80 和 0.65 即为异常。测量基线有助于区分正常和异常之间的重叠部分。脑室扩大治疗后需进行多次 RI 值随访。

反复行多普勒超声检查可用于观察动静脉畸形的情况，包括 Galen 动脉瘤样畸形。多普勒超声尤其可评估血管内栓塞的效果。若动静脉存在明显分流，收缩期和舒张期的峰值流速将升高；流速正常则表示栓塞满意，此外，RI 值也将恢复正常。

因缺氧脑损伤或脓毒血症等导致的全脑水肿，其 RI 值减低。创伤性脑损伤可通过多种方式改变脑血流动力学。首先，蛛网膜下腔出血后血管痉挛可导致脑血流速度升高；其次，若严重损伤导致的脑水肿，RI 值升高反映颅内压升高。如果颅内压超过平均动脉压（RI>1.0），舒张期则反向流动。创伤性脑损伤之后，多普勒超声可用于判断治疗效果，包括过度换气等；多普勒超声还可用来确认脑死亡。脑死亡的多普勒超声最特异的表现是前向血流几乎或完全消失，平均流速小于 10cm/s 超过 30min，以及明显的双向或"混响"血流（收缩期峰值流速高和持续的逆向舒张成分，血流离开大脑）。但对于婴儿，用多普勒超声诊断脑死亡应该谨慎，因为"混响"血流仅能表明循环停止。

4.4　脊柱超声检查

在出生后的最初几个月内可行椎管和脊髓的超声检查，之后椎管背侧部分逐渐骨化遮蔽了声窗。通常选择矢状位和轴位评估椎管及其内容物，包括椎管宽度、脊髓大小及形态位置、中央管和马尾等。此外，电影回放成像技术可评估脊髓的搏动性和活动性，这需要使用高分辨率、高频线性探头。评估椎体时从颈椎向下或从尾骨向上计数。

脊柱超声的适应证如下。

● 脊柱裂：皮肤凹陷或有赘生物、皮肤瘘管伴或不伴有分泌物、脊髓栓系、脊髓脊膜膨出和脊髓纵裂、髓鞘积水。

● 骶尾部畸胎瘤。

● 脊柱炎伴或不伴脊髓内脓肿。

● 排除了遗传性疾病的脊柱畸形。

4.5　眼眶超声检查

眼眶超声扫描可用于眶隔前软组织、眼球、视神经、包括视网膜中央动脉及眼上静脉的球后软组织等部位的检查，并能提供一些有价值的信息。检查时需用高频线性探头，且患儿需闭眼才能完成。测量视神经鞘的直径是观察颅内压升高的一个定量指标，但在临床很少应用。

视各自医院情况，眼眶超声检查由眼科或儿童神经放射科完成。其适应证包括眼眶畸形、眼眶外伤、眼眶内出血、肿瘤（视网膜母细胞瘤）、视网膜脱离、眼眶炎症及动脉或静脉血栓形成。

4.6　头颈部超声检查

头颈部超声主要应用于耳鼻喉领域。最常见的适应证包括复杂淋巴结炎或扁桃体炎、鳃裂囊肿伴感染、血管或淋巴管畸形及局灶性肿块的评估。颈部大血管多普勒超声检查可排除自发或创伤后的动脉夹层或静脉血栓形成（Lemierre病）。

参考文献

[1] Orman G, Benson JE, Kweldam CF, et al. Neonatal head ultrasonography today: a powerful imaging tool! J Neuroimaging, 2015, 25(1): 31–55.

（仪晓立　译，袁新宇　审）

第5章

计算机断层扫描

Thierry A.G.M. Huisman

5.1 概 述

计算机断层扫描（CT）是一种使用X线球管围绕受试者旋转成像的技术，通过与X线球管相对应的一排同时旋转的探测器来测量穿透人体的X线量。X线球管和探测器同时旋转可空间定位X线在人体内的衰减程度，并以此确定受检组织的密度和质量等信息。后处理采集的原始数据并生成二维横断面的图像。应用重建算法可计算出软组织和骨骼的成像。目前，扫描器测量的三维各向同性容积数据可用于多平面重建，常用的有横断面、矢状面和冠状面。此外，还可计算出各种结构和特征的三维图像。

5.2 Hounsfield 单位

CT 的图像对比度取决于X线在被检组织中衰减程度的差异。衰减程度以CT的发明者 Godfrey N.Hounsfield 爵士来命名表示，即 Hounsfield 单位。根据定义，把水的辐射密度调定为零 HU 单位。其他物质、组织的辐射密度和 HU 数值与水的密度呈线性关系（表5.1）。通常，白质密度较灰质密度低，形成明确的灰白质分界线。白质密度由许多因素决定，包括含水量、髓鞘化过程和白质纤维束的聚集程度。因此，随着大脑发育逐渐

成熟，白质密度将逐渐增高。当研究幼儿大脑时，应仔细观察其密度的变化。颅内血肿 CT 的密度值也会随时间变化而变化，其影像学表现与血肿形成时间、大小、位置和血细胞比容有关。超急性期（<12h）的血肿密度可能与大脑呈等密度表现，在急性期（12h 至 2d）和亚急性早期（2~7d）阶段迅速变为高密度，在亚急性晚期（8d 至 1 个月）和慢性期（1个月至数年）阶段再次逐渐变化为等密度，以后逐渐变为低密度[1]。

5.3 静脉注射造影剂

静脉注射碘化造影剂的同时行 CT扫描可进一步提高诊断率。在有血脑屏障破坏（如肿瘤、感染）的疾病中，静脉注射造影剂可提高诊断的灵敏度和特

表 5.1　各种组织的 HU 值

	HU
空气	−1000
脂肪	−100
水	0
脑脊液	15
白质	20~30
灰质	30~40
骨	> 600

异性。但在评估脑膜炎时不要使用增强
CT 检查，因为颅骨呈模糊高密度影，而
不能发现相邻的被强化的硬脑膜。

5.4 CT 血管造影、CT 静脉造影和 CT 灌注

快速静脉注射造影剂可进行 CT 血管造影（CTA）和 CT 静脉造影（CTV），便于从二维和三维图像研究颅内的血管结构。CTA 可用于诊断急性动脉或静脉卒中、先天性或获得性血管病变、血管畸形、动脉瘤和血供丰富的肿瘤。如果怀疑浅静脉或深静脉系统有血栓形成，可行 CTV 检查。此外，灌注加权 CT 检查并计算多种血流动力学图（如脑血流量和脑血容量、平均通过时间、最大峰值时间）有助于确定缺血性脑卒中的临界灌注区域。

5.5 CT 造影剂的局限性

注射造影剂前应确定患儿是否对碘造影剂过敏。如果以前有过敏反应史，患儿应在检查前 24 h 开始进行预防性药物治疗，通常联合使用泼尼松和苯海拉明，若有必要，则再加用 H2 拮抗剂。此外，要注意仅使用非离子造影剂。最后，预防造影剂反应的最好方法是不使用造影剂或选择不需使用碘化造影剂的其他成像方法。

此外，如果既往有肾功能受损史，使用静脉造影剂应更加仔细评估。若患儿必须行增强 CT 检查才能进行诊断和治疗，检查前应充分补充水分、减少造影剂用量，检查后可考虑血液透析治疗。

5.6 辐射暴露

CT 检查是电离辐射暴露的主要来源。儿童患者容易受到伤害，使用 CT 检查时应慎重考虑。如果没有其他可替代的无辐射的成像方法，应使用配备有剂量减少技术的现代高端 CT 扫描仪。根据临床需要，应尽可能限制成像区域（例如，避免不必要的眼睛晶状体辐射），避免多时相对比增强扫描，后续检查应有针对性，能解决相关问题即可[2]。每次行 CT 检查时应仔细研究定位信息，因为它可能包含重要信息（如分流管断裂），但这些信息可能不在 CT 的成像图像内[3]。

最后，当对这些最好的检查方法存有疑问时，可咨询影像科医生。

5.7 适应证

5.7.1 脑 CT

脑 CT 可用来诊断多种急慢性的神经外科疾病，如突然出现局灶性或全身性的神经症状、不明原因精神衰退、头部创伤、脑膜炎并发症、卒中、出血，以及手术前后检查和脑积水随访等。大多数情况下，采用平扫 CT 即可做出诊断。若表现比较复杂，随后常会行磁共振成像（MRI）检查，除非需要立即进行神经外科干预、有 MRI 禁忌证或患者不能转移至 MRI 室。

在创伤性脑损伤患儿中，应同时用软组织和骨骼重建两种算法来进行成像。

颅骨二维和三维重建有助于发现轴位平面方向延伸的颅骨骨折。此外，容易发现延伸到颅缝的骨折。多平面冠状位和矢状位的软组织重建有助于识别脑外血肿。

为排除脑积水患儿分流术后的功能障碍，常采用平扫 CT 进行随访，有多种降低放射剂量的方案可供选择。在这些患儿中，因为许多人一生中要接受多次检查，故应考虑选择那些非电离辐射的成像方法。目前，超快速 MRI 序列可在数分钟内完成脑室成像，通常使用单次激发 T2 加权序列，其中每个层面的检查时间仅 400~800 ms，这甚至对幼儿来讲都已足够快。

通常，CT 在诊断儿童发育异常引起的癫痫发作、神经代谢疾病或自身免疫性炎症性疾病（包括 Rasmussen 脑炎）等方面的作用有限，它可能只显示冰山一角，而 MRI 则能发现畸形的更多细节。

在单一的或综合征型的颅缝早闭患儿中，头颅三维重建可为手术前评估提供颅骨重塑模型。

如果发现了局灶性病变，应进一步行对比增强 CT 检查或 MRI 检查。同样，若怀疑有血管性病变（如动脉瘤、动静脉畸形）或动脉、静脉的血栓形成，则应考虑行增强 CTA 或 CTV 检查。

5.7.2　岩骨和颅底 CT

高分辨率、薄层的岩骨 CT 扫描可用来检查内耳（耳蜗、前庭、半规管）和中耳（骨）结构。可在多个平面进行图像重建，重建时左右两侧的放大倍数

不同。当耳科出现异常（如胆脂瘤、内耳聋）时，通常行颞骨 CT 检查。更常见的行颞骨成像的情况是在创伤性脑损伤出现颅底骨折时。要仔细检查颅中窝底是否有骨折，包括斜坡、蝶骨体和蝶窦等部位。除非怀疑伴有血管损伤，否则很少进行对比增强检查。

5.7.3　眼眶 CT

许多疾病可能需行眼眶 CT 检查。在儿科患者中，最常见的适应证是眼急性肿胀。常用对比增强 CT 来鉴别眶前和球后间的炎症。对比增强扫描可排除眼上静脉的脓肿和（或）血栓形成，也能观察血栓是否扩散至邻近的海绵窦。

第二常见的适应证是眼眶外伤。应行软组织和骨骼的 CT 图像重建，应排除眼球、晶状体、视神经和眶肌的直接损伤及骨质病变（如眶壁骨折和延伸至视神经管的骨折等），也应评估邻近前颅窝底和额叶的损伤情况。

占位性病变一般不行眼眶 CT 检查，包括良性病变（如皮样囊肿、静脉血管瘤和视神经胶质瘤）、恶性病变（如横纹肌肉瘤和视网膜母细胞瘤），或转移到眼眶的病变（如全身性神经母细胞瘤）。对上述病变，若没有计划行 MRI 或没有 MRI 设备，可考虑同时进行对比增强 CT 扫描。

一般来说，由于儿童晶状体对放射性白内障的敏感性较高，应谨慎进行眼眶 CT 检查。此外据报道，视网膜母细胞瘤患儿出现放射诱导的继发性恶性肿

瘤（如眼眶骨肉瘤）的风险会增加。

5.7.4 鼻窦CT

鼻窦CT的检查指征包括鼻窦炎、外伤和经蝶切除蝶鞍肿瘤（如垂体腺瘤）的术前检查。通常使用低剂量扫描检查，无须静脉注射造影剂。在骨窗像上可清楚显示增厚的黏膜和原发或继发性的骨改变。也很容易看到诸如颅咽管瘤的鞍内钙化。

5.7.5 脊柱CT

脊柱CT检查的适应证多种多样，最常见的有外伤、感染、肿瘤或畸形。对儿童患者，软组织和骨图像应在三个正交平面重建，必要时要加做三维图像。

头颈部外伤的患儿，其矢状面软组织重建非常重要。由于儿童颅颈交界处特殊的生物力学特性，外伤时出现韧带损伤伴顶盖膜破裂的风险较高。斜坡后血肿可能会压迫脑干下部和颈髓上部。矢状位的软组织成像有助于诊断。

复杂的脊柱闭合不全的患儿应行脊柱二维和三维图像重建。精确显示畸形部位的解剖结构有助于制订术前计划。

有时，对椎体感染（如强直性脊柱炎、椎间盘炎）或椎体肿瘤（如骨肉瘤、尤因肉瘤）的患儿，除进行MRI检查外，还要进行CT检查，以便更好地了解病变处的骨结构。

最后，全脊柱CT可作为儿童脊柱侧弯的基本检查。

参考文献

[1] Huisman TA. Intracranial hemorrhage: ultrasound, CT and MRI findings. Eur Radiol, 2005, 15(3): 434– 440.

[2] Pindrik J, Huisman TA, Mahesh M, et al. Analysis of limited sequence head CT for children with shunted hydrocephalus: potential to reduce diagnostic radiation exposure. J Neurosurg Pediatr, 2013, 12(5): 491–500.

[3] Orman G, Bosemani T, Aylin T, et al. Scout view in pediatric CT neuroradiological evaluation: do not underestimate! Childs Nerv Syst, 2014, 30(2): 307–311.

（仪晓立　译，袁新宇　审）

Thierry A.G.M. Huisman

6.1　概　述

中枢神经系统的磁共振成像（MRI）是基于体内具有一定分布特点和电磁特性的质子暴露于强大的体外调制磁场而形成的。根据所采用的脉冲序列不同，可生成各种图像，其中T1和T2加权序列是MRI解剖成像的核心，还有多个特定的磁共振补充序列，其中许多由T1和T2加权序列变化而来，这些补充序列可提供额外的特异性对比，有助于疾病的诊断。

6.2　T1和T2加权序列

对结构像而言，通常使用T1和T2加权序列成像。在T1加权图像中，液体（脑脊液）呈低信号；而在T2加权图像中则呈高信号。灰质和白质的信号强度与大脑成熟的程度高度相关。在出生后的第1个月，与白质相比，灰质为T1高信号和T2低信号；出生后8~10个月时，灰质与白质的信号强度相等，随后对比度发生反转，灰质变成T1低信号和T2高信号。不同的发育成熟过程决定了T1和T2的弛豫时间不同，加权成像的信号强度变化时间也有所不同。白质髓鞘的形成过程和进行性纤维包裹有其程序化的模式。首先成熟的区域是感觉皮层和运动皮层，包括通过放射冠、内囊和中脑延伸到脑干的皮质脊髓束和感觉束。

几乎同时，视觉皮层和视辐射的纤维开始有髓鞘形成。这些区域表现为T1高信号和T2低信号。熟悉正常的大脑发育成熟过程对认识疾病至关重要。

6.3　对比增强T1加权MRI

与CT相似，当血脑屏障遭到破坏（如肿瘤、感染）或有自身新生血管（如血管畸形）形成时，静脉注射造影剂有助于疾病的诊断。在MRI中，使用的造影剂为含钆造影剂，钆的顺磁效应缩短了受检组织的T1弛豫时间，因此造成血脑屏障损坏的病变，其T1加权成像表现为高信号；当钆的浓度较高时，其顺磁特性可导致局灶性信号丢失或磁敏感伪影。在大脑中，钆的浓度不足以引起局部信号丢失，但在肾盂和膀胱中可能出现这种现象；因此，给予诊断剂量的含钆造影剂不会显著影响T2的弛豫时间，T2序列信号不会发生变化。综上，注射了含钆造影剂也可进行T2加权序列扫描成像。

对含钆造影剂有轻微过敏反应的发生率低于1‰，包括面部肿胀、头痛、恶心、皮疹或荨麻疹。对于有肾功能障碍的患者，钆类造影剂可能导致肾源性系统纤维化和肾源性纤维化皮肤病。为防止这些潜在的导致功能衰竭甚至危及生命的并发症，在注射钆造影剂之前应估算肾小球滤过率（eGFR）。对儿童患者最好用 Schwartz 方程来计算肾小球滤过率，即 eGFR= k × 身高（cm）/ 血清肌酐浓度（mg/dL），k 为年龄依赖性常数。出生后第 1 年，早产儿 k=0.33，足月儿 k=0.45；1~12 岁的婴儿和儿童 k=0.55；青春期男性 k=0.70，女性 k 仍为 0.55（这是因为青春期的男性肌肉量增加）。经计算，若 eGFR 低于 30mL/（min·1.73m^2），即使患者正在接受透析，也不能使用造影剂；若 eGFR 在 30~60mL/（min·1.73m^2）且使用造影剂利大于弊，可在获得患者的知情同意后予以使用；若 eGFR 大于 60mL/（min·1.73m^2），则可给予常规剂量进行增强对比。

6.4　脂肪饱和 T1 和 T2 加权序列

　　同时使用脂肪饱和脉冲可进一步提高 T1、T2 加权序列的诊断灵敏度。若病灶位于 T1 加权高信号的脂肪中，选择性抑制脂肪信号对增强 T1 加权序列的扫描尤其有帮助。对比增强能更好地识别颅骨板障内的转移病灶及椎管内硬膜外脂肪间隙内的病灶。此外，比较脂肪饱和脉冲前后的 T1 加权成像可证明病变内存有脂肪，这有利于某些疾病的诊断，如畸胎瘤。

6.5　液体衰减反转恢复

　　在液体衰减反转恢复（FLAIR）序列中，自由水（如脑脊液）的信号强度受到抑制，有助于局灶性或弥漫性白质病变的诊断，如沿脑室分布的多发性硬化斑块、炎症、创伤、急慢性（出血性）

卒中或白质胶质增生。此外，FLAIR 成像有助于鉴别蛛网膜下腔疾病，如蛛网膜下腔出血或恶性肿瘤的播散转移。在全身麻醉状态下进行检查时，由于麻醉剂和过度换气的影响，脑沟内的脑脊液信号抑制会受到限制。新生儿大脑含水量较多，因此 FLAIR 成像价值不大。

6.6　T2* 梯度回波序列和磁敏感加权成像

　　T2* 加权梯度回波（T2*-GRE）和磁敏感加权成像（SWI）对血液成分和钙化非常敏感。在儿童创伤性脑损伤、颅内出血、血管畸形（如海绵状瘤）、TORCH（弓形虫、其他、风疹病毒、巨细胞病毒、疱疹病毒）感染、钙化或出血性脑肿瘤（如少突胶质瘤、原始神经外胚层肿瘤、畸胎瘤）及其他可能并发钙化或出血疾病的 MRI 检查标准序列中，应该添加 T2*-GRE 和 SWI 序列，且 SWI 序列应优先于 T2*-GRE 序列，因为它的灵敏度更高。然而，由于这些序列的基本原理是增加磁场干扰物质的磁敏感效应，因此其成像也很容易受金属植入物（包括周围的牙托）等的影响而失真。

6.7　反转恢复序列

　　T1 加权反转恢复序列（IR-T1）是重 T1 加权序列。该序列的主要优点是增强了灰质与白质之间的对比度，因此常用于皮层发育不良、多小脑回、巨脑回、带状灰质异位或局灶性结节性异位等先天性发育障碍继发癫痫的诊断。此外，IR-T1 加权序列有助于发现继发于获得性疾病的灰质损伤。

6.8 重 T2 加权 MRI

重 T2 加权、薄层、高分辨率三维 MRI [CISS（稳态构成干扰序列）] 可提高固体组织与液体之间的对比度。该序列有助于对脑脊液包绕的解剖结构进行细节研究，常用于检查穿过基底池的脑神经、内耳道内的前庭耳蜗神经、视神经的眶内段、脊髓和马尾神经根，以及耳蜗、前庭和半规管等内耳结构。该序列是三维采集，故可生成多平面二维和三维图像，其主要缺点是无法显示不同结构之间 T2 弛豫时间的细微差异，因此，不能用于研究灰质和白质的微小病变，如急性卒中时，灰质与白质呈等信号，可能导致卒中的范围和程度被低估。

6.9 超高速 MRI

对于难以配合检查的患儿（低年龄、焦虑、认知功能障碍），单脉冲、超高速半傅立叶采集 MRI 是一种有价值的替代检查方案。该检查的每层成像时间为 400~800ms，大多数序列是 T2 加权成像。由于是单脉冲技术采集图像，故仅在患儿移动时产生的运动伪影会影响一小部分图像。采用超高速 MRI 采集大脑三维平面信息所需的时间为 5~8min。这些序列常用于脑积水分流术后患儿状况的快速评估或主要并发症的排除。

6.10 MRI 的禁忌证

根据所采用的磁场强度，MRI 有许多绝对和相对的禁忌证。

绝对禁忌证：
- 植入有心脏起搏器、神经刺激器、耳蜗植入物、胰岛素泵、巴氯芬泵等。
- 体内有铁磁血管阻闭装置，包括夹子。
- 体内有铁磁性植入物或异物，包括弹片。
- 眼眶内有金属碎片。

相对禁忌证：
- 植入可编程的脑室分流装置。
- 安装有颅内压监测装置。
- 患有幽闭恐惧症。
- 患儿病情较重、不配合检查。
- 肥胖病态。
- 邻近感兴趣区域有铁磁性植入物（如牙托）。

如果患者体内有植入物，应提前告知相关工作人员，并告知植入物是否与 MR 兼容，是否在 MRI 检查后需要重新编程。部分装置已被 FDA 批准可进行 1.5T MRI，但在更高场强下可能无法使用。如果有临床问题，应在检查前与设备供应商联系。极少数情况下需行常规 X 线检查，以排除、定位或识别植入体内的装置或异物类型。

最后，不要把任何外部电线置于患者皮肤附近，以避免形成环路。在扫描过程中，这些电线会接收射频脉冲，产生的电流会加热电线并导致皮肤灼伤。对无法做出反馈、处于镇静或插管状态下的患儿来说，这一点尤为重要，应常规检查患者衣服上是否有铁磁性物体（如纽扣、珠宝）。

（仪晓立 译，袁新宇 审）

第7章

MRI 新技术

Thierry A.G.M. Huisman

7.1 概述

除了结构磁共振成像（MRI）序列之外，还有许多新的 MRI 序列可提供重要的信息，如动脉或静脉血流 [磁共振动脉血管造影（MRA）、磁共振静脉造影（MRV）]、脑脊髓流体动力学 [脑脊液流动成像]、神经微小结构 [弥散加权成像（DWI）及弥散张量成像（DTI）]、脑灌注 [灌注加权成像（PWI）]、生化代谢情况 [1H 磁共振波谱（1H-MRS）] 和功能情况 [功能磁共振成像（fMRI）][1]。这些信息有助于更好地发现病变或缩小病变的鉴别诊断范围。此外，这些功能性技术可显示结构磁共振上没有显示的微观结构层面的病理改变，或者在常规 MRI 检查之前即可显示出病变。

7.2 磁共振动脉和静脉血管成像

各种二维和三维的 MRA 和 MRV 技术均可用于中枢神经系统血管的无创检查，如以血流动力学、血管病理、感兴趣的血管系统和病变的影像位置为依据的时间飞跃法（TOF）或相位对比法（PC）血管造影技术。这些技术将血流转换成磁共振信号，生成二维原始图像，其中固定组织（灰质或白质）的 MRI 信号被抑制，而流动的血液信号被增强。随后将生成的原始图像进行重建，形成轴位、

冠状位和矢状位的最大强度投影（MIP）图像或类似于导管法血管造影的三维旋转图像。无论是原始图像还是重建的 MIP 和三维 MRA 或 MRV 图像，都能用于疾病的研究。

MRA 和 MRV 有严重的局限性。在 TOF-MRA/MRV 序列中，新鲜血栓的短 T1 弛豫时间可能会与血流混淆，缓慢血流、钙化或血管夹可能看起来像狭窄或被过度估计为狭窄，小血管则可能被忽视。最后，无法确定血流方向和速度。在 PC-MRA/MRV 序列中，速度编码选择不当可导致混叠伪影或血管通畅性被低估。此外，采集时间是非常重要的，尤其是三维 PC MRA/MRV 序列。

动态增强 MRA/MRV 序列是一种能替代血管造影的技术。进行该项检查时，需要向静脉快速注射含钆造影剂，同时快速扫描以显示各期（动脉期、脑实质期、静脉期和延迟静脉期）血管的造影情况。该技术尤其适用于分析畸形血管的血流动力学，但不足之处是空间分辨率有限。

7.3 脑脊液流动成像

PC 流动敏感序列也可用于动态脑脊液（CSF）的无创研究。PC-CSF 流动成像技术常用于评估枕骨大孔水平（如

Chiari Ⅰ畸形）、中脑导水管（如导水管狭窄）和第三脑室底造瘘术后通过瘘口的 CSF 流动情况。该技术可检测 CSF 的流速、方向和搏动的定量信息。

7.4 弥散加权成像和弥散张量成像

7.4.1 弥散加权成像（DWI）

在 DWI 序列中，水在不同组织间的扩散差异使得每个体素信号的强度有所不同[2]。水迁移率高或扩散程度高的区域（如 CSF），其信号将受到抑制；而水迁移受限或扩散程度低的区域（如灰白质），其信号很少受到抑制。在弥散合成轨迹或 DWI 上，与信号强度更高的灰白质相比，CSF 呈现低信号。除 DWI 之外，还可计算表观扩散系数（ADC）。该定量值同样可呈现为二维图像，其中高 ADC 值或高扩散度的区域为高信号，反之为低信号。ADC 成像的主要优点是：该图像为真实的扩散图像，没有 T1 或 T2 弛豫现象的残留。此外，可采用设置感兴趣区域的方法提取 ADC 值，还可比较研究对象的 ADC 值。

使用 DWI 序列和 ADC 成像可检测到早期脑卒中，这是一个具有重大意义的突破。缺血性脑卒中时，细胞毒性水肿先于血管性水肿发生。因膜泵缺血使得水进入细胞而出现细胞毒性水肿，肿胀的细胞又限制了水的扩散，故能通过 DWI 序列检测到缺血的早期表现。在组织缺血区域，DWI 序列呈现高信号而 ADC 值为低信号，但总水量并没有改变，这就可以解释为什么在疾病早期常规 T1

和 T2 加权成像不明显。若疾病发展到下一阶段，水从血管进入到细胞外间隙即形成血管源性水肿，这将增加缺血组织的整体扩散程度（DWI 序列呈现低信号，而 ADC 值为高信号）。此时，由于水的总量增加，常规 T1 和 T2 加权成像就可表现为持续性的缺血损伤。

DWI 序列还被证实有助于鉴别脑脓肿和坏死性脑肿瘤。通常情况下，水在脑脓肿内的扩散会受到限制（DWI 为高信号，ADC 为低信号）；而在坏死性肿瘤内的扩散则会增加（DWI 为低信号，ADC 为高信号）。

7.4.2 弥散张量成像（DTI）

DTI 序列是一种更先进的 DWI，除弥散强度（ADC 值）外，还可采集弥散的三维形状和方向等图像[1,3]。水在组织内的扩散受许多因素的影响，包括特定的微结构环境。水沿白质纤维束的扩散主要沿其主轴方向进行，在垂直方向的扩散由于髓鞘的存在而受到了限制。这种定向扩散也被称为各向异性扩散。在 CSF 中，水在所有方向的扩散都是相等的，这种扩散被称为各向同性扩散。DTI 序列利用扩散编码梯度沿至少 6 个方向对整个弥散张量进行采样。除了 DWI 和 ADC 图像外，DTI 还可生成各向异性的扩散图像，最常见的是计算各向异性（FA）值作为标量。FA 值的范围为 0~1，0 是指向空间中所有方向均匀扩散（最大各向同性扩散），而 FA 值为 1 是指完全各向异性扩散。FA 值的大小可呈现为类似于 ADC 图的灰度图像。因此，胼胝体在 FA 图上显示为与高 FA 值相匹配的高信号，而 CSF 则显示为与低 FA 值相匹配的低信号。

此外，DTI 序列不仅能采集三维弥散的形状和幅度，而且能采集各向异性扩散的空间主要方向，因此这些 FA 图可进行颜色编码。按照惯例，从左到右的扩散为红色，从上到下的扩散为蓝色，从前到后的扩散为绿色。

最后，强大的后处理程序可利用 DTI 数据进行纤维束重建，该技术也被称为纤维束成像技术，可无创检查脑内纤维束的走行和完整性。它可用于研究纤维束有无移位、中断，或是否邻近肿瘤，不仅有助于详细检查复杂的颅脑畸形，也可用于儿童脑外科手术的术前检查。

7.5　灌注加权成像（PWI）

PWI 序列可无创研究大脑灌注[4]。尽管可用的技术很多，但动态对比增强 PWI 技术是一个较为稳定、常用的方法。含钆造影剂快速通过中枢神经系统的毛细血管网络，导致组织内信号丢失，从而间接提供了局部血流动力学的信息，据此可绘制出脑血流量（CBF）、脑血容量、平均通过时间、峰值时间和其他血流动力学参数图等多种半定量图。另外一种可选择的方法是动脉自旋标记（ASL），通过利用短时间的射频脉冲标记感兴趣区域上游的血容量，在延时 TI（反转时间 1~2s）后采集信号，测量使用 ASL 前后的信号差异，即可反映延迟 TI 期间到达感兴趣区的标记血液量，以此绘制 CBF 图。该技术的主要优点是将患者的血液作为一种固有造影剂，可

单独研究多个血管区域，且由于没有实际注射造影剂，可根据需要反复研究；缺点是该方法只能绘制 CBF 图，且需多次测量来提高信噪比，从而延长了成像时间。

联合使用 DWI/DTI 和 PWI 序列对缺血性脑卒中患儿的诊断尤其有用。DWI/DTI 序列呈现弥散受限或 PWI 序列呈现灌注不足是不可逆性脑梗死区域的典型表现。周围缺血性半暗带的特征是灌注不足但没有弥散受限，该区域的组织很有可能进展到梗死阶段，但通过适当治疗可以挽救。

此外，PWI 序列有助于识别脑肿瘤和血管畸形的血流动力学特征，还可用于慢性进行性血管病（如烟雾病）患儿的术前诊断。

7.6　1H 磁共振波谱（1H-MRS）

1H-MRS 可无创识别脑内各种代谢产物并对其定量。可供选择的方法较多，包括半定量与定量单体素或多体素技术。半定量方法是计算各种代谢产物之间的比例。肌酸（能量代谢的标志物）的浓度在多数情况下非常稳定，因此常被用来与这些代谢产物做对比。定量方法是测定代谢产物的准确浓度。通常用 1H-MRS 测定的代谢产物有乳酸（厌氧代谢标志物）、N- 乙酰天冬氨酸（NAA，神经元密度和完整性标志物）、肌酸（能量代谢标志物）和胆碱（细胞膜翻转标志物）。在许多疾病中，这些主要代谢产物的比例或浓度会发生变化。例如，缺血性脑卒中患儿的乳酸通常会升高而

NAA 降低；高度恶性的脑肿瘤患儿的胆碱升高而 NAA 可能降低。此外，也可检测到其他代谢产物（如肌醇、甘氨酸）及其浓度的显著增加。

7.7　功能 MRI（fMRI）

依靠血氧水平依赖（BOLD）技术，fMRI 可无创研究大脑的功能状态。大脑中被激活的区域所接受的含氧血液，远高于代谢增加所需求的血液量，氧合血红蛋白量超过了脱氧血红蛋白量，而这两种血红蛋白的磁化率不同，导致相对应的激活皮质的 MRI 信号降低。联合使用超高速 fMRI 序列和传统的结构 MRI 序列，可定位大脑功能区域。尽管与功能相关的信号变化较小（1.5 特斯拉场强下为 1%~2%），但足以提供可靠数据。然而，该技术只能用于研究可重复动作的稳定患者的功能区域。在儿童神经外科中，该技术有助于识别邻近手术部位的颅脑重要功能区域。

7.8　数字减影血管造影术（DSA）

经血管内导管选择性地向感兴趣的血管内注射碘化造影剂来研究中枢神经系统的血管系统，即数字减影血管造影术。通过注入造影剂前、后的图像的减影，即可详细显示没有骨骼结构遮挡的血管。注射造影剂后要快速采集图像，便于形成多个对比期，如动脉期、静脉期和静脉晚期等。根据导管位置，可进行选择性或超选择性血管成像。DSA 仍然是诊断脑血管疾病的金标准，还有助于造影后的血管内介入治疗（如放置动脉瘤弹簧圈、血管畸形的栓塞治疗及恶性肿瘤的化疗药物栓塞治疗）。

儿童神经影像的 DSA 检查应由经验丰富的血管造影团队来进行。DSA 检查通常需全身麻醉，若有其他血管造影方法可选，尽量避免该检查。由于碘造影剂的副作用，DSA 检查不适用于肾功能不全的患儿。此外，该技术还有电离辐射等副作用。

参考文献

[1] Huisman TA, Tekes A. Advanced MR brain imaging. Why? Pediatr Radiol, 2008, 38(Suppl 3): S415–S432.

[2] Huisman TA. Diffusion-weighted imaging: basic concepts and application in cerebral stroke and head trauma. Eur Radiol, 2003, 13(10):2283–2297.

[3] Poretti A, Meoded A, Rossi A, et al. Diffusion tensor imaging and fiber tractography in brain malformations. Pediatr Radiol, 2013, 43(1):28–54.

[4] Huisman TA, Sorensen AG. Perfusion-weighted magnetic resonance imaging of the brain: techniques and application in children. Eur Radiol, 2004, 14(1):59–72.

（仪晓立　译，袁新宇　审）

神经病学

Neurology

第8章　婴幼儿的神经系统查体

8.1　概　述

完整的神经系统评估包括细致、准确、全面的病史采集和详细的神经系统查体。其目的在于建立并缩小鉴别诊断的范围，有助于指导进一步的评估和分析，尤其重要的是，为专业人员提供观察研究的范围（包括遗传、代谢、神经生理和神经影像等）。尽管技术在进步，但正如一句古老的临床格言所说，"大多数患者仅凭病史即可做出正确的临床诊断"。通过采集患者病史和体格检查可解决 3 个基本问题：①是否为神经系统方面的问题？②若是，在神经轴的什么部位？③疾病的本质或病理生理学特征是什么？

由于新生儿、婴幼儿大脑结构（如髓鞘成熟）和生理（如神经网络的形成）的快速生长和发育，导致他们的神经系统评估与青少年或成年人存在本质的差异。这些发育差异不仅影响病史和检查，而且与"成熟"的大脑相比，还受到不同的病理生理过程和疾病状态表现的影响。因此，发育是评价婴幼儿的一个重要变量，与年龄特异性相关的发育延迟和发育异常模式预示着潜在的神经系统疾病。

脑白质髓鞘化是这些发育差异最重要的标志之一。髓鞘化的形成始于妊娠中期，持续至童年和青春期，该现象从大脑磁共振成像的研究中即可得到很好的印证，即直到患儿 2 岁白质在 T2 加权成像中才表现为"成熟"模式。婴儿在出生的第 1 年，皮质脊髓束的髓鞘化使他能够坐起，然后独立行走。头围生长是大脑发育和成熟的另一个反映指标，在生后前 2 年平均增长 12cm，而在随后的 16 年中仅增长约 5cm。

评估儿童与成人神经系统的根本区别在于：儿童获得粗大运动、精细运动、语言及社交技能有年龄依赖性的特点，婴幼儿无法叙述病史，儿童神经系统疾病的多样性等。

8.2　病　史

了解或倾听知道事实的人的述说。

——Baltasar Gracián

要获得一个完整的病史，需要与家属进行良好的沟通，这对神经系统的检查至关重要，准确的病史也为体格检查提供了重点。尽管很难直接从患儿处获得病史，但应尽一切努力让患儿用自己的语言去描述自己的症状。当父母或监护人提供病史时，区分症状的主观解释和直接观察症状是很重要的。由于病史往往是患儿自己的语言和第三方观察的结合，所以应尽量用简单的描述性语言来阐明症状，而不是医学术语，应通过认识疾病模式和疾病过程来了解病史。随着病程的发展，针对性地进行鉴别诊断。同时，病史对探究疾病的潜在病理生理基础是非常有用的，即先天性、创伤性、炎症性、感染性、缺血/血管、毒性/药物、代谢、内分泌、肿瘤。

8.2.1 病史所呈现的问题

对病史进行系统研究很重要，首先要阐明疾病的性质，这可能涉及症状出现的时间顺序。病史主要包括初始症状（急性、亚急性、慢性）、症状的发展趋势、症状持续时间、疾病的时间模式（静态、进行性、复发性、日间变化或衰退）、潜在的调节因素（恶化或缓解因素）及任何相关症状。很重要的一点是，要知道此前尝试过的干预措施（如果有的话）以及这些干预措施的效果，因为这可能会影响当前疾病的表现。根据当前的功能水平确定儿童先前的基线功能，有助于确定疾病的严重性和潜在的退行性。病史也会有助于确定症状是否可以定位在一个区域，或者是否涉及多个系统。儿童病史的一个显著特征是经常涉及发育问题。人们不仅要了解正常的重要发育事件以确定任何偏差是否为异常，而且还必须确定发育问题是全面性的还是局限性的，是局限 4 个特定领域（即粗大运动、精细运动、社会适应、言语和语言）中的一个还是多个，这对鉴别诊断及指导进一步检查至关重要。遗传因素对儿童神经系统疾病的影响越来越大，因此了解是否还有其他家庭成员患病尤为重要，可从 X 连锁或常

染色体遗传的角度来缩小鉴别诊断范围。当怀疑有代谢紊乱疾病时，应向家属询问患儿的呼吸或尿液是否有异味，尤其在生病时。发病时呈明显的代偿障碍，伴呕吐、面色苍白和延迟恢复等，提示有能量代谢紊乱或尿素循环缺陷。明确已进行过哪些测试或检查很重要，这可减少不必要的重复并有助于排除某些可能的诊断。

8.2.2 出生史

出生史是婴幼儿神经病史的一个组成部分，可为鉴别诊断提供病因学依据。许多慢性神经系统疾病源于产前未成熟脑的前脑发育、迁移和成长。围生期异常也是后续神经发育异常的潜在重要因素。遗传性疾病、缺氧缺血性事件、感染、药物的使用或滥用、毒素、创伤和营养不良都会影响大脑的发育；这些都是重要的影响因素。一半以上的脑瘫是因产前异常所致。

出生史分为 3 个阶段：产前、分娩和产后，这些阶段出现的问题并不总是相互排斥。例如，有潜在神经肌肉疾病或遗传性疾病的儿童在分娩过程中可能活力较差，从而增加了胎儿窘迫的风险。

产前/出生前期

产前阶段有许多相关的因素需要考虑，包括：

受 孕

确定是自然受孕还是通过辅助生殖技术（ART）受孕很重要，因为后者会增加不良神经结局的风险（尚不清楚该风险与 ART 的"适应证"有关，还是与

51

ART 本身有关）。多胞胎会增加早产的风险及双胎输血综合征等特殊情况，从而增加了脑损伤的风险。

母系因素

年龄：母亲的生育年龄为十几岁和四十几岁时，都可能导致患儿的后续神经发育异常。40 岁以上的女性，其遗传异常的风险增加，最常见的是唐氏综合征。十几岁的母亲生育的孩子，其神经发育的异常表现易被误认为是其他因素（如社会经济地位较低）的结果。此外，越来越多的人开始重视父系年龄与患儿神经发育异常风险之间的关系。

孕期健康：妊娠期女性易患暂时性的疾病，如妊娠糖尿病或妊娠高血压等，若控制不佳，将会直接损伤发育中胎儿的神经系统，或致患儿早产、宫内发育迟缓等，也会增加胎儿患神经系统疾病的风险。除了孕期出现的后天问题外，慢性病（如糖尿病、甲状腺疾病、营养不良、肥胖和先天性心脏病）也会使胎儿面临神经功能受损的风险。

感染：先天性感染，尤其是弓形虫、风疹病毒、巨细胞病毒、单纯疱疹病毒和梅毒、淋巴脉络丛脑膜炎病毒、人副肠孤病毒和 HIV 感染等，是已知常见的神经系统受损病因。这些损伤包括神经元移行异常、小头畸形、认知障碍、痉挛性脑性瘫痪和癫痫。几乎所有的病毒都有可能是致病源，但其感染症状在母体可能表现得并不明显。

接触药物或毒素：重点要询问和记录孕期使用的非法和处方药物。许多处方药物（尤其是抗癫痫药）有致畸作用，且与已经确诊的综合征及基因表型有关（如苯妥英与胎儿乙内酰脲综合征、丙戊酸与胎儿丙戊酸钠综合征）。可卡因或强效纯可卡因等非法药品可能与新生儿卒中或颅内出血有关。吸烟和滥用酒精都会影响胎儿发育，吸烟可能导致胎儿宫内发育迟缓及分娩时胎儿窒迫；酒精滥用可能导致胎儿酒精综合征或神经系统并发症，尤其是认知发育受损和行为障碍。

妊娠因素

重点要询问孕期的健康状况。胎儿运动和羊水状况等具体问题可能为诊断提供重要线索，胎儿运动减少（或突然出现）可能预示着胎儿有危险或窒迫，而整个妊娠期的运动减少预示着胎儿发生潜在的神经肌肉疾病的可能性很大。胎儿过度运动（尤其是短时间的运动）与宫内癫痫发作有关。羊水过少可能会使胎儿运动减弱，随后导致关节挛缩（关节炎）。吞咽障碍可能导致羊水过少，可为潜在的脑（脑干）畸形、损伤或神经肌肉病提供线索。目前，随着产前超声检查成为常规检查，胎儿磁共振成像（MRI）检查也越来越多，可更好地辅助了解胎儿中枢神经系统的异常，包括脑畸形、脑积水、缺血性或破坏性脑损伤、脉络丛囊肿和椎管闭合不全等。

分 娩

围生期的一些因素可能为患儿随后出现的神经系统或神经发育异常提供线索，其中最主要的是出生胎龄。足月妊娠是指妊娠 37~42 周，晚期早产是指妊娠 34~36 周，早产是指妊娠小于 34 周。

早产儿的大脑白质容易出现缺氧缺血性损伤、脑室周围白质软化（PVL），导致典型的痉挛性脑瘫，也容易受生发基质–脑室内出血（IVH）的影响，若出现Ⅳ级 IVH 或脑室周围回声增强等情况，会导致潜在的梗阻性脑积水或偏瘫。早产会影响出生体重，体重 <1500g 的婴儿患 PVL 和 IVH 的风险最高，也提示存在宫内发育迟缓，可能存在胎盘功能不全。其他重要因素包括阿普加评分、产后是否需要复苏、复苏类型及是否有胎粪排出，可提示是否有潜在的胎儿窘迫或围生期抑郁症。分娩方式可能有一定影响，如出现胎儿窘迫时需行紧急剖宫产，产前分娩与出生时的面神经麻痹有关。胎盘大小及其病理情况（如有）可为潜在的胎盘功能不全、绒毛膜羊膜炎、胎盘钙化、梗死或胎盘早剥等提供重要线索。

绒毛膜羊膜炎是早产的一个常见原因，并与 IVH 的发生独立相关。它会通过一些病理生理过程，如脓毒血症导致的休克、缺氧缺血性损伤甚至脑膜炎等，增加足月儿患脑瘫的风险。要确定缺氧缺血是否为围生期并发症且因分娩应激而加重，这一点至关重要。因为前者不需要进一步的神经系统检查来确定病因学，而后者可能需要进一步评估病因学，判断是否为原发性的代谢、遗传或神经肌肉病等。

出生后的情况

应询问有关产后并发症、新生儿筛查和神经系统检查等的信息，考虑是否需要机械通气、体外膜肺氧合、全身或

脑部低温保护，以及是否有败血症、低血糖或新生儿癫痫发作的可能。喂养困难、低血压和新生儿脑病等其他可能与鉴别诊断有关的重要因素也应被考虑在内。生后几天发生的脑病可引起先天性的代谢缺陷或迟发性败血症。

新生儿癫痫发作可能提示存在缺氧缺血性脑病，尤其是生后 1d 内即发作的患儿（多在生后 12h 内出现）。12%~15% 的足月新生儿癫痫是围生期卒中的继发表现，其他原因包括电解质紊乱（低血糖或低钙血症）、代谢紊乱（如非酮症高血糖症和新生儿肾上腺脑白质营养不良）、皮质发育畸形、脑膜炎和潜在的药物戒断效应等。确定癫痫发作的原因有助于鉴别诊断，出生时脑电图即为暴发抑制一般预示不良的神经结局。

8.2.3 发育史

生长发育是儿童时期的一个重要特征，可用来区分儿童神经病史与成人神经病史。儿童的智力、社交和运动发育有其特定的模式，达到这些发育里程碑阶段是儿童神经系统和神经功能发育成熟的重要标志。与年龄发育里程碑相关的发育延迟和发育模式异常是潜在的神经系统疾病的重要指标。在评估婴儿或儿童时，是否达到正常发育的里程碑阶段至关重要。发育评估是儿童神经系统检查的核心内容和重要组成部分。

在评估发育迟缓时，区分 4 个功能领域很重要，即粗大运动、精细运动、社交、言语和语言。涉及 4 个领域的全面性发育迟缓应与影响特定领域的疾病

或特定的发育迟缓模式区分开来，如广泛性的发育障碍。发育史应能提供发育迟缓偏离正常水平的大致程度，即轻度、中度或重度，要记录早产儿前 12~18 个月的校正胎龄，还要确定是否存在任何领域内的技能退化，因为这可能反映出神经退行性变的过程（白质营养不良）且有利于鉴别诊断。尽管这段病史在儿童初始评估中的作用并不明显，但对后续的随访和观察非常重要。

目前有许多标准化的发育筛选试验（如 Denver 发育筛选试验、Gesell 发育试验和 Binet 试验）可供选择。对于学龄期儿童，通常可从学校能力测试或多因素分析中（包括心理和成绩测试）获得有关儿童认知功能的信息。12~18 个月以内的婴儿出现强烈的用手偏好是不正常的，这意味着对侧手和躯体的无力或失用，当发育性言语和语言延迟伴社交能力下降、有重复和刻板行为时，应考虑存在广泛性的发育障碍或自闭症谱系障碍。若出现语言倒退应注意获得性癫痫失语症的可能，如 Landau-Kleffner 综合征。

8.2.4 既往史

必须结合患者的既往内、外科病史来诊治当前的疾病，因为它可为当前疾病提供线索。既往史的有关环节可能为鉴别诊断提供额外的线索，例如，若某患儿出现近端肌肉和颈部屈肌无力，且患儿平日学习困难、既往有肥厚性心肌病病史，则应考虑 Danon 病的可能；身材矮小、喂养困难、听力丧失和视网膜营养不良的儿童，合并小头畸形和发育

迟缓时，可考虑诊断为 Cockayne 综合征。

在选择治疗方案时，慢性潜在性疾病也是要考虑的一个因素（如偏头痛患者有哮喘、糖尿病或抑郁症时，应避免使用 β 受体阻滞剂）。

要注意既往所有的住院史和手术史。

8.2.5 家族和社会史

遗传学可越来越多地为儿童神经系统疾病提供病因学诊断基础，完整、准确的家族史对明确可能的遗传模式（如常染色体、X 连锁或线粒体遗传模式等）发挥越来越重要的作用，有助于指导靶向基因检测或识别易忽略的疾病。许多其他疾病虽有明确的家族史，但缺乏确切的基因诊断，如偏头痛、学习障碍、癫痫和抽动秽语综合征等，家族中有该疾病史可能有助于鉴别诊断。

社会状况和环境因素也可引起和影响某些疾病的发生。对于青少年患者，要重点询问是否有酒精、烟草及非法药物使用史和性接触史，因为这些都与疾病有关。

8.2.6 全面回顾

对全身主要器官系统进行全面回顾可完善病史，可通过制定症状检查表以确保考虑到患儿身体和心理健康的所有重要区域。全面的回顾也有助于通过提醒患者那些可能还没意识到的与当前疾病相关的重要信息以便诊断。

8.3 体格检查

本质上讲，婴儿和儿童的神经系统检查与成人相似，检查内容也相同，不

同的是检查方法。体格检查时要让患儿感觉到亲近，而不是用那些既成体系的方式去接近患儿，且大部分检查都涉及"游戏"或使用辅助设备，如玩具或木偶等。观察患儿是关键，许多神经系统方面的问题可从孩子玩耍过程中获得。那些可能被儿童视为威胁的检查，如眼科检查等应推迟到最后进行，以免破坏检查者与儿童之间的信任。观察患儿玩耍、休息及其与照看者的互动，往往会发现检查的关键所在，如患儿与周围环境、行为的互动，不对称或异常的姿势或运动（如肌张力障碍、姿势、震颤或婴儿痉挛等）。对大龄儿童和青少年，则可用传统的系统检查方法。

8.3.1 全面检查

儿童的全面检查有 3 个特点，即形态学异常、神经皮肤表现、头围的大小和形状，这是区别于成人全面检查的重要内容。对所有儿童都要注意这 3 个方面，在儿童神经系统疾病中尤其要考虑到遗传综合征的重要性。

形态学异常

神经系统表现是常见遗传综合征的一部分，并且许多原发性神经系统疾病是可遗传的。例如，唐氏综合征（21 三体综合征）、特纳综合征、脆性 X 综合征、天使综合征、Prader-Willi 综合征、阿姆斯特丹型侏儒综合征和无胸腺症。颅面部或全身形态学异常通常能为诊断提供线索，并且这些综合征常具有固有的外观表型。中线缺损（如唇裂或腭裂、中门齿和某些先天性心脏缺陷）可能与皮质迁移异常有关，例如，q22 微缺失综合征患者存在小脑萎缩或多微小脑回畸形；在左心发育不良综合征中（胼胝体发育不全，无脑），30% 的患者会出现或轻或重的脑发育性异常。

神经皮肤综合征

已证实，神经皮肤病变与中枢或周围神经系统的异常存在联系。神经系统症状呈多样性表现，在检查神经系统时，应将皮肤检查作为其中的一部分，仔细检查所有儿童的皮肤。若怀疑有胎记，可使用比单独目视更为敏感的 Wood 灯检查。胎记性质可为特定的神经皮肤综合征或斑痣性错构瘤病提供线索（表 8.1）。眼睛受累常是这些疾病的表现。

头围的大小和形状

测量并绘制头围是所有年龄段儿童神经系统检查的重要组成部分。测量要采用绝对值，并以百分位数表示该年龄。头围与体重和身高的关系也很重要，可反映出相对的小头或大头畸形。头围大小直接反映了颅内容量的大小，孕期的最后 3 个月到出生后的前 2 年，脑容量的增加最为明显。

当头围值低于平均值 2 个标准差时，即为小头畸形。它可能是原发性、先天性的，也可能是继发性、后天性的。区分两者有助于鉴别诊断，例如，Rett 综合征的后天性小头畸形应与真性红细胞增多症的先天性小头畸形相鉴别。小头畸形可能是家族性的，所以测量患儿父母的头围很重要。小头畸形也可能是由皮质发育畸形（如脑裂畸形、无脑回畸

表 8.1　神经皮肤病变及相关综合征

皮肤改变	综合征
牛奶咖啡斑	神经纤维瘤病
	Legius 综合征
	结节性硬化症
	伊藤色素减少症
	纤维性骨营养不良综合征
色素脱失斑	结节性硬化症
	伊藤色素减少症
色素沉着斑（沿 Blaschko 线分布）	色素失调症
鲨鱼皮样斑	结节性硬化症
皮脂腺瘤	结节性硬化症
鲜红斑痣	Sturge-Weber 综合征
	Klippel-Trénaunay 综合征
Gottrons 丘疹	皮肌炎
单侧线状痣（通常在面部）	线状脂腺痣综合征
丘疹水疱样病变（沿 Blaschko 线分布）	色素失调症
毛细血管扩张	共济失调性毛细血管扩张症
	着色性干皮病
雀斑	神经纤维瘤病（LEOPARD 综合征）
	着色性干皮病
腋窝 / 腹股沟雀斑	神经纤维瘤病
	阴茎雀斑 PTEN 基因突变
	多发性雀斑综合征（LEOPARD 综合征）

形和多小脑回）、缺氧缺血性脑损伤、先天性感染（如巨细胞病毒、弓形虫和风疹）或颅缝早闭所引起。

大头畸形是指头围值超过平均值 2 个标准差。*PTEN* 基因突变的患儿，其头围常比平均值高 3 个标准差。大头畸形通常有家族遗传性，可遗传自父母中的一方。因此，当患儿出现大头畸形时，应记录父母的头围值。婴儿期的良性大头（也称为良性外部性脑积水）是造成大头畸形的另一个常见原因，其本质上也是家族性的，但有一个独特的影像学表现：两侧额、顶部蛛网膜下腔增宽，超过额凸面并延伸至大脑纵裂，这可能与轻度的运动发育迟缓有关。此时需要与交通性或梗阻性脑积水相鉴别，后者可能出现颅内压升高的体征和症状（嗜睡、呕吐和"日落"征）。与婴儿时期的良性大头（头围与其相应的百分位数一致）不同的是，脑积水时头围超过了对应的百分位数线。因此，测量头围能提供其他的重要信息。大头畸形也可见于一些神经皮肤综合征，尤其是 I 型神经纤维瘤病的患儿。其他罕见的病因有亚历山大病、Canavan 病、戊二酸尿症 I 型、颅骨增厚（如骨髓发育不良或镰状细胞病）。

此外，还要注意颅骨形状是否异常。婴儿的"仰卧睡姿"使体位性斜头畸形患儿越来越多，斜头畸形也可继发于斜颈，亦可见于发育迟缓和活动能力下降（因肌张力低下或力弱所致）的儿童。头颅畸形可见于一条或多条颅缝过早融合导致的单纯性颅缝早闭或作为颅面综合征的一部分，这些综合征包括 Pfeiffer 综合征（小头－短头畸形）、Crouzon 病（尖头畸形）、Saether-Chotzen 综合征（短头畸形）和 Apert 综合征（短头畸形）。

前囟常于 12~18 个月闭合，但其闭合时间不定，6 个月闭合也可能正常。过早闭合可能与小头畸形或颅缝早闭有关。若前囟门超过 18 个月仍未闭合，或前囟门过大，则要怀疑甲状腺功能减退。囟门偏大也可能与颅内压升高有关，但一般伴随囟门膨出。后囟门常于 3~6 个月闭合。

8.3.2 神经系统检查

精神状态

新生儿、婴儿和儿童的精神状态包括意识、认知、行为及与年龄相关的语言能力。要识别是否异常，可能需要特别专业的神经心理测试或精神测试，或进行神经行为或孤独症评定量表的测试。儿童对所处环境的认知、警觉及其与检查者之间的互动程度是考察其意识水平的基础。评估脑病患儿的意识程度需对其意识水平进行更详细的检查，包括患儿是恍惚还是定向障碍（时间、地点或人）、是镇静（需外部刺激来维持互动）、木僵还是昏迷。记录警觉性水平是新生儿检查的重要内容，因为检查结果可能会因患儿的状态（清醒/警觉、困倦、浅睡或深睡等）而不同。

评估患儿的认知能力如何、是否与其年龄水平相符，常常要通过检查者与患儿的直接互动，观察患儿是否需要视觉或其他的引导来完成简单或复杂指令，才能得出结论。眼神接触不良可能是自闭症谱系障碍的表现。与陌生人相处时患儿会焦虑，当从"陌生人"处得到一个玩具时，健康儿童常会转向父母寻求认可，而患有自闭症谱系障碍的儿童常常不会有这种表现。若有学习困难或行为障碍，则需检查患儿的任务注意力、冲动性和是否存在多动，但要注意结合患儿年龄及临床检查情况来进行合理的判断。情绪评估也很重要，尤其对有行为障碍、慢性头痛或慢性疼痛综合征的患儿。语言评估应包括该年龄段的语言表达能力和接受能力、流畅性和发音情况。了解与年龄相关的言语情况很重要，如 6 个月以内的婴儿会发"咕哝"声、"叽叽喳喳"的初始元音，随后在 6~12 个月会发辅音和双音节，再经过 1 年的单词积累，到 2 岁时会加单词或短语。

应根据症状和病史来决定是否需要进行更详细的精神状态检查。对大龄儿童和青少年，必要时可进行正式的简易心理状态评估。

脑神经

儿童的脑神经检查与成人相似，但也有些明显的不同。

脑神经 I（嗅神经）：嗅神经检查很少用于儿童，除非嗅觉缺失是重要的考虑因素（如 Kallmann 综合征）。嗅神经测试需被测者能区别不同气味，这很难在低龄儿童中完成，但可通过向患儿呈现熟悉的气味（因年龄而异）并要求其闭上眼睛识别味道来完成检查。

脑神经 II（视神经）：视神经检查包括 4 个部分，即视力、视野、瞳孔光反射和眼底镜检查。新生儿进行直接检眼镜检查，若无红光反射应考虑视网膜母细胞瘤。低龄患儿无法进行对比视野检查，但患儿对外界威胁出现眨眼反应，则可粗略估计其视野的完整性。稍大的患儿，可让他们注视固定在中线部位的物体，同时在周边放一个显眼的玩具，观察患儿是否注意到并转向该玩具，也能评估其周围视野的情况。低龄患儿可用 Snellen 眼图或"E"图进行视力检查。

脑神经 Ⅲ、Ⅳ 和 Ⅵ（动眼神经、滑车神经和外展神经）：嘱患儿凝视左、左上、左下、右、右上、右下 6 个基本方向，进行眼外肌的测试。要注意观察眼球运动是否流畅、在平滑追踪时是否出现扫视。尽管低龄患儿眼睛能锁定并跟随一张面孔运动，但在新生儿期有必要用"洋娃娃头"运动来评估眼外肌的情况。

6 周左右的婴儿很少能追踪目标，稍大一些的患儿，可使用色彩鲜明的物体使其保持注意力。滑车神经（脑神经 Ⅳ）支配眼睛的上斜肌，使眼球内旋、向下内偏转。该神经麻痹会导致眼球突出，患儿头部常向相反方向倾斜以适应视物重影。因此，患儿出现头部倾斜或斜颈可能是第 Ⅳ 脑神经麻痹的唯一线索，因为患儿不会述说复视等异常。外展神经（脑神经 Ⅵ）支配外直肌，负责眼球外展。因此，该神经损伤或麻痹会导致眼球内收和复视，这是假性脑瘤常常伴有的症状和体征。动眼神经（脑神经 Ⅲ）支配其余部分的眼肌，还负责支配负责瞳孔收缩的副交感神经纤维。动眼神经受损会使眼睛处于"向下和向外"的位置，即侧偏和下转，并出现瞳孔扩大和上睑下垂。若患儿可描述复视，嘱其向与受损肌肉一致的方向看，可出现最大限度的复视。重症肌无力、线粒体病

或肌管性肌病患儿均有可能出现上睑下垂和眼肌麻痹。在婴幼儿中常发生外斜视和内斜视，通过交替遮盖法可发现隐匿性斜视。当发现这些问题时，应请眼科医生做进一步的评估和尽可能的治疗，以恢复并促进双眼视力的正常发展。

脑神经 Ⅴ（三叉神经）：三叉神经以感觉神经为主，也包括运动神经，可支配咀嚼肌（颞肌和咬肌）和保持下颚张开的翼外肌。嘱低龄患儿咀嚼饼干，而年龄稍大患儿咬紧牙关，即可评估三叉神经的情况。三叉神经感觉支在面部有 3 个分支区域，即眼支（V1）、上颌支（V2）和下颌支（V3）。可分别测试这些分支的轻触摸、针刺觉、温度觉及振动觉。当怀疑儿童或青少年存在心理感觉障碍时，振动觉检查最有价值，患者会描述前额中线处的振动觉有"中线分离"感，即振动觉可抵达中线，但跨过中线后即消失。检查新生儿觅食反射可粗略评估出生时的神经功能情况。V1分支中的角膜神经是角膜反射的传入纤维，故检查第 Ⅵ 脑神经时也会涉及。该检查不是儿童神经系统检查的常规部分，但患者疑似脑干损伤、已经昏迷或脑死亡时，该检查则非常重要。

脑神经 Ⅶ（面神经）：面神经的运动支支配面部表情肌，感觉支支配部分耳郭、耳后皮肤和鼓膜外侧的感觉。可直接观察喂养和哭闹时的面部运动情况来评估新生儿的面神经功能。对于大龄儿童，可要求他们做个"笑脸"、鼓起面颊、微笑或露出牙齿、闭紧眼睑以抵抗阻力、皱眉或皱起前额（如果能够配

合）等来评估面神经功能。低龄儿童的味觉测试很难实现，通常也没必要。面神经的上运动神经元损伤会引起对侧睑裂以下的面肌瘫痪，前额（眼轮匝肌和额肌上部）不会受累，因为面神经核发出纤维投射到双侧前额；而下运动神经元损伤，如特发性面神经麻痹，则会涉及同侧整个面部，包括前额。在新生儿期，区分下运动神经元所致的面神经损伤与先天性的面肌缺如或发育不全（"不对称笑脸"）是很重要的。先天性面肌缺如或发育不全表现为微笑或哭泣时口角无法压低，而其余面部肌肉和鼻唇沟正常对称，本病可以是家族性的孤立出现（常染色体显性遗传），也可能与Cayler 综合征有关，即伴随先天性心脏病或中枢神经系统异常（包括小头畸形、认知障碍、大脑和小脑萎缩）。

脑神经Ⅷ（前庭蜗神经或听神经）：第Ⅷ脑神经的检查主要包括听力评估（耳蜗支），在特定情况下，评估内耳前庭功能非常重要。出生后的第 1 个月，新生儿会对耳边铃声保持警觉和安静，到5 或 6 个月时，会转动并寻找声音来源。检查大龄儿童时，可在患者耳旁轻擦手指并要求辨认声音并定位声音侧别，此法可用于听力筛查。若怀疑耳聋，必须区分神经性和传导性耳聋。临床上可使用音叉进行测试，Weber 试验是将一个振动的音叉放在患者头骨中线顶点处，要求患者确定哪侧耳朵听到的音量更高。若听力正常，两侧耳朵听到的音调是一样的。若为神经性耳聋，正常侧耳朵的音量更高，而传导性耳聋时，患侧耳朵的音量更高。

Rinne 试验可用来评估骨传导和气传导之间的差异。振动音叉后，将之分别置于双侧耳旁（气传导），然后分别将音叉的手柄置于每侧乳突（骨传导）上，让被测者比较听到的声音大小。正常情况下，气传导效果优于骨传导。若骨传导音量高于气传导，表明该侧为传导性耳聋，而神经性耳聋患者患侧耳朵气传导音量高于骨传导。某些情况下需进行前庭功能测试，例如，眩晕时要区分中枢性眩晕和周围性眩晕（Barany 或Hallpike 位置测试），或使用前庭－眼反射方法观察昏迷患者的眼球运动并判断脑干功能是否受损。前庭－眼反射是接收来自前庭装置的传入刺激（冷热度测试或"洋娃娃眼动"）并输出刺激，引起眼外侧肌运动。

脑神经Ⅸ和Ⅹ（舌咽和迷走神经）：尽管舌咽神经和迷走神经的一些分支含有内脏运动及内脏感觉纤维的成分，但通过呕吐反射和腭反射来评估它们的完整性则更具实用性。呕吐反射的传入纤维来自舌咽神经，传出纤维则通过腭部迷走神经介导。让患儿说"啊"可评估腭部运动及是否对称。呕吐反射并不是常规检查项目，除非患者有吞咽障碍、口咽功能障碍、意识障碍或怀疑有脑干病变。在新生儿或婴幼儿，常通过诱发呕吐反射来评估腭部功能。

脑神经Ⅺ（副神经）：副神经的脊髓支支配斜方肌和胸锁乳突肌。嘱患儿耸肩或把头向两侧转动以对抗阻力，可测试上述肌肉功能的情况。然而，这些方法难以应用于新生儿或婴儿的肌肉功能检查。

脑神经Ⅻ（舌下神经）：舌下神经支配舌内肌、舌外肌的运动。麻痹会使伸舌偏向患侧，并伴有患侧舌肌萎缩。检查新生儿或婴儿的舌肌运动时，可将手指放到患儿嘴里，感受患儿试图用舌控制手指的情况。检查大龄儿童时，可要求他们正中位伸出舌头（通常跟随检查者的动作），再把舌缩回去，在口腔内面颊部抵抗检查者的手指阻力。舌肌震颤预示有前角细胞病变，如脊髓性肌萎缩。

运动功能检查

运动功能检查涉及锥体系、锥体外系和小脑等不同系统的整合。其组成部分包括肌肉容积、肌张力的评估，以及肌力、反射、协调运动和步态测试等。反射、运动协调和步态将在后续部分单独阐述。

肌肉容积

观察肌肉是否出现不对称、萎缩或肥大。假性肥大，尤其是小腿肌肉的假性肥大，可见于不同的肌营养不良症，包括进行性假肥大性、贝克、肢带型肌营养不良等。广泛性肌肥大可见于先天性肌强直（"大力士外观"）。肌萎缩可见于失用性、恶病质、神经源性疾病（如进行性神经性腓骨肌萎缩症）或前角细胞疾病（如脊髓性肌萎缩症）。一些肢带型肌营养不良和面肩肱型肌营养不良的患者，常因冈上肌和冈下肌无力、失用而形成翼状肩。在前角细胞病变（如脊髓性肌萎缩、脊髓灰质炎、Pompe病）中可见到肌束震颤，触诊时感觉肌肉有潜在的块状感，并可能诱发疼痛或不适。肌肉压痛提示可能有肌炎，"面团感"应考虑是否有潜在的神经肌肉病。一般不采取肌肉叩诊，但若病史提示强直性肌病，则要进行叩诊检查。叩诊鱼际肌、舌肌或三角肌能引出持续的肌肉收缩（肌强直）。若患者持续抓握或闭眼时出现张开手或睁眼困难，可确定为肌强直，这可能是诊断低龄患儿肌强直的唯一线索。

肌张力

肌张力反映的是肢体抵抗被动运动的情况，它可能是正常的，也可能增高（高张力）或降低（低张力）。当肌张力增高时，要鉴别僵直和痉挛状态。痉挛状态是由下行的皮质脊髓束或锥体束受损所致，而僵直则是基底节的损伤所致。痉挛状态是上运动神经元损伤（锥体束的损伤）的标志，特征性的表现为肢体张力增高——上肢屈曲和下肢伸展。它与肌肉运动速度有关，快速屈曲或伸展关节时会产生所谓的"折刀"现象（被动运动关节时，初始有阻力，随后张力突然降低，在该关节的运动范围内，肢体可自由、不受限制地活动）。还会出现反射亢进、巴宾斯基征（伸趾）、偶发的阵挛，伴上运动神经元损伤的痉挛表现。肌肉失平衡、关节周围运动减少会造成肌肉挛缩。婴儿痉挛的早期症状是腿伸直、足底屈曲、垂直悬吊，严重者会出现剪刀腿。婴儿痉挛常见于出生后的第1年，此时白质纤维开始髓鞘化，在出生后的头几个月，婴儿的上运动神经元损伤可能会先出现肌张力低下，继而增高。早期出现手偏好（即 12~18 个月之前即有强烈的手偏好）是不正常的，通常说明对侧手臂无力或受损。出生时即出现肌张力增高或痉挛意味着产前早期的脑损伤，而挛缩或关节屈曲则提示胎儿的宫内运动开始减弱。早期脑损伤的另一个细微征兆是强制性的攥拳或皮质拇指征，即使肌张力没有增高，也可能出现这种情况。3 个月大的婴儿大部分时间是握拳、拇指内收状态，但 4 个月后，双手一般是张开的，否则要考虑是否有中枢神经系统的损伤。基底节损伤（锥体外系损伤）会导致僵直、肌张力障碍或锥体外系动作（见下文）。僵直会使关节在所有方向的运动阻力增加，这种阻力与速度无关（所谓"铅管样僵直"），而与主动肌和拮抗肌有关。齿轮样强直表现为僵直叠加并有震颤，产生一种肌张力增高后的"棘轮"样感觉。肌张力低下或无力表现为肢体被动运动时阻力减小或缺乏阻力，可见于下运动神经元或小脑、小脑通路的病变，可伴有反射减弱甚至消失及关节过度伸展等特点，可见到肌肉萎缩或肌束震颤。肌张力低下常导致静止性的姿势异常，如"蛙腿"样姿势和脊柱肌肉萎缩时肩膀内旋等。早产儿肌张力偏低，因为屈肌张力在妊娠 32 周左右开始发育，足月时才发育完好。头部向后拉坐迟滞、头部和躯干呈垂直悬挂异常姿势提示轴性肌张力低下。3 个月大的婴儿在腹侧悬空时，应能保持其头部在水平中线位，4 个月后应能抬高头部并保持在中线以上。某些情况下，中枢神经和外周神经系统的病变可能同时出现，如 Krabbe 病、异染性脑白质营养不良或线粒体病。

肌力：4 岁或 5 岁以上的患儿才能配合肌力测试。肌力测试的方法很多，但最常用的是医学研究委员会（MRC）的 5 分等级量表，0 级意味着完全瘫痪，5 级表示肌力正常。1 级有微弱的肌肉收缩，2 级可主动移动但不能抵抗重力，3 级关节可抵抗重力，4 级能抵抗重力并对抗不同程度的阻力，但弱。4-、4、4+ 级分别代表对抗轻、中、重度阻力所需的肌力程度。评估下肢力量时，最好让患者呈仰卧位。Gowers 征意味着骨盆近端力弱，患儿平卧位时在没有工具帮助的情况下不能尽快地站起来，他们会首先翻到俯卧位、肢体内收、双腿以膝盖跪地，然后用双侧上臂将身体推离地面继而前进，或通过膝盖爬起来。对新生儿或低龄儿童，观察能提供有关肌力的关键信息。通过观察新生儿的自发运动或对其肢体进行轻微刺激，可了解其基本的抗重力程度。观察患儿走进房间、爬上爬下椅子、伸手去拿玩具、跳来跳去等，很容易发现其明显的力弱部位。要记录其力弱的模式，因为它能提供关于病因的宝贵线索，如局灶性脑损伤或新生儿卒中导致的单瘫或偏瘫、早产儿脑损伤后出现的双侧瘫痪或弥漫性皮质或脑损伤后出现的四肢瘫痪等。辨别力弱是从近端到远端，还是从远端到近端有助于鉴别肌病和神经源性疾病或区分各种不同的肌病。

深部腱反射

按照惯例，反射可分为 4 级，0 级

表示没有反射，1+ 表示反射减弱或强刺激后才出现反射，2+ 表示正常反射，3+ 表示反射增强或过度活跃但无阵挛，4+ 表示反射增强或过度活跃并有阵挛。当叩击膝部内侧（股骨内上髁）时，反射向其他未直接测试的肌肉扩散并使对侧腿交叉内收（"交叉内收反射"）提示反射亢进。正常情况下，交叉内收反射常在出生后的最初几个月内出现，若见于 6~8 个月后则为病理性。病理学上的快速反射提示上运动神经元的功能障碍，而反射缺失或被抑制则提示下运动神经元病变（如前角细胞病、周围神经病变或肌病）或小脑、小脑通路的功能障碍。使婴儿屈膝、快速背屈脚踝会诱发阵挛。持续性阵挛是不正常的，但正常人群（尤其是新生儿）偶尔也会出现一些间歇性的阵挛。年轻人偶尔会出现非病理性的快速反射，尤其是青春期的女性或有焦虑情绪的儿童。若难以引出反射则要进行强刺激，方可得出反射消失或减弱的结论。这些强刺激动作包括让患者咬紧牙关或双手紧握弯曲的手指并向两侧拉开（Jendrassik 操作法）之类的等长收缩来分散其注意力。对婴儿和儿童进行的反射测试内容与成人相同（表 8.2），根据需要可额外进行一些特殊反射测试。成人和儿童之间关键的区别是某些原始反射的出现和消失，这些原始反射是神经系统是否成熟和完整的重要标志（表 8.3）。某些情况下，这些反射持续或不对称出现是病理性的。被迫的强直反射（击剑姿势）也是病理性的。某些成年神经变性疾病会使抑制性反射丧失，也

表 8.2　主要的深部腱反射和神经支配

	神经根支配
反射	
下颌反射	三叉神经
肱二头肌	C_5~C_6
肱桡肌	C_5~C_6
肱三头肌	C_6~C_7（主要是 C_7）
屈指反射	C_8~T_1
膝腱反射	L_3~L_4
跟腱反射	S_1
浅反射	
角膜反射	传入：三叉神经 V1 支（第 V 脑神经）
	传出：面神经（第Ⅶ脑神经）
腹壁反射	脐以上 T_8~T_{10}
腹壁反射	脐以下 T_{10}~T_{12}
提睾反射	L_1~L_2
肛门反射	S_2~S_4
跖反射	L_4~S_2

表 8.3　原始反射

原始反射	反射出现时间	反射消失时间
拥抱反射	出生	6 个月
握持反射	32 周	2 个月
觅食与吸吮反射	32 周	4 个月
踏步和安置反射	37 周	持续存在
强直性颈部反射	1 个月	6 个月
颈矫正反射	4 个月	持续存在
降落伞反射	6~9 个月	持续存在

可能出现一些病理反射，如抓握反射、鼻口部反射和吸吮反射等。

跖反射是一种多突触的浅反射，用来检测皮质脊髓束的完整性。用拇指或钝器自脚跟部沿足外侧缘向小脚趾方向轻划，至小脚趾根部再转向内侧的踇趾所引起的反射。正常反应是脚趾弯曲，出现病理反应，即踇趾伸直、余脚趾呈扇形伸展（巴宾斯基征），则意味着上运动神经元的损伤。巴宾斯基征是诱发跖反射最可靠的方法，除此之外还有查多克征（由外踝下方沿足外侧面刺激）、奥本海姆征（即拇指和食指沿胫骨表面、自膝盖以下用力向脚踝水平处滑动）。出生后第 1 年内查体出现巴宾斯基征正常与否目前尚存争议，然而，单侧出现巴宾斯基征和患儿开始行走后出现巴宾斯基征皆被视为病理表现。上肢出现霍夫曼征是不正常的，其本质上相当于腿部出现的巴宾斯基征，表明上肢运动神经元的损伤。检查时轻轻握住患儿中指，迅速向下弹刮中指指甲，然后让中指反弹到伸展位，若此时出现拇指屈曲并内收，则为霍夫曼征。

运动协调

运动协调是一项复杂的任务，需整合运动、感觉和小脑各系统的功能。这些系统中的任何一个出现功能障碍，都可能影响协调运动，如近端肌肉力弱可表现为共济失调样动作。运动和感觉系统通常是单独测试的，因此协调性的测试主要涉及小脑及其通路。小脑负责肢体和步态的平稳、整合及协调运动，因此小脑受损会引起快速、无节律的运动

或共济失调。小脑半球病变或损伤会引起患侧共济失调、辨距困难（对走过的距离判断错误）和轮替运动障碍（快速轮替运动异常或受损）。另一方面，小脑中线病变会引起步态及躯干的共济失调。要确定是否为小脑源性的共济失调，需排除本体感觉的异常。然而，5 岁或 6 岁以内的儿童，很难测试其本体感觉功能。低龄儿童和新生儿的合作性较差，故难以测试小脑功能，需仔细观察孩子玩耍、脱衣、拉拉链或扣纽扣等动作，来获取有关患儿动作灵巧性、伸展稳定性、准确性或有无异常的不随意运动等的信息。18 月龄时，患儿应知道身体的一些部位，并且随着与洋娃娃玩耍，可鼓励患儿手指在洋娃娃鼻子和自己鼻子之间往返移动。快速轮替动作可能更难测试，但若有耐心的话，可让那些低龄儿童进行模仿动作。对大龄儿童，可引导他们做一些更传统的试验，如指 – 鼻、跟 – 膝 – 胫试验或快速轮替试验。轻轻下压患儿伸出的双臂，然后突然松开手臂，使患儿手臂突然向上弹起，即肢体反弹现象，可用于发现小脑的病变。让患儿站好，同时双脚并拢、闭上眼睛来完成闭目难立试验。若出现摇摆和倾倒（向病变侧），则为闭目难立试验阳性。测试姿势的稳定性时，让患儿自然地双脚分开、站好，然后快速向后拉肩膀，同时要求患儿保持平衡（要在患儿身后以防摔倒）。若患儿无法保持姿势和脚步或向后跌倒，说明存在后冲步态，可能与小脑或锥体外系疾病有关。8 岁前的儿童很难完成踵趾步态检查（一只脚

在另一只脚前面走直线）。步态共济失调患儿站立时往往会双脚分开以保持稳定，行走时会左右摇摆，经常倒向病变一侧（若病变为单侧）。伴有眼震（病变侧幅度最大）的视觉通路损伤和言语障碍（构音障碍、讲话断断续续 ）常常合并小脑病变。

步态：通过观察患儿行走和奔跑来评估其步态。正常步态应是步基窄、稳定性好、手臂对称摆动。幼儿一般在12~18 个月时学会走路，18~24 个月时可进行快走和奔跑。幼儿学走步时往往步基稍宽、不稳定。观察患儿的弯腰和直立动作，如让他们从地板上捡起玩具，能获得关于躯体稳定性的有用信息。典型的异常步态包括偏瘫步态、痉挛步态、剪刀步态、共济失调步态、跨越步态（足下垂或本体感觉丧失）、蹒跚步态(近端骨盆力弱)和痛觉步态等。站立 - 行走不能或癔症步态表现为患儿非常小心地维持步态平衡，但这种步态很少见。若发现低龄患儿用脚尖走路，需进行进一步评估，因为这可能是早期的跟腱紧张或挛缩所致。若是单侧异常可能意味着偏瘫，若是双侧异常可能意味着痉挛性截瘫，也可能是继发于肌无力（如肌营养不良）。间歇性的用脚尖走路常见于自闭症谱系障碍的患儿，偶有神经正常的儿童故意做此步态，然而，随时间推移可能会使跟腱固定挛缩。在会走路前，患儿爬行时若有拖拽腿或手臂的现象，可能意味着偏瘫。即使是轻偏瘫，也会有穿鞋不对称的现象。

不随意运动

因基底节损伤或功能障碍导致的不随意运动（运动障碍），可大致分为运动过度（运动亢进）和与力弱或痉挛无关的自主运动减少（运动减退），统称为锥体外系症状。

过度运动

● 舞蹈症：肢体或面部突然出现的、不连续的、快速的不自主运动。

● 手足徐动症：一种缓慢扭动式的运动。

● 震颤：有节奏的、不自主的振荡动作，也可能由同侧小脑半球的损伤或功能障碍所致（小脑的"动作"或"意向性"震颤）。

● 投掷症：剧烈、大幅度的运动，肢体胡乱运动。

● 肌张力障碍：持续或间歇性的肌肉收缩，使得四肢、躯干或颈部的运动和姿势异常。

● 抽动：短暂、反复、无节奏的运动、动作或发声，随时间时而加重时而减轻。

● 肌阵挛：突然、短暂、快速的肌肉或肌群不自主抽搐，可以是局灶性、多灶性或全身性。

运动减少

● 运动迟缓：运动缓慢。

● 运动障碍：运动的启动和终止困难。

● 僵直：肢体或躯干僵硬或不能弯曲。

一般来说,运动障碍在睡眠时消失,疼痛、不适、焦虑或激动时加重。婴儿的异常运动常常要与癫痫发作进行鉴别。角弓反张及头部伸展、旋转，常常是胃食管反流（Sandifer 综合征）的表现。儿童期舞蹈症最常见的原因是风湿热（Sydenham 舞蹈病）或药物（吩噻嗪类药物）。青少年亨廷顿病在儿童期常常表现为僵硬而不是多动。舞蹈症或肌张力障碍可能是脑瘫的晚期后遗症。舞蹈症也可能与代谢紊乱或儿童先天性的代谢失调或影响基底节的脑肿瘤有关，或者先天性心脏病搭桥术的并发症。抽动症是 Tourette 综合征的一部分，常见于儿童和青少年。

感觉检查

感觉系统检查常常是儿童神经系统检查中最困难的部分，其结果在很大程度上依赖于主观报告及解释。通常只对儿童进行基本的感觉检查，除非病史提示有脊髓损伤或周围神经病变。检查内容包括初级感觉和次级感觉(皮质感觉)。初级感觉包括痛觉、温度觉（脊髓丘脑束）、本体感觉及振动觉（脊髓后索）。轻触觉可能涉及脊髓丘脑束和脊髓后索。皮质感觉包括图形觉、两点辨别觉和实体觉。患儿对轻触和疼痛刺激的辨别和躲避反应比较容易评估，因为即使是新生儿也会通过面部反应和表情能表现出来。大龄儿童感觉检查的结果常不一致，需进行多次检查。

（高志杰　译，许克铭　陈倩　审）

第9章

脊髓束及其发育

Micol Babini *Francesco Sala*

9.1 概　述

脊髓自枕骨大孔延伸到第一腰椎和第二腰椎之间，全长 40~50cm，直径 1~1.5cm。

脊髓分为 4 个不同的区域：颈部、胸部、腰部、骶部。

脊髓有两个膨大：颈膨大（C_3~T_1）、腰膨大（L_1~S_2）。

脊髓分为 31 个节段，有 31 对脊神经从脊髓发出：颈节 8 个、胸节 12 个、腰节 5 个、骶节 5 个、尾节 1 个。

从横断面看，脊髓周围是白质，中间是灰质，中央管内充满脑脊液。

灰质主要包含神经元细胞和神经胶质细胞，主要分 4 个部分：

● 后角：包含接受和处理传入躯体的感觉信息的感觉核团。自后角将感觉信息上传投射到大脑。

● 灰质连合及侧角：包含支配内脏和盆腔器官的自主神经元。

● 前角：包含支配骨骼肌的运动神经元。

白质包绕在灰质周围，主要由上、下行的传导束组成（图 9.1）。白质可分为：后索、侧索、前索。

脊髓白质包含了上行纤维束及下行纤维束。

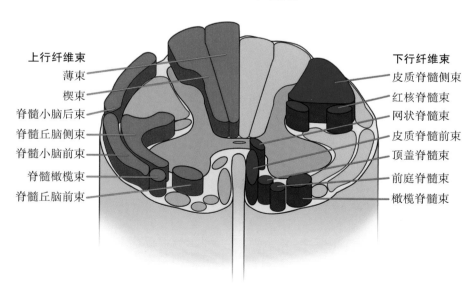

上行纤维束
薄束
楔束
脊髓小脑后束
脊髓丘脑侧束
脊髓小脑前束
脊髓橄榄束
脊髓丘脑前束

下行纤维束
皮质脊髓侧束
红核脊髓束
网状脊髓束
皮质脊髓前束
顶盖脊髓束
前庭脊髓束
橄榄脊髓束

图 9.1　脊髓横断面可见的主要上行和下行纤维束（摘自 Luka T. Ahčin, https://bellspalsycranialnerves. wordpress.com）

9.2 上行纤维束

上行纤维束将来自感觉受体的感觉信息传导至较高级的中枢神经系统。

三级神经元的神经传导链：

- 一级神经元：将感觉传递给中枢神经系统，其细胞体位于后索或脊神经节。
- 二级神经元：中间神经元，其细胞体位于脊髓或大脑。
- 三级神经元：将信息从丘脑传递到大脑皮层。

感觉传导束的神经元遵循以下解剖学原理：

- 感觉模式：精细触觉只位于一个传导通路上。
- 本体感觉：上行纤维束与起源的脊髓节段有关。
- 内外侧规则：进入较低脊髓节段水平的感觉神经元位于脊髓的内侧；进入较高脊髓节段水平的感觉神经元位于脊髓的外侧。

后索（内侧丘系通路）包含薄束及楔束，传递触觉、两点辨别觉、振动觉、位置觉、运动觉和有意识的本体感觉。在内侧丘系通路中，传递精细触觉及本体感觉的纤维束分别上行到相关大脑皮层。

侧索包括以下传递束：

- 新脊髓丘脑束（或称脊髓丘脑侧束）传递躯体及内脏的痛觉、温度觉及粗触觉。
- 脊髓小脑束将下肢肌肉及关节的非意识性本体感觉传递至小脑。

前索包括以下 4 个重要的传导通路：

- 旧脊髓丘脑束（脊髓丘脑前束）：传递与接触相关的痛觉、温度觉信息。
- 脊髓橄榄束将高尔基腱器官的信息传递至小脑。
- 脊髓网状束。
- 脊髓顶盖束。

9.2.1 后 索

脊髓后索包括：

- 薄束：传递 T_6 以下节段的信息。
- 楔束：传递 T_6 以上节段的信息。

一级神经元

- 起始于躯体感受器。
- 纤维束自后索上行至延髓。
- 进入延髓。
- 终止于薄束核及楔束核。

二级神经元

- 起始于延髓的薄束核及楔束核。
- 纤维束交叉至对侧延髓。
- 经脑干上行为形态扁平的内侧丘系。
- 终止于丘脑腹后外侧核。

三级神经元

- 起始于丘脑。
- 穿过内囊后肢的内侧。
- 到达并终止于中央后回。

9.2.2 脊髓丘脑束

- 新脊髓丘脑束负责传递、加工来自躯体的尖锐、针刺样疼痛和低温（凉或冷）的感觉信息。同时，新脊髓丘脑束也传递本体感觉，能准确定位疼痛刺激的部位。
- 脊髓丘脑前束。

一级神经元

- 起始于躯体感受器。
- 纤维束进入白质并终止于脊髓胶状质。

二级神经元

- 一级神经元与二级神经元在脊髓胶状质内形成突触。
- 纤维交叉至对侧，痛觉和温度觉纤维进入外侧脊髓丘脑侧束，轻触觉和触压觉纤维进入脊髓丘脑前束。
- 这些传导束上行至脑干。
- 到达并终止于丘脑腹后外侧核。

三级神经元

- 三级神经元起始于丘脑，并通过内囊。
- 丘脑皮质纤维穿过内囊后肢的内侧。
- 最后进入中央后回。

9.2.3　脊髓小脑束

- 脊髓小脑后束。
- 脊髓小脑前束。

9.3　下行纤维束

下行纤维束起始于不同的皮质区域和脑干核团，它们传递与维持姿势、平衡、肌肉张力、内脏和躯体的反射活动等有关的信息。

下行传导路径主要包括两组

- 外侧通路控制近端和远端肌肉，负责大部分手臂和腿的随意运动。包括皮质脊髓侧束和红核脊髓束。
- 内侧通路控制轴肌并负责调整姿势、维持平衡，还与轴性肌肉和近端肌肉的粗略运动有关。包括前庭脊髓束（内侧和外侧）、网状脊髓束（脑桥和延髓）、顶盖脊髓束及皮质脊髓前束。

9.3.1　皮质脊髓束

皮质脊髓束起始于运动皮质；轴突聚集在内囊中，然后穿过脑干的大脑脚[1]。

在延髓端，皮质脊髓束分成两部分

- 大约90%的轴突纤维在锥体交叉处向对侧交叉，形成皮质脊髓侧束。这些轴突纤维继续穿过脊髓侧索，在形成突触前，直接到达脊髓前角的 α 运动神经元或中间神经元。
- 剩余的10%的轴突纤维是没有交叉的皮质脊髓前束，而是继续沿着脊髓前索下行，当到达最终的脊髓节段时，通过白质前连合向对侧交叉，支配脊髓前角内的 α 运动神经元或中间神经元。因此，两者均为交叉通路。

皮质脊髓束是运动信息的主要传导通路，负责随意运动。

皮质脊髓侧束负责控制远端肌肉组织，皮质脊髓前束负责控制近端肌肉组织。皮质脊髓侧束的一个特别重要的功能是控制手指的精细动作。除了对远端肌肉的精细控制之外，还控制轴性肌肉的随意运动。

9.3.2　红核脊髓束

红核脊髓束起源于中脑的红核，其轴突纤维直接交叉至对侧，穿过脑干和脊髓侧索。

红核脊髓束可将随意运动指令传递至脊髓。在许多动物体内该传导通路占主导地位,但在人类中仅占较小的比重。该通路激活可使屈肌神经元兴奋,伸肌神经元抑制。

9.3.3　前庭脊髓束

两侧的前庭脊髓束起源于 4 个前庭核中的 2 个。

- 前庭脊髓外侧束起源于前庭外侧核,在同侧脑干和脊髓前索内穿行,在各脊髓节段离开脊髓。
- 前庭脊髓内侧束起源于前庭内侧核,而后立即分开到脑干双侧,在内侧纵束和脊髓前索内穿行,终止于 T_6 或 T_6 以上节段的脊髓。

前庭脊髓束调节姿势和头部运动,还能帮助身体维持平衡。前庭脊髓外侧束兴奋抗重力肌,便于更好地适应身体倾斜和运动时的姿势变化。前庭脊髓内侧束支配颈肌,以稳定头部位置,这对头、眼的协调运动也很重要。

9.3.4　网状脊髓束

两侧的网状脊髓束起源于脑干网状结构:

- 脑桥网状脊髓束起源于脑桥的网状结构,经同侧的内侧纵束和脊髓前索下行,在同侧各脊髓节段离开脊髓。
- 延髓网状脊髓束起源于延髓的网状结构,经同侧的脊髓前索下行(虽然有些纤维越过中线),并在各脊髓节段离开脊髓。

网状脊髓束是皮质脊髓束的主要补充,皮质神经元可通过对网状神经元的投射来控制运动功能。这些传导束调节屈肌反应的敏感性,确保只有意外刺激才引起上述反应。网状脊髓束涉及运动控制的诸多方面,包括整合感觉输入以指导运动输出。

9.3.5　顶盖脊髓束

顶盖脊髓束自上丘深部发出,随即跨过中线,然后在内侧纵束前方通过脑桥和延髓,下行通过脊髓前索,此后大部分纤维终止于颈髓上段。

9.4　脊髓发育

神经系统来自胚胎外胚层的一个区域,即神经板(出现在妊娠期的第 3 周)。该区域形成下述结构:

- 神经管:发育为中枢神经系统。
- 神经嵴:发育为周围神经系统。

神经管的形成始于妊娠第 4 周早期(22~23d),在第 4~6 对的体节区域。脊髓由神经管尾部至第 4 体节发育而成。

神经元一旦发育,即以两种不同的形式从发源地移行到各自的最终目的地。神经元的迁移高峰出现于妊娠期第 3~5 个月,停止于出生后 30 周左右。发育中的轴突通路的生长锥,通过响应不同距离的不同基质结合物或弥散的分子靶目标,迁徙到它们的中转或最终目的地。

大脑皮层的发育可分为 3 个时期:胚胎期、胎儿期、围生期。

皮质脊髓束是最后进入脊髓的主要下行纤维通路[2]。

在最早到达皮质板相应位置的大脑皮质神经元中[3-4],第 5 层神经元是其中之一。最初的皮质丘脑投射起源于胚胎期,它们在胚胎期结束时即已到达椎体交叉。

孕后（PCA）第 17 周时椎体交叉即形成。孕后 24 周时皮质脊髓的轴突纤维即已到达颈髓下部[5-6]，并在数周内逐渐支配灰质。所以，包括运动神经元在内的脊髓神经元在出生前就有着广泛的神经支配。到孕后 40 周，皮质脊髓轴突纤维开始形成神经细丝，继而产生髓鞘[6]。椎体束的髓鞘形成开始于妊娠中期的末尾阶段或妊娠晚期的初始阶段，到 2~3 岁方可发育完全[7]。颅内髓鞘的形成早于脊髓。运动传导时间随年龄增长而递减，中枢运动的传导时间在 10 岁内显著缩短，这与髓鞘形成和轴突生长的成熟过程相对应。

不同于亚灵长类动物，人类在出生前即已建立了功能性皮质脊髓神经支配。在妊娠的最后 3 个月，建立了对运动神经元及中间神经元的功能性突触的皮质脊髓投射。

出生时，皮质脊髓束是各种传导束中最不成熟的，但在生后的最初几个月情况发生了显著变化。出生时，每个运动皮质的脊髓运动神经元池均有明显的双侧神经支配，但出生后 15~18 个月，同侧皮质运动神经元的投射比对侧显著下降[6,8-9]。

参考文献

[1] George TM, Adamson DC. Normal and abnormal development of the nervous system//Albright AL, Pollack IF, Adelson PD, eds. Principles and Practice of Pediatric Neurosurgery. 2nd ed. NewYork, NY: Thieme Medical Publishers, 2007:12–30.

[2] Amiel-Tison C, Maillard F, Lebrun F, et al. Neurological and physical maturation in normal growth singletons from 37 to 41 weeks' gestation. Early Hum Dev, 1999, 54(2):145–156.

[3] Martin JH, Friel KM, Salimi I, et al. Corticospinal development//Squire LR, ed. Encyclopedia of Neuroscience. Oxford: Academic Press, 2009: 203–214.

[4] ten Donkelaar HJ, Lammens M, Wesseling P, et al. Development and malformations of the human pyramidal tract. J Neurol, 2004, 251(12): 1429–1442.

[5] Eyre JA. Corticospinal tract development and its plasticity after perinatal injury. Neurosci Biobehav Rev, 2007, 31(8): 1136–1149.

[6] Eyre JA. Development and plasticity of the corticospinal system in man. Neural Plast, 2003, 10(1/2): 93–106.

[7] Tanaka S, Mito T, Takashima S. Progress of myelination in the human fetal spinal nerve roots, spinal cord and brainstem with myelin basic protein immunohistochemistry. Early Hum Dev, 1995, 41(1): 49–59.

[8] Eyre JA, Taylor JP, Villagra F, et al. Evidence of activity-dependent withdrawal of corticospinal projections during human development. Neurology, 2001, 57(9):1543–1554.

[9] Müller K, Kass-Iliyya F, Reitz M. Ontogeny of ipsilateral corticospinal projections: a developmental study with transcranial magnetic stimulation. Ann Neurol, 1997, 42(5): 705–711.

（冯硕 译，许克铭 陈倩 审）

第 10 章

移行障碍

Gary Hsich

10.1　概　述

移行障碍是指发病机制相似的一组异质性疾病。神经元和胶质细胞产生于侧脑室周围的增殖性神经上皮组织。早期神经元的迁移会形成临时皮质，即基板，随后被永久皮质所取代。迁移神经元的胞膜上有黏附分子，它会导引神经元的移行，这些迁移的神经元也是神经元和胶质细胞的前驱体。

形成畸形的潜在机制如下：

- 异常的细胞增殖。
- 异常的神经元移行。
- 异常的皮质构筑。

10.2　畸　形

在胎儿中枢神经系统发育过程中，移行障碍发生的时期不同，出现的皮质移行畸形也不同，简述如下。

10.2.1　无脑畸形

无脑畸形是指脑、颅骨和头皮的主要部分缺失。前神经孔没有闭合会出现无脑畸形，常发生于妊娠 23~26d。无脑畸形在胎儿中的发生率为 1/1000，但大部分胎儿最终会流产[1]；在活体婴儿中的发生率为 1/10 000~1/5000，但大部分婴儿仅能存活数天。本病没有临床治疗或外科干预的指征，只能依靠姑息措施

和精心护理。因此，无脑畸形患者管理的重点是预防，有报道称，添加叶酸可使本病发生率降低 38%[2]。

10.2.2　前脑无裂畸形

前脑无裂畸形（图 10.1）是指在妊娠 3~4 周，原始前脑分化发育过程中出现障碍，导致前脑的大部分没有完全分成两个半球。根据脑的磁共振成像（MRI）可明确诊断本病，并能显示畸形的严重程度（由重到轻排列如下）[3]。

- 无脑叶型：单脑室，大脑半球没有分离。
- 半脑叶型：左右额叶和顶叶融合，仅在后头部出现半球间裂。
- 脑叶型：大部分的左右两侧大脑半球和侧脑室分离，但额叶融合，尤其是腹侧。
- 半球中央变异型：额叶后部和顶部没有分离，基底节和丘脑有不同程度的分离，胼胝体体部缺如，但膝部和压部发育正常。

临床上还有多种类似的发育障碍，导致不同的颅面部畸形，如独眼畸形（单眼）、鼻畸形（鼻状结构可能位于额部）或腭裂，也有可能无面部异常。患者常会出现癫痫发作和垂体功能障碍。其长期预后取决于畸形的严重程度，病情严重者仅能存活数年甚至更短时间。

大约 25%~50% 的患儿有多种致病性的染色体异常，而母亲妊娠期糖尿病等其他因素也可能致病[4]。

治疗措施为对症治疗，脑积水时可进行脑脊液分流手术，癫痫发作时进行抗癫痫治疗，垂体功能障碍时进行激素替代治疗，喂养困难时要进行胃造口、腭裂修补等干预治疗。

10.2.3 脑裂畸形

脑裂畸形（图 10.2）是指衬有灰质的裂隙贯穿大脑半球。不同于脑穿通畸形的是，脑穿通畸形的囊壁为白质，而脑裂畸形为灰质。依据裂隙是否和脑室相通，脑裂畸形被分为 I 型和 II 型。I 型是指裂隙呈闭合状，与侧脑室不相通；II 型是指裂隙呈开放状，从侧脑室延伸至软脑膜周围。大约 50% 的 II 型脑裂畸形有脑积水[5]。

一般认为，脑裂畸形是妊娠 3 个月内灰质移行中断所致，梗死、感染、毒素或遗传因素均可导致灰质移行中断。双侧大脑半球均有裂隙的患儿通常有发育障碍，而单侧脑裂畸形的患儿可能智力正常，仅有单侧无力。因裂隙处有灰质异位，故常有癫痫发作。

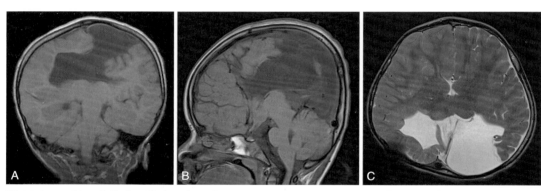

图 10.1　一例 4 岁前脑无裂畸形患儿的头颅 MRI。A. 冠状位 T1 加权序列。B. 中线矢状位 T1 加权序列。C. 轴位 T2 加权序列。注意融合的丘脑和侧脑室

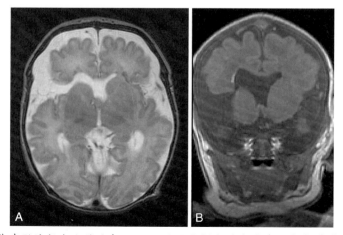

图 10.2　一例脑裂畸形的新生儿的头部 MRI，显示右侧大脑半球有一条灰质裂隙，该裂隙与右侧脑室相通。A. 轴位 T2 加权序列。B. 冠状位 T1 加权序列

10.2.4 积水性无脑畸形

积水性无脑畸形（水脑）是指大脑半球组织发生病变后，脑组织被脑脊液取代（图 10.3）。一般认为，妊娠 3 个月左右的血管或感染性因素引起大脑前循环供血障碍，导致该畸形的发生，仅脑干和小脑被保留。因脑干正常，胎儿可正常娩出且生后数月无明显异常。患儿可有正常的婴儿反射和行为活动，如吸吮、吞咽和哭泣，但生后数周或数月后，患儿会呈现易激惹和痉挛状态，逐渐出现脑积水、癫痫发作或视觉障碍。患儿没有明显的发育标志性表现，如坐、翻身或发音等。尽管部分患儿在精心照料下可存活数年甚至更久，但大多数患儿会在出生后 1 年内死亡。

积水性无脑畸形需与重度脑积水、脑叶型前脑无裂畸形和双侧脑裂畸形相鉴别。

积水性无脑畸形需进行对症治疗，包括姑息性的脑积水分流手术。加巴喷丁有助于缓解易激惹状态，巴氯芬则可控制痉挛状态。

10.2.5 无脑回畸形和巨脑回畸形

无脑回畸形（平滑脑）和巨脑回畸形（厚脑）常被认为是同一类疾病不同程度的表现。病变发生于妊娠 3~4 个月[5]。该病变的皮质畸形特征是缺乏正常的脑回褶皱，如大脑皮质光滑、脑回缺如（图 10.4），或仅存少量过厚、过宽的脑回。患儿发育明显落后，通常不会走路或发音，且几乎均有癫痫发作。

无脑回畸形分为两类[5]。Ⅰ型（经典型）无脑回畸形，其大脑皮质光滑、

未发育，形态与 12 周的胎儿大脑类似；Ⅱ型无脑回畸形，其脑膜变厚且贴附于皮质表面，该病变的影像学表现是皮质由成簇或环形排列的神经元组成，故被描述为"鹅卵石样无脑回"。Ⅱ型无脑回畸形与少数特有的综合征相关，包括 Walker-Warburg 综合征、Fukuyama 综合征和肌－眼－脑综合征。

无脑回畸形与几个特殊的综合征和基因等有关。染色体 17p13.3 微缺失可导致 Miller-Dieker 综合征，缺失部位包含 LIS1 基因和端粒基因[6]。50% 的散发无脑回畸形与 LIS1 相关，包括 LIS1 亚显微缺失、重复或突变。神经病理学研究发现，LIS1 基因变异不仅见于无脑回畸形，还可见于皮层下带状灰质异位（SBH）。皮层下带状灰质异位是指条带状的异位灰质与其表面的皮质被一薄层的白质分隔开，与 LIS1 基因变异有关的皮层下带状灰质异位多位于后头部。

10% 的散发无脑回畸形与 DCX 基因

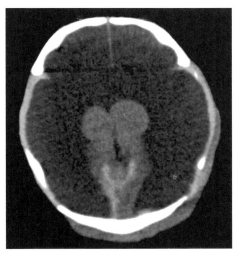

图 10.3 积水性无脑畸形：新生儿积水性无脑畸形的计算机断层扫描（CT）。大脑皮质几乎完全被脑脊液填充。丘脑、脑干和小脑尚存

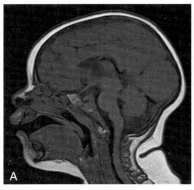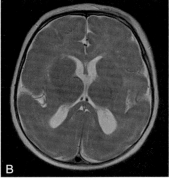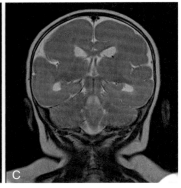

图 10.4　无脑回畸形：6 月龄患儿，因 *LIS1* 基因变异引起无脑回畸形，图为头颅 MRI 图像。A. 中线矢状位，T1 加权像。B. 轴位，T2 加权像。C. 冠状位，T2 加权像

变异有关 [7]。*DCX* 基因位于 X 染色体。*DCX* 基因变异的男性患儿表现为典型的Ⅰ型无脑回畸形和严重的全面性发育落后，而 *DCX* 基因变异的女性患儿症状较轻，多表现为皮层下带状灰质异位，而非典型的Ⅰ型无脑回畸形。与 *DCX* 基因变异有关的皮层下带状灰质异位多位于额叶。

10.2.6　胼胝体异常

胼胝体异常包括胼胝体的完全、部分缺如，或者不同程度的发育障碍、发育不全。胼胝体形成异常可发生于妊娠 5~16 周的任何时间 [8]。尽管颅脑超声或计算机断层扫描（CT）均可显示与胼胝体异常相关的平行侧脑室征象，但确诊本病最好行头颅 MRI 检查。胼胝体异常可单独存在，也可合并其他中枢神经系统畸形，如前脑无裂畸形（如前文所述）、脑裂畸形或无脑回畸形 [9]。有胼胝体异常可确诊一些综合征，如 Aicardi 综合征。一般情况下，多数胼胝体异常患儿有不同程度的学习障碍或发育落后，包括肌张力低下、癫痫发作或孤独症，极少数患儿可发育正常。胼胝体异常本身无须

外科干预，仅在合并脑积水时可能需要脑积水分流手术。

10.2.7　多微脑回畸形

多微脑回畸形（许多小脑回）临床表现的严重程度与畸形的范围和分布有关 [10]。轻微的局灶性多微脑回畸形可出现轻度神经系统症状，而广泛的、双侧的多微脑回畸形会导致重度精神发育迟缓和难治性癫痫。

一般认为，多微脑回畸形发生于妊娠 4~6 个月或更晚 [5]。神经移行过程中出现的损伤可影响皮质 6 层细胞构筑的形成，使脑回过度折叠和畸变（图 10.5）。

遗传因素和环境因素均可导致多微脑回畸形。遗传性病因包括脑肝肾综合征、过氧化物酶体病或 *GPR56* 基因变异。*GPR56* 基因变异为常染色体隐性遗传，常引起双侧额顶区的多微脑回畸形。

对于多微脑回畸形，一般采取对症治疗方案。但是，局灶性多微脑回畸形引起的难治性癫痫是神经外科干预的指征。

10.2.8　灰质异位

灰质异位是指脑灰质未迁移到正

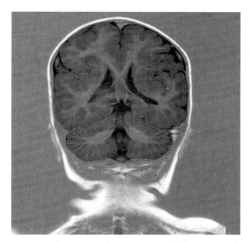

图 10.5　多微脑回畸形：13 月龄多微脑回畸形男婴的头颅 MRI 冠状位 T1 加权成像

常的部位。神经元移行通常发生在妊娠 6~24 周[11]。在正常的脑发育过程中，神经元前驱体细胞产生于侧脑室室下区，进而向周围移行至皮质表面并形成皮质的 6 层细胞构筑。但是，当该过程受阻时，神经元前体细胞不能正常迁移，就会在侧脑室周围形成异常的灰质团块。异位的灰质常会引起癫痫发作。患儿可能智力正常，也可能有明显的发育落后，这取决于异位灰质的数量和部位。

许多侧脑室周围的灰质异位是位于 X 染色体的 *FLNA* 基因变异所致[12]。携带该基因的男性患儿常难以存活，因此，*FLNA* 基因变异多见于女性患儿。

若难治性癫痫是由孤立、确凿的异位灰质导致，则需神经外科手术治疗。

参考文献

[1] Genetics Home Reference. Available at: http://ghr. nlm.nih. gov/condition/anencephaly. Published November 4, 2013. Accessed November 11, 2013.

[2] De Wals P, Tairou F, Van Allen MI, et al. Reduction in neuraltube defects after folic acid fortification in Canada. N Engl J Med, 2007, 357(2):135–142.

[3] Hahn JS, Barnes PD. Neuroimaging advances in holoprosencephaly: Refining the spectrum of the midline malformation. Am J Med Genet C Semin Med Genet, 2010, 154C (1):120–132.

[4] Solomon BD, Gropman A, Muenke M. Holoprosencephaly overview//Pagon RA, Adam MP, Bird TD, et al. GeneReviews® [Internet]. Seattle, WA: University of Washington, 1993—2013. Available at: http://www.ncbi.nlm. nih.gov/books/NBK1530/. Accessed November 12, 2013.

[5] Volpe JJ. Neurology of the Newborn. Philadelphia, PA: W.B. Saunders Company, 2001:62–68.

[6] Dobyns WB, Das S. LIS1-associated lissencephaly/subcortical band heterotopia//Pagon RA, Adam MP, Bird TD, et al. GeneReviews® [Internet]. Seattle, WA: University of Washington, 1993—2013. Available at: http://www.ncbi.nlm. nih.gov/books/NBK5189/. Accessed November 12, 2013.

[7] Hehr U, Uyanik G, Aigner L, et al. DCX-related disorders//Pagon RA, Adam MP, Bird TD, et al. GeneReviews® [Internet]. Seattle, WA: University of Washington, 1993—2013. Available at: http://www.ncbi.nlm. nih.gov/books/NBK1185/. Accessed November 12, 2013.

[8] Corpus Callosum Disorders. Available at: http://www.nodcc. org/index.php?option=com_content & task= view&id=12& Itemid=27. Retrieved November 13, 2013.

[9] Medscape. Available at: http://emedicine.medscape. com/article/407730-overview. Published June 20, 2013. Accessed November 13, 2013.

[10] Chang B, Walsh CA, Apse K, et al. Polymicrogyria overview//Pagon RA, Adam MP, Bird TD, et al. GeneReviews® [Internet]. Seattle, WA: University of Washington, 1993—2013. Available at: http://www.ncbi.nlm.nih.gov/books/NBK1329/. Accessed November 12, 2013.

[11] Genetics Home Reference. Available at: http://ghr. nlm.nih.gov/condition/periventricular-heterotopia. Published November 12, 2013. Accessed November 12, 2013.

[12] Sheen VL, Bodell A, Walsh CA. X-linked periventricular heterotopia//Pagon RA, Adam MP, Bird TD, et al. GeneReviews® [Internet]. Seattle, WA: University of Washington, 1993—2013. Available at: http://www.ncbi.nlm. nih.gov/books/NBK1213/. Accessed November 12, 2013.

（姬辛娜　译，许克铭　陈倩　审）

第 11 章 　　　神经纤维瘤病 1 型

Ben Shofty　Liat Ben-Sira　Hagit Toledano-Alhadef　Felix Bokstein　Shlomi Constantini

11.1　概　述

神经纤维瘤病 1 型（NF1）是一种常染色体显性遗传的神经皮肤综合征，曾称 von Recklinghausen 病，目前认为该病是细胞内信号通路被过度激活所引起的一种"RAS 蛋白病"。神经纤维瘤蛋白的缺乏会影响多个系统，且临床表现多样化，所以，NF1 患者的管理需要包括神经外科在内的多学科团队共同完成。新生儿 NF1 的发病率约 1/2700[1]，临床表现及严重程度不一。主要表现为牛奶咖啡斑（CALM）、神经纤维瘤、皮肤褶皱处雀斑、虹膜错构瘤（LISCH 结节）、视神经胶质瘤（OPG）及骨骼畸形。此外，约 50% 的患者有认知及行为障碍。尽管该病为良性病变，但丛状神经纤维瘤（PN）及视神经胶质瘤可造成外观畸形及失明，故仍需高度重视。此外，NF1 有恶性肿瘤的易感性，可能发展为恶性周围神经鞘瘤（MPNST）及少数高级别胶质瘤，所以需长期、密切随访。

11.2　遗传及细胞生物学

神经纤维瘤蛋白是 NF1 肿瘤抑制基因（染色体 17q）编码的巨型细胞内蛋白（约 320kDa），因基因改变[2-3]，该蛋白在 NF1 患者中没有发挥抑制作用。正常的神经纤维瘤蛋白通过加速水解 Ras 结合的 GTP，而起到负性调节 Ras 的作用（除此之外，大多数功能未知）。但当神经纤维瘤蛋白缺乏时，Ras 持续结合 GTP，该通路被过度活化，导致细胞增殖及存活失调[4]。Ras 上调从而触发多种下游的信号通路，如有丝分裂原激活蛋白激酶（MAPK）、RAF/MEK/ERK 通路、哺乳动物西罗莫司靶蛋白（mTOR）、磷脂酰肌醇 3- 激酶（PI3K）[5]。

NF1 是常染色体显性遗传病，外显率 100%，临床表现多样化[6]。约 50% 的 NF1 患者有家族遗传史[7]，80% 以上的已知突变类型为缺失突变[8-9]，约 5% 的患者存在大片段甚至整个基因的缺失[10-11]，而使其表型更为严重。因 NF1 存在 50% 的遗传率，所以应向此类家庭提供遗传咨询，要明确告知患者，产前的超声诊断仅能发现严重的 NF1 病例[12]，在孕前需明确家族的特异性突变类型以进行产前诊断[13-15]。

11.3　诊断及临床表现

NF1 的诊断参照 1987 年美国国立卫生研究院（NIH）所制定的临床标准（表 11.1）[16]，符合其中两条及两条以上即可诊断，其灵敏度及特异度均较高，可覆盖 50% 的 1 岁以内无家族史的患儿及 95% 的 8 岁以内的患儿[7,17-18]。本病发展比较缓慢，对有牛奶咖啡斑（≥6个）但无家族史及其他主要症状的低龄儿童患者需密切随访，因为95%的患者会逐渐符合NF1的诊断标准[19]。在低龄儿童，因其核磁成像复杂并缺乏特异性[20]，故头颅核磁T2序列的高信号异常（T2H）可作为补充诊断标准，但不能作为初诊的主要诊断依据。出生时即可出现牛奶咖啡斑及丛状神经纤维瘤，1~3岁时即需注意，胫骨发育不良及皮肤褶皱雀斑多发生于1~2岁。其他表现，如LISCH

结节、视神经胶质瘤、学习困难、性早熟等，多出现于2~5岁。最后出现的主要症状是皮肤及皮下神经纤维瘤，其发病高峰期在青春期早期[21]。

11.4　管　理

针对NF1这些复杂患者，需要专业NF1中心的多学科团队才能做到最佳的治疗。团队应包括儿童神经科医生、儿童神经外科医生、神经眼科医生、儿童放射科医生、神经心理医生、遗传咨询

表 11.1　NF1 的临床诊断标准[16]、辅助检查及临床表现

诊断标准	发病年龄	患者占比
CALM（≥6个；直径：成人 >15mm，儿童 >5mm）	>2 岁	>99%
皮肤纤维瘤（2个或2个以上）	>5 岁	>99%
1处 PN	<3 岁	30%~50%
腋窝或腹股沟雀斑	3~5 岁	90%
LISCH 结节（2个或2个以上）	5~10 岁	90%
视神经胶质瘤	3~8 岁	15%~30%
典型骨病变（SWD或长骨皮质变薄，伴或不伴假关节）	1~3 岁	假关节 2% SWD 1%
家族史（一级亲属）	—	50%
其他常见的临床表现（患者占比）	**评估项目**	
ADHD 或记忆、学习困难（50%~75%）	神经心理评估	
T2 高信号（60%~70%）	—	
心血管系统异常（高血压、肾动脉狭窄、肺动脉狭窄，各2%）	每年进行血压监测及心脏检查，必要时行超声心动图检查	
激素水平异常或性早熟	常规随访生长曲线	
进行性脊柱侧弯	骨骼评估	
神经病变（约1%，多为远端对称性）	排除引起神经病变的其他原因（PN、MPNST 等）	
嗜铬细胞瘤（2%）	24h 尿儿茶酚胺及其代谢产物	

ADHD：注意缺陷多动障碍；CALM：咖啡牛奶斑；MPNST：恶性周围神经鞘瘤；NF1：神经纤维瘤病1型；PN：丛状神经纤维瘤；SWD：蝶骨发育不良

师、社会工作者及医患协调员。根据患者的具体情况，还需要骨科医生、肿瘤科医生、头颈外科医生、整形外科医生、皮肤科医生及其他专业人员来共同会诊，这样可避免因医生对患者的敏感性及病情的复杂性了解不足而造成误治。对新诊断的 NF1 患者，首次评估时需要进行全身体格检查及相关的神经检查，要重点注意皮损；眼科神经检查包括眼底检查，如果可以，要进行光学相干断层成像（OCT）以检查视网膜神经纤维层的厚度；此外，还需进行心血管系统的基础检查（血压及心脏检查）、神经心理测验、骨骼检查（年生长曲线）等，以指导下一步的工作。

11.5　影像学

NF1 患者的影像学检查存有争议，且各医疗中心之间也存在差异。鉴于患者的主要病理情况，首选 MRI 进行诊断。NF1 患儿对放射线具有高度的敏感性，故要尽可能避免进行 CT 检查，仅作为进行必要的骨骼检查时的选择。对无症状的 NF1 患者不建议进行 MRI 常规筛查，但要保持高度关注。对那些不能进行有效的功能评估（如视力检查、神经系统体征、整形外科检查等）及因年龄过小（通常 <1 岁）或认知缺陷而无法明确表达的患者，均考虑进行头部 MRI 检查[22]。

对那些有特殊主诉或出现进行性特殊症状的患者，应立即对相应部位进行 MRI 扫描。对 NF1 患者进行 MRI 检查时，需要考虑与患者年龄、症状及体征性质

相关的各种病理类型（脑、脊髓及外周神经）。建议初期要与经验丰富的儿童放射科医生进行讨论，制定影像学检查计划。对脑部要进行综合检查，最基本的序列应包括增强前后的 T1 和 T2 序列、高分辨率的 3D 解剖序列、眼眶的 T1 和 T2 压脂成像等。对脊柱及躯体的成像检查，应增加短 T1 脂肪饱和度反转恢复序列，如短时反转恢复序列（STIR），以区分丛状神经纤维瘤与周围脂肪、皮下组织。全身 MRI 扫描作为一种新技术，可考虑用来检查那些多部位病变的患者[23-25]。在评估视神经胶质瘤患者的功能时，要进行更先进的成像序列检查，如弥散张量成像（DTI）和弥散成像序列[26-28]。对那些需长期随访、监测疗效的患者，尤其是脑内病变及丛状神经纤维瘤患者，体积测量是目前最好的方法[29-33]。

NF1 患者的 MRI 成像多为非肿瘤样表现，故医生要仔细阅片。T2 高信号是最常见的异常表现，可见于 60%~70% 的 NF1 患儿，通常位于基底节区、丘脑、小脑、脑干及大脑白质等。目前认为这些病变是髓鞘分解产生的液体聚集所致。基底节、丘脑及脑干部位的 T2 高信号会随时间推移而逐渐消失[34]，可能是因为少突胶质细胞的循环再生。T2 高信号病变，尤其是丘脑部位的病变，与认知障碍有关，但这些病变的大小及数量与认知表型的关系目前尚不明确[35-36]。

11.6　皮肤表现

NF1 患者最常见的皮肤表现是牛奶

咖啡斑，约 95% 的 3 岁以内的患儿会出现，其他常见的表现有皮肤褶皱雀斑（腋窝及腹股沟处）和色素脱失斑，绝大多数患者均可出现（Crowe 征）。上述表现均为良性病变，无须随访和治疗[37]。

LISCH 结节是良性病变，表现为虹膜黑色素的错构瘤，5~10 岁起病，裂隙灯检查是最好的诊断方法。该病变不会影响视力，无须临床特殊关注。

皮肤神经纤维瘤（CN）是一种良性的神经鞘瘤，由内嵌于肥大细胞及成纤维细胞间质内的新生施万细胞组成。CN 起源于单一的末梢神经丛，这些肿物类似皮下豌豆样的包块或小的皮肤外生性肿物，无痛感，最常见的症状为瘙痒，对抗组胺药物治疗无反应，也不会恶变、转移或生长[22]。若患者因皮肤异常而感到困扰，可进行整形治疗，要选择有 NF1 诊治经验的整形外科医生或神经外科医生，避免切除皮下神经纤维瘤时导致神经功能障碍。

11.6.1 丛状神经纤维瘤（PN）

PN 是 NF1 的一个重要皮肤表现，也是导致患者残疾或死亡的主要原因之一。约 30% 的 PN 肉眼可见，50% 在影像学检查中可被发现[17]。色素沉着、表皮增生及头发斑秃都提示可能存在 PN。与 CN 不同的是，PN 呈弥散性生长，可累及多处神经分支或主干，临床常被描述为"蠕虫袋"样表现，病灶可为毫米级，也可是巨大、复杂的肿物。PN 多出现于 7 岁左右，妊娠期易迅速进展，因为大约 75% 的患者会表达为黄体酮受体[38]。这些肿瘤虽为良性，但有浸润性，常累

及周边组织。无法预估其增长方式及自然病程，因此在快速生长阶段（常见于儿童早期或激素水平改变的青春期、妊娠期）需进行长期随访。

PN 具有典型的 MRI 表现：T1 低信号、T2 高信号（中心区域为低信号）、STIR 序列高信号。若 NF1 患者的 MRI 检查可见典型的 PN 表现，则无须进一步的组织活检。PN 常合并局部占位效应、骨骼畸形、肿瘤内自发性出血及恶性周围神经鞘瘤，即使不发生恶变，本病也会进展并致病、致残。当出现局部占位效应或神经损伤时，即需进行相应的治疗。

由于手术的复杂性及治疗药物的缺乏，进展中的 PN 极难控制。若在早期进行手术，可能会减少后期出现并发症的概率[39]。放射治疗会增加肿瘤恶变的风险，故禁止选用。许多针对进展性 PN 的临床研究正在进行，但文献依据不足，尚无有效的治疗药物[40]。

11.6.2 恶性周围神经鞘瘤（MPNST）

MPNST 是 NF1 中最常见的恶性肿瘤，其 5 年生存率约为 34%~58%[41]。这是一种侵袭性很高的肿瘤，约占 NF1 患者的 2%~10%，但仅占总人群的 0.001%[42]。MPNST 主要发生于 20~30 岁，有报道称最早 5 岁即可发病[43]。本病由 PN 发展而来，但并非仅仅来源于 PN，该肿瘤常会发生转移。对任何有"红旗"预警（框表 11.1）主诉的 NF1 患者都应高度怀疑本病。MPNST 常起源于隐匿的中枢性 PN，所以，即使没有已知或肉眼可见的 PN，有下述症状的患者仍应紧急

框表 11.1 　 "红旗" 预警需立即行 MPNST
相关检查

症状：
- 持续疼痛 1 个月以上或睡眠中痛醒。
- 新出现的或不能解释的神经损伤。
- 已有的 PN 迅速长大。
- 现有 PN 的质地发生改变。

到 NF1 相关医疗机构就诊。

　　对于新生的疑似 MPNST 患者或者已有 PN 且可能发生恶变的患者，常规 MRI 检查或正电子发射断层扫描 [PET；通常使用 FDG（氟代脱氧葡萄糖），或实验用 F- 胸腺嘧啶脱氧核苷] 是有效的评估手段。经多学科讨论，可推荐使用 Tru-Cut 活检技术作为初始的诊断方法，活检最好在影像学引导下进行，需在疑似病变组织的多个核心部位取材。对那些小的、浅表的且边界清晰的肿瘤，可考虑手术切除活检 [41]。对那些没有转移的肿瘤，最好在活检后积极的手术切除，但由于涉及功能损伤，所以需与患者及家属进行彻底的讨论。对那些边界清晰的肿瘤进行手术全切除，可显著提高患者的生存率并延长患者的无症状期 [44]。

　　对边界不清、不能完全切除的巨大肿瘤，可辅助放疗或化疗 [41]。化疗可选择单独阿霉素或阿霉素联合异环磷酰胺，可为那些边界不清、难以切除或转移性的肿瘤提供手术切除的可能 [41]。

11.7　视神经胶质瘤（OPG）

　　OPG 是视觉系统的低级别胶质瘤（WHO Ⅰ级），可起源于视觉通路的任意部位，如视神经（ON）、视交叉、视束，

源于视放射的较为少见。该病变的自然病程无规律可循，需多学科合作并进行长期的密切随访及治疗。患者就诊时的年龄、病变组织学分型及分子学标记物（如 BRAF 融合蛋白 [45-46]）等，对疾病的临床表现及制定个性化的治疗方案影响很大。儿童神经外科医生所面对的患者群体，其病情可能侵袭性更强、疾病进展可能性大，故需采取综合治疗。

　　OPG 是一种相对少见的肿瘤，约占总人群中枢神经系统（CNS）肿瘤的 1%，儿童中枢神经系统肿瘤的 5%[47]。10 岁以内发病者约 80%，20 岁以内发病者约 90%。既往报道的本病平均确诊年龄为 8.8 岁，近年来有报道称该肿瘤好发年龄为 2.7~5.4 岁 [48-50]。本病无性别差异，约 37% 的患者病情有进展性 [51]。

　　与散发的 OPG 相比，NF1 患者的 OPG 更倾向于良性病变 [51-52]。近期，一系列对上述两类患者的对比研究显示，NF1 的患者在诊断时临床状态较好，高颅压、视觉敏感度（VA）下降及眼底病变均较少，影像学进展、视力下降及内分泌系统的损伤也相对较低 [53]。从既往数据来看，NF1 患者的 OPG 进展相对缓慢。

　　然而，近期一些报道发现，NF1 患者的 OPG 进展是较为活跃的，11 岁以上的患者中，超过 75% 的患者病情会有进展 [54]，大头畸形与 OPG 的发病率也存在一定的相关性 [55]。另外，Sharif 等人针对基因型 – 表型相关性进行了遗传学研究，与没有 OPG 的 NF1 患者相比较，合并 OPG 的 NF1 患者的基因 5' 端

突变的优势比为 6.05[56]。尽管低龄患儿的 OPG 难以早期诊断,但视觉问题仍是主要的临床症状及体征,主要包括视觉敏感度下降、眼球震颤、眼球突出等,约 46% 的患者有上述表现。为尽可能地提高诊断率,应在经验丰富的神经放射科医生指导下制定 MR 检查方案,其中需包括眼眶平面的压脂相检查和增强扫描检查。肿瘤所在的部位不同,其 MR 成像也不相同,但通常情况下呈现 T1 等信号、T2 高信号改变,增强扫描显示不均匀强化,肿瘤的囊、实性成分没有强化也很常见。

单独的视神经肿瘤多无囊性改变,其主要特征是神经本身增粗(伴或不伴视神经鞘的增生)。视神经肿瘤大多需与多种疾病进行鉴别,包括脑膜瘤、血管网状细胞瘤及淋巴瘤[57]。一些非肿瘤性的疾病,如颅内压增高、视神经炎、Graves 病、结节病、弓形虫病、中心静脉阻塞、特发性颅高压、结核病等也可出现视神经鞘的增生[58-59]。视路后部 OPG 可表现为视交叉的轻度肿大或巨大肿物突入第三脑室出现占位效应,下丘脑或视交叉的肿瘤常有囊性变,此为肿瘤自然病程中的一部分。随时间推移,病变可进行性增大,当出现占位效应时即需治疗。

外侧膝状体核团后部的肿瘤较为少见,也很难与 NF1 患者的 T2 高信号异常区分开来。这些患者需要长期跟踪随访,及早发现肿瘤体积及内部成分改变,因此,我们建议进行体积测量检查。这些检查虽然相对耗时,却是制定更精准的治疗决策的依据,对改善患者预后意义重大[29-30]。

患者就诊时常发现其视觉敏感度下降,有时这也可能是低龄患儿进行初始检查的原因(如婴儿撞到物体或近距离观看电视)。除此之外,还要评估其色觉、视野、眼球运动、相对性的瞳孔传入缺陷、瞳孔大小及眼底情况。要重视所有的进展性病变并积极治疗。对低龄患儿,即使眼科检查未见异常,也不能排除 OPG 所造成的视觉障碍。光学相干断层扫描可以检测 OPG 患儿的视网膜神经纤维层的损伤,该检查可辅助判断低龄患儿的视觉系统损伤程度,也可为保护视力、确定治疗时机提供证据[60-61]。

治疗方面,需要经验丰富的多学科团队对 OPG 患者进行随访,并制定个性化的管理方案,只有这样,才可以为患者提供更好的治疗决策。治疗目标包括两方面:防止视力下降、长期控制肿瘤生长。若存在明显的占位效应或脑积水,则要立即手术以挽救生命。但大多数情况下,OPG 并不会危及生命,所以,治疗前一定要仔细评估每个患者的风险及获益比。

在 OPG 患者的管理中,如何确定治疗时机是亟待解决的主要问题之一。一般来说,若影像学进展不明确或视力下降不明显,我们建议尽可能地推迟治疗时间。对那些没有临床症状或症状轻微且病情稳定的患者,治疗无显著意义[48,62-63]。所以,目前指南建议只有在视力下降或出现影像学进展时才进行干预[51]。当儿童(尤其是婴儿患者)首次出现视力损害时,很难定义其病情是否存在进展,确定治疗时机也更为困难,此时,早期开始治疗或许是较为折中的办法。

我们建议每 6 个月进行 1 次影像学及神经眼科的检查(包括视野检查及 OCT,若有可能)。若选择继续观察而不治疗,临床检查的次数应更频繁。若肿瘤位于视交叉或下丘脑,需要详细评估其内分泌情况。若患者 1 年内病情平稳,没有不良的危险因素,每年随诊 1 次即可。

图 11.1 展示了 OPG 的管理流程。位于视觉通路且有特征性的 MRI 表现的肿瘤,无须活检[64]。组织活检的指征包括 MRI 表现不典型、非高发年龄组或临床表现不典型(病情进展迅速或出现严重的神经功能障碍,但视力损伤不明显)。对那些眼球明显突出或失明、肿瘤局限于眼眶且存在肿瘤相关脑积水的患者,是否采取手术治疗尚存争议。而对于视

力未完全丧失的视交叉或下丘脑胶质瘤的患者,也不推荐进行肿瘤全切除手术。长春新碱联合卡铂化疗是目前的一线化疗方案,其他药物(如长春碱、替莫唑胺、m-TOR 抑制剂)可作为二线治疗。由于继发恶性肿瘤和认知功能下降等不良反应,NF1 患者的 OPG 一般不采取脑部放疗。

11.8 其他的 NF1 脑部肿瘤

除视觉通路的肿瘤外,最常见于 NF1 患者的中枢神经系统肿瘤是脑干胶质瘤(BSG)[65]。该类肿瘤常为低级别肿瘤(如毛细胞型星形细胞瘤),病程进展缓慢。NF1 相关的 BSG 常见于 7~10 岁的患者,好发于延髓(散发 BSG 的好发部位是脑桥)。尽管 T2 高信号不能说明有占位效应,但从 T2 高信号中区别出是否存在 BSG 仍有较大难度[22]。由于该病很少进展,甚至有自发消退的可能,故建议进行预期随访[66-67]。NF1 合并脑

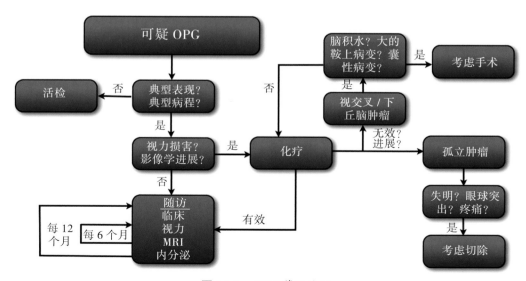

图 11.1　OPG 管理流程

干（延髓及顶盖）胶质瘤的患者会出现脑积水，建议进行内镜下第三脑室造瘘术[68]。NF1患者易患脑部高级别胶质瘤，其遗传背景及治疗方案与其他散发的高级别胶质瘤相同[22]。

11.9　NF1 的脑功能

在中枢神经系统发育及功能方面，神经纤维瘤蛋白起着至关重要的作用。它不仅是肿瘤的抑制性基因，还参与突触传递、神经元信号传导、髓鞘化及血 – 脑屏障的形成等。NF1 患者有典型的认知表型，这往往是 NF1 患者及其亲属发病的主要原因。NF1 患者的智商（IQ）水平普遍较低，少数患者有严重的智商低下（IQ<70）。50%~75% 的 NF1 患者有学习及记忆困难、注意缺陷或多动障碍、视觉空间协调困难及记忆障碍等[69-70]。所以，要根据每个患者的具体问题及需求，制定个体化的治疗方案。

11.10　NF1 的骨骼表现

NF1 患者的两个典型骨病变是胫骨或长骨假性关节炎及蝶骨发育不良（SWD）。约 14% 的 NF1 患者身材矮小，20% 左右的患者有脊柱侧弯[71-75]。SWD 可能造成眼球内陷及眼眶内脑疝形成、骨密度降低、骨皮质变薄及骨发育不良等，还容易导致 NF1 患者发生病理性骨折，从而加重其脊柱侧弯。上述病变多见于成年患者，建议早期应用二膦酸盐进行治疗，而矫正手术常常效果不佳，可作为最后的治疗手段[73]。

参考文献

[1] Evans DG, Howard E, Giblin C, et al. Birth incidence and prevalence of tumor-prone syndromes: estimates from a UK family genetic register service. Am J Med Genet A, 2010, 152A(2): 327–332.

[2] Cawthon RM, Weiss R, Xu GF, et al. A major segment of the neurofibromatosis type 1 gene: cDNA sequence, genomic structure, and point mutations. Cell, 1990, 62(1):193–201.

[3] Wallace MR, Marchuk DA, Andersen LB, et al. Type 1 neurofibromatosis gene: identification of a large transcript disrupted in three NF1 patients. Science, 1990, 249(4965): 181–186.

[4] Trovó-Marqui AB, Tajara EH. Neurofibromin: a general outlook. Clin Genet, 2006, 70(1):1–13.

[5] Denayer E, de Ravel T, Legius E. Clinical and molecular aspects of RAS related disorders. J Med Genet, 2008, 45(11): 695–703.

[6] Pasmant E, Vidaud M, Vidaud D, et al. Neurofibromatosis type 1: from genotype to phenotype. J Med Genet, 2012, 49(8):483–489.

[7] Huson SM, Harper PS, Compston DA. Von Recklinghausen neurofibromatosis. A clinical and population study in southeast Wales. Brain, 1988, 111(Pt 6):1355–1381.

[8] Ars E, Kruyer H, Morell M, et al. Recurrent mutations in the NF1 gene are common among neurofibromatosis type 1 patients. J Med Genet, 2003, 40(6):e82.

[9] Ars E, Serra E, García J, et al. Mutations affecting mRNA splicing are the most common molecular defects in patients with neurofibromatosis type 1. Hum Mol Genet, 2000, 9(2): 237–247.

[10] Tonsgard JH, Yelavarthi KK, Cushner S, et al. Do NF1 gene deletions result in a characteristic phenotype? Am J Med Genet, 1997, 73(1):80–86.

[11] Kluwe L, Nguyen R, Vogt J, et al. Internal tumor burden in neurofibromatosis Type I patients with large NF1 deletions. Genes Chromosomes Cancer, 2012, 51(5):447–451.

[12] McEwing RL, Joelle R, Mohlo M, et al. Prenatal diagnosis of neurofibromatosis type 1: sonographic and MRI findings. Prenat Diagn, 2006, 26(12): 1110–1114.

[13] Spits C, De Rycke M, Van Ranst N, et al. Preimplantation genetic diagnosis for neurofibromatosis type 1. Mol Hum Reprod, 2005, 11(5): 381–387.

[14] Chen YL, Hung CC, Lin SY, et al. Successful application of the strategy of blastocyst biopsy, vitrification, whole genome amplification, and thawed embryo transfer for preimplantation genetic diagnosis of neurofibromatosis type 1. Taiwan J Obstet Gynecol, 2011, 50(1):74–78.

[15] Abou-Sleiman PM, Apessos A, Harper JC, et al. First application of preimplantation genetic diagnosis to neuro-fibromatosis type 2 (NF2). Prenat Diagn, 2002, 22(6):519–524.

[16] NIH Consensus Development Conference. Neuro-fibromatosis. Conference statement. Arch Neurl, 1988, 45(5):575–578.

[17] Ferner RE, Huson SM, Thomas N, et al. Guidelines for the diagnosis and management of individuals with neurofibromatosis 1. J Med Genet, 2007, 44(2):81–88.

[18] DeBella K, Szudek J, Friedman JM. Use of the national institutes of health criteria for diagnosis of neurofibromatosis 1 in children. Pediatrics, 2000, 105(3, Pt 1):608–614.

[19] Korf BR. Diagnostic outcome in children with multiple café au lait spots. Pediatrics, 1992,90(6):924–927.

[20] DeBella K, Poskitt K, Szudek J, et al. Use of "unidentified bright objects" on MRI for diagnosis of neurofibromatosis 1 in children. Neurology, 2000, 54(8):1646–1651.

[21] Williams VC, Lucas J, Babcock MA, et al. Neurofibromatosis type 1 revisited. Pediatrics, 2009, 123(1): 124–133.

[22] Albers AC, Gutmann DH. Gliomas in patients with neurofibromatosis type 1. Expert Rev Neurother, 2009, 9(4): 535–539.

[23] Nguyen R, Jett K, Harris GJ, et al. Benign whole body tumor volume is a risk factor for malignant peripheral nerve sheath tumors in neurofibromatosis type 1. J Neurooncol, 2014, 116(2): 307–313.

[24] Merker VL, Bredella MA, Cai W, et al. Relationship between whole-body tumor burden, clinical phenotype, and quality of life in patients with neurofibromatosis. Am J Med Genet A, 2014, 164A(6):1431–1437.

[25] Mautner VF, Asuagbor FA, Dombi E, et al. Assessment of benign tumor burden by whole-body MRI in patients with neurofibromatosis 1. Neuro-oncol, 2008, 10(4):593–598.

[26] Jost SC, Ackerman JW, Garbow JR, et al. Diffu-sion-weighted and dynamic contrast-enhanced imaging as markers of clinical behavior in children with optic pathway glioma. Pediatr Radiol, 2008, 38 (12):1293–1299.

[27] de Blank PM, Berman JI, Liu GT, et al. Fractional anisotropy of the optic radiations is associated with visual acuity loss in optic pathway gliomas of neurofibromatosis type 1. Neuro-oncl, 2013, 15(8):1088–1095.

[28] Filippi CG, Bos A, Nickerson JP, et al. Magnetic resonance diffusion tensor imaging (MRDTI) of the optic nerve and optic radiations at 3 T in children with neurofibromatosis type I (NF-1). Pediatr Radiol, 2012, 42(2): 168–174.

[29] Weizman L, Ben Sira L, Joskowicz L, et al. Automatic segmentation, internal classification, and follow-up of optic pathway gliomas in MRI. Med Image Anal, 2012, 16(1):177–188.

[30] Shofty B, Weizman L, Joskowicz L, et al. MRI internal segmentation of optic pathway gliomas: clinical implementation of a novel algorithm. Childs Nerv Syst, 2011, 27(8):1265–1272.

[31] Weizman L, Ben-Sira L, Joskowicz L, et al. Automatic segmentation and components classification of optic pathway gliomas in MRI//Jiang T, Navab N, Pluim JPW, et al, eds. Medical Image Computing and Computer-Assisted Intervention—MICCAI 2010. Lecture Notes in Computer Science, Berlin: Springer, 2010, 6361:103–110.

[32] Weizman L, Helfer D, Ben Bashat D, et al. PNist: interactive volumetric measurements of plexiform neurofibromas in MRI scans. Int J CARS, 2014, 9(4):683–693.

[33] Weizman L, Ben-Sira L, Joskowicz L, et al. Prediction of brain MR scans in longitudinal tumor follow-up studies//Ayache N, Delingette H, Golland P, et al. Medical Image Computing and Computer-Assisted Intervention—MICCAI 2012. Lecture Notes in Computer Science. Berlin: Springer, 2012, 7511:179–187.

[34] Hyman SL, Arthur Shores E, North KN. Learning disabilities in children with neurofibromatosis type 1: subtypes, cognitive profile, and attention-deficit-hyperactivity disorder. Dev Med Child Neurol, 2006, 48(12):973–977.

[35] Payne JM, Pickering T, Porter M, et al. Longitudinal assessment of cognition and T2-hyperintensities in NF1: an 18-year study. Am J Med Genet A, 2014,

164A(3):661–665.

[36] Hyman SL, Gill DS, Shores EA, et al. T2 hyperin-tensities in children with neurofibromatosis type 1 and their relationship to cognitive functioning. J Neurol Neurosurg Psychiatry, 2007, 78(10):1088–1091.

[37] Korf BR. Clinical features and pathobiology of neurofibromatosis 1. J Child Neurol, 2002, 17(8): 573–577, discussion 602–604, 646–651.

[38] McLaughlin ME, Jacks T. Progesterone receptor expression in neurofibromas. Cancer Res, 2003, 63(4):752–755.

[39] Friedrich RE, Schmelzle R, Hartmann M, et al. Resection of small plexiform neurofibromas in neurofibromatosis type 1 children. World J Surg Oncol, 2005, 3(1):6.

[40] Packer RJ, Gutmann DH, Rubenstein A, et al. Plexiform neurofibromas in NF1: toward biologic-based therapy. Neurology, 2002, 58(10):1461–1470.

[41] Ferner RE, Gutmann DH. International consensus statement on malignant peripheral nerve sheath tumors in neurofibromatosis. Cancer Res, 2002, 62(5):1573–1577.

[42] Ducatman BS, Scheithauer BW, Piepgras DG, et al. Malignant peripheral nerve sheath tumors. A clinicopathologic study of 120 cases. Cancer, 1986, 57(10): 2006–2021.

[43] Evans DG, Baser ME, McGaughran J, et al. Malignant peripheral nerve sheath tumours in neurofibromatosis 1. J Med Genet, 2002, 39(5): 311–314.

[44] Dunn GP, Spiliopoulos K, Plotkin SR, et al. Role of resection of malignant peripheral nerve sheath tumors in patients with neurofibromatosis type 1. J Neurosurg, 2013, 118(1):142–148.

[45] Tian Y, Rich BE, Vena N, et al. Detection of KIAA 1549-BRAF fusion transcripts in formalin-fixed paraffin-embedded pediatric low-grade gliomas. J Mol Diagn, 2011, 13(6):669–677.

[46] Hawkins C, Walker E, Mohamed N, et al. BRAF-KIAA1549 fusion predicts better clinical outcome in pediatric low-grade astrocytoma. Clin Cancer Res, 2011, 17(14):4790–4798.

[47] Shamji MF, Benoit BG. Syndromic and sporadic pediatric optic pathway gliomas: review of clinical and histopathological differences and treatment implications. Neurosurg Focus, 2007, 23(5):E3.

[48] Tow SL, Chandela S, Miller NR, et al. Long-term outcome in children with gliomas of the anterior visual pathway. Pediatr Neurol, 2003, 28(4): 262–270.

[49] Thiagalingam S, Flaherty M, Billson F, et al. Neuro-fibromatosis type 1 and optic pathway gliomas: follow-up of 54 patients. Ophthalmology, 2004, 111(3):568–577.

[50] Grill J, Laithier V, Rodriguez D, et al. When do children with optic pathway tumours need treatment? An oncological perspective in 106 patients treated in a single centre. Eur J Pediatr, 2000, 159(9): 692–696.

[51] Listernick R, Ferner RE, Liu GT, et al. Optic pathway gliomas in neurofibromatosis-1: cont-roversies and recommendations. Ann Neurol, 2007, 61(3):189–198.

[52] McClatchey AI. Neurofibromatosis. Annu Rev Pathol, 2007, 2: 191–216.

[53] Czyzyk E, Jóźwiak S, RoszkowskiM, et al. Optic pathway gliomas in children with and without neurofibromatosis 1. J Child Neurol, 2003, 18(7): 471–478.

[54] Hernáiz Driever P, von Hornstein S, Pietsch T, et al. Natural history and management of low-grade glioma in NF-1 children. J Neurooncol, 2010, 100(2):199–207.

[55] Schindera C, Wingeier K, Goeggel Simonetti B, et al. Macrocephaly in neurofibromatosis type 1: a sign post for optic pathway gliomas? Childs Nerv Syst, 2011, 27(12):2107–2111.

[56] Sharif S, Upadhyaya M, Ferner R, et al. A molecular analysis of individuals with neurofibro-matosis type 1 (NF1) and optic pathway gliomas (OPGs), and an assessment of genotypephenotype correlations. J Med Genet, 2011, 48(4):256–260.

[57] Hollander MD, FitzPatrick M, O'Connor SG, et al. Optic gliomas. Radiol Clin North Am, 1999, 37(1): 59–71, ix.

[58] Peyster RG, Hoover ED, Hershey BL, et al. High-resolution CT of lesions of the optic nerve. AJR Am J Roentgenol, 1983, 140(5):869–874.

[59] Shofty B, Ben-Sira L, Constantini S, et al. Optic nerve sheath diameter on MR imaging: establishment of norms and comparison of pediatric patients with idiopathic intracranial hypertension with healthy controls. AJNR Am J Neuroradiol, 2012, 33(2): 366–369.

[60] Avery RA, Liu GT, Fisher MJ, et al. Retinal nerve fiber layer thickness in children with optic pathway gliomas. Am J Ophthalmol, 2011, 151(3):542.

[61] Chang L, El-Dairi MA, Frempong TA, et al. Optical coherence tomography in the evaluation of neurofibromatosis type-1 subjects with optic pathway gliomas. J AAPOS, 2010,14(6):511–517.

[62] Fouladi M, Wallace D, Langston JW, et al. Survival and functional outcome of children with hypo-thalamic/ chiasmatic tumors. Cancer, 2003, 97(4): 1084–1092.

[63] Astrup J. Natural history and clinical management of optic pathway glioma. Br J Neurosurg, 2003, 17(4):327–335.

[64] Leonard JR, Perry A, Rubin JB, et al. The role of surgical biopsy in the diagnosis of glioma in individuals with neurofibromatosis-1. Neurology, 2006, 67(8):1509–1512.

[65] Guillamo JS, Créange A, Kalifa C, et al. Réseau NF France. Prognostic factors of CNS tumours in Neurofibromatosis 1 (NF1): a retrospective study of 104 patients. Brain, 2003, 126(Pt 1):152–160.

[66] Morris PW, Glasier CM, Smirniotopoulos JG, et al. Disappearing enhancing brain lesion in a child with neurofibromatosis type I. Pediatr Radiol, 1997, 27(3):260–261.

[67] Schmandt SM, Packer RJ, Vezina LG, et al. Spontaneous regression of lowgrade astrocytomas in childhood. Pediatr Neurosurg, 2000, 32(3): 132–136.

[68] Al-Otibi M, Rutka JT. Neurosurgical implications of neurofibromatosis Type I in children. Neurosurg Focus, 2006, 20(1):E2.

[69] North KN, Riccardi V, Samango-Sprouse C, et al. Cognitive function and academic performance in neurofibromatosis. 1: consensus statement from the NF1 Cognitive Disorders Task Force. Neurology, 1997, 48(4):1121–1127.

[70] Hyman SL, Shores A, North KN. The nature and frequency of cognitive deficits in children with neurofibromatosis type 1. Neurology, 2005, 65(7): 1037–1044.

[71] Friedman JM. Neurofibromatosis 1: clinical manifestations and diagnostic criteria. J Child Neurol, 2002, 17(8):548–554, discussion 571–572, 646–651.

[72] Alwan S, Armstrong L, Joe H, et al. Associations of osseous abnormalities in Neurofibromatosis 1. Am J Med Genet A, 2007, 143A(12):1326–1333.

[73] Dulai S, Briody J, Schindeler A, et al. Decreased bone mineral density in neurofibromatosis type 1: results from a pediatric cohort. J Pediatr Orthop, 2007, 27 (4):472–475.

[74] Stevenson DA, Moyer-Mileur LJ, Murray M, et al. Bone mineral density in children and adolescents with neurofibromatosis type 1. J Pediatr, 2007, 150(1):83–88.

[75] Yilmaz K, Ozmen M, Bora Goksan S, et al. Bone mineral density in children with neurofibromatosis 1. Acta Paediatr, 2007, 96(8):1220–1222.

（毛莹莹　译，许克铭　陈倩　审）

第 12 章

癫痫的药物治疗

Sarah A. Kelley   Adam L. Hartman

12.1 概　述

抗癫痫药物可用于癫痫发作的急性治疗和预防。一旦确诊癫痫，即需给予抗癫痫药物治疗；当患者处于创伤性脑损伤或脑手术后等癫痫发作的高危状态时，也可给予抗癫痫药物预防。

一般而言，若患者出现两次无诱因的发作，或仅有一次发作但再发作风险较高（如开放性脑外伤）时，即可开始预防性药物治疗。抗癫痫药物的治疗原则是单一药物、使用最低耐受剂量、尽量减少不良反应、获得最佳疗效。目前有三十余种作用机制各异的抗癫痫药物，可根据患者的癫痫发作类型（因为有些药物会加重某些类型的癫痫发作）、共患病及药物不良反应来选择用药。即使联合多种药物治疗，仍有 1/3 的癫痫发作无法得到控制[1]，此时可选择饮食疗法、外科手术及迷走神经刺激等治疗方案。因为神经外科医生常会遇到服用抗癫痫药物的患者，故本章将具体地介绍抗癫痫药物，并对饮食疗法进行简要讨论。

12.2 癫痫持续状态的治疗

癫痫持续状态是一种神经系统急症，虽然其定义是癫痫发作持续 30min 以上，但实际上癫痫发作持续 5min 以上即会出现脑损伤[2]，因此要尽早终止发作[2]（表 12.1），发作持续 5min 后即需给药，首选静脉注射劳拉西泮或地西泮，也可肌肉注射咪达唑仑；若持续发作 20min 仍未终止，则应使用左乙拉西坦、丙戊酸或磷苯妥英静脉治疗[3]；若以上治疗均无效，则应依次选择表 12.2 列出的药物，且在获得机械通气支持的情况下，可选择麻醉药物治疗。在控制癫痫发作的同时，要监测呼吸循环等基本生命体征，查找病因（如代谢性异常、卒中、出血）并进行治疗。新生儿癫痫持续状态的治疗首选苯巴比妥(PB)，其次是磷苯妥英，最后是劳拉西泮（截至撰写本书时）。

12.3 特殊的抗癫痫方案

抗癫痫药物无法肠道内给药时，可经静脉给药以改善癫痫持续状态。这些药物包括劳拉西泮（或其他苯二氮䓬类药物，如咪达唑仑）、磷苯妥英、苯巴比妥、丙戊酸钠、左乙拉西坦或拉科酰胺。

● 创伤性脑损伤后癫痫预防的研究结果表明，立即进行药物治疗可防止创伤后早期（7d 内）的癫痫发作，但不能预防晚期（7d 后）的癫痫发作[4]。

● 婴儿痉挛发作的治疗：促肾上腺皮质激素（ACTH）、泼尼松、氨己烯酸。

● Lennox-Gastaut 综合征：非尔氨

表 12.1　癫痫持续状态的治疗

持续时间	干预方法
0~5min	ABC，ECG，建立静脉通道，CBC，CMP，AED 水平，毒物筛查
5~20min	劳拉西泮，IV，0.1mg/kg（总量不超过 4mg）；或地西泮，IV，0.2mg/kg（总量不超过 10mg），可重复给药 1 次；或咪哒唑仑，IM，（体重 13~40kg：5mg；体重 > 40kg：10mg），一次给药
20~40min	磷苯妥英/苯妥英，IV，20mg/kg，总量不超过 1500mg，或丙戊酸，IV，40mg/kg，总量不超过 3000mg；或左乙拉西坦，IV，60mg/kg，总量不超过 4500mg
40~60min	重复二线药物或麻醉治疗，同时持续进行 EEG 监测

ABC：心肺复苏，打开气道、人工呼吸和心脏按压；AED：抗癫痫药物；CBC：全血细胞计数；CMP：代谢状态检测；ECG：心电图；EEG：脑电图；IV：静脉注射；IM：肌肉注射

酯、甲酰胺、托吡酯、氯丙嗪、丙戊酸钠、拉莫三嗪、唑尼沙胺。

- 适合病情反复发作患者的家庭用药有以下几种：

　－ 地西泮：用于终止发作或丛集性发作时可直肠给药，剂量按年龄和体重计算。

　－ 劳拉西泮、地西泮浓缩溶液：口服液，经口腔黏膜吸收，用于终止发作或丛集性发作时，劳拉西泮口服液（冷藏）2mg/mL、地西泮 5mg/5mL。

　－ 劳拉西泮及氯硝西泮片剂也可用于儿童丛集性癫痫发作。

12.4　常用抗癫痫药物概述

12.4.1　劳拉西泮（Ativan；LZP）

该药主要用于癫痫发作和癫痫持续状态的急性期治疗，有镇静作用，且起效较快，是治疗癫痫持续状态的一线药物[5]。若癫痫发作未终止，可重复使用一次，若仍无效，则需选择二线药物。口服制剂可用于治疗丛集性癫痫发作。

12.4.2　苯妥英/磷苯妥英（Dilantin；PHT）

该药主要用于儿童癫痫持续状态的治疗，曾广泛应用于预防创伤性颅脑外伤后的癫痫发作。苯妥英口服制剂难以吸收，且具有非线性的药代动力学特征，需频繁监测血药浓度，苯妥英还会引起牙龈增生、多毛及中枢神经功能障碍等副作用，因此很少用于癫痫的长期预防治疗。磷苯妥英静脉制剂渗出后对组织造成的损伤较小，疗效优于苯妥英，此外，血清酯酶可将磷苯妥英代谢为 PHT（苯妥英钠）而发挥抗癫痫作用，起效时间较苯妥英长。

12.4.3　左乙拉西坦（开浦兰；LEV）

LEV 是最常用的一种抗癫痫药物，可用于局灶性或全面性的癫痫发作，具有半衰期短、副作用少及剂型多样等优点。LEV 可通过静脉给药，是癫痫持续状态的二线治疗药物。长期使用该药最常出现的副作用是情绪障碍，可通过补充维生素 B_6（25~100mg/d，剂量依照体重而定）得到改善。

癫痫的药物治疗 《 第 12 章

表 12.2 抗癫痫药物

药物	维持剂量	起始剂量	常见副作用	严重副作用	其他注释
卡马西平（得理多）	15~30mg/kg，每天 2 次	7mg/kg，每天 2 次	嗜睡、共济失调、低钠血症、肝毒性	Stevens-Johnson 综合征	用于局灶性发作；有副反应家族史的高危患者，用药前需进行 HLA-B*1502 基因检测
奥卡西平（曲莱）	15~30mg/kg，每天 2 次	7mg/kg，每天 2 次	嗜睡、共济失调、低钠血症		用于局灶性癫痫发作；CYP 诱导
氯巴占片（Onfi）	5~40mg/d，每天 2 次	5mg/d	镇静	Stevens-Johnson 综合征	用于 Lennox-Gastaut 综合征的添加治疗
乙琥胺（扎罗宁）	15~20mg/（kg·d）至 40mg/（kg·d）	3~6 岁：250mg/d >6 岁：500mg/d	恶心、呕吐、胃肠道反应	再生障碍性贫血、皮疹	儿童失神癫痫（无全身强直－阵挛发作史）
拉科酰胺（Vimpat）	4~16 岁（11~30kg）：3~6mg/kg BID（最大剂量 200mg BID）；4~16 岁（30~50kg）：2~4mg/kg BID（最大剂量 200mg BID）；16 岁以上儿童：200mg BID	4~16 岁（11~50kg）：1mg/kg，BID；4~16 岁（>50kg）：50mg，BID	恶心、共济失调、头晕		用于局灶性发作
拉莫三嗪（利必通）	5~15mg/（kg·d）每天 2 次，剂量高低取决于联合药物种类，酶诱导剂选择高剂量，酶抑制剂选择低剂量，尤其联合丙戊酸使用时	2mg/（kg·d）滴定速度非常缓慢，尤其在丙戊酸基础上添加治疗时	皮疹、嗜睡、震颤	Stevens-Johnson 综合征	滴定速度非常慢；用于局灶性和全面性发作
左乙拉西坦（开浦兰）	20~60mg/（kg·d）	10~20mg/（kg·d）	躁动不安、行为冲动	自杀	维生素 B_6 可有助于减轻情绪障碍；用于局灶及全面发作

表 12.2（续）

药物	维持剂量	起始剂量	常见副作用	严重副作用	其他注释
苯巴比妥	新生儿：2~5mg/（kg·d）；儿童：3~7mg/（kg·d）	2~3mg/（kg·d）	镇静，对认知和行为的影响，面部特征粗陋化		新生儿癫痫治疗一线药物；局灶性和全身性癫痫发作；CYP诱导剂
苯妥英（Dilantin）	4~8mg/（kg·d）	4~5mg/（kg·d）	多毛症、牙龈增生、头晕、眼球震颤、致畸剂	皮疹、"紫手套"	局灶性和全身性强直－阵挛性发作；CYP诱导剂；苯妥英钠最大输注速率：50mg/min
托吡酯（妥泰）	5~9mg/（kg·d），每天2~3次	1~2mg/（kg·d），不超过25mg	认知减慢、无汗、体重减轻、肾结石、代谢性酸中毒、四肢麻木	皮疹	用于局灶及全面性发作；大剂量时为CYP诱导剂
丙戊酸（德巴金）	15~60mg/（kg·d），每天2~3次	15mg/kg，每天2~3次	震颤、体重增加、脱发、细胞减少、血清氨转氨酶升高、致畸	出血性胰腺炎、肝功能衰竭	可用作情绪稳定剂；治疗头痛有效；用于局灶及全面性发作；CYP抑制剂
唑尼沙胺（Zonegran）	>16岁：100~600mg/d	>16岁：100 mg，每天1次	嗜睡、易激惹、认知减慢、体重减轻、少汗、肾结石	皮疹	用于局灶及全面发作

CYP：细胞色素 P450；GI：胃肠道

12.4.4 丙戊酸（德巴金；VPA）

VPA 对所有类型的癫痫均有效，但由于肝毒性及血液系统副作用，不建议用于 2 岁以下的患儿。该药常见的副作用包括体重增加、脱发或头发稀疏、腹痛或嗜睡，少有肝脏疾病或出血性胰腺炎。VPA 可能导致血小板数量减少或功能降低，增加手术期间出血的风险。有致畸性，可引起胎儿神经管畸形。

12.4.5 苯巴比妥（鲁米那；PB）

可用于局灶性和全面性的癫痫发作的治疗，常用来治疗新生儿癫痫。静脉剂型可用来治疗癫痫持续状态。该药最大的特点是可用于大龄儿童及成人癫痫患者的维持治疗。

12.4.6 拉科酰胺（Vimpat；LCM）

一般用于局灶性发作的治疗，其静脉剂型可用于治疗癫痫持续状态（成人患者的负荷剂量为 200~300mg）。常见的副作用包括头晕和平衡障碍。

12.4.7 卡马西平（得理多；CBZ）

CBZ 是治疗局灶性发作的有效药物，不能静脉注射或负荷剂量给药。该药副作用包括低血钠、肝毒性、头晕，某些患者有发生 Stevens-Johnson 综合征的风险。CBZ 可能加重全面性的癫痫发作。

12.4.8 奥卡西平（曲莱；OXC）

OXC 是卡马西平的新型酮类衍生物，控制局灶性发作疗效好，不能静脉注射，可用于预防治疗。副作用包括低血钠和头晕。OXC 可能加重全面性癫痫发作。其剂量滴定期间可每 3 天加量 1 次。

12.4.9 拉莫三嗪（利必通；LTG）

LTG 治疗全面性和局灶性发作均有效。该药副作用较小，尤其对认知影响轻微。最严重的副作用是皮疹，可能演变成 Stevens-Johnson 综合征，缓慢的剂量滴定可降低皮疹发生风险。LTG 在各年龄组耐受性均良好。

12.4.10 托吡酯（妥泰；TPM）

TPM 可用于治疗全面性及局灶性癫痫发作。常见的副作用包括认知损害（找词困难）、酸中毒、出汗减少，还会增加肾结石的风险，需嘱患者多饮水以预防肾结石形成。

12.4.11 唑尼沙胺（Zonegran；ZNS）

ZNS 可用于治疗全面性及局灶性癫痫发作，与 TPM 有相似的不良反应，该药物半衰期长，可每天单次用药。

12.4.12 氯巴占（奥沙西泮；CLB）

CLB 是一种 1,5- 苯二氮䓬类药物，其半衰期比 1,4- 苯二氮䓬类药物（如 LZP）长，因此副作用较少，耐药率低。CLB 对治疗 Lennox-Gastaut 综合征相关的癫痫发作有效。但近期发现该产品可增加患 Stevens-Johnson 综合征的风险。

12.4.13 乙琥胺（扎罗宁；ESM）

ESM 仅用于不伴全面性强直 - 阵挛发作的儿童失神癫痫的治疗，可能导致的不良反应包括腹痛及白细胞减少。

12.4.14 卢非酰胺（Banzel；RUF）

RUF 是一种新型抗癫痫药物，最初用于 Lennox-Gastaut 综合征的治疗。本品无静脉剂型。其副作用包括嗜睡和 QT 间期缩短，需缓慢撤药。

12.5 抗癫痫药物的副作用

所有的抗惊厥药都会引起一些中枢神经系统的副作用，尤其是首次用药时，多数表现为镇静或疲劳，有些表现为眩晕或平衡障碍，有些则表现为认知损害。即使不是药物副作用，患者也可能出现上述情况。若患者表现为过度镇静，需确认患者是否为癫痫发作，是亚临床发作还是药物镇静的结果。此时，可通过询问最近的药物使用变化，考虑是否出现了药物相互作用，必要时进行脑电图监测以记录疑似的癫痫发作，监测抗惊厥药物的血清浓度，与正常浓度的治疗范围进行比较。然而，临床上有部分患者能耐受血清高浓度的药物而无副作用表现。

12.6 药物间的相互作用

影响细胞色素 P450（CYP450）系统的抗惊厥药物可影响同类药物的代谢，也可影响患者正在服用的其他药物的代谢。VPA 和 *FBM* 是细胞色素 P450 抑制剂，可减缓其他药物的排泄；CBZ、PHT、OXC 和 PB 是酶诱导剂，可加速其他药物（如口服避孕药）的代谢。

12.7 抗惊厥药物的停用

一旦患者服用抗癫痫药物两年没有发作，可考虑停用药物。若癫痫发作易于控制、脑电图和磁共振成像（MRI）正常，且患者为原发性全面性癫痫（青少年肌阵挛性癫痫除外）或儿童癫痫综合征，则成功停药的概率较大。如果多种药物治疗失败、停药后复发、停药前脑电图异常或长期的症状性癫痫（如已知病灶）等，则预示着停药后病情会有反复。

癫痫外科手术后，大多数神经科医生会在癫痫发作消失 6 个月后采取停药，而不足 6 个月即开始停药会增加癫痫复发的风险[6]。

12.8 共患病治疗

抗癫痫药物也可用于治疗其他疾病，VPA 和 TPM 可用于治疗偏头痛。VPA、LTG 和 CBZ 可用于治疗各种情绪障碍或焦虑障碍。TPM 和 ZNS 可能导致体重下降。加巴喷丁、普瑞巴林和 CBZ 可用于治疗疼痛综合征。

妊娠期间，LTG 和 LEV 的安全性最好。VPA 和 PHT 具有较高的致畸风险，此外的很多抗癫痫药物也不适用于妊娠患者。

12.9 饮食疗法

饮食，尤其是生酮饮食和改良的 Atkins 饮食疗法，常用来治疗药物难治性癫痫。这些饮食疗法主张高脂肪、低碳水化合物和足够的蛋白质饮食，由神经科医生和营养师密切监测其配比结构。患者饮食治疗期间所服用的口服液、药物及静脉制剂中不应含有葡萄糖。若患者由于其他疾病而被迫中止饮食治疗，可在病情恢复后重新开始。

12.10 常见的临床问题

（1）你会首选哪 3 种药物用于癫痫持续状态的治疗，分别选择什么剂量？

（2）哪些抗癫痫药物会引起代谢性酸中毒？

（3）哪些药物可能加重全面性癫痫发作？

（4）为什么年轻女性要尽量避免长期服用丙戊酸？

12.11 常见临床问题解答

（1）首先予劳拉西泮静脉推注（0.1mg/kg，最大剂量不超过 4mg），若患者癫痫发作仍未终止，可重复给药一次；也可选择地西泮或咪达唑仑。苯妥英钠、磷苯妥英、左乙拉西坦或丙戊酸是二线治疗药物。磷苯妥英对皮肤损伤小，若无禁忌，可优先选择。

（2）托吡酯可引起代谢性酸中毒，还会出现找词困难、肢体刺痛感、无汗症和肾结石。

（3）奥卡西平和卡马西平可用于治疗局灶性癫痫发作，但可能会加重全面性癫痫发作。

（4）丙戊酸存在胎儿致畸风险，可引起脊柱神经管闭合不全、损伤胎儿智商，同样也可引起体重增加、脱发及罕见的出血性胰腺炎或肝衰竭。

参考文献

[1] Kwan P, Brodie MJ. Early identification of refractory epilepsy. N Engl J Med, 2000, 342(5): 314–319.

[2] Lowenstein DH, Alldredge BK. Status epilepticus. N Engl J Med, 1998, 338(14):970–976.

[3] Glauser T, Shinnar S, Gloss D, et al. Evidence-based guideline: treatment of convulsive status epilepticus in children and adults: report of the Guideline Committee of the American Epilepsy Society. Epilepsy Curr, 2016, 6(1):4861.

[4] Temkin NR, Dikmen SS, Wilensky AJ, et al. A randomized, double-blind study of phenytoin for the prevention of post-traumatic seizures. N Engl J Med, 1990, 323(8):497–502.

[5] Brophy GM, Bell R, Claassen J, et al. Neurocritical Care Society Status Epilepticus Guideline Writing Committee. Guidelines for the evaluation and management of status epilepticus. Neurocrit Care, 2012, 17(1):3–23.

[6] Lachhwani DK, Loddenkemper T, Holland KD, et al. Discontinuation of medications after successful epilepsy surgery in children. Pediatr Neurol, 2008, 38(5):340–344.

（陈倩　译，许克铭　审）

第 4 部分

肿　瘤

Tumor

第 13 章

儿童头皮及颅骨病变

Rajiv R. Iyer   Lee S. Hwang   Jeffrey P. Mullin   Violette M.R. Recinos

13.1   概　述

儿童神经外科医生在临床中常会遇到患儿头颅上各种各样的"肿物"与"包块"。通常这些头皮及颅骨病变仅表现为一般的头部肿胀或隐蔽病变，没有特殊症状，多在婴儿和儿童期由父母、老师或理发师偶然发现。有些病变为外伤所致，但大多数是非外伤性和特发性的。绝大多数为良性病变，有些病例可随诊。某些情况下，当疾病诊断明确且病变令患儿感到疼痛或影响外观时，也可考虑手术干预。儿童的头皮及颅骨病变有广泛的异质性，累及软组织、颅盖骨及颅内的程度也不相同。一般来说，这些病变并没有明确定义的自然史，因此，外科医生对手术干预的指征也各不相同。即便如此，外科手术仍然常被视为一种安全、持久的治疗选择。

头皮及颅骨病变的病理表现多种多样，因此，在评估婴幼儿病变时，结构性诊断是非常重要的。通常需要多科室的全面、综合诊治，包括神经外科、儿科、整形外科及皮肤科等。该类病变多由儿童全科医生或皮肤科医生在常规检查时发现。对神经外科医生来讲，患儿的病史和体格检查对描述病变的生长或变化进程、确定头围及了解病变特征等都很重要。很多时候仅凭体格检查即可明确

诊断，某些情况下需要进行超声、X 线、计算机断层扫描（CT）和磁共振（MR）成像等影像学检查。CT 成像可评估病变本身构成及其周围的骨性结构，磁共振成像可用来描述软组织结构，有助于确定病变侵及颅内和硬膜下的程度。在某些情况下，血管成像有助于那些血供丰富、与硬脑膜静脉窦相沟通或引流静脉比较特殊的病变的诊断。所报道的特殊病变的发病率均不相同，在某种程度上可能与医疗机构间的转诊模式有关，也可能与转诊患者的医疗亚专业有关[1-3]。外科手术多由神经外科医生完成，但在一些对伤口愈合有特殊要求或一期头皮缝合可能有一定难度的情况下，也会需要整形外科医生。

本章我们将讨论一些神经外科医生比较关注的、常见的儿童头皮及颅骨病变。

13.2   头皮血肿

随着产科护理的改善及新生儿阴道负压分娩和产钳辅助分娩率的降低，新生儿头皮血肿已非常罕见，仅在 1% 左右。该类病变通常出现于分娩后第 1 天，尤其见于那些胎位异常、产道狭窄、需负压或产钳辅助分娩的新生儿。分娩时新生儿出现外伤，其头皮尤其是顶区会出现软组织肿块，即意味着出现了头皮

血肿（图 13.1）。骨膜下血肿位于颅骨和骨膜之间，其扩散会受到骨缝的限制；而帽状腱膜下血肿分布在骨膜外，而后向整个头部扩散，头皮下、帽状腱膜外都有水肿痕迹。与骨膜下血肿不同，帽状腱膜及头皮下血肿都有跨越骨缝进一步扩大的能力。此时会使那些仍有出血、病情不稳定的新生儿损失掉大部分的循环血容量，必须进行血细胞计数监测，个别病例还会出现高胆红素血症或出血部位感染。绝大多数头皮血肿的患儿需通过连续监测来预期治疗。这些病变可自行吸收，仅随诊观察即可。极少数患者初期可吸收的病变会发生机化，从而导致外观畸形。这种情况下，可进行外科手术干预，通常在血肿部位钻孔塑形；若畸形较为严重，可进行颅骨成形手术，切除机化后裂开、增厚的骨片。

13.3 表皮样囊肿 / 皮样囊肿

在儿童颅骨病变中，最常见的是表皮样囊肿和皮样囊肿，由发育过程中的分离障碍造成表皮和真皮成分在骨内滞留所致。表皮样囊肿常出现于大龄儿童和成人的颅内间隙（尤其是桥小脑角和鞍上区域），皮样囊肿多出现在头皮及颅骨的中线位置，常位于前囟门附近[4]。表皮样囊肿的囊腔内容物中常含有角蛋白，而皮样囊肿中除皮脂腺、毛囊等真皮结构外，还含有皮肤成分。体格检查通常会发现一个固定的病变，影像学检查则可发现靠近颅骨中线的溶骨样改变（图 13.2）。皮样囊肿内部很少有囊肿窦道与颅腔相通，与硬膜下相连通得更为罕见。但此类病变有感染倾向，可导致帽状腱膜下感染，若病变与颅内相通，理论上也有颅内感染的可能。手术时通常在病灶周围取一弧形切口后将病灶切除。此类病变最好整块切除，避免病变残留或向周围空间潜在播散，但有些病变很难整块切除，故切除后要彻底检查残腔，仔细清除可疑的病变组织以防复发。病变可能累及颅骨，但一般不会侵及硬脑膜。中线处的病变可能与矢状窦相通，此时，烧灼并结扎长入颅骨的窦道即可。

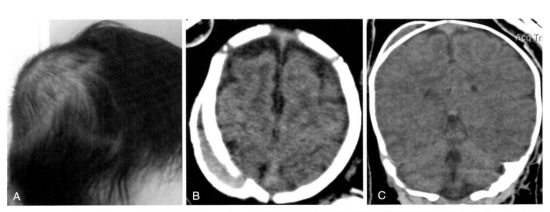

图 13.1　头皮血肿。A. 出生时的头皮血肿，在婴儿期形成了自顶区向周围扩张的头皮病变，病变质地较硬。B，C. CT 可见头皮血肿的演变及骨化的边缘

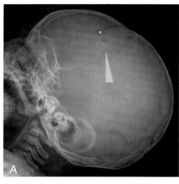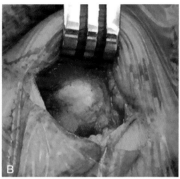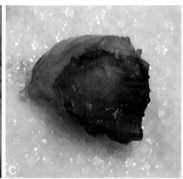

图 13.2 皮样囊肿。A. 平片可见一透亮的颅骨病变（箭头），与皮样囊肿一致。B，C. 头皮小切口显露附着于颅骨的突起的皮样囊肿（B），全部切除后可见其大致外观（C）

13.4 朗格汉斯细胞组织细胞增生症

朗格汉斯细胞组织细胞增生症是一组疾病的总称，其特征是细胞水平的免疫细胞增殖所导致的多种临床表型，包括骨骼系统、皮肤和其他器官系统的病变。一些疾病如慢性特发性组织细胞增多症（Hand-Schüller-Christian）和非类脂组织细胞增多症（Letterer-Siwe）等，是多灶性朗格汉斯细胞组织细胞增生症的范例，其特征表现有肝脾肿大和全血细胞减少等系统性改变。在儿童患者中，较为常见的朗格汉斯细胞组织细胞增生症，是一种被称为嗜酸性肉芽肿的孤立的颅骨肿物[5]。这些病变常见于青春期前的儿童，表现为逐渐扩大的、可引起疼痛的颅骨肿物。影像学检查表现为一种溶骨性改变（"穿孔"外观），很少向颅腔或硬膜内生长扩散（图 13.3）。

尽管颅骨嗜酸性肉芽肿的自然病史尚不明确，但当病变继续生长并导致患者出现疼痛症状且需进行活检时，即需要进行外科手术。手术目的是完全切除病变，可沿边缘将病变颅骨切除，若暴露不充分，可选择分块刮除病变。对于面积较广、体积较大的颅骨病变，切除病变后需再行颅骨重建手术。因此，实施此类颅骨病变切除术之前，需要规划好切除范围并预留颅骨供体区域。

颅骨朗格汉斯细胞组织细胞增生症全切术后的复发率较低，但手术后神经

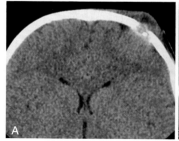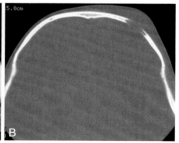

图 13.3 嗜酸性肉芽肿。CT 成像可见嗜酸性肉芽肿的溶骨性、穿孔病变

外科医生仍需随访一段时间以监测其复发情况。放射性骨检查和核素骨扫描均有助于评估多骨性病变的复发情况。对不能手术治疗或复发性、侵袭性病变，可选择辅助化疗或低剂量放射治疗。

13.5 骨纤维异常增殖症

骨纤维异常增殖症是一种良性的骨疾病，其特征是胶原及纤维组织在未成熟的编织骨网中缓慢、异常的沉积。可根据异常增殖的区域是单发还是多发将本病分为单骨型和多骨型。本病的发病机制与基因突变所导致的 G 蛋白偶联受体结构性激活有关。纤维性骨营养不良综合征是一种特征明显，以多骨纤维发育不良、咖啡牛奶色素斑和性早熟为表现的综合征。

骨纤维异常增殖症进展缓慢，因此，对儿童和青少年患者进行连续的临床监测非常重要。本病临床多表现为无痛的进行性颅骨畸形。高分辨率 CT 检查可发现病变的进展程度，包括颅底结构的改变。典型的 CT 表现是异于正常骨组织的毛玻璃样病变（图 13.4），可累及颅盖骨的各个部位，病变累及颅底时会导致颅底固有通道和孔道的狭窄及脑神经的功能障碍，还会引起视神经管狭窄，从而导致视力丧失、突眼、耳鸣等。研究发现，本病有恶化为骨肉瘤的风险，故进行一段时间的随访监测是有必要的。双膦酸盐类药物有助于延缓病变组织的生长、缓解疼痛，外科干预则通常需要神经外科、耳鼻喉科和颅面外科等多学科的合作，尤其是颅底病变，需对正常神经结构进行减压、切除所有的异常增殖病变并进行美容和功能重建。有些病例可首选开放式的颅面入路，而其他一些病例采用经鼻内窥镜入路则会取得良好的疗效。

13.6 血管瘤

头皮和颅骨血管瘤在儿童中较为罕

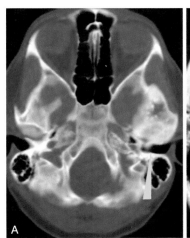
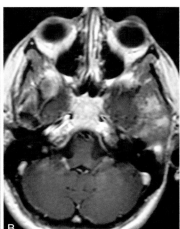
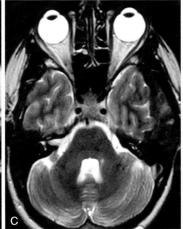

图 13.4 骨纤维异常增殖症。A.CT 成像可见左颞部（箭头）毛玻璃样病变，与骨纤维异常增殖症表现一致。B，C. MRI 可见左侧颞区骨纤维异常增殖症。增强扫描后 T1 加权成像（B），T2 加权成像（C）

见，通常无症状，因此该类疾病多为偶然发现。患者的血管通道散布于骨小梁中，其X线平片常特征性表现为"蜂窝状"外观。病变通常不会侵犯到颅腔内。但有些血管供应可能源于硬脑膜，尽管这种情况比较少见。创伤后出血虽不常见，但从理论上来讲仍有这种风险。普通血管瘤只需进行连续监测和密切观察即可，但对于那些体积较大或有症状者，可通过手术切除全部病变，必要时须进行适当的颅骨重建并一期缝合头皮切口。

13.7 颅骨膜血窦

颅骨膜血窦是指位于头皮中线或旁正中线的柔软病变，其中可见颅内外静脉间的异常沟通。通常在颅外头皮静脉和颅内矢状窦附近的静脉之间有血流缓慢的吻合口，它们经颅骨缺损处相互沟通（图13.5）。尽管静脉成像可提供与颅骨膜血窦相关的异常静脉网的信息，但仍需通过临床检查来明确诊断。颅骨膜血窦是一种柔软、可压缩的病变，卧位或 Valsalva 动作时明显变大，可以此

来鉴别本病与其他头皮病变。与血管瘤相似，本病同样存在创伤后出血的风险，因此通常建议外科手术治疗。诱导全身麻醉后，术者可用 Valsalva 操作勾画出头皮静脉的轮廓，预先熟悉每根静脉血管的走行，有助于在病变周围进行切除手术时，选择最合适的手术切口以减少出血。通常病变周围分离完毕即可见穿越颅骨缺损处的吻合束带，此时可将其分离、结扎，然后切断。外科手术是持久有效的治疗方案。

13.8 颅骨生长性骨折

颅骨生长性骨折又称"软脑膜囊肿"，在婴幼儿中罕见（约1%），常见于5岁以下有颅骨骨折史的儿童。颅骨骨折时常伴硬脑膜隐匿性撕裂，这是该病常见的发病基础[6-7]。损伤后最初的数周到数月，正常发育的脑组织经骨折部位硬脑膜缺损处疝出，导致损伤部位出现柔软的搏动性病变，随着病变生长可出现神经系统功能障碍或癫痫发作。

为防止或治疗因颅骨生长性骨折而

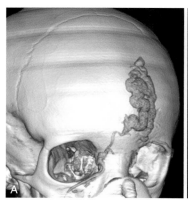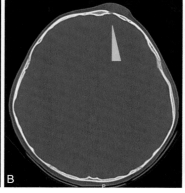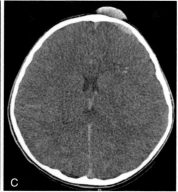

图 13.5 颅骨膜血窦。A. 三维 CT 静脉造影重建可见头皮静脉窦壁充盈。B.CT 成像可见颅骨缺损（箭头）和头皮静脉充盈与上矢状窦相通。C. 颅骨膜血窦病例

出现的神经功能障碍或癫痫发作，外科手术是主要的治疗手段。通常行大骨瓣开颅术，可见缺损的硬脑膜和疝出的神经组织，完全显露全部撕裂的硬脑膜是非常必要的，其范围可能会超出颅骨骨折的区域。可选用人工硬脑膜或自体颅骨膜进行硬脑膜重建，严密缝合硬脑膜，根据骨折部位的情况，可优先考虑自体骨移植（劈开移植的颅骨），或进行颅骨成形、修补手术。

13.9　动脉瘤样骨囊肿

动脉瘤样骨囊肿（ABC）是一种骨性病变，好发于儿童的板障间隙内，肿块不断生长，表现为不同程度的疼痛[8]。该病变侵犯全身的长骨和脊柱，仅累及颅骨者非常罕见（3%~6%）。ABC可为原发（其机制尚不明确），也可能继发于相关的骨肿瘤，如成骨细胞瘤、骨巨细胞瘤等。影像学检查对识别病变至关重要，CT成像可见骨皮质膨胀，MR成像可见一种异质性的膨胀性病变，病变可能含有液–液平面和囊性成分（图13.6）。

本病可采取手术治疗，全部切除后

疗效良好。本病具有明确的血管特性，术前血管造影和神经外科常规栓塞可辅助止血便于手术，切除术、刮除术是最理想的治疗方法，冷冻、栓塞和放射治疗可作为选择性的辅助疗法。

13.10　骨瘤、成骨细胞瘤和骨样骨瘤

骨瘤、成骨细胞瘤和骨样骨瘤均为良性的颅骨病变，在儿童中罕见。骨瘤是一种源于成熟骨皮质内板或外板的增生性颅骨病变，好发于年轻人，在儿童中很少见。骨瘤一般没有症状，也不影响外观，其CT表现为高密度的膨胀性病变，一般不会有骨质破坏征象。Gardner综合征是一种遗传性的结肠息肉疾病，也可表现为全身性的骨瘤生长。

成骨细胞瘤由未成熟的骨样物质和成骨细胞组成，其中10%~20%的病变会累及颅骨[9]。影像学可表现为不同程度的钙化，也可表现为类似骨肉瘤样的恶性特征[10]。病变会生长、扩大，导致疼痛。成骨细胞瘤虽为良性，但其切除术后的复发率高于骨瘤，因此手术时必须完全切除病变。有报道称，成骨细胞

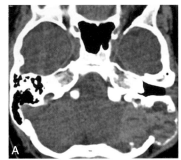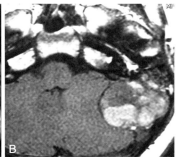

图 13.6　动脉瘤样骨囊肿。CT 成像（A）和 MR 成像（B）可见后颅窝病变，骨皮质膨胀、液–液平面形成，与动脉瘤样骨囊肿一致。可看到病变的占位效应，但通常不穿透硬脑膜

瘤可恶变，但不常见。

骨样骨瘤很少累及颅骨，通常表现为搏动性疼痛、夜间加重，阿司匹林和非甾体抗炎药可用来缓解疼痛，若药物止痛效果差，可进行手术治疗以解除疼痛。

13.11　肉瘤及神经母细胞瘤

原发性颅骨肉瘤在人群中并不常见，但一些大龄儿童及年轻人仍有罹患本病的风险，纤维肉瘤、骨肉瘤或长骨的尤因肉瘤可转移至颅骨。据报道，既往有其他肿瘤病史的儿童也会出现放射后肉瘤。本病的影像学表现多为溶骨性改变，CT 检查示边缘结构模糊，MR 成像可发现浸润性病变。MR 成像可明确病变是否累及硬膜，对术前制定计划至关重要。术前血管造影和栓塞尤其有益于血管性病变的诊治，切除术后常需辅助放疗与化疗，术后颅骨重建常延迟至化疗以后，以减少手术切口出现并发症的可能性。

神经母细胞瘤是儿童中最常见、最易累及颅骨的颅外实体性肿瘤。该肿瘤的骨成像常表现为局灶性颅骨膨胀及"竖毛征"。本病预后取决于病理分级，低级别病变者 5 年生存率约为 80%，而高级别者仅为 40%[11]，提倡全切或近全切除肿瘤，对那些术后残留、复发或无法耐受手术的患者，放化疗则至关重要。

参考文献

[1] Yoon SH, Park SH. A study of 77 cases of surgically excised scalp and skull masses in pediatric patients. Childs Nerv Syst, 2008, 24(4):459–465.
[2] Gibson SE, Prayson RA. Primary skull lesions in the pediatric population: a 25-year experience. Arch Pathol Lab Med, 2007, 131(5):761–766.
[3] Ruge JR, Tomita T, Naidich TP, et al. Scalp and calvarial masses of infants and children. Neurosurgery, 1988, 22(6, Pt 1):1037–1042.
[4] Hashiguchi K, Morioka T, Yokoyama N, et al. Subgaleal dermoid tumors at the anterior fontanelle. Pediatr Neurosurg, 2005, 41(1):54–57.
[5] Lam S, Reddy GD, Mayer R, et al. Eosino-philic granuloma/Langerhans cell histiocytosis: pediatric neurosurgery update. Surg Neurol Int, 2015, 6(Suppl 17): S435–S439.
[6] Singh I, Rohilla S, Siddiqui SA, et al. Growing skull fractures: guidelines for early diagnosis and surgical management. Childs Nerv Syst, 2016, 32(6):1117–1122.
[7] Muhonen MG, Piper JG, Menezes AH. Pathogenesis and treatment of growing skull fractures. Surg Neurol, 1995, 43 (4):367–372, discussion 372–373.
[8] Gan YC, Hockley AD. Aneurysmal bone cysts of the cranium in children. Report of three cases and brief review of the literature. J Neurosurg, 2007, 106(5) Suppl:401–406.
[9] McLeod RA, Dahlin DC, Beabout JW. The spectrum of osteoblastoma. AJR Am J Roentgenol, 1976, 126(2):321–325.
[10] Aziz TZ, Neal JW, Cole G. Malignant osteoblastoma of the skull. Br J Neurosurg, 1993, 7(4): 423–426.
[11] Tsai EC, Santoreneos S, Rutka JT. Tumors of the skull base in children: review of tumor types and management strategies. Neurosurg Focus, 2002, 12(5):e1.

（谭泊静　译，李云林　李子玥　审）

第 14 章   幕上肿瘤

Eveline T. Hidalgo   Nir Shimony   Karl F. Kothbauer

14.1 概 述

儿童的幕上半球肿瘤占其所有中枢神经系统肿瘤的 17%[1]，幕上肿瘤多见于 2 岁以上儿童，而幕下肿瘤则多见于大龄儿童，鞍区肿瘤以青少年患者为主[1]。多学科的协同治疗和研究，方可使患者获得一个良好的长期预后。临床上首先要进行术前诊断、检查，必要时可根据检查结果调整手术方案。手术全切除肿瘤（GTR）对绝大多数患者的预后意义重大，因此，外科手术是首选的治疗方法。手术目的是明确诊断、恢复因占位压迫所损伤的神经功能、切除癫痫病灶、缩小肿瘤体积。

幕上肿瘤有很多种类，有以观察为主的良性肿瘤，也有需要辅助治疗的高度恶性肿瘤。

14.2 临床表现

临床表现取决于肿瘤的位置、大小及患者的年龄。

儿童：

• 癫痫常常是首发症状，伴或不伴神经功能障碍。

• 神经功能障碍与病变位置及大小有关，通常出现较晚。

• 颅内压增高引起的症状：头痛、呕吐、嗜睡；视盘水肿。

婴儿：

• 发育不良及生长迟缓。

• 颅内压增高表现为：呕吐、囟门肿胀、落日征；大头畸形——需对比头围曲线；眼科检查可能发现视神经萎缩或视盘水肿。

患儿应住普通病房还是儿科重症监护病房（PICU）取决于其临床表现（框表 14.1）。

14.2.1 幕上脑肿瘤患儿的急诊

因肿瘤占位效应、颞角或对侧脑室受压导致脑积水，使患儿出现颅内压（ICP）升高的临床表现，伴或不伴格拉斯哥评分（GCS）<13 分：

• 呼叫麻醉科并稳定患儿的基础情况（气道、呼吸和循环）。

• 条件允许时立即行 MRI 检查或 CT 扫描。

• 检查血型、筛查感染并备血。

• 若考虑急诊手术，应快速给予类固醇或甘露醇。

• 有脑积水者应行脑室外引流

框表 14.1   患儿入住 PICU 的指征

• 出现颅内压增高的迹象。
• 中、重度脑积水。
• 瘤内卒中。
• 首次癫痫发作。
• GCS 评分 <14 分。

（EVD）和（或）紧急开颅手术以切除肿瘤并减压。

- 将患儿的病情从多学科角度告知家长及护理人员。

14.3 临床评估

要联合儿科医生和儿童肿瘤科医生，甚至儿童神经外科及儿童癫痫方面的专家对患儿进行多学科评估。术前多学科肿瘤委员会听取病情汇报，能帮助确定治疗策略，包括术前诊断评估、是否纳入临床试验、制定手术方案，在某种程度上，还可预测后期的辅助治疗效果。

要尽早考虑能否纳入某个临床试验，可通过以下途径寻找到正在进行的临床试验及纳入标准：

- 美国及全球范围：美国国立卫生研究院的国家癌症研究所（www.clinicaltrials.gov）。

- 欧洲：www.clinicaltrialsregister.eu。

若有明显的癫痫发作症状，术前应与癫痫团队成员讨论手术切除的范围。切除前后要使用硬膜下或深部电极进行监测，以确定致痫灶。致痫区可能远远大于影像学所发现的病变范围，尤其是良性肿瘤（神经节细胞胶质瘤、胚胎发育不良性神经上皮瘤）。手术后长期无癫痫发作是手术的目标之一。可根据患者临床症状的危急程度决定是在病房还是门诊进行评估。

临床评估包括：

- 全面的神经系统检查。

- 眼底检查和（或）眼科学检查（大龄儿童应选择 Goldmann 视野检查法）。

- 已有或疑有癫痫发作者应进行脑电图（EEG）检查和（或）24 小时视频脑电图（VEEG）监测，以评估癫痫病灶。

- 内分泌学检查。

- 对大龄儿童和青春期儿童要进行神经心理学评估。

- 若患儿合并其他疾病，应咨询麻醉科医生。

- 获取影像学检查结果后才可进行腰椎穿刺，要注意病变的占位效应可能导致脑疝，疑有脑脊液（CSF）感染时应进行 CSF 的细胞学检测。手术后的腰椎穿刺可能更多地用于疾病诊断，应避免在术后 14d 内进行腰椎穿刺，以防出现假阳性结果[2]。

14.4 影像学检查

除一些紧急情况外，影像学检查通常选择 MRI（平扫或造影剂增强），包括导航成像、弥散成像及液体衰减反转恢复序列成像（FLAIR）。

为全面评估患者病情，几乎所有患者都必须进行全脊髓的 MRI 检查。若术前未行该检查，应在手术 14d 后进行以降低假阳性结果发生的可能性[2]。

是否进行功能性 MRI 和弥散张量成像（DTI）检查，取决于肿瘤的位置和患儿的年龄。该检查可为手术计划提供功能与结构方面的信息。

正电子发射计算机断层扫描（PET）是一种代谢成像的检查模式，它有助于区分低级别和高级别的肿瘤病变，并能进一步鉴别偶发的幕上病变[3]。

除非紧急情况，CT 检查几乎不用于

评估幕上半球的肿瘤情况。据报道，多次 CT 检查有诱发白血病和颅内肿瘤的风险[4]。

对那些供血丰富的肿瘤（脑膜瘤、血管网状细胞瘤），可在手术前行数字减影血管造影检查并进行血管栓塞[5]。

超声是筛选婴儿肿瘤的唯一方式，也可用于脑脊液循环受阻患者的随访。

14.5　术前管理

- 与患儿父母或看护者进行深入、全面的沟通交流。

- 用恰当的方式将病情告知患儿。

- 手术前的血液检查（血红蛋白、电解质、凝血、血型、感染筛查）。

- 手术前使用类固醇和奥美拉唑。

- 对已确诊或疑似癫痫发作的患者，应给予抗癫痫药物（AED）治疗。

- 神经麻醉学的评估。

若有脑积水存在，术前应进行脑室外引流以缓解症状，避免永久性的分流手术。脑室外引流后，尤其是转运患者时要特别注意，开放引流管可能导致引流过度，而夹闭引流管可能使颅内压升高。一般情况下，在切除肿瘤之前无须进行脑室 - 腹腔分流手术，因为肿瘤切除后脑积水会随之消失。

14.6　围手术期管理

- 手术室的温度要适宜。

- 切皮前 30~60min 开始输注抗生素。

- 切皮前应备好血 [尤其是血运丰富的肿瘤，如非典型畸胎样横纹肌样瘤

（ATRT）、脑膜瘤、血管网状细胞瘤等]。

- 12 岁以上或刚到青春期的患儿，可使用顺序压缩装置（SCD）。

- 无须全头备皮，仅剪去切口周围头发即可，长发则梳好并捋向一边。

- 固定头部：婴幼儿患者不能用头钉固定；2 岁以上的患儿可建议使用 Sugita 或 Mayfield 的固定头架。根据患者年龄应用合适的头钉及压力，6 钉的 Sugita 头架是低龄患儿的理想选择。

- 神经导航对确定手术的开颅部位、范围都有帮助，所有患者均应使用，但是手术中若出现脑移位，神经导航的可靠性就会降低。

- 术中神经电生理监测有助于更安全地切除肿瘤，是否进行监测则取决于肿瘤的位置。例如，肿瘤靠近中央区，可监测躯体感觉诱发电位、运动诱发电位并通过皮层电刺激来了解局部功能情况。

- 若手术目的之一是切除肿瘤周围的致痫区域，切除前后均要进行皮层脑电图监测（ECoG）。

- 超声吸引器是幕上肿瘤切除时必要的工具。

- 术中超声检查是一种快速、安全、能提供实时手术信息的成像方法。

- 术中 MRI 是一种相对实时的成像检查，仅用于部分儿童神经外科中心，有关其有效性的研究数据很少。

对那些肿瘤邻近于语言区和（或）运动区的大龄患儿，可实施唤醒下开颅手术，同时进行功能测试（需患者配合测试）[6]。

5- 氨基乙酰丙酸 （5-ALA）荧光辅助切除肿瘤，主要应用于成人患者且已

有可靠的数据记录[7]，但很少用于儿童患者。目前大多数国家仅允许在临床试验时将本品用于儿童患者，尽管如此，其对复发的儿童高级别脑胶质瘤（HGG）的诊疗仍意义重大[8]。

- 术中通过电话及时将手术情况告知患儿父母，是一种简单、可行的减轻家庭压力的方法。

- 把组织样本收集在合适的容器和存储设施内，以便行冰冻切片和最后的病理检查，应注意是否对冰冻样本进行分子学检测。

14.7　术后管理

所有的幕上半球肿瘤手术后，均应在手术室拔出气管插管，并立即评估患者病情（框表 14.2）。

所有患者术后均应转入 ICU 监护治疗，注意以下几点：

- 床头抬高大约 30°。

- 每 30min 进行 1 次 GCS 评分、疼痛评分、神经系统功能检查和生命体征测试。

- 确保镇痛到位（易被忽视）。

框表 14.2　术后引流管理

- 进行硬膜外、帽状腱膜下及脑脊液引流，不仅要观察引流量及是否达到警戒水平，更应确保有书面医嘱、保持引流通畅，并详细沟通引流情况。
- 软硅胶引流管优于其他类型的引流管。
- 禁止使用强吸力的真空引流瓶，否则可能会引发低颅内压或继发出血，甚至在远离切口的部位也会出血。
- 脑脊液外引流时要确保正确的引流高度，并书面记录最大引流量。

- 持续使用类固醇激素 48h，5d 内逐渐减停。

- 完善实验室检查（血红蛋白和电解质）及液体平衡。

- 持续服用抗癫痫药物。

- 规范手术后的引流。

- 术后 24h 内应常规行 MRI 检查（包括弥散加权成像），记录肿瘤切除及残存范围、出血、脑肿胀和术后缺血等情况。

- 术后第 1 天起，就应在物理治疗下尽早活动。

- 评估患者住院期间是否需进行神经康复、物理治疗和语言治疗。

- 神经病理检查应包括分子学诊断。

- 向肿瘤委员会报告患者情况。

- 术后要进行神经心理学评估，重点追踪患儿在校园内的表现。

应告知患者父母或看护者有关患者的神经病理结果和肿瘤委员会的建议，要注意确保患者的所有看护者均在场，并保证足够的时间回答他们的所有问题。

若需要放、化疗，应在手术切口愈合后立即开始。医生应持续观察患者的病情，放、化疗前必须查看切口的愈合情况。

14.8　并发症

14.8.1　术中并发症

出血：减少术中出血风险的措施有详细的术前计划、术中仔细操作、术前检查凝血情况及评估既往出血情况。

脑组织肿胀：神经外科围手术期减轻脑肿胀的常规措施有手术开始时给予

类固醇、保持 PCO_2 在 30~35mmHg、保证静脉回流通畅，头高脚低位及输注甘露醇（0.5~1mg/kg）可作为应急措施。

癫痫发作：手术当日早晨服抗癫痫药、输注冷的乳酸林格液。若术中出现癫痫发作，立即给予冰冷的乳酸林格液。

14.8.2 术后并发症

手术后出血：术后复查 MRI 发现术区出血，若无症状可继续观察，若出血量超过原肿瘤大小或 GCS 评分下降和（或）出现新的癫痫发作，则考虑再次手术。硬膜外血肿若有临床症状、血肿厚度超过颅骨厚度或大于 1cm，则有必要再次手术清除血肿、检测凝血功能，必要时输血，评估是否推迟使用低分子肝素。

感染：每天查看伤口，测量体温。术后最初几天，患者体温可能有轻微上升，但一般不超过 37.9℃。术后第 1、2、5 天检查感染参数，前 2 天 C 反应蛋白会出现生理性升高，第 5 天下降到接近正常水平。术后及服用类固醇的患者，可能出现白细胞增高，但类固醇所致白细胞增高可随着药物减量而逐渐下降。

伤口愈合：需每天查看手术切口，3d 后最好去除敷料，但若患儿抓挠切口，则仍需覆盖敷料。

癫痫发作：若手术后新发癫痫且持续时间超过 3min，应立即使用苯二氮䓬类药物以止痉，同时评估是否需要气管插管，并复查 CT，排除再出血或静脉栓塞的可能，咨询儿童癫痫专业团队服用抗癫痫药并进行 VEEG 检查。

14.9 低级别胶质瘤（弥漫型、毛细胞型星形细胞瘤）

14.9.1 关键特征
- WHO 分级为 Ⅰ 级或 Ⅱ 级。
- 生长缓慢，预后相对较好。
- 预后优于成人。
- 可行手术将肿瘤全切而无须辅助治疗。

14.9.2 流行病学
低级别胶质瘤在 0~14 岁的脑肿瘤患儿中约占 53%，在 15~19 岁患儿中约占 36%[11]。大脑半球的低级别胶质瘤（LGG）约占全部颅内低级别肿瘤的 24%~40%[9-10]。

14.9.3 临床表现
约 40% 的患儿会出现癫痫发作[10]，其他表现包括：局灶性的神经功能障碍及颅内压升高。

14.9.4 临床评估
若有明显的癫痫病史，应检查脑电图并进行癫痫手术相关的特异性评估。大龄儿童要评估其神经心理功能。

14.9.5 影像学检查
- 弥漫性星形细胞瘤的特征是在 FLAIR 成像上均呈高信号，在 T1 上为低信号，在 T2 上为高信号，且没有任何增强。肿瘤周围无水肿；磁共振波谱（MRS）的发现是非特异性的[11]。
- 上皮星形细胞瘤（PA）在大多数情况下具有囊性肿块的典型外观，并伴有瘤壁结节性强化/增强的壁瘤结节。不常见的表现都不具有特异性。周围血管水肿很少出现，这为正确的治疗提供了宝贵的诊断线索[12]。

• MRI 导航：在非增强型肿瘤（PA 除外的 LGG）中获得序列，必须使用 MRI FLAIR 序列来评估肿瘤的大小和边界。

14.9.6 病理学

低级别胶质瘤包括：星形细胞瘤、少突胶质细胞瘤、混合型神经胶质细胞肿瘤。在儿童患者中，幼稚毛细胞型和纤维型星形细胞瘤是最常见的胶质瘤组织学类型[13-14]。基因多态性与胶质瘤的高风险相关[15]，大多数的毛细胞型星形细胞瘤可检测到 BRAF 基因异常[16]；若检测到 BRAF 和 CDKN2A 基因突变，要警惕疾病进展为继发性高级别胶质瘤[17]；多形性黄色星形细胞瘤（PXA）、神经节胶质瘤和小部分的小脑外毛细胞型星形细胞瘤，会出现 BRAF V600E 的基因突变[18]。将来可能出现的治疗方法有，MAP 激酶通路抑制剂可调节肿瘤细胞的增殖，此外，临床上有几种信号转换抑制剂也具有应用潜力。

14.9.7 治 疗

本病治疗的目标是在可接受的功能障碍前提下全切肿瘤[9]。

• 神经导航：若使用神经导航技术，应将 FLAIR 序列与 T1 序列相融合，要全切弥散性的低级别胶质瘤意味着全部切除 "FLAIR 序列的肿瘤"。

• 术中影像：只有高分辨率的 MRI 设备和高质量的影像，才能评估弥漫型星形细胞瘤的切除情况。

• 若肿瘤靠近功能区，术中要进行神经监测。

• 若肿瘤邻近语言区，可考虑唤醒手术（仅限于 12 岁以上的患儿）。

• 若有术中癫痫发作的风险，手术室应备有低温冲洗液。

• 术后护理：警惕癫痫发作，持续给予抗癫痫药物治疗。

术后 24h 内应进行 MRI 检查。但需注意的是，与术后数月复查 MRI 相比，术后 48h 内的 MRI 成像过度显示了非强化的残留病灶，该现象在 FLAIR 序列尤其明显[19]。

14.9.8 辅助治疗

幕上半球的低级别胶质瘤，若可全部切除，即无须进行辅助性放、化疗。

若无法全部切除或仅切除部分肿瘤，则需辅助治疗，尤其是化疗。

一些体积小、范围局限的肿瘤，均可采用立体定向放射治疗或适形调强放射治疗[20-21]。对儿童患者，必须要严格评估放疗的风险和获益及长期生存患者的放疗风险。

14.9.9 预 后

根据儿童肿瘤协会的数据，大脑半球肿瘤的 5 年无进展生存率（PFS）为 78%，8 年生存率为 75%。若能全切肿瘤，5 年生存率可提升至 94%，5 年和 8 年的总生存率（OS）则为 96%[9]。

14.9.10 随 访

术后前 2 年，每 6 个月要随访并复查 1 次 MRI，以后每年复查 1 次。

14.10 高级别胶质瘤

14.10.1 关键特征

• 最常见的高级别胶质瘤（HGG）是胶质母细胞瘤（GBM；WHO 分级为Ⅳ级）和间变性星形细胞瘤（AA；WHO 分级为Ⅲ级）。

• 高级别胶质瘤相对少见，故一旦有确诊病例应尽量纳入正在进行的临床试验。

• 尽量全切除肿瘤。

• 肿瘤侵袭性较强，需在手术基础上辅助化疗和放疗。

14.10.2 流行病学

高级别胶质瘤在 0~14 岁的脑及神经系统肿瘤患儿中约占 17%，在 15~19 岁患儿中约占 8%[1]。

14.10.3 临床表现

HGG 常表现为颅内压升高。该肿瘤生长迅速，症状持续时间一般较短。

14.10.4 临床评估

MRI 是首选的影像学检查，但紧急情况下也可行 CT 扫描。

14.10.5 影像学

MRI 表现：胶质母细胞瘤为侵袭性强、形状不规则、不均匀强化的肿块，可侵犯胼胝体、坏死、出血是该类肿瘤的特征表现[11,22]。间变性星形细胞瘤常为异质性的半球性肿瘤，易侵犯脑皮质，该肿瘤通常不会增强、坏死或钙化。间变性少突胶质细胞瘤的钙化率较高，以此可与间变性星形细胞瘤相鉴别。MRS 可显示高级别胶质瘤的代谢和生化活性信息，表现为 N- 乙酰基天冬氨酸（NAA）峰值降低，乳酸峰值及胆碱 / 肌酸酐比例升高[23]。

14.10.6 危险因素

前期辐射暴露、Li-Fraumeni 综合征[24]、神经纤维瘤病Ⅰ型（NF1）[25]。

14.10.7 病理学

根据 WHO 的分型，幕上高级别胶质瘤可分为间变性星形细胞瘤（AA，WHO 分级为Ⅲ级）、间变性少突胶质细胞瘤（WHO 分级为Ⅲ级）、混合性星形细胞瘤及胶质母细胞瘤（GBM，WHO 分级为Ⅳ级）[14]，儿童巨细胞胶质母细胞瘤的预后稍好[26]。

14.10.8 分子特点

成人和儿童的高级别胶质瘤有分子差异，因此，不能把成人的临床试验结果延伸到儿童身上。儿童 HGG 中，过度表达的分子标记物有血小板衍生生长因子受体 α（PDGFRα）和 p53。表皮生长因子受体 α（EGFRα）也有扩增现象，但低于成人 HGG 的扩增程度[27]。儿童胶质母细胞瘤会有广泛的染色体扩增或缺失，如染色体 1q 的增加和染色体 10q 的广泛缺失。高级别胶质瘤常见有组蛋白尾 3.1 和 3.3 的杂合子 K27 突变及组蛋白尾 3.3 的 G34 R/V 突变。Li-Fraumeni 综合征患者的肿瘤发生与 p53 肿瘤抑制基因的突变密切相关[28]。

14.10.9 治 疗

肿瘤全切是高级别胶质瘤治疗的首选方案，其切除程度也是预测患儿生存

情况的可靠依据 [27,29]。除脑干胶质母细胞瘤外，肿瘤全切可明显提高 GBM 患儿的总生存率 [30]。5-ALA 的非标记性技术对复发 HGG 的治疗有效 [8]，也较为安全。

14.10.10　化　疗

目前使用较多的化疗药物有替莫唑胺、贝伐单抗、顺铂、依托泊苷、长春新碱、异环磷酰胺，但国际上尚无儿童化疗的标准方案。据报道，HGG 全切除后再经 HIT-GBM-C 化疗，患儿生存情况有显著改善 [31]。联合使用贝伐单抗和 CPT-11，患儿耐受性好，并且 BVZ 相关性重度毒性反应发生率低、有自限性且易于纠正 [32]。分子靶向治疗尚未应用于临床，但从前期临床结果来看，其未来应用前景良好。

14.10.11　放射治疗

肿瘤切除后，3 岁以上患儿可行标准的放射治疗 [33]。胶质母细胞瘤患儿手术后联合应用适形放疗、替莫唑胺与贝伐单抗化疗等辅助治疗，效果良好 [34]。

14.10.12　预　后

儿童胶质母细胞瘤的 5 年生存率为 19% [1]，预后优于成人，可能与儿童进行了加强化疗及儿童 HGG 本身的生物学特征有关 [35]。低龄患儿预后较差，可能与推迟放疗有关。

14.10.13　随　访

应组织多学科专家进行随访，尤其是儿童神经肿瘤专家。若怀疑有肿瘤复发，可行 PDG-PET 和 MRS 检查，以区别放射性脑坏死与肿瘤复发。

14.11　多形性黄色星形细胞瘤（PXA）

14.11.1　关键特征

- 属 WHO 分级 Ⅱ 级，但预后较 LGG 差。

- 肿瘤全切是首选治疗方案，辅助治疗效果尚不明确。

- 已发现有间变特点的多形性黄色星形细胞瘤，其预后更差。

- 好发于大龄儿童，首发症状是癫痫发作。

14.11.2　流行病学

较为罕见，仅占所有儿童脑肿瘤的 1% 左右。

14.11.3　临床表现

可表现为长期癫痫发作。

14.11.4　临床评估

MRI 可见位于外周或皮质的囊实性团块，呈不均匀强化 [11]。有报道称该肿瘤会随脑脊液播散，建议行阶段性的 MRI 神经轴扫描 [36-37]。

14.11.5　病理学

PXA 患者对 S100、GFAP 等神经元标记物有免疫反应，p53 多为弱阳性或阴性，CD34 常为阳性。PXA 有间变特点，与其相关的临床病理和分子特点并不明确。

14.11.6　分子学特点

在所有中枢神经系统肿瘤中，黄色星形细胞瘤的 *BRAF V600E* 突变率最高。

14.11.7　治　疗

全切除肿瘤是首要目标，这是影响无进展生存率的重要预后因素。目前尚不明确辅助治疗的价值，有文献报道 PXA 的放、化疗效果较好，但也有报道称放疗会降低低级别胶质瘤患者的长期整体生存率[38]，因此有间变特点的肿瘤不必进行放射治疗。

14.11.8　预　后

黄色星形细胞瘤预后的研究结果存在较大差异，有报道该类患者的 5 年无进展生存率为 40%~68%，5 年全生存率为 76%~87%[39~41]，10 年的全生存率约为 43%[38]。目前尚未发现间变性黄色星形细胞瘤对患儿预后有明显影响，但从整体来看，儿童预后较成人差[41]。

14.12　原始神经外胚层肿瘤

14.12.1　关键特征

- 肿瘤存在异质性。
- 发病年龄小，侵袭性强。
- 组织学类似髓母细胞瘤，但预后更差。
- 所有患者均应纳入临床试验研究。
- 辅助放、化疗可延长其生存期[42]。

14.12.2　流行病学

幕上原发性神经外胚层肿瘤（SPNET）约占所有脑肿瘤患儿的 2.5%[43]。

14.12.3　临床表现

肿瘤生长迅速，其临床表现常为颅内压升高的症状，也可伴有局部的神经功能障碍和癫痫发作。

14.12.4　临床评估

推荐进行分期检查来评估患者病情，术前必须行头颅、脊髓的 MRI 检查及脑脊液细胞学检查（通过腰穿和术中收集的脑脊液）。据报道，儿童幕上原发性神经外胚层肿瘤的 MRI 检查与脑脊液细胞学检查的结果可能不一致[44]。

14.12.5　影像学

MRI 可见幕上原发性神经外胚层肿瘤有异质性，其影像学检查无特征性改变。肿瘤实体部分常有明显的不均匀强化，伴瘤周少量水肿[22]。肿瘤坏死、出血较为常见，在 DWI 序列上呈抑制性信号[11]。

14.12.6　病理学

WHO 工作组对于该类肿瘤的定义[14]：异质性胚胎性肿瘤，由未分化或低分化的神经上皮细胞组成，这些细胞可多向分化为神经元、星形细胞和室管膜细胞。

- 大脑神经母细胞瘤——仅分化为神经元。
- 节细胞神经母细胞瘤——分化为神经元和神经节细胞。
- 髓母细胞瘤——神经管形成。
- 室管膜母细胞瘤——花环样室管膜形成。

14.12.7　分子学特点

中枢神经系统的原发性神经外胚层肿瘤，基因改变较复杂[45]，其形成与位于染色体 2p 的癌基因有关。

14.12.8　治　疗

该肿瘤血供丰富，术中常因失血过

多而出现低血容量等并发症，故术前要充分备血。

手术过程中，要尽量避免大脑过度塌陷。术后若出现脑积水，需进行分流手术。手术切除肿瘤时切勿损伤大脑，防止出现永久性的神经功能缺损。关于是否全部切除肿瘤，目前尚存争议。

14.12.9 化 疗

所有患者均应接受化疗。肿瘤委员会讨论后，制定个体化的治疗方案。有证据表明，化疗联合放疗会显著提高患者的生存率[42]。

14.12.10 放 疗

大多数的放疗方案都是对肿瘤部位进行局部照射治疗，若有脊髓转移则应进行全脊柱放疗。有研究显示，质子放射疗法控制局部病变的效果好，产生的急性放射毒性反应低[46]。

14.12.11 预 后

即使放、化疗联合治疗，预后仍非常差，患者的 1 年生存率为 76.4%，5 年生存率为 49.5%[1]，尤其是 2 岁以内的患儿，生存率极低[47]。幕上原发性神经外胚层肿瘤的患儿预后比髓母细胞瘤更差[48-49]。

14.12.12 随 访

建议进行以儿童神经肿瘤专家为主的多学科随访。

14.13 非典型性畸胎瘤

14.13.1 关键特征

• 高度恶性。

• 多见于婴儿患者。

• SMARCB1 是其特异性标记物。

14.13.2 流行病学

约 80% 的确诊患者为 3 岁以内的幼儿，男性偏多，约占 58%[50]，约 50% 的肿瘤位于幕上[51]。横纹肌样肿瘤易感综合征是非典型性畸胎瘤的危险因素。

14.13.3 临床表现

因多数患者为婴儿，故临床表现主要为巨头畸形、囟门膨隆和呕吐等颅内压升高的表现。

14.13.4 临床评估

MRI 可见肿瘤位于幕上、瘤壁厚、瘤周呈波浪形（不规则）不均匀强化，肿瘤中央多呈囊性变[52]。该特征相对独特、不常见，约 40% 的非典型性畸胎瘤患者会有上述表现[53]。

MRI 波谱分析有助于区分非典型性畸胎瘤与其他类型的脑肿瘤。与其他儿童恶性脑肿瘤不同的是，非典型性畸胎瘤的特征性代谢模式为胆碱、乳酸和脂质波峰突出，而 NAA 和肌醇波峰缺失[54]。

约 13% 的非典型性畸胎瘤会发生转移，在低龄患儿中尤为常见，故必须分期行全脑、全脊髓的 MRI 扫描[50]。若情况允许，可行腰穿脑脊液检查，但要考虑到相应的风险（如前文所述）。

14.13.5 危险因素

大龄患儿的非典型性畸胎瘤可继发于全脑放疗后[55]。

14.13.6　病理学

非典型性畸胎瘤、髓母细胞瘤和原发性神经外胚层肿瘤均为胚胎源性肿瘤。其病理学特点主要为大量的杆状肿瘤细胞，细胞内含大量胞质，胞核附近有嗜酸性包涵体，细胞核内单一核仁清晰、核染质稀疏[14]。与杆状肿瘤相关的 INI 1 基因（*SMARCB*1）缺陷导致其蛋白表达缺失，故可作为诊断标记物。76%~95% 的患者有 *SMARCB*1 基因的异常[56-57]。

14.13.7　治　疗

最大范围地切除原发肿瘤可提高患者的全生存率和无进展生存率[58]，但切除范围和全生存率之间的关系尚存争议[50]。

14.13.8　化　疗

非典型性畸胎瘤是一种罕见的肿瘤，治疗方法较多，没有标准的方案。大剂量化疗可能会有较好的治疗效果，有益于延长患者生命[51]。椎管内给药已被广泛应用，可显著提高患儿的生存率[59]。

14.13.9　放　疗

一般不建议 3 岁以内的患儿进行放射治疗，可以考虑推迟放疗。非典型性畸胎瘤的预后差，在评估放疗带来潜在益处的同时，必须考虑到放疗造成神经认知发育延迟的风险[50]。若有放疗指征，切口愈合后则应尽早放疗，如何避免健康组织受到照射尚在研究中。非典型性畸胎瘤患者需在幼时即进行放射治疗，故质子疗法尤其适用于该类患者，初期临床疗效较好[60]。

14.13.10　预　后

非典型性畸胎瘤的 1 年生存率为 48%，5 年生存率为 28%[1]，中位全生存期约为 10 个月，肿瘤发生转移者预后更差[50]。患者确诊时小于 2 岁、肿瘤有转移及紧密连接蛋白 -6 强阳性是影响非典型性畸胎瘤预后的独立因素[61]。

14.13.11　随　访

类似于中枢神经系统原发性神经外胚层肿瘤，非典型性畸胎瘤患儿也应在儿童神经肿瘤专家的领导下进行多学科随访。长期并发症包括：松果体和脑室的非典型性畸胎瘤通过脑室腹腔分流手术转移到腹腔[62-63]及疾病治疗相关的多发坏死性脑白质病[64]。

14.14　促纤维增生型神经上皮瘤

14.14.1　关键特征

• 临床症状常为癫痫发作，典型特点是顽固性局灶性癫痫发作。

• 1988 年初次描述，1993 年进行了 WHO 分型。

14.14.2　流行病学

儿童促纤维增生型神经上皮瘤属于神经元 - 胶质混合肿瘤，它与神经元肿瘤共占中枢神经系统肿瘤的 6.5%~7.9%[1]。

14.14.3　病理学

根据 WHO 分型，促纤维增生型神经上皮瘤为 I 级胶质神经元肿瘤，没有 IDH1 的突变[14]，促纤维增生型神经上皮瘤的基因突变尚不完全清楚，FGFR1 突变和 MAP 激酶通路激活是其发展的原因。5 号和 7 号染色体扩增及染色体 1p、10q、19q 的缺失与该肿瘤有关[65]。

14.14.4 临床评估

术前评估时必须咨询癫痫疾病专家，儿童有癫痫病史并服用抗癫痫药物，可能导致凝血功能障碍，故术前需请血液科医生会诊。

14.14.5 影像学

MRI 可见促纤维增生型神经上皮瘤的特征为多叶状的囊泡样楔形占位，其 T1 序列为低信号，T2 序列为高信号，FLAIR 序列为特征性高信号。促纤维增生型神经上皮瘤是表观弥散系数最高的良性肿瘤之一，MRS 无特异性表现[11]。

14.14.6 治 疗

将肿瘤全部切除可治愈本病。颞叶促纤维增生型神经上皮瘤患者常行颞叶切除术（伴或不伴海马），某些患者需进行术中的皮层脑电图监测、术前及术后的侵入性监测。

14.14.7 预 后

与低级别胶质瘤类似，促纤维增生型神经上皮瘤预后良好，长期无癫痫发作率可达 86%[66]。

14.14.8 随 访

应在儿童神经肿瘤专家领导下进行多学科随访。

14.15 神经节细胞胶质瘤

14.15.1 关键特征

癫痫发作是最常见的临床表现。
- 包括两个不同的细胞类型（混合

有神经细胞和胶质细胞）。
- WHO Ⅰ 级，间变罕见。
- 肿瘤全切除后预后良好。

14.15.2 流行病学

神经节细胞胶质瘤可发生于整个中枢神经系统，但大部分位于颞叶[14]，大多数的幕上肿瘤位于颞叶和额叶。

14.15.3 临床表现

癫痫发作是最常见的临床表现，该肿瘤是儿童慢性、顽固性癫痫最常见的病因[67]。

14.15.4 影像学

MRI 表现为不同程度增强的圆形肿块，或伴壁结节的囊性病变，CT 检查可见钙化灶。

14.15.5 病理学

该肿瘤为分化良好、生长缓慢的神经上皮肿瘤，仅由神经节细胞（神经节细胞瘤）和（或）肿瘤胶质细胞（神经节细胞胶质瘤）构成。该类患者普遍有 *TSC*1 和 *TSC*2 的基因异常[68]。间变性神经节细胞胶质瘤很少见。

14.15.6 治 疗

需在术前或术中确定癫痫病灶并完全切除。建议术中进行神经电生理监测，尽可能安全地全切除肿瘤，术后无须放射治疗。若未完全切除肿瘤，则要考虑放射治疗，可有助于长期控制良、恶性肿瘤的生长复发[69]。

14.15.7 术后护理

持续抗癫痫药物治疗。

14.15.8 预 后

整体预后良好，5 年无进展生存率为 81.2%，全生存率为 97.4%[70]，15 年全生存率为 94%。无进展生存率与肿瘤初始切除范围有关，故要尽量全切除肿瘤[11]。

大脑半球肿瘤患者的长期无进展生存率与肿瘤全切、无癫痫发作有关[70]。

14.15.9 随 访

建议在儿童癫痫专家和神经肿瘤学家的主导下进行多学科随访。

14.16 室管膜瘤

14.16.1 关键特征

• 全切除肿瘤是影响预后的关键因素。

• 根据目前的分子学分类法，将中枢神经系统室管膜瘤分为 9 个亚组，其中 2 个位于幕上。

14.16.2 流行病学

室管膜瘤约占儿童所有肿瘤的 5.4%[1]，1/3 的儿童室管膜瘤位于幕上[72]。

14.16.3 临床表现

大多数患者表现为颅内压升高的症状[73]。

14.16.4 影像学

建议分期进行全脑、全脊髓 MRI 扫描及脑脊液的细胞学分析。

14.16.5 病理学

根据 WHO 的分级系统及组织病理学标准，将室管膜瘤分成 3 级[14]：I 级（黏液乳头型）；II 级分为 4 种亚型（细胞型、乳头型、透明细胞型和伸展细胞型）；III 级（间变性）。与室管膜瘤相关的基因异常有：染色体 22q 的肿瘤抑制基因 NF2 的突变、染色体 1p 的缺失和 1q 的扩增。根据分子学特点，可将室管膜瘤分成 9 种不同的亚型，其中 3 种亚型位于幕上，2 种幕上亚型多见于儿童患者，该类患儿分别伴有 RELA 和 YAP1 的原始融合基因异常[74]。

14.16.6 治 疗

室管膜瘤属于外科范畴[75]。手术应追求全部切除肿瘤，这对患者的预后至关重要。对幕上的室管膜瘤患儿，全切肿瘤联合外部放疗会最大限度地避免肿瘤进展、复发，肿瘤次全切的预后相对较差[72]。围手术期准备要点与星形细胞瘤类似。

对低龄和肿瘤位于重要功能区的患儿，质子放疗可能是一种合适的治疗方法[76]。

14.16.7 预 后

疾病预后较好，5 年全生存率达 72%~85%[77-78]。

据报道，II 级室管膜瘤患者经手术全部切除肿瘤后，即使未接受辅助治疗也可长期生存[79]。

尚未明确肿瘤分级能否预测患儿预后。儿童癌症组一项包含 40 例肿瘤患儿的研究发现，不同的 WHO 分级的患儿，其无进展生存率没有差别[80]。

14.16.8 随 访

手术后每 3~6 个月进行 1 次 MRI 检查，病情稳定后，无论有无肿瘤残余，每年随访 1 次。

14.17 脑膜瘤

14.17.1 关键特征
• 儿童脑膜瘤远远少于成人。
• 儿童脑膜瘤的侵袭性大于成人，但这可能仅是影响患儿预后一个问题。
• 脑膜瘤与既往放疗史[81]、神经纤维瘤病密切相关[82]。

14.17.2 流行病学
脑膜来源的原发性儿童中枢神经系统肿瘤仅占 2.5%，其发病率随年龄增长而上升[1]。

14.17.3 临床评估
应仔细询问既往有无放疗史，大约 40% 的脑膜瘤患儿伴有 2 型神经纤维瘤病（NF2）[83]。在 2 型神经纤维瘤病患者中，最常见的肿瘤为前庭神经鞘瘤，其次为脑膜瘤，后者约占 50%[84]。

14.17.4 影像学
MRI 是首选的影像学检查，它能清晰显示肿瘤范围及血管结构，儿童脑膜瘤多无脑膜尾征[82]。

14.17.5 病理学
大多数儿童脑膜瘤为 WHO Ⅱ 级或 Ⅲ 级（60%），常有侵袭性、多形性、细胞增殖指数高、1p 和 14q 缺失等特点。约半数患儿的无进展生存率和全生存率均很短[85]，且有报道称发现了转移性的脑膜瘤[86]。

14.17.6 治疗
对病变广泛、血运丰富的肿瘤，尤其是低龄患儿，切除前应先考虑血管栓塞，术前应充分备血，避免术中失血过多而死亡（有过此类报道）[82]。

因患者数量少，缺乏标准化的辅助治疗方案，因此临床应根据患者的具体情况制定个体化的治疗方法。

14.17.7 预后和辅助治疗
脑膜瘤患儿的 5 年生存率仅为83.9%，提示儿童脑膜瘤的生物学行为较成人更具侵袭性[87-88]。

14.17.8 随 访
儿童脑膜瘤的恶性度较高，因此，应每 3~6 个月就进行 1 次临床和影像学随访。

14.18 手术要点
• 儿童幕上肿瘤发病率低于后颅窝肿瘤，但肿瘤种类多于后者。
• 要广泛彻底地切除每一个肿瘤。
• 尽管进行了辅助治疗，但预后差异很大，有术后痊愈者，也有术后短时间即复发、死亡者。
• 有些肿瘤可能体积很大且血供丰富，故术前应充分备血。

14.19 常见的临床问题
（1）幕上低级别胶质瘤的最佳治疗方案是什么？
（2）幕上低级别胶质瘤能否采取观察等待疗法或进行立体定向活检？
（3）低级别胶质瘤全切除后的预后如何？
（4）儿童黄色星形细胞瘤和低级别

胶质瘤的预后相似吗？

（5）有慢性癫痫且疑似促纤维增生型神经上皮瘤或神经节胶质瘤的患儿，围手术期的策略是什么？

14.20 临床问题解答

（1）幕上半球低级别胶质瘤的手术目标是全切除肿瘤，可通过术前和术中的导航、神经电生理监测、唤醒手术来实现。若不能全切除肿瘤，则要进一步随访，55% 有肿瘤残余的患者可维持病情稳定（无进展性疾病）。

（2）对那些体积小且无临床症状的幕上低级别胶质瘤可采取观察等待法，但要持续权衡手术风险与肿瘤恶化之间的利弊。立体定位活检的作用有限，幕上低级别胶质瘤的手术目标仍是全切除肿瘤，且大多数患者均能安全实现。少数肿瘤局限、弥漫生长，没有实际切除意义，可采取立体定向活检术。

（3）儿童癌症工作组（CCG）和儿童肿瘤工作组（POG）的数据显示，儿童低级别胶质瘤初次全切除后的 5 年无进展生存率为 92%，幼稚毛细胞性星形细胞瘤和神经节细胞胶质瘤的无进展生存率可达 95%~100%，Ⅱ 级的弥漫性星形细胞瘤的无进展生存率约为 80%[9]。

（4）不相似。与低级别胶质瘤相比，儿童黄色星形细胞瘤的预后更差，差异更大。据报道，黄色星形细胞瘤的 5 年无进展生存率为 40%~68%，5 年全生存率为 76%~87%[39-41]，而低级别胶质瘤则分别是 78% 和 96%[9]。

（5）对促纤维增生型神经上皮瘤和神经节细胞胶质瘤患者，术前应进行多学科的癫痫手术讨论，术前评估应包括 VEEG 和 MRI 检查，必要时行功能 MRI（fMRI）、单光子放射计算机断层扫描成像（SPECT）、PET 和神经心理学评估。为精确定位致痫区，使切除手术后获得更好的结果，术前或术后要进行侵入性电生理监测，术后患者要持续服用抗癫痫药物，并在癫痫专家的指导下逐渐减量。

参考文献

[1] Ostrom QT, Gittleman H, Farah P, et al. CBTRUS statistical report: Primary brain and central nervous system tumors diagnosed in the United States in 2006—2010. Neuro-oncol, 2013, 15(Suppl 2): ii1–ii56.

[2] Meyers SP, Wildenhain SL, Chang JK, et al. Postoperative evaluation for disseminated medulloblastoma involving the spine: contrast-enhanced MR findings, CSF cytologic analysis, timing of disease occurrence, and patient outcomes. AJNR Am J Neuroradiol, 2000, 21(9):1757–1765.

[3] Pirotte BJ, Lubansu A, Massager N, et al. Clinical interest of integrating positron emission tomography imaging in the workup of 55 children with incidentally diagnosed brain lesions. J Neurosurg Pediatr, 2010, 5(5):479–485.

[4] Pearce MS, Salotti JA, Little MP, et al. Radiation exposure from CT scans in childhood and subsequent risk of leukaemia and brain tumours: a retrospective cohort study. Lancet, 2012, 380(9840):499–505.

[5] Wang HH, Luo CB, Guo WY, et al. Preoperative embolization of hypervascular pediatric brain tumors: evaluation of technical safety and outcome. Childs Nerv Syst, 2013, 29(11):2043–2049.

[6] Duffau H, Lopes M, Arthuis F, et al. Contribution of intraoperative electrical stimulations in surgery of low grade gliomas: a comparative study between two series without (1985—1996) and with (1996—2003) functional mapping in the same institution. J Neurol Neurosurg Psychiatry, 2005,76(6):845–851.

[7] Stummer W, Pichlmeier U, Meinel T, et al. Fluore-

scence-guided surgery with 5-aminolevulinic acid for resection of malignant glioma: a randomised controlled multicentre phase Ⅲ trial. Lancet Oncol, 2006, 7(5):392–401.

.[8] Preuß M, Renner C, Krupp W, et al. The use of 5-aminolevulinic acid fluorescence guidance in resection of pediatric brain tumors. Childs Nerv Syst, 2013, 29(8):1263–1267.

[9] Wisoff JH, Sanford RA, Heier LA, et al. Primary neurosurgery for pediatric low-grade gliomas: a prospective multiinstitutional study from the Children's Oncology Group. Neurosurgery, 2011, 68(6): 1548–1554, discussion 1554–1555.

[10] Youland RS, Khwaja SS, Schomas DA, et al. Prognostic factors and survival patterns in pediatric low-grade gliomas over 4 decades. J Pediatr Hematol Oncol, 2013, 35(3):197–205.

[11] Borja MJ, Plaza MJ, Altman N, et al. Conventional and advanced MRI features of pediatric intracranial tumors: supratentorial tumors. AJR Am J Roentgenol, 2013, 200(5): W483–503.

[12] Koeller KK, Rushing EJ. From the archives of the AFIP: pilocytic astrocytoma: radiologic-pathologic correlation. Radiographics, 2004, 24(6): 1693–1708.

[13] Burger PC, Scheithauer BW, Vogel FS. Surgical Pathology of the Nervous System and Its Coverings. 4th ed. New York, NY: Churchill Liv-ingstone, 2002.

[14] Louis DN, International Agency for Research on Cancer. World Health Organization. WHO Classification of Tumours of the Central Nervous System. 4th ed. Lyon: International Agency for Research on Cancer, 2007.

[15] Jenkins RB, Xiao Y, Sicotte H, et al. A lowfrequency variant at 8q24.21 is strongly associated with risk of oligodendroglial tumors and astrocytomas with IDH1 or IDH2 mutation. Nat Genet, 2012, 44(10):1122–1125.

[16] Jones DT, Kocialkowski S, Liu L, et al. Tandem duplication producing a novel oncogenic BRAF fusion gene defines the majority of pilocytic astrocytomas. Cancer Res, 2008, 68(21): 8673–8677.

[17] Mistry M, Zhukova N, Merico D, et al. BRAF mutation and CDKN2A deletion define a clinically distinct subgroup of childhood secondary high-grade glioma. J Clin Oncol, 2015, 33(9):1015–1022.

[18] Schindler G, Capper D, Meyer J, et al. Analysis of BRAF V600E mutation in 1320 nervous system tumors reveals high mutation frequencies in pleomorphic xanthoastrocytoma, ganglioglioma and extra-cerebellar pilocytic astrocytoma. Acta Neuropathol, 2011, 121(3):397–405.

[19] Belhawi SM, Hoefnagels FW, Baaijen JC, et al. Early postoperative MRI overestimates residual tumour after resection of gliomas with no or minimal enhancement. Eur Radiol, 2011, 21(7):1526–1534.

[20] Paulino AC, Mazloom A, Terashima K, et al. Intensitymodulated radiotherapy (IMRT) in pediatric low-grade glioma. Cancer, 2013, 119(14): 2654–2659.

[21] Marcus KJ, Goumnerova L, Billett AL, et al. Stereotactic radiotherapy for localized low-grade gliomas in children: final results of a prospective trial. Int J Radiat Oncol Biol Phys, 2005, 61(2): 374–379.

[22] Poussaint TY. Magnetic resonance imaging of pediatric brain tumors: state of the art. Top Magn Reson Imaging, 2001, 12 (6):411–433.

[23] Howe FA, Opstad KS. 1H MR spectroscopy of brain tumours and masses. NMR Biomed, 2003, 16(3):123–131.

[24] Li FP, Fraumeni JF, Jr, Mulvihill JJ, et al. A cancer family syndrome in twenty-four kindreds. Cancer Res, 1988, 48 (18):5358–5362.

[25] Rosenfeld A, Listernick R, Charrow J, et al. Neurofibromatosis type 1 and high-grade tumors of the central nervous system. Childs Nerv Syst, 2010, 26(5):663–667.

[26] Borkar SA, Lakshmiprasad G, Subbarao KC, et al. Giant cell glioblastoma in the pediatric age group: report of two cases. J Pediatr Neurosci, 2013, 8(1):38–40.

[27] MacDonald TJ, Aguilera D, Kramm CM. Treatment of highgrade glioma in children and adolescents. Neuro-oncol, 2011, 13(10):1049–1058.

[28] Varley JM. Germline TP53 mutations and Li-Fraumeni syndrome. Hum Mutat, 2003, 21(3): 313–320.

[29] Das KK, Mehrotra A, Nair AP, et al. Pediatric glioblastoma: clinico-radiological profile and factors affecting the outcome. Childs Nerv Syst, 2012, 28(12):2055–2062.

[30] Yang T, Temkin N, Barber J, et al. Gross total

resection correlates with long-term survival in pediatric patients with glioblastoma. World Neurosurg, 2013, 79(3/4):537–544.

[31] Wolff JE, Driever PH, Erdlenbruch B, et al. Intensive chemotherapy improves survival in pediatric high-grade glioma after gross total resection: results of the HIT-GBM-C protocol. Cancer, 2010, 116(3):705–712.

[32] Fangusaro J, Gururangan S, Poussaint TY, et al. Bevacizumab (BVZ)-associated toxicities in children with recurrent central nervous system tumors treated with BVZ and irinotecan (CPT-11): a Pediatric Brain Tumor Consortium Study (PBTC-022). Cancer, 2013, 119(23):4180–4187.

[33] Cage TA, Mueller S, Haas-Kogan D, et al. High-grade gliomas in children. Neurosurg Clin N Am, 2012, 23(3):515–523.

[34] Friedman GK, Spiller SE, Harrison DK, et al. Treatment of children with glioblastoma with conformal radiation, temozolomide, and bevacizumab as adjuncts to surgical resection. J Pediatr Hematol Oncol, 2013, 35(3): e123–e126.

[35] Pollack IF, Finkelstein SD, Woods J, et al. Children's Cancer Group. Expression of p53 and prognosis in children with malignant gliomas. N Engl J Med, 2002, 346(6):420–427.

[36] Nern C, Hench J, Fischmann A. Spinal imaging in intracranial primary pleomorphic xanthoastrocytoma with anaplastic features. J Clin Neurosci, 2012, 19(9):1299–1301.

[37] Okazaki T, Kageji T, Matsuzaki K, et al. Primary anaplastic pleomorphic xanthoastrocytoma with widespread neuroaxis dissemination at diagnosis—a pediatric case report and review of the literature. J Neurooncol, 2009, 94(3):431–437.

[38] Krishnatry R, Zhukova N, Guerreiro Stucklin AS, et al. Clinical and treatment factors determining long-term outcomes for adult survivors of childhood low-grade glioma: a populationbased study. Cancer, 2016, 122(8):1261–1269.

[39] Rao AA, Laack NN, Giannini C, et al. Pleomorphic xanthoastrocytoma in children and adolescents. Pediatr Blood Cancer, 2010, 55(2): 290–294.

[40] Dodgshun AJ, Sexton-Oates A, Saffery R, et al. Pediatric pleomorphic xanthoastrocytoma treated with surgical resection alone: clinicopathologic features. J Pediatr Hematol Oncol, 2016, 38(7): e202–e206.

[41] Ida CM, Rodriguez FJ, Burger PC, et al. Pleomorphic xanthoastrocytoma: natural history and long-term follow-up. Brain Pathol, 2015, 25(5): 575–586.

[42] Johnston DL, Keene DL, Lafay-Cousin L, et al. Supratentorial primitive neuroectodermal tumors: a Canadian pediatric brain tumor consortium report. J Neurooncol, 2008, 86(1): 101–108.

[43] Gaffney CC, Sloane JP, Bradley NJ, et al. Primitive neuroectodermal tumours of the cerebrum. Pathology and treatment. J Neurooncol, 1985, 3(1):23–33.

[44] Terterov S, Krieger MD, Bowen I, et al. Evaluation of intracranial cerebrospinal fluid cytology in staging pediatric medulloblastomas, supratentorial primitive neuroectodermal tumors, and ependymomas. J Neurosurg Pediatr, 2010, 6(2): 131–136.

[45] Miller S, Rogers HA, Lyon P, et al. Genome-wide molecular characterization of central nervous system primitive neuroectodermal tumor and pineoblastoma. Neurooncol, 2011, 13(8):866–879.

[46] Jimenez RB, Sethi R, Depauw N, et al. Proton radiation therapy for pediatric medulloblastoma and supratentorial primitive neuroectodermal tumors: outcomes for very young children treated with upfront chemotherapy. Int J Radiat Oncol Biol Phys, 2013, 87(1):120–126.

[47] Geyer JR, Zeltzer PM, Boyett JM, et al. Survival of infants with primitive neuroectodermal tumors or malignant ependymomas of the CNS treated with eight drugs in 1 day: a report from the Childrens Cancer Group. J Clin Oncol, 1994, 12(8): 1607–1615.

[48] Dirks PB, Harris L, Hoffman HJ, et al. Supratentorial primitive neuroectodermal tumors in children. J Neurooncol, 1996, 29(1):75–84.

[49] Reddy AT, Janss AJ, Phillips PC, et al. Outcome for children with supratentorial primitive neuroectodermal tumors treated with surgery, radiation, and chemotherapy. Cancer, 2000, 88(9): 2189–2193.

[50] Buscariollo DL, Park HS, Roberts KB, et al. Survival outcomes in atypical teratoid rhabdoid tumor for patients undergoing radiotherapy in a Surveillance, Epidemiology, and End Results analysis. Cancer, 2012, 118(17):4212–4219.

[51] Lafay-Cousin L, Hawkins C, Carret AS, et al. Central nervous system atypical teratoid rhabdoid

tumours: the Canadian Paediatric Brain Tumour Consortium experience. Eur J Cancer, 2012, 48(3): 353–359.

[52] Au Yong KJ, Jaremko JL, Jans L, et al. How specific is the MRI appearance of supratentorial atypical teratoid rhabdoid tumors? Pediatr Radiol, 2013, 43(3):347–354.

[53] Warmuth-Metz M, Bison B, Dannemann-Stern E, et al. CT and MR imaging in atypical teratoid/ rhabdoid tumors of the central nervous system. Neuroradiology, 2008, 50(5):447–452.

[54] Bruggers CS, Moore K. Magnetic resonance imaging spectroscopy in pediatric atypical teratoid rhabdoid tumors of the brain. J Pediatr Hematol Oncol, 2014, 36(6):e341–e345.

[55] De Padua M, Reddy V, Reddy M. Cerebral atypical teratoid rhabdoid tumour arising in a child treated for acute lymphoblastic leukaemia. BMJ Case Rep, 2009.

[56] Biegel JA. Molecular genetics of atypical teratoid/ rhabdoid tumor. Neurosurg Focus, 2006, 20(1): E11.

[57] Tekautz TM, Fuller CE, Blaney S, et al. Atypical teratoid/rhabdoid tumors (ATRT): improved survival in children 3 years of age and older with radiation therapy and high-dose alkylator-based chemotherapy. J Clin Oncol, 2005, 23(7): 1491–1499.

[58] von Hoff K, Hinkes B, Dannenmann-Stern E, et al. Frequency, risk-factors and survival of children with atypical teratoid rhabdoid tumors (AT/RT) of the CNS diagnosed between 1988 and 2004, and registered to the German HIT database. Pediatr Blood Cancer, 2011, 57(6):978–985.

[59] Athale UH, Duckworth J, Odame I, et al. Childhood atypical teratoid rhabdoid tumor of the central nervous system: a meta-analysis of observational studies. J Pediatr Hematol Oncol, 2009, 31(9): 651–663.

[60] De Amorim Bernstein K, Sethi R, Trofimov A, et al. Early clinical outcomes using proton radiation for children with central nervous system atypical teratoid rhabdoid tumors. Int J Radiat Oncol Biol Phys, 2013, 86(1):114–120.

[61] Dufour C, Beaugrand A, Le Deley MC, et al. Clinicopathologic prognostic factors in childhood atypical teratoid and rhabdoid tumor of the central nervous system: a multicenter study. Cancer, 2012,

118(15):3812–3821.

[62] Ingold B, Moschopulos M, Hutter G, et al. Abdominal seeding of an atypical teratoid/rhabdoid tumor of the pineal gland along a ventriculo-peritoneal shunt catheter. Acta Neuropathol, 2006, 111(1):56–59.

[63] Han YP, Zhao Y, He XG, et al. Peritoneal metastasis of third ventricular atypical teratoid/rhabdoid tumor after VP shunt implantation for unexplained hydrocephalus.World J Pediatr, 2012, 8(4): 367–370.

[64] Hasan A, Palumbo M, Atkinson J, et al. Treatmentrelated morbidity in atypical teratoid/rhabdoid tumor: multifocal necrotizing leukoencephalopathy. Pediatr Neurosurg, 2011, 47(1):7–14.

[65] Rivera B, Gayden T, Carrot-Zhang J, et al. Germline and somatic FGFR1 abnormalities in dysembryoplastic neuroepithelial tumors. Acta Neuropathol, 2016, 131(6): 847–863.

[66] Ranger A, Diosy D. Seizures in children with dysembryoplastic neuroepithelial tumors of the brain—a review of surgical outcomes across several studies. Childs Nerv Syst, 2015, 31(6): 847–855.

[67] Prayson RA. Tumours arising in the setting of paediatric chronic epilepsy. Pathology, 2010, 42(5): 426–431.

[68] Becker AJ, Löbach M, Klein H, et al. Mutational analysis of TSC1 and TSC2 genes in gangliogliomas. Neuropathol Appl Neurobiol, 2001, 27(2): 105–114.

[69] Rades D, Zwick L, Leppert J, et al. The role of postoperative radiotherapy for the treatment of gangliogliomas. Cancer, 2010, 116(2):432–442.

[70] El Khashab M, Gargan L, Margraf L, et al. Predictors of tumor progression among children with gangliogliomas. Clinical article. J Neurosurg Pediatr, 2009, 3(6):461–466.

[71] Compton JJ, Laack NN, Eckel LJ, et al. Long-term outcomes for low-grade intracranial ganglioglioma: 30-year experience from the Mayo Clinic. J Neurosurg, 2012, 117(5):825–830.

[72] Cage TA, Clark AJ, Aranda D, et al. A systematic review of treatment outcomes in pediatric patients with intracranial ependymomas. J Neurosurg Pediatr, 2013, 11(6):673–681.

[73] Vinchon M, Soto-Ares G, Riffaud L, et al. Supratentorial ependymoma in children. Pediatr Neurosurg,

2001, 34(2):77–87.

[74] Pajtler KW, Witt H, Sill M, et al. Molecular classi-fication of ependymal tumors across all CNS compartments, histopathological grades, and age groups. Cancer Cell, 2015, 27(5):728–743.

[75] Bouffet E, Perilongo G, Canete A, et al. Intracranial ependymomas in children: a critical review of prognostic factors and a plea for cooperation. Med Pediatr Oncol, 1998, 30(6): 319–329, discussion 329–331.

[76] Macdonald SM, Sethi R, Lavally B, et al. Proton radiotherapy for pediatric central nervous system ependymoma: clinical outcomes for 70 patients. Neuro-oncol, 2013, 15(11):1552–1559.

[77] Merchant TE, Li C, Xiong X, et al. Conformal radiotherapy after surgery for paediatric ependy-moma: a prospective study. Lancet Oncol, 2009, 10 (3):258–266.

[78] Landau E, Boop FA, Conklin HM, et al. Supra-tentorial ependymoma: disease control, complica-tions, and functional outcomes after irradiation. Int J Radiat Oncol Biol Phys, 2013, 85(4): e193–e199.

[79] Tanaka T, Kato N, Hasegawa Y, et al. Long-term survival following gross total resection of pediatric supratentorial ependymomas without adjuvant therapy. Pediatr Neurosurg, 2012, 48(6): 379–384.

[80] Robertson PL, Zeltzer PM, Boyett JM, et al. Survival and prognostic factors following radiation therapy and chemotherapy for ependymomas in children: a report of the Children's Cancer Group.

[81] Sadetzki S, Flint-Richter P, Ben-Tal T, et al. Radia-tioninduced meningioma: a descriptive study of 253 cases. J Neurosurg, 2002, 97(5):1078– 1082.

[82] Erdinçler P, Lena G, Sarioğlu AC, et al. Intracranial meningiomas in children: review of 29 cases. Surg Neurol, 1998, 49(2):136–140, discussion 140–141.

[83] Perry A, Dehner LP. Meningeal tumors of child-hood and infancy. An update and literature review. Brain Pathol, 2003, 13(3):386–408.

[84] Evans DG. Neurofibromatosis type 2 (NF2): a clinical and molecular review. Orphanet J Rare Dis, 2009, 4:16.

[85] Perry A, Giannini C, Raghavan R, et al. Aggressive phenotypic and genotypic features in pediatric and NF2-associated meningiomas: a clinicopathologic study of 53 cases. J Neuropathol Exp Neurol, 2001, 60(10):994–1003.

[86] Doxtader EE, Butts SC, Holsapple JW, et al. Aggressive pediatric meningioma with soft tissue and lymph node metastases: a case report. Pediatr Dev Pathol, 2009, 12(3): 244–248.

[87] Thuijs NB, Uitdehaag BM, Van Ouwerkerk WJ, et al. Pediatric meningiomas in the Netherlands 1974—2010: a descriptive epidemiological case study. Childs Nerv Syst, 2012, 28(7):1009–1015.

[88] Di Rocco C, Di Rienzo A. Meningiomas in child-hood. Crit Rev Neurosurg, 1999, 9(3):180–188.

（康恩铭　贾怡斌　译，贺晓生　审）

第 15 章

下丘脑和视路肿瘤

Rajiv R. Iyer   Nir Shimony   George I. Jallo

15.1 概述 / 流行病学

视路和下丘脑胶质瘤（OP-HG）很少见，约占儿童中枢神经系统肿瘤的 5%，好发于 5 岁以下的儿童，无性别差异，发病率约为 1/100 000。该肿瘤是一组发生于视觉通路不同部位的肿瘤，包括局限于眼眶的视神经肿瘤、视交叉肿瘤、视束肿瘤、向外侧扩展至下丘脑或向上扩展至鞍上区域的肿瘤及从丘脑后部延伸到视辐射的肿瘤等。该类肿瘤解剖位置的特殊性，决定了其临床表现的多样性及自然病史的不明确性。然而，这些肿瘤具有相似的组织病理学特点，且都有惰性生物学的性质。所以它们被归为同一类疾病。

大多数视路和下丘脑胶质瘤是低级别胶质瘤，最常见的是毛细胞型星形细胞瘤，也可有纤维星形细胞瘤，而毛细胞黏液样星形细胞瘤、神经节胶质瘤和脑膜瘤则不常见，但在鉴别诊断时仍需考虑。

视路和下丘脑胶质瘤与神经纤维瘤病 1 型（NF1）有相关性。*NF1* 是一种主要由 17 号染色体长臂 *NF1* 基因突变引起的常染色体显性遗传性疾病。视路肿瘤是 *NF1* 综合征临床诊断标准中的一部分，肿瘤双侧生长几乎是 NF1 患者特异性的表现。NF1 患者中出现视路和

下丘脑胶质瘤的概率在 4%~20%，但仅有一半患者会出现症状，30% 的患者与 NF1 患者有相同特征。NF1 患者的视路和下丘脑胶质瘤好发于 10 岁以内，与散发的视路和下丘脑胶质瘤相比，该类肿瘤发生进展的可能性较小，故无须治疗，只需密切观察随访，尤其是那些起源于视交叉前方的肿瘤。是否需要对 NF1 患者或合并有视路和下丘脑胶质瘤者进行监测随访，目前尚无共识，但每年对这些患儿（尤其是 5~7 岁的患儿）进行眼科检查得到了一致认同。视路和下丘脑胶质瘤早期出现症状的概率较高，故需要密切随访患儿直至青春期甚至成年期。若发现视觉出现可疑改变，可重复进行影像学诊断，通常采用磁共振成像（MRI）检查。

15.2 临床表现

多数视路和下丘脑胶质瘤本身并无症状，但由于该类肿瘤的解剖变异及其内部和周围的重要结构，临床相关表现多样。根据肿瘤的大小和位置并不能完全准确地预测患者的症状。典型的临床表现有视觉障碍、内分泌功能紊乱及较大的外生性肿瘤患者出现的梗阻性脑积水等。视力异常是最常见的临床表现，包括视力下降、视野改变、眼球震颤和

眼球突出。遗憾的是，视力丧失与 MRI 成像上呈现的特征性病变之间没有明显的相关性[1]。眼科检查因能发现视神经苍白或萎缩的迹象、瞳孔传入缺陷，而显得很有必要。视路和下丘脑胶质瘤也可影响下丘脑 – 垂体性腺轴，20%~50% 的患者有不同形式的内分泌功能障碍，如生长激素缺乏、发育不良、性早熟、垂体功能低下、代谢障碍、肥胖等，严重者会出现间脑综合征[2-3]。其他症状如头痛等可能与颅内压升高和梗阻性脑积水有关，最终可能需行脑脊液分流手术。

15.3 影像诊断

MRI 检查是发现、监测视路和下丘脑胶质瘤的金标准，尽管 CT 成像在描述与肿瘤相关的钙化、囊性变及脑室系统方面，也具有辅助作用，但若对肿瘤实质本身进行连续监测，最好还是进行 MRI 检查。检查时通常包括整个大脑，

重点关注眼眶以评估视神经情况。视路和下丘脑胶质瘤在 T1 加权像上常呈低信号或等信号改变，在 T2 加权像上呈高信号改变，钆造影剂显示该类肿瘤增强形式多样，也可看到不同程度的实性和囊状成分。一般情况下，与视神经没有关系的视路和下丘脑胶质瘤，视神经不仅增粗，还可见到神经迂曲或视神经鞘增大（图 15.1）。重要的是，颅内压升高等其他疾病也会使神经鞘本身增大。肿瘤向后扩展至视交叉时，也可能会使该结构增大（图 15.1）。这些神经结构变大说明了视路和下丘脑胶质瘤的扩散特性，但在某些情况下，肿瘤的外生部分可能明显延伸到鞍上区域，因第三脑室受压而引起梗阻性脑积水（图 15.2）。除了巨大的外生性肿瘤之外，与肿瘤相关的囊性变也是如此，也可引起类似的梗阻过程，在某些情况下需进行囊肿引流和抽吸。对某些患者，尤其在术前计

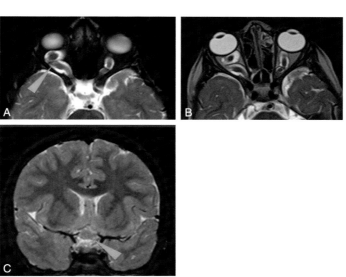

图 15.1 神经纤维瘤病 1 型（NF1）患者的视路肿瘤。A，B. MR 轴位 T2 加权成像可见右侧视神经（箭头）增粗，神经迂曲，右侧视神经鞘扩张，与视路胶质瘤一致。C.MR 冠状位 T2 加权成像可见视交叉（箭头）扩张，表明肿瘤向该结构延伸扩展

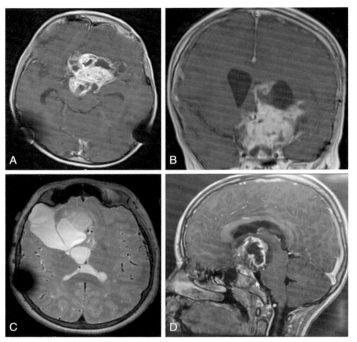

图 15.2 视路肿瘤向鞍上延伸扩展。A，B.增强 MR 的轴位（A）和冠状位（B）T1 加权成像可见视路肿瘤呈分叶状、囊性变向鞍上延伸扩展。C. MRI 轴位 T2 加权成像可见 NF1 患儿的视路肿瘤呈分叶状、囊性状改变，有占位效应。D.矢状位、增强 T1 加权成像可见，视路肿瘤向鞍上延伸使得第三脑室消失、梗阻

划阶段，经 MR 或 CT 血管造影血管成像检查后，可有助于区分那些可能被肿瘤包绕的重要血管结构。

　　有多种分类方法已被应用于描述视路肿瘤，这些分类方法可能对研究有用，但对视路和下丘脑胶质瘤的临床管理和改善预后的作用不大。如 Dodge 根据解剖部位、是否累及视神经等，将肿瘤分成 3 类（图 15.3）：视神经型（Dodge Ⅰ）、视交叉型（Dodge Ⅱ）或交叉后型（Dodge Ⅲ）。更加详细的解剖分类方法，如改良的 Dodge 分类方法也是可行的。

15.4 治 疗

　　遗憾的是，视路和下丘脑胶质瘤的

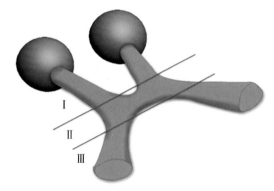

图 15.3　Dodge 分类方法。图示为视路及基于肿瘤侵及范围的分类区域

自然史尚不明确，该疾病发生过程中又呈多样性改变，因此，需根据患儿年龄、并发症、临床表现、症状持续时间、解剖学特点和其他因素来确定治疗方案。对于无症状或病变被偶然发现的患者，

一般进行连续随访即可，对于那些临床症状逐渐加重、肿瘤不断增大的患者，则应考虑手术、化疗、放射治疗（RT）或这些干预措施的综合治疗。大多数情况下，治疗团队是由包括神经外科、神经眼科、肿瘤科、内分泌科和其他相关科室的医生组成的多学科小组。

15.4.1 手 术

与其他神经外科疾病相比，手术治疗视路和下丘脑胶质瘤的作用有限。例如，若在 NF1 患者中发现了局限于视神经的典型病变，只要有症状即可开始化疗，甚至不需要进行诊断性活检，尤其是病变周围有重要组织结构时。鉴于该肿瘤周围的重要结构及与肿瘤发生有关的神经结构，必须要权衡手术干预的风险与替代治疗或单纯连续监测的风险。

如前所述，影像学上有典型的视路和下丘脑胶质瘤表现者，可能不必再行手术活检、组织学诊断。但是，若出现某些特殊情况，如肿瘤快速生长、症状加重或脑积水恶化等，则可能需要外科干预。手术切除肿瘤的好处在于，它能增强化疗效果、缓解梗阻性脑积水状况。该肿瘤具有惰性生长的特点，因此很少需要急诊干预，有时需急诊行脑脊液分流手术来治疗梗阻性脑积水，或已行分流手术的患者出现了分流功能障碍，需要立即治疗。外科手术还适用于一些需明确诊断的病例，尤其是影像学表现不典型或神经系统功能迅速恶化的大龄患儿。应该为每个患者制定一套个体化的治疗方案。与弥漫性生长的视路肿瘤相比，外生性、进行性生长的肿瘤更易手术切除。对那些已经失明、肿瘤局限于眼眶且仍在生长的患儿，手术切除肿瘤可防止病变侵袭视交叉，进而导致对侧眼睛的视力下降。该方案尤其适用于那些化疗失败或已证实肿瘤开始侵犯视交叉的患儿。对于肿瘤导致视力受到严重影响、出现疼痛或突眼的患儿，手术有助于减轻疼痛、改善突眼。

手术入路包括标准的翼点入路，通过该入路可到达前颅窝底和眶顶（根据情况确定是否去除眶顶）。在接近视交叉处切除病变侧的视神经，避免损伤对侧的视交叉纤维。若手术目的是摘除眼球，则可选择经眼眶入路。因大多数肿瘤会在正常神经结构内呈浸润、膨胀性生长，彻底切除肿瘤可能会影响残余的视觉功能，故完全切除肿瘤不是手术的唯一目标。例如，手术可减压，从而缓解脑脊液梗阻，恢复脑室内脑脊液的流动，采取经额下或经外侧裂入路及经皮质造瘘、经脑室或经大脑半球手术入路的额颞骨瓣开颅手术，可切除鞍上区域的病变。

15.4.2 化 疗

目前，视路和下丘脑胶质瘤的主要治疗方法是化疗。外科手术本身有发生潜在并发症的风险，手术全切除肿瘤会引起视力损害或其他的不良反应，放射治疗有影响儿童发育的风险，故化疗成了本病的主要治疗方法。

一些研究已评估了化疗对儿童低度恶性肿瘤及视路和下丘脑胶质瘤的治疗

效果。Packer 等人认为，联合应用长春新碱（TPCV）和卡铂化疗，可使低级别胶质瘤患儿的 2 年无进展生存率达到 75% 左右 [4]。其他一些研究发现，铂基疗法应答率好，仅有一过性中性粒细胞减少和血小板减少等毒性反应，罕见过敏反应 [5-6]。其他疗法包括长春新碱治疗儿童低级别胶质瘤（每周 1 次），5 年的总生存率（OS）约为 95%，无进展生存率为 53%，该方法耐受性良好，能延长 NF1 患者的无进展生存期（相比非 NF1 患者）[7-8]。这些治疗方法疗效显著，可作为二线化疗方案。

其他一些研究观察了卡铂与长春新碱联合治疗儿童低级别胶质瘤的疗效，并与硫鸟嘌呤、丙卡巴嗪、洛莫司汀和长春新碱联合进行比较，两组的总生存率为 86%，无事件生存率（EFS）相似，但长春新碱组有提高 EFS 的趋势 [9]。虽然多数化疗方案对视力影响不大，但最近有证据发现，贝伐单抗在改善视路和下丘脑胶质瘤患者的视力方面效果更好 [10]。靶向药物治疗，如 BRAF 抑制剂，对儿童低级别胶质瘤有一些效果，但对于儿童视路和下丘脑胶质瘤的疗效尚不明确。

15.4.3 放射治疗

视路和下丘脑胶质瘤的治疗已进入化疗时代，放疗的作用很有限。事实上，经典的治疗方案是先进行不同方案的化疗再开始放疗，以减轻放疗的副作用，如视神经炎、血管病变、神经认知迟滞、内分泌和下丘脑功能紊乱等，这在低龄及发育中的患儿尤为明显。另外，

放疗有导致继发性肿瘤的可能，尤其是 NF1 患者 [11]。

在化疗时代来临之前，放疗更多用来辅助治疗那些不能手术切除的视路和下丘脑胶质瘤患者。据报道，其 10 年的总生存率（OS）和无进展生存率（PFS）分别是 80%~94% 和 65%~100%[12-14]。肿瘤的放疗效果存在差异，但放疗后最初的 24~60 个月的效果可能不明显（25%~50%）。这些研究证明，放射治疗可使视力得到一些改善，但会遗留长期的、明显的内分泌和神经系统功能障碍。总体来说，当前的治疗是首选手术和化疗，放疗可作为备选方案。

15.5 总 结

无论是否进行干预，视路和下丘脑胶质瘤治疗结果总体是令人满意的。在儿童群体中，起源于视神经和视路的较高级别肿瘤非常罕见，一旦罹患此病，患儿会迅速出现症状并死亡。由于视路和下丘脑胶质瘤的恶性程度低、生长呈多样性，且肿瘤的发生发展缺乏具体定义，不同医疗机构开始治疗的时间点也不尽相同。通常在肿瘤不断生长、出现进行性的视觉症状的情况下才开始治疗。与非 NF1 的患者相比，NF1 患者的治疗结果往往更好，其中视路和下丘脑胶质瘤患者的总生存率超过 90%。若手术方法合理且不损害正常的神经结构，患者往往会选择手术治疗。

总体而言，作为 NF1 和非 NF1 肿瘤患者的异质性群体的代表，视路和下丘脑胶质瘤群体的治疗需要以患者为中心，

制定个体化方案。为了最大程度地保护神经功能并减少治疗产生的不良反应，要组织多学科专家对患者进行系列的临床检查和影像学评估。

参考文献

[1] Aquilina K, Daniels DJ, Spoudeas H,et al. Optic pathway glioma in children: does visual deficit correlate with radiology in focal exophytic lesions? Childs Nerv Syst, 2015, 31(11): 2041–2049.

[2] El Beltagy MA, Reda M, Enayet A, et al. Treatment and outcome in 65 children with optic pathway gliomas. World Neurosurg, 2016, 89:525–534.

[3] Gan HW, Phipps K, Aquilina K, et al. Neuroendocrine morbidity after pediatric optic gliomas: a longitudinal analysis of 166 children over 30 years. J Clin Endocrinol Metab, 2015, 100(10): 3787–3799.

[4] Packer RJ, Ater J, Allen J, et al. Carboplatin and vincristine chemotherapy for children with newly diagnosed progressive low-grade gliomas. J Neurosurg, 1997, 86(5):747–754.

[5] Listernick R, Charrow J, Tomita T, et al. Carboplatin therapy for optic pathway tumors in children with neurofibromatosis type-1. J Neurooncol, 1999, 45(2):185–190.

[6] Mahoney DH, Jr, Cohen ME, Friedman HS, et al. Carboplatin is effective therapy for young children with progressive optic pathway tumors: a Pediatric Oncology Group phase Ⅱ study. Neurooncol, 2000, 2(4):213–220.

[7] Bouffet E, Jakacki R, Goldman S, et al. Phase Ⅱ study of weekly vinblastine in recurrent or refractory pediatric low-grade glioma. J Clin Oncol, 2012, 30(12):1358–1363.

[8] Lassaletta A, Scheinemann K, Zelcer SM, et al. Phase Ⅱ weekly vinblastine for chemotherapy-naïve children with progressive low-grade glioma: A Canadian Pediatric Brain Tumor Consortium Study. J Clin Oncol, 2016, 34(29):3537–3543.

[9] Ater JL, Zhou T, Holmes E, et al. Randomized study of two chemotherapy regimens for treatment of low-grade glioma in young children: a report from the Children's Oncology Group. J Clin Oncol, 2012, 30(21):2641–2647.

[10] Avery RA, Hwang EI, Jakacki RI, et al. Marked recovery of vision in children with optic pathway gliomas treated with bevacizumab. JAMA Ophthalmol, 2014, 132(1):111–114.

[11] Sharif S, Ferner R, Birch JM, et al. Second primary tumors in neurofibromatosis 1 patients treated for optic glioma: substantial risks after radiotherapy. J Clin Oncol, 2006, 24 (16):2570–2575.

[12] Cappelli C, Grill J, Raquin M, et al. Long-term follow up of 69 patients treated for optic pathway tumours before the chemotherapy era. Arch Dis Child, 1998, 79(4):334–338.

[13] Grabenbauer GG, Schuchardt U, Buchfelder M, et al. Radiation therapy of optico-hypothalamic gliomas (OHG)-radiographic response, vision and late toxicity. Radiother Oncol, 2000, 54(3):239–245.

[14] Tao ML, Barnes PD, Billett AL, et al. Childhood optic chiasm gliomas: radiographic response following radiotherapy and longterm clinical outcome. Int J Radiat Oncol Biol Phys, 1997, 39(3): 579–587.

（田帅伟 译，赵 阳 马 杰 审）

第 16 章

颅咽管瘤和其他鞍区肿瘤

David S. Hersh Rafael U. Cardenas Nir Shimony Mari L. Groves

16.1 概 述

原发于鞍区和鞍旁的肿瘤占儿童原发性脑肿瘤的10%[1-2]，颅咽管瘤是该部位最常见的肿瘤，占儿童鞍区及鞍旁肿瘤的90%，其余的10%主要有 Rathke 囊肿、垂体腺瘤及少量的生殖细胞瘤、错构瘤、脂肪瘤、畸胎瘤、皮样囊肿和表皮样囊肿等[3-4]。

16.2 颅咽管瘤

- 儿童每年的发病率为（0.5~2）/100万[5]。
- 发病年龄呈双峰分布：第1个发病高峰在20岁之前（主要在5~14岁），第2个发病高峰在50~60岁[6-7]。
- 30%~50%的颅咽管瘤发生于儿童。
- 颅咽管瘤占儿童颅内占位性病变的5%，占儿童脑肿瘤的10%[7-8]。

16.3 Rathke 裂囊肿

- 在意外发现的病变中，Rathke裂囊肿最为常见，尸检发现率为11%~33%[5,9-10]。
- 约1.2%的儿童经磁共振成像（MRI）检查可发现无症状性囊性鞍区或鞍旁病变[11]。
- Rathke裂囊肿仅占所有需外科治疗的鞍区病变的9%~10%[12]。

16.4 垂体腺瘤

- 儿童每年的发病率为 0.1/100万[6]。
- 约占儿童颅内肿瘤的4%[13]。
- 好发于女性。
- 大腺瘤较微腺瘤多发。
- 垂体腺瘤的亚型：

  – 泌乳素瘤最多见（占儿童垂体腺瘤的30%~50%），常见于青春期和青春期后。

  – 其次是促肾上腺皮质激素型腺瘤（ACTH），更常见于青春期开始之前；生长激素（GH）型腺瘤，占儿童腺瘤的10%~15%，常见于婴幼儿。

  – 仅有5%左右的儿童腺瘤是非功能型垂体腺瘤，而在成人中这一比例为1/3[6,14]。

16.5 胚胎学和病理学

有研究认为Rathke裂囊肿和颅咽管瘤是起源相似但病理进展过程不同的病变[2]。Rathke裂囊肿是非肿瘤性的囊性病变，是Rathke囊袋的残余，形成于中间区域，以柱状或立方状上皮细胞壁环绕黏液样物质为特点。颅咽管瘤是非胶质细胞的轴外肿瘤，也来源于Rathke

囊的残余上皮或颅咽管。尽管具有良性病变的组织病理学特点，但颅咽管瘤是典型的侵袭性肿瘤，常常造成明显的神经功能障碍[7]。颅咽管瘤的两种典型病理学类型为：造釉细胞型和乳头型（图16.1）。

16.5.1 造釉细胞型颅咽管瘤

• 造釉细胞型是最常见的亚型，常见于儿童患者。

• 该类肿瘤有以下特点：朝向囊腔的角化细胞，由脱落上皮细胞组成的"湿"角蛋白结节（可能逐渐钙化）。

• 造釉细胞型颅咽管瘤的囊变区内含"机油"状液体，并且富含胆固醇。

16.6 乳头型颅咽管瘤

• 鳞状乳头型肿瘤主要发生于成人，罕见于儿童。

• 这些肿瘤以实质的乳头状结构为特点，很少有囊肿[4]。

• 乳头型颅咽管瘤很少发生钙化。

16.7 临床表现

儿童鞍区和鞍旁肿瘤的临床症状反映了其与周围重要结构的关系，如垂体、漏斗、下丘脑、视路、第三脑室和脑血管结构[15]。因此，临床症状主要与内分泌、边缘系统和视觉系统相关。肿瘤与邻近结构之间的解剖关系取决于鞍内和

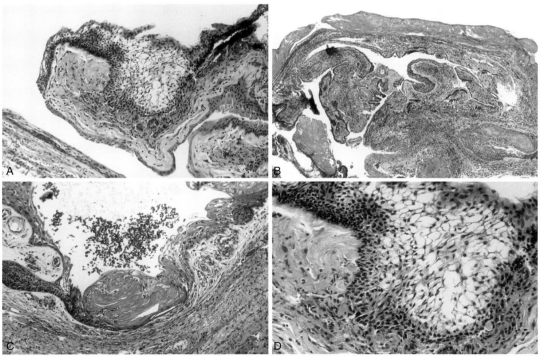

图 16.1　A. 造釉细胞型颅咽管瘤具有独特的成熟上皮特征。B. 低倍镜下，肿瘤由与慢性炎症纤维基质相关的实质性成分或囊状上皮组成。C. 造釉细胞型颅咽管瘤的另一个特征是：具有肥大的嗜酸性角化细胞结节和重影核。D. 高倍镜下，邻近间质的肿瘤细胞成栅栏状排列，而位于中心的细胞则容易形成松散的"星状网"（摘自：Couldwell W.Craniopharyngiomas//Bernstein M, Berger MS, eds. Neuro-oncology: The Essentials. New York: Thieme, 2015:Fig35.1a～d）

（或）鞍上的受累程度，进而决定了患儿的临床表现。

16.8 颅咽管瘤

- 约 95% 的颅咽管瘤向鞍上生长，也有 30% 左右延伸到前颅窝和中颅窝[4]。
- 最常见的主诉是颅内压增高引起的非特异性症状，以头痛和恶心为主。
- 尽管儿童对视力障碍有很好的耐受性，但仍有半数以上的患儿出现视力障碍。
- 超过半数的患儿就诊时有内分泌缺陷导致的临床症状和体征。
    - 生长激素（GH）最易受影响，75% 的患儿存在 GH 水平低下；约 40% 的患儿会出现促性腺激素 [卵泡刺激素（FSH）和黄体生成素（LH）] 的减少；约 25% 的患儿会出现促肾上腺皮质激素（ACTH）和促甲状腺激素（TSH）等的异常[6,16]。
    - 可能出现生长发育落后、青春期延迟、体重增加和尿崩症等症状。
- 临床常见额叶功能障碍、记忆缺陷，也可能出现梗阻性脑积水。

16.9 Rathke 裂囊肿

- Rathke 裂囊肿是典型的鞍内囊肿，但大多数会向鞍上生长[5]。
- 很多 Rathke 裂囊肿是无症状的，表现为"偶发性"——因其他原因进行影像学检查时被偶然发现。
- 有症状的 Rathke 裂囊肿常表现为头痛、视力丧失和（或）内分泌功能障碍等占位效应[17]。

- 在儿童患者中，Rathke 裂囊肿还可能引起各种内分泌体征和症状，如发育迟滞或性早熟、闭经、泌乳、性腺功能减退、生长发育迟缓和体重增加[18]。

16.10 垂体腺瘤

- 垂体腺瘤主要生长在鞍内，常表现为内分泌症状。
- 特异性的临床表现取决于腺瘤的亚型。
- 泌乳素腺瘤：
    - 女性患者以原发性或者继发性闭经（取决于就诊年龄）、伴或不伴泌乳为主要表现[6]。
    - 男性患者中，大腺瘤更常见，常会引起头痛和视野缺损。
    - 儿童或青少年可能出现生长停滞，与性别无关[19]。
- ACTH 分泌型腺瘤：
    - 生长迟缓是常见的首发症状，患儿常常因此而延误诊断[6]。
    - 也可能相继出现库欣病的症状，如满月脸、腹部和四肢条纹、骨质疏松、碳水化合物耐受低下，也可出现肌无力、高血压、痤疮、毛发增多、性早熟或青春期延迟等[6]。
- GH 分泌型腺瘤：
    - 在成人患者，常表现为肢端肥大症（因骨肥大所致）；在儿童患者，则可能因骨骺闭合延迟而导致巨人症[6]。

16.11 检查和诊断

有鞍区或者鞍旁占位的患者，在外科干预前应进行全面彻底的评估。神经影像学检查、眼科检查和完整的内分泌检查是决定药物和手术治疗的重要部分，也是术后评估的基础。对鞍上和（或）额叶受累的患儿，还要考虑进行手术前的神经精神评估。

16.12 神经影像学检查

• 患儿应进行头颅 CT 检查（无须增强），以评估病变内是否存在钙化。若手术时计划经蝶入路，则要薄层扫描鼻窦和颅底结构（图 16.2）。

• MRI 平扫加增强检查，有助于诊断、评估病变与周围结构的关系。针对鞍区和鞍旁的检查有助于了解病变的详细结构（图 16.3）。

• 血管成像（CT 血管成像和 MR 血管成像），可明确颅咽管瘤与 Wills 环之间的关系。

• 影像学特点：

– 出生后 6~8 周，腺垂体在 T1 加权像呈球状的高信号，随后会呈现等信号，而神经垂体在 T1 加权像中仍呈高信号[4]。

– 可能出现生理性的垂体增大，

特别是青春期女性。青春期时，垂体高度可达 10mm[4]，不应将该情况误认为是垂体腺瘤。

– 与颅咽管瘤和垂体瘤不同的是，Rathke 裂囊肿通常不会增强。但是，当正常强化的腺垂体在囊肿周围延伸时，

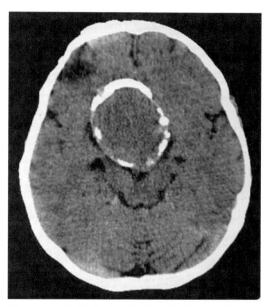

图 16.2　48 岁患者，曾在 5 岁时进行了颅咽管瘤次全切除手术，43 年后（即 48 岁时）出现头痛加剧、视力下降。CT 检查显示鞍上病变伴周边钙化（摘自：Craniopharyngiomas// Bernstein M, Berger MS, eds. Neuro-oncology: The Essentials. New York: Thieme，2015: Fig.35.2）

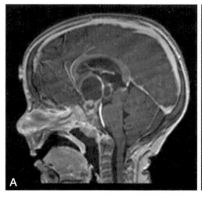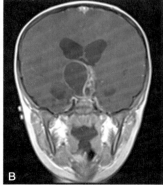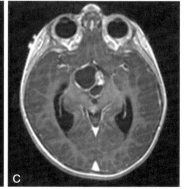

图 16.3　MRI T1 增强扫描后囊性颅咽管瘤表现：矢状位（A）、冠状位（B）和轴位（C）

会出现囊肿的假性强化 [4,18]。

16.13　眼科学评估

· 应该进行全面的眼科检查，包括正规的视野检查。

· 尽管年幼的儿童可能不会主诉进行性视觉缺陷，但是通过检查常常会有细微的发现。

16.14　内分泌检查

· 实验室检查应包括一套完整的内分泌学检查，包括血催乳素、TSH、游离甲状腺素（T4）、ACTH、清晨空腹皮质醇、GH、胰岛素样生长因子 –1，女性还需检查 FSH/LH，男性则需监测游离睾酮。应检测基础代谢情况、血清渗透压和尿比重以评估尿崩情况 [20]。

· 鱼钩效应会导致未稀释样品中泌乳素水平假性偏低，因此，需将泌乳素稀释后进行检查。

· 若清晨空腹皮质醇水平升高，则需进行地塞米松抑制试验。库欣综合征的患者，午夜使用低剂量地塞米松不能抑制第 2 天清晨的血清皮质醇浓度，而使用大剂量的地塞米松则可抑制 50% 以上，但是，这一方法不适用于异位 ACTH 分泌性肿物的患者。

· 若患者缺乏皮质醇，则应进行 ACTH 激发试验。测试清晨空腹血清皮质醇水平并将其作为基线，然后使用一种合成形式的 ACTH- 促肾上腺皮质激素，分别于 30min、60min 后检测患者血清皮质醇水平。继发性肾上腺功能不全（如导致垂体功能减退的鞍区病变）患

者的血清皮质醇水平显著升高，但原发性的肾上腺功能不全（如 Addison 病）患者的皮质醇水平不会升高。

· 对 GH 水平升高的患者，行葡萄糖耐量试验。若无法抑制 GH 的水平或 GH 水平进一步升高，应考虑 GH 分泌型腺瘤 [21]。

16.15　分类系统

· 目前已有多种颅咽管瘤的功能分类方法，这些方法术前、术后均可适用。

· 一个简单的分类方法如下 [22]：

– Ⅰ型：激素不依赖，仅有轻微的激素缺乏。

– Ⅱ型：激素不依赖，垂体功能减退、视力轻（中）度减退、轻度神经（脑神经）功能障碍及轻度心理功能障碍。

– Ⅲ型：部分依赖激素，伴严重的视觉损害、功能缺陷和学习障碍。

– Ⅳ型：完全依赖激素。

· 最近，一种综合的分类方法，即"颅咽管瘤临床状态量表"，对神经系统状态、视力、垂体功能、下丘脑功能和教育程度等 5 个领域进行评分（1~4 分，代表从正常到异常）[15]。

16.16　非手术治疗

· 许多 Rathke 裂囊肿是"偶发性肿瘤"，即通过影像学检查发现的无症状性病变。

– 病变小于 10mm 且无临床症状的患者，若视力和内分泌检查均正常，通常采取保守治疗，每年进行 1 次 MRI 检查和临床检查即可。

－某些病变大于 10mm 且无临床症状的患者，也可进行密切观察（包括连续的视野检查）[20]。

－若仅表现为头痛，不伴视觉或内分泌症状，通常不进行手术切除[18]。

● 泌乳素腺瘤常可采用药物治疗，一般为多巴胺激动剂。

－大多数泌乳素腺瘤应用多巴胺激动剂（溴隐亭、卡麦角林等）治疗效果良好：泌乳素水平趋于正常、肿瘤缩小。

－卡麦角林的半衰期比溴隐亭长，每周只需给药 1 次，在儿科应用广泛[23]。

－不能耐受药物治疗或肿瘤对药物治疗不敏感的患者，可行外科手术治疗[6]。

● 成人 GH 分泌型腺瘤患者，可采用生长抑素类药物奥曲肽和兰诺肽治疗。但对儿童患者，因缺乏用生长抑素类似物的治疗经验，外科手术仍是主要的治疗方式[6,23]。

16.17　外科手术入路

鞍区和鞍旁病变可采用开颅手术和（或）经蝶入路手术，也可二者同时使用。一般来说，经蝶入路适用于鞍内病变，而开颅手术则适用于鞍上病变。因此，Rathke 裂囊肿和垂体腺瘤通常采用经蝶入路，而大多数颅咽管瘤来自鞍上的灰结节，故采用开颅手术。然而，30% 以上的患儿肿瘤内有鞍区组织的成分，15% 左右的患儿病变起源于膈下或鞍内（术前影像学显示为鞍区扩大），鞍膈作为屏障将肿瘤与视交叉、下丘脑

和 Wills 环等鞍上结构分隔开。因此，鞍膈下的颅咽管瘤也适用于经蝶入路切除[23-24]。相反，肿瘤位于鞍膈上或越过鞍膈，与邻近的神经结构粘连，增加了向下牵拉肿瘤的风险[12]。此时，若要切除涉及鞍结节和鞍上的病变，可采用扩大经蝶入路[3]。

● 经蝶入路可通过唇下或鼻腔入路。

－经唇下入路可能会增加患者的不适感，如上唇和门牙感觉异常[3]。

－经鼻腔入路的应用越来越广泛，但对儿童来说，需要考虑鼻孔和鼻腔的大小。

● 经蝶手术可在显微镜、内镜（或二者同时使用）的辅助下完成。

－显微镜具有景深优势，可提供立体的三维视野[3]。

－内镜能提供更宽阔的视野，成角内镜还能近距离查看死角结构[3,23]，新型的三维内镜也在景深方面做了改善。

● 经蝶入路有很多优势，包括：

－最低程度地牵拉脑组织。

－在对视觉结构早期减压的同时，减少或避免了对视神经和视交叉的干扰。

－减少了组织损伤、术后疼痛，缩短了住院时间。

● 若对儿童患者采取经蝶入路手术，需在术前评估其蝶窦的气化程度[12]。

● 经蝶入路手术切除的颅咽管瘤往往小于开颅手术切除的肿瘤[12]。

● 经蝶手术的相对禁忌证包括：鞍上肿瘤明显钙化、肿瘤向颈动脉外侧延伸。经蝶入路提供的视野有限，肿瘤与周围结构粘连，增加了损伤血管的风

险，故很难做到全切肿瘤[12]。用多普勒微探头可在一定程度上起到保护血管的作用。

● 经蝶入路术后出现脑脊液漏和脑膜炎的风险较高，但随着多层缝合和带蒂皮瓣（颅周和鼻中隔）等颅底重建技术的发展,脑脊液漏的发生率逐渐降低[12]。

16.18　外科手术技巧

16.18.1　经蝶入路（图 16.4）[3,12,20,23-25]

● 步骤和设备：

－ 若手术医生习惯使用右手，或病变位于中线偏左侧,常采用右侧入路。

－ 若使用内镜，则应安装内镜台以固定气动臂。

－ 荧光技术与神经导航，都可用来鉴别蝶窦开口，引导手术入路。

－ 多普勒微探头可用于识别颈动脉，以降低损伤血管的风险。

－ 手术前是否进行腰大池引流取决于手术医生的个人习惯。若放置了腰大池引流，但没有出现脑脊液漏，可在手术结束时拔除引流管。

● 鼻腔需用必达净（Betadine）预处理、清洗干净。

● 腹部局部备皮，以备必要时进行脂肪移植。

● 将浸泡在氧甲基唑啉（Afrin）内的棉条塞入双侧鼻孔，持续 5~10min。

● 利用鼻内镜和 2 号 Penfield 剥离子，将鼻中隔向一侧推移，也可切除鼻中隔以扩大手术暴露范围。

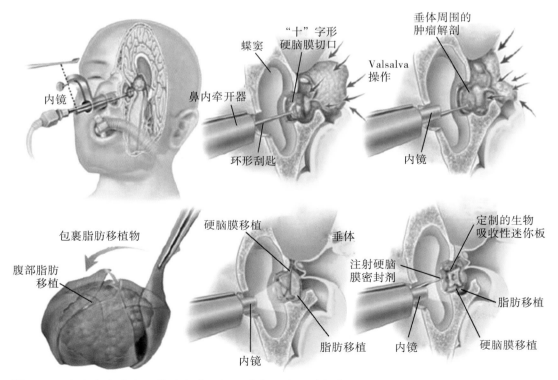

图 16.4　儿童垂体腺瘤经鼻蝶内镜下切除手术示意图（摘自：Chaichana Kl，Jusue Torres I，Jallo Gi.Tumors of the skull base and orbit//Cohen AR, ed. Pediatric）

– "双鼻孔四手"法，即切除双侧上颌窦、双侧全蝶筛窦、后鼻中隔和右侧中鼻甲，可增加术野暴露范围，适用于鞍上病变[25]。

• 确定蝶窦开口后，用 2 号 Penfield 剥离子、Kerrison 钻孔器和垂体咬骨钳器打开蝶窦前壁。

• 用金刚石钻头规格为 3mm 的气动钻磨除鞍膈前壁。

– 对蝶窦气化不全的患者，可能要花费大量精力去磨除局部颅骨。

– 可使用冲洗钻以降低邻近结构的热损伤风险。

• 对鞍上和鞍旁病变，必须采用扩大经蝶入路。

– 对鞍上病变，采用经鞍结节和（或）经蝶骨平台入路。

– 对鞍后病变，采用经斜坡入路。

• 用 11 号手术刀切开硬脑膜，环形刮匙刮除肿瘤。锐性分离切除肿瘤，注意使用双极电凝止血。

– 手术时可行 Valsalva 操作，使鞍上部分的肿瘤下陷到鞍内，进入术者视野。

– 对 Rathke 裂囊肿患者，建议行囊肿引流和囊肿壁活检。与囊肿全切除手术相比，二者的术后复发率相近，但前者的术后并发症发生率较低[5,9]。在引流囊液前行囊肿前壁的活检手术。硬脑膜开口较大能促进引流的持续性，降低囊肿的复发率。

• 颅底重建与否取决于手术医生的治疗习惯及对脑脊液漏的预测程度，可选择的方法有：腹部脂肪移植、人工硬脑膜修补、不同形式的生物降解胶、生物可吸收型微板及带蒂皮瓣等。

16.18.2　经颅入路（图 16.5）[23,26-27]

• 经翼点入路轻轻牵拉额叶和颞叶，即可到达鞍上区域，常用于体积较大的颅咽管瘤。采用该入路可较早看到颈动脉和视交叉，从而保护这些结构。

• 采取额颞入路。

– 磨除蝶骨翼和（或）眶缘，可最大限度地暴露术野。

• 打开硬脑膜。静脉输注甘露醇、过度换气或从蛛网膜下腔释放脑脊液等，均有助于降低颅内压，减少对脑组织的牵拉。

• 充分分离外侧裂，可见颈动脉和视路结构。

• 可见肿瘤和同侧脑血管之间的蛛网膜结构。

• 抽出肿瘤的囊性成分，切除肿瘤的实性部分，保留囊腔。

– 过早抽吸囊液增加了进一步分离蛛网膜的难度，因此，应在血管解剖完毕后抽吸囊液。

• 关于手术目的究竟是部分切除还是全部切除肿瘤，目前仍存争议。可根据手术医生的习惯来调整实施下述步骤。

• 在肿瘤和视路结构及对侧血管之间，有蛛网膜界面。

• 要尽可能地保护垂体柄。若垂体柄和肿瘤粘连紧密，完全切除肿瘤时即有可能损伤垂体柄。忽视垂体柄的完整性而激进地全切肿瘤，会极大程度地增加术后出现尿崩症的概率。

– 切除垂体柄时要尽量远离下丘

脑，以免牵拉下丘脑。

• 若要全切除肿瘤，应锐性分离肿瘤和下丘脑（通常位于灰结节处）的粘连部位。

• 当肿瘤明显侵入第三脑室内或视交叉后间隙时，可选择经终板入路。

• 若肿瘤侵及鞍内，可切除蝶骨平台后部及鞍结节。

• 用显微镜或有角度的内镜，检查瘤床是否有残余。

16.18.3 并发症

手术并发症很大程度上取决于肿瘤的确切部位（鞍区或鞍上）和手术方式（经蝶入路或开颅手术）。邻近结构损伤包括：下丘脑损伤、垂体功能障碍、

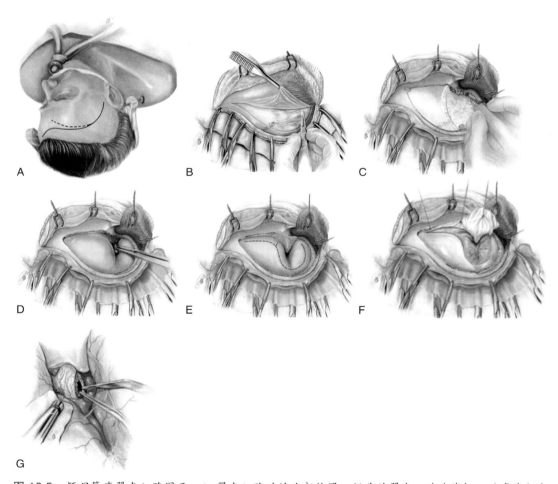

图 16.5 颅咽管瘤翼点入路图示。A. 翼点入路时的头部位置。经典的翼点入路曲线切口（虚线）和内侧延伸的冠状切口（实线）。B. 翻开皮瓣解剖颅骨外周。C. 切断并翻转颞肌，也可看到钻孔和开颅的骨瓣。注意额部骨孔位于额部中间。D. 掀开骨瓣，暴露硬脑膜，切除蝶骨翼。E. 硬脑膜切口（虚线）。注意：在蝶骨翼处钻孔，可在额颞交界处获得广阔的空间。F. 打开硬脑膜，暴露外侧裂。G. 经外侧裂入路，通过视神经 - 颈内动脉间隙到达颅咽管瘤。注意：分离开外侧裂后，可见到颈动脉的分叉（摘自：Yasargil MG. Microneurosurgery. Vol 4B. New York: Thieme, 1994; Krisht AF, Türe U. Surgical approaches to craniopharyngiomas//ehnam B,ed. Neurosurgical Operative Atlas: Neuro-Oncology. New York: Thieme, 2007：Fig2-2）

视路损伤和血管损伤等。肿瘤体积较大且呈侵袭性生长，其相关并发症的发生率自然较高[6]，当然，手术并发症及患者预后也与手术医生的经验有关[28]。

● 下丘脑功能障碍会出现很多严重影响患者生活质量的症状和体征[15]，如：食欲旺盛和肥胖、记忆障碍、情绪不稳定、体温调节不能、昼夜节律紊乱。

● 35% 以上的颅咽管瘤患儿有一定程度的下丘脑功能障碍，但外科手术仍会增加下丘脑功能障碍的发生率。

— 术后 6~12 个月可发生明显的肥胖[16]。

● De Vile 等[29] 设计了一套分级量表用于预测下丘脑功能，以帮助确定手术的切除范围，对此目前仍有争议。

— 有些外科医生主张部分切除肿瘤，术后再给予放射治疗，以减少术后早期的并发症；而另一些医生则主张在发病初期即全切除肿瘤，他们认为放疗有造成相关的迟发性垂体功能减退的风险[6]。

● 颅咽管瘤手术后，出现垂体功能减退和尿崩症的风险较高，GH 缺乏也较为常见，不过，多数患者对外源性生长激素反应良好。一定要告知患者及家长术后发生垂体功能障碍的可能性、术后需密切随访内分泌功能及激素替代治疗的必要性等问题[16]。

— 经蝶入路术后发生尿崩症的可能性低于经颅入路，这可能与漏斗部显示良好有关。鞍内肿瘤侵及漏斗部的远端，而经颅入路手术切除鞍上肿瘤往往会累及漏斗部的近端，此处手术更易导致尿崩症的发生[12]。

● 经外科治疗后，半数以上的颅咽管瘤患者的视力有改善。然而，仍有部分患者术后出现了视力恶化，尽管这种情况在经蝶入路手术后很少出现。

16.19　术后护理

经鼻蝶手术入路后，避免将任何物品插入患者鼻腔，包括吸氧用鼻导管。严格避免吸管、鼻胃管、口腔温度探头、进行 Valsalva 操作、吹鼻等。

手术后需进行详细的内分泌学检查，以评估是否有新的病变出现或垂体功能障碍恶化的迹象，尤其要密切观察患者是否有尿崩症的迹象。若尿崩症状，应鼓励患者口服补液；若不能口服补液，则要进行静脉补充液体，并监测血清钠的水平、渗透压、尿比重等。患者术后需服用氢化可的松并在内分泌专家的指导下逐渐减少用药剂量。

16.20　辅助治疗

考虑到颅咽管瘤的侵袭性和复发性，已有多种辅助治疗方法，尤其对于那些未完全切除肿瘤的患者。在颅咽管瘤的辅助治疗中，放疗起着重要的作用，主要包括分次放疗、立体定向放疗和腔内放疗等。

● 鞍区和鞍旁的局部分次放疗，剂量通常为 50~60 Gy，每次 2 Gy[7]。

● 颅咽管瘤部分切除后，辅助放射治疗可使肿瘤的进展率从 70%~90% 降至约 20%[16,30]。

— 但是，若放疗后肿瘤仍有进展，那么，患者致残率和死亡率都会增加，再次手术切除的难度也会增大[15]。

- 分次放疗也有一些风险[7]：

    – 与外科切除相似，放射治疗会损伤邻近结构而导致下丘脑的功能障碍（包括肥胖及睡眠 – 觉醒的周期障碍）、垂体功能减退和尿崩症。

    – 与分次放疗相关的视神经病变风险为 3%。

    – 放疗可能造成认知功能障碍，且与迟发的继发性恶性病变有关，这两种情况在儿童患者中要特别重视。

- 术后立即放疗和进展后再放疗的总体生存率相近，但进展后再放疗延迟了放疗对神经发育的不良影响[16]。

- 一次性立体定向放射治疗通常仅限于直径 ≤ 3cm 且距离视路 3~5mm 的颅咽管瘤[7]。

    – 视交叉暴露于较高剂量的放疗，每次大于 8~10Gy 即会增加视神经疾病发生的概率。

    – 靠近视神经和视交叉的颅咽管瘤往往采用多次立体定向放射外科治疗。

- 囊性颅咽管瘤可通过立体定向后放置带有皮下储液装置的带囊导管来治疗。囊液可经皮穿刺抽吸，或将放射性同位素（β 发射源，如 Re-186、P-32、Au-198 或 Y-90）或硬化剂（如博莱霉素）经导管内注入。尽管囊腔内放疗的效果良好，但药物漏入脑脊液引起神经毒性反应仍是一个限制因素[6–7,16]。

16.21 预后

治疗可改善颅咽管瘤和其他鞍区及鞍旁肿瘤的预后，提高患者生存率（高达 95%）[5]。因此，可根据肿瘤的复发情况和患者的生活质量来衡量治疗是否成功，尤其是后者。治疗后，患者的下丘脑、内分泌和视觉功能往往会受到严重影响。影响患者预后的因素很多：诊断时年龄越小、肿瘤体积越大、术前功能状态越差，则患者预后越差；而手术医生的经验越丰富，预后则越好[15,28]。

16.21.1 颅咽管瘤

- 手术后48h内需进行影像学检查，根据 Hoffman 量表对残余肿瘤进行分级[31]，1 级表示无肿瘤残余或钙化，5 级则表示有增强病灶[1,5]。

- 全部切除肿瘤可使复发率降低一半以上（全部切除肿瘤后的复发率为 0~13%，部分切除肿瘤后的复发率为 18%~28%）[24]。

- 经蝶入路手术的全切除率似乎高于经颅入路手术，这可能是选择性偏倚的结果——经蝶入路常用于局限于蝶鞍的小肿瘤。较大的肿瘤全切除率较低，复发率也较高[12]。

- 颅咽管瘤部分切除术后辅助放疗，能显著降低肿瘤进展的风险[7]。

- 全切除治疗及部分切除后辅助放射治疗，在颅咽管瘤的控制率和患者的总体生存率方面差距不大，争议之处在于哪一种方法能更好地改善术后功能、提高生活质量[15]。

- De Vile 等人[29] 和 Puget 等人[32] 建立的分类系统可用来预测颅咽管瘤手术后出现下丘脑功能障碍的风险。

- 与开颅手术相比，经蝶入路手术后患者的视力改善更好、病情恶化率更低[12]。

– 这很可能是因为经蝶入路手术能在损伤最小的情况下对视路结构进行早期减压。

16.21.2　Rathke 裂囊肿

- 手术引流有助于改善头痛和视觉功能。
- 一般来说，仅有 14%~20% 的激素缺乏能得到治疗。引流后一半以上患者的高泌乳素血症可得到解决[18]。
- 尽管完全切除了肿瘤囊壁，仍有 14%~18% 的患者会复发。手术切除过于激进会增加手术相关并发症的发病率，如永久性尿崩症[17-18,20]。
    – 肿瘤复发与鳞状化生有关[20]。
- 外科引流手术后，要进行密切的临床和影像学随访至少 5 年，此后的 5 年，每 2~3 年应再进行 1 次全面的影像学检查[20]。

16.21.3　垂体腺瘤

- 泌乳素腺瘤：药物治疗非常有效。一些不能耐受药物治疗或肿瘤对药物不敏感的患者，需转至外科行手术治疗。
- 库欣病：手术后短期缓解率很高（70%~98%），但 5 年后易复发[6]。
    – 由于患者存在短暂性的肾上腺功能不全，术后 6~12 个月通常要进行氢化可的松替代治疗。
    – 皮质醇水平正常后，患者可恢复正常生长。
    – 监测患者的 ACHT 和皮质醇水平，能发现肿瘤早期复发的迹象。
- GH 分泌型腺瘤：手术后 GH 常会维持在较高水平，只有 60% 的患者

GH 水平能恢复到正常状态[6]。

16.22　临床要点

- 若无脑脊液漏，一般不对 Rathke 裂囊肿患者进行颅底重建，以便囊液的继续引流。
- 在颅咽管瘤手术中，垂体常位于肿瘤的腹侧和前方。经蝶入路手术时，为切除垂体背侧的肿瘤，可垂直切开以移动垂体，这样可降低医源性内分泌障碍的发生率。
- 当肿瘤壁黏附在鞍膈上时，若想全切除肿瘤，则必须切除鞍膈。此时要进行颅底重建以防出现脑脊液漏。
- Valsalva 操作法能迫使鞍上肿瘤下陷到蝶鞍，暴露于术野。
    – 在儿童患者，不要在腹壁的右下象限进行脂肪移植，避免日后手术切口与阑尾炎手术疤痕混淆。

16.23　常见的临床问题

（1）儿童颅咽管瘤最常见的症状是什么？

（2）术前如何识别库欣病？

（3）哪个部位的颅咽管瘤最适合经蝶入路手术？

（4）如何选择颅咽管瘤手术后的辅助放疗？

16.24　常见临床问题解答

（1）颅咽管瘤最常见的表现是颅内压升高的非特异性症状，如头痛、恶心。许多患者会出现一定程度的内分泌功能障碍，如 GH 水平异常，会影响儿童患

者生长，此外还可能出现青春期延迟、体重增加和尿崩症。患者常出现视力障碍，但儿童对此耐受性很好。

（2）神经影像学发现鞍区或鞍旁有占位性病变时，应进行全面的内分泌学检查。库欣病与血清 ACTH 和皮质醇水平升高有关。尽管大剂量的地塞米松能抑制皮质醇的产生，但午夜使用低剂量的地塞米松不能抑制皮质醇的产生（次日清晨测定）。相反，异位 ACTH 分泌性肿瘤也会使皮质醇水平升高，不论是低剂量还是大剂量的地塞米松均不能抑制该病所致的皮质醇的分泌。

（3）经蝶入路最适用于鞍内病变手术（扩大经蝶入路也可用于切除鞍上病变）。因鞍膈附着在肿瘤上，将肿瘤与鞍上的一些结构如视交叉、下丘脑和 Willis 环分隔开，故经蝶入路可安全地切除鞍膈下的鞍内颅咽管瘤。

（4）现在，有各种辅助放射治疗方法，包括分次放射治疗（50~60Gy，每次 2Gy）、单次或多次立体定向放射治疗、通过立体定向植入导管后的囊内放射性同位素治疗。邻近结构（尤其是视交叉）的放射敏感性，仍是影响辅助放疗剂量的主要因素。

参考文献

[1] Surawicz TS, McCarthy BJ, Kupelian V, et al. Descriptive epidemiology of primary brain and CNS tumors: results from the Central Brain Tumor Registry of the United States, 1990—1994. Neuro-oncol, 1999, 1(1):14–25.

[2] Zada G, Lin N, Ojerholm E, et al. Craniopharyngioma and other cystic epithelial lesions of the sellar region: a review of clinical, imaging, and histopathological relationships. Neurosurg Focus, 2010, 28(4):E4.

[3] Frazier JL, Chaichana K, Jallo GI, et al. Combined endoscopic and microscopic management of pediatric pituitary region tumors through one nostril: technical note with case illustrations. Childs Nerv Syst, 2008, 24(12):1469–1478.

[4] Schroeder JW, Vezina LG. Pediatric sellar and suprasellar lesions. Pediatr Radiol, 2011, 41(3): 287–298, quiz 404–405.

[5] Müller HL, Gebhardt U, Faldum A, et al. Kraniopharyngeom 2000 Study Committee. Xanthogranuloma, Rathke's cyst, and childhood craniopharyngioma: results of prospective multinational studies of children and adolescents with rare sellar malformations. J Clin Endocrinol Metab, 2012, 97(11): 3935–3943.

[6] Jagannathan J, Dumont AS, Jane JA, et al. Pediatric sellar tumors: diagnostic procedures and management. Neurosurg Focus, 2005, 18 6A:E6.

[7] Veeravagu A, Lee M, Jiang B, et al. The role of radiosurgery in the treatment of craniopharyngiomas. Neurosurg Focus, 2010, 28(4):E11.

[8] Bunin GR, Surawicz TS, Witman PA, et al. The descriptive epidemiology of craniopharyngioma. J Neurosurg, 1998, 89(4):547–551.

[9] Jahangiri A, Molinaro AM, Tarapore PE, et al. Rathke cleft cysts in pediatric patients: presentation, surgicalmanagement, and postoperative outcomes. Neurosurg Focus, 2011, 31(1): E3.

[10] Teramoto A, Hirakawa K, Sanno N, et al. Incidental pituitary lesions in 1000 unselected autopsy specimens. Radiology, 1994, 193(1):161–164.

[11] Takanashi J, Tada H, Barkovich AJ, et al. Pituitary cysts in childhood evaluated by MR imaging. AJNR Am J Neuroradiol, 2005, 26(8):2144–2147.

[12] Elliott RE, Jane JA, Jr, Wisoff JH. Surgical management of craniopharyngiomas in children: meta-analysis and comparison of transcranial and transsphenoidal approaches. Neurosurgery, 2011, 69(3):630–643, discussion 643.

[13] Webb C, Prayson RA. Pediatric pituitary adenomas. Arch Pathol Lab Med, 2008, 132(1):77–80.

[14] Abe T, Lüdecke DK, SaegerW. Clinically nonsecreting pituitary adenomas in childhood and adolescence. Neurosurgery, 1998, 42(4):744–750, discussion 750–751.

[15] Elliott RE, Sands SA, Strom RG, et al. Craniophar-

yngioma Clinical Status Scale: a standardized metric of preoperative function and posttreatment outcome. Neurosurg Focus, 2010, 28(4):E2.

[16] Müller HL. Childhood craniopharyngioma: treatment strategies and outcomes. Expert Rev Neurother, 2014, 14(2): 187–197.

[17] Higgins DM, Van Gompel JJ, Nippoldt TB, et al. Symptomatic Rathke cleft cysts: extent of resection and surgical complications. Neurosurg Focus, 2011, 31(1):E2 .

[18] Zada G, Ditty B, McNatt SA, et al. Surgical treatment of rathke cleft cysts in children. Neurosurgery, 2009, 64(6):1132–1137, author reply 1037–1038.

[19] Keil MF, Stratakis CA. Pituitary tumors in childhood: update of diagnosis, treatment and molecular genetics. Expert Rev Neurother,2008,8(4):563–574.

[20] Zada G. Rathke cleft cysts: a review of clinical and surgical management. Neurosurg Focus, 2011, 31(1):E1.

[21] Samii M, Tatagiba M. Craniopharyngioma//Kaye A, Laws E, eds. Brain Tumors. New York, NY: Churchill Livingstone, 1995:873–894.

[22] Wen BC, Hussey DH, Staples J, et al. A comparison of the roles of surgery and radiation therapy in the management of craniopharyngiomas. Int J Radiat Oncol Biol Phys, 1989, 16(1):17–24.

[23] Wisoff J, Donahue B. Craniopharyngiomas//Albright A, Pollack I, Adelson P, eds. Principles and Practice of Pediatric Neurosurgery. New York, NY: Thieme, 2015:483–502.

[24] Jane JA, Jr, Prevedello DM, Alden TD, et al. The transsphenoidal resection of pediatric craniopharyngiomas: a case series. J Neurosurg Pediatr, 2010, 5(1):49–60.

[25] Ali ZS, Lang SS, Kamat AR, et al. Suprasellar pediatric craniopharyngioma resection via endonasal endoscopic approach. Childs Nerv Syst, 2013, 29(11):2065–2070.

[26] Elliott RE, Hsieh K, Hochm T, et al. Effcacy and safety of radical resection of primary and recurrent craniopharyngiomas in 86 children. J Neurosurg Pediatr, 2010, 5(1):30–48.

[27] Sands SA, Milner JS, Goldberg J, et al. Quality of life and behavioral follow-up study of pediatric survivors of craniopharyngioma. J Neurosurg, 2005, 103(4) Suppl:302–311.

[28] Sanford RA. Craniopharyngioma: results of survey of the American Society of Pediatric Neurosurgery. Pediatr Neurosurg, 1994, 21 Suppl 1:39–43.

[29] De Vile CJ, Grant DB, Kendall BE, et al. Management of childhood craniopharyngioma: can the morbidity of radical surgery be predicted? J Neurosurg, 1996, 85(1):73–81.

[30] Becker G, Kortmann RD, Skalej M, et al. The role of radiotherapy in the treatment of craniopharyngioma—indications, results, side effects. Front Radiat Ther Oncol, 1999, 33:100–113.

[31] Hoffman HJ. Craniopharyngiomas. Can J Neurol Sci, 1985, 12 (4):348–352.

[32] Puget S, Garnett M, Wray A, et al. Pediatric craniopharyngiomas: classification and treatment according to the degree of hypothalamic involvement. J Neurosurg, 2007, 106(1)Suppl: 3–12.

（董晓书 译，赵阳 马杰 审）

第 17 章

生殖细胞肿瘤

Gerald F. Tuite Stacie Stapleton

17.1 概　述

所有生殖细胞肿瘤（GCT）均起源于原始生殖细胞，分为性腺肿瘤和性腺外肿瘤，其中约一半是性腺外肿瘤，多发生在颅内[1]。

GCT 仅占所有儿童肿瘤中的一小部分，其发病率和病变部位因年龄和性别不同而有显著差异。

17.2 流行病学因素

17.2.1 颅外生殖细胞肿瘤

• GCT 发病具有双峰分布的特点：第 1 个高峰出现于婴幼儿期，青春期开始后，第 2 个高峰出现[2]。

• 在新生儿中，畸胎瘤和卵黄囊瘤较为常见，但在青春期前，肿瘤的组织学类型繁多[2]。

• 骶尾部畸胎瘤是儿童 GCT 最常见的类型，约占所有 GCT 的 40%，占性腺外肿瘤的 78% 左右[3]。5 岁以内的 GCT 患儿中，42% 为骶尾部畸胎瘤[4]。

• 恶性 GCT 在低龄儿童中很少见，但其发病率从青春期开始上升（无性别差异）[2]。

• 在所有癌症患者中，青春期的 GCT 占比较高：15 岁以下患者中，GCT 仅占所有确诊肿瘤的 2%~4%，但在 15~19 岁患者中，其占比可达 16%[2,5-6]。总体来说，GCT 在男性的发病率更高，但在新生儿期和青春期女性患者居多[2,5]。

• 性腺肿瘤较性腺外肿瘤更常见，女性的性腺外肿瘤比例（33%）高于男性（15%）[2,5]。1 岁以内，男孩的性腺和性腺外肿瘤患病率相近，但女孩的性腺外肿瘤较卵巢肿瘤多见；儿童期，所有 GCT 的发病率均较低（不论男女）；但在青春期开始时，男女的发病率都明显上升；在青春期和围青春期，性腺外肿瘤的发病率稍有增加，性腺肿瘤的发病率则明显增加，男性发病率远远高于女性[4]。

17.2.2 颅内生殖细胞肿瘤

总体来说，颅内生殖细胞肿瘤在所有儿童脑肿瘤中的比例较小。但是，其发病率因地区不同而有明显差异：在西方国家，颅内 GCT 占所有儿童中枢神经系统肿瘤的 0.4%~3.4%[7-8]，而在日本和其他亚洲国家，这一比例约为 11%[9-10]。

• 最常见的好发部位是松果体区（占 56%）和鞍上区（占 28%），发生于基底节、丘脑、胼胝体、小脑和脊髓者较少见[11]。

• 中枢神经系统 GCT 主要发生于年轻人群，90% 以上的颅内 GCT 在 20 岁之前即被诊断[8]，10~12 岁是发病高峰年龄[12]。

- 非生殖细胞性生殖细胞肿瘤（NGGCT）主要见于低龄儿童，生殖细胞瘤更常见于大龄儿童[7-8]。

- 有明显性别差异。男性患者中，70% 的 GCT 发生在松果体区，而女性患者中 75% 的 GCT 发生在鞍上区。非生殖细胞性生殖细胞肿瘤的男女比例为 3∶1，而生殖细胞瘤的比例为 1.8∶1[7-8]。

17.3　诱发因素

17.3.1　颅外生殖细胞肿瘤

在过去 30 年中，全世界睾丸癌的发病率增加了一倍，儿童 GCT 的发病率也普遍上升[2]。

产前暴露于母体的高水平雌激素（己烯雌酚或口服宫缩剂）可能是一个环境诱因，这一观点也得到了动物实验的支持。但是，在临床流行病学研究中，这些联系并不明显[2]。以下几种综合征可能与 GCT 有关：隐睾症 – 诱发睾丸癌的概率为 2.1%~17.6%[13]；特纳综合征（45，X，X 染色体丢失）– 增加性腺胚胎瘤的风险[2]；Klinefelter 综合征（47，XXX）– 增加纵隔 GCT 的风险，但不增加睾丸癌的风险[2]；雄激素不敏感综合征（X，Y）– 隐睾是 GCT 的高风险因素[2]。

17.3.2　颅内生殖细胞肿瘤

唯一已知的诱因是日本或其他亚洲血统。在患有中枢神经系统肿瘤的儿童中，西方国家仅占 0.4%~3.4%，而日本和其他亚洲国家则占 11%[8]。围青春期人群是罹患 GCT 的高危群体，循环系统中的促性腺激素水平可能是诱发肿瘤的因素[14]。环境危险因素的影响目前尚不清楚。

17.4　病理生理学

GCT 起源于生殖细胞，而这些细胞注定会成为卵子或精子[2]。不同的 GCT 可能代表不同阶段的正常胚胎发育的恶变形式：原始生殖细胞常见生殖细胞瘤、胚胎分化可导致畸胎瘤和胚胎性癌、外胚卵黄囊细胞多发内胚窦肿瘤，滋养层的衍生物则可能引起绒毛膜癌[1]。

关于颅内 GCT 形成的推测有以下几种：

- "生殖细胞理论"认为，发生于胚外卵黄囊的内胚层的原始生殖细胞，异常迁移到性腺皱襞，最终进入大脑，然后发生恶变[2,15]。

- "胚胎细胞理论"认为，多能胚胎细胞的错误迁移可导致 GCT[2,8]。

- 另一种理论认为，生殖细胞瘤是唯一起源于生殖细胞的 GCT，而其他 GCT 的起源则是：胚胎细胞错误折叠并错误迁移到外侧的中胚层，进而累及脑内的不同部位[8,16-17]。

17.5　病　理

颅内 GCT 的病理分型主要根据肿瘤的组织病理学和肿瘤标志物（表 17.1）。

17.5.1　生殖细胞瘤（纯生殖细胞瘤）

- 组织学上与颅外（如性腺或纵隔）的肿瘤没有区别。

- 主要特征包括大的圆形蓝色细胞，在结缔组织、局灶性微绒毛周围巢状排列着丰富而清晰的细胞质。

- 若有合体滋养细胞，甲胎蛋白（AFP）表达为阴性而 β - 人绒毛膜促性腺激素（β -HCG）则为阳性，胎盘碱性

表 17.1　GCT 的肿瘤标志物

肿瘤类型	AFP	β-HCG	PLAP	c-kit
生殖细胞瘤	–	–1	+/–	+
胚胎癌	–	–	+	–
内胚窦瘤（卵黄囊瘤）	+++	–	+/–	–
绒毛膜癌	–	+++	+/–	–
混合性生殖细胞肿瘤	+/–	+/–	+/–	+/–
畸胎瘤	–2	–2	–	–2

AFP：甲胎蛋白；β-HCG：β-人绒毛膜促性腺激素；PLAP：胎盘碱性磷酸酶（摘自：Louis, et al.[18]）
1：若有合胞滋养细胞则为阳性；2：若有未成熟细胞则为阳性

磷酸酶（PLAP）和 c-kit 可能升高[7,18–19]。

17.5.2　非生殖细胞性 GCT
胚胎癌
- 柱状细胞成片状和条索状排列，核大，核仁突出，极少有淋巴细胞浸润。
- PLAP 阳性，AFP 和 β-HCG 阴性[7,18–19]。

内胚窦瘤（卵黄囊瘤）
- 卵黄囊瘤分化显示，Schiller-Duval 体是一种特征性的病理结构（肾小球样结构），内陷的血管蒂由单层的肿瘤细胞构成。
- AFP 阳性，PLAP 可升高或不升高[7,18–19]。

绒毛膜癌
- 含有分化的滋养层、双层细胞滋养层或合体滋养细胞，血管丰富，常见瘤内出血。
- β-HCG 阳性，PLAP 升高或不升高[7,18–19]。

混合性生殖细胞肿瘤
- 可能含有生殖细胞瘤在内的多种成分。
- 可能会有不同的肿瘤标志物。

畸胎瘤
- 主要特点是肿瘤包含所有 3 个胚层。
- 未成熟畸胎瘤和成熟畸胎瘤的区别在于分化程度不同。
- 畸胎瘤伴恶性变是指含有额外恶性成分的畸胎瘤，如肉瘤或癌[20]。
- 鳞状上皮、软骨或腺体成分的实性或囊性病灶[20]。
- 尽管未成熟畸胎瘤可能含有一些导致 AFP 或 β-HCG 阳性的成分，但成熟畸胎瘤的肿瘤标志物检测呈阴性。

17.6　分子生物学
GCT 的分子生物学临床意义不确定，有待进一步更新发展，但目前仍有一些有意义的研究成果：
- 一项研究表明，约 92% 的 GCT 有一个额外的 X 染色体，其中 81% 是低甲基化的。另外，20% 的患者的基因拷贝数增加了 12p[21]。

- 与星形细胞瘤相比，在 GCT 中极少有 p53 突变（5%），但是 mdm2 扩增（19%）和 INK4A/ARF 的纯合子缺失或移码突变（71%）比较多见[22-23]。

- 在单个肿瘤中，c-kit 可有多达 3 种形式的突变[22]。

17.7 颅内 GCT 的影像学表现

大多数颅内 GCT 起源于第三脑室附近，以位于松果体区或鞍上池居多[1]。松果体区与鞍上池的 GCT 之比大约为 2∶1[7]，5~10% 的患者在松果体和鞍上区域同时存在 GCT[7]。男性生殖细胞瘤多位于松果体区，在女性则更多见于鞍上区[7]。GCT 有在整个神经轴上转移的倾向，有报道称 GCT 也可起源于第三脑室以外的其他区域，包括基底节区、丘脑、侧脑室和第四脑室、延髓、小脑、视神经和脊髓等。

无论是否进行增强扫描，MRI 都是首选的检查手段，但 CT 有助于判断钙化的程度。一般来说，若颅骨 X 线平片见到松果体区出现钙化，则要怀疑可能有 GCT。若确诊 GCT，则建议进行平扫或增强的全颅、全脊髓 MRI 检查，以便确定病变范围。血管造影检查应用较少，除非其他影像学检查发现有原发性血管畸形。

所有 GCT 的放射学特征都非常相似：松果体区或鞍上区域可见增强病变，有时有钙化和（或）囊性变。但是，正因为 GCT 的成像特征相似，所以无法仅凭放射学检查做出准确可靠的组织学诊断[8]。在这些部位，也有其他肿瘤的放

射学特征与 GCT 明显重叠，如松果体母细胞瘤、三侧型视网膜母细胞瘤、松果体细胞瘤、胶质瘤、脑膜瘤、淋巴瘤、囊肿、血管病变等。但是，GCT 的某些特征性成像有下述倾向：

- 在松果体区和鞍上区同时出现的第三脑室病变，在最终确诊生殖细胞瘤的可能性高于非生殖细胞性生殖细胞瘤[7]。

- 生殖细胞瘤呈弥漫性、均匀性强化。非生殖细胞性生殖细胞瘤和大部分生殖细胞瘤具有一种更为异质的强化模式[1]。

- 在 GCT 中，绒毛膜癌最易导致出血。一般来说，非生殖细胞性生殖细胞瘤比生殖细胞瘤更容易造成出血[1]。

- 成熟畸胎瘤的外观多不均匀，以囊肿和钙化为主。不成熟畸胎瘤的囊肿和钙化较少见。

- CT 检查发现钙化伴良性表现的松果体区囊肿，需行 MRI 检查以排除肿瘤的可能[24]。

17.8 临床表现和体征

颅内 GCT 的临床表现取决于患者的年龄及肿瘤的部位、大小。

17.8.1 鞍上 GCT

- 很少出现颅内压升高的征象。

- 通常表现为垂体或下丘脑的功能障碍，如尿崩症、性发育迟缓、垂体功能减退、孤立性的生长激素缺乏、性早熟等。

- 眼科异常，如视野缺损或者双颞侧偏盲。

17.8.2 松果体 GCT

● 通常表现为与梗阻性脑积水有关的颅内压升高症状，如嗜睡、呕吐、头痛。

● 有 25%~50% 的松果体区肿瘤患者可见眼科症状，如视盘水肿及 Parinaud 综合征（上视不能、调节障碍和回缩性眼球震颤）[8]。

● 约 25% 的患者有共济失调、癫痫发作和行为异常。

● 与鞍上肿瘤相比，松果体区 GCT 较少引起内分泌异常。但是，若松果体区 GCT 患者出现尿崩症，即提示病变可能侵及鞍上（即使鞍上的影像学未见异常）[15]。

17.9 实验室评估

除放射学的影像检查外，还需检测患者脑脊液和血清的 β-HCG 和 AFP，方可作出明确诊断。肿瘤标志物可能呈现阴性或仅轻度升高，但影像学检查结合肿瘤标志物检测即可大大降低误诊的可能性。美国和欧洲一些医疗机构一般认为，血清和（或）脑脊液 AFP ≥ 10ng/dL、β-HCG ≥ 50IU/L 时，则可将肿瘤归到"分泌性"肿瘤[15]。PLAP 和 c-kit 与纯生殖细胞瘤相关，但这些并非常规诊断检查。很多医院不能随时进行这些肿瘤标志物的检测，需要送到相关实验室，这可能会延误诊断时间[25-26]。

● 纯生殖细胞瘤、成熟畸胎瘤和胚胎癌的 AFP 和 β-HCG 检测呈阴性。而含有合体滋养细胞的生殖细胞瘤，β-HCG 可能有中等程度的升高（可达 50 IU/L）[15]。

● 绒毛膜癌的特点是 β-HCG 水平非常高[27]。

● 内胚窦瘤（卵黄囊瘤）通常仅表现为 AFP 升高。

● 未成熟畸胎瘤和混合性 GCT 有不同的 AFP 和 β-HCG 表达。

● 纯生殖细胞瘤的 β-HCG 和 AFP 检测通常为阴性。

● 一些生殖细胞瘤患者的 β-HCG 可中度升高，这可能会混淆诊断。而目前研究者认为，若 β-HCG 达到 50~100mIU/mL，即可诊断纯生殖细胞瘤，更高水平时则为混合性的 GCT[28-29]。

17.10 非手术管理

许多松果体区和鞍上的肿瘤需要进行鉴别诊断，但并非总要进行组织学诊断和手术切除，手术常常是因为其他原因，如脑积水、非典型性或非诊断性的放射学影像异常、发现非特异性肿瘤标志物等。一般来说，以下情况不建议进行活检：

● β-HCG 极高，伴鞍上或松果体区血供丰富，提示为非生殖细胞性生殖细胞瘤，最有可能是绒毛膜癌。因血供丰富，手术风险高，故提倡经验性的辅助治疗。

● AFP 很高，伴不同程度增强的鞍上或松果体区肿瘤，多为内胚窦瘤，可考虑经验性治疗。

● 对均匀增强、标志物阴性的鞍上或松果体区肿瘤，一些机构会根据临床情况和影像学表现（与生殖细胞瘤一致），在没有组织学证实或肿瘤标志物升高的情况下，对患者进行经验性的治疗[28]。该做法尚存争议。

17.11 外科适应证

不同于许多其他的儿童中枢神经系统肿瘤，多数 GCT 手术全切的作用有限。成熟畸胎瘤可首选手术完全切除，而其余的 GCT，如果组织学诊断不确定，或部分肿瘤对放疗或化疗没有反应，可随后进行手术切除。

如果有特征性的临床和影像学表现，且肿瘤标记物明显升高，无须活检就可初步诊断为 GCT。例如，增强的松果体区肿物并伴有明显升高的 AFP（内胚窦瘤）或 β-HCG（绒毛膜癌）的患儿，通常可采用辅助治疗而无须进行组织学检测。

如果怀疑 GCT，但没有特征性的影像学表现，或肿瘤标志物仅轻微升高（或不升高），则强烈建议进行活检[8]。如果诊断为成熟畸胎瘤，则要争取全切肿瘤。其他所有的 GCT，通常都首选辅助治疗。

在临床诊疗工作中，常常见到脑积水患者，往往需要紧急进行脑室引流。大多数 GCT 在第三脑室内有个暴露的界面，在没有组织学确诊时，通常可在内镜手术经脑室路径治疗脑积水的同时进行镜下活检。若没有脑积水，必要时也可通过立体定向活检或开颅手术以明确组织学诊断。

17.12 外科技术

在诊断 GCT 时常常已出现脑积水，这同时也为 GCT 的治疗提供了理想的途径。当需要活检时，首选内镜下第三脑室底造瘘（ETV），同时进行肿瘤活检。若没有脑积水，可通过立体定向活检、开颅或内镜辅助开颅手术进行组织学诊断。

17.12.1 内镜下活检及第三脑室底造瘘

● 内镜下第三脑室底造瘘和内镜下活检（ENDOBX）手术可在同一次手术中完成，经单孔（软镜）或经双孔（硬镜）即可完成手术[30-31]。

● 为避免活检出血影响手术视野，常在活检之前先进行第三脑室底造瘘手术。

● 内镜下第三脑室底造瘘治疗脑积水的成功率较高（68%~89%）[10,30-33]。

17.12.2 立体定向活检

● 因周围血管的关系，松果体区肿瘤比鞍上肿瘤可能更适合进行立体定向活检手术。

● 可选择有框架或无框架的活检。

● 需仔细规划入路以避开重要血管。

17.12.3 开颅手术

● 若高度怀疑成熟畸胎瘤或确诊时没有脑积水，通常首选手术治疗。

● 若确诊肿瘤时存在脑积水，且经内镜不能到达肿瘤或内镜下发现肿瘤血供丰富，也可考虑开颅手术。

● 某些情况下，可考虑采用内镜辅助下开颅手术，以减少手术损伤[34]。

● 松果体区肿瘤的手术入路：中线幕下小脑上入路（最常用）、枕部经小脑幕入路、经脑室入路、经胼胝体入路。

● 鞍上肿瘤的手术入路：翼点入路、额下入路。

17.12.4 脑室分流

通常内镜下第三脑室底造瘘术在技术上可行性较低或手术操作不成功时，采用脑室分流手术。

17.13　术后护理

术后护理与基本的内镜下第三脑室底造瘘、内镜活检或开颅手术相似。

• 在手术前后限量使用类固醇通。

• 内镜下第三脑室底造瘘或活检后常行脑室外引流，至于何时夹闭、何时拔管，外科医生可根据个人习惯、活检后出血的程度和临床情况确定。

• 常见的神经后遗症有 Parinaud 综合征、汇聚性眼球震颤和其他与出血有关的局灶性神经功能缺损。

17.14　外科并发症

17.14.1　缺乏明确诊断

一项包括 293 例患者的大型多中心研究发现，内镜活检诊断率为 90%[32]。

17.14.2　取样错误

一项大型研究发现，27% 接受内镜活检的患者最终也进行了开放性手术。该研究的一个亚组中，18% 的内镜手术的病理学结果与开颅手术结果不一致，但仅有 11% 的病例因此而改变了治疗方案[32]。

17.14.3　脑脊液播散

• 有学者担心，内镜下第三脑室底造瘘联合活检可能加剧 GCT 的脑脊液播散。

• 大多数研究表明内镜活检不会增加 GCT 的播散风险[33,35]。

17.14.4　癫痫发作

Mayo 的临床研究发现，经胼胝体入路到侧脑室和第三脑室的风险高于经皮质入路[36]。

17.14.5　出　血

• Cornell 对 86 例采用内镜手术治疗脑室内肿瘤的患者进行研究发现，仅有 1 例出现了与出血相关的并发症，发生出血的概率为 3.5%[37]。

• 国际上对内镜活检的研究表明，手术过程中出血情况较为常见，其中 6% 的患者会有严重出血[32]。

17.14.6　死　亡

• 罕见，通常与未经治疗的脑积水或严重出血有关。

• 英国一项研究显示，59 例神经系统肿瘤患儿中，仅有 1 例 GCT 患者死于手术后 30d 内[38]。

• 239 例接受内镜活检的患者只有 1 例死于手术后不久[32]。

17.15　放疗和化疗

儿童 GCT 的治疗取决于肿瘤的特定亚型和疾病的严重程度。治疗原则为尽可能提高肿瘤控制率和治愈率，减少长期的毒副作用。因此，治疗是专门针对预后而制定的。生殖细胞瘤和成熟畸胎瘤的预后最好，前者进行放疗（有时辅助化疗），而后者需行手术切除。整体来说，非生殖细胞性生殖细胞瘤预后较差。根据经验，GCT 的标准治疗方法是全脑全脊髓放疗，这一方法对纯生殖细胞瘤有效，但对非生殖细胞性生殖细胞瘤无明显疗效。此外，对整个神经轴进行治疗，会导致明显的并发症。目前，多项旨在减少辐射剂量、应用化疗技术、减轻长期副作用，并维持或改善患者的长期生存率的研究正在进行中。

17.15.1　生殖细胞瘤

生殖细胞瘤对放疗非常敏感。有研究者提议，即使未经活检也可行经验性放疗。但是，若肿瘤标志物正常，通常会进行活检手术。50Gy 的放疗剂量即可使无进展生存率（PES）达 85% 甚至 90% 以上，但长期的复发率较高[39]。也有学者尝试单用化疗方案，尽管许多患者有明显好转，但最终还会复发，该方案的 2 年生存率仅为 84%，无进展生存率不尽人意[12,40]。多项研究致力于结合化疗、减少放疗剂量和放射范围，目前结果是可选择 2~4 个周期的化疗（通常由卡铂和依托泊苷组成）、对肿瘤部位进行相对低剂量的放疗（24~36Gy）[41-42]。此外，脑室系统作为主要的复发区域，通常予以 18~24Gy 的放射治疗[12]。

17.15.2　非生殖细胞性生殖细胞瘤

一组包含了绒毛膜癌、内胚窦瘤、胚胎性癌和混合性 GCT（包括混合性非生殖细胞性生殖细胞瘤和纯生殖细胞瘤成分）等肿瘤的患者，肿瘤标志物有明显的诊断价值，因此该病很少需手术来明确组织学诊断，但出现脑积水时仍需进行手术。与生殖细胞瘤相比，非生殖细胞性生殖细胞瘤对放射治疗相对耐受，但预后较差。以往对这些肿瘤均采用全脑全脊髓放疗，其 3 年生存率为 20%~45%[12,39]。放疗前行 2~4 个周期的化疗，患者可完全缓解[43-44]。单独化疗方案效果一般，50% 的患者会复发，2 年生存率仅 65%，因此非生殖细胞性生殖细胞瘤患者不宜选用单独化疗方案[40]。化疗联合放疗以提高生存率，一直是众多研究方案的重点。目前的标准是先化疗（通常包括卡铂、依托泊苷和异环磷酰胺），然后再对肿瘤部位进行放疗（45~54Gy），通常推荐全脑室 30Gy（加或不加全脊髓放疗）。辅助治疗常会使肿瘤体积变小、血供减少，便于完成治疗后发现肿瘤仍有残余或仍在进展时，进行二次手术全切肿瘤[41-42]。

17.15.3　畸胎瘤

成熟畸胎瘤首选手术切除，一般不推荐化疗和放疗。未成熟畸胎瘤多采用化疗，放射治疗可能并无实际意义，因此尚有争议[45]。对于有恶性变的畸胎瘤，目前尚无明确的最佳治疗方案[12]。

17.15.4　复　发

2%~10% 的生殖细胞瘤会复发，非生殖细胞性生殖细胞瘤的复发率更高。有些肿瘤复发与早期误诊、治疗后的恶性变或单纯的局部复发有关。复发后可考虑活检或手术切除。若患者尚未进行放射治疗，则建议行局部或全脑全脊髓的放射治疗进行补救。化疗药物已取得了一些进展，如环磷酰胺、顺铂和噻替哌等。对一些患者（无论是否进行了局部的额外放疗），大剂量化疗联合干细胞治疗也有一定效果[12,46-47]。

17.16　预　后

组织学亚型是预测预后的主要依据[42]。

17.16.1　生殖细胞瘤

● 生殖细胞瘤的治愈率很高，经活检和辅助治疗后，10 年的生存率超过

90%[12]。

• 研究表明，对整个脑室或更大区域予以 40~50Gy 的放疗，效果良好，但导致神经内分泌缺陷、生长发育迟缓和认知障碍的风险较高[42,48-49]。

• 化疗后予以低剂量放疗，患者 10 年无进展生存率为 75%~93%，且并发症少于高剂量放疗者[41-42]。

• β-HCG 的升高程度是否影响预后一直存在争议，但总的来说并未影响预后[50-51]。

17.16.2　非生殖细胞性生殖细胞瘤

• 非生殖细胞性生殖细胞瘤对放疗和化疗相对耐受，预后不理想[42,48-49]。

• 与单纯放疗相比，放疗联合化疗能明显改善预后[52]。

• 采用"三明治"疗法，即化疗、放疗、再化疗，使患者 4 年生存率提高了 74%[44]。

• 前期化疗能使病情完全缓解，但联合放疗，可使 6 年总体生存率达到 75%[53]。另一项研究显示，化疗后放疗的 5 年无事件生存率为 79%[54]。

• 必须谨慎选择化疗方案，因为有些化疗方案的效果不如其他方案。必须考虑每一种方案的毒副作用，如化疗联合放疗造成的耳毒性[54]。

17.17　外科要点

• 颅内 GCT 主要发生在第三脑室，主要位于松果体和鞍上区。

• 婴幼儿和儿童的松果体和鞍上肿瘤多为 GCT，但这些区域还有许多其他类型的肿瘤。

• GCT 有沿着整个神经轴生长的倾向。情况允许的话，可先行颅脑和全脊髓 MRI 检查，再进行手术和辅助治疗。

• 需要进行 GCT 的鉴别诊断时，一定要在决定手术前送检血清用于肿瘤标志物检测（AFP、β-HCG 和 PALP），如果可以，将脑脊液一并送检。生殖细胞瘤也可出现 β-HCG 轻微升高。

• 如果肿瘤标志物检测高度提示非生殖细胞性生殖细胞瘤，如绒毛膜癌（β-HCG）或内胚窦瘤（AFP），则无须诊断性活检或手术(除非有特殊需要)。手术通常用于脑积水、影像学检查或肿瘤标志物无诊断价值及放、化疗后有肿瘤残余等情况。

• 成熟畸胎瘤是唯一的颅内 GCT，建议早期行全切除手术。生殖细胞瘤常先行活检，随后予以放疗和化疗。其余非生殖细胞性生殖细胞瘤通常采用早期放、化疗，必要时切除残留病灶的方案。

• 患者就诊时常有梗阻性脑积水，这是引起大多数常见症状（头痛、呕吐、Parinaud 综合征）的原因。

• 脑室扩大为内镜下取材组织学诊断提供了一种安全有效的路径。通过单孔或双孔入路，进行内镜下第三脑室底造瘘手术及肿瘤活检，能有效治疗脑积水并获得肿瘤组织。若活检样本过小，可能造成取样错误并导致误诊。

• 生殖细胞瘤采用活检结合辅助治疗方案及成熟畸胎瘤采用全切除方案后，患儿预后均较好，其他非生殖细胞性生殖细胞瘤的预后往往较差。

17.18　常见的临床问题

（1）儿童最常见的生殖细胞肿瘤是什么？

（2）请描述颅内生殖细胞肿瘤的最常见部位及其性别差异。

（3）请描述世界卫生组织（WHO）对生殖细胞肿瘤的分类并说出各种肿瘤的相关标志物。

（4）血清及脑脊液的肿瘤标志物水平对手术决策和预后有何影响？

（5）对怀疑生殖细胞瘤伴梗阻性脑积水和松果体区肿瘤的患儿，最常用的手术入路是什么？请描述该入路。

17.19　常见临床问题解答

（1）5岁以前，骶尾部畸胎瘤占所有生殖细胞肿瘤的50%。在所有的生殖细胞肿瘤中，颅内生殖细胞瘤占比很小，其发病率远远低于性腺和其他性腺外部位的肿瘤（纵隔、腹膜后等）。

（2）大多数颅内生殖细胞瘤发生于第三脑室周围，男性多见于松果体区，女性则多见于鞍上区。

（3）2007年，WHO肿瘤分类将颅内生殖细胞瘤分为生殖细胞瘤和非生殖细胞性生殖细胞瘤。纯生殖细胞瘤的 β-HCG 和 AFP 一般为阴性，含有合胞体滋养层的生殖细胞瘤，β-HCG 常呈阳性；内胚窦瘤常分泌 AFP；绒毛膜癌常分泌 β-HCG；成熟畸胎瘤的 β-HCG 和 AFP 均呈阴性。

（4）β-HCG 和（或）AFP 明显升高可能提示绒毛膜癌、内胚窦瘤、未成熟畸胎瘤或其他混合性 GCT。这些非生殖细胞性生殖细胞瘤的预后往往比生殖细胞瘤或畸胎瘤差，手术前先行化疗或放疗可能会改善预后。若肿瘤标志物呈阴性，则有可能是生殖细胞瘤、畸胎瘤或其他一些非 GCT 肿瘤，对于这些肿瘤，通常要先进行手术治疗。

（5）对伴有梗阻性脑积水和怀疑松果体区生殖细胞瘤的患儿，常在一次手术中完成内镜下第三脑室底造瘘和肿瘤活检两项操作。使用硬性内镜时，通常需在额部钻两个孤立的骨孔，从而使每个阶段的手术角度达到最佳：通常在冠状缝附近钻孔进行内镜下第三脑室底造瘘术，在额部更前方钻孔进行肿瘤活检。使用软性内镜时，则可通过单骨孔进行这两项操作。

参考文献

[1] Lieuw K, Haas-Kogan D, Ablin A. Intracranial germ cell tumors//Gupta N, Banerjee A, Haas-Kogan D, eds. Pediatric CNS Tumors. Berlin: Springer-Verlag, 2004:107–121.

[2] Frazier A, Amatruda J. Pediatric germ cell tumors// Orkin S, Fisher D, Look A, et al, eds. Oncology of Infancy and Childhood. Philadelphia, PA: Saunders Elsevier, 2009:911–961.

[3] Altman RP, Randolph JG, Lilly JR. Sacrococcygeal teratoma: American Academy of Pediatrics Surgical Section Survey 1973. J Pediatr Surg, 1974, 9(3): 389–398.

[4] Isaacs H, Jr. Perinatal (fetal and neonatal) germ cell tumors. J Pediatr Surg, 2004, 39(7):1003–1013.

[5] Bernstein L, Smith M, Liu L, et al. Germ cell, trophoblastic and other gonadal neoplasms//SEER Cancer Statistics Review. Bethesda, MD: National Cancer Institute, 2007:125–137.

[6] Ries L, Smith M, Gurney J, et al. Cancer incidence and survival among children and adolescents: United States SEER Program 1975–1995//National Cancer Institute SP, ed. Volume 99–4649. Bethesda, MD: NIH Publication, 1999:179.

[7] Jennings MT, Gelman R, Hochberg F. Intracranial germcell tumors: natural history and pathogenesis.

J Neurosurg, 1985, 63(2):155–167.

[8] Echevarría ME, Fangusaro J, Goldman S. Pediatric central nervous system germ cell tumors: a review. Oncologist, 2008, 13(6):690–699.

[9] Jellinger K. Primary intracranial germ cell tumours. Acta Neuropathol, 1973, 25(4):291–306.

[10] Hayashi N, Murai H, Ishihara S, et al. Nationwide investigation of the current status of therapeutic neuroendoscopy for ventricular and paraventricular tumors in Japan. J Neurosurg, 2011, 115(6):1147–1157.

[11] Matsutani M, Sano K, Takakura K, et al. Primary intracranial germ cell tumors: a clinical analysis of 153 histologically verified cases. J Neurosurg, 1997, 86(3):446–455.

[12] Jubran RF, Finlay J. Central nervous system germ cell tumors: controversies in diagnosis and treatment. Oncology (Williston Park), 2005, 19(6):705–711, discussion 711–712, 715–717, 721.

[13] Buetow SA. Epidemiology of testicular cancer. Epidemiol Rev, 1995, 17(2):433–449.

[14] Louis D, Ohgaki H, Wiestler O, et al. WHO classification of tumours of the central nervous system//Louis D, Ohgaki H, Wiestler O, et al, eds. WHO Classification of Tumours of the Central Nervous System. Albany, NY:WHO Publication System, 2007:203.

[15] Packer RJ, Cohen BH, Cooney K. Intracranial germ cell tumors. Oncologist, 2000, 5(4):312–320.

[16] Sano K, Matsutani M, Seto T. So-called intracranial germ cell tumours: personal experiences and a theory of their pathogenesis. Neurol Res, 1989, 11(2):118–126.

[17] Sano K. Pathogenesis of intracranial germ cell tumors reconsidered. J Neurosurg, 1999, 90(2):258–264.

[18] Louis DN, Ohgaki H, Wiestler OD, et al. The 2007 WHO classification of tumours of the central nervous system. Acta Neuropathol, 2007, 114(2):97–109.

[19] Parsa A, Pincus D, Feldstein N, et al. Pineal region tumors//Keating R, Goodrich J, Packer R, eds. Tumors of the Pediatric Central Nervous System. New York, NY: Thieme, 2001:308–325.

[20] Bjornsson J, Scheithauer BW, Okazaki H, et al. Intracranial germ cell tumors: pathobiological and immunohistochemical aspects of 70 cases. J Neuropathol Exp Neurol, 1985, 44(1):32–46.

[21] Okada Y, Nishikawa R, Matsutani M, et al. Hypo-methylated X chromosome gain and rare isochromosome 12p in diverse intracranial germ cell tumors. J Neuropathol Exp Neurol, 2002, 61(6):531–538.

[22] Kamakura Y, Hasegawa M, Minamoto T, et al. C-kit gene mutation: common and widely distributed in intracranial germinomas. J Neurosurg, 2006, 104(3) Suppl: 173–180.

[23] Iwato M, Tachibana O, Tohma Y, et al. Alterations of the INK4a/ARF locus in human intracranial germ cell tumors. Cancer Res, 2000, 60(8):2113–2115.

[24] Zimmerman RA, Bilaniuk LT. Age-related incidence of pineal calcification detected by computed tomography. Radiology, 1982, 142(3): 659–662.

[25] Watanabe S, Aihara Y, Kikuno A, et al. A highly sensitive and specific chemiluminescent enzyme immunoassay for placental alkaline phosphatase in the cerebrospinal fluid of patients with intracranial germinomas. Pediatr Neurosurg, 2012, 48(3):141–145.

[26] Miyanohara O, Takeshima H, Kaji M, et al. Diagnostic significance of soluble c-kit in the cerebrospinal fluid of patients with germ cell tumors. J Neurosurg, 2002, 97(1): 177–183.

[27] Kawaguchi T, Kumabe T, Kanamori M, et al. Logarithmic decrease of serum alpha-fetoprotein or human chorionic gonadotropin in response to chemotherapy can distinguish a subgroup with better prognosis among highly malignant intracranial non-germinomatous germ cell tumors. J Neurooncol, 2011, 104(3):779–787.

[28] Boop FA. Germ cell tumors. J Neurosurg Pediatr, 2010, 6(2): 123–124.

[29] Souweidane MM, Krieger MD, Weiner HL, et al. Surgical management of primary central nervous system germ cell tumors: proceedings from the Second International Symposium on Central Nervous System Germ Cell Tumors. J Neurosurg Pediatr, 2010, 6(2):125–130.

[30] Ray P, Jallo GI, Kim RY, et al. Endoscopic third ventriculostomy for tumor-related hydrocephalus in a pediatric population. Neurosurg Focus, 2005, 19(6):E8.

[31] O'Brien DF, Hayhurst C, Pizer B, et al. Outcomes in patients undergoing single-trajectory endoscopic third ventriculostomy and endoscopic biopsy for midline tumors presenting with obstructive hydrocephalus. J Neurosurg, 2006, 105(3) Suppl: 219–226.

[32] Constantini S, Mohanty A, Zymberg S, et al. Safety and diagnostic accuracy of neuroendoscopic biopsies: an international multicenter study. J Neurosurg Pediatr, 2013, 11(6):704–709.

[33] Shono T, Natori Y, Morioka T, et al. Results of a long-term follow-up after neuroendoscopic biopsy

procedure and third ventriculostomy in patients with intracranial germinomas. J Neurosurg, 2007, 107(3) Suppl:193–198.

[34] Uschold T, Abla AA, Fusco D, et al. Supracerebellar infratentorial endoscopically controlled resection of pineal lesions: case series and operative technique. J Neurosurg Pediatr, 2011, 8(6):554–564.

[35] Luther N, Stetler WR, Jr, Dunkel IJ, et al. Subarachnoid dissemination of intraventricular tumors following simultaneous endoscopic biopsy and third ventriculostomy. J Neurosurg Pediatr, 2010, 5(1):61–67.

[36] Milligan BD, Meyer FB. Morbidity of transcallosal and transcortical approaches to lesions in and around the lateral and third ventricles: a single-institution experience. Neurosurgery, 2010, 67(6): 1483–1496, discussion 1496.

[37] Luther N, Cohen A, Souweidane MM. Hemorrhagic sequelae from intracranial neuroendoscopic procedures for intraventricular tumors. Neurosurg Focus, 2005, 19(1):E9.

[38] O'Kane R, Mathew R, Kenny T, et al. United Kingdom 30-day mortality rates after surgery for pediatric central nervous system tumors. J Neurosurg Pediatr, 2013, 12(3):227–234.

[39] Hoffman HJ, Otsubo H, Hendrick EB, et al. Intracranial germ-cell tumors in children. J Neurosurg, 1991, 74(4): 545–551.

[40] Balmaceda C, Heller G, Rosenblum M, et al. Chemotherapy without irradiation—a novel approach for newly diagnosed CNS germ cell tumors: results of an international cooperative trial. The First International Central Nervous System Germ Cell Tumor Study. J Clin Oncol, 1996, 14(11): 2908–2915.

[41] Matsutani M, Ushio Y, Abe H, et al. Japanese Pediatric Brain Tumor Study Group. Combined chemotherapy and radiation therapy for central nervous system germ cell tumors: preliminary results of a Phase Ⅱ study of the Japanese Pediatric Brain Tumor Study Group. Neurosurg Focus, 1998, 5(1):e7.

[42] Kanamori M, Kumabe T, Saito R, et al. Optimal treatment strategy for intracranial germ cell tumors: a single institution analysis. J Neurosurg Pediatr, 2009, 4(6):506–514.

[43] Kellie SJ, Boyce H, Dunkel IJ, et al. Primary chemotherapy for intracranial nongerminomatous germ cell tumors: results of the second international CNS germ cell study group protocol. J Clin Oncol, 2004, 22(5):846–853.

[44] Robertson PL, DaRosso RC, Allen JC. Improved prognosis of intracranial nongerminoma germ cell tumors with multimodality therapy. J Neurooncol, 1997, 32(1):71–80.

[45] Garrè ML, El-Hossainy MO, Fondelli P, et al. Is chemotherapy effective therapy for intracranial immature teratoma? A case report. Cancer, 1996, 77(5):977–982.

[46] Modak S, Gardner S, Dunkel IJ, et al. Thiotepa-based highdose chemotherapy with autologous stemcell rescue in patients with recurrent or progressive CNS germ cell tumors. J Clin Oncol, 2004, 22(10):1934–1943.

[47] Malone K, Croke J, Malone C, et al. Successful salvage using combined radiation and ABMT for patients with recurrent CNS NGGCT following failed initial transplant. BMJ Case Rep, 2012, 2012:bcr2012006298.

[48] Kersh CR, Constable WC, Eisert DR, et al. Primary central nervous system germ cell tumors. Effect of histologic confirmation on radiotherapy. Cancer, 1988, 61(11):2148–2152.

[49] Shirato H, Nishio M, Sawamura Y, et al. Analysis of long-term treatment of intracranial germinoma. Int J Radiat Oncol Biol Phys, 1997, 37(3):511–515.

[50] Ogino H, Shibamoto Y, Takanaka T, et al. CNS germinoma with elevated serum human chorionic gonadotropin level: clinical characteristics and treatment outcome. Int J Radiat Oncol Biol Phys, 2005, 62(3):803–808.

[51] Sawamura Y, Ikeda J, Shirato H, et al. Germ cell tumours of the central nervous system: treatment consideration based on 111 cases and their long-term clinical outcomes. Eur J Cancer, 1998, 34(1): 104–110.

[52] Itoyama Y, Kochi M, Kuratsu J, et al. Treatment of intracranial nongerminomatous malignant germ cell tumors producing alpha-fetoprotein. Neurosurgery, 1995, 36(3):459–464, discussion 464–466.

[53] da Silva NS, Cappellano AM, Diez B, et al. Primary chemotherapy for intracranial germ cell tumors: results of the third international CNS germ cell tumor study. Pediatr Blood Cancer, 2010, 54(3):377–383.

[54] Yoo KH, Lee SH, Lee J, et al. Improved outcome of central nervous system germ cell tumors: implications for the role of riskadapted intensive chemotherapy. J Korean Med Sci, 2010, 25(3): 458–465.

（董晓书　杨　建　译，
赵　阳　马　杰　审）

153

第 18 章　松果体区肿瘤

Scellig S.D. Stone　Alan R. Cohen

18.1　概　述

　　成人的松果体区肿瘤占中枢神经系统肿瘤的比例不及 1%，而儿童松果体区肿瘤在脑肿瘤的占比可高达 3%[1]。亚洲国家和男性的患病率较高 [男女总体比例为 3∶1，这一差异在生殖细胞肿瘤（GCT）患者中尤为明显，男女比例为 12∶1]。

18.2　解剖和生理

　　松果体位于松果体区内，对应小脑幕切迹后间隙（图 18.1）[2]。松果体区域内有许多重要的神经和血管结构，掌握这些解剖知识对该区域手术的实施至关重要。松果体区的边界包括：

　　• 上界：胼胝体压部、海马连合、脉络丛的后面。

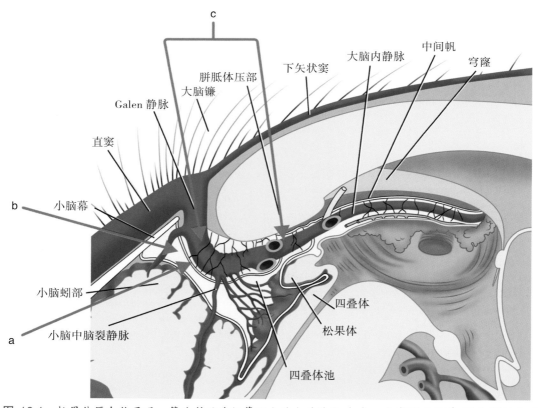

图 18.1　松果体区矢状面观。箭头所示为经幕下小脑上的路径（a）、枕部经小脑幕（b）胼胝体后或经胼胝体的后纵裂范围（c）手术入路

- 前界：第三脑室后部（包括缰连合和后连合，在二者之间有松果体附着）和四叠体。
- 下界：小脑，主要是小脑蚓部。
- 外侧界：丘脑枕和大脑半球内侧面。
- 后界：小脑幕顶。

还有许多重要血管穿行于松果体区内，包括：

- 动脉：大脑后动脉和小脑上动脉；外侧及内侧脉络膜后动脉，后者是松果体血供的主要来源。
- 静脉：Galen 静脉、基底静脉、大脑内静脉、枕内静脉、小脑中脑裂静脉（也称为小脑中央前静脉）。

松果体是胚胎发育过程中以间脑憩室的形式产生的[3]，主要由松果体细胞组成，松果体细胞是一种神经分泌细胞，可分泌具有调节昼夜节律功能的褪黑素。这些细胞排列在纤维血管和神经胶质基质之间的小叶中。一般在 10~20 岁时，松果体会发生钙化，此时通过 X 线检查可以观察到钙化灶[4]。

18.3 肿瘤分类

按照种类和各自占比，松果体区肿瘤分类如下[1,5-6]（备注：包括成人和有限的儿童病例，这些文献报道差异较大[7-9]）：

- 生殖细胞肿瘤（GCT；60%）：
  - 生殖细胞瘤：无性细胞瘤、精原细胞瘤、非典型性畸胎瘤。
  - 非生殖细胞瘤性生殖细胞肿瘤（NGGCT）：胚胎癌、内胚窦瘤、绒毛膜癌、畸胎瘤（只有 NGGCT 可为恶性

或良性，年龄多小于 3 岁）、混合性生殖细胞肿瘤。

- 神经上皮肿瘤（35%）：
  - 松果体实质肿瘤（25%）：①松果体细胞瘤（WHO Ⅰ）——星形细胞性、神经源性或者混合性。②年龄 >20 岁分化的可能性更大。③松果体母细胞瘤（WHO Ⅳ）——年龄 <20 岁更容易出现松果体细胞或者视网膜母细胞瘤的分化。④中间分化的松果体细胞瘤（WHO Ⅱ、Ⅲ）。
  - 其他神经上皮肿瘤（10%）：星形细胞瘤 / 胶质母细胞瘤、室管膜瘤、少突胶质细胞瘤、脉络丛乳头状瘤 / 癌、非典型性畸胎样 / 横纹肌样肿瘤、松果体区乳头状瘤（起源于连合下器）。
- 其他肿瘤（5%）：脑膜瘤、血管外皮细胞瘤、脂肪瘤、原发性黑色素细胞肿瘤、转移瘤。
- 非肿瘤性病变
  - 松果体囊肿（常在尸检或 MRI 检查时偶然发现）。
  - 蛛网膜囊肿。
  - 血管畸形：海绵状血管畸形、动静脉畸形、Galen 静脉血管瘤。
  - 皮样 / 表皮样囊肿。
  - 感染性 / 炎性病变（脓肿、结核瘤等）。

18.4 临床表现

受局部的占位效应及远隔效应的影响，松果体区肿瘤有多种临床表现。

18.4.1 局部占位效应

- 梗阻性脑积水是最常见的临床

表现：头痛、呕吐、嗜睡、记忆力差、头围增大、前囟饱满/隆起、视盘水肿。

• 帕里诺综合征——四叠体受压所致：共轭向上凝视的核上性麻痹、调节反射近光分离（光反应迟钝）、集合麻痹。

• 小脑功能失调——小脑受压所致：共济失调、震颤。

• 松果体卒中，表现为出血后神经功能的急性恶化：头痛、恶心、呕吐、假性脑膜炎症状、视觉障碍、意识水平下降。

18.4.2 远隔效应

• 内分泌障碍：

– 性早熟（β-人绒毛膜促性腺素分泌产生的黄体生成素样作用）。

– 尿崩症（与生殖细胞肿瘤 GCT 密切相关）。

• 神经根病/脊髓病——脑脊液播散和转移所致。

• 伴随肿瘤的症状：

– 视网膜母细胞瘤可与松果体母细胞瘤同时出现，称为"三侧性肿瘤"。

– 松果体区生殖细胞瘤可伴有症状性鞍上病变（尿崩症、视觉障碍、垂体功能减退）。

18.5 检 查

18.5.1 影像学检查

要评估病变本身情况及是否存在其他播散性病变，通常需行颅脑脊髓增强 MRI 检查（图 18.2）。CT 可显示特征性的钙化表现：

• 松果体实质肿瘤可向周围推挤甚至"挤爆"已有的钙化组织。

• 其他肿瘤（如生殖细胞瘤）可包绕钙化的腺体。

10 岁之前松果体出现钙化可能是病理性改变，但是，也有报道发现低龄患儿松果体可出现生理性钙化，此时需谨慎解释。绒毛膜癌有出血倾向。

18.5.2 实验室检查

生殖细胞肿瘤标记物有助于松果体区肿瘤的诊断，但混合生殖细胞肿瘤可能使解释复杂化[10]。检测血清标记物的灵敏程度堪比脑脊液检查，故所有患者均应行血清标记物检测。若患儿没有梗阻性脑积水，可腰穿取样脑脊液后行肿瘤标记物及细胞学检测。有潜在价值的标记物包括：

• 甲胎蛋白（AFP）——明显升高提示内胚窦瘤（卵黄囊瘤）。

• β-人绒毛膜促性腺素（β-HCG）——明显升高提示绒毛膜癌。

• 胎盘碱性磷酸酶——明显升高提示生殖细胞瘤。

阳性标记物对恶性生殖细胞肿瘤有诊断价值，可避免行组织学诊断。连续监测标记物可用来观察治疗效果及判断是否出现隐匿性转移。某些情况下，对垂体功能等内分泌系统进行全面检查可有助于恶性生殖细胞肿瘤的诊断。

18.6 诊治方案

若有鞍区或鞍上病变、中脑受压或梗阻性脑积水等情况，应立即行眼科检查。急性脑积水患儿需行脑室造瘘术以稳定病情。

若松果体区和鞍上区出现典型的双灶性肿瘤，即使标记物没有升高，也可考虑为生殖细胞瘤，一般不必再行组织学诊断。某些有典型影像学表现的病例，如脑膜瘤、畸胎瘤和表皮样瘤，可直接开颅进行切除手术，而其他患儿则需要进行组织学诊断。

若出现脑积水，首选方案是内镜下经脑室活检，采集脑脊液进行标记物的检测。症状明显的梗阻性脑积水可同步进行内镜下第三脑室底造瘘术（ETV），这样可避免再次行分流手术及术后可能造成的恶性肿瘤的腹腔播散。

若没有脑积水，经验丰富的医生常选择立体定向活检和（或）囊肿引流手术。一项包含370例患者的大型病例研究发现：手术诊断率达94%，并发症发生率为8.1%，死亡率为1.3%[11]。然而，因肿瘤邻近一些重要静脉，许多医疗机构没有开展上述手术。理论上讲，任何涉及微量组织采样的操作，均有可能因采样误差而变得复杂。

若不适合微创活检，也没有特征性的影像学表现/阳性标记物支持诊断时，应考虑开颅活检，同时留取脑脊液标本。

18.7 治疗和预后

总体来讲，该类肿瘤的治疗方法包括随访观察、手术切除、局灶性和（或）颅脑全脊髓放射治疗及化疗。根据组织

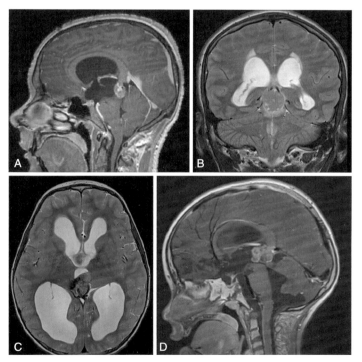

图 18.2 松果体区生殖细胞瘤（A，B）和松果体母细胞瘤（C，D）。A. 矢状位对比增强 T1 加权 MR 图像见病变位于松果体和鞍上，强化明显。B. 冠状位 T2 加权成像见侧脑室扩大伴室旁水肿，病变将大脑内静脉向上推移，将基底静脉向外侧推移。C. 轴位 T2 加权 MR 图像见第三脑室后或松果体区占位及伴发的脑积水，可看到包绕病变后部的双侧大脑内静脉流空影。D. 病变位于第三脑室后或松果体区，不均质强化

病理学的具体情况，可单独或联合使用上述方法。另外，不同医院也会有不同的选择。表 18.1 总结了主要肿瘤的常用治疗方法及其预后[5-6,12-13]。

18.8　内镜和显微手术

虽然可选择立体定向活检术（见诊治方案），但更常用的外科治疗方案是内镜手术或开放式显微外科手术，视病情需要可行脑脊液分流或组织学诊断，必要时进行病变组织切除。

18.8.1　前部神经内镜手术

20 世纪 70 年代，为进行肿瘤活检，Fukushima 开创了内镜下经脑室手术。该手术可取脑脊液进行检查，治疗脑积水，对松果体区肿瘤进行活检[14-15]。因受限于止血功能、手术入路角度狭小及可用器械数量和尺寸等因素，无法进行肿瘤全切。

手术时患者取仰卧位，颈部屈曲，通常选择非优势侧半球入路。行第三脑室后部及松果体区肿瘤活检时，计划入

表 18.1　松果体区肿瘤的治疗策略与预后

肿瘤	经典治疗方案	预后
GCT		
生殖细胞瘤	局部放疗，颅脑全脊髓放疗 + 局部追加照射，± 化疗（同时降低放射剂量）	5 年总体生存率 80%~95%
成熟畸胎瘤（先天型）	手术切除	5 年总体生存率 80%~95%；死亡率 > 90%
未成熟畸胎瘤 + 恶性成分	手术切除 + 局部放疗，仅手术切除（+ 颅脑全脊髓放疗 + 化疗）；手术切除 + 颅脑全脊髓放疗（+ 局部追加照射 + 化疗）	5 年总体生存率 60%~70%
其他恶性的 NGGCT	颅脑全脊髓放疗 + 局部追加照射 ± 手术切除 ± 化疗	5 年总体生存率 25%
松果体实性肿瘤		
松果体细胞瘤	早期观察，手术切除（+ 局部放疗；肿瘤 <3cm 时仅局部放疗）	5 年总体生存率 80%~90%
中间分化	低级别：手术切除（+ 化疗 ± 放疗）；高级别：手术切除 + 化疗 + 放疗	5 年总体生存率 75%；5 年总体生存率 40%
松果体母细胞瘤	颅脑全脊髓放疗 + 局部追加照射 + 化疗（± 手术切除）	5 年总体生存率 10%~20%，如果有脑脊液转移则更低
其他重要的肿瘤		
低级别胶质瘤	观察或个体化的多模式治疗	5 年总体生存率 75%
高级别胶质瘤	放疗 + 化疗（± 手术切除）	5 年总体生存率 10%

GCT（germ cell tumor）：生殖细胞肿瘤；NGGCT（nongerminomatous germ cell tumor）：非生殖细胞肿瘤的生殖细胞瘤

点常选取瞳孔中线或其内侧及冠状缝前方数厘米处。在神经导航下，可更加准确地规划入点位置，便于显示经室间孔到达病变部位的直线路径。与肿瘤活检相比，ETV 手术的最佳入点可更靠后，位于冠状缝附近。一般来说，刚性内窥镜能提供最佳的光照和最理想的工作通道，便于更灵活地操作手术器械，但是，若要同时进行 ETV 手术和肿瘤活检，可能需要寻找各自的单独入点。使用成角内镜，并在这些最佳位点之间的某个部位单独钻孔，或许能解决该问题（图18.3）[16]，除此之外还可以使用柔性内窥镜来解决。手术时需小心谨慎，避免牵拉损伤穹窿。若有需要，常先行 ETV 手术再进行肿瘤活检，因活检出血会影响术野，无法看清楚解剖标志。尽管内镜活检手术能在直视下多部位地选择性取材，但取样量少，可能会影响活检的成功率。当 ETV 手术效果不确定或脑室

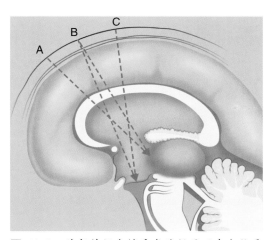

图 18.3 前部神经内镜手术路径于正中矢状平面上的投影。没有画出位于瞳孔中线或其内侧的外侧入点。A. 直线路径下第三脑室后部病变活检的最佳钻孔部位；B. 既可活检又可行第三脑室底造瘘的切入点；C. 第三脑室底造瘘手术的最佳钻孔部位

内出血过多时，可留置脑室外引流管进行外引流。

18.8.2　显微外科手术

　　尽管有多种术式，但松果体区手术最常用的两种开颅术式是幕下小脑上和枕部经小脑幕入路（图 18.1）[15,17]。其他术式如后顶部半球间入路等，本章也做了简要介绍。手术入路的选择取决于肿瘤范围、肿瘤与松果体区重要神经血管结构的关系、手术目的及术者对入路的熟悉度和手术操作的舒适度。

幕下小脑上入路

　　20 世纪初，Krause 开创了该术式，并由 Stein 进一步改良推广。它主要适用于松果体区、Galen 静脉下方的中小型肿瘤[18-19]。沿小脑和小脑幕之间的自然平面尽可能少地牵拉脑组织（图 18.1）即可完成手术。

体　位

　　若手术患者采取坐位，能最大可能地减少对小脑的牵拉、降低静脉压，但缺点是有静脉栓塞的风险和手术者操作不适感。俯卧位并颈部屈曲（Concorde体位）能降低静脉栓塞的风险，但大部分需要牵拉小脑。为平衡上述两种手术体位的优缺点，可采用一种改良的侧卧位，但术中的解剖定位有待术者进一步熟悉。

手术过程

　　自后正中皮肤切口，沿横窦上至枕骨大孔成形骨瓣，此时需注意保护窦汇和横窦。以横窦为基底倒半圆形切开硬脑膜，宽度达整个骨窗。根据需要可切断中线处的桥静脉（自小脑上到小脑幕），

但若切断过多的外侧静脉，手术后可能会出现小脑静脉充血和肿胀。一般情况下，需分别切断小脑中央前静脉及增厚的蛛网膜，以便暴露病变（图 18.4）。

枕部经小脑幕入路

该入路最初由 Heppner 于 1959 年提出，之后 Jamieson 进行了改良。该入路适用于侵及松果体区外、进入第三脑室内和小脑中脑周围脑池区域中的较大病变（图 18.1）[20-21]。

体　位

患儿取俯卧位,颈部居中相对屈曲。手术路径垂直于地面，使术中解剖定位变得简单。还可以采取半侧卧位，借助重力牵开大脑半球。

手术过程

皮肤切口可取马蹄形皮瓣以保护头皮血供，或做旁正中切口向上、外侧弯曲后，将皮瓣翻向外下方。骨瓣下方要覆盖横窦、中线跨过上矢状窦，便于硬膜向窦侧翻转。枕叶至上矢状窦的桥静脉可不受累，但一些引流至横窦的静脉血管可能会一定程度地妨碍手术入路，需要部分切断或经对侧入路。枕部脑室造瘘能更好地降低同侧枕叶压力，降低牵拉脑组织的损伤概率。根据需要在直窦外侧，从前向后剪开小脑幕直至横窦附近（图 18.5）。切断下矢状窦、剪开大脑镰可进一步暴露对侧组织。

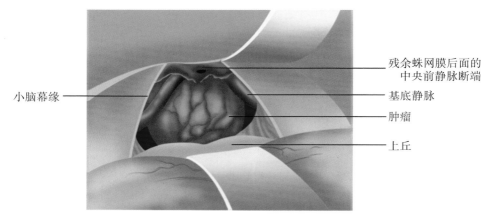

小脑幕缘

残余蛛网膜后面的
中央前静脉断端

基底静脉

肿瘤

上丘

图 18.4　幕下小脑上入路分离蛛网膜后可见松果体区肿瘤，注意向下牵开小脑

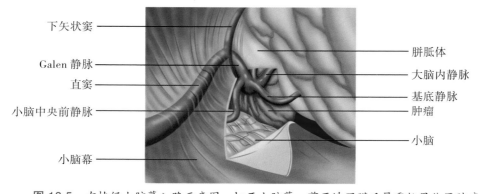

下矢状窦

Galen 静脉

直窦

小脑中央前静脉

小脑幕

胼胝体

大脑内静脉

基底静脉

肿瘤

小脑

图 18.5　右枕经小脑幕入路示意图：切开小脑幕、剪开蛛网膜后暴露松果体区肿瘤

后纵裂经胼胝体和（或）胼胝体后入路

该入路由 Dandy 于 20 世纪 20 年代提出，后经 McComb 等改良而成。主要适用于生长在第三脑室后部、向后下推挤大脑内静脉的肿瘤。与上述手术入路相比，该入路因视角较低而会过多地干扰局部静脉（图 18.1）[22-23]。

体 位

患者可取俯卧位，颈部轻微前伸。也可取半俯卧位，借助重力来牵拉大脑半球，术中解剖定位具有挑战性。手术前对桥静脉的解剖评估，可帮助确定手术入路的侧别，若静脉没有问题，则优先考虑非优势侧入路。

手术过程

在尽可能暴露病变部位的同时，还要保证头皮的血液供应，可采用跨中线、冠状直切口或跨中线的倒"U"形头皮切口，将皮瓣翻向下、外方。骨瓣在颅顶部位跨过中线，在后续操作中，如避开桥静脉、改变手术入路等方面有更大的灵活性。将硬脑膜翻折于上矢状窦方向。确定好手术入路、识别并保护好胼周动脉、切开少许胼胝体或经压部下方，即可到达病变（部位）。

经后部皮质入路、后颞下部入路、旁正中小脑上入路、联合入路

由于对脑组织损伤较重（如牵拉颞叶、侵入脑组织）和（或）暴露受限，这些入路已很少被使用[15,17]。经皮质入路仅适用于某些侧脑室明显扩张的病例。为最大限度地降低对视觉通路的损伤，常采用顶叶高处皮质入路。若患儿的肿瘤较大且明显向前方生长，可采用后部到松果体、前部至第三脑室的联合入路或分期手术。

18.9 并发症

松果体区肿瘤手术相关并发症的性质和发生率，与病变个体和所选择的治疗方法有关。现代文献中，多数报道其永久致残率和死亡率低于 10%[24]。

开颅手术损伤静脉窦可能会导致空气栓塞。故建议手术时要由经验丰富的麻醉医生实施麻醉、充分备血、制订处置方案及使用呼气末二氧化碳和心脏多普勒监测仪。过多地切断小脑引流静脉，如枕叶前部、顶叶后部、枕叶外侧面的桥静脉等，可导致静脉功能不全和梗塞，还可能引起手术后的小脑肿胀、梗阻性脑积水或扁桃体下疝。损伤深部静脉会导致重症并发症甚至死亡，故应尽量避免。静脉或动脉功能不全或牵拉损伤可直接或间接地损伤大脑组织，导致局灶性的神经功能障碍，如小脑功能异常、对侧偏盲（因视觉皮质或视放射受损）、对侧偏瘫和对侧感觉功能缺陷（包括实体觉）。通过腰大池穿刺、脑室造瘘等临时脑脊液外引流措施和（或）使用高渗脱水剂，能降低因牵拉造成的脑损伤。胼胝体切开小于 2cm 一般耐受良好，很少出现失连接综合征。切除邻近或累及中脑的病变组织常会导致短暂的眼球运动异常，包括上视和会聚不能。

手术后早期需在重症监护室监测生命体征，特别注意是否有出血（尤其是在肿瘤没有完全切除的情况下）和脑积

水等迹象。应关注皮质损伤后是否有出现继发性癫痫的可能，术后早期可考虑预防性使用抗癫痫药物。若预测术后会出现严重的脑肿胀，可考虑围手术期和手术后早期短期应用类固醇激素。

18.10 常见的临床问题

（1）松果体区肿瘤的典型临床表现是什么？

（2）哪些松果体区肿瘤会导致血清和（或）CSF 中 AFP 和 β-HCG 明显的、相对特异性的升高？

（3）松果体区肿瘤的哪些特征可有助于外科医生决定采取幕下小脑上入路或枕部经小脑幕入路？

（4）请列出 5 个以手术全切为唯一治疗方法的松果体区肿瘤。

18.11 常见临床问题解答

（1）临床特征包括：局部占位效应（包括因脑积水引起的颅内压升高症状、四叠体受压引起的 Parinaud 综合征、肿瘤压迫引起的小脑功能障碍及较少见的松果体出血性卒中）、远隔效应（包括内分泌紊乱引起的疾病，如性早熟和尿崩症及因肿瘤脑脊液播散引起的神经根病变或脊髓病变）及伴随肿瘤的症状（包括视网膜母细胞瘤或鞍上肿瘤引起的眼部症状）。

（2）AFP 显著且相对特异性的升高常见于内胚窦瘤，β-HCG 的改变则对应于绒毛膜癌。

（3）幕下小脑上入路适用于中小型肿瘤，常局限于松果体区域和 Galen 静

脉下方。枕部经小脑幕入路可能更适合于侵及松果体区以外进入第三脑室内或小脑中脑池的较大肿瘤。

（4）手术全切可治愈许多松果体区肿瘤，如脑膜瘤、表皮样囊肿、成熟畸胎瘤、松果体细胞瘤、具有低级别特征的中分化松果体实质性肿瘤和低级别神经胶质瘤等。

参考文献

[1] Al-Hussaini M, Sultan I, Abuirmileh N, et al. Pineal gland tumors: experience from the SEER database. J Neurooncol, 2009, 94(3):351–358.

[2] Rhoton AL, Jr. Tentorial incisura. Neurosurgery, 2000, 47(3) Suppl:S131–S153.

[3] Sadler TW. Langman's Medical Embryology. 9th ed. Philadelphia, PA: LippincottWilliams & Wilkins; 2004:534.

[4] Barkovich AJ. Diagnostic Imaging Pediatric Neuro-radiology. Salt Lake City, UT: Amirsys, 2007.

[5] Louis DN. WHO Classification of Tumours of the Central Nervous System. 4th ed. Lyon: International Agency for Research on Cancer, 2007.

[6] Perry A, Brat DJ. Practical Surgical Neuropathology: A Diagnostic Approach. Philadelphia, PA: Churchill Livingstone/Elsevier, 2010.

[7] Bailey S, Skinner R, Lucraft HH, et al. Pineal tumours in the north of England 1968–93. Arch Dis Child, 1996, 75(3):181–185.

[8] Edwards MS, Hudgins RJ, Wilson CB, et al. Pineal region tumors in children. J Neurosurg, 1988, 68(5):689–697.

[9] Kang JK, Jeun SS, Hong YK, et al. Experience with pineal region tumors. Childs Nerv Syst, 1998, 14(1/2):63–68.

[10] Bernstein M, Berger MS. Neuro-oncology: The Essentials. 2nd ed. New York, NY: Thieme, 2008.

[11] Regis J, Bouillot P, Rouby-Volot F, et al. Pineal region tumors and the role of stereotactic biopsy: review of the mortality, morbidity, and diagnostic rates in 370 cases. Neurosurgery, 1996, 39(5): 907–912, discussion 912–914.

[12] Villano JL, Propp JM, Porter KR, et al. Malignant pineal germcell tumors: an analysis of cases from

three tumor registries. Neurooncol, 2008, 10(2): 121–130.

[13] Schild SE, Scheithauer BW, Haddock MG, et al. Histologically confirmed pineal tumors and other germ cell tumors of the brain. Cancer, 1996, 78(12): 2564–2571.

[14] Fukushima T, Ishijima B, Hirakawa K, et al. Ventriculofiberscope: a new technique for endoscopic diagnosis and operation. Technical note. J Neurosurg, 1973, 38(2):251–256.

[15] Little KM, Friedman AH, Fukushima T. Surgical approaches to pineal region tumors. J Neurooncol, 2001, 54(3):287–299.

[16] Robinson S, Cohen AR. The role of neuroendoscopy in the treatment of pineal region tumors. Surg Neurol, 1997, 48(4): 360–365, discussion 365–367.

[17] Yamamoto I. Pineal region tumor: surgical anatomy and approach. J Neurooncol, 2001, 54(3):263–275.

[18] Bruce JN, Stein BM. The infratentorial supracerebellar approach//Apuzzo MLJ, ed. Surgery of the Third Ventricle. 2nd ed. Baltimore, MD: Williams &Wilkins, 1998:697–719.

[19] Krause F. Chirurgie des Gehirns und Rückenmarks nach eigenen Erfahrungen. Berlin: Urban & Schwarzenberg, 1911.

[20] Jamieson KG. Excision of pineal tumors. J Neurosurg, 1971, 35(5):550–553.

[21] Heppner F. On operation technic in pinealoma [in German]. Zentralbl Neurochir, 1959, 19:219–224.

[22] McComb JG, Levy ML, Apuzzo MLJ. The posterior interhemispheric retrocallosal and transcallosal approaches to the third ventricle region//Apuzzo MLJ, ed. Surgery of the Third Ventricle. 2nd ed. Baltimore, MD: Williams & Wilkins, 1998:743–777.

[23] Dandy WE. An operation for the removal of pineal tumors. Surg Gynecol Obstet, 1921, 33:113–119.

[24] Bruce JN. Pineal tumors//Winn HR, ed. Youmans Neurological Surgery. Vol 2. 6th ed. Philadelphia, PA: Elsevier Saunders, 2011:1359–1372.

（秦广彪　译，李云林　李子玥　审）

第 19 章

脑室内肿瘤

Bryan S. Lee　Vikram B. Chakravarthy　Nir Shimony　Violette M.R. Recinos

19.1 概 述

脑室内肿瘤是指位于脑室系统的中枢神经系统（CNS）肿瘤，罕见，好发于儿童，占所有儿童脑肿瘤的 16%[1]。根据肿瘤的起源部位，可将脑室内肿瘤分为原发性和继发性，原发性脑室内肿瘤起源于室管膜、室管膜下胶质或脉络丛，包括室管膜瘤、脉络丛乳头状瘤（CPP）和脉络丛癌（CPC）、室管膜下巨细胞型星形胶质细胞瘤（SEGA）、室管膜下瘤、中枢神经细胞瘤、脑室内的星形细胞瘤和脑膜瘤[2-3]；继发性脑室内肿瘤也称为脑室旁肿瘤，起源于脑实质但突向脑室内（肿瘤实际体积比脑室外所见大 2/3 以上）[2]，包括成神经母细胞瘤、脑膜瘤、星形细胞瘤、淋巴瘤、颅咽管瘤和生殖细胞肿瘤。儿童最常见的脑室内肿瘤有管膜瘤、室管膜乳突状瘤及位于侧脑室前角和侧角的星形细胞瘤[4]，其他较少见的肿瘤包括室管膜下巨细胞型星形胶质细胞瘤、少突胶质细胞瘤、室管膜下瘤、位于小脑的毛细胞型星形细胞瘤、神经细胞瘤及脉络丛癌[4]。毛细胞型星形细胞瘤是最常见的儿童脑肿瘤，约占儿童脑肿瘤的 15%[5]，但该肿瘤通常位于脑室旁，故在儿童脑室内肿瘤中占比较小[6]。

- 在过去的 30 年，包括脑肿瘤在内的儿童癌症发病率逐年上升[7]。

- 脑室内肿瘤占所有儿童中枢神经系统肿瘤的 0.8%~1.6%，但绝大多数为良性肿瘤[4]。

- 约 43% 的侧脑室内肿瘤位于前角和室间孔，22% 位于体部和透明隔，20% 位于脑室房部，9% 位于颞角，6% 位于枕角[3,8]。

- 低龄患儿最常见的侧脑室肿瘤是脉络丛乳头状瘤和脉络丛癌，而大龄患儿最常见的是低级别胶质瘤，如室管膜瘤、毛细胞型星形细胞瘤和室管膜下巨细胞型星形胶质细胞瘤[9]。

- 颅内肿瘤有遗传倾向，且大多数的先天性综合征均表现为肿瘤抑制基因的显性遗传[4]。其中，Ⅰ型神经纤维瘤病与纤维型星形细胞瘤相关，Ⅱ型神经纤维瘤病与室管膜瘤相关，结节性硬化与室管膜下巨细胞型星形胶质细胞瘤相关，Turcot 综合征与星形细胞瘤相关，Li-Fraumeni 综合征与恶性星形细胞瘤相关，横纹肌瘤易感综合征与脉络丛癌相关[10]。

19.2 室管膜瘤

发病率和流行病学：儿童室管膜瘤多起源于第四脑室底部，呈局限性生长；而成人室管膜瘤常位于脊髓，并伴有钙化、出血和囊肿[4]。室管膜瘤通过第四脑室的正中孔和侧孔向外生长，并突向脑池，此时称为可塑性室管膜瘤[11]。15岁以内患儿的室管膜瘤发病率极低，仅为 2.1/1000 000~2.5/1000 000，但它却是儿童脑室内最常见的肿瘤之一[4,12]。

预后：诊断的早晚与室管膜瘤患者的预后密切相关，其预测价值仅次于肿瘤全切除率、是否行放射治疗和肿瘤本身的侵袭性等[13]。肿瘤切除程度是最重要的预测因素，全切除肿瘤后 5 年的总生存率（OS）达 66%，而次全切除后 5年的总生存率仅为 25%[14]，手术后 3 年无进展生存率为 26%[15]。

组织病理学和神经放射学：大多数的室管膜瘤为 WHO Ⅱ 级，肿瘤细胞形态规则、边界清晰、细胞核呈均一的圆形结构[16]。肿瘤细胞围绕在血管周围呈假玫瑰花结节状，称为 Homer-Wright 花结，该结节较真正的室管膜"玫瑰花结节"更常见，GFAP 染色常为阳性（图 19.1）。室管膜瘤的 MRI T1 序列呈低信号改变，界限清楚；T2 序列为高信号改变，强化时呈不均匀性强化（图 19.2）[17]。

19.3　脉络丛乳头状瘤和脉络丛癌

发病率和流行病学：儿童的脉络丛乳突状瘤主要位于侧脑室，且左侧更为常见，而成人主要位于第四脑室[14,18]。该肿瘤最常见于 3 岁以内的儿童，占所有颅内肿瘤的 0.5%；但在 2 岁以内的儿童中，该肿瘤在颅内肿瘤的占比达 12%[14]。

预后：脉络丛乳突状瘤全切除后的 5 年生存率约为 100%[14]；而脉络丛癌有侵袭性，预后较差，5 年总生存率为 40%~50%[18-19]。

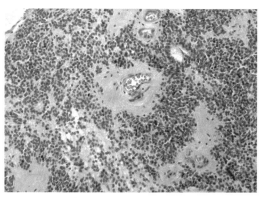

图 19.1　室管膜瘤组织病理学特征，肿瘤细胞围绕在血管周围呈"假玫瑰花结节状"，也称为"Homer-Wright 花结"

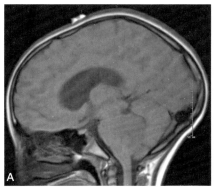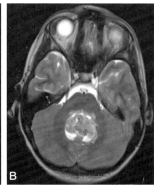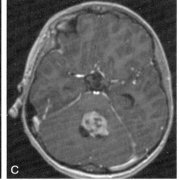

图 19.2　室管膜瘤的 MRI 表现：A. T1 加权序列矢状位。病变边界清楚，呈低/等信号改变。B. T2加权序列轴位呈高信号改变。C. 增强扫描 T1 加权序列轴位呈不均匀强化

组织病理学和神经放射学：脉络丛乳突状瘤的组织学特征，在微血管周围围绕着单层立方形上皮细胞，细胞角蛋白、GFAP、波形蛋白和 S100 的染色均为阳性（图 19.3）。室管膜瘤呈均匀一致的 GFAP 阳性，而脉络丛乳突状瘤呈弥散、不均匀的 GFAP 阳性[20]。脉络丛癌的侵袭性强，通常表现为细胞间变、核多形性、明显的有丝分裂、坏死和总体分化丧失的乳头状脉络丛结构[20]。脉络丛癌的细胞角蛋白染色阳性，但 S100 染色阴性[21]。脉络丛乳突状瘤和脉络丛癌在 MRI T1 序列上均为低信号改变，在 T2 序列上均为高信号改变，强化时呈均匀强化（图 19.4、19.5）。

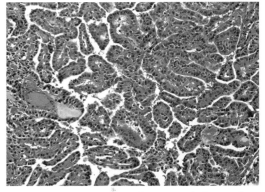

图 19.3　脉络丛乳突状瘤的组织学特征：在微血管周围围绕着单层立方形上皮细胞

19.4　室管膜下瘤

发病率和流行病学：约 82% 的室管膜下瘤患者年龄 >15 岁，多数为中老年男性。患者一般无症状，肿瘤常在尸检时被发现，一般体积 <2cm，有典型症状者肿瘤体积多为 3~5cm。室管膜下瘤易引起脑室梗阻而出现继发性的脑积水症状[22]。

预后：室管膜下瘤属于良性肿瘤（WHO Ⅰ级），全切除后的复发率低。该肿瘤极少向脑室外生长[23]，即使仅部分切除肿瘤，复发风险也很低，术后也无须放、化疗。

组织病理学和神经放射学：室管膜下瘤常位于第四脑室，在密集的神经胶质纤维中有成簇的小细胞核团，常被称为"粉红色海洋中的蓝色岛屿"（图 19.6）[24-25]。在 MRI 上表现为 T1 加权序列的低信号和 T2 加权序列的高信号，侧脑室内的室管膜下瘤是唯一的 T1 加权序列没有强化的脑室内肿瘤[24]，而位于第

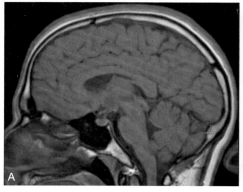
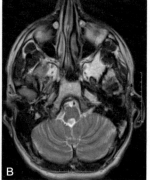
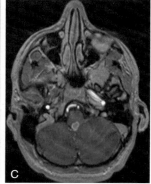

图 19.4　脉络丛乳突状瘤 MRI 表现：A. T1 加权序列矢状位呈低 / 等信号改变。B. T2 加权序列轴位呈高信号改变。C. 增强 T1 加权序列轴位为均匀强化

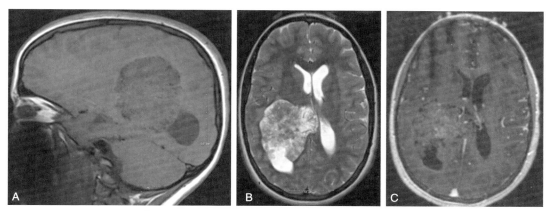

图 19.5　脉络丛癌 MRI 表现：A. T1 加权序列矢状位呈低信号改变。B. T2 加权序列轴位呈高信号改变。C. 增强 T1 加权序列轴位为均匀强化

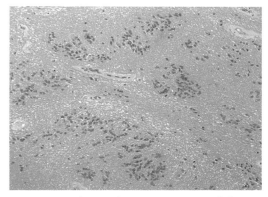

图 19.6　室管膜下瘤的典型组织病理学表现：在密集的神经胶质纤维中有成簇的小细胞核团

四脑室的室管膜下瘤可表现为不均匀的强化（图 19.7）[26]。31% 的患者可见钙化，18% 有囊性变。

19.5　室管膜下巨细胞型星形胶质细胞瘤

发病率和流行病学：室管膜下巨细胞型星形胶质细胞瘤是胶质神经元混合型肿瘤，是最常见的与结节性硬化相关的肿瘤（20%）。肿瘤大多在 20 岁前起病，常表现为癫痫发作，它生长缓慢，

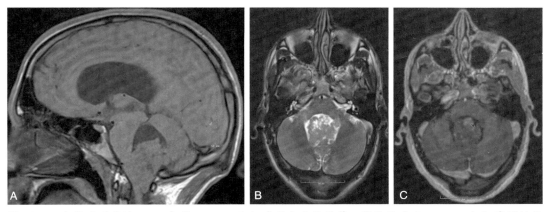

图 19.7　室管膜下瘤的 MRI 表现：A. T1 加权序列矢状位呈等 / 低信号改变。B. T2 加权序列轴位呈等 / 高信号改变。C. 增强 T1 加权序列轴位见轻微强化

体积为 2~3cm，但最终会导致梗阻性脑积水。

预后：良性肿瘤（WHO Ⅰ级），早期诊断能明显提高生存率。一项开放性的为期 5 年多的前瞻性临床试验发现，依维莫司可有效控制室管膜下巨细胞型星形胶质细胞瘤的生长，且未发现明显的毒副作用，试验研究中，所有患者病情都未发生明显进展，未出现手术指征[27]。

组织病理学和神经放射学：室管膜下巨细胞型星形胶质细胞瘤常位于室间孔附近，由类似双生星形细胞的大细胞组成，细胞内常含有神经节状的细胞核，有明显的核仁和细长的纤维状结构[27]。细胞核为多形性，可存在有丝分裂，但并非细胞的间变。免疫组化可显示与胶质细胞和神经元相关的抗原[28]。CT 检查可见等 / 低密度改变，伴钙化，有时呈高密度，则提示出血。增强 MRI T1 加权序列可见该肿瘤明显强化（多位于室间孔附近）[22]。

19.6 中枢神经细胞瘤

发病率和流行病学：中枢神经细胞瘤好发于大龄儿童和青少年，婴幼儿极少见，中位年龄为 16 岁[29]，占所有颅内肿瘤的 0.25%~0.5%，临床表现为头痛、恶心呕吐和视觉障碍等颅内压增高的症状。

预后：该肿瘤为低级别肿瘤（WHO Ⅱ级），预后良好，手术是主要的治疗方式。肿瘤全切术后很少复发，可明显提高患者生存率。尚无证据支持中枢神经细胞瘤的患儿需进行辅助放疗。但是，

肿瘤部分切除后再辅以放疗，可控制肿瘤的生长。若肿瘤侵袭脑室外，则预后较差。Ki-67 活性增加意味着肿瘤的不典型变异，侵袭性增强[23]。

组织病理学和神经放射学：中枢神经细胞瘤常起源于第三脑室或侧脑室中邻近透明隔的室间孔区域，由分化较好的小神经元组成。肿瘤细胞有均匀一致的圆形细胞核、染色质良好、核仁偶尔出现在松散的神经纤维网中。固定肿瘤组织后，可清楚地观察到细胞核周围结构。苏木精染色可显示突触小泡蛋白和神经特异性烯醇的免疫反应。不典型变异包括微血管增生、局灶性坏死和有丝分裂增多[28]。CT 检查常见肿瘤组织钙化，MRI 表现为 T1 序列的等 / 低信号和 T2 序列的等 / 高信号，并有轻到中度的不均匀性强化（图 19.8）[30]。

19.7 临床表现

脑室内肿瘤患者的临床表现为脑脊液循环受阻导致的梗阻性脑积水，或者因脑脊液分泌过多出现的交通性脑积水。脑积水的典型症状包括头痛、恶心、呕吐、视力改变、视盘水肿和精神状态异常，低龄患儿常出现头围增大、易激惹和缺乏活力等表现，约一半 2 岁以内的患儿会出现囟门张力增高、巨颅和颅缝裂开[14]。其他如癫痫发作、穹隆受压导致的记忆缺失和自发性脑出血等较少见[8]。

大多数位于侧脑室和第三脑室的肿瘤为良性肿瘤，患儿常在肿瘤生长至数厘米并压迫邻近脑组织时才会出现症状[31]。

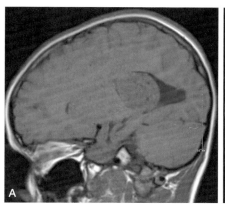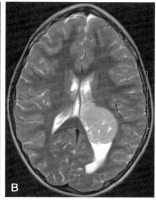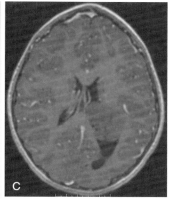

图 19.8　中枢神经细胞瘤的 MRI 表现：A. T1 加权序列矢状位呈等 / 低信号改变。B. T2 加权序列轴位呈等 / 高信号改变。C. 增强 T1 加权序列轴位见不均匀强化

19.8　手术入路和手术技术

　　原发性和继发性脑室内肿瘤，均可采用标准开颅术或内镜方法进行治疗。经皮质入路是常用的术式，经胼胝体入路是新兴的一种术式，该入路可直达脑室，且不会对脑实质造成明显损伤[32]。脑室内肿瘤的相关手术总结见表 19.1。

　　● 侧脑室肿瘤手术入路有：前纵裂入路、后纵裂入路、经胼胝体后部入路、颞后部入路和颞下部入路。

　　－ 前纵裂入路（经额上回入路）常适用于切除位于侧脑室前部、体积较大且有中线皮质引流静脉的肿瘤[31]。

　　－ 后纵裂入路的开颅范围需扩展至顶上小叶，最适用于到达侧脑室房部的手术。应注意避免损伤位于侧脑室房部壁上的视放射。

　　－ 经胼胝体后部入路：切开胼胝体压部可轻易到达侧脑室房部的顶端和中间区域，但有导致失读症的风险，该入路不适用于那些优势半球同向性偏盲的患者[31]。

　　－ 颞后部入路可到达侧脑室房部的外侧，因手术暴露范围在横窦平面上，故要注意避免损伤 Labbé 静脉。

　　－ 颞下部入路常适用于切除位于侧脑室颞角的肿瘤。

　　● 第三脑室前部肿瘤可用的手术入路有：经室间孔和穹隆间入路、经额下外侧入路、翼点入路及内镜下经鼻蝶入路。

　　－ 经胼胝体前部入路不损伤皮质且能经多通路到达第三脑室[31]，是最常用的入路，但不适用于室间孔前部、第三脑室下的肿瘤[8]。

　　－ 经额下外侧入路适用于鞍上中线部位和第三脑室前部的肿瘤[8]。

　　－ 翼点入路适用于源于鞍上并侵及第三脑室前部的肿瘤[8]。

　　－ 内镜下经鼻蝶入路适用于脑室内肿瘤，因脑室内充满液体，而且能直接进行活检、经造瘘可解除脑脊液的梗阻[33]。内镜经鼻蝶入路也存在风险和局限，如肿瘤周围没有脑实质压迫而易出血，无法切除血供丰富、纤维成分较多

表 19.1　脑室内肿瘤的手术入路总结 [12,21–23,29,31,34]

肿瘤部位	入路	优势	局限性
侧脑室			
侧脑室前部	前纵裂入路	容易切除位于侧脑室前部、体积较大且中线有皮质引流静脉的肿瘤患者	难于到达对侧脑室，容易损伤运动、感觉皮层，术后出现癫痫发作的比例高
侧脑室体部	经胼胝体前部入路	容易到达双侧侧脑室，避免切开皮质，术后癫痫发作的发生率低	有损伤桥静脉和导致静脉高压的风险，可能损伤基底节及核团
侧脑室中庭	后纵裂入路	开颅范围可扩展至顶上小叶，容易到达侧脑室房部	有损伤视放射的风险
	经胼胝体后部入路	容易到达侧脑室房部的顶、中间部、三角部和后部，降低了损伤语言中枢的风险	有引起失读症的风险，因而不适用于那些优势半球同向性偏盲的患者
	颞后部入路	容易到达侧脑室房部的外侧	有损伤 Labbé 静脉的风险
侧脑室颞角	颞下部入路	容易到达颞角	有损伤颞角周围结构的风险，如 P2 动脉、小脑上动脉、滑车神经等
第三脑室			
第三脑室前部	经胼胝体前部入路	有多种方式在不损伤皮层的前提下打开第三脑室	不能切除室间孔前部，但未突入第三脑室的肿瘤
	经额叶下外侧入路	便于切除鞍上中线区的肿瘤	容易损伤薄弱的第三脑室底
	翼点入路	便于切除由鞍上生长至第三脑室前部的肿瘤	同侧第三脑室和对侧动眼 – 颈动脉间隙暴露较差
	内镜经鼻蝶入路	微侵袭，可进行活检和开窗	出血风险较高，无法切除血供丰富、纤维化成分较多及被邻近神经血管组织包裹的肿瘤
第三脑室后部	经胼胝体中间帆入路	可切开脉络膜看到血管	容易损伤脑组织
	经幕下小脑上入路	容易到达松果体区中线结构	不适用于切除向侧方和上方生长的肿瘤
	枕部经小脑幕入路	容易切除幕上或幕下的肿瘤组织	容易损伤大脑内静脉和基底静脉

的肿瘤，肿瘤被邻近的神经血管包裹而无法挪动等[2,31]。

• 第三脑室后部肿瘤可用的手术入路包括：经胼胝体中间帆入路、经幕下小脑上入路和枕部经小脑幕入路[31]。

– 经胼胝体中间帆入路：通过分离、切除脉络膜可到达术野，该入路在操作时与血管接触最少。

– 经幕下小脑上入路适用于松果体中线区域的肿瘤，该入路可避免牵拉大脑半球。

– 枕部经小脑幕入路适用于幕上或幕下肿瘤[31]。

• 手术入路的原则是尽量减少对正常脑组织的损伤。

• 理想的术野应具备以下条件：全切除肿瘤提供充足的空间，可看到相关血管，手术路径直接和对脑组织的牵拉最小[3,4,8,19]。

• 在切除第三脑室肿瘤时，最容易损伤穹隆、中间帆内的大脑内静脉和中后部脉络膜动脉[2]。

• 若肿瘤有囊性成分，在切除肿瘤的过程中，要避免囊性液体流进脑室或蛛网膜下腔而引起无菌性脑膜炎。在切除实质性肿瘤的过程中进行瘤内减压，可降低周围组织的张力[31]。

19.9 术后管理和并发症

脑室内肿瘤切除术后并发症发生率高达 20%[6]，故患者需在重症监护室接受观察治疗。围手术期应予以 24h 的抗生素及大剂量的类固醇激素，10~14d 内逐渐减量。经皮质入路切除脑肿瘤的患者，术后需使用抗癫痫药物，预防癫痫发作[4]。可出现的并发症还包括脑水肿、脑室内出血、硬膜下和硬膜外血肿及穹隆损伤导致的记忆障碍等[34]。

19.10 常见的临床问题

（1）儿童和成人脉络丛乳头状瘤分别常见于哪些部位？

（2）室管膜瘤的组织学特征是什么？

（3）哪种脑室内肿瘤在 MRI 增强扫描时不出现强化？

（4）内镜下切除脑室内肿瘤的常用操作过程是什么？

（5）为什么切除脑室内肿瘤时会导致明显失血？

（6）手术后可能会出现脑脊液梗阻及颅内压增高症状，如头痛和精神状态异常，其预防措施是什么？

19.11 常见临床问题解答

（1）儿童脉络丛乳头状瘤的最常见部位是侧脑室，多见于侧脑室的左侧房部，而成人最常见于第四脑室。

（2）室管膜瘤的组织学特征：肿瘤细胞围绕在血管周围呈"假玫瑰花结节"状改变，该结节较真正的室管膜玫瑰花结节更常见。

（3）侧脑室内的室管膜下瘤是 MRI 增强扫描时唯一不出现强化的脑室内肿瘤。

（4）内镜下切除脑室内肿瘤的常用操作过程包括内镜下室间隔开窗术、肿瘤组织活检（伴或不伴第三脑室造瘘术）及内镜下肿瘤切除术。内镜下手术的优势在于可通过脑室造瘘或室间隔造瘘，打通脑脊液的循环通路。尽管内镜下切除质地坚韧的脑室内肿瘤仍有难度，但经内镜进行肿瘤活检和切除囊肿的成功率较高[35]。

（5）大多数手术入路暴露的空间小于肿瘤本身，肿瘤常被分块切除，而供应肿瘤的血管在早期未被暴露，故切除时会导致大量出血[35]。

（6）建议切除肿瘤后排出脑室内的积血和积气，或在手术操作早期，将一棉片置于室间孔，防止血液流进第三脑室。

参考文献

[1] Dolecek TA, Propp JM, Stroup NE, et al. CBTRUS statistical report: primary brain and central nervous system tumors diagnosed in the United States in 2005—2009. Neurooncol, 2013, 15(5):646–647.

[2] Anderson RC, Walker ML. Neuroendoscopy// Albright AL, Pollack IF, Adelson PD, eds. Principles and Practice of Pediatric Neurosurgery. New York, NY: Thieme, 2008:131–144.

[3] Santoro A, Salvati M, Frati A, et al. Surgical approaches to tumours of the lateral ventricles in the dominant hemisphere. J Neurosurg Sci, 2002, 46(2):60–65, discussion 65.

[4] Bettegowda C, Chen LC, Mehta VA, et al. Supratentorial tumors in the pediatric population: multidisciplinary management//Quiñones-Hinojosa A, ed. Schmidek & Sweet Operative Neurosurgical Techniques. Philadelphia, PA: Elsevier, 2012:669–683.

[5] Taylor MD, Sanford RA, Boop FA. Cerebellar pilocytic astrocytomas//Albright AL, Pollack IF, Adelson PD, eds. Principles and Practice of Pediatric Neurosurgery. New York, NY: Thieme, 2008:655–667.

[6] Gökalp HZ, Yüceer N, Arasil E, et al. Tumours of the lateral ventricle. A retrospective review of 112 cases operated upon 1970—1997. Neurosurg Rev, 1998, 21(2/3):126–137.

[7] Desmeules M, Mikkelsen T, Mao Y. Increasing incidence of primary malignant brain tumors: influence of diagnostic methods. J Natl Cancer Inst, 1992, 84(6):442–445.

[8] Anderson RC, Ghatan S, Feldstein NA. Surgical approaches to tumors of the lateral ventricle. Neurosurg Clin N Am, 2003, 14(4):509–525.

[9] Jelinek J, Smirniotopoulos JG, Parisi JE, et al. Lateral ventricular neoplasms of the brain: differential diagnosis based on clinical, CT, and MR findings. AJNR Am J Neuroradiol, 1990, 11(3):567–574.

[10] Sévenet N, Sheridan E, Amram D, et al. Constitutional mutations of the hSNF5/INI1 gene predispose to a variety of cancers. Am J Hum Genet, 1999, 65(5):1342–1348.

[11] Courville CB, Broussalian SL. Plastic ependymomas of the lateral recess. Report of eight verified cases. J Neurosurg, 1961, 18:792–799.

[12] Robinson LL. General principles of the epidemiology of childhood cancer//Pizzo PA, Poplack DG, eds. Principles and Practice of Pediatric Oncology. Philadelphia, PA: Lippincott, 1997:1–9.

[13] Horn B, Heideman R, Geyer R, et al. A multiinstitutional retrospective study of intracranial ependymoma in children: identification of risk factors. J Pediatr Hematol Oncol, 1999, 21(3):203–211.

[14] Souweidane MM. Brain tumors in the first two years of life//Albright AL, Pollack IF, Adelson PD, eds. Principles and Practice of Pediatric Neurosurgery. New York, NY: Thieme, 2008:489–510.

[15] Geyer JR, Zeltzer PM, Boyett JM, et al. Survival of infants with primitive neuroectodermal tumors or malignant ependymomas of the CNS treated with eight drugs in 1 day: a report from the Childrens Cancer Group. J Clin Oncol, 1994, 12(8):1607–1615.

[16] Weitman DM, Cogen PH. Infratentorial ependymoma//Keating RF, Goodrich JT, Packer RJ, eds. Tumors of the Pediatric Central Nervous System. New York, NY: Thieme, 2001: 232–238.

[17] Yuh EL, Barkovich AJ, Gupta N. Imaging of ependymomas: MRI and CT. Childs Nerv Syst, 2009, 25(10):1203–1213.

[18] Ellenbogen RG, Winston KR, KupskyWJ. Tumors

of the choroid plexus in children. Neurosurgery, 1989, 25(3): 327–335.

[19] Berger C, Thiesse P, Lellouch-Tubiana A, et al. Choroid plexus carcinomas in childhood: clinical features and prognostic factors. Neurosurgery, 1998, 42(3): 470–475.

[20] Ellenbogen RG, Donovan DJ. Choroid plexus tumors//Keating RF, Goodrich JT, Packer RJ, eds. Tumors of the Pediatric Central Nervous System. New York, NY: Thieme, 2001:339–350.

[21] Paulus W, Jänisch W. Clinicopathologic correlations in epithelial choroid plexus neoplasms: a study of 52 cases. Acta Neuropathol, 1990, 80(6):635–641.

[22] Koeller KK, Sandberg GD, Armed Forces Institute of Pathology. From the archives of the AFIP. Cerebral intraventricular neoplasms: radiologic-pathologic correlation. Radiographics, 2002, 22(6):1473–1505.

[23] Phi JH, Kim DG. Rare pediatric central neurocytomas. Neurosurg Clin N Am, 2015, 26(1):105–108.

[24] Fishback JL. Neuropathology//Moore SP, Psarros TG, eds. The Definitive Neurological Surgery Board Review. Philadelphia, PA: Lippincott, 2005: 108–133.

[25] Gandolfi A, Brizzi RE, Tedeschi F, et al. Symptomatic subependymoma of the fourth ventricle. Case report. J Neurosurg, 1981, 55(5): 841–844.

[26] Chiechi MV, Smirniotopoulos JG, Jones RV. Intracranial subependymomas: CT and MR imaging features in 24 cases. AJR Am J Roentgenol, 1995, 165(5):1245–1250.

[27] Franz DN, Agricola K, Mays M, et al. Everolimus for subependymal giant cell astrocytoma: 5-year final analysis. Ann Neurol, 2015, 78(6):929–938.

[28] Gray F, Duyckaerts C, Girolami UD. Escourolle and Poirier's Manual of Basic Neuropathology. New York, NY: Oxford; 2014.

[29] Rades D, Fehlauer F, Schild SE. Treatment of atypical neurocytomas. Cancer, 2004, 100(4):814–817.

[30] Karthigeyan M, Gupta K, Salunke P. Pediatric central neurocytoma. J Child Neurol, 2017, 32(1): 53–59.

[31] Patel TR, Gould GC, Baehring JM, et al. Surgical approaches to lateral and third ventricular tumors//Quiñones-Hinojosa A, ed. Schmidek & Sweet Operative Neurosurgical Techniques. Philadelphia, PA: Elsevier, 2012:330–338.

[32] Shucart WA, Stein BM. Transcallosal approach to the anterior ventricular system. Neurosurgery, 1978, 3(3):339–343.

[33] Souweidane MM, Sandberg DI, Bilsky MH, et al. Endoscopic biopsy for tumors of the third ventricle. Pediatr Neurosurg, 2000, 33(3):132–137.

[34] Apuzzo ML, Chikovani OK, Gott PS, et al. Transcallosal, interfornicial approaches for lesions affecting the third ventricle: surgical considerations and consequences. Neurosurgery, 1982, 10(5):547–554.

[35] Greenfield JP, Souweidane MM, Schwartz TH. Endoscopic approach to intraventricular brain tumors. In: Quiñones-Hinojosa A, ed. Schmidek & Sweet Operative Neurosurgical Techniques. Philadelphia, PA: Elsevier, 2012:351–356.

（杨永祥 译，贺晓生 审）

第 20 章

后颅窝肿瘤

Christian A. Schneider   Nir Shimony   Karl F. Kothbauer

20.1 概 述

除意外伤害外，恶性肿瘤是造成儿童死亡的第二大原因[1]。中枢神经系统（CNS）肿瘤是最常见的儿童实体肿瘤[2]，60% 位于后颅窝[3]。后颅窝肿瘤局限于幕下的位置特点使其临床症状更具特异性。最常见的症状与脑积水有关，其次与脑干、小脑和脑神经功能障碍有关。若患儿确诊为后颅窝占位，需尽快进行评估、治疗[4]。儿童日常有烦躁、呕吐和头痛等表现，确诊脑肿瘤的平均时间约为 6 个月，并且 25% 左右的患儿进行过胃肠道检查[1]。这就能解释为何脑肿瘤患儿通常是在紧急情况下，即机体即将到达失代偿期时才被明确诊断。其中，急性梗阻性脑积水是致命的，会导致病情迅速恶化，需紧急行脑脊液分流手术[4]。

髓母细胞瘤、毛细胞型星形细胞瘤和室管膜瘤是最常见于儿童的后颅窝肿瘤[3]，肿瘤的切除程度是决定其预后的最重要因素（对髓母细胞瘤尚存争议[5]），因此，一旦明确有后颅窝占位，应在确保相关专业人员（如神经外科医生、神经麻醉医生、神经病理医生、神经监测专家和神经外科护士等[4]）就位后，尽快进行手术治疗[1]。

20.2 儿童后颅窝肿瘤的神经外科管理

20.2.1 诊断评估

在神经外科医生介入前，应通过影像学检查明确引起颅内压升高或脑神经功能障碍的病变，获得详尽的病史并完善相关神经系统检查。

若发现后颅窝病变，必须进行颅脑和全脊髓 MRI 增强扫描（明确肿瘤细胞是否有脱落转移，以免术后难以评估病情）[4]。

没有一种影像学方法能准确判定后颅窝肿瘤的组织学类型，但经验丰富的儿童神经放射医生预测的准确度可达 90%[1]。

一般不对后颅窝占位患者进行术前腰椎穿刺检查，该检查可能是致命的。对容易播散到脊髓的肿瘤，术后可行诊断性腰穿和脑脊液检查，建议在术后 10~14d 进行，以降低假阳性的可能性[4,6]。

若患者出现视力障碍或眼球运动障碍，应进行规范的眼科评估以获取术前的基础检查结果。若有吞咽困难、面瘫、听力丧失或前庭神经症状等后组脑神经功能障碍，应尽早进行耳鼻喉科检查。

20.2.2 术前管理

术前应在重症监护室严密观察患者

的神经功能状态和生命体征。切勿让新确诊的后颅窝肿瘤患儿出院，尤其是婴儿患者，其病情恶化可能仅表现为循环系统的异常（心动过缓和高血压），因此，必须密切观察患儿的头围和囟门张力变化。

类固醇激素对有症状的患儿效果明显，一般在入院时即可使用。

当出现急性梗阻性脑积水和脑疝时，可立即静脉输注甘露醇以降低颅内压，为脑脊液分流手术赢得时间。

若未播散至软脑膜，患儿很少出现癫痫发作，因此无须经验性抗癫痫药物治疗[4]。

对明确有后颅窝占位的患者，可使用阿片类和苯二氮䓬类药物，但二者可能会引起严重的呼吸抑制。

容量管理及适当的止吐药物非常重要，尤其是对频繁呕吐的婴儿患者。

术前血液检查必须包括凝血功能检查和血型筛查。

20.3 手术治疗

20.3.1 一般处理

应重视疾病对新诊断脑肿瘤的患儿及其家属的心理影响，术前应与家属进行充分沟通。另外，强烈建议在手术过程中与患儿家属进行沟通，尤其是在手术时间较长的情况下。神经外科的主治医生要长期随访这些患者，在治疗之初就建立起充分的信任和沟通联系，有助于后期的治疗。

总血容量较少的婴儿患者很难耐受切除肿瘤时过多的失血。麻醉医生（提供血液制品）、洗手护士（准备手术垫片、止血材料、双极电凝器和吸引器）、外科医生（止血）需严密观察术中失血情况（还应注意引流袋、消毒帷和无菌巾中的隐性失血）[1]。

诱导麻醉后应常规给予预防性的抗生素（头孢唑啉 30mg/kg），诱导时还可予以额外的类固醇（地塞米松 8mg）。在打开硬脑膜之前给予甘露醇（0.5g/kg）脱水，有助于降低后颅窝的压力[4]。

手术体位

以下 3 种后颅窝肿瘤的手术体位可供大部分外科医生选择。

俯卧与"协和式"体位

麻醉诱导（仰卧位）后将患儿翻身，使其俯卧于手术台上，将头部固定在头架上（如儿童 Mayfield、Sugita 头架），把压力分布凝胶垫或其他材料垫于身下，调整头部，轻度屈颈下垂（"协和式"体位），使下巴和胸部之间保持两指宽的距离，用 Trendelenburg 方式调整手术台直至术野处于水平位。2 岁以内患儿首选马蹄形头枕，可避免头钉固定引起的相关并发症[1]。

● 优点：适用于标准的中线入路和旁正中入路，空气栓塞的风险较低，外科医生和助手的位置舒适，视野直观（显微镜面对面配置）。

● 缺点：可使患者静脉压偏高、后颅窝压力增大（与坐位式相比）。

侧卧位与"公园长凳"位

患儿侧卧位，头部向地面方向偏转。该体位适用于外侧入路到桥小脑角区和远外侧入路到脑干腹侧。

● 优点：小脑半球因重力下垂而离

开术野且空气栓塞的风险较低。

• 缺点：可使患者静脉压偏高、后颅窝压力增大（与坐位术式相比）。

坐 位

有些外科医生习惯选择坐位手术，这样有助于降低静脉压，缓解后颅窝压力，减少出血。但不建议儿童患者采取坐位手术[1,7]。儿童患者常会出现大的骨窦、枕窦，出血后增加了空气栓塞的风险。另外，脑脊液的快速流失使得脑室系统排空过度，可导致气颅和硬膜下出血[1]。如考虑坐位手术，术前需行超声心动图检查以排除卵圆孔未闭等绝对禁忌证，还必须行胸前超声多普勒检查，以便出现空气栓塞时外科医生能迅速做出应急反应（用湿敷料覆盖术区、骨蜡涂抹封闭骨缘、快速止血、降低患儿头部）。

脑积水的治疗

• 80% 的后颅窝肿瘤患儿会出现梗阻性脑积水，这也是患儿病情恶化的常见原因[8-9]。

• 30% 的患儿在肿瘤切除后仍需进行脑脊液分流手术[10]。

• 造成术后出现脑积水、需进行二次手术的危险因素如下[10-11]：

– 年龄 <2 岁。

– 出现室管膜间水肿。

– 肿瘤切除前有中、重度脑积水。

– 有肿瘤转移。

– 诊断为髓母细胞瘤、室管膜瘤或背侧外生性脑干胶质瘤。

• 后颅窝肿瘤出现继发性脑积水，可采取术前或术后的脑室外引流（EVD）、

分流手术或内镜下第三脑室造瘘手术（ETV）等治疗方法，但目前尚不明确哪一种为最佳方案。

• 内镜下第三脑室造瘘手术是在第三脑室底部造瘘，使得脑脊液循环绕过受压的导水管，利用外部空间更强大的脑脊液吸收能力。

• 有研究表明，术前行内镜下第三脑室造瘘术可从一定程度上避免术后再行分流手术[8,12]。但也有学者认为，肿瘤切除可使 70% 的脑积水得到充分缓解而无须治疗，预防性第三脑室造瘘术反而可能增加额外的风险。

• 尽管只有 30% 的患者在肿瘤切除后仍需进行脑脊液的分流手术，但出于安全考虑，可在肿瘤切除过程中行脑室外引流，术后第 2 周再拔除引流管。若拔除后效果仍不理想，可再考虑行造瘘或分流手术。

• 作者认为，切除肿瘤后行内镜下第三脑室造瘘手术，可避免永久性的分流、硬件故障、感染和堵塞等分流手术的缺点，即便最终仍需分流手术，对于患者来说，也只是延长住院时间而已。

• 俯卧位行脑室外引流时，定位枕角穿刺可能较为困难，故推荐用超声探头引导钻孔、穿刺，以避免误置和多次重复操作。

• 脑室外引流时，务必小心、缓慢地释放脑脊液，避免颅内压波动过大而引起循环障碍，甚至出现视网膜灌注异常等问题。因此，在置入脑室外引流后，应立即关闭引流管，仅在后颅窝压力增高的紧急情况下开放引流。

后颅窝手术入路

中线肿瘤

儿童后颅窝肿瘤多位于中线部位，一般起源于脑干或第四脑室顶部，手术多采用枕下正中开颅入路。开颅时常可触及枕骨粗隆，横窦位置近似于枕骨粗隆与双侧内听道的连线[13]。纵行中线直切口、沿无血管区（白线）向下延伸到 C_1 后弓并暴露 C_2 棘突，这样可清楚地看到颅颈交界处的骨标志。此时应注意不要损伤硬脑膜，因为部分患儿的 C_1 后弓未完全融合，中线留有骨缝间隙。许多外科医生会常规切除 C_1 后弓，这样有助于脑脊液正常流经枕骨大孔。在横窦正下方、沿中线两侧各钻一孔，锐性分离枕骨大孔的边缘，咬除背侧缘部分骨质形成一缺口，铣刀嵌入缺口向上铣至骨孔，再沿横窦下方铣除两骨孔之间的颅骨，此时需注意不要损伤枕窦（常见于儿童患者）。大龄患儿中线骨嵴较厚，可使用高速磨钻完成开颅术。掀起骨瓣，分离枕骨大孔周围的粘连硬膜，仔细止血，封闭颅骨边缘，防止切开硬膜后血液流入术野区。"Y"形切开硬膜，向下延伸到枕骨大孔下方，通过逐步悬吊硬脑膜边缘或用止血夹止血。暴露小脑半球和小脑扁桃体后，切开蛛网膜，释放脑脊液，这样可使脑组织松弛、易于牵拉，以便暴露术区[9,13]。

- 经蚓部入路：识别解剖标志后，自小脑蚓部下部切开，轻轻向两侧牵拉小脑蚓部和扁桃体，暴露第四脑室中线肿瘤的背侧，通常也可见到双侧小脑后下动脉向侧方移位。在肿瘤周围放置棉片进行保护，对较大肿瘤可用超声吸引器进行瘤内减压，可减少分离肿瘤 - 小脑界面时对脑组织的牵拉。先分离肿瘤未波及侧的小脑脚，暴露第四脑室底和导水管。与经膜帆入路（见下文）相比，经蚓部入路可更好地向上方暴露肿瘤，但向侧方暴露是有限的。分离切开小脑蚓部后，术后出现小脑性缄默症的风险较高[9,14-15]。

- 经膜髓帆入路：经膜髓帆入路可避免切开小脑蚓部，降低小脑性缄默症发生的风险。枕下开颅后，进入小脑延髓裂，向侧方牵拉小脑扁桃体，在小脑延髓裂的底部可见下髓帆和脉络丛（构成第四脑室顶部的尾侧）。切除脉络丛，可从侧面探查第四脑室两侧的 Luschka 孔，横向延伸即可切除中线肿瘤。然而，该入路不能很好地暴露中线肿瘤的喙侧部分[9,13-16]。

- 经小脑幕入路：对部分向上生长至四叠体和松果体区的后颅窝中线肿瘤患者，经髓帆入路的手术角度并不是最理想的选择，但是经蚓部入路又会损伤小脑蚓部组织，引起小脑性缄默症。在这种情况下，经小脑幕入路可提供最佳的手术视角。在顶部矢状窦旁开颅，经两侧大脑半球间暴露小脑幕的上方，切开小脑幕即可暴露大部分的后颅窝。此入路到达肿瘤的路径相对较远，应在神经导航的辅助下进行手术。此外，直窦损伤会使大量出血流向术区而影响手术操作[1]。

小脑半球肿瘤

切除小脑半球肿瘤对手术入路的要

求相对较低。如前所述，经标准的枕下后正中开颅，在肿瘤距离脑表面的最短距离处，切开小脑半球皮层向下探查即可发现肿瘤[9]。

侧前方肿瘤

• 经枕下乳突后入路：乙状窦后入路可切除桥小脑角区外侧的大部分肿瘤。横窦位置近似于一条直线，位于枕骨粗隆与外耳道连线之间。嘱患儿侧卧位，在乳突内侧做一弧形切口，逐层分离，暴露颅骨。乙状窦通常位于乳突沟的下方，横窦和乙状窦的交汇处位于星点下方。在星点下方、乳突沟中间处钻孔，从骨孔处向内侧成型并翻开骨瓣。根据暴露情况，可进一步磨除或咬除乙状窦前缘的颅骨。"K"形剪开硬脑膜，向四周反折牵拉，用脑压板向下方牵拉小脑，缓慢释放脑脊液，充分暴露桥小脑角区。该入路可暴露第 V ~ XII 脑神经及该区域的肿瘤[13]。

• 经远外侧入路：在枕下外侧开颅的基础上，切除枕髁和寰椎椎动脉沟的部分骨质，即可接近脑干腹侧肿瘤。该入路较为复杂，在此不予详述。

手术辅助设备

术中神经监测

• 许多医疗中心已将监测体感诱发电位、运动诱发电位和脑干听觉诱发电位作为后颅窝肿瘤手术中的常规神经监测手段，尤其是桥小脑角区的手术[9]。

• 尽可能多地切除肿瘤会改善患者的预后，但可能危及患者的神经功能。神经电生理监测可帮助医生更安全、彻底地切除肿瘤。由于一些伦理方面的因素，无法进行随机对照试验以获取 I 类证据，但有间接证据支持该观点[17]。

• 术中神经电生理监测的顺利进行，需要神经生理医生（获取并解释监测信息）、麻醉医生（主要使用静脉麻醉剂而非肌松剂）和外科医生（根据监测反馈调整手术过程）的密切合作[17]。

术中超声监测

术中超声监测是一种可靠、快速、实时、可重复且经济的辅助手术方法，在肿瘤切除的过程中发挥以下作用：

• 在脑室外引流穿刺置管时，定位脑室和引流管。

• 在 Doppler 模式下，可定位主要的血管结构。

• 术中观察肿瘤，术后评估肿瘤切除程度。

• 可视脑脊液的循环路径（脑脊液如何通过导水管）。

• 排除脑组织或脑室内的大出血。

神经导航

神经导航可用于后颅窝肿瘤的手术。在俯卧位或侧卧位时，对患儿头部固定的要求更高，因此，导航定位的准确性须经仔细验证。

有些外科医生认为，后颅窝的解剖标志相对简单，神经导航的应用意义不大。但作者认为，神经导航在后颅窝开颅术（尤其是与横窦、乙状窦相关的开颅手术）中的作用不容忽视。有证据表明，暴露横窦容易发生空气栓塞、血栓及出血，应避免在横窦或其上方进行枕下开颅术[18]。

术中 MRI

越来越多的医疗中心将术中 MRI 作

为重要的手术辅助手段。支持者认为，它影响了许多手术的术中决策，尤其是最初手术目的为全切除肿瘤时。它可降低因肿瘤残余而需行二次手术的概率。尽管没有前瞻性的数据证实术中 MRI 是否对患者的预后有积极的影响，但可以确定该技术对于儿童患者是无害的[19~20]。

关 颅

关颅前仔细止血是神经外科手术的一般原则，这在后颅窝手术中尤为重要。因为脑干附近出血会迅速引起病情进展。此外，脑室内出血会显著延长住院时间，即使为了避免分流手术也无更多帮助。尚无 I 类证据证明硬脑膜缝合不全会引起脑脊液漏、感染和假性脑膜膨出，但作者仍建议严密缝合硬脑膜[21~23]。手术医生可自主决定是否使用人工硬膜（通常必用）和硬脑膜密封剂，目前市场上尚无与技术完美结合的产品。建议使用同种异体移植物对硬脑膜进行严密缝合后，用密封剂进一步加固（如羊毛黏合胶或液体纤维蛋白胶），然后固定骨瓣，仔细、多层缝合肌肉（尤其是筋膜组织），连续缝合皮肤。若无必要，尽量不用引流管。

20.3.2 术后管理

一般处理

手术后常会立即拔出气管插管，并检查神经功能情况。术后必须将患儿转入重症监护病房进行 12h 以上的严密观察，并仔细评估其神经功能和化验结果。

许多医疗中心在手术后 48h 内对患者常规进行早期 MRI 检查，这也间接地起到了治疗的作用——若肿瘤残余，即可考虑进行二次手术。缩短影像学的复查间隔期，对区分肿瘤残余和手术后改变至关重要[1]。

脑室外引流后，需定期进行脑脊液的细胞计数和细菌学检查。随着脑脊液引流减少，要逐渐提高引流平面，直至夹闭引流管，若患者没有症状，可拔除引流管并妥善缝合；若有症状，则应尽早考虑影像学检查及是否进行脑脊液分流手术。

并发症处理

脑积水

见脑积水的处理。

小脑性共济失调

小脑性共济失调是后颅窝手术最常见的并发症，若肿瘤侵及一侧小脑脚，应尽量切除，同时注意保持另一侧小脑脚的完整性。这种情况造成的共济失调常在几周内即可消失[9]，常规给予类固醇激素可加快临床康复。

小脑性缄默症

小脑性缄默症（CM）是后颅窝手术的严重并发症之一，相关的文献报道较多，但仍未明确其病理生理机制。小脑性缄默症的定义是术后语言功能恢复正常一段时间后，患者出现了暂时的和延迟性的缄默（通常是手术后 1~6d）。其临床症状包括：口咽部失用、共济失调、运动障碍、视觉障碍和神经行为症状（情绪不稳定）[24]。

目前已明确的危险因素包括：脑干受损、中线肿瘤和髓母细胞瘤的组织学特征，可能的危险因素有：手术前的语言障碍、低龄、根治性切除、切开小脑蚓部和较大的肿瘤[24]。

小脑性缄默症可自行缓解且病程短暂，因此被认为是一种相对良性的并发症。而新近的研究发现，该类患儿往往有明显的神经心理障碍，包括注意力、记忆力、信息处理速度、语言流畅性及行为等方面的障碍[24-26]。

脑神经功能障碍

脑神经功能障碍源自脑神经本身或脑干水平的脑神经核团损伤，脑神经核团损伤后恢复的可能性较小[9]。

后颅窝手术后出现的脑神经障碍有：外展神经麻痹、面瘫、核间性眼肌瘫痪、水平注视麻痹、吞咽困难和声带麻痹[9]。

对源自脑干或累及后组脑神经（或第四脑室底）的肿瘤，建议在耳鼻喉科医生指导下评估声带和咽部运动后，延迟拔出气管插管。对声带麻痹或咽部麻木的患儿，应尽早切开气管、留置胃管，预防吸入性肺炎[1]。

神经功能认知障碍

除上述的小脑性缄默症之外，后颅窝肿瘤本身及其治疗过程（尤其是婴儿患者进行放射治疗后）还会给患者造成明显的神经认知功能损伤，其危险因素包括：术前即有神经认知的缺陷、严重脑积水、脑干受损和髓母细胞瘤病史[25]。

假性脑膜膨出和脑脊液漏

即使术后进行了严密的缝合，也不能完全避免假性脑膜膨出和脑脊液漏的可能，脑脊液漏会进一步增加切口感染和细菌性脑膜炎的风险。术后假性脑膜膨出的发生率为25%，若不伴脑脊液漏可保守观察[9,23]，若伴有脑脊液漏，则需立即重新缝合伤口并留置腰大池外引流以防感染。反复的脑脊液漏或假性脑膜膨出，也可能提示脑积水，此时则需行分流手术[9]。

切口感染和细菌性脑膜炎

后颅窝肿瘤手术后出现的切口感染尤其严重，它不仅会延长患者的住院时间，还会导致明显的并发症（如感染后脑积水）。一旦发现切口感染，应尽快清创并重新缝合切口，经验性地给予抗生素治疗，并完善培养和药敏试验。此外，应咨询感染科治疗意见。

无菌性脑膜炎

术后蛛网膜下腔出血可出现头痛、发热、易激惹、畏光、颈部强直和脑脊液细胞数增多等无菌性脑膜炎的症状，类似于细菌性脑膜炎，需进行脑脊液的培养鉴别。预防无菌性脑膜炎最好的方法是，关颅前要认真止血。通常，给予低剂量的类固醇激素可起到良好的效果[9]。

20.4 儿童特异性的后颅窝肿瘤

20.4.1 概 述

儿童后颅窝三大常见肿瘤分别为：髓母细胞瘤（MB）、毛细胞型星形细胞瘤（PA）及室管膜瘤（EP）[4]，非典型畸胎瘤样/横纹肌样瘤（AT/RT）、脉络丛乳头状瘤（CPP）和脉络丛癌（CPC）则不太常见。偶尔会出现神经节胶质瘤、畸胎瘤、血管网状细胞瘤和皮样或表皮样囊肿，在此不做进一步讨论。其他肿瘤极其罕见。脑干胶质瘤在本书其他章节已有阐述。

20.4.2 髓母细胞瘤

流行病学

髓母细胞瘤（MB）是儿童最常见的恶性实体肿瘤，占所有儿童脑肿瘤的 25%[4,9]。85% 的髓母细胞瘤起源于小脑蚓部，少数起源于小脑半球。以往认为髓母细胞瘤是位于后颅窝的原始神经外胚层肿瘤（PNET），与幕上的原始神经外胚层肿瘤不同。但最新基因检测结果强烈提示，幕上原始神经外胚层肿瘤与其他已知的实体肿瘤基因表型相同。因此，现行的 WHO 新分类中已剔除了 "PNET" 这一术语[27-28]。

髓母细胞瘤患者的中位年龄为 7 岁，白种男性患者稍多。有些易感综合征与髓母细胞瘤有密切关系，如 Gorlin 综合征、Turcot 综合征和 Li-Fraumeni 综合征等[29]。

病　理

髓母细胞瘤属于 WHO Ⅳ级[28]，其组织学分为 4 种亚型：经典型、结缔组织增生 / 结节型、广泛结节型、大细胞 / 间变型[30]。虽然组织学亚型与预后存在一定相关性，但近期的基因分型却呈现更明显的临床相关性。目前基因分型已纳入 WHO 分类，并与组织学亚型一并列出[28,31-33]。表 20.1 总结了基因分型、组织分型及二者对临床预后的影响。基因检测技术在肿瘤分型中的作用越来越重要，促进了我们在该专业认知方面的迅速发展。

影像学检查

髓母细胞瘤的影像学表现没有特异性，常见的 MRI 特征为肿瘤位于后颅窝中线部位，T1 序列为低信号、T2 序列

表 20.1　髓母细胞瘤综合分型的临床意义[28]

	分子分型	组织分型	临床预后
10%	MB，WNT 激活	经典型	低风险肿瘤
		大细胞 / 间变型（非常罕见）	临床病理意义不确定
30%	MB，SHH 激活 TP 53 突变型	经典型	罕见，高风险肿瘤
		大细胞 / 间变型	高风险肿瘤；好发于 7~17 岁
		结缔组织增生 / 结节型（非常罕见）	临床病理意义不确定
	MB，SHH 激活 TP 53 野生型	经典型	标准风险肿瘤
		大细胞 / 间变型	临床病理意义不确定
		结缔组织增生 / 结节型（非常罕见）	婴幼儿低风险肿瘤；好发于婴幼和成人
		广泛结节型	婴幼儿低风险肿瘤
25%	MB，非 WNT/SHH，3 型	经典型	标准风险肿瘤
		大细胞 / 间变型	高风险肿瘤
35%	MB，非 WNT/SHH，4 型	经典型	标准风险肿瘤
		大细胞 / 间变型（罕见）	临床病理意义不确定

MB：髓母细胞瘤

高信号，斑片状强化，可伴有钙化和囊肿[4]。1/3的患者可出现肿瘤沿椎管软脑膜播散。影像学上脊髓转移与脑脊液的细胞学检查不存在相关性[4]。

治　疗

手术、放疗和化疗等标准治疗方案的发展，显著提高了髓母细胞瘤患者的生存率和生活质量。但这些治疗的缺点也不容忽视，尤其是对于3岁以内的患儿。尽管其生存时间明显延长，但全头颅－脊髓放射治疗后，患者获得学位的概率显著低于普通人群[34]。

随着多中心试验和基因检测技术的应用，相信在不远的将来会出现大量的新的治疗方案，髓母细胞瘤的治疗模式会发生巨大变化。值得注意的是，对于标准风险及高风险的髓母细胞瘤患者，传统的手术、放疗和化疗三位一体的治疗模式仍有重要地位。对于低风险组患者，可在不降低治疗效果的前提下，制定更加合理的治疗方案，减少毒副作用。此外，对有SHH蛋白表达的肿瘤的潜在药物靶点的研究，可能为髓母细胞瘤的治疗带来新的突破[35]。

手　术

髓母细胞瘤手术的目标是全切除肿瘤，这也是决定预后的重要因素。以往认为，若肿瘤次全切除时残余 >1.5cm^2 可再次手术[36]。但最近的研究证实[5]，似乎有一种风险较低的最佳切除方法。在所有的髓母细胞瘤基因亚型中，次全切除（>1.5cm^2 残余）、近全切除（<1.5cm^2 残余）与全切除（无残余）患者的总生存率没有差异，但无进展生存率存在差异[5]。手术除切除肿瘤之外，还可进行组织病理学诊断并治疗脑积水。

放　疗

髓母细胞瘤对放疗极为敏感，全头－脊髓放疗可显著延长患者的生存期，因为该肿瘤会沿神经轴播散。但是，对发育中的脑部和全脊髓进行放射治疗，会造成长期的神经心理障碍，因此，3岁以内的患儿要尽量避免放疗，或将放射治疗推迟到3岁以后[37]。放射治疗的急性副作用表现为困倦、恶心、头痛、嗜睡和乏力，长期影响包括认知障碍、生长异常、垂体功能减退、听力丧失、烟雾病和继发性肿瘤等[38]。

化　疗

化疗仍是髓母细胞瘤的标准辅助治疗。髓母细胞瘤最新分型的公布促进了治疗方案的不断发展。随着对该类肿瘤的研究不断深入，人们越来越认识到该病的复杂性及神经－肿瘤专家团队指导辅助治疗的必要性。目前，一些旨在减少化疗药物毒副作用的试验正在进行中。此外，通过明确不同亚型的髓母细胞瘤的特异性基因改变物质，有望在不久的将来进一步降低标准化疗的毒副作用或为这些进展性疾病提供补救治疗[35]。

随　访

在治疗期间，手术后18个月内需每3个月进行1次脑部及全脊髓的MRI检查。随后的5年，要每6个月进行1次脑部MRI检查、每12个月进行1次全脊髓MRI检查，直至患者病情缓解。之后，每年进行1次脑部及全脊髓MRI检查即可[39]。

20.4.3 毛细胞型星形细胞瘤

流行病学

毛细胞型星形细胞瘤（PA）是最常见的儿童小脑肿瘤，平均发病年龄为 7 岁[4]，无性别差异，很少见于 1 岁以内或 40 岁以上的人群[9]，50% 的毛细胞型星形细胞瘤位于小脑半球，但是，该肿瘤可侵犯中枢神经系统的任何部位，如视路、丘脑和下丘脑等[4]。

病 理

毛细胞型星形细胞瘤属于 WHO Ⅰ 级[28]，有良性肿瘤的生物学行为，生长缓慢、轮廓清晰、患者生存率高。其组织学表现为典型的松散胶质细胞和致密的毛状组织（含有丰富的 Rosenthal 纤维）的双相特点。从免疫组化和分子水平来看，其增殖指数与临床病程的恶化程度无关[40]。小脑毛细胞型星形细胞瘤的单一"信号"突变，会使 MAPK 通路激活而可能成为潜在的药物作用靶点[41]。虽然幕上和脑干的毛细胞型星形细胞瘤与神经纤维瘤病 Ⅰ 型有相关性，但位于小脑的此类肿瘤多为散发性，不存在这种特征[4]。幕上和脑干毛细胞型星形细胞瘤的 BRAF 基因（突变与融合）会影响其生物学行为，因此，评估分析 BRAF 基因将成为诊断毛细胞型星形细胞瘤的常规方法[42]。

影像学检查

典型的毛细胞型星形细胞瘤的影像学表现：①壁结节强化伴不强化的囊性病变；②壁结节和囊性病变均强化；③无囊性改变的实性肿块；④肿物坏死伴中央非强化带[43]。毛细胞型星形细胞瘤可发生软脑膜的播散，但不影响患者的长期生存率[44]。

治 疗

手 术

肿瘤全切手术可治愈本病[45]，切除壁结节至关重要，而囊壁切除程度对患者的生存影响似乎并不大，故对此尚有争议。毛细胞型星形细胞瘤次全切除术后复发率较高，但不影响生存率。因此，必须仔细权衡残余肿瘤的再手术风险与连续 MRI 随访观察的利弊[45]。辅助放、化疗对于前期治疗没有明显意义，但适用于复发或软脑膜播散的患者[4]。BRAF 融合型毛细胞型星形细胞瘤比 BRAF V600E 突变型对化疗药物更敏感，故了解 BRAF 基因状态可作为评估化疗效果的指标[42]。

随 访

若手术后早期的影像检查显示肿瘤全部切除，建议术后 3 个月再复查 MRI，此后每年复查 1 次 MRI；若显示有肿瘤残余，则应相应调整 MRI 的复查间隔期。与其他实体肿瘤一样，基因检测技术的发展促使许多医疗中心逐步开展了毛细胞型星形细胞瘤的最佳治疗方案的试验研究[42]。

20.4.4 室管膜瘤

流行病学

室管膜瘤（EP）是第三常见的儿童脑肿瘤，可发生于中枢神经系统的任何部位[46]。70% 的室管膜瘤位于婴幼儿的后颅窝，而大龄儿童、成人则好发于幕上和脊髓。本病的平均发病年龄为 4 岁，约 1/4 的患儿为 3 岁以内的儿童，男女比例为 1.4∶19。

病 理

WHO 新的分类将室管膜瘤分为室管膜下型和黏液乳头型（Ⅰ级）、经典型（Ⅱ级）和间变型（Ⅲ级）[28]，此外，还单独列出了 REIA 融合阳性的室管膜瘤，这种基因异常更常见于幕上肿瘤[47]。与髓母细胞瘤类似，幕上及幕下的室管膜瘤呈现不同的基因特征，对未来治疗具有重要意义。

组织学上，室管膜瘤是一种起源于邻近脑室或脊髓中央管的室管膜细胞胶质瘤[8]。肿瘤细胞分布均匀、细胞核呈椭圆形或圆形，常呈假玫瑰花结状排列于血管周围。与髓母细胞瘤类似，室管膜瘤的组织形态学特征与临床预后无关联（位于相同的 WHO 分级）[46]。转录图谱显示后颅窝的室管膜瘤有两个亚群：后颅窝 A（PFA）和后颅窝 B（PFB）。与 PFB 相比，PFA 有一个平衡基因组横跨于肿瘤上，且患者人群更年轻，复发、转移和死亡率更高[48]。

影像学检查

后颅窝的室管膜瘤可能位于第四脑室顶或底部（可能是 PFB）中线部位，亦可位于桥小脑角区（可能是 PFA）且包裹该区域的脑神经和血管，故手术切除的难度较高。室管膜瘤的 MRI 表现为 T1 序列低信号、T2 序列高信号及 FLAIR 序列高信号，常见钙化和瘤内出血[4]。软脑膜播散主要出现在腰骶部，且 10% 患者的脑脊液细胞学检查为阳性反应[4]。

治 疗
手 术

室管膜瘤是一种外科疾病。手术全切除肿瘤是治疗本病的首要目标，也是影响预后的重要因素。事实上，若手术后早期 MRI 检查即发现有肿瘤残余，其 5 年的生存率也会从 70% 下降至 30%[49]，并且需要行二次手术切除残余肿瘤。但是，若肿瘤内有神经血管结构包裹（尤其在桥小脑角区），全切除肿瘤非常危险，且容易引起明显的并发症[49]。室管膜瘤复发于肿瘤原发部位，应尽量采取手术治疗，但即便如此，其预后仍很差，中位生存期仅为 8~24 个月[49]。

放 疗

室管膜瘤对放疗敏感，3 岁以上的患儿应在术后给予放射辅助治疗，瘤床照射剂量为 45~56Gy。若影像学或脑脊液细胞学检查未发现肿瘤的脊髓播散，即无须进行脑和全脊髓的放疗，长期随访很少有失败的病例[49]。尽管重复放疗会加重神经功能障碍，但对复发性室管膜瘤患儿仍要考虑重复放射治疗[50-51]。

化 疗

目前，尚无标准的化疗方案。临床多通过桥接化疗方案（环磷酰胺和长春新碱）来推迟放疗，但化疗反应率仅为 50%[52]。

随 访

影像学随访的时间间隔主要取决于肿瘤的全切除程度及患者的个人情况。若有肿瘤残余应密切随访，以观察是否复发。

20.4.5 非典型畸胎瘤样/横纹肌样肿瘤
流行病学

非典型畸胎瘤样/横纹肌样肿瘤

（AT/RT）是一种新型的实体肿瘤，于 2000 年被列入 WHO 分类[28]，占全部儿童脑肿瘤的 1%，约 1/3 位于小脑或桥小脑角区，男女比例为 3：2，中位发病年龄为 26 个月，25% 的患者就诊时即有肿瘤的脑脊液播散，预后不佳。肿瘤无播散，总生存期为 18 个月，若发生播散，则仅为 8 个月[53]。

病　理

1987 年首次报道了非典型畸胎瘤样 / 横纹肌样瘤的组织病理学表现，传统组织病理学为横纹肌样细胞的巢状或片状改变，但部分区域的病理学特点与髓母细胞瘤无法鉴别，当然，这也可能是小样本活检中的取样误差所致[4]。INI1（存在髓母细胞瘤中，非典型畸胎瘤样 / 横纹肌样瘤中缺失）的免疫组织化学染色和 22 号染色体的鉴定有助于本病的诊断[54]。

影像学

非典型畸胎瘤样 / 横纹肌样瘤的 MRI 影像学与髓母细胞瘤类似，没有特异性的表现，T1 序列为等信号，T2 序列为不均匀信号，增强后呈不均匀强化[4]。

治　疗

手　术

类似于其他类型的肿瘤，后颅窝的非典型畸胎瘤样 / 横纹肌样瘤的全切除效果亦不及髓母细胞瘤或室管膜瘤，但却有助于明确组织病理学的诊断，对患者预后也有积极的影响[55]。该肿瘤与小脑组织之间的分界不清，肿瘤发生于桥小脑角区时常会包裹神经血管，更难切除。

此类肿瘤的手术全切除率为 30% 左右[9]。

放　疗

统计学显示，手术后放射治疗是有效的。但其中位总生存期仅为 10 个月（接受放疗者可生存 18.4 个月，否则为 8.5 个月）[55]。许多患者就诊时即有肿瘤播散，故术后需进行全脑、全脊髓的放射治疗。尽管放射治疗对非典型畸胎瘤样 / 横纹肌样瘤患者非常重要，但大部分的非典型畸胎瘤样 / 横纹肌样瘤患者为 3 岁以内的儿童，我们一般不推荐此年龄段的患儿进行放射治疗。

化　疗

标准化疗对非典型畸胎瘤样 / 横纹肌样瘤无明显效果，大剂量的烷基化物联合干细胞治疗的效果尚有待评估[56]。最近研究发现，鞘内化疗可将 2 年的总生存率提高至 70%[55]。据报道，树突状细胞疫苗等其他新疗法对个别患者有显著效果[57]。

随　访

非典型畸胎瘤样 / 横纹肌样瘤患者的生存时间短，随访时可基于患者症状确定是否进行影像学检查。

20.4.6　脉络丛乳头状瘤和脉络丛癌

流行病学

脉络丛乳头状瘤是罕见肿瘤，占所有儿童中枢神经系统肿瘤的 0.5%[4]。肿瘤可发生于所有年龄段，但 70% 的患者为 2 岁以内儿童，男女比例为 1.3：158。在解剖学上，该类肿瘤起源于脉络丛，沿脑室系统分布，在低龄患儿中好发于侧脑室，在大龄儿童和成人患者中，则常局限于第四脑室和桥小脑角区[58]。

病　理

根据 WHO 分类，可将脉络丛肿瘤分为 3 类：脉络丛乳头状瘤（CPP）为 WHO Ⅰ 级，其间变型为 Ⅱ 级，脉络丛癌（CPC）为 Ⅲ 级[28]。脉络丛乳头状瘤与正常的脉络丛组织学结构相似。脉络丛乳头状瘤没有坏死、脑侵犯或有丝分裂，而脉络丛癌则有明显的细胞异型性、核多形性，频繁的有丝分裂、血管增生、出血和浸润性生长[59]。间变性脉络丛乳头状瘤表现出中等程度的细胞核异型性和有丝分裂[58]。已知许多遗传综合征容易导致脉络丛乳头状瘤和脉络丛癌，如 Li-Fraumeni 综合征、神经纤维瘤病 Ⅱ 型、Aicardi 综合征、唐氏综合征和 von Hippel-Lindau 综合征等[60]，这使此类肿瘤在分子水平上有一系列的染色体失衡表现[60]。

影像学

脉络丛肿瘤是呈"泡沫状"的均质肿瘤，与脑室系统和肿瘤并发的脑积水有密切解剖关系，其 MRI 的典型表现是 T1 序列等信号，T2 序列不均匀信号，增强时明显强化，通常有钙化。尽管脉络丛癌比脉络丛乳头状瘤更容易侵袭脑组织、出现瘤周水肿，但二者在影像学上很难鉴别[58]。

治　疗

手　术

肿瘤的切除程度是影响其预后的重要因素，尤其是脉络丛癌的患者[4]。脉络丛肿瘤血供丰富，对手术者的挑战很大。手术前化疗可最大限度地减少术中出血[61]。WHO Ⅰ 级的脉络丛乳头状瘤全切除后可彻底治愈；间变型脉络丛乳头状瘤，若初次手术后出现肿瘤播散或复发，可考虑进行辅助治疗[59]。

放　疗

脉络丛癌和间变型的脉络丛乳头状瘤，手术后都可能有肿瘤残余、复发或播散的情况，此时需进行放射治疗[58]。与其他儿童脑肿瘤一样，应尽量将放疗推迟到 3 岁以后进行。

化　疗

联合放、化疗是治疗脉络丛癌的常规方案[62]，该方案可使脉络丛乳头状瘤患者的 2 年总生存率达到 100%，间变型脉络丛乳头状瘤为 89%，脉络丛癌则为 36%[59]。对于经活检确诊后的脉络丛癌患者，强烈建议进行手术前化疗。低龄患儿可能术中出血较多，术前化疗可使肿瘤组织纤维化、血供减少，使切除手术更顺利[61]。

随　访

随访间隔期取决于脉络丛肿瘤的 WHO 分级情况。WHO Ⅰ 级的脉络丛乳头状瘤患者，术后早期每年进行异常 MRI 检查即可，对于间变型脉络丛乳头状瘤和脉络丛癌，则要密切关注脑和脊髓的 MRI 表现。

20.5　常见的临床问题

（1）列出儿童后颅窝病变中最常见的 3 种肿瘤及影响肿瘤预后最重要的因素。

（2）后颅窝占位性病变的重要临床特征是什么？

（3）切除后颅窝肿瘤后仍有持续性的脑积水，其主要的预测因素是什么？

（4）如何区别髓母细胞瘤的组织学亚型？提出髓母细胞瘤分子分型的原因是什么？

（5）手术后早期的 MRI 发现有室管膜瘤的残余时，该如何选择治疗？

（6）与毛细胞型星形细胞瘤临床预后相关的组织学特征是什么？

20.6　常见临床问题解答

（1）儿童后颅窝病变最常见的 3 种肿瘤是：髓母细胞瘤、毛细胞型星形细胞瘤和室管膜瘤。手术全切除病变是这 3 种肿瘤取得良好预后最重要的因素。

（2）后颅窝肿瘤的特殊之处在于其所处空间狭窄且毗邻重要结构。因阻塞脑脊液通路引起脑积水可使病情迅速恶化，肿瘤侵犯脑干或后组脑神经可引起明显的神经功能障碍。

（3）肿瘤切除后出现脑积水的危险因素有：①年龄 <2 岁；②有室管膜间水肿；③术前中、重度脑积水；④有脑转移；⑤组织学诊断为髓母细胞瘤、室管膜瘤或背侧外生性脑干胶质瘤。

（4）传统的髓母细胞瘤组织学分型如下：①经典型；②结缔组织增生 / 结节型；③广泛结节型；④大细胞 / 间变型。但是，髓母细胞瘤的临床预后与新的分子分型相关性更强。

（5）室管膜瘤的预后很大程度上取决于肿瘤的全切除程度。若初次手术后仍有肿瘤残余，可考虑再次手术，前提是能够安全切除残余肿瘤。

（6）有丝分裂活性高、细胞异型性和微血管增生，不会影响毛细胞型星形细胞瘤的分级和临床预后。

参考文献

[1] Boop FA, Sanford RA, Taylor MD. Surgical management of pediatric posterior fossa tumors//Nanda A, ed. Principles of Posterior Fossa Surgery. New York, NY: Thieme, 2012.

[2] Fleming AJ, Chi SN. Brain tumors in children. Curr Probl Pediatr Adolesc Health Care, 2012, 42(4):80–103.

[3] Dolecek TA, Propp JM, Stroup NE, et al. CBTRUS statistical report: primary brain and central nervous system tumors diagnosed in the United States in 2005—2009. Neuro-oncol, 2012, 14 Suppl 5: v1–v49.

[4] Weeks A, Fallah A, Rutka JT. Posterior fossa and brainstem tumors in children//Abdulrauf SI, Ellenbogen RG, Sekhar LN, eds. Principles of Neurological Surgery. Philadelphia, PA: Saunders/Elsevier, 2012.

[5] Thompson EM, Hielscher T, Bouffet E, et al. Prognostic value of medulloblastoma extent of resection after accounting for molecular subgroup: a retrospective integrated clinical and molecular analysis. Lancet Oncol, 2016, 17(4):484–495.

[6] Pang J, Banerjee A, Tihan T. The value of tandem CSF/MRI evaluation for predicting disseminated disease in childhood central nervous system neoplasms. J Neurooncol, 2008, 87 (1):97–102.

[7] Harrison EA, Mackersie A, McEwan A, et al. The sitting position for neurosurgery in children: a review of 16 years' experience. Br J Anaesth, 2002, 88(1):12–17.

[8] Due-Tønnessen BJ, Helseth E. Management of hydrocephalus in children with posterior fossa tumors: role of tumor surgery. Pediatr Neurosurg, 2007, 43(2):92–96.

[9] Jung TY, Rutka JT. Posterior fossa tumors in the pediatric population: multidisciplinary management//Quiñones-Hinojosa A, Schmidek HH, eds. Schmidek & Sweet: Operative Neurosurgical Techniques: Indications, Methods, and Results. Vol 1. 6th ed. Philadelphia, PA: Elsevier/Saunders, 2012.

[10] Riva-Cambrin J, Detsky AS, Lamberti-Pasculli M, et al. Predicting postresection hydrocephalus in pediatric patients with posterior fossa tumors. J Neurosurg Pediatr, 2009, 3(5): 378–385.

[11] Foreman P, McClugage S, III, Naftel R, et al. Validation and modification of a predictive model of postresection hydrocephalus in pediatric patients

with posterior fossa tumors. J Neurosurg Pediatr, 2013, 12(3):220–226.

[12] Bhatia R, Tahir M, Chandler CL. The management of hydrocephalus in children with posterior fossa tumours: the role of pre-resectional endoscopic third ventriculostomy. Pediatr Neurosurg, 2009, 45(3):186–191.

[13] Baird LC, Javalkar V, Nanda A. Basic concepts in posterior fossa surgery//Nanda A, ed. Principles of Posterior Fossa Surgery. New York, NY: Thieme, 2012.

[14] Rhoton AL, Jr. Cerebellum and fourth ventricle. Neurosurgery, 2000, 47(3) Suppl:S7–S27.

[15] Tanriover N, Ulm AJ, Rhoton AL, et al. Comparison of the transvermian and telovelar approaches to the fourth ventricle. J Neurosurg, 2004, 101(3): 484–498.

[16] Mussi AC, Rhoton AL, Jr. Telovelar approach to the fourth ventricle: microsurgical anatomy. J Neurosurg, 2000, 92(5): 812–823.

[17] Macdonald DB, Skinner S, Shils J, et al; American Society of Neurophysiological Monitoring. Intraoperative motor evoked potential monitoring—a position statement by the American Society of Neurophysiological Monitoring. Clin Neurophysiol, 2013, 124(12):2291–2316.

[18] Gharabaghi A, Rosahl SK, Feigl GC, et al. Imageguided lateral suboccipital approach: part 2-impact on complication rates and operation times. Neurosurgery, 2008, 62(3) Suppl 1:24–29, discussion 29.

[19] Yousaf J, Avula S, Abernethy LJ, et al. Importance of intraoperative magnetic resonance imaging for pediatric brain tumor surgery. Surg Neurol Int, 2012, 3 Suppl 2:S65–S72.

[20] Kubben PL, van Santbrink H, ter Laak-Poort M, et al. Implementation of a mobile 0.15-T intraoperative MR system in pediatric neuro-oncological surgery: feasibility and correlation with early postoperative high-field strength MRI. Childs Nerv Syst, 2012, 28(8):1171–1180.

[21] Lam FC, Kasper E. Augmented autologous pericranium duraplasty in 100 posterior fossa surgeries—a retrospective case series. Neurosurgery, 2012, 71(2) Suppl Operative: ons302–ons307.

[22] Barth M, Tuettenberg J, Thomé C, et al. Watertight dural closure: is it necessary? A prospective randomized trial in patients with supratentorial craniotomies. Neurosurgery, 2008, 63(4) Suppl 2:352–358, discussion 358.

[23] Steinbok P, Singhal A, Mills J, et al. Cerebrospinal fluid (CSF) leak and pseudomeningocele formation after posterior fossa tumor resection in children: a retrospective analysis. Childs Nerv Syst, 2007, 23(2):171–174, discussion 175.

[24] Pitsika M, Tsitouras V. Cerebellar mutism. J Neurosurg Pediatr, 2013, 12(6):604–614.

[25] Di Rocco C, Chieffo D, Pettorini BL, et al. Preoperative and postoperative neurological, neuropsychological and behavioral impairment in children with posterior cranial fossa astrocytomas and medulloblastomas: the role of the tumor and the impact of the surgical treatment. Childs Nerv Syst, 2010, 26(9):1173–1188.

[26] Muzumdar D, Ventureyra EC. Treatment of posterior fossa tumors in children. Expert Rev Neurother, 2010, 10(4):525–546.

[27] Sturm D, Orr BA, Toprak UH, et al. New brain tumor entities emerge from molecular classification of CNS-PNETs. Cell, 2016, 164(5):1060–1072.

[28] Louis DN, Perry A, Reifenberger G, et al. The 2016 World Health Organization Classification of Tumors of the Central Nervous System: a summary. Acta Neuropathol, 2016, 131 (6):803–820.

[29] Taylor MD, Mainprize TG, Rutka JT. Molecular insight into medulloblastoma and central nervous system primitive neuroectodermal tumor biology from hereditary syndromes: a review. Neurosurgery, 2000, 47(4):888–901.

[30] Louis DN, Ohgaki H, Wiestler OD, et al. The 2007 WHO classification of tumours of the central nervous system. Acta Neuropathol, 2007, 114(2): 97–109.

[31] Northcott PA, Shih DJ, Peacock J, et al. Subgroupspecific structural variation across 1000 medulloblastoma genomes. Nature, 2012, 488(7409): 49–56.

[32] Northcott PA, Korshunov A, Witt H, et al. Medulloblastoma comprises four distinct molecular variants. J Clin Oncol, 2011, 29(11): 1408–1414.

[33] Northcott PA, Korshunov A, Pfister SM, et al. The clinical implications of medulloblastoma subgroups. Nat Rev Neurol, 2012, 8(6):340–351.

[34] Ris MD, Walsh K, Wallace D, et al. Intellectual and academic outcome following two chemotherapy regimens and radiotherapy for average-risk medulloblastoma: COG A9961. Pediatr Blood Cancer, 2013, 60(8):1350–1357.

[35] Rudin CM, Hann CL, Laterra J, et al. Treatment of medulloblastoma with hedgehog pathway inhibitor GDC-0449. N Engl J Med, 2009, 361(12): 1173–1178.

[36] Zeltzer PM, Boyett JM, Finlay JL, et al. Metastasis stage, adjuvant treatment, and residual tumor are prognostic factors for medulloblastoma in children: conclusions from the Children's Cancer Group 921 randomized phase III study. J Clin Oncol, 1999, 17(3):832–845.

[37] Dhall G, Grodman H, Ji L, et al. Outcome of children less than three years old at diagnosis with non-metastatic medulloblastoma treated with

chemotherapy on the "Head Start" I and II protocols. Pediatr Blood Cancer, 2008, 50(6): 1169– 1175.

[38] Gajjar A, Chintagumpala M, Ashley D, et al. Risk-adapted craniospinal radiotherapy followed by highdose chemotherapy and stem-cell rescue in children with newly diagnosed medulloblastoma (St Jude Medulloblastoma-96): long-term results from a prospective, multicentre trial. Lancet Oncol, 2006, 7(10):813–820.

[39] Gottardo NG, Gajjar A. Current therapy for medulloblastoma. Curr Treat Options Neurol, 2006, 8(4):319–334.

[40] Tibbetts KM, Emnett RJ, Gao F, et al. Histopathologic predictors of pilocytic astrocytoma eventfree survival. Acta Neuropathol, 2009, 117(6):657–665.

[41] Forshew T, Tatevossian RG, Lawson AR, et al. Activation of the ERK/MAPK pathway: a signature genetic defect in posterior fossa pilocytic astrocytomas. J Pathol, 2009, 218(2):172–181.

[42] Sadighi Z, Slopis J. Pilocytic astrocytoma: a disease with evolving molecular heterogeneity. J Child Neurol, 2013, 28(5):625–632.

[43] Lee YY, Van Tassel P, Bruner JM, et al. Juvenile pilocytic astrocytomas: CT and MR characteristics. AJR Am J Roentgenol, 1989, 152(6): 1263–1270.

[44] Aryan HE, Meltzer HS, Lu DC, et al. Management of pilocytic astrocytoma with diffuse leptomeningeal spread: two cases and review of the literature. Childs Nerv Syst, 2005, 21(6):477–481.

[45] Due-Tønnessen BJ, Helseth E, Scheie D, et al. Long-term outcome after resection of benign cerebellar astrocytomas in children and young adults (0–19 years): report of 110 consecutive cases. Pediatr Neurosurg, 2002, 37(2):71–80.

[46] Shu HK, Sall WF, Maity A, et al. Childhood intracranial ependymoma: twenty-year experience from a single institution. Cancer, 2007, 110(2): 432–441.

[47] Parker M, Mohankumar KM, Punchihewa C, et al. C11orf 95-RELA fusions drive oncogenic NF-κB signalling in ependymoma. Nature, 2014, 506(7489):451–455.

[48] Witt H, Mack SC, Ryzhova M, et al. Delineation of two clinically and molecularly distinct subgroups of posterior fossa ependymoma. Cancer Cell, 2011, 20(2):143–157.

[49] Vinchon M, Leblond P, Noudel R, et al. Intracranial ependymomas in childhood: recurrence, reoperation, and outcome. Childs Nerv Syst, 2005, 21(3):221–226.

[50] Merchant TE, Boop FA, Kun LE, et al. A retrospective study of surgery and reirradiation for recurrent ependymoma. Int J Radiat Oncol Biol Phys, 2008, 71(1):87–97.

[51] Stafford SL, Pollock BE, Foote RL, et al. Stereotactic radiosurgery for recurrent ependymoma. Cancer, 2000, 88(4):870–875.

[52] Grundy RG, Wilne SA, Weston CL, et al. Children's Cancer and Leukaemia Group (formerly UKCCSG) Brain Tumour Committee. Primary postoperative chemotherapy without radiotherapy for intracranial ependymoma in children: the UKCCSG/SIOP prospective study. Lancet Oncol, 2007, 8(8): 696–705.

[53] Athale UH, Duckworth J, Odame I, et al. Childhood atypical teratoid rhabdoid tumor of the central nervous system: a metaanalysis of observational studies. J Pediatr Hematol Oncol, 2009, 31(9):651–663.

[54] Janson K, Nedzi LA, David O, et al. Predisposition to atypical teratoid/rhabdoid tumor due to an inherited INI1 mutation. Pediatr Blood Cancer, 2006, 47(3):279–284.

[55] Chi SN, Zimmerman MA, Yao X, et al. Intensive multimodality treatment for children with newly diagnosed CNS atypical teratoid rhabdoid tumor. J Clin Oncol, 2009, 27(3):385–389.

[56] Tekautz TM, Fuller CE, Blaney S, et al. Atypical teratoid/rhabdoid tumors (ATRT): improved survival in children 3 years of age and older with radiation therapy and highdose alkylatorbased chemotherapy. J Clin Oncol, 2005,23(7):1491–1499.

[57] Ardon H, De Vleeschouwer S, Van Calenbergh F, et al. Adjuvant dendritic cellbased tumour vaccination for children with malignant brain tumours. Pediatr Blood Cancer, 2010, 54(4): 519–525.

[58] Gupta N. Choroid plexus tumors in children. Neurosurg Clin N Am, 2003, 14(4):621–631.

[59] Wrede B, Hasselblatt M, Peters O, et al. Atypical choroid plexus papilloma: clinical experience in the CPT-SIOP-2000 study. J Neurooncol, 2009, 95(3):383–392.

[60] Rickert CH, Wiestler OD, PaulusW. Chromosomal imbalances in choroid plexus tumors. Am J Pathol, 2002, 160(3):1105–1113.

[61] Schneider C, Kamaly-Asl I, Ramaswamy V, et al. Neoadjuvant chemotherapy reduces blood loss during the resection of pediatric choroid plexus carcinomas. J Neurosurg Pediatr, 2015, 16(2):126–133.

[62] Wrede B, Liu P, Wolff JE. Chemotherapy improves the survival of patients with choroid plexus carcinoma: a meta-analysis of individual cases with choroid plexus tumors. J Neurooncol, 2007, 85(3):345–351.

（孔垂广　叶玉勤　译，贺晓生　审）

第 21 章

脑干胶质瘤

Mari L. Groves   *Rafael U. Cardenas*   *Nir Shimony*   *George I. Jallo*

21.1　概　述

　　原发性脑干肿瘤占所有儿童中枢神经系统肿瘤的 10%~20%[1]，可发生于任何年龄段，以儿童为主，平均发病年龄为 7~9 岁 [2-3]。美国每年大约有 150~300 例脑干肿瘤患儿 [4-5]（无性别差异）。成年人脑干肿瘤更为罕见，仅占所有脑肿瘤的 2%[6]，病理分型表现多样 [7]。大约 80% 的脑干胶质瘤是脑桥弥漫内生性胶质瘤（DIPG），预后较差 [1]。而其余 15%~20% 的脑干胶质瘤是低级别星形细胞瘤，预后稍好。磁共振可提供最准确的影像学证据，也是最可靠的确诊依据，可被用来预测肿瘤的生物学行为 [8]。根据脑干肿瘤的影像学表现，Choux 及其同事将脑干肿瘤分为 4 个类型：弥漫型（Ⅰ型）、内生型（Ⅱ型）、外生型（Ⅲ型）、颈髓型（Ⅳ型）[9]（图 21.1）。

　　• Ⅰ型：弥漫型脑干胶质瘤占所有脑干肿瘤的 75%。弥漫性病灶在 T1 加权序列上呈低信号、T2 加权序列上部分为高信号、强化不明显，最常见的部位是脑桥内部，病理学分型为恶性纤维星形细胞瘤（WHO Ⅲ 或Ⅳ级）。

　　• Ⅱ型：局灶内生型脑干胶质瘤可为囊性及实性，最常见的是低级别胶质瘤（WHO Ⅰ 或Ⅱ级）。MRI 扫描可呈不均匀强化，但毛细胞型星形细胞瘤可见典型的 MRI 均匀强化。

　　• Ⅲ型：局灶外生型脑干胶质瘤起源于第四脑室室管膜下方的胶质细胞，并向背外侧生长。

　　• Ⅳ型：颈髓型脑干胶质瘤，其临床表现和生物学行为与脊髓内胶质瘤类似。该类肿瘤是典型的低级别肿瘤，瘤体非浸润性生长，被皮质脊髓束和内侧丘系局限在白质内部。

21.2　解剖学

　　脑干由中脑、脑桥和延髓组成，分 4 个区域：脑室腔、髓帆、被盖和第四脑室底 [10]（图 21.2）。

　　• 脑室腔：从中脑导水管下口延伸到闩和脊髓中央管的起始部，包括中央管和第四脑室。

　　• 髓帆：覆盖脑室腔的顶，包括脉络丛及第四脑室、小脑和顶盖的脉络组织。

　　• 被盖：位于脑室腔的腹侧，包括脑神经及其核团、主要上行传导束及网状结构。

　　• 第四脑室底：包括延髓主体、脑桥腹侧和中脑大脑脚。皮质脊髓束、皮质延髓束和皮质脑桥束等主要下行传导束经过第四脑室底。

　　第Ⅲ ~ Ⅻ脑神经走行于脑干的纵行隆起内，并通过位于中线的运动核团和外侧的感觉核团发挥各自的功能。内侧隆起由躯体运动核和内脏运动核组成[10]。

- 第1部分：紧邻中线，由起源于胚胎的支配头颈部横纹肌的神经元组成。
  - 动眼神经（第Ⅲ脑神经）：位于中脑上丘水平，中脑导水管的腹侧。

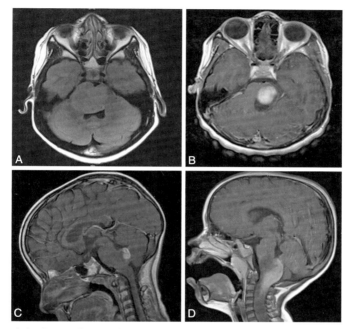

图 21.1　脑肿瘤4种分型：A. Ⅰ型，弥漫型；B. Ⅱ型，内生型；C. Ⅲ型，背侧外生型；D. Ⅳ型，颈髓型

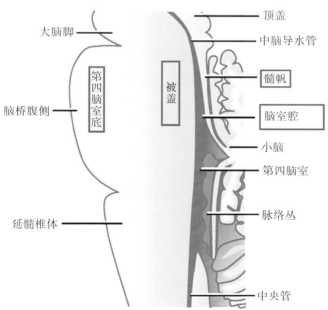

图 21.2　脑干矢状面。经过延髓、脑桥、中脑，可把脑干分为4个主要部分：脑室腔、髓帆、被盖和第四脑室底[10]

– 滑车神经（第Ⅳ脑神经）：位于中脑下丘水平，中脑导水管的腹侧。

– 外展神经（第Ⅵ脑神经）：位于脑桥水平，第四脑室底的腹侧。

– 舌下神经（第Ⅻ脑神经）：位于延髓水平，第四脑室底的腹侧。

• 第 2 部分：位于第 1 部分的外侧及腹侧，由起源于鳃弓、支配头颈部横纹肌的神经元组成。

– 三叉神经（第Ⅴ脑神经）运动核：位于脑桥。

– 面神经（第Ⅶ脑神经）运动核：位于脑桥。

– 舌咽神经核、迷走神经核（第Ⅸ和Ⅹ对脑神经）：位于延髓。

– 副神经核（第Ⅺ脑神经）：由延髓进入颈髓。

• 第 3 部分：紧邻第 1 部分的外侧，由副交感节前神经元构成。

– 动眼神经 E-W 核（第Ⅲ脑神经）：位于中脑。

– 上泌涎核和下泌涎核（分别属于第Ⅶ和Ⅸ脑神经）：位于延髓。

– 迷走神经背核（第Ⅹ脑神经）：位于延髓。

• 外侧隆起包括 3 个感觉神经元核团，每个感觉神经元核接受多个不同脑神经的传入刺激。

– 三叉神经感觉核由 3 个不同的核团构成：中脑核、感觉主核和三叉神经脊束核。

– 前庭神经核和耳蜗神经核：从延髓头端进入脑桥。

– 孤束核：位于延髓。

4 个长传导束穿过脑干，分别为 2 个上行传导束（脊髓丘脑束、内侧丘系）和 2 个下行传导束（皮质脊髓束、皮质延髓束）。

• 脊髓丘脑束位于脑干的最外侧。

• 内侧丘系、皮质脊髓束和皮质延髓束位于脑干的内侧。

• 网状结构自大脑皮层表面和丘脑进入脊髓，由小细胞层和大细胞层组成。这些中间神经元负责人体的运动、呼吸、循环、感觉和意识。

21.3 体格检查

脑干肿瘤患者的体格检查包括以脑神经功能为主的全面的神经病学检查。检查时要着重注意 3 点：神经轴内病变的症状和体征、脑积水的症状和体征及发病时间。完整的临床诊断应以全面的病史和体格检查为前提。病史包括对诊断颅内新发病变有帮助的原有疾病、学习能力是否改变、是否有反复发作的上呼吸道感染及声音变化[11]。高度恶性肿瘤表现为迅速进展的临床症状，而低级别肿瘤则可表现为持续数月到数年的前驱症状。肿瘤可影响多个脑神经而出现共济失调、长束征或其他颅内症状[12]。皮质脊髓束受损会出现上运动神经元综合征，即运动功能丧失、肌强直、跖反射、初期反射减退及随后的反射亢进[12]。最常见的脑神经病变是第Ⅵ和第Ⅶ脑神经功能减退[13]。

• 顶盖肿瘤首先压迫中脑导水管，导致梗阻性脑积水和动眼神经麻痹。

• 中脑肿瘤是典型的低级别胶质瘤。

- 局灶性的脑桥肿瘤一般预后较差，表现为面神经麻痹、听力丧失或长束征。

- 局灶性的延髓肿瘤表现为后组脑神经受损症状，如声音嘶哑、吞咽困难或吸入性肺炎。

- 较大的背侧外生型肿瘤临床表现为脑干直接受压或更严重的颅内受压症状。

- 梗阻性脑积水表现为头痛、共济失调、顽固性呕吐、斜颈及视盘水肿导致的视力模糊。

- 颈髓肿瘤表现为延髓和颈髓的功能障碍，包括慢性颈部疼痛及伴有颈肌无力和颈项强直症状的进行性颈髓病变。

21.4　非手术治疗

治疗选项包括：

- 放射治疗或放射外科治疗。
- 化疗。
- 免疫治疗及其他试验性治疗。

非手术治疗是恶性肿瘤（如弥漫性脑桥肿瘤）的主要治疗手段。间变性星形细胞瘤或胶质母细胞瘤预后较差，一般采取姑息治疗。活检中若发现有 K27M 的基因突变，无论肿瘤的影像学表现如何，均应按照高级别胶质瘤来进行治疗，但预后仍较差。对这些肿瘤，手术治疗（包括病理活检和脑脊液分流手术）给患者带来的治疗效果有限，还会引起一些严重的并发症。因此，高风险或伴有明显合并症的患者应考虑非手术治疗。

- 弥漫性中线结构的胶质瘤（弥漫性内生性脑桥胶质瘤前期）：采用常规

的标准放射治疗，每天给予小剂量放疗，每周治疗 5d，总计 6 周，总照射剂量约为 54Gy[1,5,14-15]。

- 放射治疗并不能改变患者的总生存率，但可延长无进展生存期[16]。

- 一旦进展为弥漫性内生性脑桥胶质瘤，患者病情即会迅速恶化，从开始进展到死亡的中位生存时间为 1~4.5 个月[1]。

- 从目前治疗结果看，无论独立进行化疗还是联合放射治疗，都没有明显延长弥漫性内生性脑桥胶质瘤患者的生存期[1]。

- 对于某些肿瘤亚型的病例，采用特殊的分子靶向治疗及抗病毒治疗可提高辅助化疗的效果。

中脑或顶盖区域的低级别肿瘤，自然病程进展缓慢，因此解除梗阻性脑积水后，患者症状常常会得到改善[17-19]。此后需系统监测评估脑积水及肿瘤的变化情况。对那些不能切除或仅能部分切除的 Ⅱ 级或 Ⅳ 级肿瘤，需根据幕上肿瘤的治疗方案给予放、化疗。放疗前应进行单因素方差分析及卡式评分的多因素方差分析，来评估肿瘤是否与卡式评分较高、外周剂量较大、肿瘤体积较小和症状持续时间更长等有关。

21.5　手术指征

在诊断不明确或活检结果会影响预期临床疗效的情况下，应对脑干肿瘤进行手术治疗（图 21.3）。

手术前要该考虑是否有梗阻性脑积水。若存在中脑导水管水平的梗阻性脑

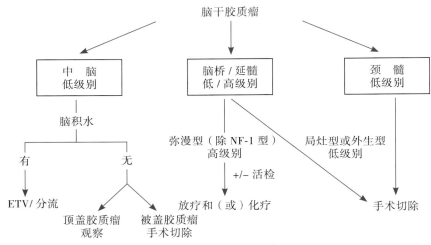

图 21.3　脑干胶质瘤的治疗流程

积水，可考虑内窥镜下第三脑室造瘘术（ETV），术后 80%~100% 的患者可免行分流手术，其脑积水也能得到很好的控制[1,19-20]。

可根据脑干肿瘤的部位对患者进行适当分类。外科手术的目的是在尽可能切除肿瘤的同时，最大限度地降低手术后的神经后遗症，局灶性肿瘤更是如此，越靠近脑干的危险区域，其致残率越高[13]。对于典型的 I 型肿瘤，应进行脑干病变活检，以收集病理学诊断和预后信息，从而指导更多不典型病变的治疗[21]。

21.6　手术方法

大多数脑干肿瘤的手术入路为枕骨下入路或髓帆入路，靠近外侧者可考虑枕下旁正中入路。

术前考虑：

● 安全切除脑干肿瘤的关键是术中脑干功能监测，包括听觉诱发电位和体感诱发电位。通过监测第 Ⅲ、Ⅵ、Ⅶ、Ⅸ、Ⅹ、Ⅻ脑神经的功能，可观察到第四脑室底的直接刺激情况。

● 微创手术设备：手术显微镜、显微手术器械、超声外科吸引设备和牵开设备。

术中考虑：

● 麻醉医生应进行神经监测。

● 应根据患者颈部的弯曲程度，选择合适长度的气管插管。

● 手术体位为俯卧位。

● 若有释放脑脊液的需求，应准备钻颅设备。

● 所有的原发性脑干肿瘤均应采用瘤内分块切除的方法。

● 手术时最安全的入路位置通常是肿瘤最接近皮层的区域，其在第四脑室底的投影如图（图 21.4）。

– 区域 1：距离面上三角 16mm 以内的区域。该区域在面丘上方、中线旁 5mm、远离内侧纵束的位置，向上可延伸到滑车神经核的下方。

– 区域 2：距离面下三角 9mm 以内的区域。该区域位于面丘和展神经核的下方，外侧界分别为内侧纵束和面

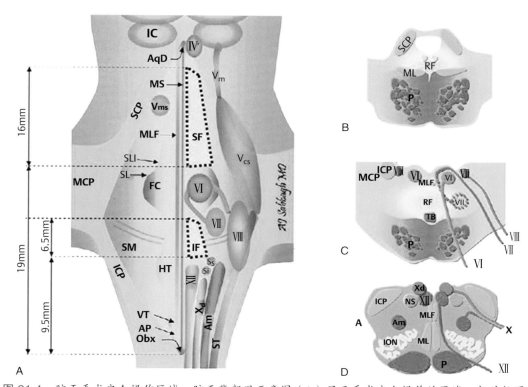

图 21.4　脑干手术安全操作区域。脑干背部观示意图（A）显示手术安全操作的区域、相关核团及神经结构。虚线圈出部分为面神经上、下三角，是脑桥背部安全区域。相关轴位切面为脑桥上（B）、中（C）、下（D）。Am：第 IX、X 脑神经疑核和副交感神经在中线边界附近；Ap：延髓后区；AqD：中脑导水管；CTT：被盖中央束；FC：面神经丘；HT：舌下神经三角；IC：下丘；ICP：小脑下脚；IF：面神经上三角；ION：下橄榄核；MCP：小脑中脚；ML：内侧丘系；MLF：内侧纵束；MS：内侧沟；N：核团；Obx：闩；P：椎体；Pn TPF：脑桥核和脑桥横纤维；SCP：小脑上脚；SF：面神经下三角；SL：界沟；SLI：界沟切迹；SM：髓纹；Ss 和 Si：上下泌涎核；ST：三叉神经脊束；STT：脊髓丘脑束；TB：斜方体；Vcs：第 V 脑神经主（感觉）核；Vm：第 V 脑神经中脑核；Vms：第 V 脑神经运动（咀嚼）核；VT：迷走神经三角；Xd：迷走神经背侧三角；IV：滑车神经核；VI：外展神经核；VII：面神经核、纤维束、面神经；VIII：前庭神经核和前庭神经；XII：舌下神经核和舌下神经 [摘自 Sabbagh, et al（Fig.58.4）][22]

神经核。

　　– 位于其他脑沟的安全区域：上丘沟、下丘沟、中脑侧沟、中间沟、前庭区、中间后沟、闩下后正中裂及后侧沟。

21.7　并发症

　　手术并发症包括卒中、脑神经损伤、运动或感觉功能缺失、脑干出血、脑脊液漏、假性脑膜膨出、脑膜炎或脑积水。脑神经损伤症状包括一过性或永久性的复视、面神经麻痹、吞咽困难、声带麻痹、呛咳功能不全（需进行气管切开或留置胃管）。

　　● 过度牵拉脑组织引起的直接损伤、水肿及周围血管梗阻，会出现面部感觉、运动、听觉功能丧失及语言功能障碍。

　　● 在邻近第 V、IX 脑神经核团附近手术时，会出现一过性心动过缓或低血压。此时应停止操作直至症状缓解，否则会导致心脏意外。

• 小脑性缄默和假性延髓性麻痹综合征，因过度牵拉小脑半球和小脑蚓部所致。小脑性缄默是一过性的并发症，患者可出现不语但理解能力健在，这可能与口咽功能失调有关。

• 小脑蚓部裂开会出现平衡功能障碍，包括躯体共济失调、蹒跚步态、头部和躯体震颤及直立位眼球震颤。

• 小脑后下动脉位于小脑扁桃体的下方，手术初期易损伤该血管。

• 若肿瘤和脑干之间无明显分界，需进行瘤内分块切除，过度分离肿瘤及长时间牵拉会损伤脑干周围组织，导致术后出现脑神经损伤症状。

• 避免在脑干部位过度使用双极电凝，大多数出血可轻轻压迫或使用抗纤溶剂止血。在脑干内寻找出血位置会增加脑神经损伤。

• 若术中神经监测提示缺血性改变，应根据卒中指南的标准，将平均动脉压（MAP）提高至略高于正常的水平，此时要注意充分止血。

• 手术后给予地塞米松，缓解牵拉伤引起的脑水肿。

• 对患者进行运动功能和自主呼吸功能评估后，才能拔出气管插管。对于低位脑桥及延髓部位的肿瘤，术后应保留气管插管，评估上述功能安全后方可拔管。急于拔管可能导致患者因自主呼吸功能下降而出现慢性 CO_2 潴留，最终呼吸衰竭。

21.8　术后监护

手术后早期，在确保患者没有脑神经损伤且自主呼吸正常后，方可拔管。对没有自主呼吸功能的患者，要考虑早期气管切开。小脑性缄默或吞咽困难的患者，因不能经口进食而需长期置管鼻饲，同时也要评估其他的脑神经功能。若患者眼睑闭合不全，则要进行充分的角膜保护并检测铅含量。对永久性的面瘫患者，需进行面神经移植以恢复面神经功能。脑桥手术后可能会出现一过性或永久性的复视，此时需佩戴特殊三棱镜眼镜或进行其他眼科治疗[23]。

应行 MRI 检查以评估手术部位和肿瘤切除的情况。若术中放置了脑室外引流管，应按标准模式逐渐减少引流量直至最终夹闭，围手术期 1~2 周的激素用量也应逐渐减停。

21.9　预　后

与胶质母细胞瘤相似，弥漫性内生性脑桥胶质瘤预后极差，2 年总生存率仅为 10%，中位生存期小于 1 年[1,12,14,24]，儿童患者的中位生存期为确诊后 18 个月[1,16]。

其他类型的局灶性脑干肿瘤预后较好，曾有报道称 4 年生存率为 87.4%，4 年无瘤生存率为 58.8%[14]，该报道将肿瘤切除范围作为影响预后最重要的因素。另有系列报道显示，其他低级别脑干肿瘤的 5 年无进展生存期为 57%，总生存率为 89%[25]。该报道则以病理学依据作为评估生存率的重要因素，其中，毛细胞型星形细胞瘤患者的 1 年生存率为 95% ± 5%，纤维型星形细胞瘤则为 23% ± 11%[26]。对于低级别肿瘤患者，若肿瘤在原区域复发或初次手术因术中监测异常而终止,可考虑进行二次手术。

与预后较差相关的因素[12,26]:

● 中线部位弥漫性生长的胶质瘤(弥漫性内生性脑桥胶质瘤前期)。

● 2 岁以内的患儿。

● 有脑神经麻痹,尤其是外展神经麻痹者。

● 长束征。

● 脑桥肿瘤。

● 肿瘤包裹基底动脉。

● 就诊前疾病进展迅速。

与预后较好相关的因素[12,14]:

● 多发性神经纤维瘤病。

● 患儿年龄稍大。

● 就诊前病程较长。

21.10　手术要点

● 若肿瘤和脑干之间无明显分界,需进行瘤内分块切除,过度分离肿瘤及长时间牵拉会损伤脑干周围组织,导致术后脑神经损伤症状。

● 过度牵拉脑组织引起的直接损伤、水肿及周围血管梗阻,会引起面部感觉、运动、听觉功能丧失及语言功能障碍。

● 在邻近第 Ⅴ 、Ⅸ 脑神经核团的区域进行手术时,可能出现一过性心动过缓或低血压,此时应停止操作直至症状缓解,否则会导致心脏意外。

● 避免在脑干部位过度使用双极电凝,大多数出血可通过轻轻压迫或使用抗纤溶剂止血,在脑干内寻找出血点会导致额外的脑神经损伤。若术中神经监测提示缺血性改变,应根据卒中指南标准,将平均动脉压提高至略高于正常的

水平,此时要注意充分止血。

● 手术后给予地塞米松以缓解牵拉伤引起的脑水肿。

● 对患者进行运动功能和自主呼吸功能的评估后,才能拔出气管插管。对于低位脑桥及延髓部位的肿瘤,术后应保留气管插管,评估上述功能安全后方可拔管。急于拔管可能导致患者因自主呼吸功能下降而出现慢性 CO_2 潴留,最终呼吸衰竭。

21.11　常见的临床问题

(1)脑干胶质瘤的常见表现是什么?

(2)手术对于弥漫性内生性脑桥胶质瘤发挥什么作用?

(3)脑干胶质瘤手术前,需进行哪些准备?

(4)二次手术的临床指征是什么?

21.12　临床常见问题解答

(1)脑干肿瘤手术前需重点明确 3 个问题:与神经轴相关的症状和体征(尤其注意是否有脑神经障碍),脑积水的症状和体征,发病症状。病情进展迅速者一般预后较差。

(2)对于不典型弥漫性内生性脑桥胶质瘤,活检有助于诊断、制定治疗策略。该类患者有脑脊液循环通道阻塞的风险,要评估是否需行脑脊液分流手术。

(3)术中神经监测是避免手术后并发症的关键。在进行中枢神经功能监测时,应确保患者有正常的脑干反射。应根据患者颈部的弯曲程度来选择适宜长度的气管插管。若需释放脑脊液,应准

备颅钻。所有的原发性脑干肿瘤，均应采取瘤内分块切除，以减少对脑干周围组织的损伤及牵拉导致的脑水肿。

（4）对于低级别肿瘤，若肿瘤在原区域内复发或初次手术因术中监测异常而终止，可考虑进行二次手术。

参考文献

[1] Hargrave D, Bartels U, Bouffet E. Diffuse brainstem glioma in children: critical review of clinical trials. Lancet Oncol, 2006, 7(3):241–248.

[2] Littman P, Jarrett P, Bilaniuk LT, et al. Pediatric brain stem gliomas. Cancer, 1980, 45(11):2787–2792.

[3] Berger MS, Edwards MS, LaMasters D, et al. Pediatric brain stem tumors: radiographic, pathological, and clinical correlations. Neurosurgery, 1983, 12(3):298–302.

[4] Allen J. Brain stem glioma. Neurol Neurosurg, 1983, 4:2–7.

[5] Walker DA, Punt JA, Sokal M. Clinical management of brain stem glioma. Arch Dis Child, 1999, 80(6):558–564.

[6] White HH. Brain stem tumors occurring in adults. Neurology, 1963, 13:292–300.

[7] Louis DN, Perry A, Reifenberger G, et al. The 2016 World Health Organization classification of tumors of the central nervous system: a summary. Acta Neuropathol, 2016, 131:803–820.

[8] McCrea HJ, Souweidane MM. Brainstem gliomas// Albright AL, Pollack IF, Adelson PD, eds. Principles and Practice of Pediatric Neurosurgery. 3rd ed. New York, NY: Thieme, 2015.

[9] Choux M, Lena G, Do L. Brainstem tumors//Choux M, Di Rocco C, Hockley A, eds. Pediatric Neurosurgery. New York, NY: Churchill Livingstone, 2000:471–491.

[10] Alberstone CD, Benzel EC, Najm IM, et al, eds. Brainstem//Anatomic Basis of Neurologic Diagnosis. New York, NY: Thieme, 2009.

[11] Abbott R, Shiminski-Maher T, Epstein FJ. Intrinsic tumors of the medulla: predicting outcome after surgery. Pediatr Neurosurg, 1996, 25(1):41–44.

[12] Kaplan AM, Albright AL, Zimmerman RA, et al. Brainstem gliomas in children. A Children's Cancer Group review of 119 cases. Pediatr Neurosurg, 1996, 24(4):185–192.

[13] Behnke J, Christen HJ, Brück W, et al. Intraaxial endophytic tumors in the pons and/or medulla oblongata. I. Symptoms, neuroradiological findings, and histopathology in 30 children. Childs Nerv Syst, 1997, 13(3):122–134.

[14] Sandri A, Sardi N, Genitori L, et al. Diffuse and focal brain stem tumors in childhood: prognostic factors and surgical outcome. Experience in a single institution. Childs Nerv Syst, 2006, 22(9): 1127–1135.

[15] Bartels U, Hawkins C, Vézina G, et al. Proceedings of the diffuse intrinsic pontine glioma (DIPG) Toronto Think Tank: advancing basic and translational research and cooperation in DIPG. J Neurooncol, 2011, 105 (1):119–125.

[16] Frazier JL, Lee J, Thomale UW, et al. Treatment of diffuse intrinsic brainstem gliomas: failed approaches and future strategies. J Neurosurg Pediatr, 2009, 3(4):259–269.

[17] Ternier J, Wray A, Puget S, et al. Tectal plate lesions in children. J Neurosurg, 2006, 104(6) Suppl: 369–376.

[18] Wellons JC, III, Tubbs RS, Banks JT, et al. Long-term control of hydrocephalus via endoscopic third ventriculostomy in children with tectal plate gliomas. Neurosurgery, 2002, 51(1):63–67, discussion 67–68.

[19] Javadpour M, Mallucci C. The role of neuroendoscopy in the management of tectal gliomas. Childs Nerv Syst, 2004, 20 (11/12):852–857.

[20] Pollack IF, Hoffman HJ, Humphreys RP, et al. The long-term outcome after surgical treatment of dorsally exophytic brain-stem gliomas. J Neurosurg, 1993, 78(6):859–863.

[21] Cartmill M, Punt J. Diffuse brain stem glioma. A review of stereotactic biopsies. Childs Nerv Syst, 1999, 15(5):235– 237, discussion 238.

[22] Sabbagh AJ, Albanyan AA, Al Yamany MA, et al. Brainstem glioma 1: pons//NaderR, Sabbagh AJ, eds.Neurosurgery Case Review: Questions and Answers. New York, NY: Thieme, 2009:198–202.

[23] Jallo GI, Freed D, Roonprapunt C, et al. Current management of brainstem gliomas. Ann Neurosurg, 2003, 3: 1–17.

[24] Wagner S, Warmuth-Metz M, Emser A, et al. Treatment options in childhood pontine gliomas. J Neurooncol, 2006, 79 (3):281–287.

[25] Fried I, Hawkins C, Scheinemann K, et al. Favorable outcome with conservative treatment for children with low grade brainstem tumors. Pediatr Blood Cancer, 2012, 58(4):556–560.

[26] Fisher PG, Tihan T, Goldthwaite PT, et al. Outcome analysis of childhood lowgrade astrocytomas. Pediatr Blood Cancer, 2008, 51(2): 245–250.

（张 欣 译，贺晓生 校）

第 22 章

脊髓髓内肿瘤

Karl F. Kothbauer

22.1 概 述

脊髓肿瘤是指起源于脊髓组织的肿瘤，是中枢神经系统肿瘤的一个小的亚群，其位于密集走行的神经纤维束之间，控制着运动、协调及不同的感觉功能，故脊髓肿瘤手术极具危险性。19 世纪初期，维也纳的 Eiselsberg[1] 和纽约的 Elsberg[2] 教授分别进行了早期的成人脊髓肿瘤手术。之后，在 20 世纪 50 年代，Greenwood 率先开展了脊髓内肿瘤手术 [3-5]，随后逐渐形成了现代显微神经外科，包括儿童神经外科 [6-10]。

22.2 脊髓内肿瘤的神经外科治疗 [11-19]

22.2.1 诊断评估

多数患儿在儿童神经外科就诊之前已出现颈、背部疼痛或神经功能障碍等症状，并已进行了脊髓的影像学检查[12]。就诊时要详细询问病史，仔细进行神经系统查体。

首选全脊柱 MRI 检查。对绝大多数脊髓肿瘤患者，无须进行脑脊液分析等诊断性检查。

对脑肿瘤和脊髓肿瘤都应进行多学科的协作评估和治疗，尤其是在涉及儿童神经病学和肿瘤学的情况下。

22.2.2 围手术期管理

术前检查主要在门诊完成。

入院时给予类固醇激素治疗，有助于改善患者症状。

术前化验检查必须包括凝血功能状况及血型筛查。

22.2.3 手术事项

一般原则

绝大多数的髓内肿瘤患者可进行手术治疗。与脑肿瘤类似，必须非常重视那些新诊断患者及其家属的心理变化[20]。手术前与患者家属的沟通尤其重要，应尽早获得患者父母的书面同意，以确保有充足的时间来考虑手术事项。患者家属非常赞同麻醉医生在术中通过手术室电话告知手术情况。

儿童的脊髓肿瘤失血通常较少，但低龄患儿、婴儿血容量较少，因此失血是一个不容忽视的问题。麻醉团队成员（输注血液制品）、器械护士（准备棉片、止血材料、双极电凝及吸引器）和外科医生（止血）要预测可能的失血量，并密切注意术中的出血情况（包括引流袋、消毒巾和棉片中的隐性失血）。

术前 30min 内给予预防性抗生素输注，通常为头孢唑啉（30mg/kg）。在诱导麻醉时，可联合使用类固醇激素（如地塞米松 4~8mg）。

体 位

所有的脊髓肿瘤切除手术均采用俯卧位,当肿瘤位于颈部 T_5 以上的节段时,还要固定好头部（Sugira 或 Mayfiled）。若手术区靠近骶尾部,可将头部偏向一侧并置于柔软的头枕上。若手术时间较长,一定要注意避免头部的过度侧向偏转。

手术床应配置柔软的护垫,避免患者膝盖、臀部、肘部和脚趾部位的压伤。将凝胶垫与身体平行或横向放置,确保患者腹部放松并尽量减少静脉压力。

手术入路

采用后正中线直切口入路,同时用单极电刀电凝止血,逐层解剖、暴露椎板,保持肌肉和筋膜完整。轻轻向外侧牵拉肌肉全层,避免肌间损伤而引起出血增多及术后伤口愈合不良和疼痛。用儿童开颅铣刀从外侧切开椎板,根据患儿情况来决定暴露程度,可将椎板拉至一侧用消毒巾覆盖好,手术结束时用连接片固定,或将椎板游离妥善保存。止血后,用较大棉片从伤口表面向硬脊膜方向覆盖术野。然后纵向切开硬脊膜、缝合后向两侧牵开。有时为暴露脊髓,也可将蛛网膜打开并牵拉、固定于两侧。

手术辅助设施

术中神经监测

脊髓肿瘤手术中应常规监测运动诱发电位（MEP）和体感诱发电位,行脊髓圆锥手术时,要监测肛门括约肌 MEP 和球海绵体反射[21-22]。

脊髓手术时,即使切除范围非常保守,仍有可能造成神经损伤,而术中神经监测可使外科医生在尽可能保存神经功能的前提下,根治性地切除肿瘤。

术中神经监测的成功应用在很大程度上取决于神经电生理医生（获取和解释监测信息）、麻醉医生（仅使用静脉麻醉剂,不使用肌肉松弛剂）和外科手术医生（根据监测反馈来调整手术方案）的密切合作[22]。

术中超声[23]

作为脊髓肿瘤的术中成像工具,术中超声使用简便,尤其在以下方面有所帮助:确定实体肿瘤的范围,确保椎板暴露充分,探查囊性肿瘤的成分,探查显微镜下可能无法看到的残余肿瘤。

术中实时影像

术中主要运用 X 线透视来确定所暴露的脊椎位置。有可能在不久的将来,术中 MRI 检查可用于确定髓内肿瘤的切除程度。

荧光染料（5-ALA）技术被用于不同类型的脑肿瘤切除手术,尤其是胶质母细胞瘤,也有用于切除成人脊髓肿瘤的报道[24]。

超声吸引器

超声吸引器是所有神经外科肿瘤手术的必备工具,在切除脊髓肿瘤时也有重要作用[25]。MEP 监测使术者了解到手术操作可能出现的神经功能障碍,其中一个重要问题就是超声吸引器（CUSA）带来的损伤（可能由于超声波损伤了瘤周的脊髓组织）。因此,尽管 CUSA 必不可少,但建议仅在分离肿瘤时使用,而非直接用于肿瘤内的分块切除。

显微外科激光技术

显微外科激光是一种对脊髓手术极为有用的工具[26]，因为激光能在可接受的深度内精准地穿透质地柔软或坚硬的肿瘤组织。激光与微吸引的联合应用，类似于双极电凝和吸引器的联合使用，能实现肿瘤分块切除并避免双极电凝对血管和 MEP 监测的伪差影响。

22.2.4 缝 合

缝合前要进行瘤腔内止血。根据术中的监测结果，不要电凝瘤壁附近，尤其是脊髓前动脉附近的小血管。小的出血点可用吸收性明胶海绵（Gelfoam）、阿维坦（Avitene）和 Floseal® 止血胶止血，或单纯压迫冲洗止血。硬脊膜用 4-0 线连续缝合，医用编织线或单纤维线均可，医用编织线缝合后似乎不易出现脑脊液漏，但无明确证据。硬脊膜表面可覆盖氧化纤维素条，特殊情况下可额外加用止血材料。

有时，松开硬脊膜的牵拉缝线后会出现硬膜外的再次出血，用双极电凝椎管外侧边缘的静脉即可止血，骨缘出血时用骨蜡封闭止血。在每一节的椎板两侧，用脊椎固定装置固定椎板。对低龄患儿，在切开的椎板两侧打微孔后用 1 号 Vicryl 线缝合固定；对大龄患儿，可选用固定颅骨的微型钛片进行椎板复位固定。要避免椎板倾斜或移位而导致椎管变窄、脊髓受压[27]。用 1 号 Vicryl 可吸收线缝合软组织及椎旁肌肉，缝合棘突和（或）棘间韧带，以便重建肌肉和骨之间的功能完整性。要紧密缝合腱膜筋膜层，最好采用反向缝合技术。这是真正的"防水"层，故要尤其谨慎以免出现脑脊液漏。用 3-0 线反向缝合皮下组织，连续锁边法缝合皮肤，作为防止脑脊液漏的最后一道屏障。

一般情况下不用引流管，以减少脑脊液漏及感染的发生。

22.2.5 术后处理

一般处理

所有患者均应在手术室拔出气管插管，然后转入儿科重症监护病房观察约 24h。

术后 5h 内，每 30min 记录 1 次生命体征和疼痛评分，随后可更改为每 1h 记录 1 次。同时要检查主要的神经功能，尤其是运动功能。

手术后背部疼痛多源于创面较大的切口及脊柱肌肉的分离。因此，可根据需要给予预防性的疼痛治疗以减轻术后的疼痛。有证据显示，在手术结束时鞘内注射吗啡，对术后 24h 内的止痛非常有效[28]。

术后第 1 天要常规进行 MRI 检查，以评估肿瘤切除的程度，是否存在因出血或椎板移位造成脊髓受压的情况。

影像学检查后，患者可转入普通病房，术后 5d 内逐渐减少类固醇用量。

鼓励患者自由活动，在理疗师的协助下恢复早期活动，术后第 1 天（或不迟于第 2 天）即要离床活动。根据患儿初始状态和康复情况，手术后 1 周左右即可出院。若患者需住院进行神经功能康复，医生应及时安排。一般来说，这些计划在手术前即已拟定完善，以减少因等待病床和其他手续造成的延误治疗。

并发症处理

手术后的神经功能损伤

脊髓手术后可能出现瘫痪，这与术中 MEP 和 D 波监测有密切关系。若神经监测提示会出现暂时性的运动障碍（MEP 缺失但 D 波保留），那么截瘫就是一种预期的术后状态，不需进一步治疗，只需仔细检查、对症治疗和支持性理疗。若神经监测显示有完好的运动控制（MEP 位于结束基线），但患者有截瘫或单肢瘫，则必须立即进行 MRI 复查，甚至要立即进行二次手术。MEP 监测对术后运动障碍的灵敏度为 100%[29]，一旦出现异常提示，即需考虑存在硬脊膜囊内出血或脊髓肿胀，并及时手术治疗。

脊髓肿瘤切除后出现的某种程度的感觉功能障碍为正常反应。

膀胱管理

麻醉诱导后为方便术中的液体管理和膀胱排空而插入的 Foley 导尿管，通常在手术后第 2 天或第 3 天即可拔除。膀胱排空正常化可能需要几天时间。脊髓肿瘤手术后很少出现长期尿失禁和充溢性尿失禁，除非肿瘤直接侵犯了脊髓圆锥。

假性脊膜膨出和脑脊液漏

即使术者技艺精湛、缝合极其严密，脑脊液漏仍有可能发生。因此，多层严密、仔细的缝合非常重要。术后复查 MRI 时常会发现组织或层间隙有脑脊液积聚，有时还可看到在皮下聚积或能触及波动，多数情况下，这种情况会自行消失。但一些较大的"假性脊膜膨出"，则需进行干预。首先使用乙酰唑胺（250mg/12h），可减少约 50% 的脑脊液分泌量[30]，临床效果较好。

皮下的脑脊液漏是可控的，但脑脊液从切口漏出可能是切口闭合不良或早期感染的迹象，甚至是脑积水的征兆。脑脊液漏的患者必须检查血液，以评估是否有感染迹象，并进行腰椎穿刺，释放 20mL 以上的脑脊液，在减轻压力的同时完善脑脊液检查。某些情况下需要重新缝合皮肤，缝合数针即可控制漏液。若仍有液体渗漏但无感染，可继续住院观察，直至渗液吸收、消退。若渗液始终未退或出现感染，则必须冲洗术野并重新缝合伤口，这种情况下，最好置入临时的脑脊液引流管，让患者严格卧床休息便于伤口愈合，保持外引流管的位置在外耳道水平，并控制流速在 20~25mL/h。

脊柱畸形

脊髓肿瘤手术后可能发生脊柱后凸或侧弯[31-32]，尤其是囊性肿瘤切除术后，常出现脊柱侧弯。脊柱侧弯可能是临床综合征的一部分，手术影响了脊柱稳定性会使其进一步发展。对儿童和年轻患者，最好不要实施严重影响脊柱稳定性的手术，因为稳定性会明显影响脊柱的生长发育，甚至引起脊柱的进行性畸形。但是，若脊柱后凸合并椎管狭窄和脊髓受压，则需进行矫正手术。首先进行后路减压，视情况决定是否进行前路减压，否则单纯前路矫正手术会出现脊髓受压甚至截瘫的风险。

伤口感染及细菌性脑膜炎

脊髓术后极少出现伤口感染，若发

生感染可能与脑脊液漏有关，其治疗原则同前面章节所述。若发现有明确的伤口感染、伤口裂开及脓性分泌物，应紧急行伤口冲洗、清创处理，用适量可吸收线缝合伤口，最好用 0 号缝线、采用 Donati 技术进行缝合，并在伤口处留置负压（或常规）引流管，也可单独行腰大池脑脊液的持续引流。尽早经验性地使用抗生素，随后可根据脑脊液的培养和药敏结果更换药物。

22.3 特殊类型的脊髓肿瘤

22.3.1 概 述

儿童脊髓内脊髓肿瘤类型与成人有明显差异，儿童以毛细胞型星形细胞瘤为主 [10,19]，也可有节细胞胶质瘤、血管网状细胞瘤及其他罕见肿瘤 [33]，而成人以室管膜瘤最为常见。

高度恶性的肿瘤如胶质母细胞瘤极其罕见，通常表现为迅速进展的神经功能障碍 [34]。还有一些恶性肿瘤转移瘤，如髓母细胞瘤。有报道称，间变性肿瘤（WHO Ⅲ 级）的治疗需辅以化疗，是否放疗则要根据患者年龄决定 [35]。

22.3.2 毛细胞型星形细胞瘤

流行病学

毛细胞型星形细胞瘤占儿童脊髓肿瘤的一半以上。

影像学

毛细胞型星形细胞瘤好发于中线部位，也可呈偏心性生长，肿瘤常见有囊性变、强化明显，单凭 MRI 检查很难与室管膜瘤进行鉴别诊断。

治 疗

治疗原则是在保留神经功能的同时最大限度地切除肿瘤 [14,18,36-38]。有证据表明，早期 [39-40] 并全切除肿瘤 [19] 可获得理想的治疗效果，少许肿瘤残留不影响治疗效果 [14]。

外科手术

手术可全切除肿瘤，但应注意保护神经功能，尤其是行走能力，故有时不要过于追求全切，少许肿瘤残余并不会对患者产生明显影响 [14]。若有大量肿瘤残余，但神经监测显示继续手术会出现神经损伤，可以选择分期切除。

与室管膜瘤相似，毛细胞型星形细胞瘤常有外覆包膜，与周围正常组织界限清晰，故切除相对容易。而有些毛细胞型星形细胞瘤会向脊髓边缘侵袭并弥漫性生长，与弥漫性星形细胞瘤的生长方式相似。为避免手术时损伤正常脊髓，一定要考虑该肿瘤的这种双重表现：当切开囊表进入弥漫性病变区域时，会感觉进入到"错误的层次"。激光有助于分离肿瘤组织，CUSA 可用于切除肿瘤。常规监测运动诱发电位，了解运动功能是否完整。打开硬脊膜后若发现脊髓肿胀，应尽早切开囊肿以便减压。

放射治疗

低级别脊髓星形细胞瘤（弥漫性毛细胞瘤）无须进行放疗，放疗可能会额外损伤脊髓，造成受损部分的脊髓生长停滞，甚至不对称生长。而对于 WHO 分级为 Ⅲ ~ Ⅳ 级的罕见肿瘤患者 [35]，放疗可延长他们的生存期。

化 疗

以替莫唑胺为基础的化疗方案，并不适合毛细胞型星形细胞瘤患者。通过观察肿瘤残余患者的 5 年无进展生存期发现，高级别肿瘤患者可能仍需进行替莫唑胺或其他方案的化疗[41]。

随 访

手术后第 1 天要复查 MRI 了解手术效果，术后 3 个月应对照基线的 MRI 资料，评估有无肿瘤残余、囊性异常、瘢痕及脊髓萎缩，若无肿瘤残余，此后可每年复查 1 次 MRI。目前尚无确定随访期的依据，手术后 10 年是否可以不再复查 MRI 也尚未达成统一。

若发现肿瘤残余，首先要制定为期 6 个月的随访计划。如果病情稳定，可改为每年复查 1 次 MRI。

22.3.3　节细胞胶质瘤

流行病学

节细胞胶质瘤是第三常见的儿童髓内肿瘤，约占 12%[19]。

影像学

节细胞胶质瘤的体积较大，常伴有明显囊变。相较于毛细胞型星形细胞瘤和室管膜瘤，节细胞胶质瘤的组织结构更不规则，更易出现囊性变和实性瘤结节。

治 疗

手 术

应尝试全切除肿瘤，治疗原则与毛细胞型星形细胞瘤相似。

其他方面与毛细胞型星形细胞瘤相同。

22.3.4　室管膜瘤

流行病学

室管膜瘤是第二常见的儿童髓内肿瘤[19]。

病理学

室管膜瘤是一种神经胶质瘤，起源于脑室系统及脊髓中央管的室管膜细胞。室管膜瘤的组织学形态较为均一，胞核呈圆形或椭圆形，常在血管周围有"假玫瑰花"结节。经典室管膜瘤属 WHO Ⅱ 级，室管膜下瘤是一种罕见变异体，与圆锥马尾的黏液乳头型室管膜瘤均为 WHO Ⅰ 级[17]。

影像学

作为典型的中枢神经系统肿瘤，室管膜瘤常会出血、囊变而形成"帽征"，增强扫描时肿瘤多呈均匀强化。

治 疗

手 术

手术是治疗室管膜瘤的重要手段，术后患者可实现痊愈。最常见的手术方式是沿肿瘤边界将之分离后再予以切除，肿瘤腹侧的血供常常来源于脊髓前动脉，手术中要仔细分离保护，避免血管损伤和继发性缺血。严禁使用双极电凝，尤其是在脊髓前动脉周围。已有数据表明，手术损伤多发生于闭塞血管时。轻轻压迫出血点常可达到止血效果，若仍出血，可用 Floseal® 止血胶进行止血。

有时正常组织会形成条索状结构将室管膜下瘤分隔开，使得术中很难探查清楚肿瘤[42]。因此，手术时一定要避免损伤正常组织。

放　疗

我们一般不建议脊髓室管膜瘤术后进行放射治疗。然而，最近研究发现，手术后放疗会增加黏液乳头型室管膜瘤患者的生存期[43]。但是，放疗会影响脊柱的正常发育，因此，对儿童患者进行放疗前，一定要权衡利弊。

化　疗

目前尚无有效的脊髓室管膜瘤的化疗方案。

随　访

影像学随访的间隔期，很大程度上取决于肿瘤的切除程度和患者的具体情况。若患者术后有肿瘤残余，即需密切随访，以防肿瘤复发。

22.3.5　弥漫性星形细胞瘤和混合胶质瘤

流行病学

通常情况下，这些星形细胞瘤会被归类为其他类型肿瘤的变异型[19]，因此很难明确其发病率。然而，确实存在弥漫性的星形细胞瘤和具有少突胶质细胞成分的胶质瘤。

影像学

这些罕见肿瘤可具有弥漫性、不增强性等与大脑其他肿瘤类似的特征，并且肿瘤中还可有多种组织学成分和异质性，故可出现瘤结节、囊性变和不对称性的脊髓增大，与毛细胞型星形细胞瘤颇为相似。

治　疗
手　术

这些肿瘤早期可能与毛细胞型星形

细胞瘤的特征相似，故全切除肿瘤是首选治疗手段。

放　疗

对低级别肿瘤无须辅助放疗。

化　疗

对低级别肿瘤无须辅助化疗。

随　访

随访原则同毛细胞型星形细胞瘤。

22.3.6　血管网状细胞瘤

流行病学

脊髓血管网状细胞瘤是常染色体显性遗传病 von Hippel-Lindau 的典型表现，患者常有多个脊髓血管网状细胞瘤，常伴囊肿和脊髓水肿，且生长趋势无法预测。因此，该类患者可能需多次手术治疗[44]。

影像学

血管网状细胞瘤常有明显的血管影，在增强扫描和 T2 序列上均清晰可见。瘤周常有囊肿致使脊髓严重水肿，这可能也是新的囊肿形成的前兆，但并非所有病例均是如此。仅凭影像学资料即可确诊血管网状细胞瘤，极少数位于高颈段或颅颈交界区的肿瘤，术前需行血管造影检查，并栓塞部分供血动脉以减少肿瘤血运、降低肿瘤的切除难度。

治　疗
手　术

存在手术全切除血管网状细胞瘤的可能。血管瘤边界清晰，可在损伤最小化的同时将肿瘤从脊髓上分离下来。囊肿存在时，更容易暴露术野。肿瘤壁很薄、极易破裂出血，而只有完全切除肿瘤、夹闭供血动脉之后，这种情况才能得到控制，因此当肿瘤体积较大时，分离瘤壁一定要非常小心。在任何情况下都不要先凝固引流静脉，否则将会导致严重肿胀、出血和继发性脊髓损伤。

血管网状细胞瘤不可部分切除，因为只有完全切除肿瘤后出血才会停止。神经监测可帮助外科医生确保神经通路完好无损，并能预判脊髓水肿是否构成威胁。若存有威胁，则不建议切除肿瘤后原位缝合硬脊膜，而是用人工硬脊膜补片扩大减张缝合，以防硬脊膜囊内形成"间隔综合征"。

放 疗

对低级别肿瘤无须辅助放疗。

化 疗

对低级别肿瘤无须辅助化疗。

随 访

血管网状细胞瘤完全切除即意味着该病的治愈，无须每年随访。

但是，对于 von Hippel-Lindau 患者，必须进行终身随访，每年进行 1 次影像学检查，确保能及时发现新发肿瘤或了解原有肿瘤是否进展。

22.3.7 高级别胶质瘤

流行病学

高级别肿瘤（尤其是脊髓胶质母细胞瘤）罕见，但确有发生[34,45]。

病理学

脊髓胶质母细胞瘤属罕见肿瘤，具有与颅内胶质母细胞瘤相同的组织学特征。间变性星形细胞瘤前面已有论述，其常与弥漫性星形细胞瘤相似，有血管增殖、细胞增生的特征。间变性特征的混合性胶质瘤极其少见，Ⅲ级节细胞胶质瘤也是一种罕见类型，应予以重视[35]。

影像学

恶性肿瘤的 MRI 表现各异。弥漫性间变性星形细胞瘤可表现为弥漫性生长，甚至脊髓的非增强性蔓延。强化、结节和囊性成分均可出现。肿瘤在髓内常呈偏心性生长，可通过软脊膜生长到脊髓表面，引起组织明显水肿。

手 术

术中肿瘤的切除范围应严格界定在神经功能监测允许的范围内，以避免严重的运动功能障碍[34]。但是，一些恶性肿瘤往往在手术前已经造成神经功能的缺失，手术可明确组织病理学诊断，由此来决定术后的辅助治疗和随访计划。

辅助治疗

放 疗

3 岁以上患儿均可进行放疗，以提高无进展生存率。为减少辐射对脊柱生长的不利影响，可考虑进行质子放疗，以避免椎体和关节的大剂量辐射。

化 疗

颅内胶质母细胞瘤的标准治疗方案同样适用于脊髓胶质母细胞瘤[46]。此外，其他的一些治疗方案也取得了一定进展[35,41]。

22.4 总 结

必须明确区分神经系统及肿瘤预后。

脊髓肿瘤切除后的神经功能情况取决于多种因素。文献表明，术前基线是影响术后结果（通常是运动功能，即行走能力）的一个独立因素。术前运动状态越好，术后运动功能恢复也越好[39-40]。这是一个很好理解的概念，即当神经功能开始出现障碍时，肿瘤对运动通路造成的进行性结构损伤可能到了一个关键阈值，代偿机制可能已被耗竭，因此，脊髓对术中的创伤耐受能力有限。

脊髓肿瘤的手术多由背部进入，这会损伤感觉通路。因此，手术后一定会出现某种程度的感觉功能障碍[18]，但通常较为短暂、轻微，可借助代偿机制及神经修复得到改善。

儿童脊髓手术后运动功能恢复良好[10-14,19,36,38,47]，极少发生截瘫。

肿瘤的预后取决于肿瘤的组织学类型、肿瘤等级及手术切除的程度[13,14,19,36]。肿瘤全切除的患者无进展生存期明显长于次全切除者。Constantini 等人发现，术后随访 MRI 发现肿瘤少量残余不会改变预后，但若切除率小于 85%，病情进展会更快、更早[14]。此外，与低级别肿瘤相比，高级别肿瘤的预后较差[34]。

22.5　常见的临床问题

（1）最常见的儿童脊髓肿瘤是什么？

（2）儿童胸髓低级别星形胶质瘤的典型表现是什么？

（3）脊髓血管网状细胞瘤的治疗方案是什么？

（4）辅助治疗对于髓内 WHO Ⅲ 级星形细胞瘤的意义是什么？

（5）脊髓肿瘤切除后，小血管止血的最佳方案是什么？

22.6　常见临床问题解答

（1）毛细胞型星形细胞瘤。

（2）夜间背部疼痛。

（3）单纯手术全切。

（4）大部分患者（3 岁以上）应在肿瘤全切除后接受放、化疗以提高无进展生存率。

（5）冲洗，轻柔压迫止血，阿维坦局部止血，禁用双极电凝止血。

参考文献

[1] Eiselsberg Av, Ranzi E. Über die chirurgische Behandlung der Hirn-und Rückenmarkstumoren. Arch Klin Chir, 1913, 102 (2):309–468.

[2] Elsberg CA, Beer E. The operability of intramedullary tumors of the spinal cord. A report of two operations with remarks upon the extrusion of intraspinal tumors. Am J Med Sci, 1911, 142:636–647.

[3] Greenwood J, Jr. Total removal of intramedullary tumors. J Neurosurg, 1954, 11(6):616–621.

[4] Greenwood J. Intramedullary tumors of spinal cord. A follow-up study after total surgical removal. J Neurosurg, 1963, 20: 665–668.

[5] Greenwood J, Jr. Surgical removal of intramedullary tumors. J Neurosurg, 1967, 26(2):276–282.

[6] Malis LI. Intramedullary spinal cord tumors. Clin Neurosurg, 1978, 25:512–539.

[7] Stein BM. Surgery of intramedullary spinal cord tumors. Clin Neurosurg, 1979, 26:529–542.

[8] Fischer G, Mansuy L. Total removal of intramedullary ependymomas: follow-up study of 16 cases. Surg Neurol, 1980, 14(4):243–249.

[9] Guidetti B, Mercuri S, Vagnozzi R. Longterm results of the surgical treatment of 129 intramedullary spinal gliomas. J Neurosurg, 1981, 54(3): 323–330.

[10] Epstein F, Epstein N. Surgical treatment of spinal cord astrocytomas of childhood. A series of 19 patients. J Neurosurg, 1982, 57(5):685–689.

[11] Epstein F. Spinal cord astrocytomas in childhood// Homburger F, ed. Progress in Experimental Tumor Research. Vol 30. Basel: S. Karger, 1987: 135–153.

[12] Epstein FJ, Farmer J-P. Pediatric spinal cord tumor surgery. Neurosurg Clin N Am, 1990, 1(3):569–590.

[13] Constantini S, Houten J, Miller DC, et al. Intrame-

dullary spinal cord tumors in children under the age of 3 years. J Neurosurg, 1996, 85(6): 1036–1043.

[14] Constantini S, Miller DC, Allen JC, et al. Radical excision of intramedullary spinal cord tumors: surgical morbidity and long-term follow-up evaluation in 164 children and young adults. J Neurosurg, 2000, 93(2) Suppl: 183–193.

[15] Jallo GI, Kothbauer KF, Epstein FJ. Intrinsic spinal cord tumor resection. Neurosurgery, 2001, 49(5):1124–1128.

[16] Brotchi J. Intrinsic spinal cord tumor resection. Neurosurgery, 2002, 50(5):1059–1063.

[17] Bagley CA, Kothbauer KF, Wilson S, et al. Resection of myxopapillary ependymomas in children. J Neurosurg, 2007, 106(4)Suppl: 261–267.

[18] McGirt MJ, Chaichana KL, Atiba A, et al. Neurological outcome after resection of intramedullary spinal cord tumors in children. Childs Nerv Syst, 2008, 24(1): 93–97.

[19] Ahmed R, Menezes AH, Awe OO, et al. Longterm disease and neurological outcomes in patients with pediatric intramedullary spinal cord tumors. J Neurosurg Pediatr, 2014, 13(6):600–612.

[20] Shiminski-Maher T, Woodman C, Keene N. Childhood Brain & Spinal Cord Tumors: A Guide for Families, Friends and Caregivers. 2nd ed: Bellingham, WA: Childhood Cancer Guides, 2014.

[21] Kothbauer KF. Intraoperative neurophysiologic monitoring for intramedullary spinal-cord tumor surgery. Neurophysiol Clin, 2007, 37(6):407–414.

[22] Sala F, Kothbauer K. Intraoperative neurophysiological monitoring during surgery for intramedullary spinal cord tumors//Nuwer M, ed. Intraoperative Monitoring of Neural Function. Vol. 8. Amsterdam: Elsevier, 2008:632–650.

[23] Epstein FJ, Farmer J-P, Schneider SJ. Intraoperative ultrasonography: an important surgical adjunct for intramedullary tumors. J Neurosurg, 1991, 74(5): 729–733.

[24] Millesi M, Kiesel B, Woehrer A, et al. Analysis of 5-aminolevulinic acid-induced fluorescence in 55 different spinal tumors. Neurosurg Focus, 2014, 36(2):E11.

[25] Fasano VA, Zeme S, Frego L, et al. Ultrasonic aspiration in the surgical treatment of intracranial tumors. J Neurosurg Sci, 1981, 25(1):35–40.

[26] Jallo GI, Kothbauer KF, Epstein FJ. Contact laser microsurgery. Childs Nerv Syst, 2002, 18(6)(–)(7):333–336.

[27] Abbott R, Feldstein N, Wisoff JH, et al. Osteoplastic laminotomy in children. Pediatr Neurosurg,
1992, 18(3): 153–156.

[28] Poblete B, Konrad C, Kothbauer KF. Intrathecal morphine analgesia after cervical and thoracic spinal cord tumor surgery. J Neurosurg Spine, 2014, 21(6):899–904.

[29] Kothbauer KF, Deletis V, Epstein FJ. Motor-evoked potential monitoring for intramedullary spinal cord tumor surgery: correlation of clinical and neurophysiological data in a series of 100 consecutive procedures. Neurosurg Focus, 1998, 4(5): e1.

[30] Rubin RC, Henderson ES, Ommaya AK, et al. The production of cerebrospinal fluid in man and its modification by acetazolamide. J Neurosurg, 1966, 25(4): 430–436.

[31] McGirt MJ, Chaichana KL, Attenello F, et al. Spinal deformity after resection of cervical intramedullary spinal cord tumors in children. Childs Nerv Syst, 2008, 24(6):735–739.

[32] Yao K, Kothbauer KF, Bitan F, et al. Spinal deformity and intramedullary tumor surgery. Childs Nerv Syst, 2000, 16:530.

[33] Deutsch H, Shrivistava R, Epstein F, et al. Pediatric intramedullary spinal cavernous malformations. Spine, 2001, 26(18):E427–E431.

[34] McGirt MJ, Goldstein IM, Chaichana KL, et al. Extent of surgical resection of malignant astrocytomas of the spinal cord: outcome analysis of 35 patients. Neurosurgery, 2008, 63(1):55–60, discussion 60–61.

[35] Schneider C, Vosbeck J, Grotzer MA, et al. Anaplastic ganglioglioma: a very rare intramedullary spinal cord tumor. Pediatr Neurosurg, 2012, 48(1): 42–47.

[36] Scheinemann K, Bartels U, Huang A, et al. Survival and functional outcome of childhood spinal cord low-grade gliomas. Clinical article. J Neurosurg Pediatr, 2009, 4(3):254–261.

[37] Jallo GI, Danish S, Velasquez L, et al. Intramedullary low-grade astrocytomas: longterm outcome following radical surgery. J Neurooncol, 2001, 53(1):61–66.

[38] McGirt MJ, Chaichana KL, Atiba A, et al. Resection of intramedullary spinal cord tumors in children: assessment of long-term motor and sensory deficits. J Neurosurg Pediatr, 2008, 1(1): 63–67.

[39] Morota N, Deletis V, Constantini S, et al. The role of motor evoked potentials during surgery for intramedullary spinal cord tumors. Neurosurgery, 1997, 41(6): 1327–1336.

[40] Woodworth GF, Chaichana KL, McGirt MJ, et al.

Predictors of ambulatory function after surgical resection of intramedullary spinal cord tumors. Neurosurgery, 2007, 61(1):99–105, discussion 105–106.

[41] Allen JC, Aviner S, Yates AJ, et al. Children's Cancer Group. Treatment of high-grade spinal cord astrocytoma of childhood with "8-in-1" chemo-therapy and radiotherapy: a pilot study of CCG-945. J Neurosurg, 1998, 88(2):215–220.

[42] Jallo GI, Zagzag D, Epstein F. Intramedullary subependymoma of the spinal cord. Neurosurgery, 1996, 38(2):251–257.

[43] Feldman WB, Clark AJ, Safaee M, et al. Tumor control after surgery for spinal myxopapillary ependymomas: distinct outcomes in adults versus children: a systematic review. J Neurosurg Spine, 2013, 19(4):471–476.

[44] Roonprapunt C, Silvera VM, Setton A, et al. Surgical management of isolated hemangioblas-tomas of the spinal cord. Neurosurgery, 2001, 49(2):321–327, discussion 327–328.

[45] Cohen AR, Wisoff JH, Allen JC, et al. Malignant astrocytomas of the spinal cord. J Neurosurg, 1989, 70(1): 50–54.

[46] Stupp R, Mason WP, van den Bent MJ, et al. European Organisation for Research and Treatment of Cancer Brain Tumor and Radiotherapy Groups, National Cancer Institute of Canada Clinical Trials Group. Radiotherapy plus concomitant and adjuvant temozolomide for glioblastoma. N Engl J Med, 2005, 352(10):987–996.

[47] Nadkarni TD, Rekate HL. Pediatric intramedullary spinal cord tumors. Critical review of the literature. Childs Nerv Syst, 1999, 15(1):17–28.

（白 威　陈慧俊　译，贺晓生　审）

第23章

脊柱肿瘤

Dominic N.P. Thompson Nir Shimony

23.1 概　述

儿童脊柱肿瘤较颅内肿瘤少见，发病率也低于成人脊柱肿瘤。约 1/3 的儿童脊柱肿瘤为硬脊膜外肿瘤，其余为髓内或髓外硬脊膜下肿瘤。

本文的"脊柱肿瘤"包含硬脊膜外、椎旁区、椎骨及软骨的肿瘤。脊柱肿瘤类别繁多，良恶性均有。可根据患者年龄和肿瘤起源部位来初步确定肿瘤类型。

脊柱肿瘤的治疗原则包括 3 个方面：肿瘤的生物学治疗、患者的神经功能状态、脊柱畸形或不稳定性。

与硬脊膜内肿瘤相比，起源于硬脊膜外的肿瘤多为恶性病变。脊柱肿瘤可能是全身恶性肿瘤疾病的一部分，单纯手术治疗效果局限，因此需要多学科组成的神经 – 肿瘤团队的协作，以确保手术时机、目的和切除范围的合理性。

儿童脊柱肿瘤很少引起需紧急干预的重度神经功能恶化，因此，有充足时间来进行术前检查及制定手术方案。

若患者出现脊柱畸形或不稳定的椎体塌陷，必须进行干预，这是手术策略的一部分。即使初期没有脊柱畸形或不稳定的情况，椎板切除或椎板成形术后也极有可能出现脊柱畸形或不稳定，为发育中的儿童制定治疗策略时，尤其需要考虑到这些风险 [1]。

23.2 临床表现

23.2.1 疼　痛

高达 2/3 的脊柱肿瘤患儿就诊时有疼痛症状，疼痛常有定位模糊、持续数月、强度不断增加及夜间加重的特点。与神经根放射痛或感觉障碍相关的疼痛有特殊意义，需尽早完善检查 [2-3]。

23.2.2 无　力

疼痛伴无力是儿童脊柱肿瘤的最常见症状之一。婴儿的肢体无力早期易被忽略，常在后期出现脊髓受压时才会被发现。大龄儿童会出现跛行、易疲劳、绊倒或跌倒等下肢无力的表现。体格检查可见典型的上运动神经元损伤并腱反射亢进。

23.2.3 肿　块

当脊柱或椎旁肿瘤侵及邻近软组织时，一些偏瘦的患者可在体表触及局部肿块。若软组织肿块和骨肿瘤同时出现，常提示恶性病变。

23.2.4 脊柱畸形

大约 1/4 的患儿会伴有脊柱侧弯。若患者短期内出现脊柱曲线异常或不规则的侧偏，需进一步检查是否有潜在的脊柱病变或脊髓异常。若患者出现斜颈则提示肿瘤可能侵犯了上颈椎或颅颈交界处。

23.2.5 大小便障碍

脊柱肿瘤患儿较少出现大小便障碍，该症状很容易被家长和患儿所忽视。进一步检查会发现膀胱扩大、排空不全、有尿路感染或大便失禁病史。神经性的括约肌功能障碍通常首先影响膀胱，直肠功能障碍多为晚期表现。

23.3 检 查

脊髓肿瘤的检查需结合以下情况：

- 完善鉴别诊断。
- 评估肿瘤侵犯的位置与程度，以及对全脊髓的影响（包括神经根）。
- 评估肿瘤累及椎骨的程度。
- 评估脊柱畸形。
- 判定脊柱的稳定性。

常用检查方法见下文。

23.3.1 脊柱 MRI

全脊髓 MRI 增强或平扫，能评估肿瘤对脊髓的影响程度，提供良好的影像学证据[4]。

23.3.2 脊柱 CT

在评估骨受累程度或选择内固定器械部位时，需对病变区域进行高分辨率的 CT 扫描检查，以明确椎骨的详细结构。若怀疑恶性肿瘤，可在 CT 引导下进行肿瘤组织的活检。

23.3.3 普通 X 线检查

普通 X 线检查提供的诊断信息有限，但对评估脊柱畸形或稳定性有良好作用，如颈椎病变时可行颈椎屈曲 / 伸展位 X 线平片。

23.3.4 其他检查

某些特殊类型的肿瘤可采用特定的检查方法（表 23.1）。

表 23.1 可用于特殊类型肿瘤的检查

检查方法	肿瘤类型
尿儿茶酚胺	神经母细胞瘤（诊断）
放射性碘标记（MiBG）扫描	神经母细胞瘤（分期）
骨髓穿刺	神经母细胞瘤、淋巴瘤、尤因肉瘤（分期）
放射性同位素扫描	骨样骨瘤
骨骼测量	组织细胞增多症、恶性骨肿瘤（分期）
胸部 / 腹部 CT	恶性骨肿瘤（骨肉瘤、尤因肉瘤）
脊髓血管造影	骨血管瘤、动脉瘤性骨囊肿

CT：计算机断层扫描；MIBG：间碘苄胍

23.4 肿瘤类型

无论是原发还是继发于邻近组织的肿瘤，均可侵犯脊柱。儿童神经外科常见的良性和恶性脊柱肿瘤见框表 23.1。

23.4.1 恶性肿瘤

脊柱恶性肿瘤常表现为疼痛（神经根受累）、痛性脊柱侧弯、步态异常或肢体无力等。腰骶部肿瘤会侵犯圆锥或马尾而导致尿失禁（大便失禁较少见），较高节段的脊柱肿瘤很少引起大小便失禁，部分患者可能会出现体重下降、盗汗等全身症状，提示淋巴瘤或尤因肉瘤（EWS）。

框表 23.1　　儿童脊柱肿瘤类型

恶性：

神经母细胞瘤

骨源性肉瘤

尤因肉瘤（外周型原始神经外胚层肿瘤）

脊索瘤

淋巴瘤

转移瘤

良性：

骨血管瘤

动脉瘤性骨囊肿

骨样骨瘤 / 成骨细胞瘤

组织细胞增多症

脊柱恶性肿瘤需多学科协作诊治，准确的病理诊断是治疗的必要前提，可在 CT 引导下穿刺或手术活检获得。若脊髓明显受压，可手术切除肿瘤以解除压迫，同时获取病理标本。恶性肿瘤有血行播散倾向，应分期进行胸部 CT、腹部超声和骨髓穿刺等检查。

手术是脊柱恶性肿瘤的主要辅助治疗方法，化疗可显著缩小肿瘤体积、减少血供、为全切除肿瘤争取机会，还有助于改善预后。

神经母细胞瘤

脊柱神经母细胞瘤（NB）好发于婴儿和低龄患儿，起源于神经嵴衍生的外周神经祖细胞，具体的组织学机制尚不清楚。脊柱神经母细胞瘤常沿交感神经链（包括肾上腺）生长，以椎旁区为中心，通过椎间孔向椎管内蔓延。神经母细胞瘤的起源细胞可分泌儿茶酚胺，其代谢产物经肾脏滤过后可在尿液中检出，有助于该病的诊断。此外，肿瘤的代谢活性可被用于疾病分期。神经母细胞瘤能吸收放射性核素间碘苄胍（MiBG），可据此判断肿瘤是否出现了转移。在治疗过程或自然病程中，某些肿瘤细胞会逐渐成熟、向更好的病理学方向转变，患儿会出现肿瘤由恶性向良性演变的现象（如神经母细胞瘤、神经节神经母细胞瘤、神经节细胞瘤，如图 23.1A）。

脊柱神经母细胞瘤的治疗以化疗为主，若患者出现严重的神经功能缺陷或病情迅速进展，则应进行手术减压，但术后脊柱畸形的发生率较高。

骨性肉瘤

骨性肉瘤（OS）是儿童最常见的原发性骨肿瘤，多见于青春期患者，脊柱受累者占 5%（原发或转移）[5]。骨性肉瘤的影像学表现为骨组织破坏及不同程度钙化的软组织肿块，手术或 CT 引导下穿刺活检可明确病理诊断。新的辅助化疗方案可显著缩小肿瘤体积，为最大限度地切除病变创造条件。患者的 5 年生存率约为 18%，若有脊柱受累预后更差。

尤因肉瘤（外周型原始神经外胚层肿瘤）

尤因肉瘤也好发于青少年，约 10% 的患者会累及脊柱，常见于腰骶部[5]。在组织学上，有小的圆形蓝色细胞者属于原始神经外胚层肿瘤（PNET）谱系，多达 50% 的患者会有转移扩散[2]。尤因肉瘤的 MRI 表现为溶解性骨破坏和占位性病变。与骨性肉瘤相同，尤因肉瘤也必须有明确的组织病理学诊断，其治疗首选辅助性化疗，其次是局部扩大切除

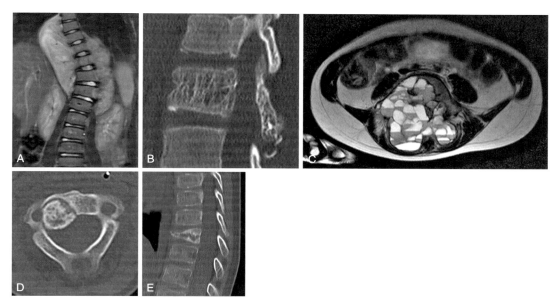

图 23.1 脊柱肿瘤的影像学表现：A. 椎旁神经节瘤。B. 骨血管瘤。C. 动脉瘤性骨囊肿。D. 骨样骨瘤。E. 朗格汉斯细胞组织细胞增生症（扁平椎体）

及内固定手术。对残余肿瘤可进行放射治疗，5 年生存率约为 40%。

淋巴瘤

淋巴瘤很少累及脊柱，常见于疾病晚期。儿童脊柱淋巴瘤多为 B 细胞型非霍奇金淋巴瘤，青少年好发。脊柱淋巴瘤的特征是：肿瘤沿神经根蔓延、穿过椎间孔。约 1/4 的患者会出现病理性骨折。化疗是淋巴瘤的主要治疗方式，若初次治疗无效或出现脊髓受压，可采取外科手术治疗。

脊索瘤

脊索瘤起源于脊索，属罕见性肿瘤，好发于颅颈交界处和骶骨部（约 2/3 发生于这两个部位）。本病可分为经典型、软骨型和去分化型，其中去分化型更具侵袭性。通常需通过免疫组化染色方能鉴别脊索瘤（预后较好）和软骨肉瘤。

对于小的局部脊索瘤（<30mL），应全部切除，以显著提高患者的长期生存率。脊索瘤对放疗中等敏感，质子治疗可增加放疗的效果，放疗对残余或复发肿瘤安全有效。脊索瘤局部复发率高，患者 5 年生存率约为 60%。

23.4.2 良性肿瘤

良性脊柱肿瘤是指有良好自然史及预后的肿瘤（如朗格汉斯细胞组织细胞增生症和骨样骨瘤），也包括良性但有局部侵袭性生长特征的肿瘤（如动脉瘤性骨囊肿和骨巨细胞瘤）[6-7]。

血管瘤

骨血管瘤为良性病变，多为偶然发现。该肿瘤的 MRI T2 序列表现为椎体内局部高信号异常，一般无须治疗或仅随访即可。但是，部分脊柱血管瘤呈局部浸润性生长，可生长至椎旁组织和椎管内，并压迫脊髓，CT 扫描可发现病变有特征性的垂直小梁改变（图 23.1B）。这些肿瘤血管丰富，通常因疼痛或脊髓脊神经根病而需进行外科手术治疗，术前可行血管造影和栓塞，再行根治性切除和脊柱重建。曾有报道称，椎体成形术或局部注射乙醇也是有效的治疗方式。对残留或复发的骨血管瘤可行局部放射治疗[8]。

动脉瘤性骨囊肿

动脉瘤性骨囊肿（ABC）是一种良性肿瘤，但常表现为局部侵袭性生长。可单发，也可与骨纤维结构不良或骨巨细胞瘤等病变同时发生。动脉瘤性骨囊肿起源于脊柱后部，常累及椎体，其特征为界限清楚的多个囊肿、因陈旧性出血形成的巧克力色囊液及外周薄层的反应性膨胀骨质，CT 或 MRI 扫描呈现"肥皂泡状"改变（图 23.1C）。虽然被称为动脉瘤性骨囊肿，但它并非真正的血管性肿瘤（与血管瘤相比）。疼痛是该病的最常见症状。影像学检查可明确诊断，无须进行穿刺活检。治疗方案常根据病变部位和临床表现制定。若存在脊髓受压迹象，应整块切除或广泛刮除病变并植骨。治疗目标是全切病变，大多数情况下需行脊柱内固定[9]。本病易局部复发（尤其是病变未完全切除的病例），术后要严密随访观察[10]。经动脉选择性栓塞一直是外科治疗的辅助手段，但最近证据表明，在脊柱稳定性良好或没有神经功能损害的情况下，可首选该方案[11]。对首次治疗失败的儿童患者，因其潜在的晚发危险效应，也可进行放疗[12]。

骨样骨瘤 / 成骨细胞瘤

骨样骨瘤 / 成骨细胞瘤之间的病理表现无法区分，二者的本质区别是病灶大小，1.5cm 以内为骨样骨瘤，超过 1.5cm 则为成骨细胞瘤。其临床表现为局部脊椎疼痛，非甾体抗炎药治疗有效。成骨细胞瘤的神经损害发生率较高，复发率也较高。影像检查发现病变中央为致密骨，伴周边骨质硬化形成透明光晕（骨样骨瘤有相同表现）（图 23.1D）[13]，放射性核素扫描表现为"热点"区。手术全切除肿瘤是首选的治疗方法，复发时可进行放射治疗。

23.4.3 朗格汉斯细胞组织细胞增生症（LCH）

朗格汉斯细胞为树突状细胞，是免疫系统的一部分。单病灶常表现为孤立的骨损害病灶，曾被称为嗜酸性肉芽肿，多病灶则表现为多发性骨损害。一种恶性程度更高的朗格汉斯细胞组织细胞增生症表现为骨外组织广泛受累（多病灶、多系统）。此类病变在 80% 的儿童患者中表现为单发病灶，累及脊柱者多达 25%，呈典型的扁平椎体表现（图 23.1E）。病变质地较软，少有脊髓受压症状，最常见的表现是疼痛症状而非神经功能受损的表现[14]，需行穿刺活检可明确诊断。对多灶性或侵入椎管内的病变需要治疗，包括类固醇激素、双膦酸盐、化疗及护具控制脊柱畸形。发生脊柱受压或渐进性脊柱畸形者，则需进行外科手术治疗。

23.4.4 骨巨细胞瘤

骨巨细胞瘤是一种极其罕见的儿童

肿瘤，该肿瘤呈局部侵袭性生长，全切除肿瘤可获得长期疗效。

23.4.5 解剖起源

脊柱肿瘤有其特殊的生长方式，这有助于鉴别诊断（图 23.2），但是不可忽视个体差异。

23.4.6 年 龄

许多肿瘤发生于儿童的特定年龄段，诊治过程中要考虑患儿的年龄因素（图 23.3）。

23.5 治疗的注意事项

儿童脊柱肿瘤的治疗依据如下：

- 肿瘤的分级、分期。
- 外科手术对其他肿瘤治疗的影响。
- 注意保护神经功能。
- 肿瘤本身或外科手术对脊柱畸形及稳定性的影响。

对于某些恶性肿瘤，辅助化疗或放疗可提高手术切除的成功率。另外，术前介入栓塞可明显减少肿瘤（如血管瘤）的血供，降低手术风险，提高手术全切除率（表 23.2）。

23.5.1 手术计划

一旦确定要进行外科手术，即可根据术前的多模态成像和手术计划，来选

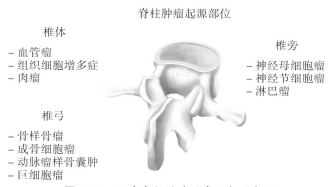

脊柱肿瘤起源部位

椎体
 – 血管瘤
 – 组织细胞增多症
 – 肉瘤

椎弓
 – 骨样骨瘤
 – 成骨细胞瘤
 – 动脉瘤样骨囊肿
 – 巨细胞瘤

椎旁
 – 神经母细胞瘤
 – 神经节细胞瘤
 – 淋巴瘤

图 23.2 儿童脊柱肿瘤的常见起源部位

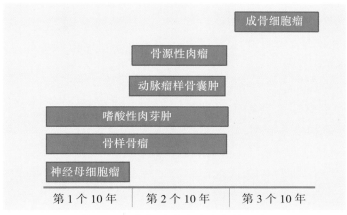

成骨细胞瘤		
骨源性肉瘤		
动脉瘤样骨囊肿		
嗜酸性肉芽肿		
骨样骨瘤		
神经母细胞瘤		
第 1 个 10 年	第 2 个 10 年	第 3 个 10 年

图 23.3 脊柱肿瘤发生的年龄倾向

表 23.2　儿童脊柱肿瘤的治疗策略

肿瘤类型	初次治疗	辅助治疗
恶性		
神经母细胞瘤	新辅助化疗	手术 [a]
骨肉瘤	新辅助化疗	根治性手术
尤因肉瘤	新辅助化疗 + 放疗	根治性手术
淋巴瘤	化疗 + 放疗	手术 [a]
脊索瘤	根治性手术	质子束放射治疗
良性		
血管瘤	栓塞 / 外科手术	放疗
动脉瘤性骨囊肿	栓塞 / 外科手术	放疗
骨样骨瘤 / 成骨细胞瘤	手术	无
组织细胞增生症	化疗	手术（稳定性）

注意：上述策略适用于诊断明确且无脊髓压迫的患儿，有脊髓压迫的患儿，需进行急诊减压。a：一线治疗后若仍有肿瘤残余，可考虑采用手术治疗

择手术方式，包括：

整块切除

对于原发性恶性骨肿瘤，应沿肿瘤边缘将其整块切除。该术式较为复杂，需大范围暴露术野并进行脊柱重建，可参考成人患者的手术技术和经验。

通过有效的肿瘤分期方法，可以确定手术入路、肿瘤切除范围及脊柱重建指征，如 Weinstein-Boriani-Biagini（WBB）分期系统[15]。利用该方法，椎体被径向分为由内向外的同心圆区，并以此确定最佳的手术方式。主要有以下3 种类型的手术方式：

椎体切除

可通过前、后路联合或单纯后路手术，整块切除椎体和椎体后部。

矢状切除

肿瘤位于椎体一侧或椎体后部时，可节段性切除部分椎体及受累的同侧椎弓根或半椎板。

后弓切除

在不累及椎弓根的情况下，可整块切除椎板及棘突。

23.5.2　瘤内切除

在减少创伤的前提下，通过瘤内分块切除或刮除术，大多数良性肿瘤可获得满意的治疗效果。

23.6　并发症及其预防

脊柱肿瘤手术，尤其是脊柱主体肿瘤的切除手术，往往风险较大，故要采取预防措施以减少并发症。

23.6.1　神　经

脊髓受压症状是肿瘤或椎体塌陷直接压迫脊髓所致，在手术中，受压脊髓尤为脆弱，故术前应准备类固醇激素。除极少数患者外，术中通常要进行神经监测（运动诱发电位、体感诱发电位）。

23.6.2 血 管

手术前应预估术中的失血情况，并交叉配血、备凝血因子。对脊髓血管瘤等特殊疾病，应考虑术前栓塞治疗。

23.6.3 脊柱畸形

肿瘤侵犯和手术损伤都可能破坏脊柱的完整性。因此，在切除肿瘤的同时常需进行脊柱的内固定，年轻患者也可能会使用脊柱固定器械。

即使患儿手术后未出现脊柱畸形，也要随访并进行 X 线检查，观察患儿的脊柱情况，避免遗漏迟发性的发育畸形。定制的脊柱支架可减少儿童手术后脊柱畸形的发生率。

23.7 外科治疗要点

• 疼痛是脊柱肿瘤最常见的症状，典型症状包括持续性疼痛、夜间痛、神经根性疼痛及与神经系统查体相关的疼痛。

• 与成人患者不同，儿童的年龄、肿瘤在椎体内的位置对脊柱肿瘤的鉴别诊断极有价值。

• 与骨肿瘤有关的软组织肿块提示恶性肿瘤。

• 对于恶性脊柱肿瘤，单一的外科手术是不够的，需要多学科（神经 – 肿瘤）的联合治疗。

• 制定治疗计划时，应考虑到脊柱畸形的可能性，进行性脊柱畸形的危险因素有：年龄、脊柱侧弯、椎体和后部受累、多节段椎板切除。

• 病原体感染（尤其是结核杆菌感染）易与脊柱肿瘤相混淆，因此，还需考虑种族背景、国外旅行史及全身症状等。

23.8 常见的临床问题

（1）椎弓部位常会有哪些肿瘤？

（2）切除肿瘤时能否同时进行脊柱重建？

（3）若发现 18 月龄患儿椎旁肿瘤向椎管内生长，在进行神经外科治疗时，应考虑哪些因素？

23.9 常见临床问题解答

（1）骨样骨瘤、成骨细胞瘤、动脉瘤性骨囊肿和骨巨细胞瘤常常起源于或主要累及椎弓后部。

（2）通常情况下，初次切除恶性肿瘤时要整块切除，若就诊时即已存在脊柱畸形，可同时进行支撑植骨或器械固定等脊柱重建手术。

（3）在该年龄段（18 月龄儿童）出现椎旁肿瘤向椎管内生长，最常见的是神经母细胞瘤，可根据尿儿茶酚胺或活检来明确诊断。神经母细胞瘤的主要治疗方式是化疗，即使已侵入椎管内，使用类固醇激素和化疗可迅速使肿瘤消退，无须神经外科干预。对有明显的神经功能障碍或化疗后仍有肿瘤残余的患儿，可行手术减压治疗。

参考文献

[1] Joaquim AF, Cheng I, Patel AA. Postoperative spinal deformity after treatment of intracanal spine lesions. Spine J, 2012, 12 (11):1067–1074.

[2] Sciubba DM, Hsieh P, McLoughlin GS, et al. Pediatric tumors involving the spinal column. Neurosurg Clin N Am, 2008, 19(1):81–92.

[3] Garg S, Dormans JP. Tumors and tumorlike condi-

tions of the spine in children. J Am Acad Orthop Surg, 2005, 13(6):372–381.

[4] Bloomer CW, Ackerman A, Bhatia RG. Imaging for spine tumors and new applications. Top Magn Reson Imaging, 2006, 17(2):69–87.

[5] Kim HJ, McLawhorn AS, Goldstein MJ, et al. Malignant osseous tumors of the pediatric spine. J Am Acad Orthop Surg, 2012, 20(10):646–656.

[6] Harrop JS, Schmidt MH, Boriani S, et al. Aggressive "benign" primary spine neoplasms: osteoblastoma, aneurysmal bone cyst, and giant cell tumor. Spine, 2009, 34 (22) Suppl:S39–S47.

[7] Enneking WF, Spanier SS, Goodman MA. A system for the surgical staging of musculoskeletal sarcoma. 1980. Clin Orthop Relat Res, 2003(415):4–18.

[8] Acosta FL, Jr, Sanai N, Chi JH, et al. Comprehensive management of symptomatic and aggressive vertebral hemangiomas. Neurosurg Clin N Am, 2008, 19(1):17–29.

[9] Zenonos G, Jamil O, Governale LS, et al. Surgical treatment for primary spinal aneurysmal bone cysts: experience from Children's Hospital Boston. J Neurosurg Pediatr, 2012, 9(3):305–315.

[10] Novais EN, Rose PS, Yaszemski MJ, et al. Aneurysmal bone cyst of the cervical spine in children. J Bone Joint Surg Am, 2011, 93(16): 1534–1543.

[11] Amendola L, Simonetti L, Simoes CE, et al. Aneurysmal bone cyst of the mobile spine: the therapeutic role of embolization. Eur Spine J, 2013, 22(3): 533–541.

[12] Burch S, Hu S, Berven S. Aneurysmal bone cysts of the spine. Neurosurg Clin N Am, 2008, 19(1):41–47.

[13] Zileli M, Cagli S, Basdemir G, et al. Osteoid osteomas and osteoblastomas of the spine. Neurosurg Focus, 2003, 15(5):E5.

[14] Peng X-S, Pan T, Chen L-Y, et al. Langerhans' cell histiocytosis of the spine in children with soft tissue extension and chemotherapy. Int Orthop, 2009, 33(3):731–736.

[15] Boriani S, Weinstein JN, Biagini R. Primary bone tumors of the spine. Terminology and surgical staging. Spine, 1997, 22(9):1036–1044.

（苏鑫洪　王冠一　译，贺晓生　审）

脑血管疾病
Cerebrovascular Disorders

第 24 章

动脉瘤

Edward R. Smith

24.1　简介和解剖学

动脉瘤是中枢神经系统最常见的血管异常疾病，儿童较成人罕见。这些发生于动脉壁的异常结构，会引起出血、压迫邻近结构并导致神经功能障碍。儿童颅内动脉瘤的流行病学、病理生理学、临床表现及治疗与成人患者有特征性差异。

24.2　流行病学和病理生理学

据估计，未破裂、无症状的颅内动脉瘤（所有年龄段）的整体患病率为 3.2%，而儿童的患病率仅为 0.5%~4.6% [1-6]。在儿童人群中，动脉瘤破裂极其罕见，19 岁以下的患者仅占全部动脉瘤性蛛网膜下腔出血（SAH）患者的 0.6% [3,6-7]。美国每年共有约 18 300 例蛛网膜下腔出血患者，也就意味着儿童动脉瘤性蛛网膜下腔出血每年仅有约 100 例 [8-9]。颅内动脉瘤的患者男性多于女性（尤其是青春期前儿童），男女比例为 2.7∶1；而青春期后，女性发患者数增加，男女比例为 1∶3~1∶5（接近成人）[6,10-12]。

儿童动脉瘤的位置和大小与成人患者不同。儿童动脉瘤好发于后循环（儿童 25%，成人 8%），大脑前动脉瘤的发生率较低（儿童为 5%~10%，成人为

34%），颈内动脉和大脑中动脉的发生率相近 [3,6,7,11,13]。儿童的多发性动脉瘤较成人少见，但发生巨大（> 2.5cm）动脉瘤的可能性比成人高 2~4 倍 [5-6,10,13]。

儿童动脉瘤的病因随年龄而变化。低龄儿童，尤其是 5 岁以内的儿童，多发夹层梭形动脉瘤，大龄儿童则多为囊状动脉瘤 [6,10,13]。家族性动脉瘤较为少见，占所有儿童和青年患者的 5%~20%，在青春期前的患者中仅为 5% [14-15]。框表 24.1 对儿童颅内动脉瘤进行了总结。

24.3　症状和评估

多数动脉瘤无症状且终生不会被确诊。目前，对于有动脉瘤家族史及大多数遗传性疾病的患儿尚无正式的筛查指南（见下文）[19]。一般在兄弟姐妹或 3 名一级亲属确诊颅内动脉瘤时，才建议对家中儿童进行筛查。筛查常用磁共振成像（MRI）或磁共振血管造影（MRA）[14-16,19]。

框表 24.2 和 24.3 列出了有症状患儿的常见主诉。据报道，一半以上的动脉瘤患儿表现为蛛网膜下腔出血的症状，33% 的患儿表现为占位效应，11% 的患儿创伤后出现症状 [6]。因动脉瘤破裂现蛛网膜下腔出血的患儿 Hunt-Hess 分级常较低（与成人相比），通常

为 1~3 级 [6,10,20-21]。

评估疑似动脉瘤性蛛网膜下腔出血的患者时，应包括询问病史、神经系统查体、全身体格检查及影像学检查以便明确病变结构。90% 的儿童非创伤性蛛网膜下腔出血来自结构性病变 [22]。对于这些患者，应进行 CT 筛查，若怀疑有血管病变，CTA 可确定是否有动脉瘤 [19]。尽管没有动脉导管造影的详细信息，但 CTA 能为接诊医生快速直观地提供病变的关键解剖结构，这些信息对急诊处理该类患儿至关重要。儿童动脉瘤性蛛网膜下腔出血的主要 CT 表现见框表 24.4（图 24.1）。

MRI 也可用于诊断动脉瘤并描绘其三维解剖结构，结合 MRA 效果更佳。总体而言，MRI 和 MRA 能够准确识别 66% 的蛛网膜下腔出血的来源 [22]。相比之下，基于导管的数字减影血管造影（DSA）——动脉瘤成像的"金标准"，能明确 97% 的动脉瘤患者的病理，而 DSA 检查技术出现之前，该比例仅为 80% [23]。血管造影可检查双侧颈内动脉、颈外动脉、椎动脉，使所有血管可视化。使用计算机重建图像的三维血管造影越来越多地用于显示动脉瘤的解剖结构（图 24.2）。近期一项对 241 例儿童患者进行的跟踪分析显示，在导管血管造影的辅助下，手术期间并发症的发生率为 0，术后并发症的发生率为 0.4%。DSA 检查时应当明确：动脉瘤的大小、方向和解剖位置，颈部解剖，子动脉瘤，其他动脉瘤（尤其要注意感染性病变）。

框表 24.1　儿童颅内动脉瘤的病因 [5-6,10-11,13,16-18]

- 囊状：
  - 46%~70%。
  - 大龄儿童更常见。
- 创伤性：
  - 5%~40%。
  - 闭合性头部损伤或术后。
- 感染性：
  - 5%~15%。
  - 通常为细菌性，多发生于远端的动脉分支，常因栓塞形成所致（葡萄球菌感染，心脏疾病）。
- 其他：
  - 夹层（自发性和创伤后）。
    ○ 遗传（多囊肾、纤维肌性发育不良、马方综合征、Ehler-Danlos 综合征、遗传性出血性毛细血管扩张症、Klippel 骨肥大）。
  - 血流动力学 [与颅内动静脉畸形切除术（AVM）或烟雾病的血液流量有关]。
- 多发性：
  - 约 5%。
  - 约 15% 的大龄儿童可患有多发性动脉瘤。

框表 24.2　儿童颅内动脉瘤的表现 [5,6,10-11]

- 头痛：约 80%。
- 意识丧失：约 25%。
- 癫痫发作：约 20%。
- 局灶性功能障碍：约 20%。
- 视力异常：约 10%。

框表 24.3　Hunt-Hess 蛛网膜下腔出血分级 [20-21]

- 未破裂。
- 无症状或轻度头痛。
- 脑神经麻痹，严重头痛，颈部疼痛强直。
- 轻度局灶性功能障碍，嗜睡或意识障碍。
- 昏睡，偏瘫，去大脑强直。
- 昏迷，濒死状态。

框表 24.4　儿童颅内动脉瘤的影像学表现 [5-6,10-11]

- 蛛网膜下腔出血，约 60%。
- 脑室内出血，约 10%~15%。
- 脑实质内出血，约 10%~15%。
- 硬膜下出血，约 1%~3%。

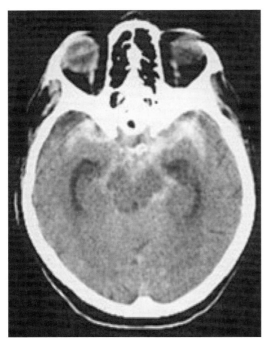

图 24.1　头颅 CT 轴位平扫所见动脉瘤蛛网膜下腔出血的影像学表现，注意早期的脑室颞角扩张

若动脉瘤呈梭形，要重点明确其累及的血管部位、正常边界及穿支血管。

动脉瘤的治疗前检查应包括标准的术前常规实验室检查：血常规、凝血时间（凝血酶原时间 / 部分凝血酶原时间）、血型和交叉配血（T & C）、生化检查（Chem 7）。

24.4　治疗和手术指征

对确诊的动脉瘤患儿是进行治疗还是观察，应由多学科团队讨论决定，包括神经外科医生、血管内治疗专科医生和神经科医生。若进行治疗，应以清除脑血管循环中动脉瘤并同时保持正常的大脑血供为原则。治疗方案包括开颅手术、介入治疗或两者相结合的方法（框表 24.5）。

血管内治疗使儿童动脉瘤的治疗方法发生了彻底的变革，这是前几代内科医生难以企及的。其相对无创的特点吸引了众多儿童患者。值得注意的是，该领域治疗方法更新较多，因此长期随访的资料有限。因此，一些同时开展血管内治疗及开放手术的医疗机构，应尽可能地回顾既往诊治病例，以期为患者提供更加合理的治疗方案[17,24]。

由于儿童动脉瘤较少见，因此很难制定治疗适应证的标准[19]。一般而言，动脉瘤破裂、随时间而变大或出现症状者，都要给予积极治疗。尤其是考虑到儿童的预期寿命很长，因此，3mm 以上的动脉瘤即需根据病变部位和患者状况

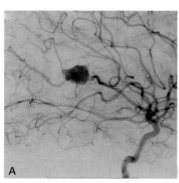
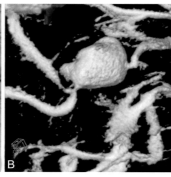
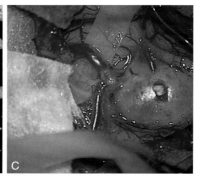

图 24.2　A. 动脉瘤的 DSA 表现，图中动脉瘤位于中动脉远端。B. 同一动脉瘤在动脉造影后三维重建所见。C. 术中照片，准备进行远端搭桥，随后孤立动脉瘤

框表 24.5　儿童颅内动脉瘤治疗方法

● 手术：
 - 动脉瘤夹闭（消除病变）。
 - 动脉瘤夹闭后重建（重建动脉壁 / 腔）。
 - 孤立动脉瘤（＋ / － 通过搭桥进行血运重建）。
● 血管内治疗：
 - 栓塞（弹簧圈 / 胶水）。
 - 支架置入术（＋ / － 栓塞）。
 - 闭塞供血动脉。

进行治疗。真菌性动脉瘤有时可通过有效抗生素治疗而消退，无须其他干预措施。另外，如位于动静脉畸形（AVM）等病变近端的血流相关性动脉瘤，在治疗原发病变后（如切除动静脉畸形）动脉瘤可能会消退，这种情况下可不直接治疗动脉瘤[25-26]。

尽管存在争议，仍需对 ≤ 2mm 和蛛网膜下腔外的动脉瘤进行间断随访。1998 年发表的关于未破裂动脉瘤的大型研究，双方存在很多争议，但重要的是该研究涉及的主要为成人患者，其生命周期、动脉瘤病因和风险因素与儿童患者截然不同[1,7]。

24.5　手术技术

动脉瘤大小、部位和临床表现等的多样性使得每个患者都有其独特性。对于意外出血的重症患儿和无症状的动脉瘤患儿的治疗会有明显不同。然而，对所有进行手术治疗的患儿，尚有通用的手术原则[27]。要选择可最大限度到达病变的手术入路，尽可能避免损伤重要的功能区皮质，让术者看清楚近端血管便于必要时放置临时动脉瘤夹。脑室外引

流（EVD）或腰大池引流有时可帮助降低脑压或控制脑积水，但必须注意脑脊液过度引流导致动脉瘤的透壁压突然变化而引起出血。术前要充分准备，建立深静脉通路，监测动脉和其他辅助操作，如球囊导管气管插管。必要时要控制血压，给予抗生素（EVD 手术时）或抗癫痫药物。若计划进行动脉瘤旁路搭桥术，则需提前备好搭桥血管（头皮动脉，桡动脉等）。

24.5.1　术前准备

术前要与护理人员和麻醉师充分沟通，提高效率。一般而言，术前的设备准备包括手术显微镜、各种吸引器、开颅器械、双极电凝（最好为防粘连型）、动脉瘤夹和牵开器等。麻醉团队应准备多个深静脉通路，准备好血液制品。在手术开始前要用无菌罩套好显微镜、选择好动脉瘤夹，以便应对紧急情况。在显微镜下获得术中血管造影和（或）吲哚菁绿（ICG）成像，有助于术中实时确认动脉瘤闭塞情况与载瘤动脉的通畅情况（图 24.3）。临时夹闭时的控制用药（如巴比妥酸盐或丙泊酚）及降低体温和准备血管活性的药物等必不可少。若术中动脉瘤意外破裂，腺苷能短暂减少血流量，便于更好地暴露动脉瘤的解剖结构。

24.5.2　手术方法

控制血压使之平稳，在头钉固定头位时尤其要注意（有时，先局部麻醉再进行头钉固定，有助于缓解血压波动）。无框架立体定位可帮助进行手术规划，以确保充分暴露并清楚观察动脉瘤。控

制近端血管非常关键，包括颈部的颈动脉。在手术期间，可通过超声成像进行实时定位，避免撕裂硬脑膜和下方的血管。成功开颅后，需明确下一步手术方案，方可着手处理动脉瘤。

动脉瘤手术的关键是避免术中动脉瘤破裂。若已发生蛛网膜下腔出血，要尽量锐性分离、轻轻清除血凝块，从而降低术中意外损伤动脉瘤致其破裂的风险。准备好动脉瘤的近端动脉，便于用动脉瘤夹临时阻断其血流。一旦准备夹闭动脉瘤，要仔细检查瘤周的解剖结构，确保夹闭完全而又不会意外损伤小的穿支血管。可通过术中超声、ICG 染色和（或）血管造影来评估载瘤血管的通畅情况和动脉瘤的夹闭情况。

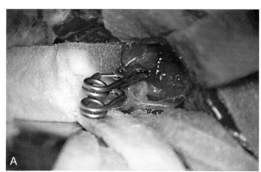
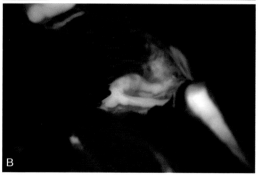

图 24.3 动脉瘤夹闭的术中图像。常规显微镜成像（A）和吲哚菁绿染色图像（B）。注意染色后通畅的载瘤动脉（动脉瘤夹下方）和完全闭塞的动脉瘤（无染料显色）

24.6 并发症

● 动脉瘤破裂是手术中最直接的并发症。低龄患儿血容量储备较低，大出血后的风险随之放大。失血量达血容量的 1/4 可引起休克，患儿可能迅速失代偿。这就要求手术团队细心监测、准备充分的血液替代制品。

● 术中操作时因动脉分支损伤引起的穿支 / 载瘤动脉闭塞或栓塞 / 夹层，可能引起手术后缺血（约 6%~8%）[10,17]。

● 蛛网膜下腔或脑室内出血可引起脑积水（约 14%）[10]。

● 蛛网膜下腔出血后会发生血管痉挛（既往报道称，儿童病例占 21%）[10]。

● 脑盐耗综合征（CSWS）是蛛网膜下腔出血后易被忽视的并发症，颅内出血后若出现重症电解质紊乱，要考虑脑盐耗综合征。

总体而言，手术的致残率和死亡率很大程度上取决于发病年龄、动脉瘤类型和临床表现。最近临床报道显示的平均死亡率为 1%~3%，并发症发生率为 8%~14% [17,28]。

24.7 术后护理和随访

术后早期护理需确认动脉瘤是否已完全夹闭（影像学证据），要保持血流动力学的稳定性，还要很好地控制血压（保持患者血压处于正常至轻度高压状态，以避免血管痉挛）。多数患者会在重症监护室中观察一段时间后，再转回普通病房。除术后早期的并发症外，还可能出现蛛网膜下腔出血导致的特有问题，包括脑积水、血管痉挛和脑盐耗综合征。蛛网膜下腔出血患儿出现上述问题的高峰时期是病后 1 周左右，因此，在这一时期要多次神经系统查体并进行辅助影像学检查（如针对脑积水的 CT、MRI 和针对血管痉挛的 CTA、MRA、颅脑超声、血管造影等）。有些患者可能受益于动脉瘤治疗后用来降低血管痉挛风险的所谓 3H 疗法——高血压（hypertension）、高血容量（hypervolemia）和血液稀释（hemodilution）[31-32]。此外，钙通道阻滞剂（如尼莫地平）在儿童患者中的疗效尚不清楚。

随访通常包括术后 1 个月的门诊随访及之后每年 1 次的随访。除围手术期进行的血管造影（确定动脉瘤夹闭情况）外，术后 6 个月要进行 MRI 及 MRA 检查，并以此为研究基线，以后每年检查结果与其进行比较。若条件允许，建议每年进行影像学检查并连续坚持 5 年，甚至有些机构建议患儿在术后 5 年、余生中每 3~5 年进行 1 次影像学检查[31]。通常在术后 1 年进行血管造影（DSA），以确认动脉瘤是否达到了长期治愈。

24.8 预 后

儿童动脉瘤的预后差异很大，效果良好者可达 13%~95%、相关死亡率为 3%~100%[32]。14% 的蛛网膜下腔出血后脑积水的患者需进行分流手术[10]。总体而言，从临床角度看，91%（平均随访 25 年）的接受治疗的患儿生活可以自理，大学毕业率和就业率都很高[12]。影像学检查方面，在一项纳入了 59 例动脉瘤患儿、平均随访时间达 34 年的回顾性研究中[33]，41% 的患儿治疗后出现了复发或新发的动脉瘤，每年的出血率为 0.4%，其中死亡 4 例。吸烟是增加动脉瘤复发或新发动脉瘤的唯一可确定的风险因素[33]。这些数据虽部分受限于当时的影像学检查和手术治疗技术，却说明了对儿童动脉瘤患者长期随访的必要性。

24.9 手术要点

• 开始前准备：用无菌膜套好显微镜，选择动脉瘤夹、各种吸引器，备血。

• 与麻醉医生和护理人员进行充分沟通，包括术中动脉瘤的计划夹闭时间和动脉瘤破裂的处理，这对于手术的成功至关重要。

• 最大限度地减少血压波动（如头钉固定时要行局部麻醉）、缓慢释放脑脊液（一次将脑脊液引流限制在几毫升内）可降低动脉瘤再次破裂的风险。

• 术中要定期检查大脑表面是否有意外出血或肿胀，若未找到明确原因，需检查牵开器是否放置不当或有无静脉受压。

• 锐性分离、轻轻牵拉，对避免撕裂动脉瘤壁非常重要。

• 控制近端血管至关重要，例如，在治疗前循环动脉瘤时，要处理好颈部血管。

• 术中成像工具（如 ICG、血管造影）可提高动脉瘤夹放置的准确性和保留载瘤动脉及穿支动脉的可能性。

24.10　常见的临床问题

（1）导致儿童动脉瘤形成的危险因素，哪些因素是可以克服的？

（2）若发现患儿有动脉瘤，需建议其兄弟姐妹和其他亲属筛查哪些内容？

（3）创伤性动脉瘤最常见于哪些部位？

（4）哪些措施有助于快速处理儿童动脉瘤出血？

24.11　常见临床问题解答

（1）虽然成人颅内动脉瘤有许多可以克服的相关危险因素，如高血压、肥胖、高胆固醇、糖尿病、酒精和药物滥用等，但唯一共有的主要危险因素似乎是吸烟。对儿童而言，虽然控制其他相关风险因素有一定意义，但吸烟仍是动脉瘤发生、发展的主要因素，尤其是动脉瘤的复发或残余动脉瘤的不断生长[6,33]。

（2）对颅内动脉瘤患儿的家庭成员没有固定的筛查建议。获得性动脉瘤（创伤后、感染后、脑部手术后等）没有遗传的可能，故亲属无须检查。目前也没有足够证据证明需对自发性动脉瘤患儿的亲属进行筛查。仅有报道认为，动脉瘤患儿的兄弟姐妹或 3 例已患动脉瘤的一级亲属的家庭成员患动脉瘤的风险会增加[14~16]。

（3）创伤或手术后可出现创伤性颅内动脉瘤，最常见于前循环系统，尤其是海绵窦和胼周动脉周围[16,30]。

（4）颅内出血患儿临床表现的严重程度差异很大，治疗也要因人而异。在对蛛网膜下腔出血的患儿进行初期评估时，若未发现明确病因，应考虑动脉瘤（和 AVM）的可能，并进行 CTA 检查以确定是否存在病变（若未发现明确病变，应在 4~6 周凝血块吸收后，重复进行 MRI / MRA 检查评估出血情况）。儿童颅内出血的处理主要包括以下步骤：

①建立通道：建立大静脉通路（至少 2 条）和动脉管路，留置导尿管（气道不畅时进行气道插管），插管后留置鼻胃管。

②控制血压（拉贝洛尔或硝普钠），目标是维持与患儿年龄相符的正常血压。

③控制颅内压——对脑积水患者进行脑室外引流（注意：为防止动脉瘤再次破裂，应避免脑脊液的过度引流，一次释放不得超过 5mL），抬高床头。

④若出现癫痫发作，应使用抗癫痫药物。

参考文献

[1] Vlak MH, Algra A, Brandenburg R, et al. Prevalence of unruptured intracranial aneurysms, with emphasis on sex, age, comorbidity, country, and time period: a systematic review and meta-analysis. Lancet Neurol, 2011, 10(7):626–636.

[2] Sedzimir CB, Robinson J. Intracranial hemorrhage in children and adolescents. J Neurosurg, 1973, 38(3):269–281.

[3] Locksley HB, Sahs AL, Knowler L. Report on the cooperative study of intracranial aneurysms and subarachnoid hemorrhage. Section II. General survey of cases in the central registry and characteristics of the sample population, J Neurosurg, 1966, 24(5):922–932.

[4] Roche JL, Choux M, Czorny A, et al. Intracranial arterial aneurysm in children. A cooperative study. Apropos of 43 cases [in French]. Neurochirurgie, 1988, 34(4):243–251.

[5] Gerosa M, Licata C, Fiore DL, et al. Intracranial aneurysms of childhood. Childs Brain, 1980, 6(6):295–302.

[6] Gemmete JJ, Toma AK, Davagnanam I, et al. Pediatric cerebral aneurysms. Neuroimaging Clin

N Am, 2013, 23(4):771–779.

[7] International Study of Unruptured Intracranial Aneurysms Investigators. Unruptured intracranial aneurysms—risk of rupture and risks of surgical intervention. N Engl J Med, 1998, 339(24):1725–1733.

[8] Roger VL, Go AS, Lloyd-Jones DM, et al. American Heart Association Statistics Committee and Stroke Statistics Subcommittee. Executive summary: heart disease and stroke statistics—2012 update: a report from the American Heart Association. Circulation, 2012, 125(1):188–197.

[9] Go AS, Mozaffarian D, Roger VL, et al. American Heart Association Statistics Committee and Stroke Statistics Subcommittee. Heart disease and stroke statistics—2013 update: a report from the American Heart Association. Circulation, 2013, 127(1):e6–e245.

[10] Garg K, Singh PK, Sharma BS, et al. Pediatric intracranial aneurysms—our experience and review of literature. Childs Nerv Syst, 2014, 30(5): 873–883.

[11] Lasjaunias P, Wuppalapati S, Alvarez H, et al. Intracranial aneurysms in children aged under 15 years: review of 59 consecutive children with 75 aneurysms. Childs Nerv Syst, 2005, 21(6):437–450.

[12] Koroknay-Pál P, Lehto H, Niemelä M, et al. Long-term outcome of 114 children with cerebral aneurysms. J Neurosurg Pediatr, 2012, 9(6):636–645.

[13] Allison JW, Davis PC, Sato Y, et al. Intracranial aneurysms in infants and children. Pediatr Radiol, 1998, 28(4):223–229.

[14] Broderick JP, Sauerbeck LR, Foroud T, et al. The Familial Intracranial Aneurysm (FIA) study protocol. BMC Med Genet, 2005, 6:17.

[15] Brown RD, Jr, Huston J, Hornung R, et al. Screening for brain aneurysm in the Familial Intracranial Aneurysm study: frequency and predictors of lesion detection. J Neurosurg, 2008, 108(6):1132–1138.

[16] Aeron G, Abruzzo TA, Jones BV. Clinical and imaging features of intracranial arterial aneurysms in the pediatric population. Radiographics, 2012, 32(3):667–681.

[17] Hetts SW, Narvid J, Sanai N, et al. Intracranial aneurysms in childhood: 27-year singleinstitution experience. AJNR Am J Neuroradiol, 2009, 30(7): 1315–1324.

[18] Dunn IF, Woodworth GF, Siddiqui AH, et al. Traumatic pericallosal artery aneurysm: a rare complication of transcallosal surgery. Case report. J Neurosurg, 2007, 106(2) Suppl:153–157.

[19] Roach ES, Golomb MR, Adams R, et al. American Heart Association Stroke Council, Council on Cardiovascular Disease in the Young. Management of stroke in infants and children: a scientific statement from a Special Writing Group of the American Heart Association Stroke Council and the Council on Cardiovascular Disease in the Young. Stroke, 2008, 39(9):2644–2691.

[20] Hunt WE, Hess RM. Surgical risk as related to time of intervention in the repair of intracranial aneurysms. J Neurosurg, 1968, 28(1):14–20.

[21] Hunt WE, Kosnik EJ. Timing and perioperative care in intracranial aneurysm surgery. Clin Neurosurg, 1974, 21: 79–89.

[22] Beslow LA, Jordan LC. Pediatric stroke: the importance of cerebral arteriopathy and vascular malformations. Childs Nerv Syst, 2010, 26(10): 1263–1273.

[23] Al-Jarallah A, Al-Rifai MT, Riela AR, et al. Nontraumatic brain hemorrhage in children: etiology and presentation. J Child Neurol. 2000; 15(5): 284–289.

[24] terBrugge KG. Neurointerventional procedures in the pediatric age group. Childs Nerv Syst, 1999, 15(11/12):751–754.

[25] Hayashi S, Arimoto T, Itakura T, et al. The association of intracranial aneurysms and arteriovenous malformation of the brain. Case report. J Neurosurg, 1981, 55 (6):971–975.

[26] Watanabe H, Nakamura H, Matsuo Y, et al. Spontaneous regression of cerebral arterio-venous mal-formation following major artery thrombosis proximal to dominant feeders: a case report [in Japanese]. No Shinkei Geka, 1995, 23(4):371–376.

[27] Sanai N, Auguste KI, Lawton MT. Microsurgical management of pediatric intracranial aneurysms. Childs Nerv Syst, 2010, 26(10):1319–1327.

[28] Kakarla UK, Beres EJ, Ponce FA, et al. Microsurgical treatment of pediatric intracranial aneurysms: longterm angiographic and clinical outcomes. Neurosurgery, 2010, 67(2):237–249, discussion 250.

[29] Origitano TC, Wascher TM, Reichman OH, et al. Sustained increased cerebral blood flow with prophylactic hypertensive hypervolemic hemodilution ("triple-H" therapy) after subarachnoid hemorrhage. Neurosurgery, 1990, 27(5):729–739, discussion 739–740.

[30] Nahed BV, Ferreira M, Naunheim MR, et al. Intracranial vasospasm with subsequent stroke after traumatic subarachnoid hemorrhage in a 22-month-old child. J Neurosurg Pediatr, 2009, 3(4):311–315.

[31] Tonn J, Hoffmann O, Hofmann E, et al. "De novo" formation of intracranial aneurysms: who is at risk? Neuroradiology, 1999, 41(9):674–679.

[32] Huang J, McGirt MJ, Gailloud P, et al. Intracranial aneurysms in the pediatric population: case series and literature review. Surg Neurol, 2005, 63(5): 424–432, discussion 432–433.

[33] Koroknay-Pál P, Niemelä M, Lehto H, et al. De novo and recurrent aneurysms in pediatric patients with cerebral aneurysms, Stroke, 2013, 44(5): 1436–1439.

（韩一苋 译，江峰 马杰 审）

第 25 章

动静脉畸形

Edward R. Smith

25.1 简介和解剖

动静脉畸形（AVM）是一种相对常见的颅内发育性血管畸形，动静脉之间缺乏毛细血管网的连接，而是由动脉 – 静脉直接连接。在病变范围内没有功能性的神经组织[1]。这种畸形可以是简单的单流向动静脉瘘，也可以是缠绕在一起的供血动脉和引流静脉均异常增粗的复杂病灶（包括 Galen 静脉畸形，本书的另一章有对该病的描述）。畸形会不断增大，特别是儿童患者，由于血流动力学的改变（机械拉伸和血管扩张）和滋生新生血管（在缺血驱动和血管生长因子的刺激下，反应性地生出新的血管）。不断增大的动静脉畸形可能影响邻近的大脑结构。MRI 检查发现，脑功能区的动静脉畸形可能使该部位功能向邻近皮质或对侧大脑半球的同源皮质"迁移"[2-3]。这种功能的迁移或移位对制定手术计划有重要的影响。

虽然大多数 AVM 被认为是孤立的发育性病变，但目前已发现一些遗传因素会使个体易患多个 AVM。RASA-1 蛋白（一种 GTPase 激活蛋白）的突变与血管发育异常有关，包括少数的家族性高血流动静脉病变和（或）皮肤毛细血管畸形[4]。遗传性出血性毛细血管扩张症（HHT）是一种遗传疾病，患者易出现全身的动静脉畸形。与 HHT 相关的多发颅内 AVM 患者中，35% 为儿童患者，而 HHT 的平均发病年龄为 35 岁[5]。

动脉瘤患者也常伴发动静脉畸形。约 7%~25% 的脑动静脉畸形患者有相关动脉瘤生长于供血动脉根部。目前公认的假说是，这些动脉瘤与血流相关，好发于高流量的血管。动静脉畸形得到治疗、血流减少后，这些血流相关性动脉瘤会自发消退[6-7]。

25.2 流行病学和病理生理学

AVM 是成人和儿童最常见的症状性高流量颅内血管异常[8]。总检出率（包括尸检时发现的无症状病变）为 1.4%（3200 例脑肿瘤患者中有 46 例）[9]。因症状而被发现的病例中，报道的年发病率为 1.1/100 000[10]，无症状的病例中，约 20% 出现于 15 岁之前[11]。从一些主要医学机构的数据来看，儿童占所有 AVM 病例的 12%~18%，儿童人群的总流行病学发病率约为 0.02%[12-15]。大多数 AVM 在成人时被发现，平均发病年龄为 30~40 岁。儿童人群 AVM 的分布无明显性别特征。

神经系统的体征和症状常与颅内或蛛网膜下腔出血有关，这些出血来自畸形血管或并存的动脉瘤。也可能出现脑缺血相关症状，其病理机制为血液从正常的大脑循环流到 AVM（即"盗血"）或继发性淤血引起静脉压升高。异常扩张的血管可能压迫或移位邻近的脑组织，也可能干扰正常血液或脑脊液循环进而导致梗阻性脑积水。早期脑出血或静脉高压也可引起交通性脑积水。

25.3　临床表现和评估

出血和癫痫发作是儿童动静脉畸形最常见的症状，除此之外还有头痛、局灶性的神经功能障碍和认知功能减退[16-19]。儿童脑动静脉畸形较成人更容易出现颅内出血，在一些患儿中，该比例甚至高达 80%~85%[13,20]。已确诊患儿每年的出血风险为 2%~4%[21-22]。儿童动静脉畸形的出血死亡率为 25%[23]。先前报道认为，较小的病变可能有较高的出血风险，而最近数据表明，病变大小并非出血风险高低的主要影响因素[24-25]。儿童出现自发性脑实质内出血应怀疑脑动静脉畸形或肿瘤。据报道，前 6 个月内再出血的发生率约为 6%。

动静脉畸形患者的评估包括：病史、神经系统及全身体格检查、为确定病变部位而进行的 X 线检查[26]。大多数患者会出现新的神经功能障碍：异常严重的头痛（被描述为"人生中最严重的头痛"）或癫痫发作，此时需进行 CT 扫描，若怀疑有血管病变，可行 CTA 检查，判断是否存在动静脉畸形。尽管 CTA 不如导管下动脉造影成像详细，但能为医生治疗疾病提供即时的图像轮廓、病变部位结构及急诊处理所需的一些重要信息。

MRI 检查在诊断和描述动静脉畸形的三维解剖方面也很有意义。即使通过 CT 或 CTA 和血管造影检查，高度怀疑动静脉畸形，MRI 也能更好地定位与该病变相关的脑实质结构。慢性缺血性改变可能是"盗血"现象或静脉高压的结果，在 MRI 的 FLAIR（液体衰减反转恢复）成像序列或 T2 序列上显示为周围脑组织高信号异常（图 25.1）。

基于导管的数字减影血管造影（DSA）是诊断动静脉畸形的"金标准"，它能

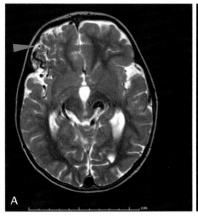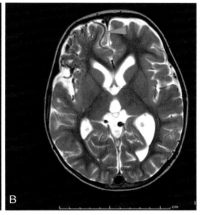

图 25.1　动静脉畸形的 MRI 表现。轴位 T2 成像显示右额叶（绿色箭头）和大脑前动脉（红色箭头）供血区，有典型的血管流空影

确定病变的性质和范围、供血动脉及引流静脉[27]。血管造影一般检查双侧颈内动脉、颈外动脉和椎动脉，以显示所有供应动静脉畸形的血管（图 25.2）。计算机生成的三维血管造影重建逐渐用于描绘动静脉畸形的解剖位置。值得注意的是，约有 15% 的病例，其动静脉畸形接受同侧或对侧的脑膜动脉的血供[28]。近期一项包含 241 例儿童患者的研究发现，导管造影术中并发症的发生率为 0，术后并发症的发生率为 0.4%，应着重评估以下方面：高流量病变还是低流量病变，流出道是否狭窄，蛛网膜下腔或脑室内的静脉曲张的情况，供血动脉的数量和位置[29]。

动静脉畸形的治疗前检查应包括：全血细胞计数、凝血时间（凝血酶原时间、部分凝血酶原时间）、血型和交叉配血检查（T&C）和生化全套检查（Chem7）。

25.4 治疗和手术指征

治疗目的是消除畸形血管团，可通过手术、放射治疗、栓塞或综合治疗来实现。有些学者提议采用多模式疗法[20,30-32]。神经介入、放射肿瘤和神经外科医生共同制定适合每个特定患者的最佳治疗方案。经血管造影证实，多模式疗法的病变血管闭塞率达 92.9%。选择手术时要考虑以下因素：①病变所在皮质的功能（语言、运动和感觉功能）；②静脉的引流方式，③病变大小；④伴发动脉瘤；⑤近期出血；⑥临床病情恶化；⑦其他治疗方式引起并发症的风险（如放射治疗对大脑发育的损伤）[31-33]。Spetzler-Martin 分级[34]（表 25.1）综合了上述因素中的几个，包括病变部位、静脉的引流方式和病变大小等。这些因素可预测手术治疗的效果（虽然陆续公布了 Spetzler-Martin 系统的修订版和简化版，但大多数机构仍沿用原来的分类方式）[35]。关于手术适应证，美国心脏协会指南[36]指出，综合考虑儿童的预期寿命和出血的发生率，若能将损伤降至最低，手术切除病变还是合理的选择。

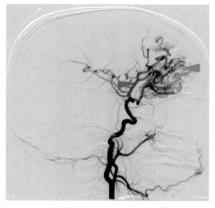

图 25.2　动静脉畸形的 DSA 成像。经右侧颈内动脉造影显示右额高血流动静脉畸形，可见明显增粗的供血动脉（绿色箭头）和一簇发育不良的血管团（红色箭头）

表 25.1　Spetzler-Martin 动静脉畸形分级

大小	
0~3 cm	1
3~6 cm	2
> 6 cm	3
位置	
功能区	0
非功能区	1
深部引流静脉	
无	0
有	1

25.4.1 放射治疗

传统的分次放射治疗对大多数动静脉畸形患者没有帮助，然而，立体定向放射外科治疗可治愈 90% 以上 3cm 以内的动静脉畸形。这种治疗方法对那些难以手术切除或高风险的患者是有益的。放射治疗的不足之处在于病变消失需要长达 3 年的时间，且增加了辐射风险，因此，不建议 3 岁以内的患儿进行放射治疗。

放射治疗后，需要较长时间等待病变消失，在此期间，患儿有发生出血等并发症的危险。病变小（直径 <3cm）、部位深（基底节、内囊和丘脑）是放射治疗的最佳适应证，一项对 42 例该类患儿的研究显示，放射治疗后 2 年内病变的消失率为 62%[37]。然而，与大脑其他部位的动静脉畸形相比，这些深在部位病变再出血的风险更高 [38]，且低龄儿童有辐射损伤的危险，包括发育中的脑损伤和继发性恶性肿瘤。这些风险也限制了许多大龄患儿进行放射治疗的可能。

25.4.2 栓塞术

一般来说，栓塞术不能单独用来治疗动静脉畸形，但在一些畸形血管团较小、供血动脉数量较少的情况下，它也可以作为一种独立的治疗方法。目前，关于新型栓塞剂（Onyx）治疗成人动静脉畸形的报道越来越多，但是，儿童病情更复杂，复发率较高，且病变发育不成熟可能会影响血管造影成像的质量，因此很少单独对儿童动静脉畸形栓塞治疗。无论如何，栓塞治疗是一种重要的辅助手段，它可减少病变的血液供应、

为手术提供便利（通常在手术前 72h 栓塞）。栓塞也可用于一些非手术病变的治疗，例如，通过闭塞动脉瘤或高危的曲张静脉（脑室内），减少出血的风险。

25.5 外科技术

动静脉畸形的大小、位置和供血血管的多样性，使每个病例都有其特点。然而，有些通用原则可适用于所有的动静脉畸形手术患者，即尽可能选择接近病变的手术路径，尽可能避开功能区域的皮质，让手术医生能直视供血动脉和引流静脉，便于控制病变近端血管的血流。

25.5.1 术前准备

治疗前与护理人员和麻醉医生充分沟通，以提高效率。一般来说，手术室应准备好手术显微镜、多个吸引器、开颅手术包、双极电刀（最好为不粘连型）、动静脉畸形（或动脉瘤）夹和牵开器。麻醉小组应准备多个静脉通路，便于必要时输血。在开始手术前，先套好显微镜、选择动脉瘤夹，以便为紧急情况做好准备。

手术方法：利用无框架立体定向系统制定手术计划，确保充分暴露，准确到达畸形血管团。超声实时成像可帮助定位。开颅过程中，注意不要撕裂硬脑膜和邻近血管。在切开硬脑膜、准备切除病变之前，应有一个清晰的病变轮廓和手术策略。先阻断供血动脉、再结扎引流静脉，该过程至关重要，尽量避免进入病变血管内（图 25.3）。手术过程中要反复检查术野，确保没有压迫引流

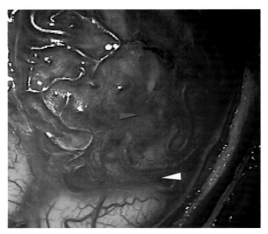

图 25.3　动静脉畸形术中。可见位于脑表面的动静脉畸形。注意扩张的病变血管一直延伸到了脑沟边缘（白色箭头）。该病变已于术前行栓塞治疗，动脉内栓塞剂呈黑色（Onyx），在病变前缘（绿色箭头）可见被阻塞的供血动脉

静脉。手术完成后务必仔细检查术腔，避免病变残留，若有可能应行围手术期影像学检查。

25.6　并发症

出血是最早出现的手术并发症，多见于低龄患儿（儿童血容量的储备严重不足）。患儿丢失 1/4 的血容量就会引起休克，并且可能快速失代偿。这就要求手术团队密切监测患儿，并提前做好输血准备。

切除高流量的动静脉畸形团后，会出现正常灌注压突破现象，这是由于先前流入高流量畸形血管的血液在术后只能间接流入容量较小的正常血管内，这些血管血流量的突然增加可能导致脑肿胀、颅内压升高、癫痫发作、神经功能障碍或出血。术前的分期栓塞和术后的严格控制血压，可最大限度地减少该问题的发生。

动静脉畸形切除术后可能出现神经功能缺损，然而，由于畸形血管的大小和位置不一，故难以得出具体的数据。

总的来说，Spetzler-Martin 评分较低（Ⅰ~Ⅲ级），则术后致残率较低（0~12%），异常血管全闭塞率较高（高达100%）。在有经验的医疗机构，疗效则更显著。这就说明，手术切除病变是有必要的[20,31,39-40]。

25.7　术后护理和随访

术后要立即开始护理，尤其要注意血流动力学的稳定和良好的血压管理（保持患者血压正常或偶尔轻微偏低，避免再灌注出血）。一般来说，患者会在重症监护室治疗一段时间后转入普通病房。术后 1 个月左右门诊随访，之后每年 1 次。除了围手术期血管造影证实病变消失外，手术后 6 个月应行 MRI 或 MRA 检查，作为参考资料基线，与随后每年的 MRI 或 MRA 检查结果进行比较。情况允许的话，每年要进行影像学检查，连续 5 年。通常在术后 1 年进行 DSA 检查，以确定患者是否长期治愈。

25.8　预　后

90% 的 Spetzler-Martin Ⅰ~Ⅲ级患儿术后恢复良好，5% 死亡[40]，89% 经影像学检查显示病变全切除。该研究结果表明，对 Spetzler-Martin Ⅰ级和Ⅱ级的动静脉畸形，切除病灶是主要的治疗手段，其术后致残率低（0~12%）、畸形血管全闭塞率高（可达100%），也表明不必再让该类患者进行放射外科治疗

而使病变延迟治愈[20,31,39-40]。

作为比较，我们观察了一组仅进行放射外科治疗的患者，放疗后 36 个月病灶闭塞率为 80%，53 例患者中有 4 例再次出血[41]。一项包括 40 例患儿的大型儿童动静脉畸形研究发现，影像学检查可见 35% 的动静脉畸形已闭塞[42]，第 1 年患者个人的累积年出血率为 3.2%，前 3 年的年累积出血率为 4.3%[42]。该闭塞率明显低于成人患者，原因可能是入组患儿的动静脉畸形体积偏大。相反，一组包含 53 例动静脉畸形患儿的研究，将患者按病变大小分级（<3mL、3~10mL 和 >10mL），发现最小和中等组的闭塞率分别为 80% 和 64.7%[41]。

25.9　外科手术要点

- 在闭塞或分离引流静脉之前，一定要先阻断供血动脉。如果流出端被阻断，而后续血液仍流入畸形血管团，则可能发生出血。
- 沿着病灶周围小心分离病灶与周围的脑组织，不要进入畸形血管团内。一旦出血，最好用小块的吸收性明胶海绵轻轻压迫止血，不要在血管团内电凝止血。
- 定期检查大脑表面是否有意外出血或脑肿胀。若未找到病因，可检查是否有牵开器错位或引流静脉受压。
- 手术结束时要仔细检查术腔，避免病灶残留。
- 如有可能，围手术期要进行影像学检查（尤其是 DSA）以确保完全切除病变，最大限度地降低残余病变造成术

后出血的可能性。

25.10　常见的临床问题

（1）Spetzler-Martin 级别不同的患者，其预后如何？

（2）多模式疗法治疗复杂的大型动静脉畸形，预期结果如何？

（3）若动静脉畸形患者为孕妇，需要考虑哪些因素？

（4）对动静脉畸形出血的患儿，应采取哪些治疗措施？

25.11　常见临床问题解答

（1）对进行手术治疗的动静脉畸形患者，可通过 Spetzler-Martin 分级来预测结果。Ⅰ级的致残率为 0，Ⅱ级为 5%，Ⅲ级为 16%，Ⅳ级为 27%，Ⅴ级为 31%[34]。特别是儿童患者，有研究显示，Ⅰ~Ⅲ级患儿的影像学闭塞率为 89%，致残率和死亡率均为 5%[40]。

（2）一项包括 53 例动静脉畸形患儿、已随访 3 年的研究结果显示，多模式疗法治疗直径 6cm 以上、复杂的动静脉畸形的治愈率为 58%[43]。

（3）尽可能在孕前即对已知的动静脉畸形进行治疗。妊娠期的颅内动静脉畸形比较罕见。有些孕妇在怀孕前没有治疗动静脉畸形，有些是出现神经后遗症时才发现动静脉畸形。目前尚无有关这类患者的准确数据（尤其是妊娠期出血率）[44-50]。MRI 可初步评估病变的解剖结构[51]。对于发现动静脉畸形的孕妇，需对治疗风险与受益进行个体化评估，故目前无法给出特定的治疗方案。如果

孕妇的动静脉畸形未经治疗或部分治疗，建议行剖宫产[40,48,50,52]。

（4）若动静脉畸形患儿出现颅内出血，要采取以下措施。值得注意的是，患者严重程度的表现各异，因此必须进行个体化治疗。若患儿出现脑实质内出血，且在初步评估时没有明确病因，应考虑动静脉畸形，CTA可有助于（紧急情况下）确定是否存在扩张的血管或病灶（如果没有发现明确的病变，4~6周内重复进行MRI检查，以评估血肿吸收后的颅内情况）。

● 建立通道：深静脉通道（至少2处）、动脉导管、尿管，如果无法保持气道通畅，则行气管插管并置入鼻胃管。

● 控制血压（拉贝洛尔或硝普钠），维持血压在该年龄段的正常水平。

● 控制颅内压，如有脑积水，可行脑室外引流（注意避免过度引流脑脊液，防止畸形血管再破裂，一般每次的引流量不超过5mL），抬高床头（HOB）。

● 如果担心癫痫发作，可使用抗癫痫药物。

参考文献

[1] Friedlander RM. Clinical practice. Arteriovenous malformations of the brain. N Engl J Med, 2007, 356(26): 2704–2712.

[2] Mine S, Hirai S, Yamakami I, et al. Location of primary somatosensory area in cerebral arteriovenous malformation involving sensorimotor area [in Japanese]. No To Shinkei, 1999, 51(4):331–337.

[3] Vates GE, Lawton MT, Wilson CB, et al. Magnetic source imaging demonstrates altered cortical distribution of function in patients with arteriovenous malformations. Neurosurgery, 2002, 51(3): 614–623, discussion 623–627.

[4] Thiex R, Mulliken JB, Revencu N, et al. A novel association between RASA1 mutations and spinal arteriovenous anomalies. AJNR Am J Neuroradiol, 2010, 31(4):775–779.

[5] Lasjaunias P. Vascular Diseases in Neonates, Infants and Children. Berlin: Springer Verlag, 1997.

[6] Hayashi S, Arimoto T, Itakura T, et al. The association of intracranial aneurysms and arteriovenous malformation of the brain. Case report. J Neurosurg, 1981, 55 (6):971–975.

[7] Watanabe H, Nakamura H, Matsuo Y, et al. Spontaneous regression of cerebral arterio-venous malformation following major artery thrombosis proximal to dominant feeders: a case report [in Japanese]. No Shinkei Geka, 1995, 23(4):371–376.

[8] Gonzalez LF, Bristol RE, Porter RW, et al. De novo presentation of an arteriovenous malformation. Case report and review of the literature. J Neurosurg, 2005, 102(4):726–729.

[9] Olivecrona H, Riives J. Arteriovenous aneurysms of the brain, their diagnosis and treatment. Arch Neurol Psychiatry, 1948, 59(5):567–602.

[10] Jessurun GA, Kamphuis DJ, van der Zande FH, et al. Cerebral arteriovenous malformations in The Netherlands Antilles. High prevalence of hereditary hemorrhagic telangiectasia-related single and multiple cerebral arteriovenous malformations. Clin Neurol Neurosurg, 1993, 95(3):193–198.

[11] Di Rocco C, Tamburrini G, Rollo M. Cerebral arteriovenous malformations in children. Acta Neurochir (Wien), 2000, 142 (2):145–156, discussion 156–158.

[12] Celli P, Ferrante L, Palma L, et al. Cerebral arteriovenous malformations in children. Clinical features and outcome of treatment in children and in adults. Surg Neurol, 1984, 22(1):43–49.

[13] Kahl W, Kessel G, Schwarz M, et al. Arteriovenous malformations in childhood: clinical presentation, results after operative treatment and long-term follow-up. Neurosurg Rev, 1989, 12(2):165–171.

[14] Kader A, Goodrich JT, Sonstein WJ, et al. Recurrent cerebral arteriovenous malformations after negative postoperative angiograms. J Neurosurg, 1996, 85(1):14–18.

[15] D'Aliberti G, Talamonti G, Versari PP, et al. Comparison of pediatric and adult cerebral arteriovenous malformations. J Neurosurg Sci, 1997, 41(4):331–336.

[16] Graf CJ, Perret GE, Torner JC. Bleeding from cerebral arteriovenous malformations as part of their natural history. J Neurosurg, 1983, 58(3): 331–337.

[17] Heros RC, Korosue K, Diebold PM. Surgical

excision of cerebral arteriovenous malformations: late results. Neurosurgery, 1990, 26(4):570–577, discussion 577–578.

[18] Jomin M, Lesoin F, Lozes G. Prognosis for arteriovenous malformations of the brain in adults based on 150 cases. Surg Neurol, 1985, 23(4): 362–366.

[19] Itoyama Y, Uemura S, Ushio Y, et al. Natural course of unoperated intracranial arteriovenous malformations: study of 50 cases. J Neurosurg, 1989, 71(6):805–809.

[20] Humphreys RP, Hoffman HJ, Drake JM, et al. Choices in the 1990s for the management of pediatric cerebral arteriovenous malformations. Pediatr Neurosurg, 1996, 25 (6):277–285.

[21] Brown RD, Jr, Wiebers DO, Forbes G, et al. The natural history of unruptured intracranial arteriovenous malformations. J Neurosurg, 1988, 68(3):352–357.

[22] Ondra SL, Troupp H, George ED, et al. The natural history of symptomatic arteriovenous malformations of the brain: a 24-year follow-up assessment. J Neurosurg, 1990, 73 (3):387–391.

[23] Altschuler E, Lunsford LD, Kondziolka D, et al. Radiobiologic models for radiosurgery. Neurosurg Clin N Am, 1992, 3(1): 61–77.

[24] Norris JS, Valiante TA, Wallace MC, et al. A simple relationship between radiological arteriovenous malformation hemodynamics and clinical presentation: a prospective, blinded analysis of 31 cases. J Neurosurg, 1999, 90(4):673–679.

[25] Stefani MA, Porter PJ, terBrugge KG, et al. Angioarchitectural factors present in brain arteriovenous malformations associated with hemorrhagic presentation. Stroke, 2002, 33(4): 920–924.

[26] Ogilvy CS, Stieg PE, Awad I, et al. Stroke Council, American Stroke Association. Recommendations for the management of intracranial arteriovenous malformations: a statement for healthcare professionals from a special writing group of the Stroke Council, American Stroke Association. Circulation, 2001, 103(21):2644–2657.

[27] Pott M, Huber M, Assheuer J, et al. Comparison of MRI, CT and angiography in cerebral arteriovenous malformations. Bildgebung, 1992, 59(2):98–102.

[28] Newton TH, Cronqvist S. Involvement of dural arteries in intracranial arteriovenous malformations. Radiology, 1969, 93(5):1071–1078.

[29] Ellis MJ, Armstrong D, Vachhrajani S, et al. Angioarchitectural features associated with hemorrhagic presentation in pediatric cerebral arteriovenous malformations. J Neurointerv Surg, 2012:2011–010198.

[30] Ter Brugge K, Lasjaunias P, Chiu M, et al. Pediatric surgical neuroangiography. A multicentre approach. Acta Radiol Suppl, 1986, 369:692–693.

[31] Hoh BL, Chapman PH, Loeffer JS, et al. Results of multimodality treatment for 141 patients with brain arteriovenous malformations and seizures: factors associated with seizure incidence and seizure outcomes. Neurosurgery, 2002, 51(2):303–309, discussion 309–311.

[32] Lee BB, Do YS, Yakes W, et al. Management of arteriovenous malformations: a multidisciplinary approach. J Vasc Surg, 2004, 39(3):590–600.

[33] Fisher WS, III. Therapy of AVMs: a decision analysis. Clin Neurosurg, 1995, 42:294–312.

[34] Spetzler RF, Martin NA. A proposed grading system for arteriovenous malformations. J Neurosurg, 1986, 65(4):476–483.

[35] Spetzler RF, Ponce FA. A 3-tier classification of cerebral arteriovenous malformations. Clinical article. J Neurosurg, 2011, 114(3):842–849.

[36] Roach ES, Golomb MR, Adams R, et al. American Heart Association Stroke Council, Council on Cardiovascular Disease in the Young. Management of stroke in infants and children: a scientific statement from a Special Writing Group of the American Heart Association Stroke Council and the Council on Cardiovascular Disease in the Young. Stroke, 2008, 39(9):2644–2691.

[37] Andrade-Souza YM, Zadeh G, Scora D, et al. Radiosurgery for basal ganglia, internal capsule, and thalamus arteriovenous malformation: clinical outcome. Neurosurgery, 2005, 56(1):56–63, discussion 63–64.

[38] Pollock BE, Gorman DA, Brown PD. Radiosurgery for arteriovenous malformations of the basal ganglia, thalamus, and brainstem. J Neurosurg, 2004, 100(2):210–214.

[39] Morgan MK, Rochford AM, Tsahtsarlis A, et al. Surgical risks associated with the management of Grade I and II brain arteriovenous malformations. Neurosurgery, 2004, 54(4):832–837, discussion 837–839.

[40] Kiriş T, Sencer A, Sahinbaş M, et al. Surgical results in pediatric Spetzler-Martin grades I-III intracranial arteriovenous malformations. Childs Nerv Syst, 2005, 21(1):69–74, discussion 75–76.

[41] Levy EI, Niranjan A, Thompson TP, et al. Radiosurgery for childhood intracranial arteriovenous malformations. Neurosurgery, 2000, 47(4): 834–841, discussion 841–842.

[42] Smyth MD, Sneed PK, Ciricillo SF, et al. Stereotactic radiosurgery for pediatric intracranial arteriovenous malformations: the University of

California at San Francisco experience. J Neurosurg, 2002, 97(1):48–55.

[43] Chang SD, Marcellus ML, Marks MP, et al. Multimodality treatment of giant intracranial arteriovenous malformations. Neurosurgery, 2003, 53(1):1–11, discussion 11–13.

[44] Horton JC, Chambers WA, Lyons SL, et al. Pregnancy and the risk of hemorrhage from cerebral arteriovenous malformations. Neurosurgery, 1990, 27(6): 867–871, discussion 871–872.

[45] Lanzino G, Jensen ME, Cappelletto B, et al. Arteriovenous malformations that rupture during pregnancy: a management dilemma. Acta Neurochir (Wien), 1994, 126(2/4):102–106.

[46] Karlsson B, Lindquist C, Johansson A, et al. Annual risk for the first hemorrhage from untreated cerebral arteriovenous malformations. Minim Invasive Neurosurg, 1997, 40(2):40–46.

[47] Yih PS, Cheong KF. Anaesthesia for caesarean section in a patient with an intracranial arteriovenous malformation. Anaesth Intensive Care, 1999, 27(1):66–68.

[48] Trivedi RA, Kirkpatrick PJ. Arteriovenous malformations of the cerebral circulation that rupture in pregnancy. J Obstet Gynaecol, 2003,23(5):484–489.

[49] Piotin M, Mounayer C, Spelle L, et al. Cerebral arteriovenous malformations and pregnancy: management of a dilemma [in French]. J Neuroradiol, 2004, 31(5):376–378.

[50] English LA, Mulvey DC. Ruptured arteriovenous malformation and subarachnoid hemorrhage during emergent cesarean delivery: a case report. AANA J, 2004, 72(6):423–426.

[51] Shojaku H, Seto H, Kakishita M, et al. Use of MR angiography in a pregnant patient with thalamic AVM. Radiat Med, 1996, 14(3):159–161.

[52] Terao M, Kubota M, Tamakawa S, et al. Anesthesia for cesarean section in a patient with intracranial A-V malformation [in Japanese]. Masui, 1995, 44(12):1700–1702.

（田帅伟　董晓书　译，

江峰　马杰　审）

第 26 章

儿童海绵状血管畸形

Rajiv R. Iyer   Mari L. Groves   Nir Shimony   George I. Jallo

26.1　简介及流行病学

　　海绵状血管畸形（CM）也称海绵状血管畸形或海绵状瘤，其病变组织由密集的薄壁窦状血管组成，瘤内没有穿插的神经组织，中枢神经系统的海绵状血管畸形在血管造影时不会显影。大多数海绵状血管畸形发生于幕上，也有位于幕下和脊髓内者[1-2]。本病在儿童患者中有明显的临床表现，如头痛、癫痫发作及急性出血引起的更加严重的神经功能障碍。海绵状血管畸形在人群中的发病率为 0.4%~0.5%，常见于成人，儿童患者约占患者总数的 25%[3-6]，无明显性别偏向。在儿童群体中，多数海绵状血管畸形是孤立和散发的，多发海绵状血管畸形或有明确家族史的患者，即需高度警惕该病的遗传性[7]。家族性海绵状血管畸形常表现为常染色体显性遗传，分别由 7q、7p 和 3q 染色体上的 *CCM1*、*CCM2* 和 *CCM3* 基因突变所致[8-12]。脊髓内 CM 患者神经轴的其他部位出现海绵状血管畸形的风险也较高，需进行影像学筛查[13]。海绵状血管畸形发病的危险因素尚不清楚，但可能和既往放射治疗及静脉异常有关[14-18]。

26.2　病理学

　　大体上看，海绵状血管畸形的边界清楚，呈分叶状改变，可从神经实质中分离出来。瘤内部分血栓形成和血管内的低速血流，使得肿瘤呈略带紫色的"桑葚样"外观（图 26.1A）。大脑和脊髓的实性病灶周围可能有一些胶质成分，可能与慢性炎症和先前出血产生的含铁血黄素沉积有关。组织学上，海绵状血管畸形由密集地呈线性排列的窦状血管组成，这些血管内有一层薄薄的内皮细胞，隐藏在胶原样的基质中。然而，由于缺乏星形细胞的足突联系，内皮紧密连接屏障间的通透性增高[19]。海绵状血管畸形的血管还缺乏平滑肌、外膜细胞及成熟内皮细胞的其他特性，故常有"玻璃样变"表现（图 26.1B）。这些原因导致瘤内出现反复的红细胞外渗和不同程度的钙化。

26.3　影像学诊断

　　不同于中枢神经系统的其他血管性病变，如动静脉畸形、动静脉瘘和动脉瘤，海绵状血管畸形在脑血管造影中通常不显影，因此被归为血管造影的隐匿性病变[20-21]。这些病变常常没有症状，随着 MRI 的广泛应用，越来越多的海绵状血管畸形被偶然发现[22]。在紧急情况下，CT 可用来检查急性出血和较大的病灶，但 MRI 仍然是检测海绵状血管畸形最敏感的手段[23-24]。事实上，早期研究表明，CT 成像仅能检测到 36% 的 MRI 确诊的病变[7]。Zabramski 等在 1994 年建立了基于影像特征的海绵状血管畸形分类系统。Ⅰ 型以亚急性出血为特征，T1WI 表现为高信号，T2WI 表现为由高信号向低信号的快速转变；Ⅱ 型有活动性出血和血栓形成的特点，与长期反复出血并凝血的潜在模式相关，这些病变的核心呈高信号和低信号混合的网状结构，边缘呈 T2WI 低信号（对应周围的含铁血黄素沉积），MRI 表现为典型的"爆米花样"特征（图 26.2）；Ⅲ 型病变存在慢性含铁血黄素沉积；Ⅳ 型海绵状血管畸形呈

点状，组织病理学上认为是毛细血管扩张所致[25]，常选用梯度回波（GRE）序列进行检测。与 T2 加权的快速自旋回波序列相比，T2 加权 GRE 序列在检测慢性含铁血黄素沉积和脱氧血红蛋白方面表现更佳，特别是用于家族性海绵状血管畸形相关患者的检查时，其对小的海绵状血管畸形的灵敏度要高于 T2WI[26]。给予增强剂后，海绵状血管畸形常表现为最低程度的强化（如果有的话）。据报道，海绵状血管畸形与发育性的静脉畸形（DVA）存在关联性，这种相关性约为 20%，绝大多数影像学诊断为 DVA 的病例，其出血部位也存在相关的海绵

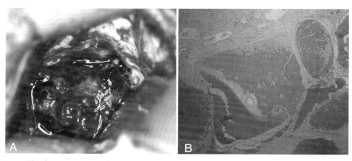

图 26.1　A. 海绵状血管畸形的大体外观。流经肿瘤的低速血流和同时发生的血栓，使得病变呈"桑葚样"外观。B. 显微图像显示，紧密分布的窦状管道和红细胞渗出

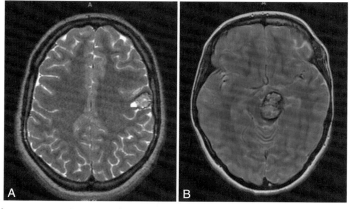

图 26.2　A. T2 加权 MRI 可见左侧额叶中央前回的海绵状血管畸形，核心呈网状高、低信号混杂信号，周围呈环状低信号改变。B.14 岁女性，因瞳孔扩大就诊，T2WI 显示病灶位于左侧中脑和大脑脚

状血管畸形[18, 27]。

26.4 临床表现

26.4.1 颅内海绵状血管畸形

与成人相似，大多数儿童海绵状血管畸形位于幕上，约 20% 位于幕下[28-29]。平均发病年龄约 10 岁，但新生儿期、整个青春期和成年期的任何时候均可发病[28-32]。幕上海绵状血管畸形好发于皮质和皮质下白质，在其他的深在部位，如基底节、下丘脑、脑室系统、视交叉和松果体区则很少见[28,33]。

在没有家族史的低龄患者中，无症状海绵状血管畸形比较少见。出现症状的原因很可能是出血，包括慢性微量出血和病灶内或脑实质内的大量出血，前者可随时间推移引起周围脑实质的水肿和刺激反应，后者则会导致急性的神经功能障碍。许多幕上海绵状血管畸形患儿主要的临床表现是癫痫发作[28,31,34]，其余患者常因头痛或神经功能障碍而就医，某些病例则由于反复出血导致血管畸形进行性生长，并出现相关的占位效应，表现为颅内压升高和神经功能缺损等症状。

幕下海绵状血管畸形好发于脑干和小脑。脑干海绵状血管畸形可表现为多种症状和体征，包括脑神经异常、感觉异常、偏瘫、意识水平障碍和脑积水[35]。局限于枕部的急性或进行性头痛、小脑功能障碍及较少见的脑神经麻痹或急性神经损伤是小脑海绵状血管畸形特有的临床症状和体征[36-37]。儿童后颅窝肿瘤的发病率较高，若出现相关静脉异常或出血等特征性改变，临床医生要警惕海

绵状血管畸形的可能。但是，不要忽略了其他后颅窝原发性脑肿瘤的可能，因此，有必要进行鉴别诊断。

26.4.2 脊髓海绵状血管畸形

脊髓海绵状血管畸形约占儿童神经轴所有海绵状血管畸形的 5%[29]，包括髓内、髓外硬膜下和硬膜外 3 种分型，以髓内海绵状血管畸形为主。该病较为罕见，有关其典型表现及临床治疗只有一些散发和小型的病例报道[38-43]。但是，由于邻近密集的主要神经功能区域，髓内海绵状血管畸形的致残率会非常明显。患者通常表现为颈部或背部疼痛、感觉障碍（如感觉异常或明显麻木感）、运动无力、脊髓功能障碍、肠道或膀胱功能障碍。任何患儿出现这些症状都应考虑髓内病变，如海绵状血管畸形。髓内海绵状血管畸形患者需进行全脑全脊髓的影像学检查，以排除其他部位的此类病变，因为该类患者有较大可能会多发海绵状血管畸形[39,44]。

26.5 自然史

已有较多研究试图阐明成人海绵状血管畸形的自然病史，以帮助临床医生了解该病的出血风险并指导诊断后的临床管理。据报道，成人海绵状血管畸形的出血率（每年每个病灶的出血次数或每人每年的出血次数）在 0.7%~22.9%[25,45-50]。但是，这些研究囊括了各种各样的患者，如家族性患者、无症状患者等。但这些研究都认为，既往有出血史的患者本身就有继发出血的风险。

关于儿童海绵状血管畸形自然史的研究很少。2012 年，Al Holou 及其同事

观察了约 14 000 例 25 岁以下的患者，对他们均进行颅脑 MRI 检查，在 94 例患者（其中 42% 没有症状）脑部发现了 164 个病灶。随访发现，那些偶然被发现海绵状血管畸形的患者每人每年的出血率为 1.6%，每个病灶每年的出血率为 0.9%。出现急性神经系统症状的患者，每人每年的出血率为 8%，与成年患者相近。重要的是，与较高出血率的相关因素包括病变位于幕下和 DVA，这与之前的报道一致[51-52]。

最近，Gross 及其同事对 167 例 21 岁以下的海绵状血管畸形患儿（其中 26% 为偶然发现病变）进行队列研究发现，这些病例每年的总出血率为 3.3%（每个病灶每年），偶被发现的病例单个病灶的出血率为 1.2%，有出血史病例的总出血率为 11.3%。值得注意的是，在随访 5 年以上、未经治疗而出血的 11 例海绵状血管畸形患者中，既往出血史对随后的出血有影响：有出血史的海绵状血管畸形患者，3 年内每年的出血率为 18%，而随访到 3 年和 5 年时，出血率分别下降为 4.8% 和 3.3%。这种暂时性的海绵状血管畸形簇性出血的现象，先前也曾有报道[53]。总的来说，该队列研究的多因素分析认为，海绵状血管畸形出血的危险因素有：既往出血史、相关的 DVS 和病变位于脑干[31]。

26.6　手术适应证、手术技术和预后

神经轴的海绵状血管畸形患儿年龄、临床表现和病变数量差异显著，因此，要为每个患者定制不同的治疗方案。随着对儿童海绵状血管畸形自然史的定义不断完善，手术适应证也逐渐明确。对那些偶然确诊的无症状患者，尤其是有较高风险的深部病变者，可观察病情并进行连续影像学检查以监测病变是否生长及无症状性出血[54-55]。对有症状的患者，手术切除是主要的治疗手段，因为从病变生长或反复出血到出现临床症状，患者已经历一个较长的病程。在制定儿童海绵状血管畸形的治疗方案时，必须权衡治疗利弊。一般来说，对儿童患者，若能安全接近病变且当前已有出血或既往有出血史，可采取包括切除手术在内的积极的治疗方案[32]，尤其是那些位于非功能区且容易暴露的幕上病变。对深在病变，如位于丘脑、脑干或运动性语言中枢者，其治疗更具争议性，必须衡量手术的风险与获益。因反复出血或占位效应出现进行性神经系统障碍的患者，可能需要手术干预[56-57]。在脑干海绵状血管畸形中，外生型病变和位于软脑膜表面的病变更适合手术治疗，因为切除手术对正常神经组织的影响很小。要制定合理的手术计划需全面了解病变附近的重要结构，如不耐受牵拉损伤的白质束、脑干核团、穿支血管和引流静脉。病变切除不完全、血肿形成可能是患者的致残原因[56]。

对那些因急性出血或因颅内压升高和占位效应而出现急性神经功能障碍的患者，可能要立即手术干预。出血后早期，通常是进行药物支持和康复治疗，数周后脑肿胀和水肿消退，即可行切除

手术，以免初始出血后出现反复、短暂、簇性出血而引起进一步损伤[53]。

对幕上海绵状血管畸形引起的难治性癫痫，常要进行外科干预。可通过癫痫发作的症状学来定位病变位置，某些情况下，可能需要脑电图监测。对多发的海绵状血管畸形患者，手术前需辨别是哪部分病变引起临床症状。对那些因CM引起癫痫发作的患者，手术治疗可使癫痫发作得到很好的控制。有些患者需要继续服用抗癫痫药物治疗，以防癫痫再发作，有些患者则可以停药[33,58]。有研究表明，切除病变周围的含铁血黄素脑组织，可提高术后的癫痫控制率[59-60]。但也有研究认为，即使没有扩大切除，也能很好地控制癫痫发作[33,61]。因此，在治疗海绵状血管畸形所致的难治性癫痫时，更广泛的切除手术可能会降低术后癫痫发作的风险，但要谨慎切除邻近或位于功能区域的病变，避免因扩大切除非病变组织而造成医源性功能损伤[28]。

切除手术通常采用最安全、最直接的方法，目的是避免损伤功能区皮质和其他深在的重要结构。通常是在严密的神经电生理监测下，自病变周围将邻近的脑实质分离开，然后切除血管畸形。一般来说，在手术切除过程中不应进入畸形血管团内，否则不仅可能造成难以控制的出血，而且可能导致无法完全切除病变。对一些位置深在或位于脑干的海绵状血管畸形，沿病变周围进行解剖切除会牵拉损伤周围的结构，此时，可将畸形血管团分块切除。如果遇到发育性静脉畸形，通常需保留该静脉。切除

海绵状血管畸形后严格止血，仔细检查有无病变残留，避免病变复发和再出血。

海绵状血管畸形患儿通常能很好地耐受手术。近几十年来，国际上发表了数项关于儿童海绵状血管畸形治疗经验的研究[28-29,32-33,55,62]。其总体死亡率可低至0。在这些研究中，多数海绵状血管畸形位于幕上，其预后通常良好或极好。手术治疗儿童的小脑海绵状血管畸形的效果也很好，其致残率和死亡率都很低[37]。值得注意的是，包括脑干海绵状血管畸形在内的深部病变，术后致残率较高，约为12%~30%[35-36]。许多脑干海绵状血管畸形患者，术后会出现短暂的神经功能损伤，但随着时间推移，病情往往会有所改善，但是，也有出现永久性的神经功能损伤者。总的来说，儿童对脑干海绵状血管畸形的手术耐受良好，但致残率较高，因此，一定要权衡手术的风险和获益，选择最安全的手术方法[63-64]。

儿童髓内海绵状血管畸形很少见，但髓内出血和进行性脊髓病变的风险会逐渐增加，故该类患儿往往需要手术治疗。手术可采用单纯椎板切除和硬膜下探查，且需在电生理监测下进行，以便保护术前神经功能并促进术后功能改善[39]。

26.7　放射外科治疗

放射外科治疗海绵状血管畸形存有争议。几乎没有证据支持该疗法为儿童患者的一线治疗方法。尽管各种报告表明放疗能降低病变出血率，但有人

认为这些患者治疗前出血率就不是非常高[35]。放疗后 2~3 年内，出血率为 8.8%~32%，在此之后，出血率似乎下降为 1.1%~4.5%。据报道，放射治疗后包括神经功能障碍在内的致残率为 13%~26%[65~68]。总的来说，儿童海绵状血管畸形放疗后的出血率是否与这些病变的自然出血史有明显差异尚有待研究。对儿童患者来说，有症状者首选手术治疗，而那些无法显露病变或不适合手术的患者，是否应进行放疗而非单纯观察，仍需进一步研究。

26.8　常见的临床问题

（1）儿童海绵状血管畸形好发于哪些部位，与出血相关的危险因素是什么？

（2）儿童海绵状血管畸形的常见症状是什么？

（3）对症状性的幕上和幕下海绵状血管畸形，应采取何种治疗方案？

26.9　常见临床问题解答

（1）儿童海绵状血管畸形好发于幕上，80% 以上的病变位于大脑。其他可能出现病变的部位是幕下，包括小脑和脑干。脊髓海绵状血管畸形罕见，通常位于髓内。出血的危险因素有：既往出血史、病变位于幕下和存在发育性静脉畸形。

（2）儿童海绵状血管畸形最常见的症状是癫痫发作，其他症状与病变部位和出血时间有关。慢性病程者可能出现反复出血、癫痫发作和头痛，如果是急性出血，则可能会出现颅内压升高或占

位效应，包括局灶性的神经功能损伤。出现小脑功能障碍、脑神经麻痹和脑积水提示可能伴有幕下病变。脊髓内损伤可出现运动无力、感觉障碍或慢性脊髓病表现，这是由病变周围的含铁血黄素刺激和神经胶质增生所致。

（3）对无症状海绵状血管畸形患儿，应定期行影像学检查以观察病情发展。总的来说，应采取积极的治疗，以防未来出现功能障碍。外科手术是治疗有症状患儿的主要方法，通过手术也可证实该病变是目前出血还是既往出血。对于难治性癫痫，切除存在含铁血黄素的周围组织有助于降低术后癫痫的发生率，但该方法仅限于非功能区。对于有症状的小脑病变，手术切除效果良好。外生型或紧邻软脑膜表面的脑干病变更适合手术切除，当脑干血管畸形反复出血且临床出现进行性神经功能缺损时，需考虑手术治疗。

参考文献

[1] Lena G, Ternier J, Paz-Paredes A, et al. Central nervous system cavernomas in children [in French]. Neurochirurgie, 2007, 53(2/3, Pt 2):223–237.
[2] McCormick WF, Hardman JM, Boulter TR. Vascular malformations ("angiomas") of the brain, with special reference to those occurring in the posterior fossa. J Neurosurg, 1968, 28(3):241–251.
[3] Del Curling O, Jr, Kelly DL, Jr, Elster AD, et al. An analysis of the natural history of cavernous angiomas. J Neurosurg, 1991, 75(5):702–708.
[4] Herter T, Brandt M, Szüwart U. Cavernous hemangiomas in children. Childs Nerv Syst, 1988, 4(3):123–127.
[5] Maraire JN, Awad IA. Intracranial cavernous malformations: lesion behavior and management strategies. Neurosurgery, 1995, 37(4):591–605.
[6] Otten P, Pizzolato GP, Rilliet B, et al. 131 cases of cavernous angioma (cavernomas) of the CNS,

discovered by retrospective analysis of 24,535 autopsies [in French]. Neurochirurgie, 1989, 35(2):82–83, 128–131.

[7] Rigamonti D, Hadley MN, Drayer BP, et al. Cerebral cavernous malformations. Incidence and familial occurrence. N Engl J Med, 1988, 319(6): 343–347.

[8] Bergametti F, Denier C, Labauge P, et al. Société Française de Neurochirurgie. Mutations within the programmed cell death 10 gene cause cerebral cavernous malformations. Am J Hum Genet, 2005, 76(1):42–51.

[9] Gault J, Sain S, Hu LJ, et al. Spectrum of genotype and clinical manifestations in cerebral cavernous malformations. Neurosurgery, 2006, 59(6):1278–1284, discussion 1284–1285.

[10] Laberge-le Couteulx S, Jung HH, Labauge P, et al. Truncating mutations in CCM1, encoding KRIT1, cause hereditary cavernous angiomas. Nat Genet, 1999, 23(2):189–193.

[11] Liquori CL, Berg MJ, Siegel AM, et al. Mutations in a gene encoding a novel protein containing a phosphotyrosinebinding domain cause type 2 cerebral cavernous malformations. Am J Hum Genet, 2003, 73(6):1459–1464.

[12] Sahoo T, Johnson EW, Thomas JW, et al. Mutations in the gene encoding KRIT1, a Krev-1/rap1a binding protein, cause cerebral cavernous malformations (CCM1). Hum Mol Genet, 1999, 8(12):2325–2333.

[13] Vishteh AG, Zabramski JM, Spetzler RF. Patients with spinal cord cavernous malformations are at an increased risk for multiple neuraxis cavernous malformations. Neurosurgery, 1999, 45(1):30–32, discussion 33.

[14] Baumgartner JE, Ater JL, Ha CS, et al. Pathologically proven cavernous angiomas of the brain following radiation therapy for pediatric brain tumors. Pediatr Neurosurg, 2003, 39(4): 201–207.

[15] Duhem R, Vinchon M, Leblond P, et al. Cavernous malformations after cerebral irradiation during childhood: report of nine cases. Childs Nerv Syst, 2005, 21 (10):922–925.

[16] Heckl S, Aschoff A, Kunze S. Radiation-induced cavernous hemangiomas of the brain: a late effect predominantly in children. Cancer, 2002, 94(12):3285–3291.

[17] Larson JJ, Ball WS, Bove KE, et al. Formation of intracerebral cavernous malformations after radiation treatment for central nervous system neoplasia in children. J Neurosurg, 1998, 88(1):51–56.

[18] Rigamonti D, Spetzler RF. The association of venous and cavernous malformations. Report

of four cases and discussion of the pathophysiological, diagnostic, and therapeutic implications. Acta Neurochir (Wien), 1988, 92 (1/4):100–105.

[19] Clatterbuck RE, Eberhart CG, Crain BJ, et al. Ultrastructural and immunocytochemical evidence that an incompetent blood-brain barrier is related to the pathophysiology of cavernous malformations. J Neurol Neurosurg Psychiatry, 2001, 71(2):188–192.

[20] Rigamonti D, Drayer BP, Johnson PC, et al. The MRI appearance of cavernous malformations (angiomas). J Neurosurg, 1987, 67(4):518–524.

[21] Tomlinson FH, Houser OW, Scheithauer BW, et al. Angiographically occult vascular malformations: a correlative study of features on magnetic resonance imaging and histological examination. Neurosurgery, 1994, 34(5):792–799, discussion 799–800.

[22] Labauge P, Brunereau L, Laberge S, et al. Prospective follow-up of 33 asymptomatic patients with familial cerebral cavernous malformations. Neurology, 2001, 57(10):1825–1828.

[23] Gomori JM, Grossman RI, Goldberg HI, et al. Occult cerebral vascular malformations: highfield MR imaging. Radiology, 1986, 158 (3):707–713.

[24] Lemme-Plaghos L, Kucharczyk W, Brant-Zawadzki M, et al. MRI of angiographically occult vascular malformations. AJR Am J Roentgenol, 1986, 146(6): 1223–1228.

[25] Zabramski JM, Wascher TM, Spetzler RF, et al. The natural history of familial cavernous malformations: results of an ongoing study. J Neurosurg, 1994, 80(3):422–432.

[26] de Souza JM, Domingues RC, Cruz LC, Jr, et al. Susceptibility-weighted imaging for the evaluation of patients with familial cerebral cavernous malformations: a comparison with t2-weighted fast spinecho and gradient-echo sequences. AJNR Am J Neuroradiol, 2008, 29(1):154–158.

[27] Töpper R, Jürgens E, Reul J, et al. Clinical significance of intracranial developmental venous anomalies. J Neurol Neurosurg Psychiatry, 1999, 67(2):234–238.

[28] Acciarri N, Galassi E, Giulioni M, et al. Cavernous malformations of the central nervous system in the pediatric age group. Pediatr Neurosurg, 2009, 45(2):81–104.

[29] Mazza C, Scienza R, Beltramello A, et al. Cerebral cavernous malformations (cavernomas) in the pediatric agegroup. Childs Nerv Syst, 1991, 7(3): 139–146.

[30] Bergeson PS, Rekate HL, Tack ED. Cerebral cavernous angiomas in the newborn. Clin Pediatr

(Phila), 1992, 31(7): 435–437.

[31] Gross BA, Du R, Orbach DB, et al. The natural history of cerebral cavernous malformations in children. J Neurosurg Pediatr, 2015:1–6.

[32] Scott RM, Barnes P, Kupsky W, et al. Cavernous angiomas of the central nervous system in children. J Neurosurg, 1992, 76(1):38–46.

[33] Mottolese C, Hermier M, Stan H, et al. Central nervous system cavernomas in the pediatric age group. Neurosurg Rev, 2001, 24(2/3):55–71, discussion 72–73.

[34] Bilginer B, Narin F, Hanalioglu S, et al. Cavernous malformations of the central nervous system (CNS) in children: clinico-radiological features and management outcomes of 36 cases. Childs Nerv Syst, 2014, 30(8):1355–1366.

[35] Porter RW, Detwiler PW, Spetzler RF, et al. Cavernous malformations of the brainstem: experience with 100 patients. J Neurosurg, 1999, 90(1):50–58.

[36] Amato MC, Madureira JF, Oliveira RS. Intracranial cavernous malformation in children: a single-centered experience with 30 consecutive cases. Arq Neuropsiquiatr, 2013, 71(4):220–228.

[37] Knerlich-Lukoschus F, Steinbok P, Dunham C, et al. Cerebellar cavernous malformation in pediatric patients: defining clinical, neuroimaging, and therapeutic characteristics. J Neurosurg Pediatr, 2015, 16(3):256–266.

[38] Ardeshiri A, Özkan N, Chen B, et al. A retrospective and consecutive analysis of the epidemiology and management of spinal cavernomas over the last 20 years in a single center. Neurosurg Rev, 2016, 39(2):269–276, discussion 276.

[39] Deutsch H, Shrivistava R, Epstein F, et al. Pediatric intramedullary spinal cavernous malformations. Spine, 2001, 26(18):E427–E431.

[40] Lopate G, Black JT, Grubb RL, Jr. Cavernous hemangioma of the spinal cord: report of 2 unusual cases. Neurology, 1990, 40(11):1791–1793.

[41] McCormick PC, Michelsen WJ, Post KD, et al. Cavernous malformations of the spinal cord. Neurosurgery, 1988, 23(4):459–463.

[42] Tong X, Deng X, Li H, et al. Clinical presentation and surgical outcome of intramedullary spinal cord cavernous malformations. J Neurosurg Spine, 2012, 16(3): 308–314.

[43] Tu YK, Liu HM, Chen SJ, et al. Intramedullary cavernous haemangiomas: clinical features, imaging diagnosis, surgical resection and outcome. J Clin Neurosci, 1999, 6(3):212–216.

[44] Cohen-Gadol AA, Jacob JT, Edwards DA, et al. Coexistence of intracranial and spinal cavernous malformations: a study of prevalence and natural history. J Neurosurg, 2006, 104(3):376–381.

[45] Aiba T, Tanaka R, Koike T, et al. Natural history of intracranial cavernous malformations. J Neurosurg, 1995, 83(1):56–59.

[46] Kondziolka D, Lunsford LD, Kestle JR. The natural history of cerebral cavernous malformations. J Neurosurg, 1995, 83(5): 820–824.

[47] Kupersmith MJ, Kalish H, Epstein F, et al. Natural history of brainstem cavernous malformations. Neurosurgery, 2001, 48 (1):47–53, discussion 53–54.

[48] Moriarity JL, Wetzel M, Clatterbuck RE, et al. The natural history of cavernous malformations: a prospective study of 68 patients. Neurosurgery, 1999, 44(6):1166–1171, discussion 1172–1173.

[49] Porter PJ, Willinsky RA, Harper W, et al. Cerebral cavernous malformations: natural history and prognosis after clinical deterioration with or without hemorrhage. J Neurosurg, 1997, 87(2): 190–197.

[50] Robinson JR, Awad IA, Little JR. Natural history of the cavernous angioma. J Neurosurg, 1991, 75(5):709–714.

[51] Al-Holou WN, O'Lynnger TM, Pandey AS, et al. Natural history and imaging prevalence of cavernous malformations in children and young adults. J Neurosurg Pediatr, 2012, 9(2):198–205.

[52] Li D, Hao SY, Tang J, et al. Clinical course of untreated pediatric brainstem cavernous malformations: hemorrhage risk and functional recovery. J Neurosurg Pediatr, 2014, 13(5):471–483.

[53] Barker FG, II, Amin-Hanjani S, Butler WE, et al. Temporal clustering of hemorrhages from untreated cavernous malformations of the central nervous system. Neurosurgery, 2001, 49(1):15–24, discussion 24–25.

[54] Fortuna A, Ferrante L, Mastronardi L, et al. Cerebral cavernous angioma in children. Childs Nerv Syst, 1989, 5(4):201–207.

[55] Giulioni M, Acciarri N, Padovani R, et al. Surgical management of cavernous angiomas in children. Surg Neurol, 1994, 42(3):194–199.

[56] Bertalanffy H, Gilsbach JM, Eggert HR, et al. Microsurgery of deep-seated cavernous angiomas: report of 26 cases. Acta Neurochir (Wien), 1991, 108(3/4):91–99.

[57] Steinberg GK, Chang SD, Gewirtz RJ, et al. Microsurgical resection of brainstem, thalamic, and basal ganglia angiographically occult vascular malformations. Neurosurgery, 2000, 46(2):260–270, discussion 270–271.

[58] Acciarri N, Giulioni M, Padovani R, et al. Surgical

management of cerebral cavernous angiomas causing epilepsy. J Neurosurg Sci, 1995, 39(1):13–20.

[59] Baumann CR, Schuknecht B, Lo Russo G, et al. Seizure outcome after resection of cavernous malformations is better when surrounding hemosiderinstained brain also is removed. Epilepsia, 2006, 47(3):563–566.

[60] Wang X, Tao Z, You C, et al. Extended resection of hemosiderin fringe is better for seizure outcome: a study in patients with cavernous malformation associated with refractory epilepsy. Neurol India, 2013, 61(3):288–292.

[61] Cohen DS, Zubay GP, Goodman RR. Seizure outcome after lesionectomy for cavernous malformations. J Neurosurg, 1995, 83(2):237–242.

[62] Di Rocco C, Iannelli A, Tamburrini G. Cavernomas of the central nervous system in children. A report of 22 cases. Acta Neurochir (Wien), 1996, 138(11):1267–1274, discussion 1273–1274.

[63] Braga BP, Costa LB, Jr, Lemos S, et al. Cavernous malformations of the brainstem in infants. Report of two cases and review of the literature. J Neurosurg, 2006, 104(6) Suppl: 429–433.

[64] Di Rocco C, Iannelli A, Tamburrini G. Cavernous angiomas of the brain stem in children. Pediatr Neurosurg, 1997, 27(2): 92–99.

[65] Amin-Hanjani S, Ogilvy CS, Candia GJ, et al. Stereotactic radiosurgery for cavernous malformations: Kjellberg's experience with proton beam therapy in 98 cases at the Harvard Cyclotron. Neurosurgery, 1998, 42(6):1229–1236, discussion 1236–1238.

[66] Chang SD, Levy RP, Adler JR, Jr, et al. Stereotactic radiosurgery of angiographically occult vascular malformations: 14-year experience. Neurosurgery, 1998, 43(2):213–220, discussion 220–221.

[67] Kondziolka D, Lunsford LD, Flickinger JC, et al. Reduction of hemorrhage risk after stereotactic radiosurgery for cavernous malformations. J Neurosurg, 1995, 83(5):825–831.

[68] Lunsford LD, Khan AA, Niranjan A, et al. Stereotactic radiosurgery for symptomatic solitary cerebral cavernous malformations considered high risk for resection. J Neurosurg, 2010, 113(1): 23–29.

（董晓书　杨建　译，
江峰　马杰　审）

PART VI

第6部分

发育性和先天性颅脑疾病
Developmental and Congenital Cranial Disorders

第 27 章

Chiari 畸形

Karl F. Kothbauer

27.1 概 述

现在所说的 Chiari Ⅰ 型畸形，最早可见于 1891 年的文献报道[1]。该畸形是指后脑部的发育异常，主要特征是小脑扁桃体通过枕骨大孔疝入到颈椎管内。

Chiari 畸形分为 4 种类型[2]：

● Ⅰ 型（也称为小脑外疝）是指小脑扁桃体尾部移位到枕骨大孔水平以下，伴枕大池消失。

● Ⅱ 型（也称为 Arnold-Chiari 畸形）[3]是一种更加严重和广泛的后脑部异常，脑干、小脑扁桃体、蚓部、小脑后下动脉（PICA）和第四脑室均向尾部移位，常会使颈髓弯曲和脑神经根向上方走行。脑干功能障碍是其典型表现。Chiari Ⅱ 型畸形伴有脊髓脊膜膨出和脑积水，并常伴有脊髓空洞症[4]。

● Ⅲ 型后颅窝内容物可疝出到颈枕部的脑膜膨出中，颈部有脊柱裂。Ⅲ 型是 Chiari 畸形中最严重的类型[5]，存活率很低。

● Ⅳ 型是最少见也是症状最轻的一种类型。该类型以小脑发育不全为特征，但没有疝形成[5]。

还有一种 Chiari Ⅰ 型的过渡型，有时被称为 Chiari 1.5 型畸形。该型表现为中脑干发育不良，但没有脊柱裂[5]。这种过渡类型在本文中被归入 Chiari Ⅰ 型畸形。

脊髓空洞症（也称为脊髓积水）是指在脊髓内部形成一个纵向空腔。约 50%~70% 的 Chiari Ⅰ 型畸形患者会发生脊髓空洞[6-7]，在 Chiari Ⅱ 型患者中，这一比例更是高达 95%[4,8-9]。

许多学者尝试解释脊髓空洞的成因。Gardner 和 Angel 曾假设，胚胎时期中央管的延迟且不完全闭合，使得第四脑室到脊髓中央管之间是开放沟通的（至少是潜在的）。他们的流体动力学理论认为，脊髓空腔的延伸是"水锤"效应，即脑脊液（CSF）从第四脑室到中央管的搏动性传递所致[10]。

之后，Williams 将这一理论修改为"脑－脊髓压力分离假说"[11]，他认为脊髓空洞形成的主要机制是静脉搏动引起的脑－脊髓间压力差异，而非 Gardner 所提出的动脉脉冲波。

1994 年，Oldfield 等[12] 使用动态磁共振成像（MRI）研究后颅窝减压手术前后脑脊液在后颅窝和颈椎管内的搏动性活动情况。这一理论认为，因小脑扁桃体挤压造成枕骨大孔阻塞，从而限制了心缩期脑脊液的流动。椎管内脑脊液形成的收缩波作用于脊髓表面，每次压力波动对脊髓组织都可能造成机械性损伤，并迫使脑脊液从外部进入脊髓，通过反复压迫脊髓使得脊髓空洞进一步扩

248

大。曾有学者认为，搏动形成的压力波使得脑脊液通过血管周围和间质间隙进入脊髓。另外，在每个心动周期，脊髓空洞内的液体都会被纵向推进。这可能也是脊髓空洞症发生和持续存在的原因。Armonda 等[13] 发现，后颅窝减压手术前后脑脊液搏动性流动会发生改变。

基于上述病理生理学理论，涌现出许多针对 Chiari Ⅰ 型畸形和脊髓空洞症的外科治疗方法，这些方法均以后颅窝减压手术为基础。尽管这一原则几乎没有争议，但在手术细节、减压范围和侵袭性及硬脑膜缝合技术等方面，均有较大争议。

27.2 解剖学

作为一组发育障碍性疾病，Chiari 畸形的特征性表现是颅颈交界区的结构异常。通常情况下，这种异常仅涉及硬膜内结构，但也有可能伴随一定程度的颅颈交界区骨关节异常。

硬膜内解剖：在解剖结构方面，Chiari 畸形主要影响小脑扁桃体的正常位置和小脑延髓池的存在及大小。小脑扁桃体会不同程度地向尾侧颈椎管内移位。一般，移位到枕骨大孔水平以下至少 3mm 才被称为"Chiari 畸形"。小脑延髓池消失或过小似乎更具有生理学的相关性。低于 C_2 椎弓水平的小脑扁桃体下疝并不少见。

Chiari Ⅱ 型畸形的解剖学异常范围更广，有更多结构向尾侧移位，如小脑蚓部和脑干下部。此外，还可能出现颈髓弯曲及后组脑神经向上走行。

与 Chiari Ⅰ 型相比，Chiari Ⅱ 型更常伴有骨骼异常，主要包括齿状突上移、脑干腹侧受压，可能也有寰椎枕骨化、寰椎后弓裂开和枕骨骨性突起伴腹侧远处受压。

27.3 临床表现

自应用 MRI 以来，Chiari Ⅰ 型畸形被偶然发现并不少见（如创伤后检查时）。因此，出现头痛等一般症状时，须仔细评估症状与 Chiari 畸形之间的相关性。

Chiari Ⅰ 型畸形的各种症状如框表 27.1 所示，其中确实包括头痛。查体时同样会发现其临床表现多种多样，因为它们囊括了所有位于或穿过颅颈交界区结构的潜在功能障碍（框表 27.2）。根据 Chiari 畸形的特征表现，将与其有关的神经功能障碍归纳为以下 3 个综合征[14]。

- 枕骨大孔综合征（20%）：约 1/3 的患者有头痛症状，还有共济失调、运动和感觉功能障碍、小脑体征和后组脑神经功能障碍（如吞咽困难或说话带鼻音）。

框表 27.1　Chiari Ⅰ 型畸形的症状	
·疼痛	·头痛
·颈痛	·肩痛
·臂痛	·面痛
·复视	·麻木
·无力	·耳鸣
·鼻音	·头晕
·听力丧失	·呃逆

框表 27.2	Chiari Ⅰ型畸形的体征
·反射亢进	·眼球震颤
·步态异常	·手肌萎缩
·肩部感觉缺失	·共济失调
·眼球运动障碍	·后组脑神经功能障碍
·巴宾斯基征	

• 脊髓中央综合征（60%）：其特征与脊髓空洞症有关，表现为分离性感觉丧失、下运动神经元综合征伴肌肉萎缩和锥体束征。

• 小脑综合征（10%）：表现为共济失调、眼球震颤、构音障碍。

27.4　诊断评估

目前，MRI 成像是诊断该疾病的标志性技术。在某些特定情况下，可能也会需要其他成像模式，但不能作为常规方法。MRI 可显示包括 Chiari 畸形诊断、治疗决策及手术计划必需的所有解剖学异常情况，尤其包括脊髓空洞症（图 27.1）。

在评估颅颈交界区的骨骼情况时，有可能要借助 CT 检查。Chiari 畸形的

MRI 表现已在解剖学中讲述。Chiari Ⅱ型畸形的影像学具体表现见框表 27.3[2]。

框表 27.3	Chiari Ⅱ 畸形的解剖影像所见
·延髓弯曲畸形	·顶盖融合
·丘脑间黏合扩大	·延髓伸长
·小脑幕低位	·直窦陡峭
·脑积水	·脊髓空洞症
·第四脑室凹陷	·脑延髓受压
·胼胝体发育不良	·小脑回畸形
·扁平颅底	

27.5　非手术治疗

没有针对该疾病的非手术治疗方法。是否进行手术治疗取决于临床症状与解剖异常的程度，尤其要关注是否存在明显的结构性损伤，如脊髓空洞症。

未经治疗的 Chiari Ⅰ型畸形的自然病史尚不清楚，但就一系列观察到的病例来看，该病呈相对良性演变的过程[15]。

27.6　手术指征

Chiari 畸形患者是否需要手术治疗取决于是否有利于患者。若存在与病理

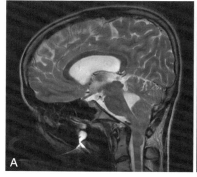
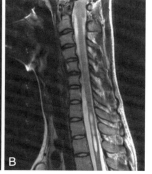

图 27.1　16 岁女孩，Chiari Ⅰ型畸形，表现为双侧三叉神经麻痹，MRI 显示：A. 小脑扁桃体显著向尾侧移位；B. 颈胸段脊髓空洞

学的合理相关性症状（如疼痛等），则应实施手术治疗。尽管定义"合理相关性"可能不太容易，但颈部疼痛和肩痛（因颈神经根或脊髓三叉神经复合体受压）则属于这种情况。前文所述临床表现的 3 种综合征中的任何一种神经功能障碍，均可视为手术适应证。无症状患者若存在脊髓空洞症这种结构性组织损伤，即使无症状也可以进行手术。当然，如果先前观察的患者出现了脊髓空洞或新的临床症状，也应该接受手术治疗。

Chiari Ⅱ 型畸形患者很少出现明显的颅颈部拥挤症状，一旦出现（可能因囊肿形成或骨性狭窄所致）也可进行减压手术。因大部分 Chiari Ⅱ 型畸形的患者伴有脊柱裂，且大多数还伴有脑积水并已行分流手术，故在后路减压手术之前必须确保分流功能正常或第三脑室造瘘口的开放。

27.7 手术技巧

20 世纪 30 年代末，Penfield 和 Coburn 首次实施了后颅窝减压手术（第 1 例患者于手术后当晚死亡）[16]。

1941 年，Adams 等[17] 提出了减压颈髓和小脑来治疗 Chiari 畸形。甚至在 Gardner 和 Angel[10] 之前，Gustafson 和 Oldberg 就已提出改善颅椎脑脊液的循环通路可缓解脊髓空洞症[18]。

治疗 Chiari 畸形的手术，与脊髓空洞症的手术密切相关。

如何"正确"治疗 Chiari 畸形是儿童神经外科领域最具争议的话题之一，但后颅窝减压手术已获得广泛认同。有

学者建议切除颅骨减压时必须保证较大的范围[19]，更有专家建议应将减压手术与某种颅骨成形手术联合实施[20]。

本章作者倾向于小范围的颅骨切除减压，目的在于充分减压枕骨大孔区域。部分作者认为仅切除颅骨可能就足够了[21]，但有些学者则认为必须切开硬脑膜[22]，有人试图仅切开硬脑膜而不开放蛛网膜[23]。有趣的是，尽管有大量医疗机构习惯于显微手术向上提拉小脑扁桃体，但提及这一做法的文章相对较少[22,24-26]。

是否缝合硬脑膜同样是一个有争议的话题。较早的文献建议开放硬脑膜[27]，而如今医生多选择用某些移植物（如阔筋膜、颅骨膜或颈韧带的自体移植物等）来缝合硬脑膜[20,28]。但是，同许多学者一样，本章作者也倾向于用人工硬脑膜来进行硬脑膜缝合[12,28-29]。若使用阔筋膜缝合，需要在大腿处另做手术切口，这会影响患儿的舒适度，且所有自体移植物大都可能形成硬的瘢痕组织，使得颅颈交界区的脑脊液间隙消失，而不是保持开放状态。

对于诸多的技术性问题，每个外科医生都会根据个人经验和反馈信息来进行处理，而非基于科学共识，甚至科学依据。

虽然选择的手术方法不同，但最终的治疗效果均较好，并发症的发生率也都很低。因此，也可以认为特定情况和解剖异常的患者可从个体化的手术方法中获益。

针对 Chiari 畸形伴脊髓空洞症的患儿，仅行颅椎减压手术即可，与之前的

做法不同，仅对那些后颅椎减压术后仍有持续或进展性的脊髓空洞症患者行脊髓切开和空洞–蛛网膜下腔引流手术[30]。

27.8 并发症

颅椎减压手术后的并发症虽然罕见，但也会出现，细致的手术操作和适当的术后监测可预防并发症的发生。据报道，第1例进行减压手术的患者因呼吸抑制而于术后当晚死亡[16]。

现代神经外科手术后也可能出现呼吸的问题。因此，手术后当晚需在重症监护病房（ICU）对患者进行监测。术后可能出现伤口愈合困难、脑脊液漏或皮下积液。为避免上述情况，成形硬膜时一定要仔细操作，用1号可吸收线严密缝合肌肉与筋膜，缝合皮下及连续缝合皮肤时要仔细对好皮肤边缘。缝合不理想，看似仅在皮肤上留下了轻微结痂，但其实可能会引起脑脊液漏及随之而来的一系列问题，如重新缝合、感染、低颅压和家属不满等。

颅椎减压手术后很少出现神经功能障碍。曾有报道称损伤小脑后下动脉后出现相应症状，但其实小脑后下动脉通常是清晰可见的，因此，要尽量避免血管损伤或操作过度导致血管痉挛。本章作者曾经历过凸出的小脑扁桃体在术中发生明显肿胀，运动诱发电位（MEP）监测表现出了显著改变（MEP消失提示一侧皮质脊髓束严重受损）。此时，要快速切除小脑扁桃体进行减压，直至脑脊液流出，通过切除组织获得空间进行充分减压。手术后出现了偏瘫，但幸运的是，与当时出现的神经生理学表现一样，偏瘫仅是短暂出现，并未持续很久[31]。通过常规术中监测来避免出现神经系统并发症具有争议[32]，目前尚未被普遍接受。

很少对 Chiari Ⅱ 型畸形患者进行手术减压治疗。但若进行手术，术者必须要了解后颅窝的静脉窦等解剖结构。因后颅窝容腔小且直窦陡峭，窦汇可能非常靠近枕骨大孔，特别在幼儿中可存在枕窦，损伤两者中的任意一个，都会带来严重的出血风险。

27.9 术后护理

患者术后当晚须在重症监护病房进行监测。手术后须进行积极的疼痛治疗，对乙酰氨基酚、非甾体抗炎药（NSAID）或阿片类药物在很大程度上可控制因切口较大(涉及颈部肌肉)引起的急性疼痛。必须监测呼吸和循环功能，即使如今呼吸抑制的情况已很少见。

建议手术后第1天进行MRI扫描，查看手术减压情况，排除血肿，比较手术前后早期的脊髓空洞变化，为后续评估脊髓空洞进展提供一个基线。

术后需住院几天，第1天即可动员患者下床活动。没必要使用颈托等外部支持，即使早期会有轻微疼痛，也应鼓励患者尽早进行颈部的正常活动。2周后才能拆除皮肤缝线，确保伤口完全愈合且没有脑脊液漏。出院后患者应轻微活动、4~6周后到外科复查，此后便可恢复全面活动。若术前没有脊髓空洞，可不再行MRI检查，否则，术后3~6个月要复查 MRI。根据脊髓空洞的进展情况确定后续的 MRI 检查。

27.10 预后

减压手术后，Chiari Ⅰ 型畸形患者的疼痛症状常会缓解，但原先已有的神经功能障碍无明显改善[6]。

减压手术后，小脑症状也可明显改善[2]。该手术对于 Chiari Ⅱ 型畸形患者的治疗效果似乎不太理想，因为患者固有的发育异常无法通过单纯的外部减压而得到改善。对 Chiari Ⅱ 型畸形患者来说，其临床情况很大程度上取决于其固有的残疾，即更多是因为截瘫而不是 Chiari 畸形本身。必须随访脊髓空洞症患者，看其能否达到预期缩小或消失的结果（图 27.2）。

27.11 手术要点

- 骨性减压旨在扩大枕骨大孔。
- 枕骨大孔的侧面减压必不可少。
- 寰椎后弓的减压程度须与枕骨大孔减压程度一致。
- "Y" 形剪开硬脑膜。
- 显微手术时，电凝小脑扁桃体的软脑膜使之收缩，能明显向上 "提拉" 移位组织。
- 小脑扁桃体收缩时，被拉伸的蛛网膜束明显可见。此时要仔细分离，以免撕裂脑干软膜或可能附着于其上的血管。
- 用人工硬脑膜补片进行硬脑膜修补时，"倒三角" 形状可完美适应 "Y" 形剪开的硬脑膜。硬膜连续缝合，尽可能严密。
- 用 1 号可吸收线紧密缝合肌肉和筋膜层，筋膜层应采用小针距内翻缝合。皮肤应使用 3-0（较小的儿童用 4-0）单股缝线连续严密缝合。

27.12 常见的临床问题

（1）阐述 Chiari Ⅰ 型畸形的主要病理学。

（2）Chiari Ⅱ 型畸形的最常见症状和体征是什么？

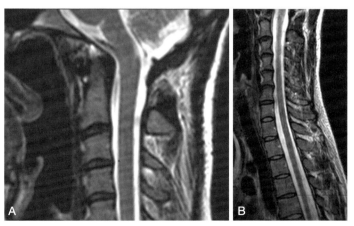

图 27.2 同一患者术后 10 年 MRI 检查所见，术后 3 个月内完全恢复。A. 后颅窝正常；B. 没有脊髓空洞症的征象

（3）对偶然发现的 Chiari Ⅰ 型畸形患者，手术治疗的合理指征是什么？

（4）为什么人工硬膜移植物优于自体移植物（如阔筋膜或颅骨膜）？

（5）与 Chiari 畸形相关的脊髓空洞症的治疗方法是什么？

（6）Chiari Ⅱ 型畸形和脊柱裂的共患病情况怎样？

27.13　常见临床问题解答

（1）小脑扁桃体向下移位低于枕骨大孔水平，小脑延髓池的消失。

（2）疼痛（头痛、颈肩痛）、枕骨大孔综合征、脊髓中央综合征、小脑综合征。

（3）存在脊髓空洞症。

（4）随着伤口愈合和瘢痕形成，自体移植物往往会随之收缩。

（5）颅椎减压术。

（6）Chiari Ⅱ 型畸形仅发生在脊柱裂患者中。

参考文献

[1] Chiari H. Ueber Veränderungen des Kleinhirns infolge von Hydrocephalie des Grosshirns. Dtsch Med Wochenschr, 1891, 17:1172–1175.

[2] Greenberg MS. Handbook of Neurosurgery. Vol. 1. 5th ed. New York, NY: Thieme, 2001.

[3] Arnold J. Myelocyste, Transposition von Gewebskeimen und Sympodie. Beitr Pathol Anat, 1894, 16:1–28.

[4] McLone DG, Knepper PA. The cause of Chiari Ⅱ malformation: a unified theory. Pediatr Neurosci, 1989, 15(1):1–12.

[5] Iskandar BJ, Oakes WJ. Chiari malformations // Albright AL, Pollack IF, Adelson PD, eds. Principles and Practice of Pediatric Neurosurgery. 1st ed. New York, NY: Thieme, 1999:165–187.

[6] Dyste GN, Menezes AH, VanGilder JC. Sympto-

matic Chiari malformations. An analysis of presentation, management, and longterm outcome. J Neurosurg, 1989, 71(2):159–168.

[7] Krieger MD, McComb JG, Levy ML. Toward a simpler surgical management of Chiari I malformation in a pediatric population. Pediatr Neurosurg, 1999, 30(3):113–121.

[8] Cahan LD, Bentson JR. Considerations in the diagnosis and treatment of syringomyelia and the Chiari malformation. J Neurosurg, 1982, 57(1): 24–31.

[9] Aubin ML, Vignaud J, Jardin C, et al. Computed tomography in 75 clinical cases of syringomyelia. AJNR Am J Neuroradiol, 1981, 2(3):199–204.

[10] Gardner WJ, Angel J. The mechanism of syringomyelia and its surgical correction. Clin Neurosurg, 1958, 6:131–140.

[11] Williams B. The distending force in the production of "communicating syringomyelia". Lancet, 1969, 2(7613):189–193.

[12] Oldfield EH, Muraszko K, Shawker TH, et al. Pathophysiology of syringomyelia associated with Chiari I malformation of the cerebellar tonsils. Implications for diagnosis and treatment. J Neurosurg, 1994, 80(1): 3–15.

[13] Armonda RA, Citrin CM, Foley KT, et al. Quantitative cine-mode magnetic resonance imaging of Chiari I malformations: an analysis of cerebrospinal fluid dynamics. Neurosurgery, 1994, 35(2):214–223, discussion 223–224.

[14] Paul KS, Lye RH, Strang FA, et al. Arnold-Chiari malformation. Review of 71 cases. J Neurosurg, 1983, 58(2): 183–187.

[15] Strahle J, Muraszko KM, Kapurch J, et al. Natural history of Chiari malformation Type I following decision for conservative treatment. J Neurosurg Pediatr, 2011, 8(2):214–221.

[16] Penfield W, Coburn DF. Arnold-Chiari malformation and its operative treatment. Arch Neurol Psychiatry, 1939, 42(5): 872–876.

[17] Adams RD, Schatzki R, Scoville WB. The Arnold Chiari malformation. N Engl J Med, 1941, 225(4): 125–131.

[18] Gustafson WA, Oldberg E. Neurologic significance of platybasia. Arch Neurol Psychiatry, 1939, 42(5):872–876.

[19] Milhorat TH, Chou MW, Trinidad EM, et al. Chiari I malformation redefined: clinical and radiographic findings for 364 symptomatic patients. Neurosurgery, 1999, 44(5): 1005–1017.

[20] Sakamoto H, Nishikawa M, Hakuba A, et al. Expansive suboccipital cranioplasty for the treatment of syringomyelia associated with Chiari

malformation. Acta Neurochir (Wien), 1999, 141(9):949–960, discussion 960–961.

[21] Yundt KD, Park TS, Tantuwaya VS, et al. Posterior fossa decompression without duraplasty in infants and young children for treatment of Chiari malformation and achondroplasia. Pediatr Neurosurg, 1996, 25(5):221–226.

[22] Batzdorf U. Chiari malformation and syringomyelia//Appuzzo MLJ, ed. Brain Surgery. Vol. 2. 1st ed. New York, NY: Churchill Livingstone, 1993:1985–2201.

[23] Hida K, Iwasaki Y, Koyanagi I, et al. Surgical indication and results of foramen magnum decompression versus syringosubarachnoid shunting for syringomyelia associated with Chiari I malformation. Neurosur-gery, 1995, 37(4):673–678, discussion 678–679.

[24] Fischer EG. Posterior fossa decompression for Chiari I deformity, including resection of the cerebellar tonsils. Childs Nerv Syst, 1995, 11(11): 625–629.

[25] Won DJ, Nambiar U, Muszynski CA, et al. Coagulation of herniated cerebellar tonsils for cerebrospinal fluid pathway restoration. Pediatr Neurosurg, 1997, 27(5):272–275.

[26] Depreitere B, Van Calenbergh F, van Loon J, et al. Posterior fossa decompression in syringomyelia associated with a Chiari malformation: a retros-pective analysis of 22 patients. Clin Neurol Neurosurg, 2000, 102(2):91–96.

[27] Williams B. A blast against grafts-on the closing and grafting of the posterior fossa dura. Br J Neurosurg, 1994, 8(3):275–278.

[28] Feldstein NA, Choudhri TF. Management of Chiari I malformations with holocord syringohydromyelia. Pediatr Neurosurg, 1999, 31(3):143–149.

[29] Weinberg JS, Freed DL, Sadock J, et al. Headache and Chiari I malformation in the pediatric population. Pediatr Neurosurg, 1998, 29(1):14–18.

[30] Alzate JC, Kothbauer KF, Jallo GI, et al. Treatment of Chiari I malformation in patients with and without syringomyelia: a consecutive series of 66 cases. Neurosurg Focus, 2001, 11(1): E3.

[31] Kothbauer KF, Deletis V, Epstein FJ. Motor-evoked potential monitoring for intramedullary spinal cord tumor surgery: correlation of clinical and neurophysiological data in a series of 100 consecutive procedures. Neurosurg Focus, 1998, 4(5):e1.

[32] Sala F, Squintani G, Tramontano V, et al. Intraoperative neurophysiological monitoring during surgery for Chiari malformations. Neurol Sci, 2011, 32 Suppl 3:S317–S319.

（秦广彪　译，李云林　李子玥　审）

第 28 章 脑膨出

Elizabeth J. Le Rafael U. Cardenas Mari L. Groves

28.1 概　述

脑膨出是指脑组织、柔脑膜和脑脊液通过颅骨和硬脑膜缺损处突出颅骨以外，也可以是上述成分以任意组合的形式突出颅骨以外[1]。脑膨出是罕见的神经系统发育性病变，原发性脑膨出在出生时就有，继发性脑膨出的病因包括创伤、手术、炎症或肿瘤[2]。

28.2 分　类

既往已有多种脑膨出的分类方案，但目前主要依据颅骨缺损的解剖位置进行划分（图 28.1）。脑膨出最初分为前组和后组。前组脑膨出可位于前顶（额骨和面部骨骼之间）或基底（从颅底向下突出），后组可位于枕部、枕颈交界处、颞部或顶部[3]。通过 CT 或 MRI 检查，

发现膨出的精确位置及其解剖内容物，可进一步进行亚型分类。

28.3 发病机制

脑膨出的潜在发病机制尚不明确。这些病变被认为是初级和次级神经胚形成过程中外胚层的不完全分离，导致神经系统的发育异常所致。在妊娠的第 3~4 周形成初级神经胚，通过胚胎折叠和中线融合而形成未来的大脑和大部分脊髓。神经管在头侧（头颅）神经孔的初始闭合期间出现异常，可导致无脑畸形而表现为神经组织暴露且结构紊乱的疾病。初级神经胚形成后，外胚层（未来的表皮）和神经上皮（未来的大脑和脊髓）开始分化。因为膨出组织中通常含有发育良好的、被正常皮肤包裹的神

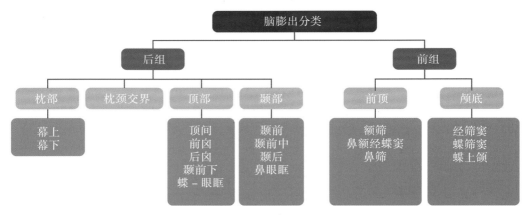

图 28.1　脑膨出分类

经和间充质组织，所以它们必须在初级神经胚形成之后才能发育[4]。神经组织的特征性突出是中胚层分化过程中形成的。形成脑膜和颅骨的中胚层通常在外胚层和神经上皮层之间迁移。然而，这些外胚层的瘢痕形成和随后出现的粘连可阻碍中胚层嵌入。在端脑的快速生长过程中，即使是一小部分间充质组织的缺乏或薄弱，也可能导致脑组织向颅外突出[5]（图 28.2）。

环境和遗传因素均会促进原发性脑膨出的发展。例如，后部脑膨出与母体低纤维蛋白水平、使用维生素 A 及接触砷酸钠等有关，而前部脑膨出与接触真菌、霉菌和杀虫剂有关[6-7]。其他外部因素包括华法林暴露和羊膜带综合征等。

28.3.1 华法林综合征

表现为出生时低体重、精神发育迟滞、脑积水、癫痫发作、鼻腔发育不全、骨骺点状钙化、肢体短缩和视神经萎缩。

28.3.2 羊膜带综合征

表现为纤维束缠绕胎儿、环状缩窄和断指（趾）、并指畸形、小头畸形、不规则或不对称的脑膨出、小眼畸形、口面裂畸形。

绝大多数先天性脑膨出患者是散发的，但也有少数是家族遗传的。脑膨出的分子病理学机制尚不清楚，但有可能是某些罕见的常染色体隐性遗传疾病的一个组成部分（表 28.1）[8-13]。

28.4 流行病学

先天性脑膨出患儿多会引起自发性流产，因此，脑膨出的总发病率尚不清楚。另外，在发展中国家有大量的脑膨出患者，但收集这些患者的流行病学数据比较困难。继发性脑膨出的真实发病率也不明确。原发性脑膨出的发病率因膨出类型、地理位置不同而不同。据报道，脑膨出在活产婴儿中的总发病率为

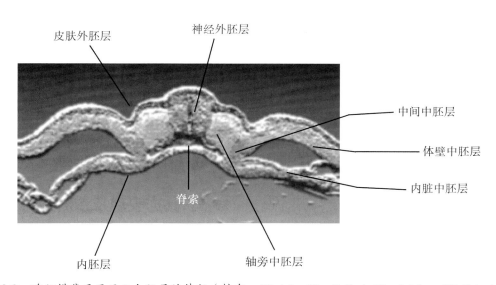

图 28.2 鸡胚横截面显示 3 个胚层的特征（摘自：Albright AL，Pollack IF，Adelson PD.Principles and Practice of Pediatric Neurosurgery.3rd ed.New York：Thieme，2015：Fig. 2.3.B. ）

表 28.1　与脑膨出相关的先天畸形综合征

综合征	描述	特征
Walker-Warburg 综合征	最严重的先天性肌营养不良症，影响肌肉、大脑和眼睛的发育由产生糖基化 α - 肌养蛋白聚糖的蛋白质的一个基因突变引起	肌张力减退、肌无力 / 萎缩、无脑回畸形、脑积水、小脑和脑干异常、小眼畸形、先天性青光眼、角膜混浊、白内障、视神经异常、视网膜发育不良、枕部脑膨出
Meckel 综合征	表现为多囊肾、脑膨出和多指，以及各种神经管、面部、心脏、骨骼和泌尿生殖系统异常；由至少 8 个基因中的 1 个及以上突变引起，这些基因产生与纤毛结构和功能有关的蛋白质	多囊肾、多指、枕脑膨出、肝纤维化、全前脑、小眼畸形、视网膜发育不良、口面部裂口、外生殖器异常、其他神经管缺损、心脏异常
Knobloch 综合征	以严重的视力问题和颅骨缺损为特征；由 COL18A1 基因突变引起，该突变产生形成胶原蛋白 X Ⅷ 的蛋白质	高度近视、玻璃体视网膜变性、视网膜脱离、黄斑变性、智力正常、枕部脑膨出
Roberts 综合征	以四肢和面部异常及智力障碍为特征；由 ESCO2 基因突变引起，该基因使蛋白质参与细胞分裂过程中的染色单体黏附	肢体发育不良、短肢畸形、手指异常 / 缺失、关节挛缩、口面部裂口、小颌畸形、耳部异常、眼距增宽、睑裂向下倾斜、钩形鼻、小头畸形、额叶脑膨出、心脏和肾脏及生殖器异常
Von Voss-Cherstvoy 综合征	可能是一组桡骨和血液学异常的综合征；发病机理未知	上肢的短肢畸形、多种脑部畸形、泌尿生殖系统异常、血小板减少、枕部脑膨出
额鼻发育异常	产前头部和面部异常发育形成同源盒蛋白的 ALX1 或 ALX3 基因突变（具有 ALX4 突变的常染色体显性遗传）	眼距过宽、阔鼻、没有鼻尖、口面部裂痕、额部脑膨出、尖发际线、胼胝体异常、智力障碍

（0.8~3.0）/10 000，占所有神经管闭合不全病例的 10% ~20%。在北美、欧洲和亚洲北部，枕部脑膨出占所有脑膨出的 85%，其发病率为（0.8~4.0）/10 000，而这些地区的前顶脑膨出发病率要低得多。相反，前顶脑膨出在东南亚、俄罗斯和中非地区则是最常见的类型，其发病率高达 1/5000，而枕部脑膨出的发生率较低。

颅底部脑膨出在西方国家非常罕见，仅占所有先天性脑膨出患儿的 5%[14-16]。

28.5　临床表现及诊断

产前通过常规的胎儿超声或 MRI 检查，即可确诊脑膨出，这些检查还可明确膨出部位和类型等详细特征情况。通过羊膜腔穿刺术可了解甲胎蛋白和乙酰胆碱酯酶水平，进而判断脑膨出部位的上皮分化程度。这些信息有助于了解预后、制定分娩计划及出生后的手术及治疗方案。脑膨出较小的患儿可经阴道分娩，膨出较大者可能需进行剖宫产手术[17-19]。

尽管脑膨出一般在出生时即有明显表现，但轻微脑膨出可能需经仔细检查才能发现，尤其在合并其他先天异常的情况下，MRI 可用来识别这些隐匿性病变。生后也可行 MRI 检查从而对脑膨出进行分类、了解神经组织突出的程度、预测囊内功能性脑组织的数量、评估是否存在脑积水及其程度，并确定颅颈部的其他畸形。磁共振血管造影 / 静脉造影（MRA/MRV）可用来评估囊内容物是否存在神经血管结构，了解脑膨出物与周围血管的关系。三维 CT 成像可获得更多信息，还有助于制定颅面重建方案[20-21]。

28.6 手术治疗

虽然脑膨出的部位和预后差异很大，但治疗应遵循以下基本原则：

- 切除肿块。
- 保留有功能的神经血管组织。
- 仔细缝合脑膜和发育不良的皮肤，预防脑脊液漏。
- 矫正畸形。

随着神经外科技术、颅脑成像技术、手术设备和微创方法的不断进步，脑膨出修复手术变得更安全、简单[2,22-23]。

28.7 颅后部脑膨出

28.7.1 临床表现

颅后部脑膨出的部位包括枕部、枕颈部、顶部、颞部，部位不同，其临床表现也不同。

枕部脑膨出

枕部脑膨出常发生于人字缝和枕骨大孔之间的中线区域，根据脑膨出与窦汇的关系，可分为窦汇上和窦汇下两种。枕部脑膨出的皮肤基本是完整的，但外观、大小和内容物各不相同，有仅含脑脊液和非功能性胶质组织的囊袋样膨出，也有巨大的囊袋疝出，囊内可能包含脑干、小脑，甚至整个枕部的功能性脑皮层。此外，剩余的颅内容物容易向后移动，导致部分额叶移位到颅中窝，颞叶后部移位到颅后窝。脑膨出的内容物后移也会导致窦汇、横窦和小脑幕的移位及脑干的扭曲变形（图 28.3）。

枕部脑膨出的临床表现取决于膨出物的大小和内容物。只有少量脑组织膨出时，患者的呼吸功能、神经功能均正常；若膨出物含有大量脑组织，则可导致脑神经功能障碍、吸吮和喂养困难、痉挛、失明和发育迟缓等。

15% ~20% 的枕部脑膨出患者可能合并其他中枢神经系统畸形或神经管缺陷，如皮质发育不良、丘脑融合、胼胝体发育不全或发育不良、下髓帆和小脑蚓部发育不全、后颅窝囊肿、后颅窝缩小和脊髓空洞及小脑异常，如小脑缺失、退化或倒置（小脑半球向前移位至脑干的前外侧附近）。此外，16% ~65% 的脑膨出患者合并脑积水，是否存在脑积水会显著影响患者的预后和转归（图 28.4）。枕部脑膨出致使额叶、颞叶和枕叶后移，可造成颅骨畸形，如小头畸形、小眼畸形、面裂、颅底畸形和前额倾斜等，枕部脑膨出也常伴有其他脏器异常，如心脏、肾脏、四肢和生殖器系统畸形等，提示全身发育性功能障碍。

枕颈交界处脑膨出

枕颈交界处脑膨出表现为颅骨及颈椎的同时缺损。与其他类型的脑膨出相同，其临床表现也取决于脑膨出的大小和内容物。此类患者尽管常出现脑积水，但局灶性的神经系统症状并不突出。

50%的患儿可伴有先天性异常，与枕部脑膨出相似[24]。

顶部脑膨出

顶部脑膨出位于人字缝和前囟之间，膨出形态各异，有较大的膨出，也有仅由硬脑膜、纤维组织和发育不良脑组织（闭锁性顶部脑膨出）组成的头皮下小病变，这些病变被认为是退化的真性脑膨出[25]。顶部脑膨出常伴有各种畸形，包括 Chiari Ⅱ 型畸形、间脑囊肿、小脑蚓部发育不全、脑中线的穿通畸形、胼

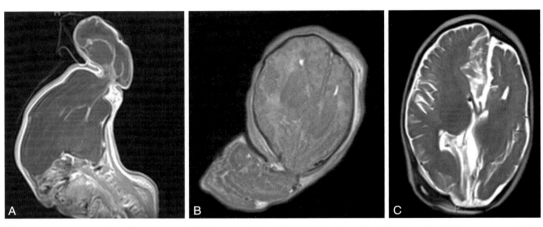

图 28.3　A.MRI 增强矢状位 T1 序列显示巨大的枕部脑膨出，其内明显可见血管。B.MRI 轴位 T2 FLAIR（液体衰减反转恢复）序列显示膨出囊内包含的脑组织。C. MRI 轴位 T2 HASTE 序列显示完整切除病变后重建的颅骨缺损

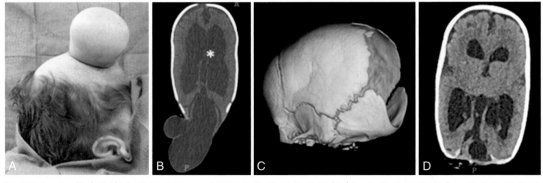

图 28.4　A. 术前脑膨出的侧面观。B.CT 平扫轴位像显示枕部有一大的脑膜脑膨出，注意明显扩张的脑室（＊）。C.3D CT 重建后显示后颅骨巨大缺损。D.CT 平扫轴位像显示缺损已被完全重建，置入分流管后脑室明显减小（分流导管未显示）

胼体发育不全、前脑无脑裂畸形、侧脑室间融合和 Dandy-Walker 囊肿等。与枕部脑膨出相比，顶部脑膨出的预后极差。其功能预后不良，主要原因是其伴发的脑畸形往往比其他类型脑膨出所伴发的畸形更常见、更严重。

颞部脑膨出

颞部脑膨出起源于翼点或星点，在婴儿早期较明显，这些病变可能是颞叶癫痫发作的隐匿性原因[26]。其临床表现与膨出的具体部位有关。

颞前部膨出源于蝶骨嵴发育异常，使得脑组织突入后眼眶区，引起单侧搏动性突眼。

颞前内侧部膨出发生于颅中窝和蝶窦前壁，一般为偶然发现或出现脑脊液鼻漏时才被发现（图 28.5）。

颞后部膨出的内容物突入鼓室盖，延伸到鼓室或鼓室上隐窝，可出现脑脊液鼻漏、耳漏或滞留在中耳内，导致听力下降或脑膜炎。

颞前下部膨出内容物通过颞下窝的前底部突出，且常常表现为简单或复杂的部分性癫痫发作。

28.7.2 外科治疗

应根据膨出物表面覆盖的皮肤是否完整、是否有其他系统畸形和总体预后来决定手术时机。若病变表面皮肤完好，可择期手术。同时，应请儿科医生和遗传学家全面评估患儿，并对头颅和颈椎进行 MRI 和容积 CT 检查，以便制定手术计划。

脑膨出修复手术治疗的结果，尤其依赖于手术团队对此类疾病的治疗能力及患儿的全身情况。该疾病极为少见，尤其是北美地区，神经外科或整形外科医生在其职业生涯中可能仅会遇到几例。大多数医生会将这些患者转到专业治疗脑膨出的颅面中心。同样，作为手术团队不可或缺的成员，有经验的儿科神经麻醉医生会尽力维持患儿的正常体温和充足的血容量，以降低手术的致残率和死亡率。

进行枕部和枕颈交界处的脑膨出手术时，需嘱患者俯卧在有衬垫的马蹄形头枕和两个有衬垫的胸卷上（手术体位垫），以缓冲面部和身体着力点的压力，包括前额、上颌隆起、胸部、髂嵴和膝

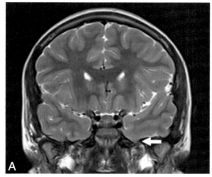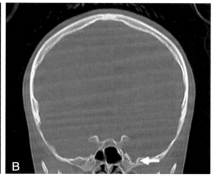

图 28.5 A. 术前 MRI 冠状位 T2 序列显示蝶骨大翼中的局灶性骨缺损伴颞叶皮质突出和脑脊液流出。B.CT 冠状位平扫也可见到骨缺损

盖。要特别注意保护眼睛，防止受压。对枕颈部脑膨出患者，可根据手术需求适当屈曲颈部以充分暴露膨出的病变，此外，应将脑膨出囊固定，以防膨出物意外移动和囊内容物扭转。然后消毒枕部和上颈部区域，铺无菌巾。沿病变周围做一个水平或垂直状的（颈部或低位枕部的脑膨出）椭圆形皮肤切口。使用单极时参数要低，逐层分离表面皮肤、异常上皮直至颅骨骨膜。在帽状腱膜处要彻底止血，以防血供丰富的头皮大量失血。从正常皮肤和颅骨开始分离，一直到膨出物的茎部和颅骨缺损处。对颈部膨出者，应切除少许椎板以暴露正常颈椎的下端和缺损部位，然后辨别硬脑膜和骨缺损区域，此时可通过引流脑脊液来减轻膨出囊压力，以便探查膨出囊的内容物。保留正常的神经血管结构，切除胶质组织和异常神经组织并留取样本进行培养。情况允许时，可一期缝合硬脑膜或进行硬脑膜修补以防止脑脊液漏（修补时可选用颅骨膜或胶原硬脑膜替代物）。颅骨缺损通常较小，无须修补；对于一些较大的颅骨缺损，则可延迟修补，待颅骨发育充分后再行皮片移植修补术；若缺损面积很大且需早期修复，可从肋骨或正常颅骨区域获取自体移植物进行修补，也可用其他修补材料，如甲基丙烯酸甲酯、羟基磷灰石骨水泥和脱钙骨基质等[27~29]。若膨出囊中含有大量有功能的神经组织和血管结构，可行颅骨扩张成形术以保护脑组织。在能够于缺损处再生新骨的婴儿中，可行向外扩张的栅状截骨手术，并将皮肤切口

延长到邻近顶骨区域，选取符合缺损形状的全层供体颅骨。供体部位有成骨功能的硬脑膜，可在 2~6 个月内骨化并产生新骨[30]。另外，有报道阐述了多种方案以扩大颅腔，用于容纳膨出的神经组织，其中一种方法是用钽网来扩大颅骨并将突出的脑组织回纳到颅腔内，每日对钽网进行压缩，将膨出的脑组织缓慢地压入颅腔内，此过程需要 3~4 个月的时间[31]；另一种方法是脑室减容术，首先用硬脑膜补片移植物闭合脑膨出的缺损，使脑室内压力升高达到脑积水的状态，随后进行脑室 - 腹腔分流手术，使膨出的神经组织回移到扩大的颅腔内[32]。在修复颅骨缺损或缝闭硬脑膜后，若推迟颅骨成形手术，则要切除多余的皮肤以便对位良好、无张力地缝合皮肤。

顶部脑膨出的修复手术类似于枕部。颞部脑膨出患者的缺损部位和大小决定了采用的手术方法。对颅中窝的脑膨出，可采用经乳突入路、中颅窝入路及两种入路相结合的方法进行缺损修复手术。经颅中窝入路修复较大的脑膨出，能更有效地接近膨出物，而影响听骨链的膨出病灶可能更适合联合入路手术[33]。颞前部脑膨出可通过标准翼点开颅进行修复手术，而颞后部的脑膨出则可通过颞下开颅来解决[3]。无论采用何种术式，手术治疗膨出囊、修补缺损的原则是一样的。

颅后部脑膨出术后容易出现脑脊液漏，为避免该情况的发生，需密切监测是否合并脑积水，并经常检查伤口，防止脑脊液漏或假性脑膜膨出，此外，需

每天测量头围及规律复查头颅超声以监测脑室大小。若脑积水引起明显的临床症状，应行脑室–腹腔分流手术，以防出现脑脊液漏和伤口受压坏死。

28.7.3 预后

约 40% 的脑膨出患儿神经结构和功能可恢复正常，而 60% 的患儿遗留精神和身体方面的严重损害。颅后部脑膨出的患儿较前部膨出者预后更差，仅有不到 1/2 的患儿能独立生活并在社会中生存下来。影响神经系统预后的相关独立因素有脑积水、其他脑部疾病、癫痫发作及膨出囊内是否有功能性脑组织[34]。事实上，最近在一些手术病例中发现，膨出部位并不是预测预后的重要指标，脑积水和相关的颅内疾病才是造成发育迟缓的重要因素[35]。与颅前部脑膨出相比，枕部脑膨出患者更容易出现脑积水和癫痫发作，因此，该类患儿似乎在身体状况、情感、认知和整体预后方面表现更差。治疗脑积水和癫痫发作可改善这些患者的长期预后[36]。

28.8 前部脑膨出

前部脑膨出可发生在前顶部或颅底部。

28.8.1 前顶部脑膨出

前顶部脑膨出可发生于盲孔、筛板前方区域，常表现为前额或鼻部肿物（图 28.6）。根据骨缺损的位置及脑膨出的趋向可进一步分类如下：

● 额筛部（额骨间）脑膨出：相对少见。膨出物位于鼻和前囟之间的中线

前额部位，同时还可出现前额部的皮下巨大脂肪瘤及胼胝体脂肪瘤。

● 鼻额部脑膨出：鼻额骨交界处中线骨缺损，膨出物自此突出。当膨出物很小时，仅在鼻根处形成一个小突起；而当膨出物很大时，则会导致鼻骨向下移位、鼻中隔向一侧移位，若进一步发展，膨出物可向鼻腔生长并堵塞鼻腔。

● 鼻筛部脑膨出：膨出物位于盲孔水平，自鼻骨和鼻软骨之间向前下方突出生长。

● 鼻眼眶部脑膨出：膨出物自前额筛窦连接处向侧下方生长，一直到上颌骨额突中 1/3 水平的鼻根和眼眶处。此处脑膨出可导致眼球移位、内眦间距增宽、鼻泪管功能障碍而出现溢泪和泪囊炎。眼部畸形的程度不一，轻则眼球运动减少，重则无眼畸形。

由于分类亚型的不同，一些前顶部脑膨出患者在出生时即可表现为明显的颅面畸形（肉眼可见的肿物），但有些直到儿童期或成年期才被发现。鼻筛窦部脑膨出可能是隐匿性的，但其他的前顶部脑膨出在出生时均有面部肿胀等表现，并随着哭泣或 Valsalva 动作而增大。此外，前顶部脑膨出常伴有鼻根增宽（内侧眼眶壁移位、内眦间距增宽所致）、瞳孔间距的增大（眼睑下垂）、唇腭裂、颅缝早闭、眼眶错位、单侧小眼球或眼球内陷及溢泪。

前顶部脑膨出应与其他可能来源于鼻眶或鼻前额区的肿物相鉴别，如伴或不伴有皮毛窦的皮样囊肿或畸胎瘤。脑膨出往往是偏心的、搏动的，并且随

着哭泣而增大，而其他肿物常发生在中线部位、没有搏动且不受哭泣的影响。同样地，学龄前期或成年期的鼻筛部脑膨出可能要与鼻息肉相鉴别。鼻筛部脑膨出更常见于儿童，多位于中线部位、中鼻甲内侧，且牢固地附着在鼻中隔的内侧表面，可导致鼻梁增宽，并表现为Furstenberg征阳性，膨出物有搏动、压迫颈静脉会使其增大；而鼻息肉罕见于儿童，它来源于鼻甲而不是中线部位的带蒂肿块，鼻息肉不会引起鼻梁增宽，且Furstenberg征为阴性[3,37-38]。

28.8.2 基底部脑膨出

基底部脑膨出表现为有黏膜覆盖的肿物，自前颅窝底后部的筛板和蝶窦区域向外突出。膨出物可蔓延到筛窦和鼻腔或通过蝶筛交界处或蝶窦进入鼻咽部。由于该部位靠近鞍上池，故膨出物可能含有重要的神经结构，如下丘脑、脑垂体及漏斗柄、视交叉和Willis血管环的前环血管等。另外，该部位的脑膨出可能是隐匿性的，在检查其他神经系统疾病时才会被发现。根据脑膨出囊的突出部位，基底部脑膨出可进一步分类：

● 经筛骨的脑膨出：膨出物自筛板内

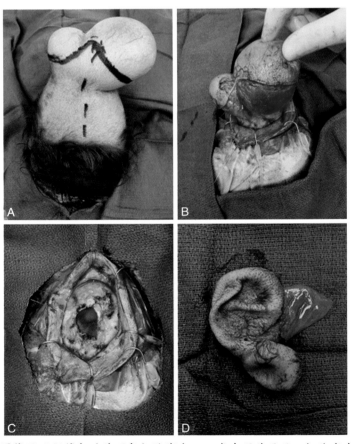

图 28.6　A.术前图像显示额筛部（前顶部）脑膨出。B.术中照片显示，切除突出的神经胶质组织后用硬脑膜移植物修复缺损的硬脑膜。C.脑膨出切除术后（术中观察）。D.切除的脑膨出囊

缺损处突出,通过筛窦延伸到鼻腔前部。

• 经蝶窦的脑膨出:该部位膨出延伸到上颌窦或蝶窦。

• 蝶筛部脑膨出:位于筛板和蝶骨连接处的后部,延伸到后鼻腔。

• 蝶上颌部脑膨出:蔓延到上颌窦。

• 蝶眼眶部脑膨出:通过眶上裂进入眼眶,引起眼球突出,还会导致进行性视力丧失、小眼球、眼缺失、眼积水、无眼畸形和小角膜等。其他肿块,如畸胎瘤,也可出现在该区域,但脑膨出可引起鼻塞、脑脊液鼻漏和反复发作的脑膜炎,前者则不会。

后部脑膨出常会伴有全身的多发畸形,而前部脑膨出的相关畸形往往局限于颅骨所在区域[2,39]。

28.8.3　外科治疗

与后部脑膨出相似,前部脑膨出通常有皮肤覆盖,在没有脑脊液漏或气道阻塞的情况下,可择期治疗。同样,应请儿科医生和遗传学家进行全面评估,并进行头颅 MRI 和容积 CT 检查,以帮助制定手术方案。

前部脑膨出的修复手术,其神经功能状况和美容效果尤其依赖于外科团队的治疗水平及患儿的全身情况。治疗前部脑膨出需考虑到外观和鼻眶等因素,如矫正内眦间距、维持眼轴水平、矫正眶间距、保留鼻泪管和畸形鼻腔重建,许多医生会建议将该类患者转诊到具有治疗复杂颅面畸形的专业机构。手术常常需要团队协作,神经外科医生负责切除脑膨出和封闭硬脑膜,整形外科医生则负责颅骨和颅面部缺损的修复、眼部

和鼻部的重建及皮肤缝合。

前部脑膨出会因脑搏动而不断增大,引起颅面畸形,为防止该情况进行性加重,应在婴儿早期进行修复手术。手术可一次性完成或分期完成,多选择一次性手术。类似于婴儿早期的单缝颅缝早闭的矫正手术,早期一次性手术的效果依赖于随后的神经功能和颅面发育,其发育形成的颅骨才会有最佳的美学效果。在婴儿后期和儿童期进行的分期手术,可避免早期手术可能造成的大量失血、干扰面部发育及早期重建后的内眦间距增宽复发等问题。

已有文献描述了前部脑膨出的颅内入路和颅外入路术式。颅内入路能暴露缺损的硬脑膜及其内容物,便于术者在鼻腔内对硬脑膜进行无菌严密缝合,因此较为安全。它可以是大范围的双额开颅手术,也可以是小范围的经鼻开颅手术,一般来说,侵入性较小的手术更受青睐。然而,随着手术器械和手术技术的改进,微创内窥镜的可行性、安全性和普及性也在不断提高。与颅后部脑膨出一样,前部脑膨出手术的主要目标也是矫正畸形、预防脑脊液漏、保留功能性的神经血管组织。

28.8.4　前顶部、基底部脑膨出——颅内入路

若缺损较大或脑膨出位置相对偏后,且预计需进行较为复杂的硬脑膜修复手术,可在确认体位之前,先行腰大池外引流以降低颅内压、减少对发育中大脑的压迫。手术时患者取仰卧位,头部放在带有衬垫的马蹄形头枕上,以便充分

缓冲身体的压力。固定脑膨出囊，防止意外移动导致囊内容物的扭转。手术区消毒、铺无菌巾。取双侧冠状切口，注意止血，保留大面积的、血供丰富的前颅骨膜瓣并将其向前翻转，然后切开前颅窝底部上方的额骨。对于筛骨或蝶骨平台的脑膨出，此入路可充分暴露上述结构。对于生长至眼眶或颞下窝的膨出物，可能需切开翼点处的颅骨，便于横向扩大切口，或切开颞下颅骨便于切口向颞侧延伸。对一些前顶部脑膨出的患者，在适当情况下要切除眉间和鼻骨顶端区域的一小块矩形骨，便于开颅探查膨出囊内容物，然后松解膨出部位的硬脑膜和基底部。若无需保留内容物，即可在囊颈部结扎并小心切除膨出物内的神经胶质组织和非功能性组织。实施经鼻开颅手术时，首先要切除平行于筛板的非功能性组织，随后切除位于眼眶、上颌骨和鼻腔的膨出物。基底部脑膨出内常常含有一些重要结构，如下丘脑、大脑前动脉、视神经和视交叉等，其体积很难缩小，因此，应尽量将重要结构复位到颅腔内。若有可能，需原位缝合硬脑膜，必要时可使用带血管蒂的颅骨膜瓣或胶原硬脑膜替代物，确保硬脑膜缝合严密。带血管蒂的颅骨膜瓣也可用来消除无效腔，将空腔与颅腔隔开。对畸形的颅底、鼻、面部和眼眶等结构要进行重建，婴儿可用自体颅骨移植，大龄患儿则可使用分层劈开的移植皮片[3,40]。

治疗脑膨出后，即需改善面部畸形。此时要评估和保存鼻泪管，如果鼻泪管出现阻塞，应插管或行泪囊鼻腔造瘘术，防止出现泪囊炎。眼眶内侧固定可矫正眼眶外观的畸形，使眼轴平行于水平轴，眼眶转位可减小眶间距。修整额骨和鼻骨轮廓以形成正常的鼻额角。修复颅面结构后，对位冠状切口的皮缘，无张力下皮内美容缝合[23]。

28.8.5　内窥镜修补——颅外入路
颅内入路现已成为治疗前部脑膨出的首选方法，尤其是各种类型的基底部脑膨出：该部位的内窥镜手术不能完全切除此处的膨出物，且有出现脑脊液漏的可能。传统开颅手术有视野好、操作简单的优点，但可能会造成外观异常、破坏儿童的骨生长中心、增加致残率。随着手术技术和器械的发展，内窥镜的安全性、有效性和多功能性均得到了显著改善。最近的系列研究表明，与颅内入路手术相比，内窥镜手术治疗脑膨出的成功率达88%~100%，并发症发生率为12%~23%，修补失败率为15%[41-43]。目前普遍认为微创手术可有效治疗前顶部和基底部的脑膨出，且不会造成明显的颅面畸形，同时避免了大范围的冠状位手术切口和颅骨切开[44]。内窥镜技术使用受限的因素包括解剖部位（额叶外侧区）、慢性鼻窦炎、内窥镜鼻窦手术史及缺乏用于修复的鼻腔组织[41]。

内窥镜手术的术前准备包括：详细的术前影像学资料、无框架立体定位系统和完整的内窥镜设备（光学仪器、冲洗仪器、烧灼电刀和其他仪器）。根据脑膨出的位置，通常选择鼻内入路进入前颅底，可通过1个路径或4个路径（经鼻、经蝶窦、经筛窦和经上颌窦）之间的相互组合。内窥镜进入后，首先要缩小膨出囊的体积到颅底缺损处水平，才能看清楚缺损的轮廓。注意环行剥离缺损部位的颅底黏膜，黏膜移植物也应与颅底齐平，颅底原位黏膜和移植物之间亦不应重叠，任何重叠都可导致黏液囊肿。此时可使用叠层技术、复层技术或二者的组合技术来处理移植物，如鼻中隔黏膜、颞筋膜、硬膜修补材料（Dura Gen）、尸体筋膜、游离黏膜移植物或带蒂黏膜瓣等。然后在两个鼻孔中放置鼻腔填塞物以减少术后出血并加固切口，通常可在术后 24h 内取出。手术后是否使用抗生素尚有争议，有些学者提倡术后鼻腔填塞 24h 或术后 72h 要使用抗生素 [45]。手术前腰大池置管引流也并非常规操作，多组系列研究表明，该技术对致残率或术后脑脊液漏无明显影响，其使用率也在逐渐降低 [41,45]。

无论采用何种术式，都应警惕脑脊液漏的发生。应经常检查伤口以便于及时发现脑脊液漏或假性脑膜膨出，每日测量头围并使用超声监测脑室大小。如果脑积水引起了明显的临床症状，应行脑室 - 腹腔分流手术，以防脑脊液漏和伤口受压。手术后可能并发泪囊炎、伤口感染、脑脊液漏、视觉异常和嗅觉缺失等。

28.8.6 预 后

前部脑膨出患者的预后远远好于后部脑膨出患者，这可能是因为前顶部和基底部脑膨出的患儿较少出现脑积水和癫痫等并发症。此外，患儿若存在相关的颅骨、神经解剖和其他系统的异常，

其功能和神经系统预后都趋于恶化，但认知功能与膨出囊内脑组织的类型和数量成反比。前部脑膨出的患者，除非有重要结构的基底部脑膨出，其预后往往极好。大多数鼻额部脑膨出患者在先天畸形得到修复后，其智力可恢复到正常或接近正常的水平 [34-35]。

28.9 手术要点

- 要确保充分的术前评估——应在手术前纠正其他系统的异常，以减少术后的并发症和死亡率。
- 要确保充分地暴露术野——对前部脑膨出的手术，开颅位置要尽量低，以便充分剥离并完全切除膨出囊。
- 要确保完全切除——在前部脑膨出手术中，膨出物暴露不充分、切除不完全，可能导致术后面部肿物残留。
- 要监测脑积水——未及时发现脑积水，可能会引起术后脑脊液漏、伤口裂开和感染。

28.10 常见的临床问题

（1）脑膨出患者的预后如何？
（2）前部脑膨出修复术的潜在并发症有哪些？

28.11 常见临床问题解答

（1）约 40% 的脑膨出患者的神经结构和功能可恢复正常，而 60% 的患者会有精神和生理方面的严重损害。前部脑膨出的患儿预后远远好于后部脑膨出的患儿，这可能是因为前顶部和基底部脑膨出的患儿较少出现脑积水和癫痫等

并发症。此外，脑膨出患儿若存在相关的颅骨、神经解剖和其他系统的异常，其功能和神经系统预后都趋于恶化，但认知功能则与膨出囊内脑组织的类型和数量成反比。

（2）潜在的并发症包括泪囊炎、伤口感染、脑脊液漏、视觉异常和嗅觉缺失。

参考文献

[1] Woodworth BA, Schlosser RJ, Faust RA, et al. Evolutions in the management of congenital intra-nasal skull base defects. Arch Otolaryngol Head Neck Surg, 2004, 130(11): 1283–1288.

[2] Youmans JR, Winn HR. Youmans Neurological Surgery. 6th ed. Philadelphia, PA: Saunders/Elsevier, 2011.

[3] Albright AL, Pollack IF, Adelson PD. Principles and Practice of Pediatric Neurosurgery. New York, NY: Thieme, 2008.

[4] Copp AJ. Neurulation in the cranial region—normal and abnormal. J Anat, 2005, 207(5):623–635.

[5] Gluckman TJ, George TM, McLone DG. Postneurulation rapid brain growth represents a critical time for encephalocele formation: a chick model. Pediatr Neurosurg, 1996, 25(3): 130–136.

[6] Makelarski JA, Romitti PA, Rocheleau CM, et al. National Birth Defects Prevention Study. Maternal periconceptional occupational pesticide exposure and neural tube defects. Birth Defects Res A Clin Mol Teratol, 2014, 100(11):877–886.

[7] Gaffeld W, Keeler RF. Induction of terata in hamsters by solanidane alkaloids derived from Solanum tuberosum. Chem Res Toxicol, 1996, 9(2):426–433.

[8] Salonen R, Paavola P. Meckel syndrome. J Med Genet, 1998, 35(6):497–501.

[9] Seaver LH, Joffe L, Spark RP, et al. Congenital scalp defects and vitreoretinal degeneration: redefining the Knobloch syndrome. Am J Med Genet, 1993, 46(2):203–208.

[10] Vajsar J, Schachter H. Walker-Warburg syndrome. Orphanet J Rare Dis, 2006, 1:29.

[11] Dorsett D. Roles of the sister chromatid cohesion apparatus in gene expression, development, and human syndromes. Chromosoma, 2007, 116(1):1–13.

[12] Lubinsky MS, Kahler SG, Speer IE, et al. von Voss-Cherstvoy syndrome: a variable perinatally lethal syndrome of multiple congenital anomalies. Am J Med Genet, 1994, 52(3):272–278.

[13] Allam KA, Wan DC, Kawamoto HK, et al. The spectrum of median craniofacial dysplasia. Plast Reconstr Surg, 2011, 127(2):812–821.

[14] Suwanwela C. Geographical distribution of fronto-ethmoidal encephalomeningocele. Br J Prev Soc Med, 1972, 26(3):193–198.

[15] Bhandari S, Sayami JT, K C RR, et al. Prevalence of congenital defects including selected neural tube defects in Nepal: results from a health survey. BMC Pediatr, 2015, 15: 133.

[16] Sargiotto C, Bidondo MP, Liascovich R, et al. Descriptive study on neural tube defects in Argentina. Birth Defects Res A Clin Mol Teratol, 2015, 103(6):509–516.

[17] Miller E, Ben-Sira L, Constantini S, et al. Impact of prenatal magnetic resonance imaging on post-natal neurosurgical treatment. J Neurosurg, 2006, 105(3) Suppl: 203–209.

[18] Kasprian GJ, Paldino MJ, Mehollin-Ray AR, et al. Prenatal imaging of occipital encephaloceles. Fetal Diagn Ther, 2015, 37(3):241–248.

[19] Ahmed A, Noureldin R, Gendy M, et al. Antenatal sonographic appearance of a large orbital encephalocele: a case report and differential diagnosis of orbital cystic mass. J Clin Ultrasound, 2013, 41(5):327–331.

[20] Tirumandas M, Sharma A, Gbenimacho I, et al. Nasal encephaloceles: a review of etiology, pathophysiology, clinical presentations, diagnosis, treatment, and complications. Childs Nerv Syst, 2013, 29(5):739–744.

[21] Mahapatra AK. Giant encephalocele: a study of 14 patients. Pediatr Neurosurg, 2011, 47(6):406–411.

[22] Holm C, Thu M, Hans A, et al. Extracranial correction of frontoethmoidal meningoencepha-loceles: feasibility and outcome in 52 consecutive cases. Plast Reconstr Surg, 2008, 121(6):386e–395e.

[23] Alexiou GA, Sfakianos G, Prodromou N. Diagnosis and management of cephaloceles. J Craniofac Surg, 2010, 21(5): 1581–1582.

[24] Kotil K, Kilinc B, Bilge T. Diagnosis and management of large occipitocervical cephaloceles: a 10-year experience. Pediatr Neurosurg, 2008, 44(3): 193–198.

[25] Wong SL, Law HL, Tan S. Atretic cephalocele—an uncommon cause of cystic scalp mass. Malays J Med Sci, 2010, 17(3):61–63.

[26] Morone PJ, Sweeney AD, Carlson ML, et al. Temporal lobe encephaloceles: a potentially

curable cause of seizures. Otol Neurotol, 2015, 36(8):1439–1442.

[27] Blum KS, Schneider SJ, Rosenthal AD. Methyl methacrylate cranioplasty in children: long-term results. Pediatr Neurosurg, 1997, 26(1):33–35.

[28] Steinbok P. Repair of a congenital cranial defect in a newborn with autologous calvarial bone. Childs Nerv Syst, 2000, 16 (4):247–249, discussion 250.

[29] Moss SD, Joganic E, Manwaring KH, et al. Transplanted demineralized bone graft in cranial reconstructive surgery. Pediatr Neurosurg, 1995, 23(4):199–204, discussion 204–205.

[30] Mohanty A, Biswas A, Reddy M, et al. Expansile cranioplasty for massive occipital encephalocele. Childs Nerv Syst, 2006, 22(9): 1170–1176.

[31] Gallo AE, Jr. Repair of giant occipital encephaloceles with microcephaly secondary to massive brain herniation. Childs Nerv Syst, 1992, 8(4): 229–230.

[32] Oi S, Saito M, Tamaki N, et al. Ventricular volume reduction technique—a new surgical concept for the intracranial transposition of encephalocele. Neurosurgery, 1994, 34(3):443–447, discussion 448.

[33] Gonen L, Handzel O, Shimony N, et al. Surgical management of spontaneous cerebrospinal fluid leakage through temporal bone defects—case series and review of the literature. Neurosurg Rev, 2016, 39(1):141–150, discussion 150.

[34] Kiymaz N, Yilmaz N, Demir I, et al. Prognostic factors in patients with occipital encephalocele. Pediatr Neurosurg, 2010, 46(1):6–11.

[35] Lo BW, Kulkarni AV, Rutka JT, et al. Clinical predictors of developmental outcome in patients with cephaloceles. J Neurosurg Pediatr, 2008, 2(4):254–257.

[36] Bui CJ, Tubbs RS, Shannon CN, et al. Institutional experience with cranial vault encephaloceles. J Neurosurg, 2007, 107(1) Suppl:22–25.

[37] Adil E, Robson C, Perez-Atayde A, et al. Congenital nasal neuroglial heterotopia and encepha-loceles: An update on current evaluation and management. Laryngoscope, 2016, 126(9): 2161–2167.

[38] Davis CH, Jr, Alexander E, Jr. Congenital nasofrontal encephalomeningoceles and teratomas; review of seven cases. J Neurosurg, 1959, 16(4):365–377.

[39] David DJ, Sheffeld L, Simpson D, et al. Fronto-ethmoidal meningoencephaloceles: morphology and treatment. Br J Plast Surg, 1984, 37(3):271–284.

[40] Roux FE, Lauwers F, Oucheng N, et al. Treatment of frontoethmoidal meningoencephalocele in Cambodia: a low-cost procedure for developing countries. J Neurosurg, 2007, 107(1) Suppl:11–21.

[41] Rawal RB, Sreenath SB, Ebert CS, Jr, et al. Endoscopic sinonasal meningoencephalocele repair: a 13-year experience with stratification by defect and reconstruction type. Otolaryngol Head Neck Surg, 2015, 152(2):361–368.

[42] Castelnuovo P, Bignami M, Pistochini A, et al. Endoscopic endonasal management of encephaloceles in children: an eight-year experience. Int J Pediatr Otorhi-nolaryngol, 2009, 73(8):1132–1136.

[43] Tabaee A, Anand VK, Cappabianca P, et al. Endoscopic management of spontaneous meningoencephalocele of the lateral sphenoid sinus. J Neurosurg, 2010, 112(5):1070–1077.

[44] Nyquist GG, Anand VK, Mehra S, et al. Endoscopic endonasal repair of anterior skull base nontraumatic cerebrospinal fluid leaks, meningoceles, and encephaloceles. J Neurosurg, 2010, 113(5):961–966.

[45] Bedrosian JC, Anand VK, Schwartz TH. The endoscopic endonasal approach to repair of iatrogenic and noniatrogenic cerebrospinal fluid leaks and encephaloceles of the anterior cranial fossa.World Neurosurg, 2014, 82(6) Suppl:S86–S94.

（钟家斐　译，顾硕　审）

第 29 章

先天性蛛网膜囊肿

Gianpiero Tamburrini

29.1 概 述

先天性蛛网膜囊肿（AC）也称柔脑膜囊肿，不包括创伤、感染等继发的蛛网膜囊肿（内衬有异常或炎性的蛛网膜）和室管膜囊肿（内衬有胶质组织和上皮细胞）。真正的蛛网膜囊肿常位于幕上区域，外侧裂是最常见的、具有代表性的好发部位[1-2]。蛛网膜囊肿的外科手术适应证及手术方式的选择，目前仍存在争议。内镜在该领域发挥了越来越重要的作用[3-5]。

29.2 发病机制

真正的 AC 是一种发育性疾病，它源于蛛网膜的分裂或增生（其实 AC 是蛛网膜内囊肿），其病因未明，争论已久。

最为大家所接受的理论是：在母体孕 15 周左右，蛛网膜开始出现细微改变，此时分泌出的脑脊液（CSF）逐渐取代了内、外蛛网膜（内脑膜）之间的细胞外基质[1]。支持上述畸形假设的依据有：AC 常位于正常的蛛网膜池部位、偶尔发生于兄弟姐妹之间、伴随有静脉结构的异常（如外侧裂静脉缺失）、伴有其他的先天性畸形（如胼胝体发育不全和马方综合征）等。

针对脑室内 AC 的发病机制，一些

具体问题值得关注。有些学者认为它们是一种"内部"的脑膜膨出；另一部分学者则认为它们来自蛛网膜层，当蛛网膜内陷穿过脉络膜裂隙时，与血管内皮细胞一起形成囊肿[1,6]。

29.3 流行病学

据报道，先天性 AC 约占非创伤性颅内占位性病变的 1%。该数据相对较早，来源于计算机断层扫描（CT）和磁共振成像（MRI）出现之前的临床数据（占位性病变的 0.7%~2%）和尸检（偶然发现占比 0.1%~0.5%）[7]。相对于近期的 MR 研究所见，健康人群中该病比例接近 1.5%~2.0%，高于之前的比例[8]。颅内 AC 基本是散发、单发，男性发病率是女性的 2~3 倍，左侧大脑半球的发病率是右侧半球的 3~4 倍，但是，偶有健康或神经受损患儿出现双侧半球对称囊肿的报道。对存在神经受损，尤其是双颞囊肿的患儿，在鉴别诊断时需考虑到因围生期缺氧或代谢性疾病而导致的异常病变。

据一项大型混合病例研究（包括儿童和成人），6%~90% 的患者属于儿童组，其中 2 岁以内的婴幼儿占比最大[9]。

AC 最常见于中颅窝，约占 30%~50%。另外，10% 发生于大脑半球凸面、

9%～15% 发生于鞍上区域、5%～10%
发生于四叠体池、10% 发生在桥小脑角
（CPA）、10% 发生于后颅窝中线部位[1-2]。
表 29.1 总结了不同类型 AC 的解剖学分
类和位置分布情况。

29.4 外侧裂囊肿

29.4.1 流行病学

外侧裂蛛网膜囊肿约占成人蛛网膜
囊肿的 1/2、儿童蛛网膜囊肿的 1/3。
最被大家公认的外侧裂囊肿分类方法是
Galassi 及其同事的分类法：根据囊肿大
小及与正常脑脊液空间的沟通情况（可
行甲泛葡胺 CT 检查确认），将其分成 3
种类型[10]（图 29.1）。

29.4.2 临床表现

外侧裂囊肿的临床症状可出现于任
何年龄段，但更常见于儿童和青少年，
其发生率高于成人。许多研究表明，婴
儿和学步期儿童患者约占 1/4。

- 诊断常是偶然的。
- 囊肿患者的临床症状常常没有特

表 29.1 颅内 AC 解剖分类及位置分布情况

位置	百分比
幕上	
外侧裂	30%～50%
鞍区	9%～15%
大脑凸面	4%～15%
大脑纵裂	5%～8%
四叠体区	5%～10%
幕下	
中线	9%～17%
小脑半球	5%～11%
桥小脑角	4%～10%
斜坡	0.5%～3%

异性，最常见的主诉是头痛。如何处理
那些无症状和无特异临床表现的儿童蛛
网膜囊肿患者尚存争议，有人建议采取
预防性的手术治疗，其目的在于降低囊
肿破裂（自发或外伤后所致）后继发的
硬膜下血肿、积液和囊内出血的风险。
最近的一篇文献综述提到该风险约为
4.3%（相对较低），其中出现硬膜下血
肿（3.5%）和硬膜下积液（2.4%）的风

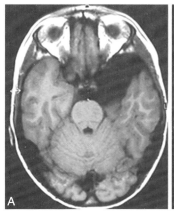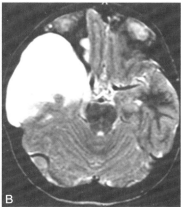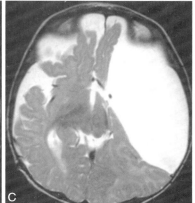

图 29.1 外侧裂蛛网膜囊肿的 MR 图像。A. Ⅰ型：囊肿局限于颞极。B. Ⅱ型：囊肿延伸至外侧裂
的中 1/3。C. Ⅲ型：囊肿占据整个颞窝并向外侧裂上方延伸

险最高，囊内出血较罕见[11-13]。被一致认为会导致囊肿破裂的唯一危险因素是颅脑外伤，有文献报道约80%~90%的囊肿破裂为创伤所致[11-13]。

● 囊肿破裂可能意味着囊肿的自行消失[14-15]。

● 硬膜下腔囊肿破裂时，其临床症状常常较轻且出现比较缓慢，故有足够时间进行治疗，个别患者会出现急性临床症状，但主要见于成人患者[16-17]。

● 类似于自发性或创伤后的破裂表现，手术治疗本身就有出现术后硬膜下积液或血肿的风险[18]。

● 手术可能无法防止囊肿破裂。近期的一项内镜研究发现，在40例患者中，尽管50%的随访患者MRI可见囊肿体积缩小，但有10%的患者出现了硬膜下血肿或积液[19]。

严重的患者可能出现轻度突眼和对侧肢体运动无力等局灶性体征。

● 约20%~35%的患者会表现为癫痫发作和颅内压升高（IICP）。硬膜下或囊内出血会使囊肿体积突然增大，从而导致急性颅内压升高[1,18]。

● 仅有10%的患者会出现智力障碍，发育迟滞及行为异常通常见于有巨大囊肿的患儿，在双侧囊肿患儿中，该情况几乎持续存在且尤为严重[20-24]。

29.4.3　放射学表现

约一半蛛网膜囊肿患者表现为特征性的颅骨局部隆起或不对称巨颅。CT可见颞骨鳞部变薄、向外凸出，蝶骨大翼、小翼的前移。囊肿界限清晰，位于硬脑膜和变形的大脑组织之间，其密度与脑

脊液相同，无增强。脑室大小正常或略有扩张[6,10]。MRI可见囊肿在T1加权像中呈低信号，在T2加权像中呈高信号。血管结构成像有助于界定与囊肿壁相关的动、静脉关系。近15年来，脑脊液电影成像已代替甲泛影酰胺CT造影来确定囊肿和蛛网膜下腔之间的通畅程度[25-27]，对无症状及无特异性临床表现的患者来讲，该检查尤为重要。若患者有进一步外科治疗的可能，需行ICP监测以获得更多的临床信息[7,28-30]，也可行MRI成像灌注序列和单光子发射计算机断层扫描（SPECT）检查以评估囊壁周围的脑灌注情况[31-35]。

29.4.4　外科治疗

基本的手术方式有3种，也可行联合术式：开颅手术囊肿壁开窗减压、内窥镜下囊肿壁开窗减压、囊肿分流。

开颅手术囊肿壁开窗减压被认为是最好的手术方式，手术成功率可达75%~100%。近期一项系列研究发现，手术后早期并发症的发生率显著降低，手术死亡率几乎为零。有关囊肿的开颅手术，需注意两个问题。

不再提倡完全切除囊肿壁。用双极将囊肿壁开窗到足够大，既有利于脑脊液通过囊腔，还能降低损害邻近脑皮质的风险。囊肿壁局部开放也许能阻止脑脊液进入硬膜下腔，以防止手术后出现硬膜下积液[36]。

所有穿过囊腔或位于囊壁上的血管均为正常血管，应完整保留[3]。

近年来，单纯内窥镜下囊壁开窗术替代了开颅手术，且迅速获得了医生的

青睐[4,19]。内窥镜也被用来辅助开颅手术，以减小手术损伤。研究表明，单纯内窥镜手术成功率为 45% ~100%[36]。

囊肿分流手术显然更安全，但有多次手术的可能性（约 30%），且需终身依赖分流装置[3,31]。

29.5 鞍区囊肿

在颅内幕上蛛网膜囊肿中，鞍区是第二常见的好发部位。男性患病率略高于女性，约为 1.5∶1。鞍区囊肿可分为两组：鞍上囊肿，位于鞍膈上；鞍内囊肿，位于蝶鞍腔内。后者远不如前者常见，且在儿童中更少见。

鞍区囊肿既不包括"空蝶鞍"综合征，也不包括鞍内和鞍上蛛网膜憩室。甲泛影酰胺 CT 造影或磁共振电影成像检查有助于上述的鉴别诊断，因为在真性蛛网膜囊肿内，既没有造影剂潴留也没有相关的脑脊液流动[5]。

一般认为，鞍区及鞍上 AC 是视交叉前和大脑脚间的蛛网膜复合体分裂所致，生理上由两层不同的蛛网膜组成，分别被称作间脑膜和中脑膜。

蛛网膜囊肿患者最常见的表现是头痛，且常伴有内分泌紊乱，然而，约 1/2 的鞍内 AC 患者无临床症状。研究表明，90% 以上的鞍上囊肿患者会有症状。囊肿壁的上部会侵入第三脑室、阻塞 Monro 孔，故大多数鞍上囊肿会引起梗阻性脑积水。据报道，约 90% 的患者因梗阻性脑积水而出现初始症状，如不对称的脑室扩大（脑室没有任何扩张的情况非常罕见）。视交叉受到压迫可能会导致视野缺陷或视力下降。若囊肿偏转、囊肿壁突入到第三脑室、囊肿紧邻下丘脑 – 垂体部位，均会影响内分泌功能，生长激素和促肾上腺皮质激素最易受损，若女性月经初潮延迟也应引起重视[5,37–38]。

在儿童患者中，鞍上 AC 已被证实会损伤其神经认知功能和心理概况。鞍上囊肿的典型表现是"晃头木偶"综合征，表现为头部前后方向的、节律性的缓慢摆动。据报道，约 10% 的鞍上囊肿患儿会发生该综合征。

在胎儿、新生儿和婴儿期，通过脑超声成像动态监测出生后 1 个月内该病变的进展，有助于囊肿的诊断。只要技术允许，应进行 MRI 检查，鞍上囊肿有 3 个特征性的 MRI 诊断要点：①视交叉 / 束的垂直偏转；②中脑前部和乳头体上移；③脑干上部的腹侧面表层消失（如脑桥）。针对鞍上 AC 和鞍区其他可能的囊性病变（如 Rathke 裂囊肿、囊性颅咽管瘤、表皮样囊肿等）的鉴别诊断，MRI 检查非常重要（图 29.2）[5,37–38]。

内窥镜技术的飞速发展极大地影响了鞍区囊肿的治疗方法。经鼻内窥镜入路非常适合用来治疗单纯鞍内囊肿，并已取代了传统的显微外科手术方法；仅通过开放囊肿顶部（内窥镜下经脑室囊肿造口术）即能治疗鞍上囊肿，但与同时开放囊肿顶部及底部（脑室囊肿脑池造口术）相比，后者也是安全的，且复发率更低（二者复发率分别为 25% ~40% 与 5% ~10%）。事实上，囊肿对中脑的慢性压迫可能会导致继发性导水管阻塞。此时，单纯进行囊肿顶部开窗，虽可充分减轻囊肿内压力，但可能无法使脑室外的脑脊液流动起来。另一方面，基底膜开窗后可使被阻塞的流体完全绕过封闭的导水管而进入基底池。分流手术虽相对安全，但因其再手术的比例高，实际上已不再采用。对那些内窥镜手术失败或囊肿壁主要侵及脑室外的患者（如鞍上 AC 侵及颞叶内侧面），仍可进行显微外科手术切除囊肿、囊肿开窗或造瘘。

一定要牢记，不管采用何种手术方式，都很少能解决内分泌的异常（如果存在），大多数情况下仍需要药物替代治疗；同样的，神经认知功能障碍（如果存在）也不会在手术后有所改善。另一方面，手术可明显改善视觉状况及高颅内压的症状。随访期间可行流动敏感 MRI 检查确认其脉动伪差，以便于确认囊肿和脑脊液腔隙间的沟通情况[5]。

29.6 大脑凸面囊肿

大脑凸面囊肿相对少见（占所有颅内 AC 的 4%~15%），更多见于女性，

我们将其分为两大类：

• 半球性囊肿：大量液体蓄积波及一侧大脑半球表面的大部分或全部。

• 局灶性囊肿：通常是指累及大脑半球凸面的小病灶。

半球性囊肿被认为是外侧裂囊肿的极度扩展，二者不同之处在于，前者是压迫周围组织而非外侧裂扩大和颞叶发育不全引起的颞叶缺如。常因婴儿巨颅、前额隆起和头颅不对称而发现有半球性囊肿。在大多数情况下，CT 和 MRI 有助于与慢性硬膜下积液（硬膜下积液和血肿）进行鉴别诊断[39]。

局部的颅骨隆起常预示有局灶性囊肿。儿童患者常缺乏神经系统体征，而成人患者常表现为局灶性的神经功能缺失和（或）癫痫发作。囊肿与低级别神经胶质瘤的鉴别诊断，通常需要 MRI 检查才能完成[1]。

蛛网膜囊肿的治疗可选择显微外科囊肿造瘘手术。因囊壁脏层与其下的大脑皮层联系紧密，手术时没有必要将其切除。仅对于囊肿复发的患者，建议进

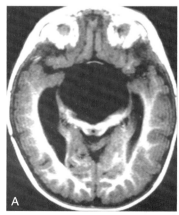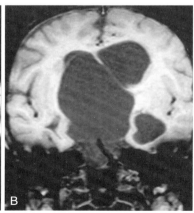

图 29.2　鞍上蛛网膜囊肿。A. MR 轴位 T1 图像，显示囊肿在第三脑室内的范围、大脑脚后移。B. 冠状位 T1 图像，显示囊肿范围（自脚间池至右侧侧脑室）

行囊肿分流手术。另外，患半球性囊肿的婴儿，因其吸收功能发育不全且开放性外科手术的失败风险较高，也建议把囊肿分流手术作为主要的治疗术式。此时，用可调压程控阀能更好地控制囊肿内压力，且有利于脑脊液生理通路的自然发育[1,31]。

29.7 半球纵裂囊肿

大脑半球纵裂囊肿非常少见，占所有年龄组颅内 AC 的 5%~8%。根据 Mori 分类法[40]，主要有两种类型的纵裂囊肿：半球纵裂内囊肿、半球纵裂外囊肿。

纵裂内囊肿多伴有较复杂的大脑畸形，如全脑畸形的背侧囊肿、向上延伸到第三脑室的间脑囊肿和脑穿通畸形囊肿等，这些囊肿均与脑室系统相通，Mori 用"背侧囊肿畸形"一词来囊括上述这些病变。相反地，纵裂外囊肿与脑室或蛛网膜下腔没有相通，且可能对周围脑组织产生占位效应[40]。如何区分交通性与非交通性囊肿，常通过 MRI 检查即可轻易实现。与交通性囊肿不同的是，

非交通性囊肿在冠状位层面表现为典型的楔形外观，即便侧脑室枕角位置被囊肿取代，但依旧清晰可辨，且囊肿常把基底节分开。

对两种类型的纵裂外囊肿，Mori 区分如下：

- 单侧矢状窦旁囊肿，胼胝体完整。
- 中线囊肿，伴胼胝体（部分或全部）发育不全，可向一侧或双侧扩展（图 29.3）。

纵裂外中线囊肿常伴有脑室的不对称性扩大：这些囊肿可能会改变脑脊液通路，使一侧或双侧 Monro 孔下移，阻塞中脑导水管，或损伤半脑凸面的再吸收机制。半球纵裂囊肿常发生于低龄患儿，成年和老年患者也偶尔可见。大部分患儿会出现巨颅症，约 2/3 的患者会出现颅内高压的症状，局部的颅骨隆起是第二常见的表征。近年来，神经内窥镜手术已成为半球纵裂囊肿的主要治疗方法。通过仔细评估手术前的神经放射学检查资料［尤其是 MRI3D TSE 技术（DRIVE）序列和脑脊液流动成像］，

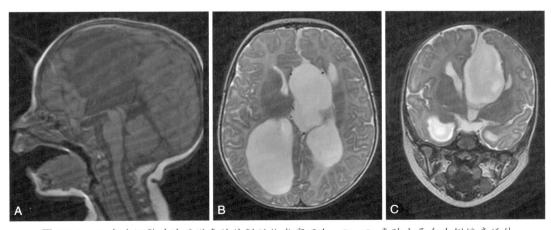

图 29.3　A. 半球纵裂外蛛网膜囊肿伴胼胝体发育不全。B，C. 囊肿主要向左侧镰旁延伸

做好术前计划以寻找囊壁的薄弱处非常重要，因为在此处进行囊壁造口可最大限度地降低脑损伤。若要在理想的轨迹上进行钻孔并引导内窥镜通过目标，神经导航可给予极大的帮助。经神经内窥镜手术后，高达85%的患者囊肿体积缩小、脑积水改善[41-42]。

影像学检查对于评估内窥镜手术后瘘口的通畅性和脑脊液进入蛛网膜下腔的通畅性非常重要。此外，该检查还能发现因囊肿体积快速缩小而可能产生的并发症，如硬膜下积液等。必须长期进行影像学随访，以观察囊肿体积的缩小情况，即使大多数患者囊肿体积缩小的过程非常缓慢。开颅手术切除囊肿内壁是可选择的治疗方案，手术后绝大多数患者的颅内压可恢复正常，受压脑组织会有所回弹。由于囊肿分流手术的相关并发症发生率较高，因此仅对那些内窥镜或开颅手术后仍未治愈的患者进行该手术[41]。

29.8　四叠体区囊肿

四叠体区囊肿约占颅内 AC 的 5%~10%，大多数在儿童期即被诊断，女性发病率略高于男性。

与半球纵裂囊肿类似，四叠体区囊肿也不太常见，但该部位囊肿可能会伴有其他的中枢神经系统畸形，如全前脑、Chiari Ⅱ 型畸形和脑膨出，并且往往见于低龄患儿[41]。其临床表现取决于囊肿生长、扩张的方向。大多数囊肿会向上生长至半球后纵裂或向下生长至小脑上蚓池，个别囊肿有可能向幕上、幕下同时生长扩张。由于该类囊肿邻近脑脊液通路的关键部位，常会在婴儿期即因继发阻塞性脑积水而被确诊（图 29.4）。

囊肿压迫四叠体或牵拉滑车神经，患者会出现瞳孔反应或眼动异常，很少出现向上共轭凝视的异常。当囊肿沿环池向外侧扩张时，通常出现局灶性体征而非脑积水症状。若出现颅内高压而未及时治疗或伴有罕见的脑发育畸形，患者会出现精神运动迟滞的表现。四叠体囊肿并非均匀性扩张，有可能向周围区域的不同方向生长。MRI 的正中矢状位、冠状位序列能清楚地显示囊肿与幕上、幕下的脑室及神经结构的关系[41,43]（图 29.4）。

随着现代神经内窥镜的发展，曾被认为有较大技术挑战的鞍区囊肿的治疗，已经获得了长足发展。当小囊肿（<1cm）导致了继发性第三脑室脑积水时，若需手术，第三脑室造瘘术是可采取的唯一的外科治疗措施。对较大的囊肿应行脑室囊肿造瘘术，若囊肿同时伴脑积水，则应联合行第三脑室造瘘术。有关第三脑室造瘘联合囊壁开放手术的重要性，已有数位作者强调[41,43]。事实上，即使开放囊肿壁，因囊肿长期压迫所致的外源性导水管狭窄仍可能持续存在。在处理囊肿（经脑室 - 囊肿造瘘手术）时，应首先考虑将囊肿与脑室系统相通似乎可最大限度地减少脑脊液进入硬膜下腔、降低术后硬膜下积液的风险。尽管文献报道的病例数量有限，但结论一致：内窥镜可安全、成功地治疗几乎所有的四叠体区囊肿患者[41,43]。

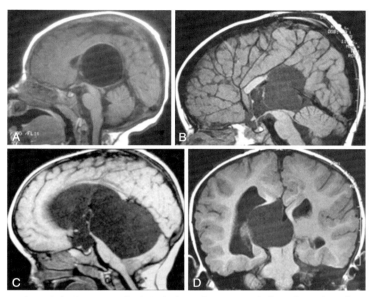

图 29.4　四叠体池蛛网膜囊肿。A，B.囊肿向半球纵裂扩张，阻塞部分中脑导水管，但未出现脑积水。C，D.囊肿向幕下扩张，完全阻塞中脑导水管出现继发性脑积水

29.9　幕下蛛网膜囊肿

后颅窝 AC 较为罕见，约占所有颅内囊肿的 15%。后颅窝 AC 不同于其他的囊性畸形病变，如 Dandy-Walker 畸形、Dandy-Walker 变异型及脉络丛组织的囊性外翻（如持续存在的 Blake 囊肿）。表 29.2 总结了这些不同病理情况的主要鉴别特点。

有 3 种不同的后颅窝 AC：

● 中线囊肿，向前推进了小脑蚓部，分裂开两个小脑半球（图 29.5）。

● 半球囊肿，覆盖并压迫一侧小脑半球。

● CPA 囊肿，向对侧推挤小脑半球和脑干[44-45]（图 29.6）

后颅窝 AC 的临床表现取决于囊肿位置和患者年龄。在中线或小脑半球囊肿的儿童患者中，常会伴发脑积水，故多数情况下巨颅症和颅内高压是最常见的临床表现。小脑半球囊肿患者可能会出现眼球震颤及小脑体征。成人小脑半球囊肿临床表现为缓慢进展的后颅窝病变，该病变常为间歇性病程、病变体积呈周期性波动。也有报道，若继发有 Chiari I 畸形和脊髓空洞症，提示存在蛛网膜囊肿[44-45]。桥小脑角囊肿的症状包括耳蜗前庭功能障碍、小脑体征、比较少见的第 V 和第 VII 脑神经功能障碍和锥体束征。视盘水肿是常见的症状[45]。

MRI 检查可对后颅窝囊肿做出诊断，流动敏感成像技术可增加核磁检查的灵敏度，以便进行更加全面的术前诊断。对那些偶然发现的后颅窝蛛网膜囊肿或临床症状没有特异性的患者而言，进行脑脊液流动序列检查尤为重要。事实证明，交通性蛛网膜囊肿不会进展，因此可采取保守治疗并定期随访[27]。

表 29.2　后颅窝囊性畸形病变和后颅窝蛛网膜囊肿的主要鉴别特征

	Dandy-Walker 综合征 / 变异型（DWS/DWV）	Blake 囊肿	后颅窝蛛网膜囊肿
与第四脑室的关系	第四脑室的囊性扩张：DWS 中不能识别第四脑室边界，DWV 中可显示其顶部和外侧边界	第四脑室位置正常或中度移位	第四脑室受压并移位
与蛛网膜下腔交通	DWS 中缺失，DWV 可见	有	无
伴发脑积水	出现（有区别价值的特征）	无	常见
小脑相关畸形	部分或完全蚓部发育不全	无	无
大脑相关畸形	50%~70% 的病例	无	无

对半球性和桥小脑角蛛网膜囊肿患者而言，直接显微手术切除囊壁是目前最适合的手术治疗方案。据报道，中线部位的蛛网膜囊肿的复发率较高，且术后会出现持续的脑积水，使得一些作者开始重新考虑把囊肿和（或）脑室分流

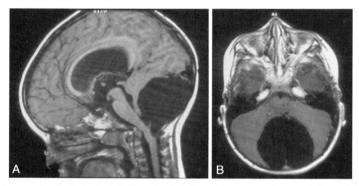

图 29.5　A. 中线小脑后囊肿，向前方挤压蚓部。B. 两个小脑半球被分开

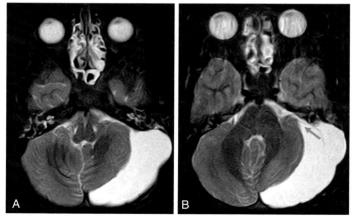

图 29.6　A. 左侧桥小脑角蛛网膜囊肿，左侧小脑半球明显受压。B. 蛛网膜壁外翻（箭头），将囊肿与桥小脑角蛛网膜池分开

手术作为优选方法。分流手术的主要缺点是故障率较高，有报道其分流故障率高达 10 % ~26 % [46]。最近，神经内窥镜下囊肿造瘘术已被成功用于治疗后颅窝囊肿，但已经报道的患者数量比较有限[46]。

29.10　常见的临床问题

（1）对那些无症状和没有特征性临床表现的外侧裂蛛网膜囊肿患儿，其自发或创伤后破裂的风险是否是预防性外科治疗的理由？

（2）对鞍上蛛网膜囊肿，真正最佳的手术策略是什么？

（3）内窥镜下四叠体区蛛网膜囊肿的造瘘手术是否能有效控制囊肿体积和相应的脑积水状况，何时手术为宜？

（4）如何用放射解剖学特征来鉴别 Dandy-Walker 综合征和后颅窝小脑后蛛网膜囊肿？

29.11　常见临床问题解答

（1）不是。外侧裂蛛网膜囊肿自发或创伤后破裂的风险相对较低（3 % ~5 % ）；手术是否能预防囊肿破裂尚存在争议。

（2）鞍上蛛网膜囊肿的最佳治疗策略是内窥镜下囊肿 – 侧脑室及囊肿 – 脚间池造瘘术。

（3）不能。它对控制脑积水毫无帮助。因此，除内窥镜下囊肿造瘘外还应附加内窥镜下第三脑室造瘘术。

（4）小脑后蛛网膜囊肿区别于 Dandy-Walker 综合征的主要特征是：有

屋脊现象、正常的小脑蚓部结构受压、小脑幕上抬、枕骨扇贝样隆起。

参考文献

[1] Di Rocco C. Arachnoid cysts//Winn HR, Youmans JR, eds. Youmans Neurological Surgery. Philadelphia, PA: WB Saunders, 1996:967–994.

[2] Mazurkiewicz-Bełdzińska M, Dilling-Ostrowska E. Presentation of intracranial arachnoid cysts in children: correlation between localization and clinical symptoms. Med Sci Monit, 2002, 8(6): CR 462–CR465.

[3] Tamburrini G, Dal Fabbro M, Di Rocco C. Sylvian fissure arachnoid cysts: a survey on their diagnostic workout and practical management. Childs Nerv Syst, 2008, 24(5):593–604.

[4] Di Rocco F, R James S, Roujeau T, et al. Limits of endoscopic treatment of sylvian arachnoid cysts in children. Childs Nerv Syst, 2010, 26(2):155–162.

[5] Ozek MM, Urgun K. Neuroendoscopic management of suprasellar arachnoid cysts. World Neurosurg, 2013, 79(2) Suppl:19.e13–19.e18.

[6] Eskandary H, Sabba M, Khajehpour F, et al. Incidental findings in brain computed tomography scans of 3000 head trauma patients. Surg Neurol, 2005, 63(6):550–553, discussion 553.

[7] Helland CA, Wester K. Intracystic pressure in patients with temporal arachnoid cysts: a prospective study of preoperative complaints and postoperative outcome. J Neurol Neurosurg Psychiatry, 2007, 78(6):620–623.

[8] Weber F, Knopf H. Incidental findings in magnetic resonance imaging of the brains of healthy young men. J Neurol Sci, 2006, 240(1/2):81–84.

[9] Wester K. Peculiarities of intracranial arachnoid cysts: location, sidedness, and sex distribution in 126 consecutive patients. Neurosurgery, 1999, 45(4): 775–779.

[10] Galassi E, Tognetti F, Gaist G, et al. CT scan and metrizamide CT cisternography in arachnoid cysts of the middle cranial fossa: classification and pathophysiological aspects. Surg Neurol, 1982, 17(5):363–369.

[11] Cress M, Kestle JR, Holubkov R, et al. Risk factors for pediatric arachnoid cyst rupture/hemorrhage: a casecontrol study. Neurosurgery, 2013, 72(5):716–722, discussion 722.

[12] Krishnan P, Kartikueyan R. Arachnoid cyst with ipsilateral subdural hematoma in an adolescent—causative or coincidental: Case report and review of

literature. J Pediatr Neurosci, 2013, 8(2):177–179.

[13] Kertmen H, Gürer B, Yilmaz ER, et al. Chronic subdural hematoma associated with an arachnoid cyst in a juvenile taekwondo athlete: a case report and review of the literature. Pediatr Neurosurg, 2012, 48(1):55–58.

[14] Yamanouchi Y, Someda K, Oka N. Spontaneous disappearance of middle fossa arachnoid cyst after head injury. Childs Nerv Syst, 1986, 2(1):40–43.

[15] McDonald PJ, Rutka JT. Middle cranial fossa arachnoid cysts that come and go. Report of two cases and review of the literature. Pediatr Neurosurg, 1997, 26(1):48–52.

[16] Gelabert-González M, Castro-Bouzas D, Arcos-Algaba A, et al. Chronic subdural hematoma associated with arachnoid cyst. Report of 12 cases [in Spanish]. Neurocirugia (Astur), 2010, 21(3): 222–227.

[17] Seddighi A, Seddighi AS, Baqdashti HR. Asymptomatic presentation of huge extradural hematoma in a patient with arachnoid cyst. Br J Neurosurg, 2012, 26(6):917–918.

[18] Tamburrini G, Caldarelli M, Massimi L, et al. Subdural hygroma: an unwanted result of Sylvian arachnoid cyst marsupialization. Childs Nerv Syst, 2003, 19(3):159–165.

[19] Spacca B, Kandasamy J, Mallucci CL, et al. Endoscopic treatment of middle fossa arachnoid cysts: a series of 40 patients treated endoscopically in two centres. Childs Nerv Syst, 2010, 26(2):163–172.

[20] Fewel ME, Levy ML, McComb JG. Surgical treatment of 95 children with 102 intracranial arachnoid cysts. Pediatr Neurosurg, 1996, 25(4): 165–173.

[21] Gosalakkal JA. Intracranial arachnoid cysts in children: a review of pathogenesis, clinical features, and management. Pediatr Neurol, 2002, 26(2):93–98.

[22] Raeder MB, Helland CA, Hugdahl K, et al. Arachnoid cysts cause cognitive deficits that improve after surgery. Neurology, 2005, 64(1): 160–162.

[23] Wester K, Hugdahl K. Arachnoid cysts of the left temporal fossa: impaired preoperative cognition and postoperative improvement. J Neurol Neurosurg Psychiatry, 1995, 59(3): 293–298.

[24] Zaatreh MM, Bates ER, Hooper SR, et al. Morphometric and neuropsychologic studies in children with arachnoid cysts. Pediatr Neurol, 2002, 26(2):134–138.

[25] Hoffmann KT, Hosten N, Meyer BU, et al. CSF flow studies of intracranial cysts and cyst-like lesions achieved using reversed fast imaging with steady-state precession MR sequences. AJNR Am J Neuroradiol, 2000, 21(3):493–502.

[26] Yildiz H, Erdogan C, Yalcin R, et al. Evaluation of communication between intracranial arachnoid cysts and cisterns with phase-contrast cine MR imaging. AJNR Am J Neuroradiol, 2005, 26(1): 145–151.

[27] Yildiz H, Yazici Z, Hakyemez B, et al. Evaluation of CSF flow patterns of posterior fossa cystic malformations using CSF flow MR imaging. Neuroradiology, 2006, 48(9):595–605.

[28] Di Rocco C, Tamburrini G, Caldarelli M, et al. Prolonged ICP monitoring in Sylvian arachnoid cysts. Surg Neurol, 2003, 60(3):211–218.

[29] Tamburrini G, Di Rocco C, Velardi F, et al. Prolonged intracranial pressure (ICP) monitoring in nontraumatic pediatric neurosurgical diseases. Med Sci Monit, 2004, 10(4): MT53–MT63.

[30] Tamburrini G, Caldarelli M, Massimi L, et al. Prolonged ICP monitoring combined with SPECT studies in children with sylvian fissure arachnoid cysts. Childs Nerv Syst, 2005, 21: 840.

[31] Germanò A, Caruso G, Caffo M, et al. The treatment of large supratentorial arachnoid cysts in infants with cyst-peritoneal shunting and Hakim programmable valve. Childs Nerv Syst, 2003, 19(3):166–173.

[32] Hund-Georgiadis M, Yves Von Cramon D, Kruggel F, et al. Do quiescent arachnoid cysts alter CNS functional organization? A fMRI and morphometric study. Neurology, 2002, 59(12): 1935–1939.

[33] Kim DS, Choi JU, Huh R, et al. Quantitative assessment of cerebrospinal fluid hydrodynamics using a phase-contrast cine MR image in hydrocephalus. Childs Nerv Syst, 1999, 15(9):461–467.

[34] Martínez-Lage JF, Valentí JA, Piqueras C, et al. Functional assessment of intracranial arachnoid cysts with TC99 m-HMPAO SPECT: a preliminary report. Childs Nerv Syst, 2006, 22(9): 1091–1097.

[35] Sgouros S, Chapman S. Congenital middle fossa arachnoid cysts may cause global brain ischaemia: a study with 99Tc-hexamethylpropyleneamineoxime single photon emission computerised tomography scans. Pediatr Neurosurg, 2001, 35(4):188–194.

[36] Godano U, Mascari C, Consales A, et al. Endoscopecontrolled microneurosurgery for the treatment of intracranial fluid cysts. Childs Nerv Syst, 2004, 20(11/12): 839–841.

[37] Invergo D, Tomita T. De novo suprasellar arachnoid cyst: case report and review of the literature.

Pediatr Neurosurg, 2012, 48(3):199–203.

[38] Mattox A, Choi JD, Leith-Gray L, et al. Guidelines for the management of obstructive hydrocephalus from suprasellar-prepontine arachnoid cysts using endoscopic third ventriculocystocisternostomy. Surg Innov, 2010, 17(3): 206–216.

[39] Ulmer S, Engellandt K, Stiller U, et al. Chronic subdural hemorrhage into a giant arachnoidal cyst (Galassi classification type Ⅲ). J Comput Assist Tomogr, 2002, 26(4):647–653.

[40] Mori K. Giant interhemispheric cysts associated with agenesis of the corpus callosum. J Neurosurg, 1992, 76(2): 224–230.

[41] Spennato P, Ruggiero C, Aliberti F, et al. Interhemispheric and quadrigeminal cysts. World Neurosurg, 2013, 79(2) Suppl:20.e1–20.e7.

[42] Cinalli G, Peretta P, Spennato P, et al. Neuroendoscopic management of interhemispheric cysts in children. J Neurosurg, 2006, 105(3) Suppl: 194–202.

[43] Gangemi M, Maiuri F, Colella G, et al. Endoscopic treatment of quadrigeminal cistern arachnoid cysts. Minim Invasive Neurosurg, 2005, 48(5): 289–292.

[44] Arunkumar MJ, Korah I, Chandy MJ. Dynamic CSF flow study in the pathophysiology of syringo-myelia associated with arachnoid cysts of the posterior fossa. Br J Neurosurg, 1998, 12(1): 33–36.

[45] Galarza M, López-Guerrero AL, Martínez-Lage JF. Posterior fossa arachnoid cysts and cerebellar tonsillar descent: short review. Neurosurg Rev, 2010, 33(3):305–314, discussion 314.

[46] Cinalli G, Spennato P, Columbano L, et al. Neuroendoscopic treatment of arachnoid cysts of the quadrigeminal cistern: a series of 14 cases. J Neurosurg Pediatr, 2010, 6(5): 489–497.

（马康平　译，李云林　李子玥　审）

第 30 章

神经肠源性囊肿

Peter A. Christiansen   John A. Jane, Jr

30.1　概　述

　　神经肠源性囊肿（NC）是一类罕见的囊性病变，它起源于胚胎学异位的内胚层组织，可出现于任何年龄段的神经轴上 [1-2]。除极少数患者外 [3-4]，NC 均为良性、缓慢生长的囊性病变，其可能形成于前肠的内胚层在器官发育过程中与脊索的分离障碍。NC 最常见于中枢神经系统（CNS）之外的后纵隔和腹内脏器。在组织学上，NC 与衬有胃肠道（50%）和（或）含纤毛及黏蛋白成分的呼吸道（17%）上皮组织的简单囊肿相似。不同于其他的神经轴囊肿，NC 含有基底膜，可进行癌胚抗原染色。根据组织学特征，Wilkins 和 Odom 将其分为 3 类（表 30.1）[5]，但此分类方法没有考虑临床预后或治疗手段。据报道，在复发病例中极少数为腺癌患者。

　　与原始肺和前肠的 NC 胚胎起源相对应的是，中枢神经系统的 NC 常好发于颈胸交界附近的腹侧部位，沿神经轴向下逐渐减少。总的来说，脊髓 NC 的发病率是颅内肿瘤的近 10 倍，占脊髓占位性病变的 0.7%~1.3%，占颅内占位性病变的 0.01%~0.35% [1-2,6-7]。

　　NC 的临床表现主要是进行性、常有波动性的局部占位效应（如脊髓病 / 神经根病、四肢无力、脑神经功能障碍、

脑积水）和局灶性疼痛 [6,8]。出现波动性症状的原因可能是囊肿内液体的自发渗漏及囊肿内容物的再聚积。因此，常会出现无菌性脑膜炎 / 脑膜炎和发烧等，囊肿自发破裂甚至会导致脑积水 [8]。

　　脊髓 NC 的临床表现常因占位效应所致，确诊脊髓 NC 的中位年龄约 6 岁，而确诊颅内 NC 的中位年龄为 34 岁 [2,6]。据报道，仅约 20 例颅内 NC 的患者年龄小于 14 岁 [1]。NC 有症状时建议进行全切除手术。

30.1.1　脊髓 NC

- 确诊的中位年龄为 6 岁左右。
- 90% 的患者为髓外硬膜下病变。
- 病变累及髓内部位的患者不到 5% [9]。
- 70% 的病变位于颈胸交界处，其中大多位于脊髓腹侧 [10]。

表 30.1　Wilkins 和 Odom 神经肠源性囊肿的
组织病理学分类法

A 型	类似呼吸道或胃肠道上皮的单层假立方或柱状上皮细胞
B 型	A 型 + 腺体内陷；分泌黏液性或浆液性物质；含神经节、淋巴细胞、骨骼肌、平滑肌、脂肪、软骨、骨成分
C 型	A 型 + 任何相关的神经胶质细胞或室管膜细胞

摘自：Wilkins 和 Odom [5]

- 有可能出现纵隔扩张。

- 大多数患者会表现为特征性的脊椎异常，包括半椎体、脊柱裂、椎体缺如、脊柱后凸、Klippel-Feil 综合征、脊髓畸形和脊髓纵裂 [2,10]。

30.1.2 颅脑神经肠源性囊肿

- 确诊的中位年龄为 30 岁。

- 70%~90% 的病变位于后颅窝，如脑桥前、小脑延髓或桥小脑角池 [1,11]。

- 病变可能在脑室内、幕上和脑实质内。

- 常被误诊为蛛网膜囊肿或表皮样囊肿。

30.2 影像学特征

由于囊肿内容物具有多样性，因此无法根据影像学特征对其进行确诊。尽管 NC 的影像学表现各有差异，但其通常表现为界限清晰的、卵圆形 / 分叶状的、均匀非增强性的囊性肿块。NC 的常见影像学特征总结如下 [1,2,7,11-13]。

30.2.1 计算机断层扫描（CT）

- 低密度。
- 无对比增强。
- 邻近病变的骨质异常（脊柱）。

30.2.2 磁共振成像（MRI）

- T1：近乎等信号到略高信号。
- T2：高信号。
- 液体衰减反转恢复（FLAIR）序列：高信号、病变周围无水肿。
- 弥散加权成像（DWI）：轻度受限。
- 磁共振波谱：2.02ppm 处的高峰对应 N- 乙酰天冬氨酸类化合物，其他囊性病变则不会出现 [12-13]。

通过影像学特征可鉴别的病变有：蛛网膜囊肿、表皮样或皮样囊肿、脉络膜囊肿、胶样囊肿、Rathke 囊肿、室管膜囊肿、寄生虫或幼虫囊肿和囊性肿瘤。蛛网膜、脉络膜和室管膜囊肿在 FLAIR 上的信号被抑制，但在 DWI 上不受影响；Rathke 囊肿和胶样囊肿有其特定的好发部位；皮样囊肿和表皮样囊肿在 DWI 序列上的信号抑制更明显，囊性肿瘤和寄生虫会有对比增强和周围水肿等表现。

30.3 手术治疗和预后

对有症状的 NC 患者，可选择囊肿的全切除手术。手术能极大程度地改善神经功能、降低致残率，不推荐放疗或化疗。手术时应完全暴露囊肿及其边界，控制好囊肿内容物以免外泄，可以减少术后化学性脑膜炎的发生 [8]。有些学者提议先抽吸囊液再切除囊肿。有少数病例会出现囊肿播散 [14]。椎体异常、大面积粘连和（或）脊髓内病变常会限制手术全切除病变。髓内 NC 常缺乏明确的解剖层面，因此可尝试进行囊肿造瘘手术。部分切除囊肿会增加囊肿复发的风险和再次手术的概率，但与长期预后不良之间并无相关性 [10]。目前随访时间最长的一项研究发现，部分切除后 NC 的复发率达 37%[15]。最近研究发现，即使全切除术后也会出现复发。术后复发的时间自 4 个月至 14 年不等，中位数为 36 个月 [10]。在长期随访期间应反复进行影像学检查 [6]。

30.4　常见的临床问题

（1）为什么成人颅内 NC 比儿童更常见？

（2）NC 的治疗方案有哪些？

（3）出现哪些影像学特征时可考虑 NC？

30.5　常见临床问题解答

（1）据推测，NC 自患者出生时便一直存在，并缓慢生长，但通常出现占位效应时才被发现。因为颅内的大多数部位比椎管内更容易容纳肿块，其临床表现通常会延迟到成年才会出现。

（2）普遍认为，完全切除囊肿是最理想的治疗方法，因为它可消除占位效应，减少复发及扩散的可能。对无症状的 NC 患者，可定期进行影像学检查以密切观察其生长情况。现存数据并不足以明确其自然发展史。由于 NC 的本质是错构瘤且生长缓慢，因此化疗不在考虑之列。因囊肿壁薄，有可能损害其周围的健康组织。

（3）对儿童 NC 患者，应始终注意与颈胸交界处的囊性占位性病变进行鉴别，尤其当邻近部位出现骨性异常时。在 MRI 中，若出现非增强的囊性肿物、FLAIR 序列的信号未能抑制且 DWI 序列轻度受限时，即应考虑 NC。

参考文献

[1] Gauden AJ, Khurana VG, Tsui AE, et al. Intracranial neuroenteric cysts: a concise review including an illustrative patient. J Clin Neurosci, 2012, 19(3): 352–359.

[2] Savage JJ, Casey JN, McNeill IT, et al. Neurenteric cysts of the spine. J Craniovertebr Junction Spine, 2010, 1(1):58–63.

[3] Dunham CP, Curry B, Hamilton M. Malignant transformation of an intraaxial-supratentorial neurenteric cyst—case report and review of the literature. Clin Neuropathol, 2009, 28(6):460–466.

[4] Priamo FA, Jimenez ED, Benardete EA. Posterior fossa neurenteric cysts can expand rapidly: case report. Skull Base Rep, 2011, 1(2):115–124.

[5] Wilkins RH, Odom GL. Tumors of the spine and spinal cord, part 2//Vinken PJ, Bruyn GW, eds. Handbook of Clinical Neurology. Amsterdam: North-Holland, 1976:55–102.

[6] Al-Ahmed IH, Boughamoura M, Dirks P, et al. Neurosurgical management of neurenteric cysts in children. J Neurosurg Pediatr, 2013, 11(5):511–517.

[7] Preece MT, Osborn AG, Chin SS, et al. Intracranial neurenteric cysts: imaging and pathology spectrum. AJNR Am J Neuroradiol, 2006, 27(6):1211–1216.

[8] Choh NA, Wani M, Nazir P, et al. Intracranial neurenteric cyst: a rare cause of chemical meningitis. Ann Indian Acad Neurol, 2013, 16(2):286–288.

[9] Lippman CR, Arginteanu M, Purohit D, et al. Intramedullary neurenteric cysts of the spine. Case report and review of the literature. J Neurosurg, 2001, 94(2) Suppl:305–309.

[10] Garg N, Sampath S, Yasha TC, et al. Is total excision of spinal neurenteric cysts possible? Br J Neurosurg, 2008, 22(2):241–251.

[11] Hingwala DR, Radhakrishnan N, Kesavadas C, et al. Neuroenteric cysts of the brain-comprehensive magnetic resonance imaging. Indian J Radiol Imaging, 2013, 23(2):155–163.

[12] Candiota AP, Majós C, Bassols A, et al. Assignment of the 2.03 ppm resonance in in vivo 1H MRS of human brain tumour cystic fluid: contribution of macromolecules. MAGMA, 2004, 17(1):36–46.

[13] Periakaruppan A, Kesavadas C, Radhakrishnan VV, et al. Unique MR spectroscopic finding in colloid-like cyst. Neuroradiology, 2008,50(2):137–144.

[14] Kimura H, Nagatomi A, Ochi M, et al. Intracranial neurenteric cyst with recurrence and extensive craniospinal dissemination. Acta Neurochir (Wien), 2006, 148(3):347–352, discussion 352.

[15] Chavda SV, Davies AM, Cassar-Pullicino VN. Enterogenous cysts of the central nervous system: a report of eight cases. Clin Radiol, 1985, 36(3): 245–251.

（马康平　译，李云林　李子玥　审）

第 31 章

颅内脂肪瘤

Tina Lovén Mark A. Mittler

31.1 概 述

颅内脂肪瘤是一种罕见的良性病变，它是先天畸形而非肿瘤或错构瘤。在颅内病变中颅内脂肪瘤占比不足 0.1%[1-2]。

有关颅内脂肪瘤的病因有多种理论，最被认可的理论是脑膜原基持续、灶状分化为脂肪组织并成长为脂肪瘤。围绕着发育中的大脑并代表未分化的间充质的脑膜原基，通常会分化成软脑膜。该理论可用来解释脑池部位的脂肪瘤缺乏其他中胚层衍生物的组织，如瘤内缺乏血管和神经结构[3]。绝大多数颅内脂肪瘤位于颅内中线附近和胚胎神经管弯曲处[4]，一半以上的颅内脂肪瘤与脑畸形有关，如胼胝体发育不全。这种情况可能是因为脑膜原基持续存在于膜层复合体部位，阻碍了原始联合纤维的形成，这个过程发生的时间点可能影响了胼胝体的发育[4]。

36% 的颅内脂肪瘤中有血管和神经穿过[4]。脂肪瘤在各部位发生的概率与脑膜原基的溶解时间顺序相对应，因此肿瘤相对好发于胼胝体处，血管和脑神经通常是穿过肿瘤，而不是被挤开。组织学发现成熟的脂肪组织内有神经束、动脉和静脉[5]。

颅内脂肪瘤以身体正常部分的形式在体内缓慢生长[3]。尽管尚未完全清楚脂肪瘤的自然病史，但桥小脑角（CPA）和脑干背侧脂肪瘤缓慢出现压迫症状，从侧面印证了脂肪瘤的生长特性[3]，即这类肿瘤通常不会出现快速生长或恶变[6-7]。

31.2 解剖学

大多数颅内脂肪瘤会生长在中线部位或胚胎神经管的弯曲处[4-5,8-9]。一项纳入 42 例颅内脂肪瘤病例的回顾性分析研究发现，脂肪瘤在颅内的解剖学分布：半球纵裂内占 45%、四叠体池占 25%、鞍上 / 脚间池占 14%、桥小脑角外侧占 9%、外侧裂的仅有 5%[4]。其他不常见但有报道的部位包括下丘脑[10]、视神经[11]、脚间窝[12]、脉络丛[13] 和小脑皮层[14]。

半数以上的颅内脂肪瘤患者伴有其他脑部异常[4]。最常见的相关性异常包括：胼胝体发育不全或发育不良、皮质发育不良、脑动脉瘤、透明隔缺失、脊柱裂、皮下脂肪瘤、脑膨出、脊髓脊膜膨出、大脑半球纵裂囊肿、Dandy-Walker 畸形和颅颈畸形[8,13,15]。

某些特定的先天性疾病会伴有颅内脂肪瘤，如 Pai 综合征（一种遗传性疾病）表现为唇腭正中裂、面中部息肉、鼻裂及好发于胼胝体的中线部位脂肪瘤[16]。其他先天性疾病包括额鼻部发育不良、表皮痣综合征、先天性脂肪浸润增多症和颅脑皮肤脂肪增多症[17-18]。在解剖学上，脂肪瘤会包绕邻近的神经和血管，而非将其推挤到一侧。例如，面神经和前庭神经会穿过桥小脑角区的脂肪瘤，因此神经外科医生无法分离神经在瘤内的解剖层面[11,18]。在组织学上，脂肪瘤可包绕神经组织、钙化组织、骨骼及软骨、血管或造血组织等，但没有外胚层结构[8]。

脂肪细胞是源于中胚层的间充质类细胞，与其他间充质细胞紧密结合，广泛分布于人体的各个器官。不同于外胚层和内胚层的所有上皮细胞，脂肪细胞间的紧密结合是通过生长中的上皮细胞与新生网状内皮细胞而实现的。脂肪瘤是小梁型和纤维血管型肿瘤，与蛛网膜不可分离。当脂肪瘤向脑实质方向生长时，会在软脑膜外、沿血管周围间隙进行延伸[9]。脂肪瘤是一种稳定性病变，但也有报道发现伴有胼胝体发育不全的半球纵裂脂肪瘤中出现了骨髓脂肪瘤的改变（图 31.1）[19-20]。

31.3 临床表现

通常情况下，颅内脂肪瘤没有临床表现且常被偶然发现，其临床表现取决于病变部位。当出现临床症状时，可表现为因脑积水、癫痫发作或眩晕所导致的头痛[21]。约 1/2 的胼胝体区脂肪瘤患者会出现癫痫发作，即使手术切除脂肪瘤也未必能控制癫痫发作[1]。

桥小脑角区脂肪瘤患者可表现为听力丧失、眩晕、三叉神经痛或面部肌肉痉挛[22-23]。

外侧裂脂肪瘤常表现为癫痫发作[13]。

约 20% 的四叠体区/环池的脂肪瘤患者会出现临床体征或症状，常表现为癫痫发作和脑积水[24]。

下丘脑脂肪瘤患者会表现为食量不多但严重肥胖，因此很有必要对那些原因不明的病态肥胖患儿进行磁共振成像（MRI）检查[25]。

研究发现，很少有患者因脂肪瘤影响视神经而出现进行性的视力下降[11]。

31.4 影像学检查及鉴别诊断

尽管常用 MRI 确诊颅内脂肪瘤，但计算机断层扫描（CT）也有助于诊断及与其他相似病变的鉴别诊断[26-27]。

半球间纵裂脂肪瘤可表现为曲线型或管状结节型。曲线型脂肪瘤较薄，沿胼胝体纵轴生长，通常没有临床症状。管状脂肪瘤的形状更圆、偏长、较宽，

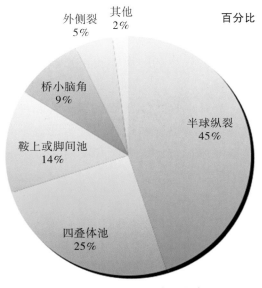

图 31.1　颅内脂肪瘤的分布

大多邻近胼胝体膝部或压部，其中膝前脂肪瘤的情况大多较复杂，脂肪瘤相关的结构异常较脂肪瘤本身更容易表现出临床症状[28]。

皮样囊肿和畸胎瘤大多会从松果体区和额下、颞下区（源自蝶骨的肿瘤）侵入第三脑室[1]。脂肪瘤在 CT 上表现为均匀的低密度影[7]，瘤周可见到钙化，CT 值在 –50~–100HU（HU 为 CT 值单位），强化后不会增强。脂肪瘤常可从 MRI 上获得更好的结构信息，在 T1 加权像较明亮、T2 加权像偏暗。注射钆增强剂后不强化，但偶尔可见穿越瘤内的血管和神经，肿瘤周围没有水肿也是其影像学特征[1]。

在 MRI 或 CT 图像，颅内脂肪瘤可能会被误诊为皮样囊肿。在 CT 上，肉眼可见脂肪瘤和皮样囊肿密度相同，但皮样囊肿的 CT 值为 –20~–40HU[1–2]。从 MRI 的角度看，在脂肪抑制或短时反转恢复（STIR）序列中脂肪信号被抑制，从而能确定脂肪瘤的诊断[29]。

皮样囊肿中含有毛发及其他破碎组织，很少在 CT 和 MRI 成像中呈均匀一致的表现。

表皮样囊肿含角蛋白，常和脑脊液有相似的 HU 值[2,26]。

畸胎瘤内含有多种类型的组织，其 HU 值和 MRI 的弛豫指数可变性较大[2,26]。

错构瘤在 T1 加权成像与灰质相似，在 T2 加权成像略有增高[2]。

鉴别诊断也包括肿瘤 [原始神经外胚层肿瘤（PNET）、室管膜瘤、胶质瘤] 的脂肪瘤样变、骨髓脂肪瘤、血管脂肪瘤、绒毛膜瘤和有血栓形成的浆果性动脉瘤（表 31.1；图 31.2）[1,2,11,26]。

31.5　手术注意事项

手术切除颅内脂肪瘤的风险较大，因此在考虑手术治疗之前，要对潜在的相关症状和体征进行充分的药物治疗[30]。因为颅内脂肪瘤引起的癫痫发作可选用抗癫痫药物治疗[15,24]，所以脂肪瘤引起的面肌痉挛患者，应在手术前先进行包括肉毒杆菌毒素在内的药物治疗[22–23]。伴平衡障碍（眩晕和头晕）的脂肪瘤患者对药物治疗反应良好[24]。因脂肪瘤压迫所致听力或视力丧失的患者，药物或手术的效果均不太理想[6,11,24]。脂肪瘤患者应避免使用类固醇激素，因为激素会使脂肪（包括脂肪组织）过度生长[31]。

若保守治疗无效，患者的神经功能缺失症状仍未得到改善，可考虑进行有限的外科手术。

对那些偶然发现的、无症状的脂肪瘤患者，应密切随诊观察肿瘤的大小变化。手术方案取决于脂肪瘤所在的部位。由于肿瘤本身易粘连，若肿瘤位置较深时，将其全部切除通常是非常困难的。脂肪瘤通常会把血管与神经包裹在瘤内，并通过血管周围间隙与下面的脑组织紧密粘连在一起[9,32]。对脑池部位脂肪瘤引起的脑积水，常进行脑积水分流手术。某些特殊病例可选择内窥镜下第三脑室造瘘术（ETV），但据我们所知，目前的文献中尚无此类病例报道。若桥小脑角区脂肪瘤生长过度而出现顽固性临床症状，可考虑外科手术治疗[24]，完全切

表 31.1　基于影像学表现的鉴别诊断

成像方式	脂肪瘤	表皮样囊肿	皮样囊肿	错构瘤
MRI T1	高信号	略高信号（白色表皮样囊肿）至等信号	不均匀的高信号	等信号
MRI T2	高信号	高信号	不均匀的高信号	等信号至略高信号
MRI FLAIR	高信号	高信号	高信号	高信号
CT	黑色（低密度）	黑色	黑色	黑色或者等密度
HU	−50~−100	与 CSF 一致	−25~−30	
对比增强	不增强	不增强	不增强	不增强
位置	中线、脑池、CPA	脑池	鞍区或鞍旁、额鼻、后颅窝、中线蚓部、第三或第四脑室	下丘脑、结节性硬化皮层
形状	管状结节或曲线型	边界清晰、分叶状	圆形、分叶状、囊性	可变的
钙化	有、外周	几乎没有	有	有

CPA：桥小脑角；CSF：脑脊液；FLAIR：液体衰减反转恢复；HU：Hounsfiled 单位；MRI：磁共振成像

除可能会引起严重的神经功能障碍，通常首选次全切除[6,22-23,32]，术中进行神经电生理监测可指导手术进度，防止损害邻近结构[23]。

胼胝体：不要尝试完全切除胼胝体区的脂肪瘤，因为瘤中富含血管，瘤间隙被纤维组织填充并覆盖着胼周动脉及其分支[1]。

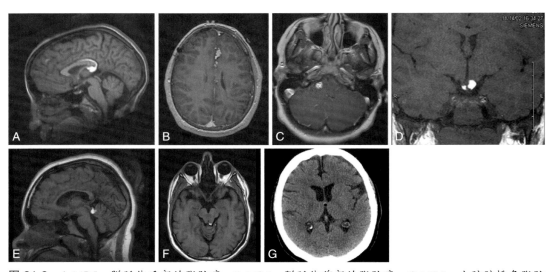

图 31.2　A.MRI：胼胝体后部的脂肪瘤。B.MRI：胼胝体前部的脂肪瘤。C.MRI：小脑脑桥角脂肪瘤。D,E.MRI：鞍上脂肪瘤。F.MRI：四叠体池区脂肪瘤。G.CT：显示典型的镰状钙化

31.6 外科手术要点

- 要谨慎对待全切除手术。因为瘤内有神经和血管结构穿过，增加了并发症的风险，并且也未必能缓解症状。
- 术中进行神经电生理监测可防止损伤邻近结构，并提供充分减压时的相关信息。
- 治疗脑积水时可采用分流手术或对特殊病例行 ETV。
- 对于癫痫发作和眩晕症状，常用药物治疗即可达到满意效果。
- 需要对颅内脂肪瘤进行检测，因为它常与其他脑畸形有关。

31.7 常见的临床问题

（1）哪些部位是颅内脂肪瘤的好发位置？

（2）颅内脂肪瘤会生长吗？

（3）颅内脂肪瘤的手术适应证有哪些？

31.8 常见临床问题解答

（1）颅内脂肪瘤最常好发于胼胝体处。一项纳入 42 例颅内脂肪瘤病例的回顾性研究发现，脂肪瘤在颅内的解剖学分布：半球纵裂内占 45%，四叠体池占 25%，鞍上/脚间池占 14%，桥小脑角外侧占 9%，外侧裂的仅有 5%[4]。

（2）颅内脂肪瘤是稳定性病变。这些肿瘤通常不会快速生长或发生恶变[6,7]。

（3）对颅内脂肪瘤应保守治疗。因为脂肪瘤中包裹的神经和血管结构，增加了手术切除的风险。若保守治疗无效，

患者神经功能缺失症状仍未改善时，可考虑进行有限的外科手术。

参考文献

[1] Kazner E, Stochdorph O, Wende S, et al. Intracranial lipoma. Diagnostic and therapeutic considerations. J Neurosurg, 1980, 52(2):234–245.

[2] Friedman RB, Segal R, Latchaw RE. Computerized tomographic and magnetic resonance imaging of intracranial lipoma. Case report. J Neurosurg, 1986, 65(3):407–410.

[3] Baeesa SS, Higgins MJ, Ventureyra EC. Dorsal brain stem lipomas: case report. Neurosurgery, 1996, 38(5):1031–1035.

[4] Truwit CL, Barkovich AJ. Pathogenesis of intracranial lipoma: an MR study in 42 patients. AJNR Am J Neuroradiol, 1990, 11 (4):665–674.

[5] Wolpert SM, Carter BL, Ferris EJ. Lipomas of the corpus callosum. An angiographic analysis. Am J Roentgenol Radium Ther Nucl Med, 1972, 115(1):92–99.

[6] Jallo JI, Palumbo SJ, Buchheit WA. Cerebellopontine angle lipoma: case report. Neurosurgery, 1994, 34(5):912–914, discussion 914.

[7] Pensak ML, Glasscock ME, III, Gulya AJ, et al. Cerebellopontine angle lipomas. Arch Otolaryngol Head Neck Surg, 1986, 112(1):99–101.

[8] Kieslich M, Ehlers S, Bollinger M, et al. Midline developmental anomalies with lipomas in the corpus callosum region. J Child Neurol, 2000, 15(2):85–89.

[9] Mattern WC, Blattner RE, Werth J, et al. Eighth nerve lipoma. Case report. J Neurosurg, 1980, 53(3): 397–400.

[10] Kurt G, Dogulu F, Kaymaz M, et al. Hypothalamic lipoma adjacent to mamillary bodies. Childs Nerv Syst, 2002, 18(12):732–734.

[11] Giannini C, Reynolds C, Leavitt JA, et al. Choristoma of the optic nerve: case report. Neurosurgery, 2002, 50(5):1125–1128.

[12] Beşkonakli E, Cayli SR, Ergün R, et al. Lipoma of the interpeduncular fossa: demonstration by CT and MRI. Neurosurg Rev, 1998, 21(2/3): 210–212.

[13] Yildiz H, Hakyemez B, Koroglu M, et al. Intracranial lipomas: importance of localization. Neuroradiology, 2006, 48(1):1–7.

[14] Britt PM, Bindal AK, Balko MG, et al. Lipoma of the cerebral cortex: case report. Acta Neurochir (Wien), 1993, 121(1/2): 88–92.

[15] Saatci I, Aslan C, Renda Y, et al. Parietal lipoma

associated with cortical dysplasia and abnormal vasculature: case report and review of the literature. AJNR Am J Neuroradiol, 2000, 21(9):1718–1721.

[16] Savasta S, Chiapedi S, Perrini S, et al. Pai syndrome: a further report of a case with bifid nose, lipoma, and agenesis of the corpus callosum. Childs Nerv Syst, 2008, 24(6):773–776.

[17] Karakas O, Karakas E, Boyacı FN, et al. Anterior interhemispheric calcified lipoma together with subcutaneous lipoma and agenesis of corpus callosum: a rare manifestation of midline cranio-facial dysraphism. Jpn J Radiol, 2013, 31(7):496–499.

[18] Fitoz S, Atasoy C, Erden I, et al. Intracranial lipoma with extracranial extension through foramen ovale in a patient with encephalocranio-cutaneous lipomatosis syndrome. Neuroradiology, 2002, 44(2):175–178.

[19] Suri V, Sharma MC, Suri A, et al. Myelolipomatous change in an interhemispheric lipoma associated with corpus callosum agenesis: case report. Neurosurgery, 2008, 62(3):E745, discussion E745.

[20] Yalcin S, Fragoyannis S. Intracranial lipoma. Case report. J Neurosurg, 1966, 24(5):895–897.

[21] Yilmaz N, Unal O, Kiymaz N, et al. Intracranial lipomas—a clinical study. Clin Neurol Neurosurg, 2006, 108 (4):363–368.

[22] Inoue T, Maeyama R, Ogawa H. Hemifacial spasm resulting from cerebellopontine angle lipoma: case report. Neurosurgery, 1995, 36(4):846–850.

[23] Barajas RF, Jr, Chi J, Guo L, et al. Microvascular decompression in hemifacial spasm resulting from a cerebellopontine angle lipoma: case report. Neurosurgery, 2008, 63(4):E815–E816, discussion E816.

[24] Ono J, Ikeda T, Imai K, et al. Intracranial lipoma of the quadrigeminal region associated with complex partial seizures. Pediatr Radiol, 1998, 28(9):729–731.

[25] Puget S, Garnett MR, Leclercq D, et al. Hypotha-lamic lipoma associated with severe obesity. Report of 2 cases. J Neurosurg Pediatr, 2009, 4(2): 147–150.

[26] Feldman RP, Marcovici A, LaSala PA. Intracranial lipoma of the sylvian fissure. Case report and review of the literature. J Neurosurg, 2001, 94(3): 515–519.

[27] Ichikawa T, Kumazaki T, Mizumura S, et al. Intracranial lipomas: demonstration by computed tomography and magnetic resonance imaging. J Nippon Med Sch, 2000, 67(5):388–391.

[28] Demaerel P, Van de Gaer P, Wilms G, et al. Interhemispheric lipoma with variable callosal dysgenesis: relationship between embryology, morphology, and symptomatology. Eur Radiol, 1996, 6(6):904–909.

[29] Given CA, Fields TM, Pittman T. Interhemispheric lipoma connected to subcutaneous lipoma via lipomatous stalk. Pediatr Radiol, 2005, 35(11): 1110–1112.

[30] Markou KD, Goudakos JK, Bellec O, et al. Lipochoristomas of the cerebellopontine angle and internal acoustic meatus: a sevencase review. Acta Neurochir (Wien), 2013, 155(3):449–454.

[31] Haga HJ, Thomassen E, Johannesen A, et al. Neural compressive symptoms appearing during steroid treatment in a patient with intracranial lipoma. Scand J Rheumatol, 1999, 28(3):184–186.

[32] Zimmermann M, Kellermann S, Gerlach R, et al. Cerebellopontine angle lipoma: case report and review of the literature. Acta Neurochir (Wien), 1999, 141(12):1347–1351.

（马康平　译，李云林　李子玥　审）

第 32 章　Dandy-Walker 畸形：小脑发育异常及其治疗

Greg Olavarria

32.1　概述：发病率、遗传学和评估

Dandy-Walker 畸形是一种伴有脑积水和其他脑部及全身异常的、少见的先天性综合征。据报道，其在活体婴儿的发病率为 1/（25 000~35 000）。该畸形发生于宫内的生命早期（妊娠 4 周内），常累及多个器官。已知病因包括子宫内接触有害物质、药物或感染源、因纤毛功能障碍引起的信号通路传导异常及染色体（3、6、9、13、18 号）异常。

严格意义上的 Dandy-Walker 畸形包括因第四脑室出口发育不全或胎儿囊性结构未退化所引起的第四脑室扩张及后颅窝小脑幕和窦汇的上移。大多数患者会出现脑积水、小脑蚓部和半球发育不全、脑干被囊肿向前推挤（图 32.1、32.2）等异常。大多数情况下（60%~70%），第四脑室囊肿经导水管与幕上脑室相通，该情况有助于治疗[1-2]。

儿童在生命早期常表现为头围增大、颅内压升高（继发于脑积水）。大多数患者（60%~80%）表现为脑积水和其他中枢神经系统（CNS）异常，如胼胝体发育不良（32%）、灰质异位症、多微小脑回畸形（5%~10%）和脑膨出

（16%）[3-5]。对相关的心脏、肢体缺陷也要进行系统检查。

磁共振成像（MRI）是首选的检查方法，MR 脑脊液电影序列可用来确定手术前导水管脑脊液的流量。而在过去，医生曾用脑室造影后计算机断层扫描（CT）来观察脑脊液的情况。

32.2　鉴别诊断

真正的 Dandy-Walker 畸形需与其他后颅窝病变相鉴别，如不同程度的小

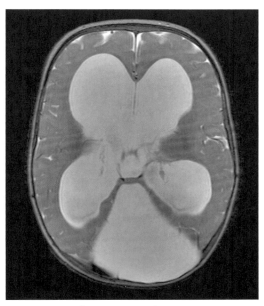

图 32.1　伴有脑积水的真性 Dandy-Walker 畸形

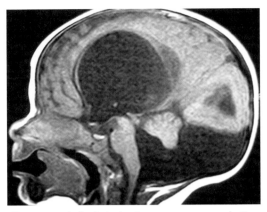

图 32.2 伴有脑积水的 Dandy-Walker 畸形，注意脑干移位情况

脑蚓部发育不全、不太严重的后颅窝囊性集合体（又称 Dandy-Walker 变异型）、持续存在的 Blake 囊肿、巨型小脑延髓池和后颅窝蛛网膜囊肿等。Dandy-Walker 变异型（最好归属于"Dandy-Walker 谱系"）疾病可能会有其他中枢神经系统畸形（胼胝体发育不全），但不伴有脑积水（图 32.3）。另外，弥漫性小脑发育不全与代谢异常、染色体三倍体、接触致畸物及其他宫内损伤有关。持续存在的 Blake 囊肿（胚胎膜后区域的扩大）会引起第四脑室和后颅窝的扩张，会伴有蚓部和小脑半球的发育异常。若 Blake 囊肿与蛛网膜下腔不相通，则会引起脑积水[5]。这种情况应被包括在 Dandy-Walker 畸形的谱系疾病中（图 32.4）。

扩大的小脑延髓池不会压迫小脑结构，因此小脑蚓部及第四脑室不存在结构畸形。因扩大的脑池和蛛网膜下腔相通，也不会出现脑积水。

蛛网膜囊肿的情况与上述病变类似，可压迫周围结构，但受压结构本身并无

异常，囊肿本身与第四脑室不相通，它独立存在于蛛网膜下腔，在影像学上可与上述的囊性病变相鉴别（图 32.5）。

在影像学上，第四脑室内有没有脉络丛是有一定价值的。真正的 Dandy-Walker 畸形患者，其第四脑室内没有脉络丛；但 Blake 囊肿患者，其囊壁内可见脉络丛上移。尽管很容易识别出来真正的畸形（通常有脑积水），但几乎不

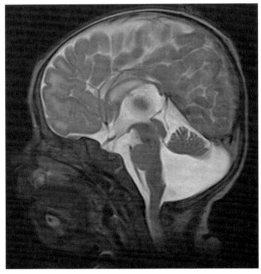

图 32.3 Dandy-Walker 变异型，小脑蚓部异常，胼胝体发育不良，无脑积水

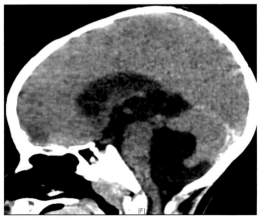

图 32.4 Blake 囊肿

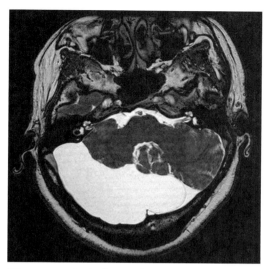

图 32.5 后颅窝蛛网膜囊肿，注意正常结构存在，但被囊肿推挤移位

可能从放射学角度去鉴别不同的 Dandy-Walker 畸形谱系疾病（如变异型、Blake 囊肿和巨大的小脑延髓池）[5-6]。

32.3 治疗和预后

手术治疗适用于脑干受压或出现脑积水的大型症状性囊肿患者。根据患者的具体情况，可选择后颅窝囊肿分流、脑室分流、囊肿-脑室同时分流和（或）内窥镜造瘘术。关于哪种初期干预措施最好尚有争议，但干预的主要目的是囊肿减压及缓解局部压力，干预方案取决于幕上脑室和后颅窝囊肿之间的沟通情况。若侧脑室分流术后出现了导水管狭窄、后颅窝囊肿仍未消失等情况，一些作者建议在初期干预中主要进行囊肿分流或用连接器将两处分流连接在一起 [1,3,7]。坚持把脑室分流手术作为初始干预的倡导者列举了诸多后颅窝分流手术的并发症 [7]。也有人尝试了内窥镜治疗该类疾病，如单独行第三脑室造瘘和（或）内窥镜辅助下放置支架等。若导水管通畅可尝试行第三脑室造瘘手术，即使婴儿的成功率低于大龄患者 [8-10]。囊肿直接开窗手术大多仅具历史意义，但仍有一些学者应用于临床，尤其是对那些晚期患者。因儿童分流手术可能会随时间延长而有所改变，故要灵活应用此术式。

儿童 Dandy-Walker 畸形的预后在很大程度上取决于脑部和身体的其他异常。在重症畸形患儿中，一半以上的患儿会有神经认知功能障碍 [11]。分流手术相关并发症也是影响儿童智力的因素之一，如感染、分流系统故障和多次外科手术。

参考文献

[1] Yüceer N, Mertol T, Arda N. Surgical treatment of 13 pediatric patients with Dandy-Walker syndrome. Pediatr Neurosurg, 2007, 43(5):358–363.

[2] Detwiler PW, Porter RW, Rekate HL. Hydrocephalus clinical features and management: Dandy-Walker malformation and two compartment hydrocephalus//Choux M, ed. Pediatric Neurosurgery. Churchill Livingstone, 1999.

[3] Hirsch JF, Pierre-Kahn A, Renier D, et al. The Dandy-Walker malformation. A review of 40 cases. J Neurosurg, 1984, 61(3): 515–522.

[4] Hart MN, Malamud N, Ellis WG. The Dandy-Walker syndrome. A clinicopathological study based on 28 cases. Neurology, 1972, 22(8):771–780.

[5] Barkovich AJ. Congenital malformations of the brain and skull//Barkovich AJ, ed. Pediatric Neuroimaging. Philadelphia, PA: Lippincott, Williams and Wilkins, 2005: 291–439.

[6] Wilkinson CC, Winston KR. Congenital arachnoid cysts and the Dandy-Walker complex//Albright, Pollack, Adelson, eds. Principles and Practice of Pediatric Neurosurgery. New York, NY: Thieme, 2008.

[7] Kumar R, Jain MK, Chhabra DK. Dandy-Walker syndrome: different modalities of treatment and outcome in 42 cases. Childs Nerv Syst, 2001, 17(6): 348–352.

[8] Garg A, Suri A, Chandra PS, et al. Endoscopic third ventriculostomy: 5 years' experience at the All India Institute of Medical Sciences. Pediatr Neurosurg, 2009, 45(1): 1–5.

[9] Faggin R, Bernardo A, Stieg P, et al. Hydrocephalus in infants less than six months of age: effectiveness of endoscopic third ventriculostomy. Eur J Pediatr Surg, 2009, 19(4):216–219.

[10] Mohanty A. Endoscopic third ventriculostomy with cystoventricular stent placement in the management of Dandy-Walker malformation: technical case report of three patients. Neurosurgery, 2003, 53(5):1223–1228, discussion 1228– 1229.

[11] Bindal AK, Storrs BB, McLone DG. Management of the Dandy-Walker syndrome. Pediatr Neurosurg, 1990–1991, 16 (3):163–169.

（马康平　译，李云林　李子玥　审）

第 33 章　　颅缝早闭

Christopher D. Kelly　Martin H. Sailer　Raphael Guzman

33.1　概　述

颅缝早闭是指颅缝的过早骨化，它有诸多不同的名称，狭颅症常被认为是颅缝早闭的同义词。颅缝早闭主要是特发性的，可以是综合征性或继发性早闭。颅缝过早闭合会导致头颅畸形，除此之外还会影响大脑发育，引起颅内压增高，从而导致相应的并发症[1]。即使没有颅内压的异常，颅骨畸形也可能使患者出现社会心理问题[2]。因此，建议该类患者进行手术治疗。手术的最佳时机取决于患者的受累颅缝和医生所采用的手术技术。手术治疗颅缝早闭并不是一个新概念，早期因手术并发症发生率较高而争论不休时，两名外科医生报告了他们的首例手术经验：Odilon Lannelongue（1890 年）报道了首例颅缝切开手术；Lane（1892 年）报道了一项用于颅缝切除的技术[3]。就成功治疗颅骨畸形和颅缝早闭而言，Tessier 是该方法现代的奠基者和制定者[4]。

我们将在本章讨论各类头颅畸形、手术技术和治疗的预期结果。

33.2　分　类

颅缝早闭有多种分类方法，这些方法目前仍被应用于临床。根据累及的颅缝早闭数量分类：单颅缝早闭被称为"简单性"或"孤立性"的颅缝早闭；若累及一个以上的颅缝者则被称为"复杂性"颅缝早闭[5]。原发性颅缝早闭是指在未发现基因异常的情况下，一条或多条颅缝出现的特发性早闭；而继发性颅缝早闭常是原发性疾病的一个表现，由多种病理损害所致。另一种可行的分类方法是综合征型和非综合征型：非综合征型约占 80%~85%、综合征型约占 15%~20%[6]，与颅缝早闭相关的综合征超过 100 多种，其中最重要的综合征见表 33.1。

根据头颅外形分类既可反映头部外貌形态，也能提示颅缝过早闭合的情况。最常用的术语是矢状缝早闭所致的舟状头、冠状缝早闭所致的短头、额缝早闭所致的三角头、人字缝早闭所致的斜头畸形（图 33.1）。

33.3　流行病学

据估计，活产婴儿的颅缝早闭发病率约为 1‰~1.6‰[7]，在英国约为 0.4‰，以色列为 0.6‰[8]，法国为 0.47‰，荷兰为 0.64‰[9]。美国的大型人群调查发现，其出生患病率约为 0.43‰[10]。

各类颅缝早闭的情况见表 33.2。多数颅缝早闭仅累及一条颅缝，5%~15%的病例累及两条或更多的颅缝[11]。绝

表 33.1　分　类

原发性	非综合征型（80%~85%）	
	综合征型（15%~20%）	Apert、Crouzon 综合征、Pfeiffer、Saethre-Chotzen 综合征
继发性	代谢性	佝偻病，甲状腺功能亢进，低磷酸盐血症
	血液病	真性红细胞增多症，镰刀细胞样贫血，地中海贫血
	药物性	丙戊酸，苯妥英，维生素 A 类药物，叶酸
	结构性	小头畸形，过度引流

大多数颅缝早闭为散发病例，家族性病例约占 7%~14%，主要为常染色体显性遗传。如果父母和孩子均患病，则他们下一个孩子的患病风险约为 50%。如果父母双方均未患病而有两个孩子患病，则他们第 3 个孩子患病的风险约为 25%[12]。患病家庭成员所累及的颅缝可能也不同。

表 33.2　流行病学

颅缝	发病率	男/女比	家族遗传
矢状缝	1/5000	2∶1~3∶1	2%~6%
冠状缝	1/11 000	1∶1~1∶2	7%~14%
额缝	1/15 000	3∶1	2%~6%
人字缝	1/200 000	1∶1~1∶2	无

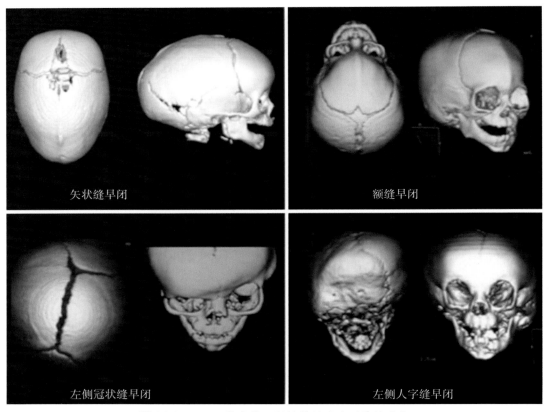

矢状缝早闭　　　　　额缝早闭

左侧冠状缝早闭　　　　　左侧人字缝早闭

图 33.1　CT 三维成像：颅缝早闭的典型骨性改变

33.4 病因学和遗传学因素

颅缝早闭的病因尚不明确。然而，已知某些因素可能与颅缝早闭的发生有关，如多种致畸因子、血液病和代谢紊乱。

此外，孕妇在孕期吸烟会增加胎儿单个颅缝早闭的风险[13]。因此，明确产前和分娩史非常重要。具体来说，如宫内药物暴露、烟草制品和毒品的使用等[13-16]。另外，双胎妊娠所致的宫内窘迫[7]、异位妊娠、羊膜束带或羊水过少都是颅缝早闭的病因[17]（表 33.1）。家族史也很重要，不应忽视家族中的同类病例。随着分子遗传学的发展，发现基因突变及相互作用也与颅缝过早闭合有关。生理性的颅缝生长和闭合，与颅缝间质内的间充质干细胞增殖和成骨前的成骨细胞分化之间的复杂平衡有关[18]（图 33.2）。大多数综合征型颅缝早闭是由编码成纤维细胞生长因子受体（FGFR1、FGFR2、FGFR3）或转录因子 Twist1、Runx2 和 Msx2 的基因突变引起的[19-21]。大约 20% 的颅缝早闭患者是因上述基因突变所致（表 33.3）。

33.4.1 临床表现和放射学检查

临床诊断颅缝早闭的主要根据是，临床检查时是否发现患者有该疾病的典型特征（详见后文）。这种早闭畸形在出生时即可被发现，常在出生后 1 个月变得更明显，若这种畸形在出生后 2~3 个月持续存在，就应该诊断颅缝早闭畸形；对那些有可能发展为继发性颅缝早

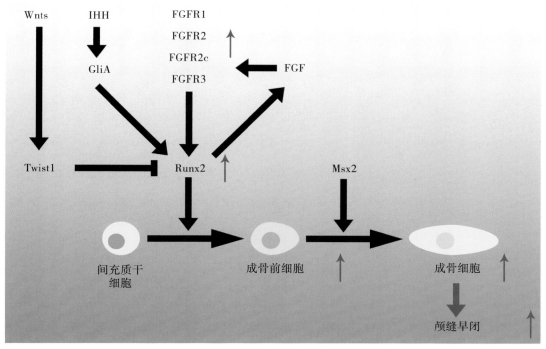

图 33.2 颅缝早闭的相关基因及其相互作用示意图。FGFR：成纤维细胞生长因子受体；FGF：成纤维细胞生长因子

闭综合征的患儿来讲，则应进行长期随访。临床检查包括详细的神经系统评估，以排除相关疾病[22]；头围测量非常重要，以排除大脑发育不良所致的继发性颅缝闭合形成的小头畸形。

诊断颅缝早闭主要依据临床表现，确诊则需要 CT 检查。如果没有观察到疑似颅缝早闭的临床表现或体位性斜头的典型外貌特征，则不建议进一步行 CT 检查，这样可以减少放射线暴露。因此，要由该疾病的资深医学专家对患儿进行评估，对临床上疑似颅缝早闭的患儿，

应进一步行头颅 CT 检查以明确过早闭合的颅缝及观察畸形头颅的特征，如颅顶外形及颅缝闭合处颅骨增厚和骨嵴隆起等（图 33.1）。另外，CT 也有利于排除其他畸形[23]，并且可发现脑积水或颅高压的间接征象，如颅骨内板的"拇指压痕征"或"打铜征"（图 33.3）。

33.5　颅缝早闭及其治疗

33.5.1　矢状缝早闭

矢状缝早闭是最常见的颅缝早闭，其发病率为 1/5000，约 50%~60% 的颅

表 33.3　遗传因素

基因	出现变异的综合征/症状性	基因改变	病理生理学机制/基因功能	参考文献
FGFR1	Crouzon、Pfeiffer、Apert、Beare-Stevenson、Jackson-Weiss 综合征	功能增强	激活 FGF 信号	5
FGFR2	Crouzon、Pfeiffer、Jackson-Weiss 综合征	功能增强	激活 FGF 信号	5
FGFR2c	Crouzon、Apert 综合征	功能增强	增强 FGF7 和 FGF10 的亲和力	5
FGFR3	Crouzon、Muenke 综合征	功能增强	激活 FGF 信号	5
Twist1	Saethre-Chotzen 综合征	功能增强	Twist1 正常功能：Runx2 下调	5,24
Msx2	Boston 型颅缝早闭	功能增强	促进成骨细胞分化	25,26
Runx2/Cbfa1	扁平颅缝早闭	功能增强	导致过度骨化。缺陷小鼠：完全性骨缺失	27
GliA	Greig 头多指并指畸形伴颅缝早闭	未知	激活 Gli3 信号	28
NELL-1	单侧颅缝早闭	功能增强	未知	29
FBN2、IGF2BP3、TINAGL1	非综合征颅缝早闭的转录改变	FBN2、IGF2BP3：功能增强；TINAGL1：失去功能	共同参与 Runx2 表达增高	30

FGFR：成纤维细胞生长因子受体

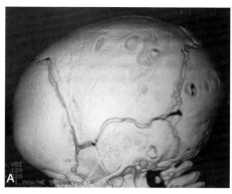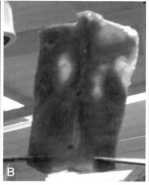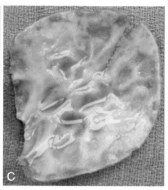

图 33.3 颅内压潜在升高的征象。A. 三维 CT 显示，颅骨内表面某些部位变薄（"拇指压痕"或"打铜样"外观）。不同病理所致的颅内压升高，均可引起图片中的异常改变。B. 切除的矢状缝，部分区域呈半透明薄片样改变。C. 切除的冠状缝，表现为颅骨内面"拇指压痕"

缝早闭为单纯矢状缝过早骨化所致[7]。男童发病率比女童高约 2~3 倍[31]。由于矢状缝骨化，头颅骨向侧方生长受限，并会出现代偿性的前后方向生长，故头部外形会呈异样改变（舟状头），具体表现为头部前后方向窄长、枕部突出。长头畸形（颅骨变长）表现为头部变长、额头变高，严重者会出现双额突出（双额部隆起）。在查体触诊时可发现隆起的颅缝骨嵴（图 33.4）。

33.5.2 冠状缝早闭

在颅缝早闭中，冠状缝早闭的发病率为 1/11 000[7]，排行第二，约占颅缝早闭患儿的 20%。男女比例为 2∶1[32]。冠状缝早闭可发生于单侧或双侧，若双侧冠状缝过早骨化可引起头颅变宽和头型变高，这样就会形成短头畸形（短颅）。其特点是头部前后径短、前额高。由于双侧冠状缝骨化，颅前窝缩短，形成眶顶部后缩和眶部变浅，并可导致眼距增宽、眼球突出和斜视。双侧冠状缝闭合的家族性倾向较单侧冠状缝闭合明显[32]。

在单侧冠状缝早闭（前斜头畸形）中，患侧头颅向宽处生长，使得同侧前额显得高、平，而对侧前额部代偿性突出。由于患侧额部生长受限，使得同侧的蝶骨翼和下面部变长、眼眶上抬，形成经典的"丑角眼"形象（图 33.5）。

33.5.3 额缝早闭

额缝早闭是指额缝闭合（Aka 额缝），其发生率为 1/15 000 活婴，男孩是女孩的 3 倍。额缝的过早闭合会限制前颅窝横向生长，使得双侧额叶缩窄，临床表现为三角头，即三角形前额（图 33.6）。宽度生长受限往往导致眶距缩窄和眶顶外侧扁平。如何从真正的额缝早闭中区分出良性额缝突出是非常重要的。在 6~12 个月期间，额缝可出现生理性的骨化，引起所谓的良性额部骨嵴。因为这些病例的颅底发育正常，其前颅窝发育没有受到限制，也没有出现眶距缩窄等异常。良性额部骨嵴本身不需要治疗，可因美观因素进行手术治疗（图 33.6）。

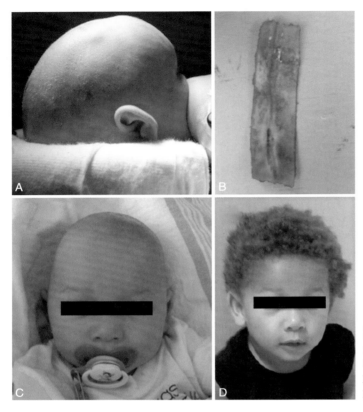

图33.4 一例矢状缝早闭患儿的头部表现，其外形为特征性的舟状头。A.典型长头外形，枕部后突。B.切下来的矢状缝。C.术前照片。D.术后2年照片

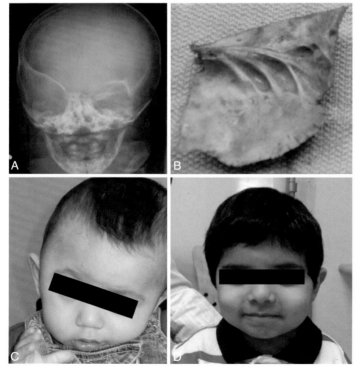

图33.5 单侧颅缝（右侧）早闭患儿。A.右眼睛为特征性的"丑角眼"，合并同侧蝶骨翼上抬。B.蝶翼外侧区域的冠状缝融合。C.右侧冠状缝早闭的前斜头畸形，表现为特征性同侧前额扁平、右侧眶顶覆盖不全，鼻偏向对侧。D.术后3年

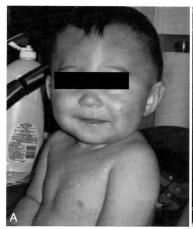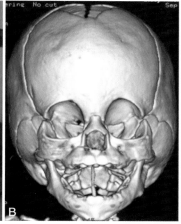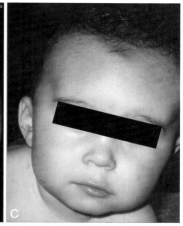

图 33.6　额缝早闭患儿。A. 额缝特征性的前凸，前额呈三角形，且眶距缩短。B. 额缝早闭患儿的三维 CT 图像。C. 术后 6 个月

33.5.4　人字缝（λ 缝）早闭

　　λ 骨缝位于枕骨和顶骨之间，其早闭罕见，发生率为 1/200 000，约占所有颅缝早闭患者的 5%。当 λ 缝早闭发生在单侧时，患儿会出现后斜头畸形。一定要把单侧 λ 颅缝闭合引起的偏侧扁平后头部与体位性斜头畸形区分开。在体位性斜头畸形中，由于习惯性的仰卧位头偏向一侧，使得同侧外耳位置较对侧前移，同侧前额突出。而 λ 缝早闭则表现为一侧颅底生长受限，使得患侧外耳及同侧前额较对侧向后方、侧方偏移（图 33.7、33.8）。因此，从上往下看，体位性斜头畸形呈现平行四边形样改变，而单侧 λ 缝早闭则为梯形样改变。

33.6　手术治疗

33.6.1　适应证

　　是否适合手术取决于两个主要因素。第一是矫正颅骨畸形后可预防社会心理障碍[33]；第二是预防潜在的颅内压增高[34]。研究显示，即使仅有单个颅缝早闭，也会有高达 30% 的儿童出现颅内压增高[35-39]。数项旨在针对单个颅缝早闭儿童的神经认知发育情况的研究显示，与未患该疾病的儿童相比，颅缝早闭患儿更容易存在长期的阅读和（或）拼写学习障碍[40]。早期手术是否可降低上述缺陷的发生，目前仍有争议[41]。

33.6.2　治疗时间

　　手术治疗颅缝早闭的最佳时机仍有争议。大龄儿童手术对血流动力学耐受性较好，而低龄患儿在头颅畸形矫正和骨再生方面效果较好。6 月龄以上的患儿较 6 月龄以下者更能耐受大量失血。然而，对于 12 月龄以上的患儿来讲，因需要更加广泛的颅骨重建去覆盖骨缺损区域，手术时间可能更长，反过来又会增加失血的可能[42]。大多数外科医生选择 3~12 月龄的颅缝早闭患儿进行手术。就外科手术时机而言，我们倾向于矢状缝早闭的患儿，其年龄为 4~6 月龄；而其他类型的颅缝早闭（冠状缝、额缝和 λ 缝）患儿在 6~12 月龄[42]。还有一种假

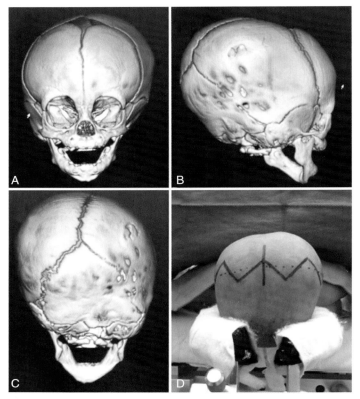

图 33.7　λ 缝早闭患儿。A，B. λ 缝早闭形成的后斜头畸形的三维 CT 特征。C. 值得注意的是，全颅底受累。D. 后斜头畸形行双侧开颅矫形手术的体位及皮肤切口

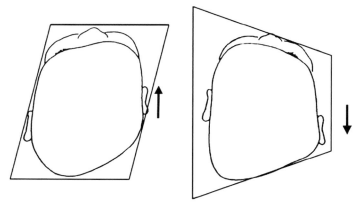

图 33.8　头部形态和耳位示意图：体位性斜头畸形（平行四边形），同侧外耳前移和单侧 λ 缝早闭的后斜头畸形（梯形），同侧外耳后移

说认为，如果患儿在 12 月龄之前进行手术，其认知发育会更好[43]。手术时机也取决于手术方法，内镜下手术，尤其是矢状缝早闭的患儿，可在 1~4 月龄进行手术[44-45]。

33.6.3 手 术

关于手术治疗颅缝早闭，文献描述了许多外科技术及细微差别。总的原则是通过切开或切除闭合的颅缝，实现颅骨的自由生长。对矢状缝早闭患儿，所谓的 "条形" 颅骨切除术即切除闭合的矢状缝（图 33.3B、33.4B）。矢状缝早闭手术的重心是显露前囟或后囟，手术开始后暴露上述部位，从前囟（矢状缝、冠状缝和额缝的交汇处）一直延伸到后囟（λ 缝和矢状缝的结合部），然后切除矢状缝。之后，为矫正舟状头的狭长形状，我们在顶骨和额骨部位进行外侧截骨，使双顶骨直径增大，头部形状变宽。为减轻长头畸形常见的相关性枕部变尖，可多次截骨进行枕骨重塑。通常情况下，矫正矢状缝早闭畸形不需使用可吸收板或缝合线固定。对年龄较大的儿童（> 12 个月），在头部快速生长期结束后，需固定塑形颅骨以保持正常的头部形状。对年龄较小的儿童，主要依靠头颅的生理性快速生长以达到塑形目的。

就额缝和冠状缝早闭手术而言，大多数医学中心行额眶前移手术[42]（图 33.9）。为此，首先行双额开颅，特别要注意保护上矢状窦，至于后部、外侧部的颅骨切开情况变化很大。然后整块切除眼眶上缘和外侧缘，切开眶顶、鼻筛窦和蝶翼外侧颅骨，形成所谓的眶带（图 33.9B）。用可吸收固定板和螺钉将额骨和"眼眶带"两块颅骨重新固定在前移位置（图 33.9B），通过把外侧眶缘置于正常前移位置来矫正入眶角。前额畸形，无论是三角头畸形还是短头畸形，均通过额骨重塑实现矫正目的。

枕部颅骨切开术可矫正 λ 缝闭合的后斜头畸形（图 33.7）。同样，也有多种单侧或双侧 λ 缝闭合矫正的变化术式，如变形的枕骨鳞部与未受影响的骨瓣交换位置、骨瓣旋转等。

内镜手术主要通过小切口来完成闭合颅缝区域的矫正手术。在内镜直视下，先在骨膜下分离闭合的颅缝，再进行颅缝切除手术，术后给予患儿头盔治疗 7~12 个月以进行头部塑形，类似于体位性斜头畸形手术。开放性手术患者平均住院 3~5d，内镜手术患者平均住院 1~2d。

失血是最关键也是最常见的并发症，通常需要输血治疗。手术时每个步骤都要仔细止血，特别是冠状缝和额缝早闭的复杂性额眶前移手术，失血尤为明显。那些技术规范、经验丰富的团队，能将平均失血量控制在 120mL 左右[42]。但在文献中经常看到失血量约为 250mL[42]，相当于儿童总血容量的 1/4~1/3。失血量与手术时长及患儿年龄有关[42,45]。其他手术风险（如术中空气栓塞等），可借助于现代麻醉技术、合适的患者体位及规范的手术技术等得到很好的控制。现代麻醉技术还有助于避免体温过低。围手术期预防性使用抗生素可降低感染风险。

33.6.4 预 后

目前，该手术的死亡率低于 1%，并发症发生率约 5%，并发症主要为术后感染，据报道感染发生率为 1%~10%[42,46]。

再手术或复杂综合征的矫形手术风险会增加，如硬脑膜损伤合并脑脊液漏等，尤其是再手术的患儿。体温升高常见于术后第 2~3 天，但多与感染无关[46-47]。

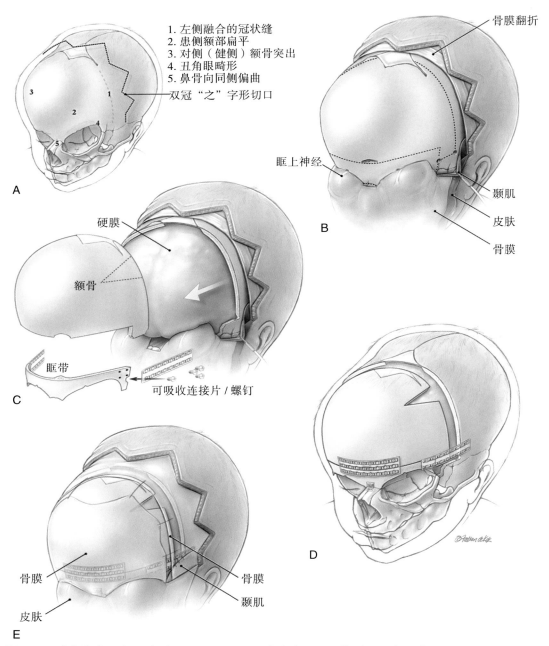

1. 左侧融合的冠状缝
2. 患侧额部扁平
3. 对侧（健侧）额骨突出
4. 丑角眼畸形
5. 鼻骨向同侧偏曲

双冠"之"字形切口

骨膜翻折

眶上神经

颞肌

皮肤

骨膜

硬膜

额骨

眶带

可吸收连接片 / 螺钉

骨膜

皮肤

骨膜

颞肌

图 33.9　手术技术示意图（A），双额开颅额眶前移并取下眶带（B，C）。塑形后，使用可吸收板和螺钉进行重建（摘自 Guzman，et al.[42]）

颅缝早闭的矫形手术能否取得满意结果取决于多种因素。矫形年龄是一个重要的因素，手术后患儿头部生长发育和正常儿童无明显差异，但会出现明显的重塑。总之，建议在出生后 1 年内进行矫形手术[28]。由于 1 岁以后颅骨的自然重塑受到限制、骨生长能力也会下降，此时行矫形手术会变得更加复杂，尤其是三角头畸形和冠状缝早闭的患儿，手术时机尤为重要。小于 6 月龄和大于 12 月龄的患儿首次手术后复发率最高[49]，6~12 月龄的患儿手术效果最令人满意[50]。预计 90% 以上的患儿首次手术即可得到满意的矫形效果[42,47]。

33.7 结 论

1 岁内进行颅缝早闭手术是获得良好术后效果的关键。此外，多达 30% 的患儿会出现颅内压增高，手术可防止出现上述情况。颅缝早闭不应进行保守治疗，其手术应该由专业资深的外科医生、麻醉师和重症监护医生组成的医疗团队来完成。

33.8 常见的临床问题

（1）什么是颅缝早闭，颅缝早闭如何分类？

（2）综合征性颅缝早闭最常见的遗传学病因是什么？

（3）如何诊断颅缝早闭，什么是"拇指压痕"或"打铜征"外观？

（4）手术指征是什么？

33.9 常见临床问题解答

（1）颅缝早闭是指一条或多条颅缝的过早闭合。颅缝早闭可分为"简单的或（孤立的）" vs. "复杂的"；原发性 vs. 继发性；综合征型 vs. 非综合征型（表 33.1）。或通过头颅外形分类（图 33.1），基于头部形状或内部过早闭合的颅缝（因为颅骨的生长被限制在与过早闭合的颅缝垂直的方向上）。

（2）见表 33.3 和图 33.2。大多数综合征型颅缝早闭是由编码成纤维细胞生长因子受体（FGFR1、FGFR2、FGFR3 或转录因子 Twist1、Runx2 和 Msx2）的基因突变引起的。

（3）颅缝早闭的疑诊依据是临床评估。典型表现是出生时或出生后 1 个月内首次发现颅骨畸形，并持续存在于 2~3 个月后。临床评估包括详细的神经系统检查以便排除病理性疾病，测量头围以排除小头畸形，检查头部形状和耳部位置以排除体位性斜头畸形（图 33.8）。临床怀疑颅缝早闭的患儿，需进一步行颅脑 CT 检查。这样可明确颅缝是否早闭、头部畸形的特征性轮廓和（或）闭合性骨嵴隆起（图 33.1）。"拇指压痕"和"打铜征"表现是颅内压增高的影响学依据，且在头颅 CT 或 X 线片上可见颅骨内板有明确的改变（图 33.3）。

（4）手术的合理性基于两点：第一，矫正颅骨畸形可预防社会心理障碍；第二，预防潜在的颅内压升高。

参考文献

[1] Wiegand C, Richards P. Measurement of intra-cranial pressure in children: a critical review of current methods. Dev Med Child Neurol, 2007,

49(12):935–941.

[2] Cloonan YK, Collett BR, Speltz ML, et al. Psychosocial Outcomes in children with and without non-syndromic craniosynostosis: findings from two studies. Cleft Palate Craniofac J, 2013, 50(4): 406–413.

[3] Lane LC. Craniectomy for relief of mental imbecility due to premature sutural closure and microcephalus. JAMA, 1892, 18:49–50.

[4] Tessier P. Treatment of facial dysmorphias in craniofacial dysostosis, Crouzon's and Apert's diseases. Total osteotomy and sagittal displacement of the facial massive. Faciostenosis, sequelae of Lefort 3 fracture [in French]. Dtsch Zahn Mund Kieferheilkd Zentralbl Gesamte, 1971, 57(9): 302–320.

[5] Kimonis V, Gold JA, Hoffman TL, et al. Genetics of craniosynostosis. Semin Pediatr Neurol, 2007, 14 (3):150–161.

[6] van Veelen ML, Mathijssen I, Arnaud E, et al. Craniosynostosis. Berlin: Springer, 2010.

[7] Keating RF. Craniosynostosis: diagnosis and management in the new millennium. Pediatr Ann, 1997, 26 1O:600–612.

[8] Shuper A, Merlob P, Grunebaum M, et al. The incidence of isolated craniosynostosis in the newborn infant. Am J Dis Child, 1985, 139(1):85–86.

[9] Kweldam CF, van der Vlugt JJ, van der Meulen JJ. The incidence of craniosynostosis in the Netherlands, 1997—2007. J Plast Reconstr Aesthet Surg, 2011, 64(5):583–588.

[10] Boulet SL, Rasmussen SA, Honein MA. A population-based study of craniosynostosis in metropolitan Atlanta, 1989—2003. Am J Med Genet A, 2008, 146A(8):984–991.

[11] Cohen MM Jr, MacLean RE.Craniosynostosis: Diagnosis, Evaluation, and Management. 2nd ed. New York, NY: Oxford University Press, 2000.

[12] Cohen MM, Jr. Sutural biology and the correlates of craniosynostosis. Am J Med Genet, 1993, 47(5): 581–616.

[13] Alderman BW, Bradley CM, Greene C, et al. Increased risk of craniosynostosis with maternal cigarette smoking during pregnancy. Teratology, 1994, 50(1):13–18.

[14] Beeram MR, Abedin M, Shoroye A, et al. Occurrence of craniosynostosis in neonates exposed to cocaine and tobacco in utero. J Natl Med Assoc, 1993, 85 (11): 865–868.

[15] Gardner JS, Guyard-Boileau B, Alderman BW, et al. Maternal exposure to prescription and nonprescription pharmaceuticals or drugs of abuse and risk of craniosynostosis. Int J Epidemiol, 1998, 27(1): 64–67.

[16] Lajeunie E, Barcik U, Thorne JA, et al. Craniosynostosis and fetal exposure to sodium valproate. J Neurosurg, 2001, 95(5):778–782.

[17] Higginbottom MC, Jones KL, James HE. Intrauterine constraint and craniosynostosis. Neurosurgery, 1980, 6(1):39–44.

[18] Lenton KA, Nacamuli RP, Wan DC, et al. Cranial suture biology. Curr Top Dev Biol, 2005, 66:287–328.

[19] Du X, Xie Y, Xian CJ, et al. Role of FGFs/FGFRs in skeletal development and bone regeneration. J Cell Physiol, 2012, 227(12):3731–3743.

[20] Melville H, Wang Y, Taub PJ, et al. Genetic basis of potential therapeutic strategies for craniosynostosis. Am J Med Genet A, 2010, 152A(12): 3007–3015.

[21] Bellus GA, Gaudenz K, Zackai EH, et al. Identical mutations in three different fibroblast growth factor receptor genes in autosomal dominant craniosynostosis syndromes. Nat Genet, 1996, 14(2): 174–176.

[22] Currarino G. Sagittal synostosis in X-linked hypophosphatemic rickets and related diseases. Pediatr Radiol, 2007, 37(8):805–812.

[23] Boop FA, Chadduck WM, Shewmake K, et al. Outcome analysis of 85 patients undergoing the pi procedure for correction of sagittal synostosis. J Neurosurg, 1996, 85(1):50–55.

[24] Yousfi M, Lasmoles F, Lomri A, et al. Increased bone formation and decreased osteocalcin expression induced by reduced Twist dosage in Saethre Chotzen syndrome. J Clin Invest, 2001, 107(9): 1153–1161.

[25] Bernardini L, Castori M, Capalbo A, et al. Syndromic craniosynostosis due to complex chromosome 5 rearrangement and MSX2 gene triplication. Am J Med Genet A, 2007, 143A(24): 2937–2943.

[26] Ma L, Golden S, Wu L, et al. The molecular basis of Boston-type craniosynostosis: the Pro 148->His mutation in the N-terminal arm of the MSX2 homeodomain stabilizes DNA binding without altering nucleotide sequence preferences. Hum Mol Genet, 1996, 5(12):1915–1920.

[27] Greives MR, Odessey EA, Waggoner DJ, et al. RUNX2 quadruplication: additional evidence toward a new form of syndromic craniosynostosis. J Craniofac Surg, 2013, 24(1): 126–129.

[28] Tanimoto Y, Veistinen L, Alakurtti K, et al. Prevention of premature fusion of calvarial suture in GLI-Kruppel family member 3 (Gli3)-deficient mice by removing one allele of Runt-related transcription factor 2 (Runx2). J Biol Chem, 2012,

287(25):21429–21438.

[29] Ting K, Vastardis H, Mulliken JB, et al. Human NELL-1 expressed in unilateral coronal synostosis. J Bone Miner Res, 1999, 14(1):80–89.

[30] Stamper BD, Park SS, Beyer RP, et al. Unique sexbased approach identifies transcriptomic biomarkers associated with non-syndromic cranio-synostosis. Gene Regul Syst Bio, 2012, 6:81–92.

[31] Lajeunie E, Le Merrer M, Bonaïti-Pellie C, et al. Genetic study of scaphocephaly. Am J Med Genet, 1996, 62(3): 282–285.

[32] Lajeunie E, Le Merrer M, Bonaïti-Pellie C, et al. Genetic study of nonsyndromic coronal craniosy-nostosis. Am J Med Genet, 1995, 55(4):500–504.

[33] Pertschuk MJ, Whitaker LA. Psychosocial consi-derations in craniofacial deformity. Clin Plast Surg, 1987, 14(1):163–168.

[34] Tamburrini G, Caldarelli M, Massimi L, et al. Intracranial pressure monitoring in children with single suture and complex cranio-synostosis: a review. Childs Nerv Syst, 2005, 21(10):913–921.

[35] Renier D, Sainte-Rose C, Marchac D, et al. Intracranial pressure in craniostenosis. J Neurosurg, 1982, 57(3):370–377.

[36] Whittle IR, Johnston IH, Besser M. Intracranial pressure changes in craniostenosis. Surg Neurol, 1984, 21(4):367–372.

[37] Shipster C, Hearst D, Somerville A, et al. Speech, language, and cognitive development in children with isolated sagittal synostosis. Dev Med Child Neurol, 2003, 45(1):34–43.

[38] Baird LC, Gonda D, Cohen SR, et al. Craniofacial reconstruction as a treatment for elevated intrac-ranial pressure. Childs Nerv Syst, 2012, 28(3): 411–418.

[39] Bristol RE, Lekovic GP, Rekate HL. The effects of craniosynostosis on the brain with respect to intracranial pressure. Semin Pediatr Neurol, 2004, 11(4):262–267.

[40] Magge SN, Westerveld M, Pruzinsky T, et al. Longterm neuropsychological effects of sagittal craniosynostosis on child development. J Craniofac Surg, 2002, 13(1):99–104.

[41] Lekovic GP, Bristol RE, Rekate HL. Cognitive impact of craniosynostosis. Semin Pediatr Neurol, 2004, 11(4):305–310.

[42] Guzman R, Looby JF, Schendel SA, et al. Frontoorbital advancement using an en bloc frontal bone craniectomy. Neurosurgery, 2011, 68(1) Suppl Operative: 68–74.

[43] Arnaud E, Meneses P, Lajeunie E, et al. Posto-perative mental and morphological outcome for nonsyndromic brachycephaly. Plast Reconstr Surg, 2002, 110(1):6–12, discussion 13.

[44] Jimenez DF, Barone CM. Early treatment of anterior calvarial craniosynostosis using endos-copicassisted minimally invasive techniques. Childs Nerv Syst, 2007, 23(12):1411–1419.

[45] Seruya M, Oh AK, Rogers GF, et al. Factors related to blood loss during fronto-orbital advancement. J Craniofac Surg, 2012, 23(2):358–362.

[46] Esparza J, Hinojosa J. Complications in the surgical treatment of craniosynostosis and cranio-facial syndromes: apropos of 306 transcranial procedures. Childs Nerv Syst, 2008, 24(12):1421–1430.

[47] Esparza J, Hinojosa J, García-Recuero I, et al. Surgical treatment of isolated and syndromic craniosynostosis. Results and complications in 283 consecutive cases. Neurocirugia (Astur), 2008, 19(6):509–529.

[48] Marchac D, Renier D. Craniosynostosis. World J Surg, 1989, 13(4):358–365.

[49] Selber JC, Brooks C, Kurichi JE, et al. Long-term results following fronto-orbital reconstruction in nonsyndromic unicoronal synostosis. Plast Reconstr Surg, 2008, 121(5):251–260.

[50] Foster KA, Frim DM, McKinnon M. Recurrence of synostosis following surgical repair of craniosyno-stosis. Plast Reconstr Surg, 2008, 121(3):70–76.

（易林华　译，李云林　李子玥　审）

第 34 章

颅面综合征的治疗

Miguel A. Medina III　*Gerhard S. Mundinger*　*Amir H. Dorafshar*

34.1　概　述

　　约 15% 的颅缝早闭患者是某些综合征的一种潜在表现。这些罕见患者不仅有综合征的相关异常表现，也有相对严重的颅缝早闭。因此，与非综合征型颅缝早闭患者相比，这些患者（如 Apert 和 Pfeiffer 综合征）的手术更具挑战性，操作也更加精细。相反，许多单侧冠状缝早闭的患者可能有潜在的可识别的基因突变，如 Muenke 综合征，其表型相对轻微，可为早期药物干预提供靶点。颅面外科医生可能是第一个详细检查儿童颅面异常的人，检查时须仔细鉴别出相关异常和可能存在的其他异常。根据定义，综合征是一种发生在非连续区域的胚胎位点的疾病模式，但它们在病原学上是相关的[1]。

34.2　胚胎学 / 发育

　　头颅骨和面部发育来源于 3 层组织：膜性颅骨、软骨性颅骨和内脏性颅骨。面部发育发生于妊娠 3~8 周，超声筛查能可靠地识别出 14~28 周的颅面异常[2]。

34.2.1　颅盖骨骼骨化

　　胎儿颅骨（膜性颅骨）通过膜内成骨（直接从间充质前体发育而来）完成骨化。硬膜和骨膜一起为头颅骨生长提供成骨信号；然而与骨膜成骨不同的是，硬膜在婴儿晚期 / 儿童早期即失去成骨潜能[3]。颅底由软骨性颅骨构成，通过软骨内成骨来完成骨化。这些组织最初是软骨结构，后来逐渐被骨性结构所替代。在婴儿的颅面骨骼中，与软骨相接的颅底边缘形成了可继续生长的结构，这些结构的生长受到限制即会形成多种类型的中面部软骨发育异常。颅盖骨的生长随大脑发育而变化。颅骨生长垂直于颅缝方向，颅底生长受颅盖骨生长的影响，由软骨骨化并形成一个可塑性的颅底。

　　在儿童综合征型颅缝早闭中，相当一部分患儿会出现小脑扁桃体下疝。由于颅内容积的相对减少，向下压力作用于小脑扁桃体使之下移而形成下疝，它被认为是一种后天性畸形。通过增加颅腔容积和颅骨前部减压，可有效改善无症状的小脑扁桃体下疝畸形，尽管下疝可能会随时间推移而复发[4]。对于症状性的小脑扁桃体下疝畸形和综合征型的 Chiari 畸形患者，建议进行枕下颅骨减压并后颅腔重建术[5]。此外，对双侧冠状缝早闭、尖短头畸形合并颅内压（ICP）升高的患儿，优先行后颅腔容积扩大手术，可通过一次性手术或牵引手术来完成。

34.2.2　面部骨骼骨化

面部骨骼源自内脏性颅骨。中面部骨骼和下颌骨均为膜内成骨。面部骨骼到青春期晚期或成年早期才停止生长。

34.2.3　面部裂隙

口面部裂隙可导致颅底缺损、脑膨出和眶距增宽。最被认同的面部裂隙分类方案是 Tessier 提出的（图 34.1）。最有可能需要神经外科和整形外科联合手术的是 10~14 型裂隙。

34.3　遗传学

34.3.1　综合征型

• FGFR: 大多数综合征型颅缝早闭的已知突变基因是家族性成纤维细胞生长因子受体（FGFR）基因突变。这些突变通常是激活的，说明所有 FGFR 突变引起的颅面综合征都是常染色体显性遗传模式[6]。FGFR1、FGFR2 和 FGFR3 信号通路调节软骨内成骨和膜内成骨的成骨细胞活性[7]。这些受体包含 3 个主要的免疫球蛋白样区域，与 22 个已知的 FGF 配体具有可变的结合亲和力[6]。受体的活化和同源二聚作用通过 MAP/ERK 和 PI3K/AKT 信号级联促进下游信号传导[8]。FGFR 基因突变导致了 Apert、Cruzon、Pfeiffer 和 Muenke 综合征及其他综合征的发生[9]。

• MSX：肌肉部分同源异型基因2（MSX2）的功能获得性突变会导致 Boston 型颅缝早闭[10]，此类型已被确诊为 Boston 组群、MA 区域[6]。外观和受累颅缝是可变的，从额眶部后缩到三叶状的颅骨畸形，其表型各不相同[9]。

• TWIST1：已确定螺旋－环－螺旋转录因子 TWIST1 的 100 多种突变与 Saethre-Chotzen 综合征有关[7]。突变包括核苷酸替换（错义和无意义）、缺失、插入、复制和复杂重排。这些功能缺失突变导致单倍体剂量不足，聚集在蛋白质的 DNA 结合部和二聚区域。

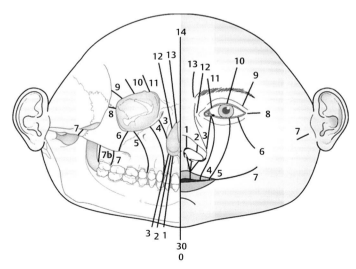

图 34.1　Tessier 分类（摘自 Anatomical classification of facial, cranio-facial and latero-facial clefts. J Maxillofac Surg，1976.）

34.3.2　相关疾病/异常表现

本章没有提供与儿童综合征型颅面疾病相关异常的详细疾病。但要注意，合并四肢畸形比较常见（并指畸形尤其常见）。此外，心脏缺陷，如动脉导管未闭（PDA）、心脏圆锥动脉干畸形损和房间隔缺损（ASD），常见于额、鼻发育不良。在儿童综合征中常被忽视的其他受累部位包括泌尿生殖畸形和脊柱疾病[1]。值得注意的是，许多患儿被纳入尚未命名的综合征范畴，即虽有综合征病理学的依据，但病因学或遗传学机制尚不明确。

34.3.3　颅面综合征

尽管有180多个涉及颅缝早闭[11]或颅面发育不良的综合征，但本章仅讨论最常见和最典型的综合征。Apert和Crouzon综合征之间有显著重叠（曾一度被认为是同一疾病），而Muenke、Pfeiffer和Sathre-chotzen综合征相似，仅在相关异常和面部畸形方面存在差异。

Apert 综合征

Apert综合征（新生儿发病率1/90 000~1/60 000）的特征是尖短头畸形、前额后缩、面中部后缩、突眼、喙鼻、外眦异位、睑裂向下倾斜、梯形上唇、眉毛中断[12]、张口呼吸[7]，也可同时出现腭裂及听骨融合异常导致的听力损害。临床诊断要点包括尖头和对称性的手足并指畸形。肱桡骨融合程度不一。中枢神经系统有多种类型畸形，包括脑积水、脑室扩大、巨脑回畸形、脑回畸形，以及胼胝体、透明隔、海马和大脑皮层

发育缺陷[13]。骨性病理改变包括双侧冠状缝闭合，初期可能存在从后囟到眉间的广泛颅骨缺失，但通常会随时间推移而闭合。患者有不同程度的神经发育迟滞。FGFR2 S252 W和P253 R这两种突变，分别占该病例的71%和26%[11]，遗传学表现为常染色体显性遗传。儿童Apert综合征的治疗比较复杂，包括颅缝闭合、腭裂及面中部发育不全的外科矫形等。经典治疗方法包括颅盖部重塑、单块前置牵引[14]、Le Fort Ⅲ[15]截骨术、面部分裂[16]和（或）面中部牵引[17]，具体术式取决于颅盖和面中部畸形的严重程度和位置[18-19]。

Crouzon 综合征

Crouzon综合征的（新生儿发病率1/65 000）典型表现是眶距过宽、斜视、散光、面中部发育不良、眼球外突、下颌相对前突和喙鼻[7]。约20%的Crouzon综合征患者有视神经萎缩，但没有手足并指，这是该综合征与Apert综合征的不同之处[12]。颅缝早闭通常为双侧冠状缝，偶见早期出现广泛性颅缝早闭[7]。Crouzon综合征患者的小脑扁桃体（非Chiari）下疝畸形发生率最高，甚至在受累患者的某些组群中高达71%[4]。无相关肢体畸形，智力正常。这种疾病常为家族性。Crouzon综合征通常由FGFR2突变所致，但伴有腋窝和腹股沟黑棘皮病（< 5%）者则是FGFR3（A391E）基因突变所致[7]。手术目的是矫正尖头畸形，即在6个月至2岁行双额前移并前颅盖骨重建术[9,19]。需要指出的是，目前大多数医院会先行后颅盖

扩张术，然后再进行前颅盖重塑，到患儿年龄较大时再通过单块前移或 Le Fort Ⅲ前移手术来矫正面部畸形。

Pfeiffer 综合征

Pfeiffer 综合征的外形表现（新生儿发病率 1/100 000）多变，典型表现是尖短头畸形、眶距过宽、斜视、后鼻孔狭窄、面中部发育不全、拇指和脚趾短宽、耳道闭锁、气道阻塞、不同程度的短指和颅缝早闭[7]。拇指和脚趾畸形有助于临床鉴别 Pfeiffer 综合征和 Crouzon 综合征。后头部颅骨可形成"蜂窝奶酪"样改变，其原因与多颅缝闭合引起的颅内压升高有关[20]。常见有中枢神经系统畸形，获得性 Chiari 畸形的比例可高达 50%[21]。一般来说，该综合征都存在双侧冠状缝早闭和多条颅缝不同程度的早闭[19-20]。根据颅骨和面中部畸形的严重程度[7]，Pfeiffer 综合征可分为 3 种亚型：1 型最常见，临床表现及智力损害最轻；2 型较严重，三叶草形颅骨，眼球严重突出，脚趾和拇指中度变形，脑积水，癫痫发作，智力障碍；3 型与 2 型相似，但无三叶草形颅骨畸形，而有重度精神残疾和非闭合性异常。超过 95% 的患者为 FGFR2 基因突变[11]，剩余患者为 FGFR1 基因突变。遗传方式为常染色体显性遗传。颅面外科的手术目的包括矫正突眼、降低颅内压、矫正气道阻塞和前颅盖重建[19]。临床症状和头颅外形是选择手术方式的基础，后路减压术对早期治疗 2 型和 3 型患儿及 1 岁以上有症状的 Chiari 畸形患儿均有一定疗效[20]。与 Apert 综合征患儿一样，手术治疗不仅复杂，且要根据患者所需进行调整。具体手术时机和适应证还存在争议[9,19-20]。

Saethre-Chotzen 综合征

Saethre-Chotzen 综合征（新生儿发病率 1/50 000~1/25 000）的特点是发际线低、鼻子偏曲呈喙状外观、下巴突出、上睑下垂、耳朵小，类似水平方向的 Crouzon 综合征。食指和长手指（示指和中指）出现不同程度的并指畸形。不常见特征包括腭裂、上颌发育不全和听力丧失。通常智力正常，但在 TWIST1 完全缺失时可出现异常。表型表现程度可轻微，类似于非综合征型冠缝早闭。患者通常出现单侧或双侧冠状缝早闭，也可能出现额缝和矢状缝早闭。多数 Saethre-Chotzen 综合征患者（40%~80%）是由 TWIST1 基因的不同突变所致，包括替换、缺失和重排[11]。该类患儿为常染色体显性遗传。手术目的包括矫正单侧冠状缝早闭所致的面部不对称，降低颅内压，以及矫正面中部发育不全等[22]。通常在颅骨重建之后再进行腭裂的修复。

Muenke 综合征

与 Saethre-Chotzen 综合征类似，Muenke 综合征（新生儿发病率 1/30 000）患者的临床表现差异较大，可能仅有轻度的单侧冠状缝早闭[9]。表型范围从轻度前斜头畸形到短头畸形，再到多条颅缝早闭所致的三叶草形颅骨畸形[7]。颅缝早闭通常累及单侧或双侧冠状缝。患者也可有面中部发育不全和眼距过宽，但不常见。其他相关表现可能包括 Klippel-

Feil 综合征（颈椎先天融合畸形）、短指畸形和腕骨融合畸形。智力通常正常。Muenke 综合征是由 FGFR3 基因的单一突变（P250R）所致[11]，为常染色体显性遗传，表达程度不同，临床表现也不相同。该突变在冠状缝早闭的患者中占比为 20%。因此，所有单侧或双侧冠状缝早闭的患者均应进行此突变的筛查[9]，对未分类的短头畸形患者进行筛查可能提高该综合征的诊断率[23]。手术目的包括矫正面部不对称，矫正双侧冠状缝早闭所致的尖短头畸形，以及降低颅内压[9,24]。

Carpenter 综合征

Carpenter 综合征（新生儿发病率 1/1 000 000）患者的特点是多颅缝早闭合并多指畸形、并指畸形、肥胖、性腺功能减退和先天性心脏病[9]。发育迟缓的程度不一。该综合征的机制可能为失能性的 RAB23 基因突变破坏了水泡转运蛋白（囊泡转运蛋白）级联和音猬因子信号通路[11]。该综合征为常染色体隐性遗传。考虑到该疾病的不同表现，矫正手术视受累颅缝和变形严重程度而定，通常包括前窝发育不良的矫正[25]。

颅额鼻发育不良

颅额鼻发育不良（新生儿发病率 1/120 000~1/100 000）患者表现为因冠状缝早闭所致的短头畸形或斜头畸形、眶距过宽（通常不对称）、唇腭裂、肢体畸形、头发卷曲、指甲纵向起皱和断裂[9,26]。编码跨膜蛋白的 Xq12 上的 EFNB1 基因突变是原因之一[11]。遗传与 X 连锁有关，女性受累较男性更严重，而且父母年龄越大新生儿病情越重[9]。手术矫正通常包括分期的眶内侧壁骨切开术或面部对分手术（取决于双上颌的倾斜和咬合面的畸形程度）[9,26]。

颅 裂

即眶上外侧裂开并延伸到额骨和（或）颅底，通常与 Tessier 所描述的口腔下部面裂有关。裂隙 10~14 型可导致眶距过宽和（或）脑膨出，此时需闭合脑膨出、矫正眶距过宽。此类颅裂往往罕见，大多数伴有严重的中枢神经系统（CNS）畸形，且平均寿命较短。

34.4 手术方法

标准的颅面手术有额眶前移（FOA）、单块/Le Fort Ⅲ 前移、面部对分和眶壁截骨术等。这些手术及其改良术式构成了所有颅面发育不全矫正手术的基础。

- 适应证：颅内压增高，突眼/角膜外露，颅面外形的矫正，气道阻塞。
- 手术时机及分期：

－ 6~8 月龄：若有必要可行后颅盖骨重塑（颅内压升高，严重的尖短头畸形）。

－ 7~12 月龄：FOA，颅缝早闭相关畸形的颅盖骨重塑。

－ 7~10 岁：根据畸形类型和严重程度，可行面中部前移及眶骨畸形矫正手术，手术方式包括单块前移、Le Fort Ⅲ 颅外前移、面部对分或箱式截骨术。针对每个患者的具体畸形情况，进行个体化的面中部矫形治疗。

– 15~18 岁：正颌手术用于矫正骨骼发育成熟后的最终咬合。

34.4.1 额眶前移
适应证 / 手术步骤

最常用的颅骨、颅面手术是 FOA，许多颅面畸形的共同特征是额带后缩。此外，FOA 截骨是所有其他颅面前移手术的基础，掌握颅面畸形的颅 – 眶关系尤其关键。多数病例会出现不同程度的眶距过宽或过窄、垂直方向变形，或直接出现突眼[27]。额带后缩程度可测量体表眼眶上缘（os）至眼角膜凸点（ACOR）之间的距离。os 是眶上缘软组织投影的最前部，ACOR 是角膜投影的最前部。正常 os 到 ACOR 的距离视年龄不同从 8 到 10 mm 不等[27]。FOA 的适应证取决于眼眶后缩的程度，在严重的颅面畸形病例中，os-ACOR 间距是负值提示有突眼。FOA 也适用于额缝早闭所致的斜头畸形的二次矫形手术，因此类畸形会扭曲额带和面中部上部的对称性[28]。严重突眼、角膜暴露、颅内压升高或视力改变的患者需早期手术，而那些要求非功能性改善的患者可延迟到更大的年龄。FOA 手术是所有其他颅骨、颅面手术的基础（图 34.2、34.3）。

● 进行标准的经口 – 气管插管。麻醉诱导后，放置 Foley 导尿管，放置中心静脉导管和动脉导管。此外，在我们中心，会常规在心前区放置一个多普勒探头用于监测空气栓塞。

● 患儿准备与铺单：摆仰卧位，头放在 Mayfield 马蹄形头垫上。通常情况下，剃光所有头发或冠状条带形剃头。

头皮下注射稀释的肾上腺素，加或不加稀释的局部麻醉剂（类似于让切口部位肿胀的溶液）。缝合睑缘来保护眼睛。额骨暴露可采用直线切口或"Z"形切口。对男性患者，最好在发际后方尽可能远的位置切开皮肤，以免出现男性型秃发。

● 切开头皮后，暴露颅骨骨膜，将骨膜保留在皮瓣上，便于骨膜瓣的成型（必要时）。在骨膜下游分离颞肌，使颞肌附着在前部皮瓣上。

● 在暴露过程中要彻底止血，这是基本要求。用双极电凝控制头皮边缘出血，用骨蜡或其他止血类产品控制颅骨出血。此外，若有紧急情况发生，手术医生和麻醉医生之间必须随时沟通。掀开皮瓣和骨瓣时出血最多。此时，一定要监视血流动力学参数，并通过粗大静脉（IV）内导管输入温暖的胶体液进行复苏治疗。我们通常会输入 1:1 或 2:1 包装的红细胞和新鲜冷冻血浆进行复苏治疗，晶体用量最少。只要完成开颅，剩下的手术部分往往很少出血，自此刻开始可根据监测参数，如尿量、中心静脉压、血红蛋白情况、碱缺失等情况，来正确使用血液制品。

● 一定要在骨膜下进行分离以暴露鼻根、上、外侧眶和眶缘，通常用 2mm 的骨凿将眶上神经血管束从骨孔中剥离出来。

● 此暴露过程是所有后续颅面手术的基础。

● 暴露面中上部和额骨后，要标记出额骨和额带的前移及取出部位，颅骨钻孔时需小心以免损伤矢状窦。

● 取下额骨后,即可开始进行 FOA 截骨术。通常情况下,向后牵拉额叶、解剖并剥离颞叶的硬脑膜至中颅窝处便于截骨(若没有分离到中颅窝,侧面截骨时可能会意外损伤颞叶组织)。首先在前颅窝处自内侧向外侧进行截骨直至进入眶上部,用来复锯或侧切钻头截骨,跨过眶上部沿颞骨方向横向截骨,一旦到达眶外侧壁,即向深处操作到达颞窝完成后侧颞带截骨(图 34.3)。因骨锯可能会意外到达中颅窝处的颞骨(长而平),在最外侧截骨时要注意用脑压板保护中颅窝内的颞叶免受伤害。然后去专注完成眶外侧缘截骨和相连的眶上部截骨,最后在鼻额缝上方、筛板上部进行额骨中部截骨,从颅骨上完全松解并取下额带。

● 前移额骨及额带、修整外形后,即用可吸收固定板和螺钉进行刚性固定(图 34.3)。

常见并发症包括额带畸形复发、硬膜撕裂后脑脊液漏和外观畸形后遗症。

34.4.2　Le Fort Ⅲ / 单块前移
适应证 / 手术步骤

综合征型颅缝早闭患者常伴有面中部发育不良或发育不全,尤其是患有 Apert、Crouzon 和 Pfeiffer[14,16-19] 综合征的儿童,可表现为严重突眼,或合并面中部结构发育不全。因此,仅前移眶上带并不能纠正突眼,最好能同时处理并

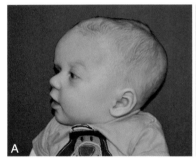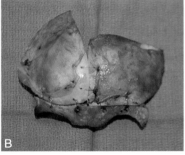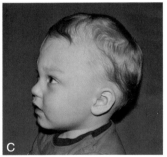

图 34.2　多颅缝早闭患者额眶前移术前、术后对比。A. 术前侧位图显示:冠状缝早闭继发的严重额带后缩。B. 术中额带及额骨单位再塑形。C. 术后情况

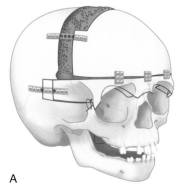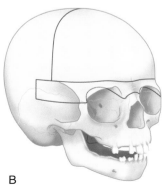

A

B

图 34.3　额 – 眶前移

发的上颌发育不全畸形[15]。对这些患儿，单块前移即可矫正额骨畸形，并有助于矫正双侧冠状缝早闭畸形、额带位置、下眼眶和上颌位置。对那些不需要早期进行眼眶上部和眼眶下部、面中部前移等矫正手术的患者（他们没有视神经牵拉的表现，能保护好眼球），矫正治疗可推迟到儿童中期阶段（7~10 岁）（图 34.4）。此外，对这些患儿进行面中部前移，一个尚不明确但被提出的适应证是阻塞性睡眠呼吸暂停和需要气管造瘘的重症患者。

- 早期准备和暴露步骤与 FOA 手术相同。经口－气管插管，通常把气管插管用环线固定在下颌骨上，或绑于大龄儿童的下颌中切牙上（牙齿应该成对固定，以防牙齿被固定线意外拔出）。

- 按照 FOA 术式暴露后，向外侧延伸至颧弓，完全暴露眶外侧缘和眶下缘。二次经球结膜切开用于辅助显露眶底和眶下缘（这是外科医生和中心特有的）。自骨膜下平面、从周边剥离眼眶。

- 此外，切开上牙龈颊部暴露面中下部，便于必要时分离面中下部的骨膜

附着点。该切口主要用于经口翼上颌截骨。若不切开牙龈颊部，可行后上沟切口、经口翼上颌嵌压松解。也可经颞上入路进行翼上颌截骨而无需经口内切口（上述方案常因患者和术者不同而不同）。

- 额骨截骨同 FOA 术式；但是，单块前移术要保留额带在面中部。该方法首先要游离眶顶和眶侧壁，保护鼻额支完好无损，将额带保留为面中部的附属结构。中线截骨则垂直于 FOA 入路，经筛板的最前端、再经颅底到达鼻筛窦基底部。

- 接下来，继续进行眼眶截骨，经内侧壁和眼眶底部与先前进行的眶侧壁截骨相连通。此外，还要把颧弓前部单独截下来。一旦把眼眶和颅底分离开、切断颧弓，面部就只有翼上颌支附着于颅骨上。通常通过弯曲的骨凿经口内完成截骨，也可通过暴露颞部来完成该步骤。截骨时注意保护上颌骨内动脉，损伤该血管可能引起大出血并危及生命，此时通常需要血管内栓塞才能控制出血。

- 通常使用骨牵引、固定牵张器来

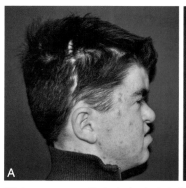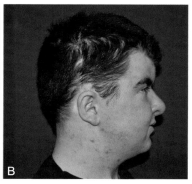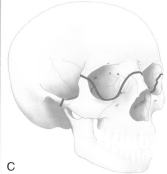

图 34.4 Apert 综合征合并面中部后缩畸形患者。A. 术前外观。B. 颅外 Le Fort Ⅲ 面中部前移术后所见。C. Le Fort Ⅲ 前移示意图

完成单块前移。当前移小于10~15mm时，可进行单阶段刚性固定。在这些患者中，在颅底进行颅周皮瓣固定对预防出现脑脊液漏、鼻-颅沟通和继发性脑膜炎是至关重要的[15,29-30]（图34.5）。

并发症包括畸形复发、脑脊液漏、硬膜外脓肿、脑膜炎、咬合不正和气管插管移位/损伤。

34.4.3 面部对分和箱式截骨
适应证/手术步骤

眼距增宽或眼眶异位是颅面畸形患者的常见表现。针对该类患者，必须把面部骨骼分成两半或分成单独的眼眶结构单位才行。正常成人内眦到内眦的眼间距小于35mm。对大多数患者而言，该间距反映了眼距增宽的大概程度，但若用来手术修复，其真实距离可通过测量影像上骨性泪点-泪点间的数据而获得，正常距离为25~30mm。骨性泪点是一个颅骨影像标志点，是上颌、泪点和额骨的交界处。对合并有上颚狭窄的对称性眼距增宽患者，在切除部分额骨中部、鼻骨和上颌骨之后，面部可作为独立的单块前移单元[29]，其中包括了面部

对分（图34.6）。如果不需要扩大上颌且未影响患儿咬合，则行箱式截骨术而不去骚扰上颌（图34.6）。这些手术常被推迟到约5~7岁，因为该年龄段之前的患儿，他们的恒牙牙根位于或略低于眶下缘水平。

- 手术入路及准备与单块前移相同。
- 分离完成后，根据眼距增宽的程度及是否有必要加宽腭部，可部分切除面中部。根据临床和影像学所见的增宽程度（或双上颌倾斜程度）来制定额鼻筛窦的切除计划。

  - 选择面部对分还是箱式截骨，取决于上颌骨的情况。如果上颌骨变宽或倾斜，则进行面部对分；如果上颌骨未见异常，则只需行箱式截骨即可。在面部对分时，上颌骨被中线切开并重新排列；而箱式截骨则采用Le Fort I水平切口使眶骨游离于上颌骨即可。

- 这种切除方法会遗留潜在的面中部无效腔和口鼻与脑膜的穿通，因此前颅窝底要内衬一层颅周骨膜皮瓣[29-30]。

发育和先天性颅骨疾病

- 在这些病例中，由于通常会存在

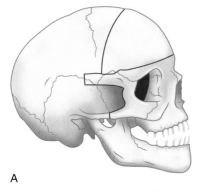
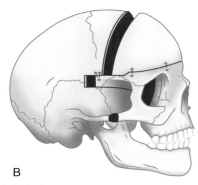

A   B

图34.5 单块前移

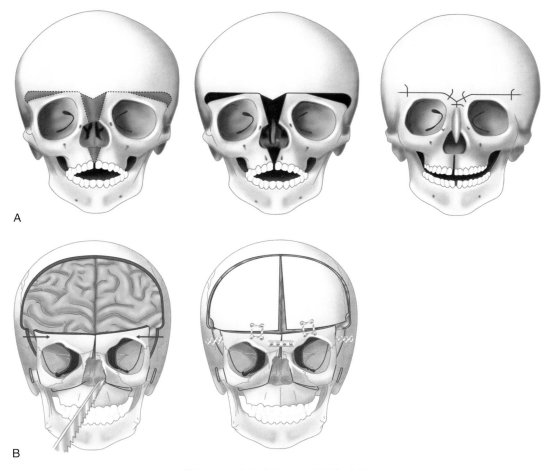

图 34.6　面部对分及四壁箱式截骨

脑膨出和其他蝶筛异常，术前影像具有关键作用。畸形的部位、类型会影响颅底截骨的固定和修复。

• 采用类似的手术方法，箱式截骨可保留上颌咬合，用于解决垂直和水平方向的不对称问题。箱式截骨是沿上颌骨上部的眶下神经出口下方、向外侧延伸至颧骨 （ Le Fort I 的方式 ）和眼眶外侧连接部进行截骨，眼眶前部形成一个独立单元（图 34.7），而不是在上颌骨中央截骨。

并发症通常与单块前移相同。

手术后护理

所有的工作都是为了手术结束时顺利拔管。在儿科重症监护病房（ICU）要复查血气和生化,评估复苏水平。另外,复苏时要限制输入过多晶体液；若需要额外扩充容量,通常给予额外输血扩容。复苏期间输入温胶体液可预防术后出现第三间隙、凝血障碍和颜面部水肿。一般情况下, 可在头皮下放置一根引流管进行外引流, 直至引流量少于 20~30mL/d 时将其拔除。患者在儿科 ICU 过夜观察期间, 要每小时进行一次神经系统检查。

有口内切口的患者要饮食流食；没有口内切口的患者常根据患者耐受情况进行相应处置。术后第 1 天，患者被转回病区治疗，平均术后第 3~5 天出院。手术后第 1 天取掉敷料，然后每天在切口上使用 1 次抗生素软膏，持续约 1 周时间。

34.5　总　结

颅面综合征是一种复杂的颅面骨骼异常疾病，需要整形外科和神经外科联合手术进行修复。许多综合征都具有可鉴别的临床表型，这些表型决定了手术的适应证，而这些综合征的遗传基础也越来越清晰。掌握手术时机和适应证是成功治疗颅面畸形的关键。通常情况下，

初次矫形要处理颅骨和眶上带（尖短头畸形患者在后路牵引治疗后），矫形时间多在 6~10 月龄，但对于颅内压升高或有角膜暴露危险的突眼畸形患者，可能要更早进行治疗。由于潜在的面部发育风险，面中部发育不良和眼眶发育不良要在儿童中期进行治疗。因此，修复年龄通常推迟到 7~10 岁。当面部骨骼发育成熟后（15~18 岁），不需要联合颅内入路即可完成最后的正颌手术。在客观测量头颅数据和术前三维 CT 成像基础上，计算机辅助设计和术前建模能预先做好手术计划，为以后的颅面外科手术打开了一扇窗，以指导截骨手术的精确位置和前移程度。对综合征儿童的其他

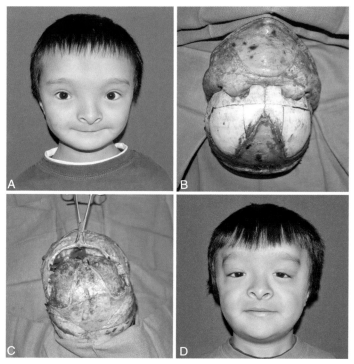

图 34.7　重度眼距增宽伴额骨裂矫正。A. 术前所见：可见重度眼距增宽。B. 箱式眶骨截骨，前额骨及眶上带术中标记所见。C. 术中所见：中部固定后箱式眶骨结构前移和居中。D. 术后：眼距增宽和额骨外形均明显改善

异常情况进行评估也至关重要，遗传咨询和分析将是以后了解这些疾病根本原因的重要手段。

34.6 常见的临床问题

（1）产前超声何时能明确诊断颅面异常？

（2）颅面畸形的主要手术指征是什么？

（3）应该何时处理颅面发育不良，紧急干预的适应证是什么？

（4）颅面手术应如何进行分期修复？

34.7 常见临床问题解答

（1）一般情况下，16~18 周胎龄时，即可通过超声诊断主要的颅面畸形。

（2）手术的主要适应证是颅内压升高，重症突眼所致的角膜暴露，以及明显的面部畸形。

（3）需紧急干预的情况包括，早期出现颅内压升高（4~6 个月发现后颅盖扩张）；对重症突眼、有角膜暴露威胁的患者进行 FOA 手术，临时缝合睑缘有助于保护角膜。此外，必要时行气管切开。

（4）根据患者的紧急程度和骨龄来决定综合征型颅面手术的分期治疗。疾病早期患者会出现后颅腔扩大，此时要进行额骨和上眼眶手术，患儿长大后进行面中部手术，骨骼发育成熟后进行正颌手术和最后的鼻部整形手术。

- 手术时机和分期：

– 6~8 月龄：若有必要可行后颅盖骨重塑（颅内压升高，严重的尖短头畸形）。

– 7~12 月龄：FOA，颅缝早闭相关畸形的颅盖骨重塑。

– 7~10 岁：根据畸形类型和严重程度，可行面中部前移及眶骨畸形矫正手术，手术方式包括单块前移、Le Fort Ⅲ颅外前移、面部对分或箱式截骨术。针对每个患者的具体畸形情况，进行个体化的面中部矫形治疗。

– 15~18 岁：正颌手术用于矫正骨骼成熟后的最终咬合。若符合手术指征，也可在该阶段进行鼻部整形手术。

参考文献

[1] Mulliken JB. The craniofacial surgeon as amateur geneticist. J Craniofac Surg, 2002, 13(1):3–17.

[2] Hunt JA, Hobar PC. Common craniofacial anomalies: the facial dysostoses. Plast Reconstr Surg, 2002, 110(7):1714–1725, quiz 1726, discussion 1727–1728.

[3] Maarse W, Bergé SJ, Pistorius L, et al. Diagnostic accuracy of transabdominal ultrasound in detecting prenatal cleft lip and palate: a systematic review. Ultrasound Obstet Gynecol, 2010, 35(4):495–502.

[4] Fearon JA, Swift DM, Bruce DA. New methods for the evaluation and treatment of craniofacial dysostosisassociated cerebellar tonsillar herniation. Plast Reconstr Surg, 2001, 108(7):1855–1861.

[5] Scott WW, Fearon JA, Swift DM, et al. Suboccipital decompression during posterior cranial vault remodeling for selected cases of Chiari malformations associated with craniosynostosis. J Neurosurg Pediatr, 2013, 12(2):166–170.

[6] Melville H, Wang Y, Taub PJ, et al. Genetic basis of potential therapeutic strategies for craniosynostosis. Am J Med Genet A, 2010, 152A(12):3007–3015.

[7] Cunningham ML, Seto ML, Ratisoontorn C, et al. Syndromic craniosynostosis: from history to hydrogen bonds. Orthod Craniofac Res, 2007, 10(2):67–81.

[8] Turner N, Grose R. Fibroblast growth factor signalling: from development to cancer. Nat Rev Cancer, 2010, 10(2):116–129.

[9] Forrest CR, Hopper RA. Craniofacial syndromes and surgery. Plast Reconstr Surg, 2013, 131(1): 86e–109e.

[10] Jabs EW, Müller U, Li X, et al. A mutation in the homeodomain of the human MSX2 gene in a family affected with autosomal dominant craniosynostosis. Cell, 1993, 75 (3):443–450.

[11] Kimonis V, Gold JA, Hoffman TL, et al. Genetics of craniosynostosis. Semin Pediatr Neurol, 2007, 14 (3):150–161.

[12] Kreiborg S, Cohen MM, Jr. Ocular manifestations of Apert and Crouzon syndromes: qualitative and quantitative findings. J Craniofac Surg, 2010, 21(5):1354–1357.

[13] Quintero-Rivera F, Robson CD, Reiss RE, et al. Intracranial anomalies detected by imaging studies in 30 patients with Apert syndrome. Am J Med Genet A, 2006, 140(12):1337–1338.

[14] Allam KA, Wan DC, Khwanngern K, et al. Treatment of Apert syndrome: a long-term follow-up study. Plast Reconstr Surg, 2011, 127(4):1601–1611.

[15] Wolfe SA, Morrison G, Page LK, et al. The monobloc frontofacial advancement: do the pluses outweigh the minuses? Plast Reconstr Surg, 1993, 91(6):977–987, discussion 988–989.

[16] Greig AV, Britto JA, Abela C, et al. Correcting the typical Apert face: combining bipartition with monobloc distraction. Plast Reconstr Surg, 2013, 131(2):219e–230e.

[17] Hopper RA, Kapadia H, Morton T. Normalizing facial ratios in Apert syndrome patients with Le Fort II midface distraction and simultaneous zygomatic repositioning. Plast Reconstr Surg, 2013, 132(1):129–140.

[18] Fearon JA, Podner C. Apert syndrome: evaluation of a treatment algorithm. Plast Reconstr Surg, 2013, 131(1):132–142.

[19] McCarthy JG, Glasberg SB, Cutting CB, et al. Twenty-year experience with early surgery for craniosynostosis: II. The craniofacial synostosis syndromes and pansynostosis—results and unsolved problems. Plast Reconstr Surg, 1995, 96:284–295; discussion 296–288.

[20] Fearon JA, Rhodes J. Pfeiffer syndrome: a treatment evaluation. Plast Reconstr Surg, 2009, 123(5):1560–1569.

[21] Cinalli G, Spennato P, Sainte-Rose C, et al. Chiari malformation in craniosynostosis. Childs Nerv Syst, 2005, 21(10):889–901.

[22] Gallagher ER, Ratisoontorn C, Cunningham ML. Saethre-Chotzen Syndrome, 1993.

[23] Mulliken JB, Steinberger D, Kunze S, et al. Molecular diagnosis of bilateral coronal synostosis. Plast Reconstr Surg, 1999, 104(6): 1603–1615.

[24] Agochukwu NB, Doherty ES, Muenke M. Muenke Syndrome, 1993.

[25] Perlyn CA, Marsh JL. Craniofacial dysmorphology of Carpenter syndrome: lessons from three affected siblings. Plast Reconstr Surg, 2008, 121(3):971–981.

[26] Kawamoto HK, Heller JB, Heller MM, et al. Craniofrontonasal dysplasia: a surgical treatment algorithm. Plast Reconstr Surg, 2007, 120(7):1943–1956.

[27] Mulliken JB, Godwin SL, Pracharktam N, et al. The concept of the sagittal orbital-globe relationship in craniofacial surgery. Plast Reconstr Surg, 1996, 97(4):700–706.

[28] Greenwald JA, Mehrara BJ, Spector JA, et al. Immature versus mature dura mater: II. Differential expression of genes important to calvarial reossification. Plast Reconstr Surg, 2000, 106(3):630–638, discussion 639.

[29] Fearon JA, Whitaker LA. Complications with facial advancement: a comparison between the Le Fort III and monobloc advancements. Plast Reconstr Surg, 1993, 91(6):990–995.

[30] Marchac D, Sati S, Renier D, et al. Hypertelorism correction: what happens with growth? Evaluation of a series of 95 surgical cases. Plast Reconstr Surg, 2012, 129(3):713–727.

（易林华　译，李云林　李子玥　审）

第35章

早产儿生发基质出血

Moise Danielpour   Lindsey Ross

35.1 概　述

　　尽管产前护理和产后多方位的监测技术在不断发展，但出生时极低体重儿神经系统重度发育缺陷的发病率仍居高不下且令人难以接受[1]。美国的数据显示，大约 1/4 的极低体重儿患有严重的神经系统发育缺陷疾病，近 1/5 的患儿需在学龄期接受某些形式的特殊教育[2]。生发基质出血（GMH）是早产儿中最常见的脑部疾病，常见于病情严重的早产儿。生发基质出血伴脑室扩张及其并发症 [早产儿生发基质出血后脑积水（PHH）] 是早产儿最严重的疾病之一。尽管进行了大量的预防和干预试验，但出生时体重 <1500g 的早产儿中仍有高达 20% 会出现生发基质出血，这也是早产儿神经发育缺陷的主要原因[3-5]。

35.2 生发基质的病理生理学

　　生发基质和脑室生发区是指未成熟的放射状胶质细胞演变为神经元和胶质细胞的部位。大多数的皮质神经元会在孕 25 周前完成发育。在妊娠中晚期，生发基质产生皮质神经元和神经胶质细胞的前体，向丘脑的尾状沟方向进化、迁移。妊娠 32 周时，大脑皮质细胞几乎完全填充了相应的各层结构。在此期间，皮质的轴突和树突活动十分活跃，

突触联系呈指数级增加。因此，最常发生于妊娠 32 周之前的生发基质出血，可能显著影响大脑皮质的发育和最终的认知成熟程度。

　　更具体地说，在妊娠中晚期，大脑的微血管急剧扩张，以满足生发基质和皮质的代谢需求[6]。生发基质的毛细血管床由大而不规则的血管组成，这些血管尚未发育成可识别的小动脉、小静脉或毛细血管。此外，此处血管的管腔面积远比皮质血管的管腔面积大得多，这些区域缺乏血脑屏障的传统组成成分，因此可能更容易受到破坏[7]。

　　动物研究表明，脑血流的自我调节能力随妊娠进程而逐渐成熟。在妊娠中晚期，大脑的自我调节能力不足，会使该区域易受全身血压和脑血流波动的影响。生发基质和脑室周围白质都是动脉血供的边缘末梢区域，极易因外周低血压而受到损伤。因为生发基质的代谢非常活跃，该区域往往对低灌注和低血压异常敏感。所有这些因素都极易导致早产儿出现生发基质的梗死和（或）出血。

　　可增加出血风险的相关围生期致病因素及合并症如下。

35.2.1 合并症

　　• 任何原因导致的产后缺氧，包括

呼吸窘迫综合征、气胸、贫血或败血症等。

- 高碳酸血症能极度扩张薄壁血管。如果随后组织的血容量或灌注增加，可引起出血。

- 静脉压升高可导致出血，如呼吸机正压通气、激惹刺激、气管内吸痰等。

- 脱水后用高渗液体进行快速补液复苏，促使液体渗出组织并进入血管间隙，导致跨壁压力的快速变化及血管破裂。

35.2.2 危险因素

- 出生时体重 ≤ 1500g[5,8-9]。
- 孕龄（EGA）<28 周。
- 脑灌注压（CPP）增加、组织氧合减少或缺氧、脑血流量增加。
  - 窒息或高碳酸血症。
  - 快速扩容。
  - 癫痫发作。
  - 气胸。
  - 发绀型心脏病。
  - 机械正压通气、贫血。
  - 动脉血糖降低、导尿。
  - 血压波动。
  - 酸中毒。
  - 绒毛膜羊膜炎。
  - 凝血功能异常，孕妇使用阿司匹林。
  - 体外膜肺氧合（ECMO）。
  - 产妇滥用可卡因。
  - 剖宫产时全身麻醉。
- 早产前48h，未能给予类固醇。
- Apgar 评分低，1 分钟评分 < 4 分或 5 分钟评分 <8 分。

35.3 流行病学

35.3.1 发病率

出生时体重 <1500g 的婴儿中，生发基质的出血率为 15% ~20%[10]，但很多早产儿出血后没有症状，若不进行常规监测，可能无法检测出是否出血。1978 年，Papile 用计算机断层扫描（CT）筛查发现，43% 的极低体重儿会有生发基质出血，且死亡率达 55%，而没有生发基质出血的早产儿的死亡率为 23%[11]。超声检查是检测早产儿生发基质出血的一种手段，其检测灵敏度达 90%[12]。

35.3.2 出血时间

生发基质出血有双峰分布的特点，其中 50% 的出血发生于生后 12h 内，45% 的发生于生后 3~4d。生后 4d 出现生发基质出血的概率仅 5%。多达 20% 的患儿疾病会有进展，这种情况最常发生于初次出血后的第 1 周[13]。

35.4 出血后脑室扩张的病因

主要病因如下：

①生发基质出血会引起交通性脑积水伴脑室扩张，导致脑脊液（CSF）循环通路瘢痕形成，影响脑脊液循环，减少蛛网膜颗粒对脑脊液的重吸收。生发基质出血后，转化生长因子-β 和其他细胞因子会释放到脑脊液中，刺激细胞外基质蛋白的沉积，从而阻碍脑脊液的重吸收。

②脑软化和脑室周围白质软化会引起外部性脑积水。生发基质出血破坏生

发基质中储存的干细胞，导致神经元和有髓少突胶质细胞的数量减少。

交通性脑积水的患者，脑脊液分流手术后可能会出现迟发性的阻塞性脑积水，形成孤立性第四脑室。该现象大多发生于脑室出血后进行脑脊液分流（如脑室腹腔分流）手术后的早产儿，此类患儿可能会继发导水管狭窄，从而出现晚期的孤立性第四脑室等并发症。

35.4.1 脑室周围出血性梗死的病因

进行性脑室出血会压迫和阻塞末端静脉，而末端静脉会将大脑内的静脉血引流到 Galen 静脉，其结果会导致静脉阻塞和继发性出血[4,14]。

35.5 临床表现

可表现为以下 3 种情况的任何一种[4]：

①突发——神经细胞快速死亡，需神经外科积极干预，罕见，预后不佳。

②渐进——在数小时至数天内逐步进展，表现为活动减少、眼球运动异常、呼吸不协调和肌张力减弱。

③无症状——可表现为血细胞比容的轻度下降，可通过头颅超声做出诊断。

35.5.1 分级系统

最常用的分级系统是基于 CT 或超声检查的结果而制定的。与 Papile 评分系统、孕龄和神经功能预后有直接关系（表 35.1）[11]。

Ⅳ级生发基质出血的发生率与胎龄成反比。孕 22 周时，Ⅳ级生发基质出血的比例为 30%；孕 28 周时仅占 3%[15]。

重度早产儿（孕 24~26 周）中，32% 的患儿为Ⅲ级（图 35.1），19% 的患儿为Ⅳ级；而胎龄为 31~32 周的早产儿，11% 的患儿为Ⅱ级，5% 的患儿为Ⅳ级（图 35.2）[15]。

35.6 诊　断

常规测量头围和检查前囟应成为早产儿日常体检的一部分。当怀疑可能有生发基质损伤时，最好进行床旁颅脑超声检查以便做出诊断。

35.6.1 超　声

颅脑超声是诊断和随访早产儿生发基质出血的标准工具，其准确度约为 88%（灵敏度为 91%，特异度为 85%）。

颅脑超声（CUS）检查的主要优点如下：

• 颅脑超声检查在床边进行，病重患儿无须转移。

• 是一种非侵入性的检查。

• 不需要镇静，患儿偶尔活动也能进行检查。

• 无电离辐射。

• 颅脑超声检查可显示出血部位、范围及位置，以及脑室大小和大脑皮质的厚度。

表 35.1　Papile 分级系统

级别	出血范围
Ⅰ	局限在生发基质
Ⅱ	脑室内出血（IVH）但未并发脑室扩张
Ⅲ	脑室内出血并发脑室扩张
Ⅳ	脑室内出血并发脑实质受损

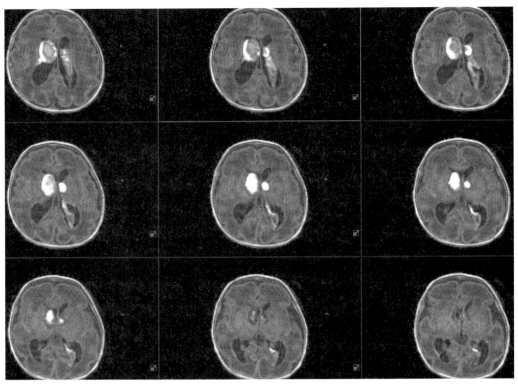

图 35.1　新生儿头颅 MRI 发现左侧脑室内出血，Papile Ⅲ 级

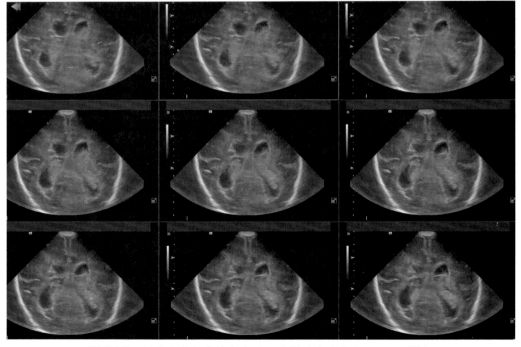

图 35.2　新生儿脑超声检查发现，右侧脑室内出血，Papile Ⅳ 级

- 随访相对容易。

颅脑超声检查的主要缺点是后颅窝显示不清。

确定早产儿脑积水的严重程度，要通过以下参数。

- Levene脑室指数——冠状面，经Monro孔、中线大脑镰到侧脑室前角的距离。超过正常脑室指数4mm即需手术干预[14,16]。

    - 正常27周孕龄的脑室指数在第97百分位数，即14mm+4mm=18mm时，符合干预标准。

- 侧脑室前角宽度（AHW）可能是测量早期脑室扩张更有效的方法。新生儿的正常AHW<3mm，若AHW>6mm则明显异常[16]。

35.6.2 计算机断层扫描（CT）

对那些解剖结构不清，或者需要获得更多后颅窝结构信息的复杂病例，CT检查都能有所帮助。但鉴于CT对早产儿脑部辐射的相关风险，其使用受到限制。

35.6.3 磁共振成像（MRI）

MRI很少作为急性出血的备选检查方法，它常适用于需要了解大脑详细结构的患儿，如导水管狭窄或孤立的第四脑室。MRI检查时常需要镇静，且患儿离开重症监护室的时间较长。超快成像和兼容婴儿监护暖箱的MRI设备会增加在该类患儿中的应用。

35.7 早产儿脑室内出血（IVHp）的相关病理学

脑室周围囊性白质软化伴Ⅲ级脑室内出血常被误诊为Ⅳ级生发基质出血。虽然它们具有相似的病理生理学特征，但二者是不同病因导致的相互独立的疾病[17]。小脑出血通常也可伴发生发基质出血，但这种情况很难通过MRI来确诊（10%），超声检查诊断则更难（约2%）[18]。小脑出血使神经系统并发症的风险增加了5倍[18]。

35.8 治 疗

治疗目标：在不过多增加脑血流量的情况下改善脑灌注压，同时要维持平均动脉压的平稳，使血PCO_2恢复正常并缩小扩张脑室的容积。最近有证据表明，脑室内血液中的降解产物对机体不利，高铁血红蛋白会诱导促炎细胞因子的表达，故目前正在讨论早期脑室引流减少继发性损伤中的作用[19]。

35.8.1 脑室扩大

暂时性的脑室扩大（可能发生在出生后的头几天，通常不伴有颅内压升高）。

因脑脊液重吸收减少或脑脊液循环通路阻塞等原因，脑室进行性扩大的发生率为20%~50%。相比之下，脑组织萎缩会引起外部性脑积水。如果头围进行性增大或出现生理性异常，则需对脑积水进行干预。

35.8.2 腰椎穿刺

腰椎穿刺可有效缓解出血后脑积水的负面影响，但似乎不会降低后期进行永久性脑室分流手术的概率。对新生儿来说，连续进行腰椎穿刺可能很麻烦，也很难操作，并且穿刺成功率也不固定。

因此，腰椎穿刺只是一种临时性的处理措施或诊断方法。在生发基质出血伴出血后脑积水的患者中，约 25% 的患者将会出现进行性的脑室扩大。若早期对这些患者进行临时性的腰椎穿刺，在随后几天至数周时间里，60% 的患儿的脑室扩张将会停止进展[20-21]。

35.8.3 脑室穿刺

多次脑室穿刺会引起不良后果，增加并发症发生的风险[20]。为了临时缓解脑积水或明确诊断，可对危重新生儿患者行脑室穿刺。

35.8.4 脑室外引流

因新生儿的脑室小、皮肤移动性强及导管容易移位等技术性难题，脑室外引流（EVD）受到限制。此外，大多数新生儿需长时间引流，这会极大程度地增加感染的风险。理论上来说，脑室外引流的优点很多，它能降低脑脊液过度引流及由此引起的硬膜下出血的风险，可有效监测颅内压并持续引流脑脊液中的蛋白质和血液中的降解产物。但有证据表明，引流导管感染的高风险是神经系统发育不良的独立预测因素，脑室外引流是一种弊远大于利的选择方法[21]。

35.8.5 内科治疗

产前使用倍他米松（一种皮质类固醇）可降低早产儿脑室出血的发病率[22]。使用利尿剂，如乙酰唑胺和（或）呋塞米等，并不会降低永久性分流手术置管的概率，还增加了神经系统疾病的发病率[23]。在脑室内进行纤维蛋白溶解会增加再出血和死亡的风险[24]。有研究表明，

长期随访那些围生期存活下来的患儿，其神经功能会得到改善[20]。纤维蛋白溶解疗法目前还不是一个标准疗法，事实上，该疗法可能与 1 岁左右患儿的轻微运动发育迟缓有关[21,23]。

35.8.6 外科治疗

在出生体重低于 1500g 的脑室内出血的早产儿中，约 34% 的患儿经内科治疗失败后需要行脑脊液分流手术，70% 以上的Ⅲ、Ⅳ级脑室内出血的患儿会发展为进行性的脑室扩大，其中 32%~47% 的患儿最终需要行脑脊液分流手术[25]。

以下是两种临时性的脑脊液引流/分流的手术方法：

- 脑室 – 帽状腱膜下分流术（VSG）。
- 脑室储液囊放置术。

35.9 尚无证据表明 VSG 或脑室储液囊的优越性

1983 年，McComb 及其同事首次放置皮下储液囊来治疗早产儿脑室内出血，最初的死亡率为 20%，感染率为 10%，最终 75% 的患儿发展到进行性的脑室扩大，并进行了永久性的脑脊液分流手术[26]。根据储液囊的开启压力调整脑脊液的引流量。在我们的临床实践中，打开储液囊阀门的次数限制为每天 3 次，以最大限度地降低继发感染的风险。从历史数据看，尽管储液囊的感染率明显下降，但感染仍是最常见的并发症。其他并发症包括皮肤坏死、脑脊液漏或发展为硬膜下血肿。

VSG 需放置一个储液囊，储液囊出口连接一个分流管，它能使脑脊液流向

帽状腱膜下并聚集于此处被缓慢重吸收。VSG 可连续引流脑脊液，理论上可降低颅内压波动和脑室扩大的风险。与储液囊相比，放置分流管时的并发症的发生率没有明显差异。另外，VSG 可实时观察脑脊液的重吸收情况，很容易确定患者的重吸收能力是否有所改善。然而，大多数父母似乎因患儿头部外形异常而感到焦虑（表 35.2）。

35.9.1　神经内镜技术

神经内镜技术治疗生发基质出血伴出血后的脑积水非常有限，但可用于稀释血液中的降解产物（如含铁血黄素等），在特殊情况下也可用于清除单个血凝块，缓解阻塞性脑积水。Gudegast 等人对 7 例复杂脑积水患儿进行了连续治疗，患儿反复感染后多次进行分流管重置，这种情况下需要用神经内镜清理各孤立腔室并使之相互沟通[27]。

35.9.2　神经内镜技术在 VSG、脑室灌洗和导水管成形术中的应用

先前已报道了脑脊液储液囊和 VSG 分流技术[28]。自 2004 年以来，针对脑室出血（IVHp）后进行性脑室扩大的早产儿，大多数的 VSG 分流术、脑室储液囊放置术及脑室腹腔分流手术（VPS）均在神经内镜下完成。这样，既可以观察到中脑导水管的情况，又可降低脑室内导管放置不良的发生率。

35.9.3　术后管理

要每天检查患者的前囟、生命体征、是否有呼吸暂停和心动过缓等异常，及时监测帽状腱膜下脑脊液的聚积情况。每周进行头部超声检查以监测脑室大小。

35.9.4　VSG 的并发症

● 帽状腱膜下腔隙的再粘连，尤其是卧床一侧的大脑半球区域，这可能也是脑积水吸收的一种迹象。

● 颅骨前后径增加。有效制动和头部放置衬垫可降低该风险。

● 储液囊与导管连接处脑脊液漏。Koksal 进行系列研究发现，切口部位脑脊液漏的发生率为 4.7% ~32%，并发脑室炎或脑膜炎的发病率为 0~10%[28]。我们诊治过的患者从未出现过脑脊液漏，也未增加感染风险。

35.9.5　抽吸脑脊液

通过储液囊或腰椎穿刺抽取脑脊液非常重要，它不仅能缓解颅内高压，而且还可减少脑室出血后的促炎因子的产生。然而，很少有证据表明频繁抽取脑脊液可降低分流依赖、发病率或死亡率。事实上，反复抽取脑脊液会增加中枢神经系统感染的风险[20,29]。根据需要抽取脑

表 35.2　VSG 与 SQ 储液囊的优势对比

优势	VSG	SQ 储液囊
抽吸脑脊液的次数少	+	−
永久减压	+	−
电解质和脑脊液转移少	+	−
维持脑压	+	−
动态观察	+	−

SQ：皮下；VSG：脑室 – 帽状腱膜下分流术

脊液，以防止脑室进行性扩大，根据颅内压情况决定抽取脑脊液的次数及量。观测颅内压的方法为每日测量头围，观察囟门情况和身体的生理变化或抽取脑脊液时直接测量颅内压。对每天必须抽取大量脑脊液的患者，可给予静脉或口服等渗液进行补液，尤其是体重 <1kg 的患儿。

35.9.6　永久性的分流手术

针对早产儿脑室出血后的脑积水，延迟放置永久性的分流管可降低早期重新置管的发生率，约 32% ~85% 的患者需终身进行脑脊液分流 [28,30]。大多数儿童神经外科医生提倡当患儿体重 >2.5kg 且脑脊液蛋白质含量 <1.5g/L 时，可植入永久性的分流装置，此时也可减少手术的并发症 [29]。抽取脑脊液可去除含铁血黄素等血液降解产物，从而降低阻塞性脑积水的发生风险。此外，通过延迟分流手术，婴儿能在这段时间充分发育、增加体重、提高免疫力和增加皮肤完整性，从而提高手术后的恢复能力 [29]。大约 45% 的 1 岁以内进行脑室腹腔分流手术的婴儿，需在手术后 9 个月内重新放置分流管 [31]。

内镜下第三脑室底造瘘术（ETV）可用来治疗阻塞性的脑积水，在生发基质出血的患儿中，此类患儿可能被漏诊。ETV 治疗生发基质出血伴出血后的脑积水，目前仍存争议。在单纯导水管狭窄引起脑积水的患者中，ETV 的成功率高达 77% [32]。然而，由于早产儿脑室出血的复杂性，大量关于交通性脑积水的多中心研究发现，ETV 治疗这些患者的成功率较低 [33]。理论上来讲，ETV 术后出现感染的风险较低，随后需要放置分流管的

概率也很低 [32]。ETV 也已成功治疗了小部分指征合适的早产儿脑室出血患者 [34]。

35.10　预　后

生发基质出血的神经系统并发症包括脑瘫、癫痫发作和认知发育迟缓。多中心研究表明，无论采用何种手术方式，未发育成熟的脑室出血的早产儿，经 5 年随访，其神经系统功能预后都较差 [35]。脑积水的恢复程度通常与大脑的正常皮质功能有关，且通常是预后良好的一个指标 [30]。生发基质出血的良好预后指标包括产前使用皮质类固醇、剖宫产及预防性静脉应用吲哚美辛 [36-38]。最近一项 meta 分析和其他几项研究显示，有些指标会表示预后非常差，如绒毛膜羊膜炎会使脑瘫的风险增加 140% [39]。

等效的 MRI 检查似乎是目前可用的最有效的影像学方法，它可提供神经系统长期预后的相关指标来综合评估预后 [14]，如大脑白质变薄、脑回成熟延迟、灰质或白质信号异常等 [14]。然而，MRI 在评估认知功能预后等方面不理想。

35.11　结　论

神经外科医生对早产儿脑室出血的治疗有独特见解：这不仅仅是早产儿的一种阶段性疾病，更是一种终身性疾病，期间可能出现并发症，包括分流依赖、反复手术和神经发育后遗症。

用生物制剂来改善脑室出血对大脑发育的迟发影响，是最有前景的研究方向之一。最近一项研究显示，将肿瘤坏死因子 - α（TNF-α）抑制剂应用于幼

兔的脑室内，TNF-α 可降低脑室周围细胞的死亡、胶质增生和变性[40]。利用患儿出生时保存的脐带血干细胞是另一项有前景的研究方向，脐带血干细胞能在体外分化为多能神经干细胞，这可能是一种重要的治疗方法。目前的研究表明，干细胞有助于对抗炎症和恢复正常细胞环境，而不是替代受损细胞[41]。尽管这类干细胞可能最终无法替代死去的细胞，但它们会减少炎症和受损细胞对残存健康神经组织的继发性损伤[42]。

生发基质出血伴出血后脑积水是儿童神经外科医生接诊的早产儿中最常见的疾病。尽管该病的发病率随着围生期保健技术的进步及我们对分子和细胞病理生理学理解的提高在持续下降，但即将出现的新的治疗方法对这些患儿来说仍然很重要。

参考文献

[1] World Health Organization. Child Health Development: Health of the Newborn. Geneva: World Health Organization, 1991.

[2] McCormick MC, Workman-Daniels K, Brooks-Gunn J. The behavioral and emotional well-being of school-age children with different birth weights. Pediatrics, 1996, 97(1):18–25.

[3] Shankaran S, Bauer CR, Bain R, et al; National Institute of Child Health and Human Development Neonatal Research Network. Prenatal and perinatal risk and protective factors for neonatal intracranial hemorrhage. Arch Pediatr Adolesc Med, 1996, 150(5):491–497.

[4] Volpe JJ. Intraventricular hemorrhage in the premature infant—current concepts. Part I. Ann Neurol, 1989, 25(1):3–11.

[5] Perlman JM, McMenamin JB, Volpe JJ. Fluctuating cerebral blood-flow velocity in respiratorydistress syndrome. Relation to the development of intraventricular hemorrhage. N Engl J Med, 1983, 309(4): 204–209.

[6] Breier G, Albrecht U, Sterrer S, et al. Expression of vascular endothelial growth factor during embryonic angiogenesis and endothelial cell differentiation. Development, 1992, 114(2): 521–532.

[7] Ment LR, Stewart WB, Ardito TA, et al. Germinal matrix microvascular maturation correlates inversely with the risk period for neonatal intraventricular hemorrhage. Brain Res Dev Brain Res, 1995, 84(1): 142–149.

[8] Dykes FD, Lazzara A, Ahmann P, et al. Intraventricular hemorrhage: a prospective evaluation of etiopathogenesis. Pediatrics, 1980, 66(1):42–49.

[9] Volpe JJ. Effect of cocaine use on the fetus. N Engl J Med, 1992, 327(6):399–407.

[10] du Plessis AJ. Cerebrovascular injury in premature infants: current understanding and challenges for future prevention. Clin Perinatol, 2008, 35(4): 609–641, v.

[11] Papile LA, Burstein J, Burstein R, et al. Incidence and evolution of subependymal and intraventricular hemorrhage: a study of infants with birth weights less than 1,500 gm. J Pediatr,1978,92(4):529–534.

[12] Bejar R, Curbelo V, Coen RW, et al. Diagnosis and follow-up of intraventricular and intracerebral hemorrhages by ultrasound studies of infant's brain through the fontanelles and sutures. Pediatrics, 1980, 66(5):661–673.

[13] Volpe JJ, Perlman JM, Hill A, et al. Cerebral blood flow velocity in the human newborn: the value of its determination. Pediatrics, 1982, 70(1):147–152.

[14] El-Dib M, Massaro AN, Bulas D, et al. Neuroimaging and neurodevelopmental outcome of premature infants. Am J Perinatol, 2010, 27(10): 803–818.

[15] Stoll BJ, Gordon T, Korones SB, et al. Late-onset sepsis in very low birth weight neonates: a report from the National Institute of Child Health and Human Development Neonatal Research Network. J Pediatr, 1996, 129(1):63–71.

[16] Brouwer MJ, de Vries LS, Pistorius L, et al. Ultrasound measurements of the lateral ventricles in neonates: why, how and when? A systematic review. Acta Paediatr, 2010, 99(9):1298–1306.

[17] Kusters CD, Chen ML, Follett PL, et al. "Intraventricular" hemorrhage and cystic periven-tricular leukomalacia in preterm infants: how are they related? J Child Neurol, 2009, 24(9):1158–1170.

[18] Tam EW, Rosenbluth G, Rogers EE, et al. Cerebellar hemorrhage on magnetic resonance imaging in preterm newborns associated with abnormal neurologic outcome. J Pediatr, 2011,158(2): 245–250.

[19] Gram M, Sveinsdottir S, Ruscher K, et al. Hemoglobin induces inflammation after preterm

intraventricular hemorrhage by methemoglobin formation. J Neuroinflammation, 2013, 10:100.

[20] Whitelaw A. Repeated lumbar or ventricular punctures in newborns with intraventricular hemorrhage. Cochrane Database Syst Rev, 2001, 1(1): CD000216.

[21] Volpe JJ. Neurology of the Newborn. 5th ed. Philadelphia, PA: Saunders Elsevier, 2008.

[22] Crowley PA. Prophylactic corticosteroids for preterm birth. Cochrane Database Syst Rev, 2000(2): CD000065.

[23] Kennedy CR, Ayers S, Campbell MJ, et al. Randomized, controlled trial of acetazolamide and furosemide in posthemorrhagic ventricular dilation in infancy: follow-up at 1 year. Pediatrics, 2001, 108(3):597–607.

[24] Whitelaw A, Evans D, Carter M, et al. Randomized clinical trial of prevention of hydrocephalus after intraventricular hemorrhage in preterm infants: brainwashing versus tapping fluid. Pediatrics, 2007, 119(5):e1071–e1078.

[25] Robinson S. Neonatal posthemorrhagic hydrocephalus from prematurity: pathophysiology and current treatment concepts. J Neurosurg Pediatr, 2012, 9(3):242–258.

[26] Brockmeyer DL, Wright LC, Walker ML, et al. Management of posthemorrhagic hydrocephalus in the lowbirthweight preterm neonate. Pediatr Neurosci, 1989, 15(6): 302–307, discussion 308.

[27] Gudegast C, Niesytto C. Outcome of endoscopic therapy of complex hydrocephalus. Neuropediatrics, 2008:39–P080.

[28] Köksal V, Öktem S. Ventriculosubgaleal shunt procedure and its long-term outcomes in premature infants with posthemorrhagic hydrocephalus. Childs Nerv Syst, 2010, 26(11): 1505–1515.

[29] Whitelaw A, Aquilina K. Management of posthaemorrhagic ventricular dilatation. Arch Dis Child Fetal Neonatal Ed, 2012, 97(3):F229–F230.

[30] Kazan S, Güra A, Uçar T, et al. Hydrocephalus after intraventricular hemorrhage in preterm and low-birth weight infants: analysis of associated risk factors for ventriculoperitoneal shunting. Surg Neurol, 2005, 64 Suppl 2:S77–S81, discussion S81.

[31] Sciubba DM, Noggle JC, Carson BS, Jallo GI. Antibioticimpregnated shunt catheters for the treatment of infantile hydrocephalus. Pediatr Neurosurg, 2008, 44(2):91–96.

[32] Oertel JM, Mondorf Y, Baldauf J, et al. Endoscopic third ventriculostomy for obstructive hydrocephalus due to intracranial hemorrhage with intraventricular extension. J Neurosurg, 2009, 111(6):1119–1126.

[33] Siomin V, Cinalli G, Grotenhuis A, et al. Endoscopic third ventriculostomy in patients with cerebrospinal fluid infection and/or hemorrhage. J Neurosurg, 2002, 97(3):519–524.

[34] Warf BC, Campbell JW, Riddle E. Initial experience with combined endoscopic third ventriculostomy and choroid plexus cauterization for posthemorrhagic hydrocephalus of prematurity: the importance of prepontine cistern status and the predictive value of FIESTA MRI imaging. Childs Nerv Syst, 2011, 27(7):1063–1071.

[35] Vassilyadi M, Tataryn Z, Shamji MF, et al. Functional outcomes among premature infants with intraventricular hemorrhage. Pediatr Neurosurg, 2009, 45(4):247–255.

[36] Shooman D, Portess H, Sparrow O. A review of the current treatment methods for posthaemorrhagic hydrocephalus of infants. Cerebrospinal Fluid Res, 2009, 6:1.

[37] Linder N, Haskin O, Levit O, et al. Risk factors for intraventricular hemorrhage in very low birth weight premature infants: a retrospective case-control study. Pediatrics, 2003, 111(5 pt 1):e590–e595.

[38] Been JV, Degraeuwe PL, Kramer BW, et al. Antenatal steroids and neonatal outcome after chorioamnionitis: a metaanalysis. BJOG, 2011, 118(2):113–122.

[39] Shatrov JG, Birch SC, Lam LT, et al. Chorioamnionitis and cerebral palsy: a meta-analysis. Obstet Gynecol, 2010, 116(2 pt 1):387–392.

[40] Vinukonda G, Csiszar A, Hu F, et al. Neuroprotection in a rabbit model of intraventricular haemorrhage by cyclooxygenase-2, prostanoid receptor-1 or tumour necrosis factor-alpha inhibition. Brain, 2010, 133(pt 8):2264–2280.

[41] Tanaka N, Kamei N, Nakamae T, et al. CD133 + cells from human umbilical cord blood reduce cortical damage and promote axonal growth in neonatal rat organ co-cultures exposed to hypoxia. Int J Dev Neurosci, 2010, 28(7):581–587.

[42] Pimentel-Coelho PM, Mendez-Otero R. Cell therapy for neonatal hypoxic-ischemic encephalopathy. Stem Cells Dev, 2010, 19(3): 299–310.

（钟家斐　译，顾硕　审）

第 36 章

脑积水的手术治疗

Martina Messing-Jünger

36.1 概 述

脑积水是一种复杂的多因性疾病，可分为先天性或后天性两大类。脑积水的预后主要取决于患者的发病年龄和病因[1-2]。发育中的大脑出现可导致脑积水的病因越早，其负面影响就越大。只要脑积水并发其他脑部畸形，出现神经发育障碍的风险就会增加。除上述问题之外，对患儿脑积水及其潜在并发症的治疗是该类患者长期病程中的额外危险因素。为达到最佳的神经系统及发育效果，明确的治疗指征、缜密的手术及随访具有重要意义。

36.2 手术适应证

根据患儿年龄及其病理学特征，可选择或者行分流系统植入手术或内窥镜下第三脑室造瘘手术（ETV），在某些情况下，也可考虑行内窥镜辅助下的分流手术。早产儿脑出血后脑积水，在尚未明确是否能进行分流系统植入手术之前，通常需临时放置一个储液囊或其他引流装置，并非所有的脑积水患儿一经确诊便需接受手术治疗。除了全面的临床检查之外，侵入性颅内压（ICP）监测也有所帮助。例如，通过遥测探针或通过简单的脑室造瘘手术连接到压力监测

系统，对低压力性脑积水的患者要进行颅内压的夜间监测。

36.2.1 影像学检查

为准确界定内窥镜手术的潜在适应证，必须要进行磁共振成像（MRI）检查，最好在 T2 加权序列上进行高分辨率的三维成像扫描（CISS 或 TRUFI）。对单纯的分流手术，超声或 CT 检查已经足够，因儿童时期进行 CT 检查会增加后天患癌的风险，除非在紧急情况下方可行 CT 扫描[3-4]。

36.2.2 ETV 与分流手术

已有多篇文献报道了 ETV 手术的适应证[5-7]，ETV 评分（ETVSS）可能是其中最实用且被评价最多的一篇报道。该评分综合了患者年龄、脑积水病因及先前是否进行过分流手术等[8]。低龄、先前曾行分流手术的患者，其 ETV 手术的成功率较低；感染后脑积水的 ETV 手术失败率较高；而顶盖区之外的肿瘤、脊髓脊膜膨出和脑室出血（IVH）所致脑积水的 ETV 手术风险居中；导水管狭窄、顶盖区肿瘤及其他典型的第三脑室梗阻性脑积水则是 ETV 手术较好的适应证。

有关儿童低压力性脑室扩张的长期预后，目前仍在争论中。因为该类患儿在 ETV 手术后，其脑室宽度很少能恢复

到正常状态[7]。

技术娴熟的医生认为分流手术和ETV手术的风险非常低。分流手术的死亡率不到0.1%，ETV手术的死亡率为1%。长期随访发现，分流手术晚期出现的致死性并发症，使其死亡率显著升高。另外，分流手术后的总体并发症概率更高，可能会超过40%（尚无确切数字），其最主要的并发症是梗阻和感染，小于12~18月龄的儿童的并发症发生率最高。此年龄段的患儿很少适合ETV手术，其手术失败率也是最高的，ETV手术的总体并发症为6%~20%。ETV术后的感染率为1%~5%，分流术后的感染率为1%~20%，ETV术后出现的感染多不严重。一般来讲，ETV手术的主要优势在于避免了异物植入，且更符合脑脊液（CSF）的生理循环特性。但由于疾病本身的特点，大多数脑积水患者首选分流手术或ETV手术后再进行分流手术[5,9-15]。

对脑积水分流手术和ETV手术而言，一个经验丰富的外科医生和标准化的操作流程能显著减少手术早期和远期的并发症发生率[16-17]。因此，儿童神经外科最重要的一条规则是初学者不能做脑积水的分流和内窥镜手术（框表36.1）。

36.3 植入分流系统

36.3.1 准备工作

对选择拟行分流手术的患者来说，自入院便已开始了术前准备。通过特定的血液检查［C反应蛋白（CRP），白细胞（WBC）］来评估是否存在全身

的系统性感染。用消毒液清洗患者头部、头发及全身后被送往手术室。术前30min内要输注预防性抗生素及可能需要的抗癫痫药物。推荐使用二代头孢类药物头孢呋辛（30mg/kg体重），该药能通过血脑屏障，且与第一代头孢菌素相比有更广的抗革兰氏阴性菌谱。

在手术排序上，分流手术应排在第一台[17]。

在一个单独的房间内进行麻醉诱导、气管插管，然后把麻醉好的患儿运送进手术间，手术间内已准备好手术台及所需的手术设施。把患儿放到有加热床垫的手术台上，外科医生用马蹄形头枕、硅胶垫和衬垫绷带等体位辅助材料完成最终的手术体位摆放。当植入硅胶分流系统时，应避免谈话、走动等能引起空气颗粒湍流的活动。因此，应限制手术间内的人数。

在植入分流导管期间，有必要拉伸患者颈部以减少皮肤褶皱，便于打通皮

框表36.1 分流手术流程要点

- 尽可能将分流手术安排在第一台。
- 由经验丰富的外科医生主刀。
- 关闭手术室门。
- 尽可能少的工作人员。
- 外科医生要反复、彻底地进行皮肤消毒。
- 现场给患者用消毒液洗发。
- 尽可能地把植入硬件放置在无菌包装内。
- 拆开包装后，冲洗植入的硬件并将其浸泡在液体中。
- 勿用锋利仪器或手指触碰植入硬件（如果可以避免）。
- 使用抗菌缝合线。

下隧道。用酒精消毒剂提前清洗患者头部毛发及全部手术区域，而后梳理开计划切口的头部区域的毛发，若有必要，尽可能地在后期剃掉术区小片头发并剪掉相邻区域的头发。外科医生用酒精消毒手部后，方可消毒患者的手术区域皮肤，该区域通常包括整个头部及暴露在外的一半颈部、前胸部和腹部。若患者是浅色皮肤 / 头发的患儿，建议使用无染色的消毒溶液。

外科医生二次进行手部消毒，穿无菌衣、铺好手术单，用消毒后的手术巾覆盖患者皮肤和头皮，用黏性贴膜覆盖身体的非手术区域。

36.3.2　分流手术

对初次分流手术或植入新的分流系统的患者，应先切开皮肤以备钻孔、开腹。有两个标准的钻孔位置，即额部冠状缝前（Kocher 点）和顶枕区（Frazier 点），选择哪个位置进行钻孔取决于脑室形态和外科医生的喜好（图 36.1、36.2）。

摆放患者体位及铺手术单时，需能保证在整个手术过程中可触摸到重要的体表标志（鼻尖、同侧眼睛和耳朵），最好沿矢状中线位边缘进行铺单并做好标记。

可在腹部的某个象限或直接在脐部切开腹部，但在设计手术切口时要仔细评估患者的病情。若肚脐较深且形状不规则，要充分消毒脐部可能会是个问题。为提前查明既往的腹部疾病或治疗情况，建议行腹部超声检查。手术切口应选择在受影响较小的象限区域。由于婴儿肝脏通常较大，一些神经外科医生更

倾向于在患儿左半侧腹部进行切口。若患儿接受过剖腹手术，可由经验丰富的儿童外科医生借助内窥镜将分流管的腹腔端植入腹腔内。

第一步是打开腹膜腔，根据腹壁厚度来确定尽可能小的手术切口，每一层次均应沿组织的纹理方向进行切开。对腹膜本身可钝性穿刺（套管针）或切开腹膜仅能容许插入分流导管即可。若导管未能顺利滑入腹腔内或预期有腹膜腔粘连的情况下，必须要扩大手术切口以便直视下或腔镜下探查腹腔内情况。腹腔内应留置尽可能长的分流管，以避免因分流导管长度问题所致的早期再次手术。

接下来要进行钻孔。对低月龄婴幼儿患者来讲，用解剖器械或手术刀作为钻头即可轻松地钻孔。不要把骨膜从颅骨上剥离开，以避免分流组件向颅骨内生长。

所有的分流组件都被保存在器械台上的无菌包装袋内。此时可打开分流导管、分流泵的包装袋，并放入林格氏液中以避免空气中的颗粒污染。建议按照制造商的要求冲洗分流组件。

下一步是打通分流导管的外周隧道，此时分流导管已经连接上阀门、可能的泵或冲洗囊。若有可能，建议置入这种可冲洗储液器，这样有助于发现某些分流故障并能用来抽吸脑脊液。

如有必要，可在锁骨上、下或耳后区域切开皮肤，分段打通皮下隧道。在进行整个皮下隧道操作期间，外科医生不要用手套触碰硅胶组件，可借助钝性

器械或湿纱布来完成操作。所有硅胶组件一经打开应立即用湿纱垫覆盖，若硅胶管与皮肤边缘发生接触，建议使用碘拭子对其进行消毒。

最后，用手术刀或小的双极钳打开硬脑膜，用双极电凝热凝脑表面。然后

将带有导丝的脑室端导管插入脑室内，拟留好脑室端长度后将之固定在直角转向器上。

脑室端导管插入脑室内的位置应足够深且不要插入脉络丛内，以防脉络丛长入导管内致早期堵塞分流管。理想状

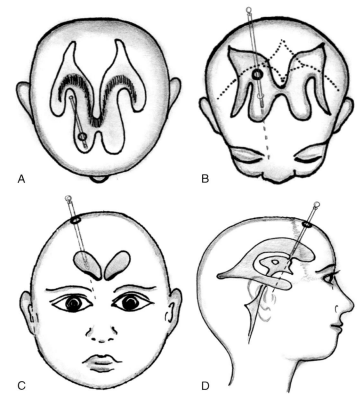

图 36.1　额部钻孔和侧脑室穿刺

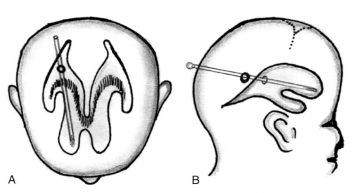

图 36.2　枕部钻孔和侧脑室穿刺

态下，经顶－枕穿刺的脑室端导管尖端最好位于额角。穿刺时，导管方向要指向同侧瞳孔，钝性向前推进到脑室内（进入硬膜下约 10cm 即可）（图 36.2）。经额穿刺时，为精确放置导管需垂直穿过硬脑膜，方向对准同侧眼睛的内眦（图 36.1）。植入深度取决于头颅大小，平均深度为 5cm。当导管推进到 3~4cm 时，有穿刺阻力的改变意味着穿透了室管膜，脑室压力正常或偏高时，可在导管开口末端观察到脑脊液的流出。若脑脊液没有自然流出，可放低导管末端以制造一个负压环境，即使仍然没有脑脊液的流出，也不建议进行抽吸或冲洗，可重复上述操作或考虑导航下进行脑室端穿刺。

在脑室狭窄等情况下，建议使用超声或标准的神经导航系统进行导航下手术，便于脑室端导管的准确植入。

所有的分流组件连接、放置完毕，建议在颅骨和骨膜之间留一个用于放置阀门和冲洗囊的空间。婴儿的软组织层可轻松穿过，用不可吸收线对所有的连接器端点进行加固，线结朝向头骨方向以避免皮肤破溃糜烂。为防止分流导管破裂或断开，避免出现反应性瘢痕及疼痛，通常不要把分流组件放置在皮肤切口下方，不要把连接器端头或额外的阀门放置到颅骨下方。

植入分流系统后，分两层缝合皮肤，也可进行皮内缝合，对皮肤较薄的患儿建议加用带或不带无菌纱条的液体绷带。

36.3.3　术后随访

手术后临床监测包括心电图（ECG）及睡眠期间的氧饱和度，当无须上述监测时，应定期进行神经系统和腹部检查，每日要查看手术伤口，出院前再最后一次测量患者的 C 反应蛋白。

低龄患儿接受诸如硅胶植入等手术，伤口愈合 2 周后方可接触水，躯体方可受压。

行分流手术的所有患儿，都会有分流手术通行证，需告知患儿家属适时的随访计划。

根据患者术中情况及患者本身的特殊病情来决定其手术后的影像学检查。一般来讲，对婴儿通常进行大脑超声检查简单易行，建议越早越好。腹部超声检查可用来监测分流导管的外周位置及腹腔内的游离液体，以查看分流手术的运行情况。对那些术后出现并发症或出现相关分流故障的大龄患儿，则有必要早期进行 MRI 或 CT 扫描检查，也可考虑在出现预期的分流手术效果时（术后 3 个月）进行断层扫描成像检查，作为后期随访的一个基线图像。

36.3.4　分流手术的变更

根据患者病情调整分流手术的流程是较为常见的。

当有多个腔室需要引流时，首先要考虑是否适合进行内窥镜下开窗手术（图 36.3）。其治疗原则是尽可能少用分流组件，因为每个组件都有可能出现并发症。若无法避免要放置多个脑室端导管，通常建议在连接分流阀之前就组装好各个脑室端导管，否则可能出现不同的颅内压差的问题。若要同步引流硬膜下积液和脑室积水，出现预期中的颅内压差则是一个特例。在二次分流手术时，通常仅调整单个组件即可。但因无法预先明确二次分流手术的详细情况，故要患者知晓整个分流手术的全部过程。

36.3.5　心房分流术

心房分流术式的应用正在逐渐减少。该术式的缺点之一在于，为保持分流导管尖端处于心房内，对低龄患儿需要多次调整外周的分流管[13]。但是，部分有复杂腹部病史的患儿可能从中获益。通过切开与脑室端导管同侧的面静脉或一根颈静脉建立静脉通道，将外周分流导管放置到右心房内。心房导管尖端呈锥形、有柔韧性，利于静脉插入及导管在心房内的活动。术中须行 X 线透视查看分流导管的尖端位置，必须保证导管尖

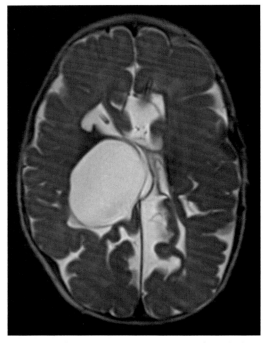

图 36.3　出血后软化灶的脑积水，在内窥镜开窗术前已有两个脑室端导管

端位于心房内，以防血栓形成并长入导管内。导管尖端在心房内会不停活动，因此术中须行心电图监测，确保没有出现持续心律失常。类似于植入中心静脉导管，要确保术中没有空气进入静脉系统，可采取升高呼气末正压（PEEP）、冲洗和抽吸导管及钳夹阻断等必要措施。

对低龄和曾在重症病房长期治疗的患儿，如何进入患者的外周静脉甚至中心静脉可能都是主要问题。这种情况下不要再进行静脉切开，建议采用 Seldinger 技术进行常规中心静脉穿刺和外周静脉插入，术后影像检查时要包括胸部 X 线检查以确认心房导管的位置。

36.3.6　分流术的整体情况

其他可选择的外周分流部位有胆囊、输尿管和胸膜腔，但其不足之处在于胸膜腔的吸收能力有限，且需专业的外科医生才能完成该手术。

当今市面上有各种各样的分流装置和额外的阀门系统。迄今为止，尚无证据表明哪一种装置更有优势[18]。过度分流和裂隙脑室等相关并发症是众所周知的、初次分流术后的晚期后遗症（大多出现于术后数年）。由于标准差压阀无法准确反映人体直立位置时的过度分流情况，因此才出现了类似抗虹吸或抗重力装置的特殊阀门组件。为避免分流术后出现感染，建议使用抗生素浸渍后的分流系统（AIS），尽管从统计学上尚未证实是否能常规使用 AIS，但越来越多的证据发现 AIS 有预防分流感染的效果[19-22]。有证据表明使用抗菌缝合线也能减少伤口及分流感染的发生[16]。

36.4 内镜下第三脑室造瘘术

内镜下第三脑室造瘘术（ETV）手术是一种简明、易行、能重建颅内脑脊液循环的术式。ETV 最初是用来治疗典型的梗阻性第三脑室积水，而现已证实，ETV 可用来成功治疗更多的脑积水疾病。

为评估脑脊液内部间隙、基底池、脑结构和血管可能出现的变异等情况，有必要进行全三维 T2 加权 MRI 成像（如正中矢状位扫描）。正常情况下经非优势半球侧入路，除非 Monro 孔较小时，才考虑选择对侧入路。

尽管手术过程本身并不复杂，但术中对脑结构及邻近血管的潜在损伤可导致严重的并发症。因此，要完成一个高标准的手术操作，必须有一个训练有素、配合娴熟的手术团队。

在一个独立房间内进行诱导、麻醉。与此同时，严格按照流程放置手术器械台并排查必要的设备（内镜塔、内窥镜和冲洗系统）。经查实所有手术设施运行正常时，才能开始手术。伸直并略微倾斜患者头部，将头部固定在马蹄形的头枕或 Mayfield 头架上，清洁、消毒、铺手术单等一般原则均同于分流管植入手术。同样地，须在铺单后仍能辨认出鼻子、耳朵及矢状中线位等体表标志。在非优势侧冠状缝前、冠状缝中 1/3 的中点做一直线或弯曲状皮肤切口，切开并向两侧分离骨膜。皮肤切口下方钻孔，孔径大小能使内窥镜套管通过即可。切开硬脑膜并电凝大脑表面，沿着分流手术时穿刺侧脑室方向的相同路径，轻轻

向前推进内窥镜的封闭套管（或用于小型内窥镜的管鞘），行进约 4cm 后出现阻力变化表明已进入脑室，移除所有闭孔器，首先插入内窥镜（0 度光学器件），而后连接冲洗管线。此时，整个手术团队通过观看监视器上的画面来进行脑室内操作，可徒手或用支撑臂来操纵内窥镜 / 套管。理想状态下，内窥镜的尖端应指向同侧 Monro 孔，辨认所有的解剖标志，脉络丛自 Monro 孔处潜入第三脑室。从侧面看，丘纹上静脉（终末静脉）附着于丘脑上；从内侧看，透明隔静脉应指向 Monro 孔（图 36.4）。轻柔向前推动内窥镜通过室间孔，之后将不会再看到穹窿，但要将该结构牢记于心以免对其造成损伤。第三脑室底部厚度变薄、颜色为浅灰色、形似三角形，三角形的底部（乳头体前方）即是基底动脉顶部和大脑后动脉，在三角形的顶部有细小血管形成一个红点，通常借此可辨认出漏斗状隐窝。从腹侧可看到斜坡（图 36.5）。经过明显扩大的脑室即可辨认出白色线性结构即第Ⅲ脑神经。只有在膜性底部的中间部位造瘘才是安全的，重要的是造瘘时仅能使用钝性器械、勿暴力、不要电凝，便于形成一个有张力的膜性切口，否则会损伤基底池内的结构。造瘘成功后，把 3-F Fogarty 导管当作一个探针，仅在位于第三脑室底部时缓慢充气并向前探查。最后用冲洗和 Fogarty 导管的自我压迫等方法进行止血。在整个手术操作过程中要轻轻冲洗，保证流出（吸入）管道的通畅，这样有助于保持脑室充盈和最佳脑内压

力。与生理盐水相比，林格氏液致热性较低，故应使用与体温一致的溶液。

停止脑室内冲洗并观察数分钟，以探查脑室内是否有轻微出血。若无出血，要在直视下移除整个内窥镜系统，以便发现内窥镜头端上方的隐匿出血点。穿刺通道内塞入吸收性明胶海绵，封闭硬

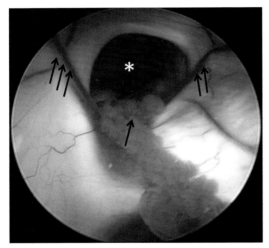

图 36.4　内窥镜下 Monro 孔（＊）、脉络丛（↑）、侧面的丘纹静脉（↑↑）、内侧的透明隔静脉（↑↑↑）

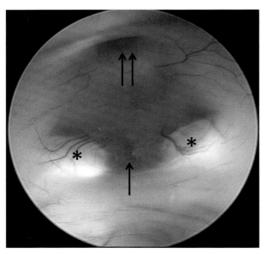

图 36.5　内窥镜下第三脑室底视图：乳头体（＊＊）、基底动脉顶（↑）、漏斗隐窝（↑↑）

脑膜、缝合骨膜，分两层缝合手术切口。有些医生喜欢在脑室内放置一个引流管或脑室造瘘，便于在术后早期调控颅内压。我们仅对那些复杂病例采取上述操作，但会出现相关风险，如感染、继发性的伤口愈合障碍等。

与分流手术一样，术后应进行正中矢状位的 T2 MRI 检查，第三脑室造瘘术后可见脑脊液经造瘘口自第三脑室底进入桥前池的典型流空现象。

36.4.1　手术要点

• 分流手术和 ETV 均为较简单的手术。然而，由于 ETV 手术期间的风险及分流手术后的并发症发生率较高，只有技术娴熟且经验丰富的外科医生才能操作这两种手术。

• 建议实施标准化的分流手术流程。已证实，这样可降低分流手术的感染率。

• 在脑室结构正常的患者中，经额脑室穿刺是安全的。穿刺位置为冠状缝前、矢状窦旁开 2~2.5cm 处、钻孔方向垂直于同侧眼内眦和耳屏方向。

• 术中长期开放、暴露脑脊液分流系统会增加感染的风险，因此，手术最后一个步骤时再放置脑室端导管。

• 应避免反复穿刺脑室。

• 不要把任何连接器或内联组件放置在颈部肌肉下方，以免导管断裂、局部瘢痕形成。

• 放置冲洗泵或储液器有助于识别后期病程中的潜在并发症。

• 为防止手术后早期即对患儿进行分流管的外周调整，建议将整个导管均

插入腹腔。

36.5 常见的临床问题

（1）哪类患者最有可能从 ETV 手术受益？

（2）为确认是否为 ETV 手术的适应证，必须使用哪种诊断方法？

（3）分流手术后最常见的并发症是什么，哪类患者受影响最大？

（4）心房分流手术中最重要的方面是什么？

36.6 常见临床问题解答

（1）ETV 手术的最大受益者是 1 岁以上、典型的梗阻性第三脑室脑积水、从未进行过分流手术治疗的患者。低月龄、感染后脑积水（如已经行分流手术）的婴儿，其手术成功的预期值最低。

（2）在进行任何内窥镜手术之前，必须要进行 MRI 检查，如包含正中矢状位的 T2 MRI 成像和至少有轴位和（或）冠状位序列成像。特殊 T2 序列，如 CISS 或 TRUFI，能提供囊肿内成分及囊肿壁的最佳影像。

（3）分流手术最常见的并发症不是出现在术中，而是在随访期间，梗阻和感染是目前最常见的问题。有出血后脑积水病史的早产儿和脊髓脊膜膨出的患者最容易出现分流手术的并发症。

（4）心房分流手术的要点是将分流管外周端的尖端置于右心房内，以确保其处于持续运动状态并避免空气进入静脉系统。

参考文献

[1] Rashid QT, Salat MS, Enam K, et al. Time trends and age-related etiologies of pediatric hydrocephalus: results of a groupwise analysis in a clinical cohort. Childs Nerv Syst, 2012, 28(2):221–227.

[2] Serlo W, Fernell E, Heikkinen E, et al. Functions and complications of shunts in different etiologies of childhood hydrocephalus. Childs Nerv Syst, 1990, 6(2):92–94.

[3] Pearce MS, Salotti JA, Little MP, et al. Radiation exposure from CT scans in childhood and subsequent risk of leukaemia and brain tumours: a retrospective cohort study. Lancet, 2012, 380 (9840): 499–505.

[4] Mathews JD, Forsythe AV, Brady Z, et al. Cancer risk in 680,000 people exposed to computed tomography scans in childhood or adolescence: data linkage study of 11 million Australians. BMJ, 2013, 346:f2360.

[5] Di Rocco C, Massimi L, Tamburrini G. Shunts vs endoscopic third ventriculostomy in infants: are there different types and/or rates of complications? A review. Childs Nerv Syst, 2006, 22(12):1573–1589.

[6] Kulkarni AV, Drake JM, Kestle JR, et al; Canadian Pediatric Neurosurgery Study Group. Predicting who will benefit from endoscopic third ventriculostomy compared with shunt insertion in childhood hydrocephalus using the ETV Success Score. J Neurosurg Pediatr, 2010, 6(4):310–315.

[7] Kulkarni AV, Hui S, Shams I, et al. Quality of life in obstructive hydrocephalus: endoscopic third ventriculostomy compared to cerebrospinal fluid shunt. Childs Nerv Syst, 2010, 26(1):75–79.

[8] Kulkarni AV, Riva-Cambrin J, Browd SR. Use of the ETV Success Score to explain the variation in reported endoscopic third ventriculostomy success rates among published case series of childhood hydrocephalus. J Neurosurg Pediatr, 2011, 7(2): 143–146.

[9] Durnford AJ, Kirkham FJ, Mathad N, et al. Endoscopic third ventriculostomy in the treatment of childhood hydrocephalus: validation of a success score that predicts long-term outcome. J Neurosurg Pediatr, 2011, 8(5):489–493.

[10] Lee JK, Seok JY, Lee JH, et al. Incidence and risk factors of ventriculoperitoneal shunt infections in children: a study of 333 consecutive shunts in 6 years. J Korean Med Sci,2012,27(12):1563–1568.

[11] Paulsen AH, Lundar T, Lindegaard KF. Twenty-year outcome in young adults with childhood hydrocephalus: assessment of surgical outcome,

work participation, and health-related quality of life. J Neurosurg Pediatr, 2010, 6(6):527–535.

[12] Tuli S, Tuli J, Drake J, et al. Predictors of death in pediatric patients requiring cerebrospinal fluid shunts. J Neurosurg, 2004, 100(5) Suppl Pediatrics:442–446.

[13] Vernet O, Campiche R, de Tribolet N. Long-term results after ventriculoatrial shunting in children. Childs Nerv Syst, 1993, 9(5):253–255.

[14] Vinchon M, Baroncini M, Delestret I. Adult outcome of pediatric hydrocephalus. Childs Nerv Syst, 2012, 28(6):847–854.

[15] Vinchon M, Rekate H, Kulkarni AV. Pediatric hydrocephalus outcomes: a review. Fluids Barriers CNS, 2012, 9(1):18.

[16] Kestle JR, Riva-Cambrin J, Wellons JC, III, et al. Hydrocephalus Clinical Research Network. A standardized protocol to reduce cerebrospinal fluid shunt infection: the Hydrocephalus Clinical Research Network Quality Improvement Initiative. J Neurosurg Pediatr, 2011, 8(1):22–29.

[17] Choux M, Genitori L, Lang D, et al. Shunt implantation: reducing the incidence of shunt infection. J Neurosurg, 1992, 77(6):875–880.

[18] Kestle J, Drake J, Milner R, et al. Long-term follow-up data from the Shunt Design Trial. Pediatr Neurosurg, 2000, 33(5): 230–236.

[19] Kandasamy J, Dwan K, Hartley JC, et al. Anti-biotic-impregnated ventriculoperitoneal shunts—a multi-centre British paediatric neurosurgery group (BPNG) study using historical controls. Childs Nerv Syst, 2011, 27(4):575–581.

[20] Klimo P, Jr, Thompson CJ, Ragel BT, et al. Antibiotic-impregnated shunt systems versus standard shunt systems: a meta- and cost-savings analysis. J Neurosurg Pediatr, 2011, 8(6):600–612.

[21] Parker SL, Anderson WN, Lilienfeld S, et al. Cerebrospinal shunt infection in patients receiving antibiotic-impregnated versus standard shunts. J Neurosurg Pediatr, 2011, 8(3):259–265.

[22] Steinbok P, Milner R, Agrawal D, et al. A multi-center multinational registry for assessing ventri-culoperitoneal shunt infections for hydrocephalus. Neurosurgery, 2010, 67 (5):1303–1310.

（马康平　译，李云林　李子玥　审）

Rodrigo Mercado　Jesus A. Villagómez　Luis A. Arredondo

37.1　概　述

脑积水是发展中国家儿童神经外科工作中常见的临床问题，脑积水的定义是脑室系统和脑池内脑脊液（CSF）过多导致颅内压（ICP）的升高[1]。一般人群中脑积水患病率为1%~2%[2]。脑积水是脑脊液重吸收障碍或分泌过剩导致的，其病因可分为先天性和后天获得性两种。

37.1.1　先天性病因

• 伴/不伴Chiari畸形的脊髓脊膜膨出（MMC）。发展中国家的儿童脑积水，与MMC相关的特异性的先天性病因更为常见[3]，约占先天性脑积水的11%~16%，在一般婴儿中仅次于感染性脑积水（通常与导水管狭窄有关）[4]。在MMC患儿中，出生时仅有1/6的患儿有颅内压升高的征象，而脑积水在出生后2~3周时更常见[5]。

• 围生期胚胎基质出血。脑室出血明确需要脑室分流手术的患者占15%~35%[6-7]。

• 原发性导水管狭窄。

• Chiari I型畸形。14%的Chiari畸形患者会出现脑积水[8]，在进行枕骨大孔减压之前需先行脑积水分流手术。

• Dandy-Walker畸形。

37.2　后天性病因

• 感染：感染性疾病是婴儿期脑积水最常见的特异性病因[4]，它不仅仅是细菌性脑膜炎的急性并发症，还是与慢性肉芽肿性蛛网膜炎相关的寄生虫、分枝杆菌和真菌感染的并发症。

– 急性细菌性脑膜炎。

– 结核病。结核病出现中枢神经系统（CNS）的并发症时，70%以上的患儿有颅内压升高的征象，脑积水是常见的影响学表现。在结核病（TB）累及中枢神经系统的情况下，约17%的患者会出现上述情况[9]。

– 囊虫病。

• 出血后。

• 继发于肿物：因脑室内或外脑脊液循环梗阻引起继发性非交通性脑积水。

– 肿瘤或非肿瘤的：

①后颅窝病变压迫或第四脑室占位性病变。

②第三脑室肿瘤及源自鞍区或松果体区的肿瘤阻塞了大脑导水管。

③间脑病变压迫或阻塞Monro孔或第三脑室壁。

④过度分泌脑脊液的肿瘤，如脉络丛乳头状瘤和脉络丛癌。

• 手术后。

• 脊柱肿瘤相关的。

● 体质性的脑室扩大。

37.3 治 疗

尽管许多发展中国家在内窥镜手术方面的经验日渐丰富，但脑室腹腔分流手术仍是脑积水（尤其是儿童脑积水）的主要治疗方法[10]。在 20 世纪 50 年代，Nulzen 和 Spitz 引进了体内脑脊液分流装置，大多数装置由 3 部分组成：脑室导管、阀门和腹腔导管。这些装置由有弹性的、便于进行射线定位的、浸渍有不透射线的材料制造而成。

分流术可根据分流管的远端位置或分流管的流体动力学特征进行分类。基于分流管的远端位置分类，脑室腹腔（VP）分流的使用最广泛，VP 分流时有两个主要入路，即经额叶冠状缝前及顶叶后，把腹腔作为脑脊液的导入容器。因此，若存在急性腹部疾病（如腹膜炎）或因之前腹部手术造成的粘连或吸收异常时，应禁止行 VP 分流手术。当患者无法进行腹腔分流手术时可行脑室－心房（VA）分流手术，即经颈内静脉把脑脊液导入心房内。其他可行的分流部位不太常用，且仅在无法进行 VP 或 VA 分流时才会考虑，例如把分流管远端放置在帽状腱膜下、胸膜腔、膀胱或胆道内[11]。

基于阀体的流体动力学机制，可分为以下几类：

压差控制阀（PS 医用标准阀，Meditronic）是应用最广泛的阀门。工作原理是当阀门内的压力差低于预先设定的压力阈值时，阀门将开启使脑脊液流出[11]。阀门开启可设定为低、中、高 3 种压力阈值（表 37.1）。压差控制阀的主要缺陷是脑脊液流出量会随体位变化而变化，可能需要重复校正压力值。

流量控制分流器（Delta 阀，Medtronic；Orbits Sigma 阀）通过逐渐变窄的流出孔来控制脑脊液的流出量，进而又增加了脑脊液流出所需的压力[12]。

可调控阀，通过外部控制器来调控阀门的开启[13]。有 4 种类型的可调控阀（表 37.2），被视为理想的分流装置，因为它们能根据不同的脑脊液压力要求，来调整脑脊液流量并控制引流相关的并发症。对发展中国家而言，这种阀门的主要缺点是成本高，且能对其进行定期维修及压力调整的医疗中心分布不均。

37.4 手术适应证和禁忌证

脑室分流手术适用于梗阻性脑积水，

表 37.1　压力阀设定的主要特征

	低压	中压	高压
点代码	□	□□	□□□
压力关闭范围	5~50mm H_2O	51~110mm H_2O	110~180mm H_2O
流动压力	50~75mm H_2O	50~140mm H_2O	110~220mm H_2O
开放压力	50mm H_2O	10mm H_2O	15mm H_2O

1mm H_2O=9.8Pa

表 37.2　可调控阀的特点

	Codman-Hakim	Strata	Sophysa	Miethke
开放压力	30~200mm H_2O	15~170mm H_2O	30~200mm H_2O	30~200mm H_2O
抗虹吸装置	是	否	否	引力单位
MRI 兼容性	是	是	是	是

MRI：磁共振成像

如脑室内或后颅窝肿瘤、Chiari Ⅰ型畸形和大脑导水管狭窄，尤其是内镜下第三脑室造瘘术（ETV）无效、禁忌或无法立即实施的患者，也适用于大多数的脑脊液血细胞计数和（或）蛋白质含量不高的交通性脑积水患者。但对那些因神经囊尾蚴病或脑膜结核所致的慢性肉芽肿性脑膜炎患者而言，是否进行脑室分流存有争议，因为白细胞计数和蛋白质含量升高是该类疾病脑脊液的常见特征。

持续中枢神经系统感染是脑室分流的绝对禁忌。药物控制无效且仍持续发热的感染性疾病，会因血脑屏障开放或分流组件污染而加重中枢神经系统感染的风险。若有重症急腹症，如坏死性小肠结肠炎和急/慢性复发性腹膜炎，绝对禁止经腹膜入路。反复腹腔手术会存在腹膜腔吸收功能下降的风险，是脑室分流手术的相对禁忌证。对早产儿和体重低于 2000g 的低体重患儿，是否适合手术存有争议。

37.5　手术技术

37.5.1　准　备

术前最重要的问题是如何降低感染和污染的风险。

● 应尽可能将该手术安排在神经外科手术室的第一台手术。

● 把手术室（OR）内的医疗及辅助医务人员数量限制到最低需求水平，并尽量避免人员出入手术室。

根据计算机断层扫描（CT）或磁共振成像（MRI）所描述的脑积水解剖学特点及病因等相关信息，选择手术入点和脑室内导管的放置部位。

● 我们更倾向于选择右侧冠状缝前、额角入路。

● 当脑室明显不对称时，首先要明确原因，然后再选择导管在脑室内的放置部位。若侧脑室被脑室内或间脑肿瘤分隔出单独的空间，或者因炎症或出血性疾病引起室管膜瘢痕时，建议先行内窥镜手术打开隔膜或松解粘连部位；若上述方案不可行，可穿过隔膜向对侧 Monro 孔方向放置导管，使双侧的侧脑室相通。对于孤立脑室，可直接植入导管，但要远离瘢痕或肿瘤壁。

37.5.2　体　位

● 把患者头部置于马蹄形头枕、凝胶或棉垫圈上。若选择经额部入路，先将头向对侧转动 45° 便于穿过通条，再把头转回中立位放置导管。若选择经顶叶后部入路，可进一步把头向侧方转动 90° 即可。

• 垫高颈部及同侧肩部，使锁骨和乳突尖端平行于地面。这样便于穿过分流管通条，避免对皮肤进行暴力操作。

37.5.3 剃毛及备皮

• 避免使用剃须刀片，必要时可用修剪器剃除所需最小区域的毛发，这样可避免因划伤或擦伤皮肤而导致分流组件暴露在开放性皮肤伤口部位的风险。

• 铺无菌巾之前，应仔细清洁皮肤并覆盖手术区域。

37.5.4 脑室操作阶段

我们不鼓励将储液囊放置在钻孔部位，而更倾向于将底部扁平的储液囊放置在远离钻孔的部位。因此，可行略微弯曲或半月形的头皮切口，切口基底部朝向导管远端，以避免在分流装置的任何组件上面出现缝合线或切口伤疤。根据颅骨开口大小设计皮肤切口，不要在皮肤切口下方直接钻孔，最好离开切口边缘几毫米，以防止在切口愈合不佳或因挠抓/轻度外伤导致伤口意外裂开的情况下出现脑脊液漏或分流管入口端外露的风险。

用手摇钻（如 Hudson tree）或高功率钻头进行钻孔，对幼儿用手术刀即可完成。必要时可用刮匙或打磨器修理钻孔边缘。最常见的钻孔位置如下：

• 额部冠状缝前，也称为 Kocher 点钻孔。

– 该点位于瞳孔中线、冠状缝前 1cm 处；在完全发育的颅骨上，Kocher 点常位于中线旁 3cm 处（图 37.1）。

• 顶后部（常被误称为枕骨），也

称为 Frazier 点钻孔。

– 位于枕骨隆突上方 6cm，大龄儿童中线旁开 3cm 处。低龄患儿常位于顶骨隆突较平坦处（图 37.2）。

完成腹部手术后，把分流管远端自皮下穿过后再打开硬脑膜。先确认硬膜并用双极热凝再十字切开，也用双极尖端热凝软脑膜并局部切开。

37.5.5 腹腔阶段

于同侧腹部象限行 2~3cm 横向直线切口，切口以腹直肌前鞘外侧缘为中心，肚脐上约 1~2cm、旁开 2~3cm 处即可。切开皮下脂肪，辨认腹直肌前鞘后并切开，沿腹直肌纤维走形分开腹直肌直至后鞘，切开腹直肌后鞘。确认腹膜后用两把蚊式镊尖小心夹起腹膜呈帐篷状，操作时要非常小心，避免造成腹腔内容物的任何意外损伤。在切开腹膜之前，先用 3.0 Vicryl 或 4.0 丝线做一荷包缝合。

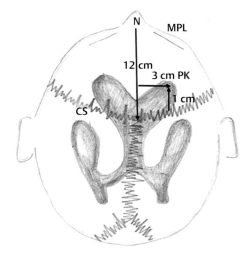

图 37.1 冠状缝前 Kocher 点位置示意图。CS：冠状缝；MPL：瞳孔中线；N：鼻子；PK：Kocher 点（由 Gutiérrez-Oliva K 提供）

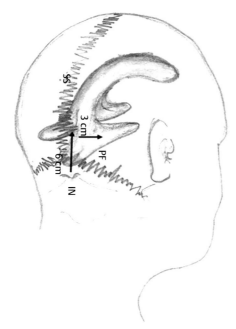

图 37.2 顶后部 Fraziers 点位置示意图。IN：枕外隆凸；PF：Frazier 点；SS：矢状缝（由 Gutié-rrez-Oliva K 提供）

37.5.6 分流通道阶段

通过皮下脂肪层，将弯曲的分流通条从腹部切口一直推进到头皮切口处，此时应尽量避免不要出现表浅的推进轨迹。在通条受阻处，为避免用力推进分流通条对皮肤造成的损伤，我们通常会做额外切口，如乳突尖上方的耳后切口。在通条推进的路径上，要分离出用于放置分流阀的皮下囊袋，并自头部切口把分流管远端穿送到腹部切口处。完成上述操作后再打开分流组件的包装，用钝性或有橡胶保护的器械来完成分流组件的组合。

37.5.7 放置导管

额部入路

- 把患者的头部重置回中立位。

- 通过颅外标记来确定脑室导管的放置路径，导管末端最终应位于同侧 Monro 孔处。在冠状面上，导管的路径指向为外耳方向；在矢状位前后面上，导管尖端应与同侧内眦在一直线水平。

- 穿刺 3~5cm 后，应能感觉到导管进入额角，在撤出导芯前再将导管向前推进 1cm。然后，在没有内部导芯的情况下，将导管的剩余部分再继续向前推进到距离颅骨 5~6cm 处即可。

顶后入路

- 平行于同侧内眦方向进行穿刺。

- 应能感觉到自颅骨进入枕角约需 3~4cm 长。

- 根据手术前的测量结果，在拔出导芯前再将导管向前推进 2cm，导管的剩余部分继续前行至 6cm 深度。

导管放置是否成功的最常见迹象是有没有脑脊液的自发流出。如果穿刺时脑实质或血凝块阻塞了导管，可用钝针头连接导管轻柔抽吸，抽吸脑脊液时不应有阻力。

直角固定附件是最常见的装置，把它紧贴在钻孔外缘并缝合到颅骨膜上可防止分流导管的过度弯曲。然后将近端导管与已经连接好远端导管的储液囊（分流泵）组装到一起。通常在阀门储液囊上绘有指示或箭头，表明脑脊液从头端至远端的流动方向，剪断远端导管后连接阀门，并将阀门放置在远离钻孔 2~3cm 的位置，靠近切口、距离颈部后面不要太远。这样有助于单一切口时可调整手术过程。

放置分流管、正确组装各分流组件

后进行最终评估，然后才能把远端导管放置到腹腔内。通过远端导管上的裂隙，用钝针从中吸出脑脊液，缓慢抽吸时不应有阻力。若出现任何阻力，提示有分流管脑室端从脑室内脱出，或者分流管被脑实质或血凝块阻塞（常在组件连接处）或组件组装有误等。

术后即时护理中需连续输注抗生素24h，6~12h后可进行活动，24~48h后即可出院回家。

37.6 并发症

37.6.1 术后颅内并发症
分流管脑室端位置不当

- 位置太深。

- 路径偏移。

插入分流管后没有脑脊液的自然流出或缓慢抽吸时有阻力，均提示血栓、脑实质或脉络丛堵塞了分流管，此时可缓慢注入2cm生理盐水以疏通管道。若仍没有脑脊液流出或抽吸仍有阻力，说明分流管可能已进入脑实质或脑池内，要重新放置分流管。

脑实质内/脑室内出血

若分流管内同时流出血液和脑脊液，应考虑存在脑实质内/脑室内的出血，对凝血性疾病患者而言，出血尤其常见。凝血性疾病是重症感染性疾病的常见并发症。

通常情况下，这种出血可自发停止或经分流管滴注生理盐水来止血。手术后应即刻行CT检查以查看出血情况，并确定是否继续留管还是将其改为外引

流。极个别情况下需开颅手术探查，直接热凝受损伤的血管。

腹部并发症
分流管远端位置不当

若分流管远端位于腹膜前，向腹腔方向推进时会有阻力或腹部伤口处有脑脊液漏出。

重新放置分流管。

腹部脏器损伤

若发现肠液渗出或受损肠壁出血，提示有腹部脏器的损伤。

通常情况下，需求助于儿童普通外科医生。此时，腹膜腔可能不再适宜脑脊液分流，可选择变更为外引流或调整分流管远端的位置。

37.7 术后管理

37.7.1 分流故障

机械性梗阻是常见的迟发性并发症。置入分流管后第1年的总失败率达35%～40%[14-15]。分流管近端梗阻的原因包括脉络丛侵入、肿瘤浸润、脑室壁塌陷、星形胶质细胞增生形成的胶质瘢痕、碎片或血块等[16]；当分流管远端阻塞时，可考虑分流管是否迁移到腹膜前或移位、是否被大网膜包裹等。

37.7.2 感 染

分流手术的感染率达8%～12%[14-15,17-19]，已被确认的危险因素包括低龄患儿、早产儿和脑脊液漏[20]。已发现的感染病原体有：表皮葡萄球菌、金黄色葡萄球菌、肺炎克雷伯菌、铜绿假单胞菌和白色念珠菌[19-20]。使用抗生素浸渍过的分流装置可

降低感染率，但感染率仍可达 5%[21]。手术前应格外谨慎以避免出现感染及污染。

分流路径皮肤破溃

在营养不良和早产儿患者中，为防止皮肤溃破可采取下列措施：

- 选择可用的最小的分流装置。
- 用较大的皮瓣并广泛分离皮肤。
- 避免在任何分流组件的通路上进行缝合。

导管移位

- 肠道移位。
- 极其罕见的移位。

通过 X 射线检查可确认分流系统连接的位置及通畅性。

移除分流装置。拆开分流装置，从外露部位拔出远端分流管，切勿尝试经头部切口或沿皮下路径拔出分流管。

既往腹部病变（如鞘膜积液、腹壁缺损或腹水）所致并发症。

腹膜假性囊肿

腹膜假性囊肿是罕见但被公认的并发症。该并发症与分流管远端表面上有炎性细胞和纤维组织有关，既往有分流感染史或反复调管是可能的危险因素[22]。因该并发症似乎与分流管远端的细菌定植有关，建议移除整个分流装置。

癫痫发作

据报道，儿童分流手术后出现癫痫发作的概率高达 20%~50%[23]。2 岁内行分流手术、有分流手术并发症史、分流手术感染和调管是出现癫痫发作的重要危险因素[24]。

37.8 常见的临床问题

（1）若 Chiari I 型畸形与脑积水同时出现，哪种治疗方案是最佳选择？

（2）婴儿导水管狭窄出现先天性脑积水，哪种治疗方案是最佳选择？

（3）为降低分流手术感染的风险，请阐述应遵循的治疗策略。

（4）可调控分流阀是否比压力设定阀更适用于发展中国家？

37.9 常见临床问题解答

（1）对同时患有 Chiari I 型畸形和脑积水的患者，建议先行分流或 ETV 手术治疗脑积水，再行枕骨大孔减压手术（FMD），且只有当脑积水分流术后患者的症状和体征仍持续存在时才考虑行 FMD。

（2）ETV 手术的总成功率为 23%~94%，平均值为 68%。对仅有第三脑室和侧脑室阻塞的脑积水患者，任何年龄段的手术成功率均高于 60%；对小于 6 个月的婴儿，ETV 手术的成功率较低[25]。因此，建议使用低压阀门的分流装置。一项回顾性研究发现，低压分流手术对 80% 以上的 2 岁以下患儿有效[26]。

（3）分流手术的感染率为 8%~12%[14-15,17-19]。用抗生素浸渍过的分流装置可降低感染率至 5%[21]。分流手术前最重要的问题是如何降低感染和污染的风险，尤其是那些婴儿或早产儿等高风险患儿。建议将分流手术安排在神经外科手术室的第一台手术，限制手术室内医疗及辅助医护人员的数量，避免手术室内的人员频繁进出。用器械而不是用手来操作分流组件，这是最基本的要求。为避免用力推进分流通条对皮肤造成的损伤，可在通条受阻处做额外切口。因脑脊液漏是公认的危险因素之一[20]，所以不要在皮肤切口下方直接钻孔，以降低出现脑脊液漏或分流管入口端外露的风险。

（4）与压力设定阀分流装置相比，数位作者阐述了可调控分流装置的安全性和有效性[14-15]。可调控分流装置的主要优点是能降低整体分流装置反复调试及分流管近端阻塞的风险[13]，有利于在发展中国家推广，尤其是那些地域广阔但神经外科资源稀缺的地区，这些地区往往路途遥远、交通不便、出行困难。可调控分流装置的主要缺点是该装置的成本 – 效益问题。

参考文献

[1] Rekate HL. Hydrocephalus in children//Winn HR, ed. Youmans Neurological Surgery. 5th ed. New York, NY: Saunders Elsevier, 2004:3387–3404.

[2] Bondurant CP, Jiménez DF. Epidemiology of cerebrospinal fluid shunting. Pediatr Neurosurg, 1995, 23(5):254–258, discussion 259.

[3] Melo JRT, de Melo EN, de Vasconcellos AG, et al. Congenital hydrocephalus in the northeast of Brazil: epidemiological aspects, prenatal diagnosis, and treatment. Childs Nerv Syst, 2013, 29(10):1899–1903.

[4] Warf BC. Hydrocephalus associated with neural tube defects: characteristics, management, and outcome in sub-Saharan Africa. Childs Nerv Syst, 2011, 27(10):1589–1594.

[5] Tamburrini G, Frassanito P, Iakovaki K, et al. Myelomeningocele: the management of the associated hydrocephalus. Childs Nerv Syst, 2013, 29(9): 1569–1579.

[6] Robinson S. Neonatal posthemorrhagic hydrocephalus from prematurity: pathophysiology and current treatment concepts. J Neurosurg Pediatr, 2012, 9(3):242–258.

[7] Behjati S, Emami-Naeini P, Nejat F, et al. Incidence of hydrocephalus and the need to ventriculoperitoneal shunting in premature infants with intraventricular hemorrhage: risk factors and outcome. Childs Nerv Syst, 2011, 27(6):985–989.

[8] Lee S, Wang K-C, Cheon J-E, et al. Surgical outcome of Chiari I malformation in children: clinicoradiological factors and technical aspects. Childs Nerv Syst, 2014, 30(4):613–623.

[9] Cho YH, Ho TS, Wang SM, et al. Childhood tuberculosis in southern Taiwan, with emphasis on central nervous system complications. J Microbiol Immunol Infect, 2014, 47(6):503–511.

[10] Vinchon M, Rekate H, Kulkarni AV. Pediatric hydrocephalus outcomes: a review. Fluids Barriers CNS, 2012, 9(1):18.

[11] Anderson RCE, Garton HJL, Kestle JRW. Treatment of hydrocephalus with shunts// Albright AL, Pollack IF, Adelson PD, eds. Operative Techniques in Pediatric Neurosurgery. New York, NY: Thieme, 2001.

[12] Jain H, Sgouros S, Walsh AR, et al. The treatment of infantile hydrocephalus: "differential-pressure" or "flow-control" valves. A pilot study. Childs Nerv Syst, 2000, 16(4): 242–246.

[13] McGirt MJ, Buck DW, II, Sciubba D, et al. Adjustable vs setpressure valves decrease the risk of proximal shunt obstruction in the treatment of pediatric hydrocephalus. Childs Nerv Syst, 2007, 23(3):289–295.

[14] Drake JM, Kestle JR, Milner R, et al. Randomized trial of cerebrospinal fluid shunt valve design in pediatric hydrocephalus. Neurosurgery, 1998, 43(2):294–303, discussion 303–305.

[15] Pollack IF, Albright AL, Adelson PD; Hakim-Medos Investigator Group. A randomized, controlled study of a programmable shunt valve versus a conventional valve for patients with hydrocephalus. Neurosurgery, 1999, 45(6): 1399–1408, discussion 1408–1411.

[16] Singh I, Rohilla S, Kumawat M, et al. Comparison of total versus partial revision of primary ventriculoperitoneal shunt failures. Surg Neurol Int, 2013, 4:100.

[17] Eymann R, Steudel WI, Kiefer M. Pediatric gravitational shunts: initial results from a prospective study. J Neurosurg, 2007, 106 suppl 3: 179–184.

[18] Simon TD, Hall M, Riva-Cambrin J, et al. Hydrocephalus Clinical Research Network. Infection rates following initial cerebrospinal fluid shunt

placement across pediatric hospitals in the United States. Clinical article. J Neurosurg Pediatr, 2009, 4(2):156–165.

[19] Ahn ES, Bookland M, Carson BS, et al. The strata programmable valve for shunt-dependent hydrocephalus: the pediatric experience at a single institution. Childs Nerv Syst,2007,23(3):297–303.

[20] Lee JK, Seok JY, Lee JH, et al. Incidence and risk factors of ventriculoperitoneal shunt infections in children: a study of 333 consecutive shunts in 6 years. J Korean Med Sci, 2012,27(12):1563–1568.

[21] Kan P, Kestle J. Lack of efficacy of antibiotic-impregnated shunt systems in preventing shunt infections in children. Childs Nerv Syst, 2007, 23(7):773–777.

[22] Yuh SJ, Vassilyadi M. Management of abdominal pseudocyst in shunt-dependent hydrocephalus.

Surg Neurol Int, 2012, 3:146.

[23] Sato O, Yamguchi T, Kittaka M, et al. Hydrocephalus and epilepsy. Childs Nerv Syst, 2001, 17(1/2):76–86.

[24] Majed M, Andrabi Y, Nejat F, et al. Seizure risk factors in shunted hydrocephalic patients. Pediatr Neurosurg, 2012, 48(5):286–290.

[25] Spennato P, Tazi S, Bekaert O, et al. Endoscopic third ventriculostomy for idiopathic aqueductal stenosis. World Neurosurg, 2013, 79 suppl 2:21.e13–21.e20.

[26] Breimer GE, Sival DA, Hoving EW. Low-pressure valves in hydrocephalic children: a retrospective analysis. Childs Nerv Syst, 2012, 28(3):469–473.

（马康平　译，李云林　李子玥　审）

第 7 部分

发育性和先天性脊柱疾病
Developmental and Congenital Spinal Disorders

第 38 章

颈椎及颅颈交界区异常

Jared S. Fridley   *Christina Sayama*   *Andrew Jea*

38.1 概 述

成人和儿童均会发生颅颈交界（CCJ）和颈椎（CS）异常，有许多疾病也会引起颅颈交界和颈椎的结构异常，其病因可以是发育性的、先天性的或后天性的。在儿童患者中，这些结构异常通常与 Down 综合征或 Morquio 综合征有关。了解那些引起颅颈交界和颈椎结构异常的疾病，才有助于识别其潜在的病理生理。早期诊断、治疗可有助于防止疾病发展到更加严重的地步，如颅骨基底部凹陷或脊髓损伤/压迫。

- 颅底凹陷症是一种发育异常，患者的齿状突增高并突入枕骨大孔内[1]。
- 因韧带松弛，14%~20% 的 Down 综合征患者会出现寰枢椎不稳定的情况[2]。
- 软骨发育不全的患者会有枕骨大孔狭窄，有时伴颈髓受压而出现呼吸异常。
- 齿状突异常包括发育不全、再生不良和齿状突肥大，常见于 Morquio 综合征 [30%~50% 的患者合并游离齿状突、寰枢椎不稳定（AAI）和颈胸畸形][3]。
- Klippel-Feil 综合征包括一系列的颈椎骨性疾病，50% 以上的患者伴有先天性的颈椎融合、颈椎运动受限和脊柱侧弯等[4]。

- 大多数颈椎损伤发生于儿童，其原因包括颈椎骨化中心仍在发育、颈部肌肉较弱、头部较大、韧带松弛和关节面角度斜移等。
- 枕颈部融合的患者有枕颈与 C_1 的先天性融合，会引起 C_1~C_2 的不稳定。
- 单侧 C_1 缺失可引起斜颈，并伴有气管食管瘘。

38.2 解剖学

- 颅颈交界是指从枕骨到 C_2 之间。
- 该区域由 3 个骨化中心发展而来，1 岁时出现第 1 个骨化中心（体部），7 岁时完全融合[5]。
- 轴线由 5 个骨化中心发育而成，6 岁时体部与齿状突融合。
- 50% 的颈椎旋转发生于 C_1~C_2。
- C_2 是颈椎第 1 个出现分叉突起的椎体。
- 颅颈交界区的肌肉组织包括上、下斜肌，肩胛提肌和头直肌（图 38.1）。
- 颅颈交界区的韧带包括前纵韧带、十字韧带（由横韧带和纵韧带组成）和包膜（图 38.2）。
- 舌下神经位于枕髁的前上方。
- 椎动脉常经 C_6 的横突孔上升至 C_2 的横突孔，然后穿出 C_1 横突孔，沿 C_1

椎板上缘进入动脉沟,然后穿过硬脑膜。

• 枕下三角边界包括：头上斜肌、头下斜肌及头后大直肌（图 38.3）。

• C_1 以上的椎动脉位于枕下三角内。

38.3 检 查

对颅颈交界或颈椎结构异常的患儿应进行初步的全面检查，主要包括完整的神经和非神经系统的症状/体征。体格检查时要注意寻找与综合征有关的迹象，如面部、颈部、肢体、胸部、背部和内脏异常等。应采集每个患者的家族史。应询问有关发育迟缓，尤其是运动功能相关的问题。

38.3.1 体格检查

• 高达 85% 的颅颈交界结构异常的患儿会出现颈部或枕部疼痛[3]。

• 斜颈可能是婴幼儿颅颈交界结构异常的一个重要临床表现。

• 儿童头部翘向一侧（"知更鸟"样畸形）可提示存在寰枢椎旋转半脱位（AARS）。

• Klippel-Feil 综合征的临床经典三联征：①颈部活动受限；②短颈；③后

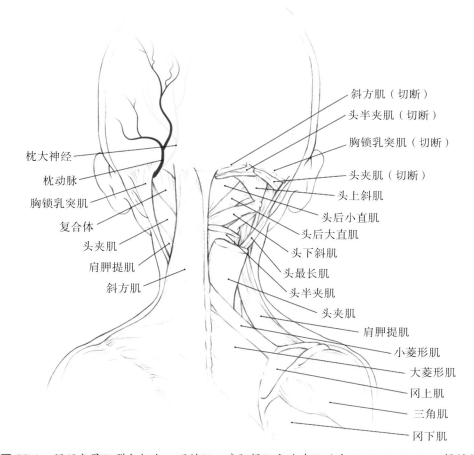

图 38.1 颅颈交界肌群包括上、下斜肌，肩胛提肌和头直肌（由 Katherine Relyea 提供）

左侧标注（自上而下）：枕大神经、枕动脉、胸锁乳突肌、复合体、头夹肌、肩胛提肌、斜方肌

右侧标注（自上而下）：斜方肌（切断）、头半夹肌（切断）、胸锁乳突肌（切断）、头夹肌（切断）、头上斜肌、头后小直肌、头后大直肌、头下斜肌、头最长肌、头半夹肌、头夹肌、肩胛提肌、小菱形肌、大菱形肌、冈上肌、三角肌、冈下肌

发际线偏低。

• 脊髓病变是颅颈交界结构异常患儿最常见的神经系统缺陷[3]。

• 疑诊为 Klippel-Feil 综合征的患者，要评估是否存在相关的肾脏异常、先天性心脏病和听力障碍。

• 25% 因基底动脉内翻压迫椎基底动脉和（或）延髓异常引起疼痛和神经功能障碍的患者，会出现基底型偏头痛[6]。

38.3.2　放射影像检查

• 颈椎的屈 / 伸侧位 X 线检查可发现颈椎不稳。

• 手术前有必要行计算机断层扫描

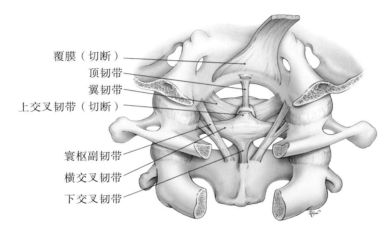

图 38.2　颅颈交界的韧带结构包括前纵韧带、十字交叉韧带（由横向和纵向韧带组成）及其包膜（由 Katherine Relyea 提供）

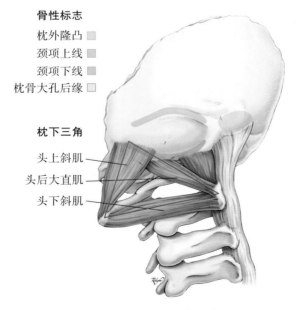

图 38.3　枕下三角边界为头上斜肌、头下斜肌和头后大直肌（由 Katherine Relyea 提供）

（CT）和磁共振成像（MRI）检查，以便确定骨的解剖、骺板生长和韧带结构是否异常。

• 8 岁以内儿童的寰齿间距（ADI）一般 ≤ 5mm，ADI 增大表明寰枢椎不稳定。

• 8 岁以内儿童的 C_2~C_3 或 C_3~C_4 的颈椎假性半脱位的发生率为 20%~46%[7-8]。

• 多达 6mm 的 C_1 侧块悬垂在 C_2 上，这在 8 岁以内的儿童是一种正常变异[9]。

• 若齿状突头端高出 McRae 线，即可诊断颅底凹陷畸形。

• 儿童寰枕间隙（AOI）<2mm 且双侧对称[10]，若寰枕间隙 ≥ 4mm 时，可诊断寰枕脱位[11]。

• 正常棘突间距应小于或等于被查棘突上、下平面棘突间距的 1.5 倍[7]。

38.4　非手术治疗

• 因炎症后反应（通常为感染）引起的活动性寰枢椎旋转半脱位患者，应使用抗炎药物保守治疗[12]。

• 对进行封闭式颈椎复位的寰枢椎旋转半脱位患者，可用颈托固定治疗。

• 对神经系统正常的轻度颅底凹陷患者，可尝试进行临床及影像学随访。

• 对 Down 综合征且 X 线检查疑似有寰枢椎不稳定的患儿，若没有脊髓损伤的证据，可保守治疗。

38.5　手术适应证

有颅颈交界或颈椎结构异常的患儿，若出现神经功能受损必须要进行手术干预。其他的手术适应证有：①因先天或后天因素继发的寰枢椎不稳定；②严重的颅底凹陷；③单侧枕颈融合；④枕颈脱位；⑤齿状突骨折 II 型；⑥因先天或后天因素继发的枕颈不稳定；⑦医源性脊柱后凸的术后畸形。

手术前，一定要获取并阅读患者的影像资料。从枕骨到下颈椎进行薄层 CT 扫描，不仅会发现病理性的骨解剖结构异常，还有助于规划置入固定器械[13]。必须要确定椎动脉自颈椎进入颅腔的位置及路径，若椎动脉行程异常，可能无法在 C_2 处进行螺钉固定，矢状位 CT 图像可确定能否在枢椎使用螺钉固定。进手术室之前即应先确定好螺钉的长度和宽度。MRI 检查可有助于发现不稳定的韧带，确定神经受压的任何位点。

38.6　手术方式

针对颈椎和颅颈交界结构异常的患者，选择何种术式取决于以下因素：①病理分级；②是否有神经压迫，是压迫前部还是后部；③不稳定的部位；④患者年龄、体重、合并症；⑤骨质。可经鼻或经口 – 腭咽入路到颅颈交界的前部。该入路可到达斜坡、寰椎和神经轴。后入路常包括枕后入路和（或）颈椎后路神经减压，然后用各种技术进行固定。

• 对那些压迫颈髓，尤其是颅底内陷等不可复位的颅颈交界区病变，可采取前入路手术。

• 经口 – 腭咽入路时可联合切开上腭和（或）下颌骨，以便进一步暴露病变的喙部或尾部。

• 经口入路的手术切口位于咽后壁中线，自斜坡嘴部到 C_2~C_3，可暴露椎前筋膜和颈长肌。

• 放置枕骨螺钉的解剖标志：①枕骨大孔后缘；②上棘线；③下棘线；④枕外隆凸（图 38.4）。

• 枕骨螺钉钻孔要逐步进行，以 2mm 为增量，直到穿透枕骨内板后再放置双皮质螺钉。

• 在固定 C_1 侧块螺钉时，应触摸到侧块的内侧和外侧边界。

• 损伤 C_1~C_2 的静脉丛会引起大量出血，需仔细剥离骨膜下结构并双极烧灼以免大量出血。

• 在 C_2 神经根处固定螺钉时，若不能将其牵拉开，可将其切断，但会导致后头皮麻木感。

• 入点在侧块中心，指向 C_1 前缘，向内偏 0~5° 方向进入。

• 切开 C_1 周围组织，向 C_2 椎体的内侧缘方向刺入，放置 C_1~C_2 经关节突螺钉时要垂直插入。

• 放置 C_2 椎体螺钉时，要沿着自下关节突到上关节突的垂直方向置入。

• 放置 C_2 椎弓根螺钉时，自上关节突下方开始，沿 C_2 椎体上缘向更偏内侧的水平方向固定。

• C_2 椎板螺钉融合率高，损伤椎动脉的风险低，在解剖学上是可行的[14]。

• 置入 C_2 椎板螺钉的入点在 C_2 棘突和椎板交界处。

• 下颈椎（C_3~C_7）侧块螺钉入点在侧块中点的内、下方 1mm 处，进钉方向大约为颅骨方向 20°、外侧 20°。

• 与开放式经口入路相比，经鼻内镜入路到颅颈交界和上颈椎的视野更好，可降低手术致残率[15]。

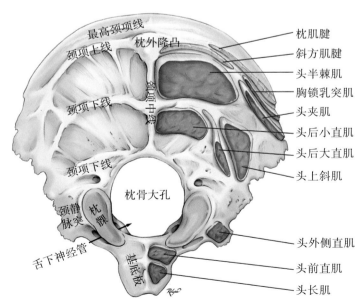

图 38.4 放置枕骨螺钉的解剖学标志：①枕骨大孔后缘；②颈项上线；③颈项下线；④枕外隆凸（由 Katherine Relyea 提供）

38.7 并发症

- 经口入路的并发症包括咽后壁切口裂开、感染、腭咽功能不全、吞咽困难、咽痛和脑膜炎[16-17]。

- 颈部经前路手术撕裂硬脑膜后，要用人工合成或自体筋膜进行修补。

- 每个经关节突螺钉损伤椎动脉的风险约为 2.2%[18]。

38.8 手术后护理

对所有的颈椎手术患者，手术后都要给予止痛药和肌松剂。手术后要早期活动，并给予相应药物来防止深静脉血栓的形成。颈椎后部入路的患者通常可正常饮食，而那些经前路入路的患者，尤其有明显喉头水肿或吞咽困难时，则不要正常经口饮食。经口入路的手术患者，手术后数天内都要留置鼻胃管和气管插管，其目的是：①保护气道，减轻气管/气道水肿；②提供营养；③防止胃液反流进入伤口[19]。

38.9 预 后

- 经口入路的手术患儿，其神经系统功能常会得到改善，且神经系统总体预后良好。尽管其致残、死亡的风险很低，但一旦出现就很严重[17,20]。

- 儿童患者颈椎固定后融合率较高（95%~99%），线固定的致残率高于螺钉固定[13,21]。

- 术前计划时，一定要反复查看患者的骨骼、神经和血管解剖结构，以确保器械固定成功，避免出现并发症[13]。

- 儿童患者放置双皮质枕骨螺钉可提高枕颈融合率，且硬脑膜静脉窦损伤及脑脊液漏的风险较低[22]。

- 儿童患者置入枕骨螺钉时，为提高 C_1 侧块的可见度，切断 C_2 神经根可最大限度地减少术中并发症，且不会导致明显的功能缺陷[23]。

38.10 手术要点

- 内固定手术时，若初次计划失败或不可行，要有应急预案。

- 有潜在疾病的儿童患者，要时刻注意椎动脉的走行是否异常。若T2序列血管流空成像不佳，则需行血管造影检查。

38.11 常见的临床问题

（1）颅颈稳定手术的最小年龄是多大？

（2）随访颅颈不稳定的患儿时，多久进行一次影像学检查？

（3）儿童患者手术融合后，颈椎外部矫形器有何用途？

（4）哪些辅助治疗可用来促进融合？

38.12 常见临床问题解答

（1）最小年龄是18个月。在融合手术之前，手术医生必须考虑患儿的具体解剖结构、能否置入固定器械、骨骼的成熟度和病理生理情况。

（2）除非患者有神经功能的减退症状，否则可间隔6~12个月进行颈椎的屈/伸位检查即已足够。

（3）特殊情况下，内固定手术后要

有硬颈托保护，但经验丰富的医生很少使用。

（4）自体骨移植、同种异体骨移植替代物、rBMP-2、去矿质骨基质、转化生长因子-β（TGF-β）、血小板衍生生长因子（PDGF）、成纤维细胞生长因子（FGF）。有经验的医生会使用前 3 种辅助物，融合率高，无不良并发症。

参考文献

[1] Klimo P, Jr, Rao G, Brockmeyer D. Congenital anomalies of the cervical spine. Neurosurg Clin N Am, 2007, 18(3):463–478.

[2] Menezes AH. Specific entities affecting the craniocervical region: Down's syndrome. Childs Nerv Syst, 2008, 24(10):1165–1168.

[3] Menezes AH. Craniovertebral junction database analysis: incidence, classification, presentation, and treatment algorithms. Childs Nerv Syst, 2008, 24(10):1101–1108.

[4] Herman MJ, Pizzutillo PD. Cervical spine disorders in children. Orthop Clin North Am, 1999, 30(3):457–466, ix.

[5] O'Connor JF, Cranley WR, McCarten KM. Imaging of musculoskeletal disorders in children. Curr Opin Radiol, 1991, 3(5):727–736.

[6] Menezes AH. Craniovertebral junction anomalies: diagnosis and management. Semin Pediatr Neurol, 1997, 4(3):209–223.

[7] Lustrin ES, Karakas SP, Ortiz AO, et al. Pediatric cervical spine: normal anatomy, variants, and trauma. Radiographics, 2003, 23(3):539–560.

[8] Cattell HS, Filtzer DL. Pseudosubluxation and other normal variations in the cervical spine in children. A study of one hundred and sixty children. J Bone Joint Surg Am,1965, 47 (7):1295–1309.

[9] Suss RA, Zimmerman RD, Leeds NE. Pseudospread of the atlas: false sign of Jefferson fracture in young children. AJR Am J Roentgenol, 1983, 140(6):1079–1082.

[10] Pang D, Nemzek WR, Zovickian J. Atlanto-occipital dislocation: part 1—normal occipital condyle-C1 interval in 89 children. Neurosurgery, 2007, 61(3):514–521, discussion 521.

[11] Pang D, Nemzek WR, Zovickian J. Atlanto-occipital dislocation—part 2: the clinical use of (occipital) condyle-C1 interval, comparison with other diagnostic methods, and the manifestation, management, and outcome of atlantooccipital dislocation in children. Neurosurgery, 2007, 61(5):995–1015, discussion 1015.

[12] Copley LA, Dormans JP. Cervical spine disorders in infants and children. J Am Acad Orthop Surg, 1998, 6(4):204–214.

[13] Menezes AH. Craniocervical fusions in children. J Neurosurg Pediatr, 2012, 9(6):573–585.

[14] Dorward IG, Wright NM. Seven years of experience with C2 translaminar screw fixation: clinical series and review of the literature. Neurosurgery, 2011, 68(6):1491–1499, discussion 1499.

[15] Kassam AB, Snyderman C, Gardner P, et al. The expanded endonasal approach: a fully endoscopic transnasal approach and resection of the odontoid process: technical case report. Neurosurgery, 2005, 57(1) Suppl: E213–, discussion E213.

[16] Menezes AH. Surgical approaches: postoperative care and complications "transoral-transpalatopharyngeal approach to the craniocervical junction". Childs Nerv Syst, 2008, 24(10):1187–1193.

[17] Hadley MN, Spetzler RF, Sonntag VK. The transoral approach to the superior cervical spine. A review of 53 cases of extradural cervicomedullary compression. J Neurosurg, 1989, 71(1):16–23.

[18] Wright NM, Lauryssen C, American Association of Neurological Surgeons/Congress of Neurological Surgeons. Vertebral artery injury in C1–2 transarticular screw fixation: results of a survey of the AANS/CNS section on disorders of the spine and peripheral nerves. J Neurosurg, 1998, 88(4):634–640.

[19] Cheung KM, Mak KC, Luk KD. Anterior approach to cervical spine. Spine, 2012, 37(5):E297–E302.

[20] Yang SY, Gao YZ. Clinical results of the transoral operation for lesions of the craniovertebral junction and its abnormalities. Surg Neurol, 1999, 51(1):16–20.

[21] Hwang SW, Gressot LV, Rangel-Castilla L, et al. Outcomes of instrumented fusion in the pediatric cervical spine. J Neurosurg Spine, 2012, 17(5):397–409.

[22] Hwang SW, Gressot LV, Chern JJ, et al. Complications of occipital screw placement for occipitocervical fusion in children. J Neurosurg Pediatr, 2012, 9(6):586–593.

[23] Patel AJ, Gressot LV, Boatey J, et al. Routine sectioning of the C2 nerve root and ganglion for C1 lateral mass screw placement in children: surgical and functional outcomes. Childs Nerv Syst, 2013, 29(1): 93–97.

（张 忠　龚铭鲲　译，李云林　审）

第 39 章

脊柱裂的分类及治疗

Lorelay Gutierrez   Luis A. Arredondo   Rodrigo Mercado

39.1　概　述

椎管闭合不全是一组临床疾病，该术语涵盖了脊髓及其周围结构的广泛发育异常，通常被称为脊柱裂（SB）或神经管缺陷。椎管闭合不全包括两种类型，先天性的或生长期间出现的：①显性脊柱裂（SBA），出生时就很明显。②隐性脊柱裂（SBO）或隐性神经管闭合不全。先天性椎弓后部缺如，但看不到脊膜或神经组织暴露[1]。

近年来，由于产前筛查和营养计划的改善，出生时的显性脊柱裂患病率正在降低。显性脊柱裂的病因是多方面的，有显著的遗传成分，家族性倾向可能是由于多基因机制所致。营养仍是主要的病因，反映在发展中国家社会经济弱势群体的发病率较高。孕前摄入叶酸不足是脊柱裂最常见的营养性因素。抗惊厥药等几种常见药物，在动物模型中也出现了致畸的表现[2-3]。

39.2　隐性脊柱裂

在北美，隐性脊柱裂的患病率为5%～10%，早期最常见的临床表现是皮肤异常或红斑。在大龄儿童中，其症状常与脊髓拴系综合征（TSCS）有关，并且在生长期间变得更加明显。

与隐性脊柱裂相关的病变：脂肪瘤型脊髓脊膜膨出、脊髓圆锥脂肪瘤、皮窦、脊髓纵裂畸形、终丝脂肪瘤。罕见症状包括脊髓囊性膨出和神经管肠源性囊肿，通常伴有泌尿生殖系统畸形[4-6]。

39.3　显性脊柱裂

显性脊柱裂主要包括两种畸形（图39.1）：①脊膜膨出。先天性的椎弓缺损伴脊膜向后膨出，膨出物无神经组织。大约30%伴有脊髓拴系。②脊髓脊膜膨出。先天性的椎弓缺损伴脊膜囊状扩张，膨出物包括神经组织和基板。

39.4　胚胎学

胚胎的脊髓发育分3个阶段，该过程开始于妊娠的第18天左右（表39.1）。

39.5　临床表现

临床表现根据神经管闭合不全的类型和严重程度有所不同。

脊髓脊膜膨出是出生时最严重的缺陷，其特点是：

• 存在中线皮肤缺损，更常见于腰骶部。

• 脊膜膨出，有神经组织包裹在囊性畸形中。

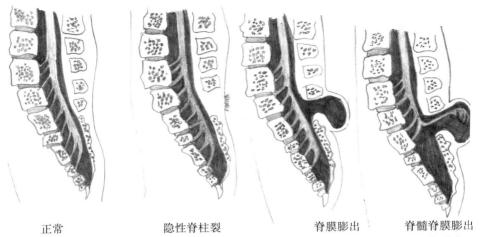

正常　　　　　隐性脊柱裂　　　　脊膜膨出　　　脊髓脊膜膨出

图 39.1　常见的神经管闭合不全的解剖学特征示意图（由 Gutiérrez-Oliva K 提供）

表 39.1　脊髓胚胎学和闭合不全

脊髓胚胎学	主要特点	常见病症
初级神经胚形成期	第 21 天时神经管闭合	脊髓脊膜膨出
次级神经胚形成期	尾芽或后神经孔闭合	终丝脂肪瘤
尾部细胞群的退化	骶骨形成	骶骨发育不全、脊髓囊性膨出

• 神经功能缺陷通常与病变的严重程度有关。截瘫伴严重的泌尿功能障碍是最糟糕的情况。

• 相关的神经系统发育异常。

• 脑积水。

• Chiari Ⅱ 畸形。

• 与隐性脊柱裂相关的症状，如泌尿系统、骨骼或神经系统损伤，可能在出生时就存在，但最终会随着患儿成长而变得严重或更明显[4,6-7]。

39.6　产前评估

产前评估包括孕妇的超声检查和生化标记物的检测，如第 13~16 周检测羊水中的甲胎蛋白水平偏高、乙酰胆碱酯酶水平 >500ng/mL。

39.7　产后评估

39.7.1　影像学

磁共振成像（MRI）是确定神经结构是否受累的最可靠的影像学检查方法。在脊髓脊膜膨出的患者中，尽管 MRI 检查不是必须要做的，但它是诊断隐性脊柱裂的金标准。

X 线平片和 CT 扫描三维重建，有助于评估神经管闭合不全的骨缺损部位及其他骨骼异常。

39.7.2　电生理学

肌电图和运动或感觉诱发电位可用来评估神经损伤的程度，尤其是大龄隐性脊柱裂患儿。

39.7.3　尿流动力学检查

必须要定期进行连续尿检，以检查是否存在反复尿路感染。逆行膀胱尿道造影能评估膀胱功能并排除是否有膀胱输尿管的反流。尿流动力学检查对选择手术患者有重要价值 [8]。

39.7.4　手术目的

谨记我们所面对的是畸形，因此手术的主要目标是尽可能地为患者恢复正常的解剖结构。

- 脊髓脊膜膨出，彻底重建解剖层面，以恢复正常的神经管结构。
- 隐性脊柱裂，识别解剖学特征，注意是否存在脊髓拴系。
- 脊髓脂肪瘤比较复杂，对无症状患者的治疗存有争议 [9]（参见第 41 章）。

绝大多数畸形都有硬脊膜，手术分离该结构时要特别小心。必须严密缝合硬膜，以免出现脑脊液漏。

39.7.5　术后护理及随访

手术修复并不代表治疗的结束，必须有一个多学科团队来评估和随访每个患者，帮助其功能优化恢复，并观察迟发的并发症和相关的隐匿异常 [10]。

39.8　常见的临床问题

（1）修复脊髓脊膜膨出的最佳时机是什么时候？

（2）请描述脊髓脊膜膨出和脑积水患者的最佳治疗策略。

（3）什么是隐匿性脊髓拴系综合征（OTCS）？

（4）隐匿性脊髓拴系是否适合手术治疗？

39.9　常见临床问题解答

（1）应尽早行修复手术。一项回顾

性研究表明，出生后前 5d 内进行了手术干预的患儿，其住院时间和抗生素治疗时间均较短，并发症的发生率较低 [11]。更重要的是，一项有关手术后泌尿功能研究的结果显示，生后 72h 即行手术治疗的患儿，其发热性尿路感染、膀胱输尿管反流、肾积水和继发性脊髓拴系的发生率都有所增加 [12]。

（2）仅有 1/6 脊髓脊膜膨出的患儿出生时有颅内压增高的征象，通常在出生后 2~3 周发现有脑积水 [13]。关于同时行脑脊液分流和脊髓脊膜膨出修复手术是否会增加分流手术的相关并发症，尚存争议。一项研究发现，两种手术同时进行和分次手术的并发症发生率，无统计学差异 [14]。近期一项大型研究表明，在脊柱裂修复手术前、同时或脊柱裂修复手术后 4d 内行分流手术的患者，其分流手术的感染率比脊柱裂修复手术 5~10d 后再行分流手术者高 5 倍。在修复脊髓脊膜膨出前行分流手术的患者，其分流术后的功能障碍发生率明显增高 [15]。我们更希望在修复神经管闭合不全后至少等待 5d 后再进行脑室分流手术。

（3）隐匿性脊髓拴系综合征是指：脊髓圆锥处于正常位置，但表现出脊髓拴系的症状，且症状与终丝对脊髓的牵拉有关。症状分四大类：神经系统症状（如运动或感觉功能障碍）、泌尿系统症状、神经皮肤症状和神经骨骼症状。最常见的是泌尿系统功能障碍，可发生于 68% ~ 100% 的患者 [16]。

（4）隐匿性脊髓拴系综合征的自然史仍存争议。一些作者认为 50% 以上的脊髓拴系综合征患者会出现进展或恶化的神经系统症状。一项回顾性研究比较了手术治疗和保守治疗的效果，88%的患者通过手术治疗改善了症状；而保守治疗中仅29%的患者症状有所改善[17]。隐匿性脊髓拴系综合征手术的主要目的是切断终丝。

参考文献

[1] Kumar R, Singhal N. Outcome of meningomye-locele/lipomeningomyelocele in children of northern India. Pediatr Neurosurg, 2007, 43(1):7–14.

[2] MRC Vitamin Study Research Group. Prevention of neural tube defects: results of the Medical Research Council Vitamin Study. Lancet, 1991, 338(8760):131–137.

[3] Laurence KM. A declining incidence of neural tube defects in the U.K. Z Kinderchir, 1989, 44 suppl 1:51.

[4] Bui CJ, Tubbs RS, Oakes WJ. Tethered cord syndrome in children: a review. Neurosurg Focus, 2007, 23(2):E2.

[5] McLone DG, La Marca F. The tethered cord: diagnosis, significance and management. Seminars in Pediatric Neurology, 1997, 4(3):192–208.

[6] Huang SL, Shi W, Zhang LG. Surgical treatment for lipomyelomeningocele in children. World J Pediatr, 2010, 6 (4):361–365.

[7] Blount JP, Elton S. Spinal lipomas. Neurosurg Focus, 2001, 10 (1):e3.

[8] Nogueira M, Greenfield SP, Wan J, et al. Tethered cord in children: a clinical classification with urodynamic correlation. J Urol, 2004, 172(4 pt 2):1677–1680, discussion 1680.

[9] Finn MA, Walker ML. Spinal lipomas: clinical spectrum, embryology, and treatment. Neurosurg Focus, 2007, 23(2):E10.

[10] Wai EK, Owen J, Fehlings D, et al. Assessing physical disability in children with spina bifida and scoliosis. J Pediatr Orthop, 2000, 20(6): 765–770.

[11] Oncel MY, Ozdemir R, Kahilogulları G, et al. The effect of surgery time on prognosis in newborns with meningomyelocele. J Korean Neurosurg Soc, 2012, 51(6):359–362.

[12] Tarcan T, Onol FF, Ilker Y, et al. The timing of primary neurosurgical repair significantly affects neurogenic bladder prognosis in children with myelomeningocele. J Urol, 2006, 176(3):1161–1165.

[13] Tamburrini G, Frassanito P, Iakovaki K, et al. Myelomeningocele: the management of the associated hydrocephalus. Childs Nerv Syst, 2013, 29(9): 1569–1579.

[14] Radmanesh F, Nejat F, El Khashab M, et al. Shunt complications in children with myelomeningocele: effect of timing of shunt placement. Clinical article. J Neurosurg Pediatr, 2009, 3(6):516–520.

[15] Margaron FC, Poenaru D, Bransford R, et al. Timing of ventriculoperitoneal shunt insertion following spina bifida closure in Kenya. Childs Nerv Syst, 2010, 26(11):1523–1528.

[16] Tu A, Steinbok P. Occult tethered cord syndrome: a review. Childs Nerv Syst, 2013, 29(9):1635–1640.

[17] Steinbok P, Kariyattil R, MacNeily AE. Comparison of section of filum terminale and non-neurosurgical management for urinary incontinence in patients with normal conus position and possible occult tethered cord syndrome. Neurosurgery, 2007, 61(3):550–555, discussion 555–556.

（秦广彪　译，李子玥　李云林　审）

第40章　脊髓拴系（包括脊髓脊膜膨出）的病理生理学及治疗

Eelco W. Hoving

40.1　定　义

"tether"一词原意是"拴住、系紧"，用于描述用绳子拴紧动物。Hoffman 等人首次使用"脊髓拴系"这一术语来描述 31 例终丝增粗的患者[1]，经切断终丝后这些患者的症状都得到了缓解。

脊髓拴系与椎管闭合不全密切相关。椎管闭合不全可分为显性脊柱裂（SBA）和隐性脊柱裂（SBO）。

- SBA：脊髓是开放的（显性），意味着神经襞没有闭合成管，病变处没有皮肤覆盖，这是初级神经胚的形成缺陷，并导致脊髓脊膜膨出（MMC）。

- SBO：胚胎时期不同的病理生理紊乱导致的多种先天性异常，病变表面均有皮肤覆盖（隐匿性）。神经外胚层（脊髓）和表皮外胚层（皮肤）之间的过早分离可能会导致脂肪瘤型脊髓脊膜膨出，而这两层之间的不完全分离则可能导致皮肤窦道/囊肿或局限性的脊髓背裂（LDM）[2]。脊髓最远端的 SBO、脂肪终丝和脊髓末端脂肪瘤与次级神经胚的形成障碍有关[3]。

椎管闭合不全就会引起脊髓拴系（TC），一旦出现临床症状即可称为脊髓拴系综合征（TCS）。这些症状可以是神经系统、泌尿系统、骨骼相关的症状及疼痛或综合症状。

Yamada 等人对 TCS 的病理生理学进行了广泛研究，认为这是一种对脊髓尾端的牵拉导致的损伤，向上可至齿状韧带水平[4]。然而，即使对 TCS 患者的拴系进行了松解手术，其术后症状却并非都能缓解，甚至会继续进展。在这方面，研究者曾考虑是 TCS 合并的脊髓发育不良起到了额外的作用。为确定手术治疗 TCS 的临床适应证，Yamada 和 Won 将 TCS 分为 3 类[5]。

- 第 1 类：该类患者的症状常与牵拉引起的脊髓尾端损伤有关 [无弹性终丝和尾端脂肪瘤型脊髓脊膜膨出（LMMC）]。

- 第 2 类：该类患者均有相似症状，因额外、局灶性的压迫和随后出现的背侧神经结构缺血所致（MMC 和背侧型或过渡型 LMMC）。

- 第 3 类：该类患者因脊髓发育不良导致广泛且不可逆的神经和泌尿系统功能障碍（巨大胸腰部 MMC）。

基于上述分类，可区分真正的 TCS 患者（第 1 类）和相对的 TCS 患者（第 2 类），而第 3 类不是 TCS 患者。只有第 1 类和第 2 类患者才能从外科松解手术中获益。

40.2 TCS 的病理生理学

根据 Yamada 等人[4] 的研究，TCS 是一种因脊髓尾部被无弹性的结构固定受到牵拉而引起的脊髓功能障碍性疾病。Yamada 及其同事已发表了大量有关 TCS 的研究报告，就以下基本问题进行了阐述：

• 对猫的实验研究表明，脊髓的等张牵拉会导致脊髓各个节段不同程度的伸长，终丝的黏弹性具有最大的伸长潜力，这样可保护脊髓免受过度拉伸。

• 脊髓拴系功能障碍的机制与位于脊髓灰质的中间神经元的电和代谢变化有关，当脊髓尾端受到牵拉时，中间神经元的这种变化可通过测量细胞色素 a、a3 的氧化还原转换而记录到，后者是线粒体内二磷酸腺苷（ADP）氧化磷酸化成三磷酸腺苷（ATP）的最后一个环节。脊髓血流减少及葡萄糖代谢异常可能起到了额外的作用。

• 这些代谢变化是否可逆似乎取决于牵拉的力量及牵拉持续时间，长时间的过度牵拉会导致脊髓尾端神经元的永久性损伤。

• 神经元的永久性损伤也可因长期脊髓拴系后受到突然牵拉所致。

• 脊髓拴系松解最好在脊髓内代谢变化的可逆阶段实施，这样可防止神经元的不可逆损伤。

• 当患者仅有轻微症状时即进行早期松解手术，可保证 TCS 患者获得最佳的治疗效果。

40.3 脊髓拴系复发的病理生理学

大约 1/3 的 MMC 患者及 10 % 的 LMMC 患者在手术后会出现继发性的症状加重[6]。

MMC 患者初次手术封闭其缺损部位时，在狭窄的椎管内很难防止脊髓基板的粘连。重塑神经基板成神经管，并尽可能加宽硬膜囊的空间等手术要点，可有助于减少继发性拴系风险的发生。MMC 部位椎管的大小受限，其空间得不到改变，大多数封闭后的 MMC 患者会出现脊髓拴系的形态学异常表现。

由于对继发性 TCS 的理解不同，LMMC 患者的预防性治疗多年来一直存有争议。一些学者认为，在随访期间 40% 的患者会因其自然病史而导致病情继发加重[7-8]；其他学者则认为拴系复发是症状进展的原因[9]，Pang 等学者已就该问题发表了大量文章[10-11]。根据 Pang 的研究数据，如果完全切除脂肪瘤，预防性的拴系松解对 LMMC 患者非常有效。他发现手术后脊髓硬脊膜囊之比是防止拴系复发而出现继发性症状和影响预后的最重要因素，该发现在无症状的年轻 LMMC 患者中最为显著。

松解拴系、完全切除脂肪瘤后良好的持久效果，证实了复发性 TCS 拴系再形成的病理生理学。

40.4 TCS 的评估

在 MMC 患者中，若神经系统、泌尿系统或骨骼相关症状有任何变化，均应考虑有 TCS 的可能性。MMC 患者手术封闭后的形态学表现与脊髓拴系几乎一样，这可能会对脊髓造成额外的损伤。脊柱裂学科团队会随访 MMC 患者，大多数的症状改变也会得到确诊。由于大多数 MMC 患者属于分类的第 2 类，即相对的 TCS，故应根据每个患者的具体情况来决定是否进行松解手术，10%~30%的 MMC 患者会变为症状性的 TCS[6]。

SBO 常在新生儿时即能诊断出来，表现为后正中线上特征性的皮肤改变，大约 40% 的 SBO 患者有皮肤异常表现，这些异常可能是一簇毛发、脂肪瘤肿物、小的凹陷或皮肤颜色异常等。有肌肉骨骼畸形（如畸形足）时也可能预示着存在 TCS。泌尿系统症状是 TCS 的突出特征，但在低龄患儿中并不总能被识别出来，故要询问有无尿流不畅或尿滴沥等病史。神经系统症状可表现为明显的步态或下肢肌力改变，在儿童中很少见到下肢感觉症状缺失。

TCS 患者的典型症状会随年龄变化而变化[12]。

• 10 岁以下儿童常表现为步态乏力、遗尿、尿失禁或轻度足畸形。

• 青少年容易出现脊柱侧凸或尿失禁。

• 在成人，疼痛是最突出的症状，其部位可以是非特异性的，但通常在会阴区域内。

体格检查应包括神经系统和骨骼检查，泌尿系统检查常需要专业医生做尿动力学检查。

40.5 TCS 的影像学

磁共振成像（MRI）检查对评估脊髓拴系至关重要。在大多数椎管闭合不全的患者，MRI 可清晰显示脊髓拴系的形态，但只能推测其张力程度。在疑似终丝受牵的情况下，有时只能通过间接证据来支持脊髓拴系的诊断。因此，要系统地进行 MRI 检查[13]。

• 脊髓圆锥的位置：脊髓圆锥的正常位置在 L1~L2 椎间盘的水平，圆锥尾部位置异常可提示有脊髓拴系。

• 终丝可能增粗（宽度 >2mm）或终丝内含有脂肪，后者可通过 MRI T1 加权序列中的明亮信号来进行识别。

• 终丝位置可能位于硬膜囊内的后部，此时，齿状韧带到拴系部位两者间的距离最短。

• 脊髓远端有空洞形成。

• 脊柱后部有隐性缺损（椎板开裂）。

• 脊柱有其他先天性异常。

在 MRI 上有典型表现且可能引起脊髓拴系的异常形态如下：

• 皮样囊肿 / 瘘管：常在皮肤中线部位下行，在椎管内上行的瘘管，有时可上达圆锥水平。

• 脊髓纵裂畸形（SCM）：分 1 型（分裂的两半脊髓位于单独的硬脊膜鞘内，中间有骨嵴隔开）和 2 型（分裂的两半脊髓位于一个硬脊膜囊内）[14]，1 型常与 TCS 相关。SCM 通常伴有椎体异常（阻滞椎或半椎体）。

• LMMC 可再细分为尾侧型、背侧型或过渡型脂肪瘤。

• 局限性脊髓背裂可表现为沿颈部、胸部或腰部的后正中线区域有细微的脊髓拴系异常形态[2]。

超声检查可用于脊髓拴系的初次评估，但若怀疑存在脊髓拴系则需进一步行 MRI 检查[15]。脊髓搏动可能有助于鉴别 MMC/LMMC 患者术后是否会出现拴系复发。

40.6 脊髓拴系的治疗

40.6.1 脊髓脊膜膨出
一期闭合手术

- 为防止妊娠期间神经基板的继发性损伤，目前可对出生前 MMC 患儿的缺损进行一期闭合手术。在妊娠第 3~4 周神经管即已闭合。MMC 患儿的神经管闭合障碍会使神经基板持续存在，同时伴原发性的神经损伤。孕期暴露于羊水中的神经基板会导致继发性的神经损伤[16-17]。

- 目前也已发现，子宫内修复技术能降低分流手术概率并减少后部脑疝的形成[18-19]，在考虑这些潜在益处时，也要考虑到随之而来的胎儿手术及切开母亲子宫的风险。脊髓脊膜膨出的治疗研究（MOMS）旨在以随机对照的方式观察出生前手术是否有益于降低分流手术的概率和改善神经功能水平[20]。研究结果显示，与出生后手术组的分流手术率（出生后 12 个月时为 82%）相比，出生前手术组的分流手术率显著降低（40%）。在 30 个月时，出生前手术组患儿的智力发育和运动功能有显著改善。出生前进行修复手术，后部脑疝和其他继发损伤也得到了改善。只有经验丰富的外科团队参与了该项试验研究，出生前即行修复手术是否有继发 TCS 的长期

风险尚无定论，而每个患儿的获益及风险状况还需进行广泛的产前咨询。

- MMC 患儿出生后的一期闭合手术是为了覆盖未受保护的神经基板并防止中枢神经系统（CNS）感染。手术目的是严密缝合硬脊膜，提供良好的皮肤覆盖并预防继发性的拴系形成[21]。

- 随后的手术步骤包括：识别神经基板，切除周围的薄层上皮，切除神经基板边缘的皮肤成分，把神经基板两侧边缘缝合起来转变成神经管，把硬脊膜从筋膜层游离下来、环绕脊髓周围缝合成一个尽可能宽大的硬膜囊，可以不用在硬膜表面再覆盖额外的筋膜层，缝合皮肤（若有大的缺损，可使用皮瓣或肌皮瓣移植技术）。

- 大多数（90%）MMC 患者合并脑积水。若患者入院时即有脑积水，可在 MMC 闭合手术的同时行脑室腹腔分流。大多数患者在缺损闭合后出现脑积水，需行二期分流手术。

- 尽管 Chiari Ⅱ 型畸形与 MMC 密切相关，但只有 10% 的患者会出现症状。

- 10%~30% 的 MMC 患者会有继发性的 TCS[6]。

40.6.2 隐性脊柱裂
终丝紧张

终丝的黏弹性可保护脊髓远端免受牵拉导致的损伤，因终丝脂肪瘤或终丝长度不足会使这种黏弹性丧失而导致形成真正的 TCS（第 1 类）[5]。终丝紧张度本身无法可视，MRI 成像正常但出现可疑症状，即有可能存在隐匿性脊髓拴系综合征[22]，该类患者早期最突出的症状

是泌尿系统异常[23]。该类患者的治疗指征尚存疑问[23-24]。手术切断紧张的终丝很简单，打开硬脊膜囊，暴露终丝紧张节段的尾部神经根，辨认终丝后，将终丝从尾部神经根中分离出来，电凝后切断。直接刺激终丝可用于确认终丝的非功能状态[25-26]。手术并发症的发生率和拴系复发的风险都非常低。

局限性脊髓背裂

Pang 等学者认为，LDM 是一种特殊形式的椎管闭合不全，它具有明显的特征：沿背部正中线完整皮肤下方有纤维 - 神经条索连接皮肤和脊髓[2]。病变沿脊髓背侧分布，表现多样，分囊性和非囊性两种类型。手术目的是将脊髓自纤维 - 神经条索上游离开以松解拴系、重建脊髓和（或）硬膜囊以防止拴系复发。

40.6.3　脂肪瘤型脊髓脊膜膨出

脊髓纵裂畸形

脊髓纵裂畸形（SCM）与先天脊柱异常密切相关，因此术前全脊柱 MRI 成像是必不可少的检查方法[14]，应排除是否有额外的终丝脂肪瘤。手术目的是缓解 TCS 的症状，防止其进一步发展。由于椎体及其后部结构的异常，椎管探查手术可能会很复杂。对 1 型 SCM 患者而言，要切除中间骨嵴。打开硬脊膜囊后，切断终止于裂隙处、无功能性的内侧神经根，松解拴系的脊髓。随后，切除裂隙部位内侧部分的硬脊膜，形成一个包含两半脊髓的硬脊膜囊[21]。对 2 型 SCM 患者，仅在硬膜内松解两半脊髓即可。

脊柱包涵囊肿

脊柱包涵囊肿是指皮样瘘管 / 囊肿，该类囊肿应予治疗以防真皮在椎管内聚积而继发感染[27]。皮肤瘘管 / 囊肿与脊髓之间有密切关系，也可导致 TCS。该类囊肿要行根治性手术治疗，手术前必须行 MRI 检查。瘘管在皮肤中线上可沿着首 - 尾方向在皮内延伸，在硬脊膜内常沿着尾 - 首方向延伸，向上可达圆锥水平。广泛、多节段的暴露硬脊膜内瘘管后，才能完全切除，在儿童患者建议对切开的椎板进行复位。

40.6.4　其　他

脊髓尾部畸形可能与肛肠或泌尿生殖异常有关，如尾部退化综合征或 Currarino 三联征。这些多发先天异常可能会导致 TCS，需进行广泛诊断评估及多学科联合治疗[21]。

40.7　TCS 的术中神经监测

术中神经监测（IONM）能减少神经系统的并发症，提高 TCS 手术的安全性[25-26,28-29]。在各种脊柱裂患者中，很难区分功能性神经根和非功能性闭锁神经根或纤维束。IONM 技术已被有效地用于 LMMC、LDM、终丝紧张及 MMC 术后复发性 TCS 的松解手术。

IONM 技术应用最广泛的 3 种模式有：神经根直接刺激（DNRS）、经颅电运动诱发电位（MEP）和球海绵体肌反射（BCR）[29]。

- DNRS 用于区分功能性神经根和非功能性的束系带结构，可用多通道肌电图（EMG）来记录。

• MEP 用于识别患者运动通路的完整性，并在手术过程中提供反馈。

• BCR 可用来持续反馈有关骶神经感觉根和 S_2~S_4 脊髓节段完整性的信息。

• 在低龄患儿中，IONM 技术是可行的，但可能需要预处理技术 [25,30]。

40.8 TCS 的预后

就 TCS 的手术结果而言，我们应认识到真正的 TCS 患者（第 1 类）才是评估松解手术效果的最可靠的人群。相对的 TCS（第 2 类）患者，也可能因为脊髓发育不良或局部压迫等拴系以外的其他原因而出现 TCS 的症状。

大多数 TCS 患者可在 IONM 监测下，得到安全有效的治疗 [2,10,25,29]。

• 终丝紧张的真正的 TCS 患者，手术效果良好且没有手术并发症。对隐匿性 TCS 患者的治疗指征仍存有争议，因此会影响对手术效果的评估 [23]。

• 通过彻底切除脂肪瘤，创建一个最佳的脊髓 – 硬脊膜囊比，可有效治疗 LMMC 引起的 TCS 症状，且 TCS 再复发的风险较低 [10-11,31]。

• 对那些无症状的 2 岁以内的 LMMC 婴幼儿患者而言，预防性的病变全切除手术似乎是最佳选择 [31]。

• 成人患者的 TCS 手术非常有效，尤其可改善其疼痛症状 [32]。

• 大多数 MMC 复发性 TCS 的患者，其症状可得到有效改善 [6]。

40.9 并发症

• 使用 IONM 技术，可有助于最大限度地减少神经系统并发症的可能性，尤其是那些 LMMC 的 TCS 患者或 MMC 复发性的 TCS 患者 [21,26,28]。

• TCS 手术后的可逆性并发症包括：伤口愈合不良、脑脊液漏、假性脑膜膨出和感染等。

• MMC 闭合手术及 LMMC 部分切除手术后，可能会出现复发的 TCS [6-7,10]。

40.10 手术要点

• TCS 手术的主要目的是将脊髓从其拴系结构中游离、松解出来，并为其创造一个宽敞的环境（硬脊膜囊）以防止拴系复发 [10]。

• IONM 技术能有助于提高 TCS 手术的安全性和有效性 [25,29]。

• TCS 手术应在出现不可逆的缺血性损伤之前进行 [4]。

• 真正的 TCS（第 1 类）患者包括终丝紧张和尾部 LMMC 患者 [2]。

40.11 常见的临床问题

（1）描述 TCS 的病理生理学。

（2）解释终丝紧张及尾部 LMMC 的形态学与真正的 TCS 相关的原因。

（3）出生前治疗 MMC 的潜在益处是什么？

（4）哪些手术技术能减少 MMC 和 LMMC 手术后复发 TCS 的潜在风险？

40.12 常见临床问题解答

（1）TCS 是由于脊髓尾部无弹性结构的固定牵拉而导致的功能障碍[4]。对脊髓的反复牵拉最终会引起脊髓灰质神经元的缺血和代谢性损伤，终丝正常的黏弹性和齿状韧带能保护脊髓免受反复的牵拉损伤。

（2）终丝的黏弹性下降或尾部 LMMC 会反复牵拉脊髓而对脊髓造成损伤，这种损伤向上会波及齿状韧带水平[4]。脊髓远端到齿状韧带之间最容易受到这些外力的影响。作为次级神经胚的形成障碍性疾病，终丝紧张和尾部 LMMC 仅局限在脊髓的最尾端部分，而由于初级神经胚形成或脂肪瘤压迫引起的脊髓形态异常，不会引起这些患者的临床症状。故这些患者的症状通过脊髓拴系才能得到真实地解释。

（3）MOMS 试验研究表明，出生前手术组的脑积水分流手术率显著降低（40% 而非 80%），并且在 30 个月时，患者的智力和运动评分显著改善[20]。已证实如果 MMC 患者在出生前得到治疗，其后部脑疝的发生率也会下降[19-20]。

（4）为防止拴系复发，应尽量创建一个最大的脊髓 - 硬脊膜囊比。这意味着在初次闭合 MMC 患者的缺口时，应重塑神经基板成脊髓，尽可能地扩大硬脊膜囊[21]。因为 MMC 部位的椎管直径有限，因此很难避免在该部位出现脊髓拴系的形态学表现。仅有 10%~30% 的 MMC 患者会出现症状并发展成 TCS[6]。对于 LMMC 患者，应尽可能彻底切除脂肪瘤松解拴系，以获得最大的脊髓 - 硬膜囊之比[10,31]。切除脂肪瘤后重塑脊髓（通过手术形成神经胚）也有助于防止脊髓拴系的复发[31]。

参考文献

[1] Hoffman HJ, Hendrick EB, Humphreys RP. The tethered spinal cord: its protean manifestations, diagnosis and surgical correction. Childs Brain, 1976, 2(3):145–155.

[2] Pang D, Zovickian J, Wong ST, et al. Limited dorsal myeloschisis: a not-so-rare form of primary neurulation defect. Childs Nerv Syst, 2013, 29(9): 1459–1484.

[3] Dias MS, Rizk EB. Normal spinal cord development and the embryogenesis of spinal cord tethering malformations//Yamada S, ed. Tethered Cord Syndrome in Children and Adults. 2nd ed. New York, NY: Thieme, 2010:5–18.

[4] Yamada S, Lonser RR, Won DJ, et al. Pathophysiology of tethered cord syndrome//Yamada S, ed. Tethered Cord Syndrome in Children and Adults. 2nd ed. New York, NY: Thieme, 2010:19–42.

[5] Yamada S, Won DJ. What is the true tethered cord syndrome? Childs Nerv Syst, 2007, 23(4):371–375.

[6] Caldarelli M, Boscarelli A, Massimi L. Recurrent tethered cord: radiological investigation and management. Childs Nerv Syst, 2013, 29(9):1601–1609.

[7] Pierre-Kahn A, Zerah M, Renier D, et al. Congenital lumbosacral lipomas. Childs Nerv Syst, 1997, 13(6):298–334, discussion 335.

[8] Kulkarni AV, Pierre-Kahn A, Zerah M. Conservative management of asymptomatic spinal lipomas of the conus. Neurosurgery, 2004, 54(4):868–873, discussion 873–875.

[9] McLone DG, La Marca F. The tethered spinal cord: diagnosis, significance, and management. Semin Pediatr Neurol, 1997, 4(3):192–208.

[10] Pang D, Zovickian J, Oviedo A. Longterm outcome of total and near-total resection of spinal cord lipomas and radical reconstruction of the neural placode, part II: outcome analysis and preoperative profiling. Neurosurgery, 2010, 66 (2): 253–272, discussion 272–273.

[11] Pang D, Zovickian J, Oviedo A. Long-term outcome of total and near-total resection of spinal cord lipomas and radical reconstruction of the neural placode: part I-surgical technique. Neurosurgery, 2009, 65(3):511–528, discussion 528–529.

[12] Schneider S. Neurological assessment of tethered

spinal cord//Yamada S, ed. Tethered Cord Syndrome in Children and Adults. 2nd ed. New York, NY: Thieme, 2010:43–50.

[13] Hinshaw DB, Jacobson JP, Hwang J, et al. Imaging of tethered spinal cord//Yamada S, ed. Tethered Cord Syndrome in Children and Adults. 2nd ed. New York, NY: Thieme, 2010:51–64.

[14] Dias MS, Pang D. Split cord malformations. Neurosurg Clin N Am, 1995, 6(2):339–358.

[15] Nelson MD. Ultrasonographic evaluation of tethered cord syndrome//Yamada S, ed. Tethered Cord Syndrome in Children and Adults. 2nd ed. New York, NY: Thieme, 2010:65–73.

[16] Heffez DS, Aryanpur J, Hutchins GM, et al. The paralysis associated with myelomeningocele: clinical and experimental data implicating a preventable spinal cord injury. Neurosurgery, 1990, 26(6):987–992.

[17] Meuli M, Meuli-Simmen C, Hutchins GM, et al. In utero surgery rescues neurological function at birth in sheep with spina bifida. Nat Med, 1995, 1(4):342–347.

[18] Bruner JP, Tulipan N, Paschall RL, et al. Fetal surgery for myelomeningocele and the incidence of shunt-dependent hydrocephalus. JAMA, 1999, 282(19):1819–1825.

[19] Tulipan N, Hernanz-Schulman M, Lowe LH, et al. Intrauterine myelomeningocele repair reverses preexisting hindbrain herniation. Pediatr Neurosurg, 1999, 31(3):137–142.

[20] Adzick NS, Thom EA, Spong CY, et al. MOMS Investigators. A randomized trial of prenatal versus postnatal repair of myelomeningocele. N Engl J Med, 2011, 364(11):993–1004.

[21] Hoving EW. Spinal anomalies//Lumenta CB, DiRocco C, Haase J, Mooij JJA, eds. Neurosurgery, European manual of Medicine. Heidelberg: Springer, 2010:493–499.

[22] Drake JM. Occult tethered cord syndrome: not an indication for surgery. J Neurosurg, 2006, 104 suppl 5:305–308.

[23] Tu A, Steinbok P. Occult tethered cord syndrome: a review. Childs Nerv Syst, 2013, 29(9):1635–1640.

[24] Drake JM. Surgical management of the tethered spinal cord—walking the fine line. Neurosurg Focus, 2007, 23(2):E4.

[25] Hoving EW, Haitsma E, Oude Ophuis CMC, et al. The value of intraoperative neurophysiological monitoring in tethered cord surgery. Childs Nerv Syst, 2011, 27(9):1445–1452.

[26] Kothbauer KF, Novak K. Intraoperative monitoring for tethered cord surgery: an update. Neurosurg Focus, 2004, 16 (2):E8.

[27] Thompson DNP. Spinal inclusion cysts. Childs Nerv Syst, 2013, 29(9):1647–1655.

[28] Dulfer SE, Drost G, Lange F, et al. Long-term evaluation of intraoperative neurophysiological monitoring-assisted tethered cord surgery. Childs Nerv Syst, 2017, 33(11):1985–1995.

[29] Sala F, Squintani G, Tramontano V, et al. Intraoperative neurophysiology in tethered cord surgery: techniques and results. Childs Nerv Syst, 2013, 29(9):1611–1624.

[30] Journée HL, Polak HE, De Kleuver M. Conditioning stimulation techniques for enhancement of transcranially elicited evoked motor responses. Neurophysiol Clin, 2007, 37 (6):423–430.

[31] Pang D, Zovickian J, Wong ST, et al. Surgical treatment of complex spinal cord lipomas. Childs Nerv Syst, 2013, 29(9):1485–1513.

[32] Rajpal S, Lapsiwala SB, Iskander BJ. Tethered cord syndrome in adults with spina bifida occulta// Yamada S, ed. Tethered Cord Syndrome in Children and Adults. 2nd ed. New York, NY: Thieme, 2010:180–189.

（秦广彪　译，李云林　李子玥　审）

第 41 章

椎管内脂肪瘤

Rodrigo Mercado   Luis A. Arrendondo   Lorelay Gutierrez   Jesus A. Villagómez

41.1 概 述

脊髓脂肪瘤是隐性脊柱畸形最常见的临床表现，是一种涉及解剖、临床特征及治疗决策的复杂疾病。该疾病的治疗选择尚有争议，绝大多数神经外科医生均主张早期治疗，以免患者在身高发育过程中出现继发并发症。

神经外科医生必须牢记，没有完全一样的脂肪瘤患者，每一个病例都代表着一个新的挑战。这些病变有相似的胚胎学特点，且患者在成长过程中最终会出现与脊髓拴系综合征相关的一系列神经系统、泌尿系统或骨骼方面的缺陷。在儿童生长期间会出现脊髓拴系综合征，其症状主要与脂肪瘤的解剖位置对脊髓的牵拉作用有关。脂肪瘤会使脊髓位置固定，随着患儿的生长，脊髓受到牵拉并出现缺血性损伤，这种损伤在脊髓圆锥水平会更加严重。

41.2 分 类

脊髓脂肪瘤最常见的分类方法是将其分为三大类：圆锥脂肪瘤、终丝脂肪瘤、"软膜下"脂肪瘤。

41.2.1 圆锥脂肪瘤

最重要的一组畸形是脊髓圆锥脂肪瘤，在腰骶部脂肪瘤病变中占 70% 以上，

基于脂肪瘤与圆锥的相对位置，将其分类为背侧型、尾侧型和过渡型，这种分类有助于确定手术范围和病变的主要解剖学特征。

- 圆锥背侧型，脂肪瘤附着在脊髓圆锥背面，包括脊髓、硬脊膜和脂肪，可伴有增粗的终丝。
- 圆锥尾侧型，脂肪瘤附着在脊髓圆锥的下方，可延伸至中央管，包括在脂肪瘤内的神经根。
- 过渡型圆锥脂肪瘤，上述两种亚型的结合。脂肪瘤附着在脊髓背侧面并延伸到中央管，该型常有一个大的神经基板 – 脂肪瘤界面。

针对圆锥脂肪瘤的外科解剖，Mc-Lane 和 Naidich 提出了一个有趣的理论进行了解释。他们认为圆锥脂肪瘤的前部代表了正常的组织解剖结构，而后部则代表了脂肪瘤，神经管从周围外胚层分离导致神经板向后裂开，同时间充质细胞进入裂口并被原始室管膜诱导成脂肪组织。手术时一定要考虑到这一点，因为硬脊膜的边缘、脂肪瘤和神经组织都在神经基板的外侧缘。

有关终丝脂肪瘤的形成，大多数推测性的理论认为，退行性分化的缺乏导致多能干细胞分化为脂肪细胞。

脂肪瘤型脊髓脊膜膨出常用来描述

所有的腰骶部脂肪瘤，然而，它指的却是位于椎管外部的神经基板与延伸到皮下组织的脂肪肿块相连这种畸形。由于神经根的解剖结构，该病变应视为开放性的脊髓脊膜膨出。拴系部位往往不对称，并会导致脊髓旋转，个别情况下骶神经根会走行于脂肪瘤内部。

41.3 临床表现

有 2 个主要临床表现：

①在生命早期即有明显的皮肤病损标记。

②逐渐出现与脊髓拴系相关的神经功能缺损症状。

有 6 种已被描述的不同形式的皮肤病损标记：①正中或旁正中矢状平面有腰骶部脂肪肿块；②多毛症；③皮肤窦道；④血管瘤；⑤残留性尾巴；⑥闭锁性脊膜膨出。

有些患者臀沟内出现一个尾骨凹陷，这种情况伴有脂肪瘤者比较罕见。有皮肤病损标记的患者应纳入脊髓拴系的研究方案内。

70% 的患者有神经功能缺损症状，大多数的脂肪瘤生长不对称，神经功能缺损症状与脂肪瘤的附着部位有关。脊髓拴系会导致泌尿系统、骨骼和神经系统功能障碍。婴儿在出生时常无症状，甚至在整个婴儿期可能都没有明显的神经系统症状，而随着患儿的生长症状会逐渐变得明显。50% 的患者有泌尿系统症状，包括反复的尿路感染、排尿异常、高反应性膀胱及括约肌功能障碍。若在婴儿早期解除拴系牵拉，泌尿系统症状

是可以逆转的，但在大龄儿童和成人，其预后较差。33% 的患者会出现运动和骨骼的异常体征，可能有进行性的脊柱侧弯、脚趾和下肢畸形（如马蹄内翻足）。感觉症状可表现为溃疡和疼痛。疼痛是大龄儿童和成人的常见症状。

脊髓脂肪瘤患者最终会随年龄增长而出现脊髓拴系综合征的症状，其最重要的因素是脊髓张力增高和受到牵拉。机械应力是身体活动时的主要风险，它会导致缺血性改变。数项研究表明，拴系松解后脊髓功能有所改善，但手术效果有可变性，其目标是稳定症状。

41.4 影像学

若患者有皮肤病损标记或出现了与脊髓拴系综合征相关的症状，都必须进行 MRI 检查，该检查有助于确定与畸形相关的手术计划，评估是否存在脊髓空洞。圆锥位置常位于远端。对有尿失禁、步态异常和脊柱侧弯等症状的患者，表面上"正常的圆锥位置"并非完全安全，术后 MRI 总能看到拴系等异常，因此一定要仔细阅片。

41.5 手术治疗

手术的主要目标是保护神经功能，避免出现迟发性的神经功能减退。为实现这些目标，遵循 4 个重要原则是非常关键的：①松解脊髓拴系；②保护神经组织；③切除脂肪瘤；④重建神经管和解剖层面。

为避免生长过程中出现潜在的恶化，绝大多数研究提倡手术治疗。对那些无

症状的患者进行手术仍存有争议。

41.5.1 手术技术

- 患者取俯卧位。
- 术中要持续进行肌电图（EMG）和运动诱发电位监测，手术过程中尽量避免使用肌肉松弛剂。
- 正中部位切口，从脂肪瘤头侧1~2个正常棘突开始，一直延伸到病变尾侧。
- 用单极电灼切除脂肪瘤，计划切除的脂肪瘤大小须能满足在手术结束时可完整美观地缝合切口。
- 切除脂肪瘤时可从头侧的上一节段开始，并向周围延伸，直至明显暴露脂肪瘤的根部。切除时须沿骨平面进行，以免损伤硬脊膜。

- 切除脂肪瘤后，在头侧的上一个正常节段打开硬脊膜，向尾部延伸直到脂肪瘤与神经组织的结合处。
- 切断任何粘连组织都要在持续的电生理监测下进行，以保护正常的神经组织。
- 切除附着在神经组织上的大部分脂肪组织，用5.0尼龙缝线缝合软脊膜重建神经基板。
- 最后，必须切断增粗的终丝。

值得注意的是，牵拉松解会干扰拴系的发病机制，脊髓空洞症的治疗存在争议。当脊髓拴系症状复发时，可考虑再次手术。

（秦广彪　译，李子玥　李云林　审）

第 42 章

脊柱侧弯

Anthony J. Herzog   *Paul D. Sponseller*

42.1 概　述

脊柱侧弯是指通过 Cobb 角测量，脊柱在冠状位的弯曲度大于 10°。它可以由多种病因引起，每一种病因都有其不同的自然病史（表 42.1）。

● 特发性脊柱侧弯：

– 婴儿型：0~3 岁发病，成年后迅速进展并危及心肺功能，与神经轴畸形的高风险有关。此型中较为常见的是左侧胸廓顶端弯曲。如果患儿在 1 岁内发病，脊柱侧弯进一步恶化的风险会降低。约 20% 的侧弯大于 20°角的患者合并神经轴畸形，其病情迅速恶化的风险较高，故在就诊过程中要进行 MRI 检查[1]。

– 幼年型：4~9 岁发病，女性多见，最常见于右侧顶椎弯曲，左侧顶椎弯曲与神经轴畸形有关。该类侧弯进展迅速的概率高，而且在侧弯大于 20°角的患者中，21.7% 的患者合并神经轴畸形。部分患者在诊断过程中需进行 MRI 检查[1]。

– 青少年型：10 岁及 10 岁以上发病。大于 40°角的侧弯患者中，女性较男性高 9 倍。家族史阳性者发病率也会增加，这被认为与多基因相互作用有关。疾病进展的风险与弯曲的角度和骨骼的成熟度有关（如 Tanner 分期、初潮时间、Risser 指数、骨龄）[2]。

● 先天性脊柱侧弯：先天性脊柱侧

表 42.1　脊柱侧弯的病因

类型	病因	治疗
先天性脊柱侧弯	分节不良（骨棒） 结构不良（楔形半椎体）	在支具无效的情况下，可考虑椎体原位融合或切除半椎体
神经肌肉综合征	脊髓空洞症，脑脊髓脊膜膨出，青春期前的脊髓损伤，Rett 综合征，CP、CMTD、FA、MD、NF1、MS、LDS、EDS、OI	在支具无效的情况下，侧弯迅速加重，可能需要扩大 PSF
特发性脊柱侧弯	婴儿，幼儿，青少年	弯曲角度 <20°~25°时可以观察弯曲角度，在 25°~50°时可支具治疗，>50°时考虑手术。婴儿侧弯角度在 30°~50°时可石膏固定，1 岁内或弯曲度 <30°时可以观察

CMTD：Charcot-Marie-Tooth 病，进行性神经性腓骨肌萎缩症；CP：脑性瘫痪；EDS：Ehlers-Danlos 综合征；FA：部分各向异性；LDS：Loeys-Dietz 综合征；MD：肌营养不良；MS：马方综合征；NF1：神经纤维瘤病 1 型；OI：成骨不全；PSF：脊柱后路融合

弯是由原发性脊柱畸形引起的。没有特定的遗传模式,但与多种综合征有关。人群发病率约 1%。疾病进展的最大风险期是 0~2 岁的快速发育期或迅速生长的青春期。

– 分节不良型:椎体间存在单侧或双侧生长柱(脊椎生长阻滞,预后最好)。

– 形成障碍型:可能存在半椎体或楔形椎体,这些畸形可分为节段型(畸形椎体周围存在开放性生长板)、半节段型或非节段型(非进展性,预后佳)。

– 混合型:由不同比例分节不良和形成障碍所致。半椎体合并对侧生长柱预后最差而且进展迅速。

• 神经肌肉性脊柱侧弯:任何破坏脊柱平衡紊乱的疾病均可能导致脊柱侧弯,常表现为进展迅速的大角度侧弯或伴随神经系统症状。

– 脑瘫(CP):四肢瘫痪和所有脑瘫的患儿脊柱侧弯的发病率最高,超过 50%。为防止脑瘫患儿脊柱侧弯的进一步加重而采取支具治疗是无效的。脑瘫患儿骨骼发育成熟后其脊柱侧弯仍会继续加重,故应密切随访。

– Rett 综合征:其特征为脊柱周围的肌肉协调性差和不平衡。在该疾病中,脊柱侧弯更容易发展到重症程度,但女孩并不常见。

– 脊髓脊膜膨出:常与多发缺陷相关,包括脊柱侧弯、脊髓栓系和脊髓空洞症。根据病变位置分为胸部/高位腰段、低位腰段或骶部。

– 青春期前脊髓损伤:通常导致瘫痪引起生长中脊髓的脊柱侧弯。大多数该类患儿会发展为进行性脊柱侧弯而需要手术矫正。

– Friedreich 共济失调:这是一种基因突变导致的进行性神经损伤,包括肌肉控制不良而出现脊柱侧弯。其他症状包括高弓足、不协调、语言障碍及糖尿病。

– 进行性神经性腓骨肌萎缩症:由周围神经系统损伤引起的一种丧失运动功能的进行性疾病。因周围神经系统损伤,在脊柱侧弯矫形手术时不能进行神经监测。

– 脊髓空洞症:脊髓中央管的扩张。脊髓空洞可损伤脊髓前角细胞,影响运动功能和脊髓丘脑束的交叉纤维,导致感觉功能缺失。此时会出现脊柱侧弯的快速进展、腹部反射不对称或左侧胸椎侧弯。可通过脊髓 MRI 来确诊。

• 综合征:影响韧带完整性、生长和平衡的疾病常与脊柱侧弯有关。

– 神经纤维瘤病 1 型:参与 RAS 细胞信号通路的神经纤维蛋白 1 基因突变。这种突变会导致多发的神经良性肿瘤。目前尚不清楚这种疾病是如何导致脊柱侧弯的。所见的侧弯可以是营养不良型(锐角型)或非营养不良型脊柱侧弯。

– 马方综合征:结缔组织纤维蛋白缺陷导致韧带松弛。这些患者中有 60% 会发生脊柱侧弯,若患者继续生长,即使用支具治疗,也很难阻碍脊柱侧弯的进一步加重。术前 MRI 检查可见硬膜扩张,对手术计划有重要意义。

– Loeys-Dietz 综合征：转化因子β（TGF-β）突变导致结缔组织紊乱，与马方综合征有很多相似特征，包括进行性脊柱侧弯。

– Ehlers-Danlos 综合征：根据胶原蛋白缺损程度，该综合征分为多种类型。Ⅵ型具有赖氨酸羟化酶缺陷，常导致进行性脊柱侧弯。该类患者由于潜在的连接部位并发症而往往需要更长的融合时间。

– 成骨不全：Ⅰ型胶原蛋白缺陷导致骨质疏松和频繁骨折。常出现进行性脊柱侧弯而需用扩大脊柱后路融合术（PSF）来治疗。

• 脊柱侧弯的评估：

– 家族史：约10%的脊柱侧弯患者有家族史。双胞胎研究也发现脊柱侧弯的遗传模式与多基因常染色体或性别相关。如果父母中的一方患病，子女的发病率会提高3倍，如果兄弟姐妹中患有此病，其发病率会提高7倍[2]。

– 生长史：每次随访脊柱侧弯患者时，均应评估其生长发育状态。生长迅速期间脊柱侧弯进展的风险最大。当生长速度减缓到每6个月小于1cm时，疾病继续发展的风险就会降低。

– 运动功能评估：评估强度和反射的对称性。不对称则说明神经轴存在问题。腹壁反射不对称可提示神经轴损伤的水平。

– 平衡/对称：如果肩膀不对称则说明脊柱旋转畸形。如果没有肩膀不对称但胸椎侧弯得到矫正，则会出现肩膀不平衡。这种情况下有必要采取更多

节段的头侧融合[2-3]。用铅垂线从 C_7 到臀裂画一条垂直线并目测其与中线的距离，即可估算出头部偏离中线的情况。Adams 的前屈试验用于测试胸腰椎旋转畸形。通过让患者弯腰尝试触碰脚趾，从背后评估患者的畸形情况。可用脊柱侧弯仪测定旋转程度（脊柱测量仪的5°~7°大致相当于 cobb 角20°~25°）。

– 脊柱后凸：常伴有脊柱侧弯。可采用 Adams 前屈试验侧面观察或通过影像学检查来评估患者的临床情况。

– 下肢/步态：评估步态的对称性、下肢力量和协调性，并检查足部是否存在高弓内翻足畸形。

• 影像学特征：

Cobb 角：测量侧弯处上、下端椎之间的夹角。测量时，在上、下端椎末端画出与端椎平面平行的直线。可直接用上述直线的夹角来测量，也可通过垂直于上、下端椎平行线的直线的夹角来测量。

Risser 指数：利用 X 线检查，根据髂骨钙化情况（0~5级）来评估骨骼成熟的程度（表42.2）。Risser 0级表示骨骼不成熟，5级为骨骼成熟。Risser 0级髂骨没有骨化，Risser 1级髂骨侧面有25%的骨化，Risser 2级有25%~50%的骨化，Risser 3级有50%~75%的骨化，Risser 4级是100%骨化，Risser 5级是100%的骨化伴随骨骺的闭合。

– 三角软骨：髋臼底部的"Y"形骨化中心，在髂骨钙化前和生长高峰周期后结束。

– MRI：适用于早发、先天性、

表 42.2　Risser 评分标准

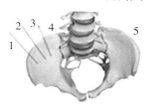

Risser 0	髂嵴无钙化
Risser 1	髂嵴侧方 25% 骨化
Risser 2	髂嵴侧方 25%~50% 骨化
Risser 3	髂嵴侧方 50%~75% 骨化
Risser 4	髂嵴 75%~100% 骨化
Risser 5	髂嵴 100% 骨化伴骨骺闭合

疼痛明显、左侧主胸椎侧弯或神经肌肉相关的侧弯畸形。

• 脊柱侧弯对行为和健康的影响：

－进展率：特发性脊柱侧弯的进展率与侧弯角度大小和骨骼成熟程度有关。侧弯角度小于 20°的 Risser 0~1 级的患者，进展风险小于 25%；Risser 0~1 级且侧弯角度大于 20°的患者，进展风险约为 70%；Risser 2~4 级且侧弯角度小于 20°的患者，进展风险小于 2%；Risser 2~4 级且侧弯角度大于 20°的患者，进展风险达 23%[4]。先天性脊柱侧弯的进展情况与先天畸形类型有关。若侧弯患者的对侧半椎体伴有未分段的骨棒，这些骨棒迅速发展使得疾病快速恶化的风险最高。全节段半锥体的进展速度相对恒定，部分节段半椎体的进展速度较慢。若存在嵌顿或未分段的半椎体则几乎没有进展。

－肺功能测试（PFT）：胸椎侧弯角度接近 90°时会损伤肺功能，侧弯角度大于 100°时 1 秒用力肺活量和用力呼气量呈线性下降。

－背部疼痛：脊柱侧弯患者背部疼痛的发病率会增高，但大多数背部疼痛比较轻微，不会导致残疾[5]。

－外观问题：外观是脊柱侧弯患者考虑手术治疗的一个合理理由，但需要权衡外观和手术风险及手术后果（背部融合后节段活动减少）。

－大多数脊柱侧弯患者不会有生命危险。在早发性脊柱侧弯、某些先天性脊柱侧弯及神经肌肉相关的脊柱侧弯患者中，当侧弯角度大于 100°时会迅速影响患者的心肺功能。

42.2　非手术治疗

脊柱侧弯有多种治疗方式，从观察到手术。不同程度的脊柱侧弯有不同的治疗方案。最好的治疗方法是针对不同的患者及病情进行个体化治疗。

• 物理治疗（PT）：对整体健康和骨骼健康非常好，但尚未证实可预防侧弯的进一步发展。

• 观察：适用于大部分的早期脊柱侧弯患者。最重要的是要观察疾病的进展速度和整体增长率。小于 25°的脊柱侧弯患者应每 4~12 个月随诊并行影像学检查评估。在快速生长期间，应加大对患者的随诊频率。侧弯角度大于 30°的患者，即使在骨骼成熟后也应持续随诊。

• Mehta 石膏：适用于婴儿特发性脊柱侧弯（IIS），大龄儿童不能很好地耐受该疗法。如果 IIS 患儿的肋骨椎体角度差大于 20°或脊柱侧弯角度大于 35°，当患儿活动能力增加时，可考虑先固定再后续支具治疗。如果侧弯角度小于 25°或小于 1 岁的婴儿，侧弯自行缓解的可能性很高，可随访 4 个月。

• 支具治疗：适用于侧弯角度 25°~40°的特发性脊柱侧弯患者，也可用于非特发性的患者，但成功率较低。佩戴支具不能矫正畸形，但能减缓侧弯的进展速度。对青少年特发性脊柱侧弯（AIS）患者而言，有研究表明佩戴支具的时间越长矫正效果越好。为获得最好的矫正效果，患者应每天佩戴支具 23h。待骨骼发育成熟，通过 Risser 指数和生长速度等参数评估后患者可停止佩戴支具。若适应证适当、依从性好，支具治疗的有效率可达 65%~75%[2,4]。

42.3 手术治疗

• 特发性脊柱侧弯（AIS）的 Lenke 分型（表 42.3），可用来指导 AIS 患者的手术治疗方案[2-3,6-7]。

– 对顶椎偏移和后突数量进行改良后，把脊柱侧弯分为 6 种主要类型。主要曲线是用 Cobb 角测量的最大弯曲角度。根据侧突的柔韧性分为结构性和非

表 42.3　青春期特发性脊柱侧弯的 Lenke 分类

类型	Lenke Ⅰ	Lenke Ⅱ	Lenke Ⅲ	Lenke Ⅳ	Lenke Ⅴ	Lenke Ⅵ
脊柱侧弯类型	主胸弯	双胸弯	双主凸	三主凸	胸腰弯	胸腰弯 / 腰胸弯
	腰弯修正	CSVL 相交于稳定椎弓根之间		CSVL 触及稳定椎体	CSVL 未交于稳定椎体	
	矢状位修正	后凸不足（－），<10° 的后凸		正常后凸（N），10°~40° 的后凸	过度后凸（＋），>40° 的后凸	

CSVL：骶中垂直线

结构性。结构性脊柱侧弯的侧方弯曲度不会小于 25°，其分类与病变位置有关。1 型主要是单侧胸椎的结构性侧弯；2 型是双胸弯，有 2 个结构性的胸椎侧弯。3 型是双主弯，分别为胸椎和腰椎的结构性侧弯。4 型是三主弯，有 2 个胸椎和 1 个腰椎的结构性侧弯。5 型是胸腰段 / 腰段存在 1 个腰椎或胸腰椎的结构性侧弯。6 型是胸腰段 / 腰段和胸椎存在 1 个胸腰椎 / 腰椎和胸椎侧弯。

- 腰椎修正型：是由稳定的椎体与从骶骨垂直画出的一条线即交点决定的，这条线就是骶中垂直线（CSVL）。A 类矫形器适用于 CSVL 的交点位于稳定的椎弓根之间。B 类矫形器适用于 CSVL 仅触及稳定的椎弓根。C 类矫形器适用于 CSVL 触及不到稳定的椎弓根。

- 矢状面矫正：根据脊柱后凸角度进行矫正。前屈畸形后凸角小于 10°，正常后凸角为 10° ~40°，过度后凸角度大于 40°。

● 后路脊柱融合术（PSF）是手术治疗的金标准。它通常适用于侧弯角度大于 50°以上的患者，手术方式因侧弯角度不同而不同。特发性脊柱侧弯患者应进行弯曲部位的选择性 PSF；从中立椎体以上到稳定椎体以下 1~2 椎体水平的融合为典型融合 [2]；先天性脊椎侧弯的选择性融合可依据相应缺陷进行矫正；神经肌肉系统和综合征型所致的脊柱侧弯，多节段融合后常需要骨盆固定。

● 截骨术：Ponte 截骨术要切除关节面，因为它会限制脊柱的伸展。该术式可矫正后凸畸形，适用于僵硬的脊柱侧弯。椎体切除术（VCR）可最大限度矫正脊柱后凸，用于大角度的局部侧弯。

● 前路脊柱融合术（ASF）：适用于脊柱发育不全和脊柱前凸的患者。骨骼发育不全、Risser 0 级伴软骨放射状开放的患者，若行 PSF 治疗出现曲轴现象的风险极大。ASF 可防止出现该情况。另外，ASF 也适用于脊柱前凸的患者，因为该术式能直视胸腰段和腰段区域的椎体并完成手术。ASF 融合了较少节段的椎体但可获得相似的矫正效果。然而，该术式难度大、耗时长，会增加胸椎后凸 [7]。

● 生长棒内固定术：适用于支具没有效果、尚有生长潜力、进行性脊柱侧弯的低龄儿童患者。生长棒贯穿侧弯的脊柱近端和远端，将其融合在一起。每 6~12 个月进行 1 次生长棒的牵拉，直至患者生长结束。最终患者需行 PSF 手术治疗。另外一种治疗方法是使用垂直可扩张的钛肋骨假体（VEPTR），把该装置固定在肋骨上并进行定期牵引，以免损伤脊髓。它适用于早发性脊柱侧弯和胸椎功能不全的患者。

● 新方法：前路骨钉 / 系带固定，把椎弓根螺钉通过矫形钢丝固定在脊柱侧弯的外凸处。该方法在不融合脊椎的情况下纠正侧弯畸形，不影响脊柱生长及灵活性。该技术也不需要周期性牵拉生长棒。但是，该技术有矫枉过正的可能，且没有进行长期随访。

● 神经监测：在进行脊柱侧弯矫形手术时可监测脊髓的运动和感觉通路。通过刺激躯干和腿部远端，测量脑干电反应而获得体感诱发电位和运动诱发电位，能快速检测到与矫形手术有关的任何中枢神经系统损伤。在神经监测中有许多干扰因素：吸入麻醉药、体温过低、低血压和技术故障等。一旦监测到神经系统出现问题，应立即唤醒患者进一步测试。若发现确实有神经损伤，应立即采取相应措施，包括升高血压到平均动脉压（MAP）大于 90mmHg 的水平、降低畸形力度、保持红细胞比容 >30%（若必要可以输血）、静脉给予大剂量类固醇激素，如果所有措施均无效则取出固定器械。

42.4　并发症

● 疾病发展：因植入物移位或折断致使手术失败的潜在风险，导致脊柱侧弯进一步发展。假性关节炎的形成最终会导致固定棒折断。如果脊柱融合时间过短，则会引起脊柱融合末端的连接不良等问题，如骨折或退行性变，因为这些区域所承受的机械力会增加。

● 深部感染：能增加迟发性感染发生率的相关危险因素，包括输血、腰段椎体融合、重要病史及手术后未留置引流管。深部感染的发生率大约为 1% ~ 2%，此时要取出植入物并抗感染治疗。早期感染的发生率，神经肌肉相关性脊柱侧弯手术的发生率最高，约为 9%；而特发性脊柱侧弯手术的发生率最低，约为 1.6%。感染率也与手术操作有关，牵引手术的感染率最低。革兰氏阴性球菌感染最常见于非特发性脊柱侧弯手术，故在围手术期应针对性给予抗生素预防[8-9]。

● 神经损伤：典型的青春期特发性脊柱侧弯患者的发生率低于 1%，而在先天性或重症脊柱侧弯患者中，其发生率较高。神经损伤的病因包括侧弯矫形术中导致的脊髓牵拉、截骨脱位、高血压和直接损伤神经根或脊髓（如挂钩、螺钉等因素相关）。

42.5　结　论

任何结构紊乱或脊髓平衡失调等因素均可导致脊柱侧弯，该疾病在生长发育期进展迅速，并且会一直缓慢恶化。当脊柱侧弯压迫心脏、肺脏时，则会出现肺功能障碍。脊柱侧弯会增加背部疼痛的发生率。在生长期进行支具矫形和外科手术是唯一且被证实能影响该病自然病程的治疗方法。支具矫形可防止疾病进展，手术能矫正侧弯缺陷。手术效果与多种因素有关，但一定要最大限度地保证患者安全、维护并提高患者的生活质量。

42.6　常见的临床问题

（1）何时对脊柱侧弯患者进行 MRI 检查？

（2）为什么要对脊柱侧弯患者推荐支具治疗？

（3）何时对脊柱侧弯患者进行手术治疗最合适？

（4）如果术中神经肌肉监测出现异常，应采取哪些措施进行治疗？

42.7　常见临床问题解答

（1）先天性、婴儿和幼年型脊柱侧

弯患者要行 MRI 检查以排除椎管内病变。这些侧弯患者的病因有较高的风险，MRI 可排除脊髓拴系、脊髓空洞和脊髓肿瘤等异常。需要警惕那些特殊类型的脊柱侧弯，包括左顶点胸椎侧弯、短角侧弯、10 岁以内侧弯角度大于 20°的侧弯、因脊柱侧弯出现任何神经系统异常、过度疼痛或脊柱侧弯迅速进展等患者。

（2）侧弯角度在 25°~40°的特发性脊柱侧弯患者可适用于支具治疗。在幼儿特发性脊柱侧弯中，当侧弯角度大于 30°时，可开始支具治疗。很多小于 30°的幼儿型侧弯患者会自行缓解。在幼年型和青少年期的侧弯患者，若侧弯角度大于 20°~25°则需要支具干预。患者进行支具治疗时间越长，效果越明显。理想的治疗时间是每天佩戴支具 23h，患者应坚持支具治疗直到骨骼发育成熟或侧弯角度进展到 45°~50°以上时[4]。

（3）特发性脊柱侧弯患者的侧弯角度大于 50°时应行手术治疗。此时，脊柱侧弯可能会继续进展，即使继续支具治疗也不会改善。在先天性脊柱侧弯患者中，有进一步发展的高风险情况（如对侧半椎体畸形单侧棒支撑后）或伴有重度疼痛、神经损伤或肺损伤的患者宜采用手术治疗[2,7]。

（4）当术中神经电生理监测（IONM）出现变化时，首先要评估是否出现了神经损伤。这些变化也可以由低血压、低体温、吸入麻醉药或技术问题引起，如监测连接问题等。若 IONM 监测到真正的神经系统改变，即刻行唤醒测试、将患者血压升高至平均动脉压（90mmHg）以上、保持红细胞比容在 30%以上（必要时输血）、静脉输入大剂量皮质激素、反向矫正脊髓位置。若仍无效果，最后再除去固定装置。

参考文献

[1] Dobbs MB, Lenke LG, Szymanski DA, et al. Prevalence of neural axis abnormalities in patients with infantile idiopathic scoliosis. J Bone Joint Surg Am, 2002, 84-A(12): 2230–2234.

[2] Rose PS, Lenke LG. Classification of operative adolescent idiopathic scoliosis: treatment guidelines. Orthop Clin North Am, 2007, 38(4): 521–529, vi.

[3] Lenke LG, Betz RR, Harms J, et al. Adolescent idiopathic scoliosis: a new classification to determine extent of spinal arthrodesis. J Bone Joint Surg Am, 2001, 83-A(8): 1169–1181.

[4] Nachemson AL, Peterson LE. Effectiveness of treatment with a brace in girls who have adolescent idiopathic scoliosis. A prospective, controlled study based on data from the Brace Study of the Scoliosis Research Society. J Bone Joint Surg Am, 1995, 77(6):815–822.

[5] Weinstein SL, Dolan LA, Spratt KF, et al. Health and function of patients with untreated idiopathic scoliosis: a 50-year natural history study. JAMA, 2003, 289(5):559–567.

[6] Lenke LG. The Lenke classification system of operative adolescent idiopathic scoliosis. Neurosurg Clin N Am, 2007, 18(2):199–206.

[7] Newton PO, Marks MC, Bastrom TP, et al. Harms Study Group. Surgical treatment of Lenke 1 main thoracic idiopathic scoliosis: results of a prospective, multicenter study. Spine, 2013, 38(4): 328–338.

[8] Ho C, Sucato DJ, Richards BS. Risk factors for the development of delayed infections following posterior spinal fusion and instrumentation in adolescent idiopathic scoliosis patients. Spine, 2007, 32(20):2272–2277.

[9] Mackenzie WG, Matsumoto H, Williams BA, et al. Surgical site infection following spinal instrumentation for scoliosis: a multicenter analysis of rates, risk factors, and pathogens. J Bone Joint Surg Am, 2013, 95(9):800–806, S1–S2.

（元艺 译，邓京城 李云林 审）

第 43 章 软骨发育不全

Debraj Mukherjee   Moise Danielpur

43.1 概 述

软骨发育不全是最常见的骨骼发育不良，在活产婴儿中，大约每 15 000~40 000 例就会出现 1 例[1]。该病是一种常染色体显性遗传疾病，大多数患者是因 *FGFR3* 基因突变所致，其分子缺陷导致软骨内成骨的比例下降，造成长骨短粗、身材矮小、颅盖骨大、面中部发育不全、短颅底、枕骨大孔和血管通道狭窄、小椎体短椎弓根及椎管狭窄（图43.1）[1-3]。对神经外科医生来说，软骨发育不全最重要的神经系统病变包括颈髓受压、椎管狭窄和脑积水。

43.2 颈髓受压

软骨发育不全患者最严重的神经系统并发症是狭窄变形的枕骨大孔压迫颈髓交界处（CMJ）的结构[2]。枕骨大孔处受压会导致脊髓型颈椎病，表现为阵挛和反射亢进、肌张力减退、睡眠呼吸暂停，甚至猝死[2-6]。因颈髓受压会导致潜在的致死性并发症，神经外科减压手术可用来扩大枕骨大孔、缓解颈髓起始处的压力。幸运的是，大多数软骨发育

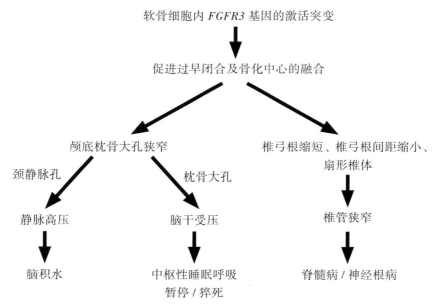

图 43.1　软骨细胞内的 *FGFR3* 基因激活突变，降低了软骨内成骨的相对速度，从而引起颈髓受压、椎管狭窄或脑积水

不全的患儿不会出现神经系统症状，其运动和智力发育正常，无须外科手术的干预[6-7]。

已有大型的系列外科手术对减压指征进行了阐述，该指征通常包括与症状性颈髓狭窄相吻合的影像学表现和临床症状[3-8]。遗憾的是，尚无前瞻性的研究去识别那些没有进行减压手术的患者是否会死亡或出现严重的神经系统并发症。在我们机构，对那些有症状的患者，脊髓前方没有脑脊液（CSF）的流动信号是减压手术的指征。根据我们最近的系列研究结果，颈部动态屈曲/伸展磁共振成像（MRI）和脑脊液动态信号的检查可用来评估那些有症状的软骨发育不全患者的颈髓受压情况。

43.3 椎管狭窄

在软骨发育不全的患者中，由于其椎弓根前后径缩短、椎弓根间距变小，该类患者易出现椎管狭窄[9-10]。Jeong 等人研究发现，在没有软骨发育不全的患者中，从 L_1 到 L_5 的椎弓根间距逐渐变宽；而软骨发育不全的患者，其 L_1 到 L_5 椎弓根间距会逐渐变小[11]。这些患者通常在成年早期出现症状，此时退行性改变使黄韧带增厚，限制了已经变窄的椎管并出现椎管狭窄的症状。据推测，胸腰椎后凸畸形和代偿性的腰椎过度前凸会加重这种狭窄[10,12]。在 50 岁左右时，约 80% 的患者会出现椎管狭窄，10%~20% 的患者需手术治疗[10,13]。

目前最大的一项病例报道显示他们对椎管狭窄的手术指征定义很广泛，包括以下手术标准[14]：

● 有慢性脊髓受压（如无力、直肠或膀胱功能障碍、反射亢进或肌张力过高、痉挛步态或阵挛）或慢性神经根受压（神经性跛行、神经根性无力或感觉障碍、反射减弱）的症状或体征。

● 椎管狭窄的神经影像学证据。

一旦确定外科手术，神经外科医生就必须意识到该类患者可能出现的特有的并发症[15]。软骨发育不全患者的硬膜变薄，增加了术中硬脊膜开放的概率。此外，由于该类患者的脊柱侧弯和胸腰椎后凸畸形的发生率较高，可能需要在不切除椎板的情况下行椎板间减压或者同时/延迟使用器具以防止术后脊柱的不稳定。

43.4 脑积水

软骨发育不全的婴儿，其头围通常较大，然而，并非所有此类患儿均需手术干预。所有软骨发育不全的婴儿均应该定期监测头围生长情况，使用仅适用于软骨发育不全的患儿而非一般人群的头围量表[16]。大多数有大头畸形的软骨发育不全的患者，其脑室扩大为轻至中度，但患者有脑室大小的自我稳定能力。若患者头围增大并有囟门饱满或面部静脉扩张等颅内压增高的症状或体征时，行头颅超声或 MR 检查。尽管颅脑超声检查被认为是一种合适的筛查手段，但 MRI 可用来评估脑室大小，也可以发现脑脊液跨室管膜的流动迹象。只有那些症状严重、脑室扩大的患者才考虑行脑室腹腔分流手术[17]。软骨发育不全和脑积水之间关系的具体机制尚不明确，但先前曾有作者推测这类患者存在继发于颈静脉孔狭窄及在某些情况下胸廓入口处颈静脉狭窄导致的颅内静脉窦高压[18-19]。

参考文献

[1] Rimoin DL. The chondrodystrophies. Adv Hum Genet, 1975, 5:1–118.

[2] Hecht JT, Francomano CA, Horton WA, et al. Mortality in achondroplasia. Am J Hum Genet, 1987, 41(3):454–464.

[3] Pauli RM, Horton VK, Glinski LP, et al. Prospective assessment of risks for cervicome-dullaryjunction compression in infants with achondroplasia. Am J Hum Genet, 1995, 56(3): 732–744.

[4] Bagley CA, Pindrik JA, Bookland MJ, et al. Cervicomedullary decompression for foramen magnum stenosis in achondroplasia. J Neurosurg, 2006, 104 suppl 3: 166–172.

[5] Bland JD, Emery JL. Unexpected death of children with achondroplasia after the perinatal period. Dev Med Child Neurol, 1982, 24(4):489–492.

[6] Francomano CA, Carson B, Seidler A, et al. Morbidity and mortality in achondroplasia: efficacy of prospective evaluation and surgical intervention. Am J Hum Genet, 1993, 53 3:112.

[7] Reid CS, Pyeritz RE, Kopits SE, et al. Cervicomedullary compression in young patients with achondroplasia: value of comprehensive neurologic and respiratory evaluation. J Pediatr, 1987, 110(4): 522–530.

[8] Rimoin DL. Cervicomedullary junction compression in infants with achondroplasia: when to perform neurosurgical decompression. Am J Hum Genet, 1995, 56(4):824–827.

[9] Dubosset J. Cervical abnormalities in osteochondroplasia//Nicoletti B, Kopits S, Ascani E, McKusick VA, eds. Human Achondroplasia: A Multidisciplinary Approach. New York, NY: Plenum Press, 1988:215–218.

[10] Kopits SE. Orthopedic aspects of achondroplasia in children. Basic Life Sci, 1988, 48:189–197.

[11] Jeong ST, Song HR, Keny SM, et al. MRI study of the lumbar spine in achondroplasia. A morphometric analysis for the evaluation of stenosis of the canal. J Bone Joint Surg Br, 2006, 88(9): 1192–1196.

[12] Lutter LD, Langer LO. Neurological symptoms in achondroplastic dwarfs—surgical treatment. J Bone Joint Surg Am, 1977, 59(1): 87–92.

[13] Hall JG. The natural history of achondroplasia. Basic Life Sci, 1988, 48:3–9.

[14] Sciubba DM, Noggle JC, Marupudi NI, et al. Spinal stenosis surgery in pediatric patients with achondroplasia. J Neurosurg, 2007, 106 suppl 5: 372–378.

[15] King JA, Vachhrajani S, Drake JM, et al. Neurosurgical implications of achondroplasia. J Neurosurg Pediatr, 2009, 4 (4):297–306.

[16] Horton WA, Rotter JI, Rimoin DL, et al. Standard growth curves for achondroplasia. J Pediatr, 1978, 93(3): 435–438.

[17] Pierre-Kahn A, Hirsch JF, Renier D, et al. Hydrocephalus and achondroplasia. A study of 25 observations. Childs Brain, 1980, 7(4):205–219.

[18] Yamada H, Nakamura S, Tajima M, et al. Neurological manifestations of pediatric achondroplasia. J Neurosurg, 1981, 54(1):49–57.

[19] Mukherjee D, Pressman BD, Krakow D, et al. Dynamic cervicomedullary cord compression and alterations in cerebrospinal fluid dynamics in children with achondroplasia: review of an 11-year surgical case series. J Neurosurg Pediatr, 2014, 14(3):238–244.

（秦广彪　译，李云林　李子玥　审）

第 8 部分

功能性疾病
Functional Disorders

第 44 章

癫痫的评估与分类

Sarah A. Kelley   Adam L. Hartman

44.1 概　述

本章概述了国际抗癫痫联盟所提出的癫痫相关定义及分类，回顾了癫痫和癫痫综合征的类型，并讨论了对癫痫患者的评估。

44.2 定　义

2017 年国际抗癫痫联盟的分类方案，其最近更新如下[1]：

癫痫发作：大脑中的异常电活动所导致的临床症状和体征。这些症状可以是运动或感觉症状、意识改变及自主神经症状。

癫痫：两次或两次以上的非诱发性癫痫发作（非发热、电解质异常、药物戒断等所致）或一次非诱发性癫痫发作且有脑电图（EEG）异常，预示患者有再次癫痫发作的风险。

发病率：约 10% 的人会在一生中的某一刻出现 1 次癫痫发作。活动性（积极治疗的）癫痫患者约占总人口的 1%[2]。

癫痫持续状态：癫痫持续发作达 30min 或更长时间，或多次癫痫发作且两次发作之间没有恢复到基线认知状态。由于癫痫发作持续时间大多低于 5~10min，有学者建议缩短持续时间范围。

44.3 癫痫分类

44.3.1 定　义

全面性发作：全脑同步异常放电引起的发作，表现为全身受累和（或）意识丧失。

局灶性发作：部分脑组织的异常神经元放电，可能或不可能扩散至全脑（局灶到双侧强直 – 阵挛发作——曾称为继发性泛化），及随后出现如下所述的局灶性症状。若这些发作伴有意识丧失，则称之为局灶性意识障碍性发作（曾称为复杂部分性发作）；若无意识丧失，则称为局灶性意识清楚性发作（曾称为简单部分性发作）。

对所有局灶性癫痫发作的患者，均应进行脑成像检查 [最好是磁共振成像（MRI）]，除非其病史和脑电图均符合某种良性癫痫综合征（见下文）。

44.3.2 结构性异常

肿瘤：儿童患者常见的发育性肿瘤包括胚胎发育不良性神经上皮肿瘤（DNET）和神经节细胞胶质瘤。这类肿瘤常伴有皮质发育畸形，累及皮质组织时可能会引起癫痫发作。MRI 可发现这些病变，若药物不能控制癫痫发作，则需外科手术切除。

皮质发育不良：大脑发育过程中的

皮质形成异常。在某些情况下，这些病变可在 MRI 上轻易地辨认出来（无脑回、多小脑回）或不易辨认（如一些综合征患者，可能无法看到皮质细胞层的异常结构）。也可以通过手术切除这些病变控制癫痫发作。

• 颞叶内侧硬化：因感染、创伤等多种因素致使颞叶出现瘢痕时，颞叶内侧结构就会发生硬化。热性惊厥是否也是诱发因素一直存有争议。颞叶内侧硬化常常也是手术（包括颞叶切除术和杏仁核 – 海马切除术）的选择对象。

• 血管畸形：最有可能导致癫痫发作的血管畸形是动静脉畸形和海绵状血管瘤。因出血或周围脑组织损伤而引起癫痫，均伴有局灶性癫痫。

44.3.3　外伤后癫痫

外伤后癫痫是指创伤性脑损伤后的反复癫痫发作，是一种非常常见的获得性癫痫。外伤后癫痫分为三大类：即刻发作（外伤后 24h 内的发作）、早期发作（外伤后 1 周内的发作）、晚期发作（外伤后 1 周以上的发作）。若外伤后出现颅骨凹陷骨折、穿透性损伤、颅内血肿或早期癫痫发作[3]，会增加其发展成癫痫的风险。已经证实，预防性治疗可用来预防外伤后的早期癫痫发作，但无法防止其晚期发作[4]。因冲击 – 对冲性损伤可能产生多个致痫灶，手术治疗外伤后癫痫可能比较困难。

44.3.4　癫痫综合征

癫痫综合征的诊断，可提供对患者的最佳治疗及可能的预后信息[5]。

新生儿

所有上述病因均有可能引起新生儿发作。此外，还有许多特发于新生儿年龄段的综合征。

• 良性综合征：此类癫痫发作大多随患儿长大而消失。良性特发性新生儿发作和良性家族性新生儿发作常在出生后 1 周内发病。

• 新生儿早期的其他综合征包括婴儿早期癫痫性脑病（Ohtahara 综合征）和早期肌阵挛性脑病，均难以治愈且预后不良。两者特征均为 EEG 的爆发抑制波形。

婴幼儿 / 儿童

• 热性惊厥：是该年龄段最常见的发作类型。在美国，高达 5% 的 6 个月至 6 岁的儿童有热性惊厥（该数据因国家不同而异）。该类患儿常是正常发育的儿童，体温超过 38℃，无中枢神经系统（CNS）感染迹象。热性惊厥分为单纯性和复杂性两类。单纯热性惊厥的发作时间相对较短（<15min），为全面性发作，24h 内不会再发。复杂性热性惊厥的持续时间较长（>15min），为局灶性发作，且 24h 内会再次发作。单纯热性惊厥不会增加以后发展成癫痫的风险，而复杂热性惊厥发展成癫痫的风险则增加了一倍。单纯热性惊厥患儿不需任何额外检查，如脑电图、脑成像或腰椎穿刺，仅对其发热原因进行检查和治疗即可，一般不建议给予癫痫发作的预防性治疗。研究表明，控制发热不会降低再次发生热性惊厥的风险[6]。

• 婴儿痉挛症：常发生在 4~8 月龄的患儿。婴儿痉挛发作（往往在睡眠 –

觉醒过渡期出现屈肌或伸肌的成簇痉挛），高电压、无序、多灶（高幅失律）的脑电图表现及发育迟缓构成了 West 综合征的三联征。绝大多数（80%~90%）该类患儿有潜在的脑病理学损害，大多数发育迟缓且后期会演变成其他类型的癫痫发作。

- 失神发作：根据发病年龄和伴有的癫痫发作类型，可分为儿童期和青少年期两种类型。失神发作的发病年龄为 4~14 岁，特征是凝视和行为停止，平均持续 10~12s，有时伴有自动症，通常 1d 内发作频繁。这些患儿还可发展为全面性强直 – 阵挛发作和肌阵挛性发作。可因过度换气诱发，EEG 表现为广泛的 3Hz 棘慢复合波活动。

- 良性癫痫伴中央颞区棘波（曾称为良性 Rolandic 癫痫）：3~13 岁儿童最常见的局灶性癫痫。常在刚入睡后发病，累及一侧面部和舌头，无法说话。通常会演变为全面性强直 – 阵挛发作。脑电图表现为典型的、可能是单侧的中央颞区棘波发放。该类癫痫发作一般在青春期前后消失。

- Lennox-Gastaut 综合征（LGS）：其特征为癫痫发作类型的多样性，包括强直、失张力、失神发作及局灶性和全面性强直 – 阵挛发作。该类患儿的脑电图显著异常（慢棘慢波和阵发性快波），大多数都伴有发育迟缓。婴儿痉挛的患儿多会发展为 LGS。

青少年

- 青少年肌阵挛癫痫：青春期最常见的全面性癫痫，常出现于青少年时期。在出现全面性强直 – 阵挛发作之前，患者常

在清晨出现肌阵挛性抽搐（可发生在一天中的任何时间）。患者也可能出现失神发作，且 EEG 常表现为 4~5Hz 的全面性棘慢波图形。此类患者大多需要终身治疗。

44.4 癫痫的评估

44.4.1 病史

患者在癫痫发作期间的表现与受累的大脑部位有关。癫痫发作最初的临床表现，常常最有助于癫痫发作起始部位的解剖学定位。

- 全面性起始发作：行为中止、凝视、肌阵挛、强直姿势、强直 – 阵挛性发作。

- 局灶性起始发作：局部运动、感觉或自主神经功能障碍，行为中止或凝视（后两者可见于全面性或局灶性癫痫发作）。这类发作可表现为左臂抖动、一侧面部麻木、眼睛偏斜、自动症（咀嚼、咂嘴、摸索行为）。先兆发作也属于这一类，是指在出现明显的癫痫发作之前感觉功能上的一些变化，包括一种不寻常的感觉、恐惧感、令人不愉快的味道或气味等症状。

发作后症状和体征

嗜睡或意识模糊：单侧无力（Todd 瘫痪）可能提示癫痫发作是局灶性的。

细微表现

详细询问患者的临床表现可能有助于确定癫痫发作的频率。如凝视发作、肌阵挛性抽搐、忘记时间及无法解释的夜间咬舌或遗尿等。

危险因素

- 脑外伤、脑膜炎、脑炎、小儿热

性惊厥或复杂的产前病程，均有可能在未来出现癫痫。

• 其他危险因素包括：卒中病史、血管畸形（累及皮质）、皮质发育畸形、颅内出血和代谢异常。

44.4.2　体格检查

• 体格检查发现的神经功能缺损可能有助于发现引起癫痫发作的潜在病变。

• 全面皮肤检查可发现神经瘢痣病，如结节性硬化症、Sturge-Weber 综合征或神经纤维瘤病。

44.4.3　诊　断

特征和定位

脑电图（EEG）：约 90% 的全面性癫痫患者和一半的局灶性癫痫患者，即使没有捕捉到癫痫发作，常规脑电图（20~30min）检查也会发现异常情况。因此，常规脑电图正常并不能排除癫痫的诊断。根据发作间歇期脑电图可能表现出来的某种特定波形，可诊断出某种癫痫综合征（见下文）。过度换气和闪光刺激等诱发试验，能诱发出某些癫痫类型的癫痫样放电。

• 何时进行脑电图检查？

－ 一次新的、无诱因的癫痫发作之后。

－ 原有的癫痫发作症状出现改变时。

－ 怀疑存在癫痫持续状态（临床或亚临床）时。

癫痫监测单元（EMU）：为进一步明确癫痫发作类型、指导下一步的治疗，或为可能的外科切除性手术定位癫痫灶的位置，常需要进行长程脑电图监测。

长程监测也可用来明确发作事件的本质，是癫痫性还是非癫痫性的。

颅内电极监测：将栅状或条状电极放置在大脑表面，或将深部电极插入脑实质内可更好地定位癫痫灶，为手术切除做准备。还可以用这些电极对潜在的功能表达皮层区域进行功能区定位（通过各种运动、语言和感觉任务期间的直流电刺激而获得），这样可反过来修订原先的手术切除范围。

磁共振成像（MRI）：MRI 检查可有助于发现引起局灶性癫痫发作的可能性病变，包括肿瘤、卒中、皮质发育畸形或血管畸形等。与传统 MRI 相比，沿海马长轴进行冠状位扫描的"癫痫序列"MRI 成像，能更好地发现颞叶内侧结构之间的体积差异。

正电子发射断层扫描（PET）：这种放射性同位素检查（通常使用 18F 脱氧葡萄糖）可用来评估大脑的代谢活动。低代谢区域可能是潜在的、引起癫痫发作的异常区域。相反，癫痫发作会增加局部代谢（在进行 PET 检查时，应描记脑电图以监测这种潜在的混杂因素）。

单光子发射断层扫描（SPECT）：该项放射性核素检查可识别癫痫发作的起始区域。它需要在癫痫发作后立即注射同位素，随后立即进行核医学成像检查。

脑磁图（MEG）：该检查可用来定位磁偶极子，与 MRI（磁源成像）联合使用可发现易激惹的皮质区域。MEG 被认为是 EEG 的补充。

有助于确定手术切除风险的检查

• 神经心理学测验：该测试常由神

经心理学家完成。它能识别可能的功能缺失区域及患者术后出现额外功能缺失的可能性（如果切除了大脑的某个部位）。

● 功能磁共振成像（fMRI）：在使用特定的运动和语言任务条件下，fMRI 可显示某个任务期间所激活的大脑特定区域。

● Wada 试验：通过颈内动脉注射异戊巴比妥或美索比妥麻醉一侧大脑，然后用一组神经心理学试验来确定语言及记忆功能的侧别。

● MEG：也可用于神经功能的定位检查。

对癫痫患儿来讲，通过病史、查体、辅助检查等仔细评估及对癫痫发作类型和癫痫综合征的正确分类，对选择合适的治疗方法和判断预后非常重要。

44.5　常见的临床问题

（1）癫痫的诊断标准是什么？

（2）右上肢抽搐并扩散到全身强直–阵挛发作伴意识丧失的患者，应做哪些检查？

（3）若创伤性脑损伤患者没有癫痫发作，是否应使用抗惊厥药物进行预防性治疗？

（4）患者到癫痫监测单元进行长程脑电图监测的时机？

44.6　常见临床问题解答

（1）若患者出现两次或更多次的、无诱因的癫痫发作（即无发热、代谢异常等情况）或有一次癫痫发作且脑电图上有癫痫样放电提示可能再次出现癫痫发作，即可诊断为癫痫。

（2）该病例为局灶发作演变为双侧强直–阵挛发作（局灶性发作继发全面性发作）。这种情况应进行脑电图及脑磁共振成像检查。这两项检查都有助于确定致痫区，MRI 将有助于确定是否存在引起癫痫发作的潜在的结构性病变。

（3）数据表明，预防性抗惊厥治疗确实可防止创伤后的早期癫痫发作（受伤后 7d 内），但不能预防创伤后的晚期癫痫发作（受伤 7d 后）。因此，外伤后可预防性治疗 7d，若患者在伤后第 1 周内未出现癫痫发作，即应停止治疗。

（4）到癫痫监测单元进行监测以进一步明确癫痫发作类型，指导后续治疗，或定位可能行手术切除的癫痫灶，还可用于确定发作性事件是否为癫痫性发作。

参考文献

[1] Berg AT, Berkovic SF, Brodie MJ, et al. Revised terminology and concepts for organization of seizures and epilepsies: report of the ILAE Commission on Classification and Terminology, 2005—2009. Epilepsia, 2010, 51(4):676–685.

[2] Hauser WA, Annegers JF, Kurland LT. Prevalence of epilepsy in Rochester, Minnesota: 1940—1980. Epilepsia, 1991, 32(4):429–445.

[3] Lowenstein DH. Epilepsy after head injury: an overview. Epilepsia, 2009, 50 suppl 2:4–9.

[4] Temkin NR, Dikmen SS, Wilensky AJ, et al. A randomized, double-blind study of phenytoin for the prevention of post-traumatic seizures. N Engl J Med, 1990, 323(8):497–502.

[5] Muthugovindan D, Hartman AL. Pediatric epilepsy syndromes. Neurologist, 2010, 16(4):223–237.

[6] Rosenbloom E, Finkelstein Y, Adams-Webber T, et al. Do antipyretics prevent the recurrence of febrile seizures in children? A systematic review of randomized controlled trials and meta-analysis. Eur J Paediatr Neurol, 2013, 17(6):585–588.

（秦广彪　译，　李云林　李子玥　审）

第45章 儿童癫痫的外科治疗：颞叶和颞叶外癫痫的病理学

Aurelia Peraud

45.1 概 述

对大多数患者来讲，适当的药物治疗可有效控制癫痫发作，但是，约20%～30%的患者，即使服用了所有的药物也难以控制。手术治疗儿童药物难治性局灶性癫痫的有效性已逐渐达成共识。对早发性癫痫及长期服用抗癫痫药物的患儿，除能控制致残性的癫痫发作之外，手术还可改善其发育、社会心理及行为障碍等。由于婴幼儿大脑尚未发育成熟，这个时期的癫痫发作症状学、脑电图（EEG）及神经影像学演变非常复杂。在儿童癫痫中常出现发育迟滞或进行性的认知、行为和精神障碍并不意外。因此，早期手术对防止婴儿灾难性癫痫出现发育迟缓至关重要。此外，因低龄儿童大脑发育的可塑性，癫痫发作的相关损伤及术后可能出现的神经功能缺陷均有可能得到治愈。然而，药物难治性局部性癫痫发作的临床表现及病因可能不尽相同。

45.2 儿童癫痫病因

45.2.1 皮质发育不良

皮质发育不良是儿童癫痫中最常见的一类神经病理学异常，可以是局灶的或多灶的。神经放射学上可以是微小病变，甚至没有改变。如果能在MRI上看到病变，该病变也可能仅是大范围的弥漫性异常结构的一小部分。精准的术前评估及手术计划可完整勾画出要切除的异常皮质区域，对有效控制癫痫发作至关重要。

45.2.2 结节性硬化症

在结节性硬化症的患儿中，对其致痫灶进行评估极具挑战性。该类患儿虽有多个结节或多灶性的、非常弥散的癫痫发作起始部位，但可能只有一个致病区域适合手术切除。

45.2.3 多微小脑回

该类患儿的临床及电生理学表现比较广泛，其癫痫发作可能会自行缓解。多微小脑回常见于两侧半球且多见于环Rolandic区域或环外侧裂区域。

45.2.4 下丘脑错构瘤

源于下丘脑错构瘤的癫痫患儿常表现为药物难治性、发育及行为异常、内分泌紊乱等。已有多种手术方法被阐述，如立体定向、内窥镜和放射外科治疗等。

45.2.5 半球综合征

半球综合征包含累及整个半球的先天性异常，如半球发育不良或半侧巨脑畸形。手术技术包括大脑半球切除或半球切开手术。

45.2.6　Sturge-Weber 综合征

若婴儿早期出现癫痫发作，或者伴有明显的发育迟滞或进行性的局灶功能缺陷（如偏瘫），可紧急行外科治疗。根据发作起始部位，可行局灶性切除或半球手术。手术风险不仅与切除范围大小有关，也与血流动力学的改变有关，因为后者也影响对侧半球。

45.2.7　Rasmussen 综合征

Rasmussen 综合征的病因尚不清楚（病毒或自身免疫）。由于其致残性的癫痫发作和对抗癫痫药物的重度耐受，有必要尽早进行外科手术以防止出现其他合并症。手术方式有大脑半球切开及其他离断性手术。手术前需综合考虑手术的风险 – 受益，因此该类患儿应由经验丰富的、能提供完整的内科及外科治疗手段的儿科癫痫中心进行评估。

45.2.8　肿瘤和脑血管疾病

癫痫发作是儿童脑肿瘤，尤其是大脑半球肿瘤的常见初始症状。但脑肿瘤却是引起儿童癫痫的罕见病因，其诱发的癫痫发作仅占 0.2%~0.3%。在血管类疾病中,癫痫发作可以表现为一种症状，也可表现为一种并发症。最好的例子就是周围环绕致痫性含铁血黄素的海绵状血管瘤及诱发颞叶癫痫的大型大脑中动脉瘤（MCA）[1-2]。

45.3　术前评估

手术治疗儿童癫痫的效果主要取决于患者选择（患者是否真的对药物耐受？）及术前评估。评估包括儿童神经内科医生进行的全面神经系统检查（临床病史和体格检查）、儿童癫痫医生进行的电生理评估、神经精神病医生进行的认知评估，以及最后与儿童神经外科医生共同决定手术人选及手术方式。术前评估应明确癫痫发作是局灶性还是全面性。若是局灶性，其源于颞叶还是颞叶外？ MRI 上见到的病变与癫痫发作是否有关？可能切除的区域是否累及或邻近重要功能区域？

如果非侵入性评估仍无明确结论，则需进行更多的侵入性检查。

45.4　神经影像学

在寻找局灶性病变时应选择 MRI 检查。包括常规癫痫序列辅以其他特殊序列的薄层扫描 [液体衰减反转恢复（FLAIR）、磁化强度预备梯度回波（MP-RAGE）、反转恢复、弥散张量成像（DTI）] 及对现有 MR 数据进行 3D 重建。这样可检测到很小的病变，如局灶性皮质发育不良（FCD）、错构瘤、多微小脑回、海马硬化和胶质细胞肿瘤等[3-4]。出生后两年内髓鞘发育尚未成熟，要辨认出生后早期的大脑发育异常，可能需要特殊序列的 MR 连续扫描[5]。

其他检查方法有发作期和发作间期的单光子发射计算机断层扫描（SPECT）和正电子发射断层扫描（PET）。对非病灶性癫痫，尤其是颞叶外癫痫而言，上述检查有助于识别需要进一步侵入性探查的区域[6-13]。通过发作期和发作间期 SPECT 的信号差与 MRI 的配准融合（SISCOM），可精确显示癫痫发作起始区的解剖学定位。为判定语言的优势侧半球，一些中心进行功能磁共振检查以评估可能的手术获益及术后出现语言功能障碍的风险。因颈动脉异戊巴比妥试验（Wada 试验）的侵入性操作，且有引起脑卒中的风险，甚至在成人癫痫外科中心也已遭到弃用[14-15]。

45.5　EEG 检查

发作间期或发作期 EEG 可提供局灶性的电生理功能异常，这些数据仍是术前评估的主要内容。发作间期的脑电图改变如棘 – 慢复合波具有定位价值。对婴幼儿癫痫患者而言，有必要通过系列的 EEG 检查来记录观察癫痫区域是一成不变的还是有所变化。视频 EEG 监测非常重要，它可同步分析发作期间的癫痫症状学情况。患者住院行视频脑电图监测时，可减少甚至停用抗癫痫药物以诱发癫痫发作。根据患者癫痫发作期的行为学表现（症状学），结合同步的 EEG 所见，有经验的癫痫医生即可判断出癫痫的起始部位。若其他非侵入性检查仍无定论时，可进行选择性的侵入性电极检查以便定位致痫区。

45.6　手术选择

癫痫外科手术可大致分为两类，即诊断性和治疗性。

45.6.1　诊断性外科手术

当非侵入性检查无法确定癫痫发作起始区时，应考虑进行侵入性脑电图检查。硬膜下条状电极可用来区分脑叶，有助于确定额叶内侧面的发作起始区域[16]。近年来，立体定向下植入深部电极的使用日渐增加，它可精准放置在岛叶、白质等深部位置并进行脑电图记录[17-18]。当已知癫痫发作起始区且需对其进行进一步评估时，即可置入硬膜下栅状电极直接记录皮层 EEG[16,19]，这样可清晰识别致痫区及癫痫发作扩散区。癫痫的手术目的是精确定位致痫区，在不造成进一步的神经或认知功能损害的前提下尽可能将其完全切除。例如，邻近重要功能区的手术可能会增加手术风险，因此要相应地进行选择性切除。尽管借助于解剖学标志可无限接近重要功能区，但必须考虑因个体变异、局部病理改变造成的解剖标志变化。因此，在侵入性的脑电图监测过程中，手术前需描绘语言、运动等重要的功能区域。手术切除时，应通过直接皮层电刺激再次确认这些功能区域[20-22]。

45.6.2　治疗性外科手术

确定了手术计划，即可进行显微外科软脑膜下切除手术。用吸引器和（或）超声吸引器小心吸除皮层的灰、白质，不要损伤邻近脑回，保证血管（尤其是大的引流静脉）的完整性及瘢痕组织的最小化。有不同类型的切除性手术方式，如病变切除术、颞叶切除及选择性的海马 – 杏仁核切除术、颞叶外切除术及大脑半切除术 / 半球切开术。其他离断性手术包括胼胝体切开术和多处软脑膜下横切术。

病灶切除术

致癫痫病变可具有不同的组织学特征。在尽可能安全的前提下，海绵状血管瘤及其周围的含铁血黄素组织要一并切除[23-25]。对那些皮质局部萎缩或皮质发育不良的区域应进行大面积切除，因为该类病变的致痫区往往大于术前 MRI 中的形态改变区，最好对其进行侵入性监测以决定皮质及皮质下的切除范围[26-29]。Rowland 及其同事近期回顾性总结了 37 项研究成果（共 2014 例局灶性皮质发育不良患儿），结果发现与术后癫痫无发作显著相关的因素包括部分性癫痫、颞叶癫痫、MRI 有阳性发现、完全切除病变和病理学为 FCD-Ⅱ 型者；而手术时年龄及能否在 EEG 上定位致痫区与术后癫痫无发作并无相关性[30]。约 16% 的脑肿瘤患者会出现癫痫发作，Constantini 小组进行的一项大型系列研究发现，85% 的脑肿瘤患者继发的癫痫发作为部分性发作。该系列研究中有 48 例儿童肿瘤患者，肿瘤均位于幕上，主要在颞叶，且几乎所有胶质瘤均为低级别。最近一项研究发现，胶质瘤分泌的谷氨酸可能会诱发癫痫发作[31]，该研究中约 92% 的儿童手术后至少 2 年内无癫痫发作，其结果主要取决于肿瘤全切除程度、癫痫病程小于 1 年且病变位于颞叶。病变主要位于颞叶的胚胎发育不良性神经上皮肿瘤所引起的癫痫发作，手术后同样具有较好的癫痫控制率[32]。但是，DNET 往往伴发局灶性皮质发育不良，后者本身有其潜在的致痫性。因此，有必要一起切除肿瘤及皮质发育不良的

致痫区，此时术中皮层 EEG 的监测作用巨大[33]。众所周知，结节性硬化症也可导致儿童癫痫发作。近期，多伦多儿童医院总结了 20 项研究成果（共 181 例患者），对癫痫发作结果进行多变量分析研究，发现切除性手术后 15 年内的患儿，其癫痫发作并无明显改善。最可能的原因是过去几年内引入的先进成像及定位方法，可有助于辨别哪些是引起癫痫发作的致痫结节[34-35]。因大多数患儿有多个结节病变，识别出致痫结节是癫痫手术的挑战所在。切除致痫结节可得到最好的结果，但是，只有综合分析 MRI、核医学及 EEG 的检查结果，才能精准判断致痫结节。

颞叶切除术

在成人颞叶癫痫手术中，海马硬化是最常见的病理改变。相比之下，患儿大多数行颞叶切除手术患儿，局灶性皮质发育不良或低级别胶质瘤是主要的潜在病理改变。在儿童药物难治性癫痫中，海马硬化占 13% ~40%，而成人则为 73%。与之相似的是手术后癫痫无发作率均在 66% ~80%[4,36]。MRI 识别成人海马硬化的敏感度较高，在儿童尚不明确。一些研究认为，用 MRI 诊断海马硬化，最可靠的标准是 T2 加权像高信号及海马体积缩小。存在双重病理改变（海马硬化和局灶性皮质发育不良）的比例为 12% ~79%[37-39]。

选择性海马 – 杏仁核切除术 / 颞叶内侧切除术

因存在损伤视放射而致象限盲的固有风险，就颞叶内侧硬化而实施的颞叶

切除手术已被弃用。有多种针对颞叶内侧结构切除的手术方式，包括经颞极、经颞下侧脑室或外侧裂等。因优势侧半球颞叶内侧切除手术后可能出现言语记忆缺陷，术前进行与年龄相适应的神经心理学测试评估非常重要。患儿年龄越小，出现神经心理缺陷的可能性就越小，据此推测该类患儿的言语记忆基线较差。儿童似乎比成人恢复得更快、更彻底。左侧颞叶切除手术后，成人出现语言记忆恶化的情况甚至可长达 1 年，而儿童则可在手术后 1 年内痊愈[40]。甚至有其他学者长期随访（>5 年）研究发现，与药物治疗相比，颞叶癫痫手术患儿的智商（IQ）、社会心理水平及生活质量均有显著改善[39,41]。

更大面积的颞叶切除手术主要适用于低龄癫痫性脑病、脑电图表现为颞叶为主的弥漫性或多灶性癫痫样放电的患儿。最新数据发现，那些生后 3 个月内即有癫痫发作且伴有重度发育迟滞的癫痫性脑病患儿的治疗结果比较理想[42]。

颞叶外切除术

与颞叶癫痫相比，手术切除位于额叶、额顶叶或枕叶的癫痫灶更具挑战性。一般情况下，单一癫痫灶的外科手术效果远远好于致痫区范围广且需多脑叶切除的手术效果。Ansari 及其同事综合分析了 15 个病例研究及 2 例个案报道，发现癫痫发作类型（复杂部分性发作的效果更好）和病理学结果（皮质发育不良的患者比其他病理类型好）与手术后癫痫发作效果显著相关。可能由于低龄儿

童的致痫区定位难度更大，年长儿童似乎受益更多[43]。

大脑半球切除术

大脑半球切除术通常适用于 Rasmussen 脑炎或 Sturge-Weber 综合征患者，以便阻断患侧半球癫痫样放电扩散到对侧。持续癫痫样放电会引起对侧运动性癫痫发作而导致偏瘫。此外，半侧巨脑畸形、大面积脑梗死、脑外伤或脑发育不全的患者，也可受益于半球切除手术。功能性大脑半球切除术可有效控制癫痫发作，其成功率达 80% 以上，还能改善异常行为及认知功能[44-47]。

离断性手术
胼胝体切开术

该术式可用于缓解不同类型的儿童癫痫发作，主要适用于跌倒发作和未明确是单一致痫灶还是多个致痫灶的患儿。初期可仅切开胼胝体的前 2/3 部分，若癫痫发作仍持续出现，可行二次手术离断剩余的连接纤维。胼胝体全部切开后，患者可能出现失用症及双手配合困难，但可提高癫痫发作的控制效果[48-49]。

多处软脑膜下横切术

尽管该术式对源自重要功能性区域的癫痫发作有效，但已很少使用。手术不会破坏皮质的垂直柱状排列结构，因而可保留其功能。

立体定向消融术

立体定向消融术可用来治疗下丘脑错构瘤。用放射性粒子的立体定向短距离放射疗法可有效治疗低级别胶质瘤（包括儿童的），也可控制癫痫发作。

神经调控手术

迷走神经刺激术

迷走神经刺激（VNS）装置包括用来缠绕迷走神经的柔韧的螺旋形电极及放置于胸肌上方的皮下发生器。一般该装置放置在左侧以防干扰心脏电流系统。已有 2 个试验测试了该疗法的有效性，癫痫发作频率和强度在术后 3~6 个月均有所降低，发作次数减少约 50%，癫痫无发作较为罕见。刺激过程中可能会出现声音嘶哑、呼吸困难，也可出现暂时性声音改变[50-51]。幸运的是，VNS 也可改善抑郁和情绪，这一点对年长儿较婴儿更为重要。

脑深部电刺激术

最近，有医生已尝试应用脑深部电刺激（DBS）丘脑前核来治疗难治性癫痫，以减轻患者的癫痫发作。癫痫发作减少约 54%，与 VNS 的疗效类似[51]。

放射外科手术

伽玛刀放射手术可有效治疗因下丘脑错构瘤所致的顽固性痴笑性癫痫。近期，一例青少年患者接受了机械臂辅助下的立体定向放射手术并取得了很好的效果，经 5 次共 30Gy 剂量的放射治疗后，其术后 1 年癫痫发作完全消失[52]。

45.7　总　结

总之，癫痫外科的最终治疗目标是癫痫发作完全消失且没有明显的神经功能损伤。一旦患儿对 3 种抗癫痫药物治疗效果均不好，即应考虑手术评估和外科干预。选择合适的患儿及全面检查至关重要。随着神经影像学、功能分析和视频 EEG 监测的发展，我们可实现精确定位癫痫灶，并整体提升手术疗效。

参考文献

[1] Lad SP, Shannon L, Byrne RW. Incidental aneurysms in temporal lobe epilepsy surgery: report of three cases and a review of the literature. Br J Neurosurg, 2012, 26(1):69–74.

[2] Wang X, Tao Z, You C, et al. Extended resection of hemosiderin fringe is better for seizure outcome: a study in patients with cavernous malformation associated with refractory epilepsy. Neurol India, 2013, 61(3):288–292.

[3] Daghistani R, Widjaja E. Role of MRI in patient selection for surgical treatment of intractable epilepsy in infancy. Brain Dev, 2013, 35(8): 697–705.

[4] Kasasbeh A, Hwang EC, Steger-May K, et al. Association of magnetic resonance imaging identification of mesial temporal sclerosis with pathological diagnosis and surgical outcomes in children following epilepsy surgery. J Neurosurg Pediatr, 2012, 9(5):552–561.

[5] Cross JH, Jayakar P, Nordli D, et al. International League against Epilepsy, Subcommission for Paediatric Epilepsy Surgery, Commissions of Neurosurgery and Paediatrics.Proposed criteria for referral and evaluation of children for epilepsy surgery: recommendations of the Subcommission for Pediatric Epilepsy Surgery. Epilepsia, 2006, 47(6):952–959.

[6] Bien CG, Raabe AL, Schramm J, et al. Trends in presurgical evaluation and surgical treatment of epilepsy at one centre from 1988—2009. J Neurol Neurosurg Psychiatry, 2013, 84(1):54–61.

[7] Bilgin O, Vollmar C, Peraud A, et al. Ictal SPECT in Sturge-Weber syndrome. Epilepsy Res, 2008, 78(2/3):240–243.

[8] Desai A, Bekelis K, Thadani VM, et al. Interictal PET and ictal subtraction SPECT: sensitivity in the detection of seizure foci in patients with medically intractable epilepsy. Epilepsia, 2013, 54(2): 341–350.

[9] Fellah S, Callot V, Viout P, et al. Epileptogenic brain lesions in children: the added-value of combined diffusion imaging and proton MR spectroscopy to the presurgical differential diagnosis. Childs Nerv Syst, 2012, 28(2):273–282.

[10] Fujiwara H, Greiner HM, Hemasilpin N, et al. Ictal MEG onset source localization compared to intracranial EEG and outcome: improved epilepsy

presurgical evaluation in pediatrics. Epilepsy Res, 2012, 99(3):214–224.

[11] Hur YJ, Lee JS, Lee JD, et al. Quantitative analysis of simultaneous EEG features during PET studies for childhood partial epilepsy. Yonsei Med J, 2013, 54(3):572–577.

[12] Stanescu L, Ishak GE, Khanna PC, et al. FDG PET of the brain in pediatric patients: imaging spectrum with MR imaging correlation. Radiographics, 2013, 33:1279–1303.

[13] Widjaja E, Shammas A, Vali R, et al. FDG-PET and magnetoencephalography in presurgical workup of children with localization-related nonlesional epilepsy. Epilepsia, 2013, 54(4):691–699.

[14] Norrelgen F, Lilja A, Ingvar M, et al. Language lateralization in children aged 10 to 11 years: a combined fMRI and dichotic listening study. PLoS One, 2012, 7(12):e51872.

[15] Wray CD, Blakely TM, Poliachik SL, et al. Multimodality localization of the sensorimotor cortex in pediatric patients undergoing epilepsy surgery. J Neurosurg Pediatr, 2012, 10(1):1–6.

[16] Wellmer J, von der Groeben F, Klarmann U, et al. Risks and benefits of invasive epilepsy surgery workup with implanted subdural and depth electrodes. Epilepsia, 2012, 53(8):1322–1332.

[17] Kassiri J, Pugh J, Carline S. Depth electrodes in pediatric epilepsy surgery. Can J Neurol Sci, 2013, 40(1):48–55.

[18] Taussig D, Dorfmüller G, Fohlen M, et al. Invasive explorations in children younger than 3 years. Seizure, 2012, 21(8):631–638.

[19] Kalamangalam GP, Pestana Knight EM, Visweswaran S, et al. Noninvasive predictors of subdural grid seizure localization in children with nonlesional focal epilepsy. J Clin Neurophysiol, 2013, 30(1):45–50.

[20] Constant I, Sabourdin N. The EEG signal: a window on the cortical brain activity. Paediatr Anaesth, 2012, 22(6):539–552.

[21] Elshoff L, Groening K, Grouiller F, et al. The value of EEG-fMRI and EEG source analysis in the presurgical setup of children with refractory focal epilepsy. Epilepsia, 2012, 53(9):1597–1606.

[22] Fong JS, Alexopoulos AV, Bingaman WE, et al. Pathologic findings associated with invasive EEG monitoring for medically intractable epilepsy. Am J Clin Pathol, 2012, 138(4):506–510.

[23] Hugelshofer M, Acciarri N, Sure U, et al. Effective surgical treatment of cerebral cavernous malformations: a multicenter study of 79 pediatric patients. J Neurosurg Pediatr, 2011, 8(5):522–525.

[24] Rydenhag B, Flink R, Malmgren K. Surgical outcomes in patients with epileptogenic tumours and cavernomas in Sweden: good seizure control but late referrals. J Neurol Neurosurg Psychiatry, 2013, 84(1):49–53.

[25] Samii M, Gerganov VM, Freund HJ. Restorative neurosurgery of the cortex: resections of pathologies of the central area can improve preexisting motor deficits. Neurosurg Rev, 2012, 35(2): 277–286, discussion 286.

[26] Aubert S, Wendling F, Regis J, et al. Local and remote epileptogenicity in focal cortical dysplasias and neurodevelopmental tumours. Brain, 2009, 132(pt 11): 3072–3086.

[27] Gaitanis JN, Donahue J. Focal cortical dysplasia. Pediatr Neurol, 2013, 49(2):79–87.

[28] Hauptman JS, Mathern GW. Surgical treatment of epilepsy associated with cortical dysplasia: 2012 update. Epilepsia, 2012, 53 suppl 4:98–104.

[29] Régis J, Tamura M, Park MC, et al. Subclinical abnormal gyration pattern, a potential anatomic marker of epileptogenic zone in patients with magnetic resonance imaging-negative frontal lobe epilepsy. Neurosurgery, 2011, 69(1):80–93, discussion 93–94.

[30] Rowland NC, Englot DJ, Cage TA, et al. A meta-analysis of predictors of seizure freedom in the surgical management of focal cortical dysplasia. J Neurosurg, 2012, 116(5):1035–1041.

[31] Buckingham SC, Campbell SL, Haas BR, et al. Glutamate release by primary brain tumors induces epileptic activity. Nat Med, 2011, 17(10):1269–1274.

[32] Zhang JG, Hu WZ, Zhao RJ, et al. Dysembryoplastic neuroepithelial tumor: a clinical, neuroradiological, and pathological study of 15 cases. J Child Neurol, 2014(11): 1441–1447.

[33] Wray CD, McDaniel SS, Saneto RP, et al. Is post-resective intraoperative electrocorticography predictive of seizure outcomes in children? J Neurosurg Pediatr, 2012, 9(5): 546–551.

[34] Ibrahim GM, Fallah A, Carter Snead O, et al. Changing global trends in seizure outcomes following resective surgery for tuberous sclerosis in children with medically intractable epilepsy. Epilepsy Res Treat, 2012, 2012:135364.

[35] Koh S, Jayakar P, Dunoyer C, et al. Epilepsy surgery in children with tuberous sclerosis complex: presurgical evaluation and outcome. Epilepsia, 2000, 41(9):1206–1213.

[36] Vadera S, Kshettry VR, Klaas P, et al. Seizurefree and neuropsychological outcomes after temporal lobectomy with amygdalohippocampectomy in pediatric patients with hippocampal sclerosis. J Neurosurg Pediatr, 2012, 10(2): 103–107.

[37] Mittal S, Montes JL, Farmer JP, et al. Long-term outcome after surgical treatment of temporal lobe epilepsy in children. J Neurosurg, 2005, 103 suppl 5:401–412.

[38] Sinclair DB, Wheatley M, Aronyk K, et al. Pathology and neuroimaging in pediatric temporal lobectomy for intractable epilepsy. Pediatr Neurosurg, 2001, 35(5):239–246.

[39] Terra-Bustamante VC, Inuzuca LM, Fernandes RM, et al. Temporal lobe epilepsy surgery in children and adolescents: clinical characteristics and postsurgical outcome. Seizure, 2005, 14(4): 274–281.

[40] Lee YJ, Lee JS. Temporal lobe epilepsy surgery in children versus adults: from etiologies to outcomes. Korean J Pediatr, 2013, 56(7):275–281.

[41] Aaberg KM, Eriksson AS, Ramm-Pettersen J, et al. Long-term outcome of resective epilepsy surgery in Norwegian children. Acta Paediatr, 2012, 101(12):e557–e560.

[42] Kayyali HR, Abdelmoity A, Baeesa S. The role of epilepsy surgery in the treatment of childhood epileptic encephalopathy. Epilepsy Res Treat, 2013, 2013:983049.

[43] Ansari SF, Maher CO, Tubbs RS, et al. Surgery for extratemporal nonlesional epilepsy in children: a meta-analysis. Childs Nerv Syst, 2010, 26(7):945–951.

[44] Moosa AN, Gupta A, Jehi L, et al. Longitudinal seizure outcome and prognostic predictors after hemispherectomy in 170 children. Neurology, 2013, 80(3):253–260.

[45] Moosa AN, Jehi L, Marashly A, et al. Long-term functional outcomes and their predictors after hemispherectomy in 115 children. Epilepsia, 2013,

54(10):1771–1779.

[46] Schramm J, Kuczaty S, Sassen R, et al. Pediatric functional hemispherectomy: outcome in 92 patients. Acta Neurochir (Wien), 2012, 154(11): 2017–2028.

[47] Villarejo-Ortega F, García-Fernández M, Fournier-Del Castillo C, et al. Seizure and developmental outcomes after hemispherectomy in children and adolescents with intractable epilepsy. Childs Nerv Syst, 2013, 29(3):475–488.

[48] Bower RS, Wirrell E, Nwojo M,et al. Seizure outcomes after corpus callosotomy for drop attacks. Neurosurgery, 2013, 73(6):993–1000.

[49] Iwasaki M, Uematsu M, Sato Y, et al. Complete remission of seizures after corpus callosotomy. J Neurosurg Pediatr, 2012, 10(1):7–13.

[50] Hauptman JS, Mathern GW. Vagal nerve stimulation for pharmacoresistant epilepsy in children. Surg Neurol Int, 2012, 3 suppl 4:S269–S274.

[51] Rolston JD, Englot DJ, Wang DD, et al. Comparison of seizure control outcomes and the safety of vagus nerve, thalamic deep brain, and responsive neurostimulation: evidence from randomized controlled trials. Neurosurg Focus, 2012, 32(3): E14.

[52] Susheela SP, Revannasiddaiah S, Mallarajapatna GJ, et al. Robotic-arm stereotactic radiosurgery as a definitive treatment for gelastic epilepsy associated with hypothalamic hamartoma. BMJ Case Rep, 2013, 2013:2013.

（马康平 译，李云林 李子玥 审）

第46章 儿童癫痫的外科治疗：胼胝体切开术和迷走神经刺激术

Oguz Cataltepe

46.1 概 述

对癫痫患者而言，外科的切除性手术常是最佳选择，因为它能达到完全控制癫痫发作的效果。然而，许多切除性手术治疗效果可能无法令人满意。更重要的是，由于致痫灶的位置、范围或有多个致痫灶，如失张力发作、多灶性癫痫或无法定位致痫灶的癫痫发作等，则不宜选择或不适合将切除性手术纳入考虑范围之内。此时，姑息性手术可能对该类患者有非常重要的治疗作用，尽管该手术无法达到完全控制癫痫发作的结果，但仍有助于该类患者获得较好的治疗效果并提高其生活质量。胼胝体切开术（CC）和迷走神经刺激术（VNS）是两种最常用的姑息性手术方法，本章将对其进行回顾总结。

46.2 胼胝体切开术

胼胝体是向对侧半球传播、扩散致痫样放电的最大、最关键的连合纤维。在全面性癫痫发作中起关键作用，可使癫痫放电的双侧半球同步化。胼胝体的这些解剖生理学特点可用来预防失张力发作和继发性全面性发作，作为一种最古老的癫痫外科手术，胼胝体切开术是一个有吸引力的手术方法。

46.2.1 历 史

1940 年，Van Wagenen 和 Herren 首次将胼胝体切开术用于治疗顽固性癫痫[1]。此后，在 20 世纪 60 年代（Bogen 等人）、70 年代（Luessenhop、Wilson 等人）先后发表了一系列有关胼胝体切开手术的文章[2-5]。Wilson 等人对这一手术技术做了很多贡献，包括引入手术显微镜[4-5]。在该术式的初期阶段，切开范围不仅仅是胼胝体，还会切开海马连合及前连合。70 年代中期，Wilson 对该术式进行了改良，即不切开前连合及穹窿并保护室管膜的完整，避免出现相关并发症。随后，Wilson 再次进行改良，即两次手术间隔数月后分阶段切开胼胝体[4-5]。此后，胼胝体前 2/3 切开术逐渐成为标准的胼胝体切开术术式，若胼胝体前 2/3 切开仍没有达到令人满意的治疗效果，可进行胼胝体的全段切开手术。在早期病例，术后并发症和死亡率都较高，但随着现代显微外科技术的引进和完善，胼胝体切开术逐渐成为一种安全、有效和成熟的手术方法[6-10]。然而，随着迷走神经刺激器植入术的日益普及，近几十年来胼胝体切开术的手术数量急剧减少。

46.2.2 解剖和生理学

胼胝体由 1.8 亿~2.0 亿轴突组成，是大脑半球之间最大的连合纤维及主要的解剖与神经生理学连接通路。尽管它主要连接同质区域皮层纤维，但也连接异质区域皮层纤维 [7,11-12]。胼胝体分为 4 个部分：嘴部、膝部、体部和压部。胼胝体的前半部分（嘴、膝和体部的前半段）包含了来自运动前区、运动区、岛叶前部和前扣带回皮质区域的交叉纤维，它对强直发作、强直 – 阵挛发作和失张力发作的泛化尤为关键。胼胝体的后半部分包括体部的后半段及压部，该部位有连接顶叶、枕叶、岛叶后部、初级听觉区和海马旁回尾部的纤维。

46.2.3 手术适应证

胼胝体切开术适用于药物难治性的全面性（原发性或继发性）癫痫发作，该类癫痫常因跌倒发作而对身体造成严重伤害。胼胝体切开术对 Lennox-Gastaut 癫痫综合征的治疗效果最好。较理想的胼胝体切开术的适应证包括失张力发作、婴儿痉挛性发作、致痫病因不明的伴继发性全面性癫痫发作、伴全面性癫痫发作的弥漫性皮质发育不良 [9,13-16]。对癫痫放电快速泛化的患者，也可借助胼胝体切开术来确定致痫灶。通过胼胝体切开术孤立半球间的联系，从而有助于确定癫痫发作起始区，在此基础上可进一步寻找并确定能手术切除的致痫灶 [17]。

46.2.4 术前评估

类似于其他癫痫手术，胼胝体切开的术前评估包括脑磁共振成像（MRI）、磁共振静脉造影、视频 / 脑电图（EEG）监测和神经心理学测试等全面检查，以排除任何可以定侧、定位的致痫性异常情况。视频 / 脑电图监测可提供与致痫灶有关的发作症状学及电生理特征的重要资料；MRI 有助于评估脑结构是否异常；磁共振静脉造影可确定矢状窦旁静脉的位置及分布，便于进行胼胝体切开术的术前规划；神经心理学评估在其中的作用尤为重要，因为混合性优势脑的患者行胼胝体全段切开术后，可能会出现重度语言功能缺陷。

46.2.5 手术技术

通常情况下，胼胝体切开术只切开胼胝体的前 2/3 部分，只有术后效果不好时，才行第 2 阶段的胼胝体全段切开手术。

患者呈仰卧位，用头架固定头部。手术均行右侧半球入路，除非患者的左侧半球有病理性改变或右侧半球是优势半球。颈部屈曲 20° 并向右侧略微倾斜，便于在手术过程中借助重力牵开大脑。在冠状缝前 2cm 处平行于冠状缝做 6cm 长的 "S" 形切口，切口越过中线到左侧约 2cm 长。在矢状窦上方，分别于冠状缝线前 2cm、后 3cm 处钻 2 个骨孔，在冠状缝上方、中线旁开约 4cm 处钻一骨孔，形成一个三角形骨瓣。取下骨瓣，暴露矢状窦的右侧边缘并覆盖止血海绵和棉片，悬吊钻孔边缘周围的硬膜。此时，根据需要可静脉输注甘露醇，但无须腰椎穿刺引流脑脊液。而后 "U" 形切开硬脑膜并向矢状窦方向翻折。手术前要仔细阅读 MR 静脉造影成像，以便确认大的引流静脉和（或）硬脑膜静脉窦的位置。若引流静脉或静脉窦较大，可在其周围绕行切开硬脑膜。轻柔剥离开硬脑膜和矢状窦壁上的蛛网膜颗粒，而后继续牵拉硬脑膜暴露出半球间纵裂和大脑镰。用棉片覆盖暴露的大脑皮层，此时可导入手术显微镜并在镜下完成随后的手术操作。若有大的桥静脉进入矢状窦，则应充分解剖静脉周围的蛛网膜套袖，以便尽可能减少因脑组织回缩造成的术中牵拉，也便于在这些静脉周围利用解剖分离的间隙完成手术。如果桥静脉位于冠状缝前且未引流来自功能区皮质的血液，必要时可将其切断。然后，把牵开器叶片放置在额叶内侧面，将其自大脑镰处轻柔地牵开。在下滑牵开器叶片时，可用双极和显微剪刀分离自大脑皮质和矢状窦或大脑镰之间的蛛网膜粘连，此时可看到大脑镰的下缘。然后，在棉片上方继续向下轻轻滑动牵开器叶片直至扣带回。此时，可用双极镊子多点位打开纵裂池内、额叶内侧面的蛛网膜，借助棉球用吸引器吸出脑脊液（CSF），这样可提供一个较为宽松的暴露空间。移出牵开器以免压迫大脑皮质，若有必要可再使用。继续向深部解剖直至完全暴露扣带回。有时，因为蛛网膜间的粘连及脑回交错，很难完全分离开扣带回。若寻找到一个相对宽松的部位，可使用双极镊子和 Penfield 4 号剥离器，即可轻松分离开扣带回。在此下方即可见到外观独特、均匀一致、闪闪发光的白色胼胝体纤维。接下来，重新放置牵开器，继续吸出胼胝体上脑

池内的脑脊液。然后，在所暴露区域的两端把蓬松的小棉球放置在胼胝体上，以分离开扣带回，更好地显露胼胝体。此时，可见到常常紧密伴行的、甚至有时相互交叉覆盖的双侧胼周动脉，其间有一些细小的交通血管。分离并移动胼周动脉，以便更好地暴露胼胝体，为随后的胼胝体切开术提供满意的操作空间。胼胝体切开时，应严格沿着中线在胼周动脉之间进行。若在胼周动脉外侧切开胼胝体，可能会损伤胼周沟中贯穿的血管结构并导致缺血性脑损伤及水肿。使用显微剥离器和双极镊子纵向切开胼胝体，当切开深度较深时，很容易看到灰色的室管膜，应避免打开室管膜进入脑室内，以降低出现化学性脑膜炎的风险。继续向前到达胼胝体膝部直至看到穹窿间的前连合，要保护好前连合结构。切开胼胝体嘴部及体部前段，切开的后界视手术计划而定。如果目标定为前 2/3，则术前在 MRI 矢状位图像上测量其长度即可。术中可使用尺子或脑压板宽度作为测量工具，把术前测量的长度平移到手术区域中。另外一种更实用、更可靠的测量工具是神经导航系统。按计划完成胼胝体切开手术后，应仔细止血、分层严密缝合各层组织。

若手术目标是胼胝体后段切开或把胼胝体前 2/3 切开调整为全段切开，则需要平行于第 1 个切口在顶部另做第 2 个切口。切口越过中线到左侧 2cm 长，用自动牵开器暴露手术野，中线部位自 λ 缝前 4cm 处向后延伸至 λ 缝后 1cm。颅骨钻孔部位中线在矢状窦上，外侧在

中线右侧旁开 4cm 处，去除游离骨瓣。使用上述手术方法切开硬脑膜，沿大脑镰解剖即可到达胼胝体后部和压部。在此过程中，要始终沿中线切开胼胝体以免损伤穹隆，神经导航非常有助于该操作。当看到覆盖在 Galen 静脉上的蛛网膜时，即已完成了胼胝体切开手术。

46.2.6　手术并发症和副作用

多项研究结果表明胼胝体切开术并发症的发生率为 3% ~10%。最常见的并发症是脑水肿、脑梗死、脑膜炎（细菌性/无菌性）、脑积水、缺血及源于矢状窦旁静脉的硬膜下/硬膜外血肿[8-9,18-19]。另外一个虽然罕见但众所周知的并发症是失连接相关综合征，该综合征的发生率与胼胝体切开的长度密切相关。胼胝体前 2/3 切开术可能导致患者出现自发性言语减少，但一般持续数天或数周即可痊愈。此外，有些患儿术后也可能出现左侧肢体忽略、失用症、左腿不同程度的轻瘫、偏瘫、左侧或双侧的强迫性抓握反射、双侧病理征阳性和急迫性尿失禁等[8-9,18]。这些症状常在数天至数周内缓解。并发症的发生可能与脑回缩导致的脑水肿有关，如非优势侧矢状窦旁的皮质水肿、辅助运动区或运动前区的皮质水肿等。

另一方面，胼胝体后段切开术可引起半球之间暂时性的躯体感觉、听觉和视觉失连接综合征，但也可能是永久性的。尤其是胼胝体压部切开后可导致视觉和感觉的失连接综合征，表现为无法描述非优势侧看到或触摸到的物体[6-7,13,18]。

胼胝体全段切开术后的相关副作用包括了以上所描述的前段、后段切开后的所有并发症，有时也会出现半球间的对抗。胼胝体全段切开术后可能出现裂脑综合征，表现为语言障碍、半球竞争和注意力 – 记忆无序等异常，这些症状常会随时间而逐渐改善[7]。

46.2.7　预　后

有关胼胝体切开术的大型病例研究，其中一项研究包含了多中心的 563 例患者[20]。该研究发现，手术后 60.9% 的患者癫痫发作明显改善；7.6% 的患者癫痫发作消失；31.4% 的患者无明显效果。其他一些规模较大的研究也有类似发现[18,21]。

针对胼胝体切开术的治疗效果也进行了回顾性总结，其效果与胼胝体的切开范围有关[8,10,17,22-23]。Spencer 等人发现胼胝体全段切开后的效果优于部分切开后的效果（癫痫发作明显改善：80% *vs.* 50%）[21]，Roberts 和 Siegel 的研究结果是 81% *vs.* 38%[8]，其他研究也得出了类似结果[10,19,23-28]。另一方面，就儿童癫痫而言，Jea 等人发现胼胝体前 2/3 切开和全段切开的疗效相当，其比例分别为 80% 和 87.5%[16]。Fuiks 等人也有相同发现[22]。Tanriverdi 等人研究（共 95 例患者）发现，至少在疾病的最初阶段没有必要行胼胝体全段切开手术，若前 2/3 切开术后效果不佳，可再进行二期手术治疗[29]。

有多项研究评估了胼胝体切开术后的癫痫发作类型的治疗结果。Roberts 和 Siegel 等人对癫痫发作类型的疗效进行了详细分析[8]：胼胝体切开术治疗失张力性发作的效果最好，其癫痫发作明显改善的比例达 72%，癫痫发作消失占比21%。他们还发现，在全面性发作以运动症状为主的患者中，34% 的患者癫痫发作消失，24% 的患者癫痫发作明显改善（发作频率减少 > 50%）；在复杂部分性发作的患者中，42% 的患者癫痫发作消失，20% 的患者有明显改善。局灶性运动性发作的患者效果最差。Pinard等人研究发现，胼胝体切开术治疗跌倒发作的效果最好，90% 的儿童患者发作频率急剧下降[10]。在另外一组病例中，Kawai 等人发现，80% 的患儿手术后跌倒发作完全消失[14]。而 Tanriverdi 等人却发现，胼胝体切开术治疗全面性强直 - 阵挛发作（77.3%）的效果最好，其次是跌倒发作（77.2%）、全面性强直发作和单纯部分性发作（71.4%）[29]。

总之，胼胝体切开术治疗全面强直 - 阵挛性发作伴跌倒发作、伴或不伴继发性全面性发作的复杂部分性发作的效果最好，治疗不典型失神发作的效果最差[15,29]。

46.3 迷走神经刺激术（VNS）

自 1988 年迷走神经刺激术被用于治疗难治性癫痫以来，大量试验和研究均证实了其有效性及安全性，以及迷走神经刺激术的疗效。目前，迷走神经刺激术是辅助治疗癫痫最常用的方法之一。

46.3.1 历 史

1938 年，Bailey 和 Bremer 首次就迷走神经刺激术对大脑活动的影响进行

了动物实验研究[30]，不同的动物模型研究，均证实了与迷走神经刺激术相关的皮质脑电图改变。1952 年，Zanchetti 通过间歇刺激癫痫猫的迷走神经，可抑制化学诱导的癫痫猫的发作间期的癫痫活动[31]。数十年后，Zabara 进行了一系列动物研究以评估迷走神经刺激术抑制癫痫发作的效果，并于 1985 年发表了其研究成果[32]。而后，Zabara 与 Reese 合作完成了第一个迷走神经刺激器模型，并于 1988 年由 Bell 和 Penry 首次植入到一例患者体内[33-34]。随后对迷走神经刺激术治疗系统（Cyberonics Inc，Houston，Texas）进行了一系列的前瞻性研究，该研究小组进行了 5 项多中心的迷走神经刺激术临床试验，1996 年完成试验并发表了一系列文章并公布其研究结果[33,35-37]。欧盟及美国食品药品监督管理局（FDA）先后于 1994 年、1997 年批准使用迷走神经刺激术治疗癫痫[33]。最后，美国神经病学会治疗及技术评估小组委员会发布报告：基于多数 I 类证据证实，有足够证据认为迷走神经刺激术治疗癫痫是有效和安全的[38-39]。

46.3.2 迷走神经解剖学

迷走神经是一种既有传入纤维又有传出纤维的混合性脑神经，其中约 80% 为传入纤维。它由有髓 A、B 类纤维和无髓 C 类纤维组成。迷走神经接收来自躯体感觉、内脏感觉和特殊感觉的传入纤维，并通过大量投射纤维到达大脑的多个部位。大多数感觉纤维主要传入孤束核（NTS），自此发出纤维广泛连接到背侧中缝核、蓝斑核、疑核，通过大

量投射纤维到达大脑的众多部位，包括小脑、下丘脑、丘脑和边缘系统结构。迷走神经的解剖及生理学特征使其成为神经调控的理想通路[40-41]。

46.3.3 作用机制

迷走神经刺激术治疗癫痫的确切机制尚不明确。研究表明，自孤束核（NTS）经蓝斑核、中缝核，迷走神经的投射纤维可对去甲肾上腺素和 5- 羟色胺的神经系统进行延伸调节。一些动物实验研究表明，激活去甲肾上腺素能及 5- 羟色胺能神经元有抗癫痫作用，此外还证实迷走神经刺激术可增加神经元 c-fos 蛋白的表达，增加丘脑、壳核和小脑等区域的局部血流量，并再次提升局部或区域性的 GABA 水平，降低谷氨酸 - 天门冬氨酸水平[40-45]。因此，迷走神经刺激术治疗癫痫的机制可能与去甲肾上腺素和 5- 羟色胺的神经调节系统及兴奋性和抑制性神经递质的调节作用有关；也可能与其通过丘脑皮质通路改变大脑的电活动有关。

46.3.4 安全性和有效性

自 1998 年首次进行前瞻性研究以来，已有一系列的大型多中心研究发表了有关迷走神经刺激术安全性与有效性的结果[45-53]。迷走神经刺激术研究小组分别发表了 3 项开放标签、2 项双盲随机对照试验结果并对其进行了 meta 分析[35-39]。在接受迷走神经刺激术治疗的患者中，尽管仅有 1%~2% 的患者无癫痫发作，但许多患者都长期、显著受益，接受迷走神经刺激器 3 年后，43% 的患者癫痫发作频率平均减少 50%。尽管没有以儿童患者为研究对象的前瞻性随机对照试验，但许多儿科研究也发现接受迷走神经刺激术后可持续抑制癫痫发作，并可提高长期生活质量[46,50-53]。

46.3.5 迷走神经刺激术治疗系统组件

迷走神经刺激术治疗系统（Cyberonics Inc., Houston, Texas）包括植入式可编程的脉冲发生器及双极刺激电极，非植入式组件包括编程棒及装有相关软件的笔记本电脑。脉冲发生器经双极电极向迷走神经发出双相电流，在开 - 关期间进行周期性循环。脉冲发生器的型号有 102/102 R、105 和 106（25g，6.9mm 厚）和较小型号 103 型（16g，6.9mm 厚）（图 46.1）。有两种电极尺寸（2mm 和 3mm 的螺旋内径）。迷走神经刺激术电极有 3 个螺旋形结构可缠绕于迷走神经上（两个电极和一个锚栓）及一条延伸电线，其末端为可插入发生器的连接针[47]（图 46.2、46.3）。

46.3.6 适应证

迷走神经刺激术作为药物难治性癫痫的一种辅助治疗方法，适用于那些不能进行癫痫的切除性手术或先前的切除性外科手术效果不好的患者。已证实迷走神经刺激术可有效治疗全面性癫痫、Lenox-Gastaut 综合征及部分性发作的癫痫患者[38,45-50,53]。

46.3.7 术前评估

患者应行常规癫痫手术评估，以确诊药物难治性癫痫且没有可切除的致痫灶。此外，还需询问患者既往有没有心

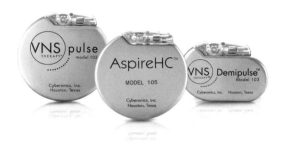

图 46.1 各种迷走神经刺激术脉冲发生器：型号 102、103 和 105（经 Cyberonics 公司许可使用）

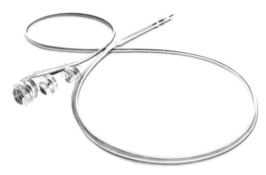

图 46.2 带螺旋电极的迷走神经刺激术导线（经 Cyberonics 的许可使用）

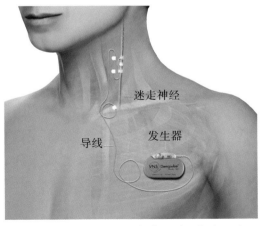

图 46.3 植入体内的迷走神经刺激术系统（经 Cyberonics 许可使用）

功能障碍、呼吸暂停和吞咽困难等病史，因为植入脉冲发生器可能加重这些症状。

46.3.8 手 术

迷走神经刺激术通常需在全身麻醉下进行。因为右侧迷走神经支配窦房结，故将脉冲发生器植入在左侧的迷走神经，以免刺激时引起心脏功能异常。

手术时患者取仰卧位，在颈部下方放置圆形肩垫使颈部后仰，头部保持中立位或略向右转。常规无菌消毒左侧颈部、胸部，铺无菌单。切开皮肤前静脉注射抗生素，手术在显微镜下进行，分别于左侧颈部、胸部标记皮肤切口，颈部切口位于乳突尖端与锁骨内侧缘连线的中点，最好位于皮肤皱褶上，以胸锁乳突肌（SCM）的内侧缘为中点标记一个宽约 2~3cm 的横行切口。于腋前线处标记胸部切口，长度视脉冲发生器尺寸而定，2cm 长的切口足够放置 103 型发生器，但 101 型、102/102 R 型则会需要较大的皮肤切口。从颈部开始，切开颈部皮肤后，锐性切开颈阔肌并上下分离，然后沿胸锁乳突肌内侧缘切开颈筋膜，继续沿胸锁乳突肌内侧缘向神经血管束方向进行分离，此时应触诊颈动脉搏动处以指导切开部位。到达颈动脉鞘后，平行于血管方向切开颈动脉鞘，进而可轻易显露出颈内静脉和颈动脉，钝性轻柔解剖将其分离，用牵开器将其分开。尽管迷走神经位置常变化，但一般位于这些血管之间的后方且通常更接近于颈静脉。然后沿迷走神经近、远端方向分离约 3cm 长度，在神经下方放置垫片。然后，切开胸部皮肤在胸肌筋膜外形成一个与发生器大小相适应的皮下囊袋，囊袋位于左侧上胸部、锁骨下区域。然后将通条从胸部切口插入，从颈部切口穿出，将电极导线经皮下隧道穿过，然后将螺旋电极及锚栓逐个缠绕于迷走神经上。先缠绕锚栓电极，再分别缠绕电极的正极、负极。锚栓应放置于距离头部最远的位置，其他两个电极靠近头部。3个螺旋电极均应缠绕在发出上、下颈心支以下的迷走神经上。3个电极末端均有附着线，在缠绕电极过程中要用镊子抓住这些附着线而非电极本身，同时要避免牵拉迷走神经或阻断迷走神经及其分支的血供。整个手术过程中应保持迷走神经的湿润。当线圈缠绕完毕，要确保线圈导线均位于相同方向且彼此平行于迷走神经。然后在迷走神经不受牵拉的情况下，恢复其原始解剖位置。将电极导线向上翻折，在尾端形成一个应力消除环，用非吸收缝合线将其紧紧固定在深筋膜上。接着在胸锁乳突肌上方再形成一个应力消除环，将其固定到筋膜上。然后，将电极导线针状插头插入脉冲发生器连接处，用六角螺丝刀拧紧螺钉固定插头。此时，可进行刺激系统的初次测试，以确保植入系统正常工作。然后将脉冲发生器放进皮下囊袋内，将多余的导线缠绕后放置在脉冲发生器的旁边，并用丝线把脉冲发生器固定在胸大肌筋膜上。用含抗生素的生理盐水冲洗手术部位。然后用可吸收缝线分别缝合颈阔肌、皮下组织及皮肤。皮肤缝合完毕后，用编程棒和笔记本电脑再次对系统进行第二次诊断测试，以核实电极阻抗是否正确及脉冲发生器是否正常工作。

46.3.9　手术并发症和副作用

迷走神经刺激术后出现并发症的概率相对较低，包括感染、声音嘶哑、一过性声带麻痹，以及罕见的神经损伤、血管损伤、心动过缓和心搏骤停。副作用通常出现于刺激期间且随时间推移而有所缓解。最常见的副作用有声音改变/声音嘶哑、喉咙感觉异常、咳嗽、呼吸短促及少见的流口水和睡眠呼吸暂停等。即使不调整输出电流，这些副作用也常会随着刺激参数的改变（如减小脉冲宽度或信号频率）而消失[36-38,45-46,50-54]。

46.3.10　术后护理

通常情况下，植入脉冲发生器2周后才开机激活，以便患者有手术恢复的时间。最初参数一般设定为：电流输出为0.25mA、频率为20~30Hz、脉宽为250~500ms、开机时长30s、关机时长5min。根据患者的反应程度及不良反应情况，癫痫专业医生会在数周内对上述参数进行调控，在不良反应最小的情况下实现对癫痫发作的最大控制。

迷走神经刺激术后患者应在癫痫门诊长期随访，以便定期对其进行诊断检查并确定脉冲发生器的工作状态。脉冲发生器的电池寿命约为5~6年，具体时间取决于刺激参数的设定及磁铁使用的程度，最好在电池耗尽之前更换脉冲发生器。

46.3.11　注意事项

迷走神经刺激术术后的患者不能行短波或微波透热治疗。同样的，放射治疗、体外除颤、体外冲击波碎石或电外科手术均可损坏脉冲发生器，在某些特定的情况下可进行 MRI 检查，但在发射器工作模式时不能进行 MRI 的体线圈检查，1.5T 头部 MRI 成像（带发射和接收型头部线圈）被认为是一种安全的检查。在进行 MRI 检查前，应将患者的脉冲发生器的输出电流设置为 0；完成 MRI 检查后应对脉冲发生器进行测试并重新编程其参数为原始设置。对植入脉冲发生器的患者而言，超声的诊断性检查是安全的[47]。

46.3.12　预　后

已发表的所有关于儿童迷走神经刺激术的研究结果表明，迷走神经刺激术可有效控制癫痫发作[36-38,45-46,50-53,55]。一些大型系列研究发现，其有效率达 50% 左右，发作频率总体减少约 50%。Elliott 等学者研究了 436 例患者，其有效率为 64%，癫痫发作减少占 56%[56]；De Hertt 的研究结果分别为 51% 和 59%（ n=138），Labar 的研究结果为分别 51% 和 59%（ n=269 ），Morris 的研究结果分别为 44% 和 43%（ n=440 ），Helmers 等学者的研究结果分别为 58% 和 57%（ n=125 ）[37,57-59]。所有上述研究均发现，患者对迷走神经刺激术的反应会随时间延长和对副作用的耐受而改善，且会长期持续下去。

46.3.13　失败与移除

必要情况下，均可移除脉冲发生器和电极。移除脉冲发生器较为简单，但拆除电极有一定的风险且具有挑战性，这是因为电极线圈和迷走神经之间、甚至相邻血管结构之间的瘢痕所致。如果无法拆除电极线圈，可剪断电极导线仅遗留线圈。此时，残存电极导线长度不要超过 4cm。

46.4　结　论

对药物难治性癫痫患者而言，胼胝体切开术和迷走神经刺激术都是有效的姑息性治疗手段。胼胝体切开术对跌倒发作及 Lennox-Gastaut 综合征的患者效果更好，但出现并发症的风险高于迷走神经刺激术。众多研究，包括一些随机对照试验，均已证实了迷走神经刺激术的安全性与有效性，且迷走神经刺激术已广泛应用于成人和儿童患者，现已成为当今最常用的姑息性外科治疗手段。尽管迷走神经刺激术的疗效相当，但对那些有跌倒发作、Lennox-Gastaut 综合征及对迷走神经刺激器无反应的患者而言，胼胝体切开术仍是一种切实可行的选择方法。总体来说，鉴于迷走神经刺激术的不良反应小于胼胝体切开术，绝大多数患者将其用于初期治疗；但不可否认的是胼胝体切开术能更有效地治疗跌倒发作和 Lennox-Gastaut 综合征的患者[24-27]。

46.5　常见的临床问题

（1）最常见的胼胝体切开术是什么，需要切开胼胝体的哪些部分？

（2）描述胼胝体切开术最常见的并发症。

（3）哪类患者对胼胝体切开术的反应更好？

（4）迷走神经刺激术的作用机制是什么？

（5）描述迷走神经刺激术中最常见的并发症及不良反应。

46.6　常见临床问题解答

（1）部分或前 2/3 胼胝体切开术是当今最常见的胼胝体切开术。前 2/3 胼胝体切开部位包括膝部、嘴部及体部的前半部分，但不涉及体部的后半段及压部。

（2）胼胝体切开术最常见的并发症有脑水肿、脑膜炎（感染性 / 无菌性）、脑积水、缺血 / 梗死、硬膜下 / 硬膜外血肿和失连接综合征。

（3）对胼胝体切开术反应更好的患者包括伴有跌倒发作的全身强直 - 阵挛性发作和 Lennox-Gastaut 综合征。

（4）尽管迷走神经刺激术的确切作用机制尚不清楚。但很可能与其对去甲肾上腺素和 5- 羟色胺的神经调节系统及对兴奋性和抑制性神经递质的调节有关，也可能与通过丘脑皮层通路影响脑电活动有关。

（5）声音改变 / 声音嘶哑、喉咙感觉异常、咳嗽、呼吸短促较为常见；流口水和呼吸睡眠暂停较为少见。

参考文献

[1] Van Wagenen WP, Herren RY. Surgical division of the commissural pathways in the corpus callosum: relation to spread of an epileptic attack. Arch Neurol Psychiatry, 1940, 44:740–759.

[2] Bogen JE, Sperry RW, Vogel PJ. Commissural section and propagation of seizures//Jasper HH, Ward AA, Pope A, eds. Basic Mechanism of the Epilepsies. Boston, MA: Little Brown and Company, 1969:439–440.

[3] Luessenhop AJ, Dela Cruz TC, Fenichel GM. Surgical disconnection of the cerebral hemispheres for intractable seizures. Results in infancy and childhood. JAMA, 1970, 213 (10):1630–1636.

[4] Wilson DH, Reeves A, Gazzaniga M. Division of the corpus callosum for uncontrollable epilepsy. Neurology, 1978, 28 (7):649–653.

[5] Wilson DH, Reeves AG, Gazzaniga MS. "Central" commissurotomy for intractable generalized epilepsy: series two. Neurology, 1982, 32(7):687–697.

[6] Spencer SS, Gates JR, Reeves AR, et al. Corpus callosum section//Engel J Jr, ed. Surgical Treatment of Epilepsies, New York, NY: Raven press, 1987: 425–444.

[7] Zentner J. Surgical aspects of corpus callosum section//Tuxhorn I, Holthausen H, Boenigk H, eds. Pediatric Epilepsy Syndromes and Their Surgical Treatment. London, UK: John Libbey, 1997, 830–849.

[8] Roberts D, Siegel A. Section of corpus callosum for epilepsy//Schmideck HH, Sweet WH, eds. Operative Neurosurgical Techniques. 4th ed. Philadelphia, PA: W. Saunders, 2000:1490–1498.

[9] Menezes MS. Indications for corpus callosum section//Miller JW, Silbergerd DL, eds. Epilepsy Surgery: Principles and Controversies. London, UK: Taylor & Francis, 2006:556–562.

[10] Pinard JM, Delalande O, Chiron C, et al. Callosotomy for epilepsy after West syndrome. Epilepsia, 1999, 40(12):1727–1734.

[11] Tomasch J. Size, distribution, and number of fibres in the human corpus callosum. Anat Rec, 1954, 119(1):119–135.

[12] Gazzaniga M, Ivry RB, Mangun GR. Cerebral lateralization and specialization//Cognitive Neuroscience: The Biology of the Mind. 2nd ed. New York, NY: WW Norton, 2002:405–410.

[13] Sass KJ, Novelly RA, Spencer DD, et al. Postcallosotomy language impairments in patients with crossed cerebral dominance. J Neurosurg, 1990, 72(1):85–90.

[14] Kawai K, Shimizu H, Yagishita A, et al. Clinical outcomes after corpus callosotomy in patients with bihemispheric malformations of cortical development. J Neurosurg, 2004, 101(1) Suppl: 7–15.

[15] Bower RS, Wirrell E, Nwojo M, et al. Seizure outcomes after corpus callosotomy for drop attacks. Neurosurgery, 2013, 73(6):993–1000.

[16] Jea A, Vachhrajani S, Johnson KK, et al. Corpus callosotomy in children with intractable epilepsy

using frameless stereotactic neuronavigation: 12-year experience at the Hospital for Sick Children in Toronto. Neurosurg Focus, 2008, 25(3):E7.

[17] Clarke DF, Wheless JW, Chacon MM, et al. Corpus callosotomy: a palliative therapeutic technique may help identify resectable epileptogenic foci. Seizure, 2007, 16(6): 545–553.

[18] Wong TT, Kwan SY, Chang KP, et al. Corpus callosotomy in children. Childs Nerv Syst, 2006, 22(8):999–1011.

[19] Maehara T, Shimizu H. Surgical outcome of corpus callosotomy in patients with drop attacks. Epilepsia, 2001, 42(1):67–71.

[20] Engel J, Van Ness PJ, Rasmussen TB, et al. Outcome with respect to epileptic seizures//Engel J, ed. Surgical treatment of the epilepsies. 2nd ed. New York, NY: Raven Press, 1993, 609–621.

[21] Spencer SS, Spencer DD, Sass K, et al. Anterior, total, and two-stage corpus callosum section: differential and incremental seizure responses. Epilepsia, 1993, 34(3):561–567.

[22] Fuiks KS, Wyler AR, Hermann BP, et al. Seizure outcome from anterior and complete corpus callosotomy. J Neurosurg, 1991, 74(4): 573–578.

[23] Rahimi SY, Park YD, Witcher MR, et al. Corpus callosotomy for treatment of pediatric epilepsy in the modern era. Pediatr Neurosurg, 2007, 43(3): 202–208.

[24] Nei M, O'Connor M, Liporace J, et al. Refractory generalized seizures: response to corpus callosotomy and vagal nerve stimulation. Epilepsia, 2006, 47(1):115–122.

[25] You SJ, Kang HC, Ko TS, et al. Comparison of corpus callosotomy and vagus nerve stimulation in children with Lennox-Gastaut syndrome. Brain Dev, 2008, 30(3):195–199.

[26] Lancman G, Virk M, Shao H, et al. Vagus nerve stimulation vs. corpus callosotomy in the treatment of Lennox-Gastaut syndrome: a meta-analysis. Seizure, 2013, 22(1):3–8.

[27] Rosenfeld WE, Roberts DW. Tonic and atonic seizures: what's next—VNS or callosotomy? Epilepsia, 2009, 50 Suppl 8:25–30.

[28] Jalilian L, Limbrick DD, Steger-May K, et al. Complete versus anterior two-thirds corpus callosotomy in children: analysis of outcome. J Neurosurg Pediatr, 2010, 6(3):257–266.

[29] Tanriverdi T, Olivier A, Poulin N, et al. Long-term seizure outcome after corpus callosotomy: a retrospective analysis of 95 patients. J Neurosurg, 2009, 110 (2):332–342.

[30] Bailey P, Bremmer FA. A sensory cortical representation of vagus nerve with a note on the low pressure in a surface electrogram. J Neurophysiol, 1938, 1:404–412.

[31] Zanchetti A, Wang SC, Moruzzi G. The effect of vagal afferent stimulation on the EEG pattern of the cat. Electroencephalogr Clin Neurophysiol, 1952, 4(3):357–361.

[32] Zabara J. Time course of seizure control to brief repetitive stimuli. Epilepsia, 1985, 26:518.

[33] Lulic D, Ahmadian A, Baaj AA, et al. Vagus nerve stimulation. Neurosurg Focus, 2009, 27(3):E5.

[34] Penry JK, Dean JC. Prevention of intractable partial seizures by intermittent vagal stimulation in humans: preliminary results. Epilepsia, 1990, 31 Suppl 2:S40–S43.

[35] Ben-Menachem E, Mann-Espaillat R, Ristanovic R, et al. VNS for treatment of partial seizures: 1. A controlled study of effect on seizures. First International Vagus Nerve Stimulation Study Group. Epilepsia, 1994, 35:616–626.

[36] Handforth A, DeGIorgio CM, Schachter SC, et al. VNS therapy for partial-onset seizures: a randomized active control trial. Neurology, 1998, 51:48–55.

[37] Morris GL, Mueller WM. Long-term treatment with VNS in patients with refractory epilepsy. VNS Study Group E01–E05. Neurology, 1999, 53: 1731–1735.

[38] Schachter SC. Vagus nerve stimulation therapy summary: five years after FDA approval. Neurology, 2002, 59(6) Suppl 4:S15–S20.

[39] Fisher RS, Handforth A. Reassessment: VNS for epilepsy: a report of the Therapeutics and Technology Assessment Subcommittee of the American Academy of Neurology. Neurology, 1999, 53:666–669.

[40] Fanselow EE. Central mechanisms of cranial nerve stimulation for epilepsy. Surg Neurol Int, 2012, 3 Suppl 4: S247–S254.

[41] Krahl SE, Clark KB. Vagus nerve stimulation for epilepsy: A review of central mechanisms. Surg Neurol Int, 2012, 3 Suppl 4:S255–S259.

[42] Henry TR. Therapeutic mechanisms of vagus nerve stimulation. Neurology, 2002, 59(6) Suppl 4:S3–S14.

[43] Naritoku DK, Terry WJ, Helfert RH. Regional induction of fos immunoreactivity in the brain by anticonvulsant stimulation of the vagus nerve. Epilepsy Res, 1995, 22(1):53–62.

[44] Vonck K, De Herdt V, Bosman T, et al. Thalamic and limbic involvement in the mechanism of action of vagus nerve stimulation, a SPECT study. Seizure, 2008, 17(8):699–706.

[45] Amar AP, Heck CN, Levy ML, et al. An institu-

tional experience with cervical vagus nerve trunk stimulation for medically refractory epilepsy: rationale, technique, and outcome. Neurosurgery, 1998, 43(6):1265–1276, discussion 1276–1280.

[46] Healy S, Lang J, Te Water Naude J, et al. Vagal nerve stimulation in children under 12 years old with medically intractable epilepsy. Childs Nerv Syst, 2013, 29 (11):2095–2099.

[47] Cyberonics, Inc. VNS therapy product manuals and safety alerts. http://dynamic.cyberonics.com/manuals. 2013.

[48] Labar D, Murphy J, Tecoma E. Vagus nerve stimulation for medication-resistant generalized epilepsy. E04 VNS Study Group. Neurology. 1999, 52(7):1510–1512.

[49] Ben Menachem E, Hellstrom K, Runmarker B, et al. A prospective single-center open-label trial of VNS in 59 patients for the treatment of refractory epilepsy. Epilepsia, 1997, 38 suppl 8:208.

[50] Alexopoulos AV, Kotagal P, Loddenkemper T, et al. Long term results with VNS in children with pharmacoresistant epilepsy. Seizure, 2006, 15: 491–503.

[51] Benifla M, Rutka JK, Logan W, et al. VNS for refractory epilepsy in children: indications and experience in the Hospital for Sick Children. Childs Nerv Syst, 2006, 22:1018–1026.

[52] Shermann EM, Connolly MB, Slick DJ, et al. Quality of life and seizure outcome after VNS in children with intractable epilepsy. J Child Neurol, 2008, 23: 991–998.

[53] Elliott RE, Rodgers SD, Bassani EL, et al. VNS for children with treatment-resistant epilepsy: a consecutive series of 141 cases. J Neurosurg Pediatr, 2011, 7:491–500.

[54] Ben-Menachem E. Vagus nerve stimulation, side effects, and long-term safety. J Clin Neurophysiol, 2001, 18(5):415–418.

[55] Ben-Menachem E. Vagus-nerve stimulation for the treatment of epilepsy. Lancet Neurol, 2002, 1(8): 477–482.

[56] Elliott RE, Morsi A, Kalhorn SP, et al. VNS in 436 consecutive patients with treatment-resistent epilepsy: long-term outcome and predictors of response. Epilepsy Behav, 2011, 20:57–63.

[57] De Herdt V, Boon P, Ceulemans B, et al. VNS for refractory epilepsy: a Belgian multicenter study. Eur J Paediatr Neurol, 2007, 11:261–269.

[58] Labar D. VNS for 1 year in 269 patients on unchanged antiepileptic drugs. Seizure, 2004, 13: 392–398.

[59] Helmers SL, Wheless JW, Frost M, et al. VNS therapy in pediatric patients with refractory epilepsy: retrospective study. J Child Neurol, 2001, 16:843–848.

（马康平　译，李云林　李子玥　审）

第 47 章　儿童痉挛状态的外科治疗

Michael M. McDowell　Michelle Q. Phan　Richard C.E. Anderson

47.1　概述

痉挛状态是一种肌张力过高的疾病，它会导致反射亢进、协调性差及肌力减弱，严重影响患儿的舒适度和日常活动能力。不同于其他形式的儿童肌张力亢进的情况（如强直和肌张力障碍），痉挛状态特指那些对外部施加动作具有速度依赖性抵抗的肌张力亢进[1]。

47.2　流行病学和病理生理学

脑性瘫痪（脑瘫）是儿童痉挛状态和运动残疾最常见的原因。它不是一种独立的疾病，而是一种因发育中的胎儿或婴幼儿中枢神经系统（CNS）静态损伤造成的一系列非进展性运动与姿势综合征。据估计，每 1000 个活产婴儿就中有 2~3 个脑瘫患儿，而在孕 28 周之前出生的早产儿中，其发病率高达 10%[2]。新生儿护理技术的进步提高了低体重新生儿的存活率，但也相应地增加了脑瘫的发病率[3]。其他与脑瘫形成的相关因素包括多胎、绒毛膜羊膜炎、产前阴道出血、第二产程超过 4h、围生期窒息和感染等[2,4-8]。继脑瘫之后，造成儿童痉挛状态的其他常见原因有创伤性脑损伤、脊髓损伤、脑膜炎、脑炎、脑卒中、儿童多发性硬化等。

在中枢神经系统，任何上运动神经元的损伤均可引起痉挛，此时，传入到短潜伏期牵张反射的下行抑制性皮质脊髓束和网状脊髓束减少，重要的功能性长潜伏期反射减弱。短潜伏期反射弧的去抑制使简单牵张反射过度兴奋，再加上多突触、功能性或长潜伏期反射的易化性降低，本体感觉就会产生显著改变[9]。早期难以适应的高肌张力运动模式、本体感觉反馈减弱，使得肌肉纤维、胶原组织和肌腱性质出现继发性的黏弹性改变，进而加速了轻瘫、挛缩和痉挛状态的循环周期（图 47.1）[10-12]。若不及时治疗，上述改变会使关节和肌肉挛缩、骨骼变形、关节半脱位和脱位及永久性的活动丧失，进而导致体重减轻、皮肤萎缩和慢性疼痛[10-11,13-16]。

47.3　诊断和检查

临床评估痉挛状态时需要患者、看护者和治疗者提供全面、准确的病史记录。病史应包含可能的妊娠和围生期情况、患者的运动和认知发育里程碑、痉挛状态的潜在诱因、运动障碍的家族史、患者的生活质量和功能障碍情况[17-18]。有多种全面性与特定性的功能测量工具互补使用，通常情况下，粗大运动功能检测和儿童残疾指数评估被认为是最佳的

411

标准功能测量工具[19]。

体格检查应包括肌力、肌张力、关节主动和被动运动范围（PROM）、深肌腱反射、站位姿势、肢体畸形或挛缩情况、脊椎排列等内容。不同于其他原因引起的肌张力增高，痉挛状态具有速度依赖性、折刀现象、卒中效应和抗重力肌的差异分布等特征[13,20]。可通过评价系统来量化痉挛情况，如改良 Ashworth 量表、Tardieu 量表和钟摆试验等。改良的 Ashworth 量表在临床应用最广，它可作为临床检查的终点，不需额外的设备且易于执行（框表 47.1）。然而，它无法区分因痉挛和肌纤维改变所形成的抵抗力[21-22]。

辅助检查包括头颅超声、计算机断层扫描（CT）及磁共振成像（MRI）等

影像检查，用来评估有无出血、脑积水或其他的中枢神经系统结构异常。大多数脑瘫患儿有 MRI 异常，通常包括脑回异常、脑室周围白质软化、分水岭皮质或深部灰质核团损伤等[23-24]。手术前

框表 47.1　改良的 Ashworth 量表，测量个体肌群的相对痉挛状态

在临床实践和学术研究中，经常使用个体肌群评分及下肢或上肢的平均得分来评价手术缓解痉挛的客观结果。

0 = 肌张力正常。

1 = 肌张力轻度增加。

1+= 肌张力轻度增加,整个运动范围均有阻力。

2 = 在整个运动范围内肌张力中度增加，被动活动容易。

3 = 在整个运动范围内肌张力显著增加，被动活动困难。

4 = 肌张力显著增加，患处僵直。

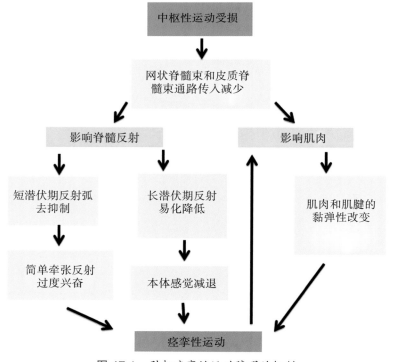

图 47.1　引起痉挛性运动障碍的机制

MRI 的检查结果有助于预测手术后的治疗效果，尤其是选择性脊神经背根切断术后[25]。

47.4 非手术治疗

其治疗目的包括：缓解痉挛、终止挛缩或畸形进展，以便于护理、减轻疼痛及提高患者的生活质量。

47.4.1 非药物治疗

非药物疗法用来最大限度地增加运动范围、加强肌力、抑制痉挛性主动肌、促进适应性的运动发育。尽管对照试验较少，但物理疗法、作业疗法是痉挛状态的主要治疗手段，并且是实现手术和药物治疗达到最大效益化的必要条件[26-28]。一些特定治疗项目，如骑车、力量训练和跑步机训练等，有助于减轻痉挛[29-33]。静态负重训练（借助于倾斜平台和站立支架进行的站立运动等）可缓解痉挛、提高骨矿物质密度、防止髋关节脱位及改善二便功能。相比之下，尽管被动拉伸广受欢迎，但没有大量的有效证据支持[34-36]。约束诱导疗法（临时用夹板或铸型以督促使用和加强非优势肌群）因在成人卒中治疗方面的正面疗效，在过去十年中重新受到关注。经约束疗法治疗后的脑瘫患儿，其运动质量和结构性神经可塑性明显变好[37-38]。虽然上肢矫形器对脑瘫患儿的治疗效果尚不明确，但踝足矫形器常用来治疗脑瘫患儿的动态马蹄足，它可减轻脚踝偏移并增加足背屈的肌力[39-40]。在肉毒杆菌毒素治疗后的力弱期间，用矫形器进行神经发育再训练尤为重要[41]。

47.4.2 口服解痉药物治疗

口服解痉药物可与有效的物理疗法或侵入性疗法一起使用。因药物副作用不同，使用药物治疗时要以患者为中心。最常用的口服解痉药物有巴氯芬、地西泮、替扎尼定、丹曲林和加巴喷丁（表47.1）。

尽管涉及巴氯芬口服效果的大多数研究是在成人中完成的，但它仍是临床使用最广泛的解痉药物。使用巴氯芬时应尽可能从低剂量开始，以减少镇静、嗜睡和眩晕等副作用。在用药初期和停药时要小心缓慢地增减剂量，避免出现痉挛反弹、幻觉、恶性高热和癫痫发作等中枢性的副作用[42-43]。

表 47.1 用于治疗痉挛的口服药物

药物	作用机制	不良反应
巴氯芬	GABA 激动剂	嗜睡、呼吸抑制、共济失调、意识错乱
地西泮	苯二氮䓬受体激动剂	嗜睡、快速耐受和依赖
丹曲林	阻止肌肉肌浆网的钙流出	无力、肝脏毒性、皮疹
替扎尼定	α_2肾上腺素能激动剂	镇静、头晕、低血压
加巴喷丁	改变电压门控钙通道流量	头晕、嗜睡、眼球震颤
大麻素	大麻素受体激动剂	心悸、精神状态改变、胃肠不适

GABA：γ - 氨基丁酸

地西泮对痉挛短期有效，但目前尚无关于该药能否改善运动功能的正式研究。此外，不要长期使用地西泮，因为长期服用会出现生理依赖[44]。有研究发现氯硝西泮尤其适用于治疗夜间痉挛[13]。

丹曲林钠是唯一作用于肌肉而非神经系统的主要解痉药物。已证明该药可减轻脑瘫患儿的痉挛状态，但因其有肝脏毒副作用而很少长期使用[43,45]。

在成人多发性硬化和脊髓损伤的研究及儿童脑瘫的小型研究中，均发现替扎尼定能减轻痉挛状态。与巴氯芬相比，尽管该药所引起的肌无力可能更少见，但必须要考虑到替扎尼定的心血管、中枢神经系统和肝脏毒性等副作用[46]。

一些小型研究发现，加巴喷丁治疗痉挛有良好的耐受性和治疗效果，但这些研究对象大多是脊髓损伤或多发性硬化患者[47]。近期有学者用大麻素治疗成人多发性硬化的疼痛和痉挛状态，但尚未应用于儿童[47]。

47.4.3　肌肉注射治疗

肌肉注射酒精、苯酚和肉毒杆菌毒素能阻滞神经肌肉传导，可治疗局灶性痉挛或广泛性痉挛状态的病变肌群。

在神经周围或选定肌肉的运动点处注射 5%~7% 苯酚或 45% 酒精，能使过度兴奋的前角细胞的轴突坏死，从而产生降低肢体张力的作用。苯酚的作用时间可持续 12 个月，酒精可维持 2~5 个月。注射苯酚能持续降低肌张力且治疗成本相对较低，但副作用较大，如继发于周围神经轴突坏死所引起的疼痛和感觉迟钝、药物全身吸收引起的嗜睡和恶心、

潜在的注射部位坏死等。由于肉毒杆菌毒素疗法的出现，上述两种疗法现已很少使用[43]。

肉毒杆菌毒素可抑制神经肌肉接头处乙酰胆碱的释放，是目前最常用的治疗痉挛状态的注射性药物。其治疗作用常始于注射后 1~3d，21d 时达高峰，3~4 个月时消退。肉毒杆菌毒素已获准用于治疗儿童脑瘫的动态马蹄足，并有充分证据表明它可用于腓肠肌、臀部肌群、内收肌、腘绳肌和上肢肌群等[48-52]。肉毒杆菌毒素耐受性好、副作用较为罕见，如呼吸道感染、癫痫发作、肌肉萎缩、免疫抵抗和注射部位的暂时性疼痛等[53-55]。指南建议一般给 2~6U/kg，但要考虑患儿的肌肉容积和痉挛程度做适当调整。在肌电图、肌肉刺激器或超声引导下对目标区域进行准确注射变得越来越普遍[56]。注射后的护理包括全面物理治疗及随后重复或多节段的注射，以加快功能方面的改善并最大限度减少矫形外科干预的可能[41,50,57]。

47.4.4　补充治疗

补充治疗包括高压氧、头颅脊柱整骨疗法和针灸等，这些疗法已在全球范围内用来治疗儿童痉挛状态，且对个别患儿有效；但对大多数患儿而言，几乎没有支持性证据[58-59]。

47.5　手术指征

基于患者的临床特征和治疗目标，有多种可选择的手术方法来治疗痉挛状态。缓解痉挛的手术并不能解决已形成

的畸形，如挛缩、关节半脱位、脱位或骨性畸形。已经证实，早期降低肌张力可减少发展到矫形的可能。因此，尽可能在矫形外科问题出现前进行缓解肌张力的手术[60-61]。

下肢痉挛程度最重的低龄患儿，最有可能从选择性脊神经背根切断手术（SDR）中获得明显的功能性改善，但年龄稍大的儿童也可有功能上的获益[61-62]。研究还表明，SDR 手术后，患者上肢的痉挛程度也有减轻且功能有所改善，但改善程度低于下肢[63-66]。

巴氯芬泵鞘内注射（ITB）最适用于依赖护理人员的重症痉挛性四肢瘫患儿。该疗法对年长的青少年患者也有效[67]。在一些医疗中心，对那些拟行巴氯芬治疗的患者，先给予 50~100μg 药物鞘内试验性注射。其抗痉挛效果常在腰穿注射药物 2~4h 内出现，8h 内消失。在 Ashworth 量表上，肌张力降低 1 级及以上者认为是阳性反应，绝大多数接受试验性治疗的患者均会出现这种情况[17,68]。重要的是，患者本人和护理人员均可评估 ITB 疗法中肌张力降低的实际水平及痉挛状态和关节活动的获益情况。

对单一肢体的单个或几个肌群功能障碍的痉挛患者而言，注射肉毒杆菌毒素是最佳的治疗选择[52,69]。由于是局部给药，几乎没有副作用，其主要风险是过敏反应[70-71]。局部注射肉毒杆菌毒素和植入巴氯芬泵，已在很大程度上取代了早期的选择性神经切断术。然而，与注射肉毒杆菌毒素相比，选择性神经切断术能更持久的降低肌张力，并且还可

根据术中神经电生理监测与刺激情况，进行受累肌群的部分去神经支配，从而达到缓解痉挛和肌力下降之间的平衡[72-73]。

47.5.1 手术技术

选择性脊神经背根切断术（SDR）

患者取俯卧位，铺单时要充分暴露下背部。通常该手术会切除 5 节椎板或通过椎板成形来暴露穿出椎管的神经根，但我们更倾向于 Park 等人推广的单椎板切除 SDR 术式（图 47.2）[74]。在 L_1 水平行单椎板切除，经超声确认后再打开硬脊膜，暴露脊髓圆锥马尾交界处[74]。分离神经根，用电刺激和神经生理监测进行测试。分离开脊神经的腹侧根与背侧根，再把每个背侧根分成 4~8 个根丝。然后刺激每个根丝并根据刺激所致痉挛的相对严重程度来确定切断的根丝，保留那些支配括约肌或反应正常的感觉根丝，切断那些出现痉挛反应的根丝。手术中刺激根丝时，需有物理治疗和专门的治疗团队或理疗师触诊肌群，他们提供的生理反馈有助于根据诱发的痉挛程度确定要切断的根丝。采用单椎板切除手术时，经电生理刺激可轻易识别出腹根[75]。鉴于顾忌到医源性的神经功能障碍等问题，许多中心仅切断 40% 或更少的根丝[76-80]。但是，包括我们中心在内的其他中心更支持积极地手术，可切断多达 70% 的根丝。有数据表明，痉挛状态的缓解程度与背根神经组织切断的百分比成正比[63,78,81]。

巴氯芬泵鞘内注射（ITB）

ITB 的详细手术技术先前已有描述[82]。

简而言之，患者取侧卧位，便于将泵植入前腹壁，将导管末端置入蛛网膜下腔。泵的放置侧别应取决于患者本人的选择和是否有共存硬件（如经皮胃造瘘管）。皮下或筋膜下均可放置，但后者更有利于那些体形消瘦、容易导致硬件磨损的患者[83]。行腹部切口后，分离皮下组织并向周围扩大，便于泵的放置。若放置在筋膜下，则需识别腹外斜肌筋膜和腹直肌筋膜后再行切开，然后钝性分离在筋膜层和肌层之间形成空隙。

导管放置的位置取决于痉挛部位。若上肢肌张力增高则应放置在较高位置；若为痉挛性双瘫，导管从 L_3~L_4 或 L_4~L_5 处插入穿行放置在 T_{10}~T_{12} 区域；对痉挛性四肢瘫的患者，导管可进一步向上放置在 C_5~T_2[82]。用透视引导确认放置位置。软管经过桡侧腹部的皮下隧道到达腰椎，连接导管和泵。根据设定的给药参数，通常每 2~6 个月进行间断补充药物。

选择性神经切断术

根据问题肌群的范围确定手术体位。理想情况下，对拟手术的肢体进行消毒和铺单时，要考虑到术中外科医生需评估肌张力状况。用解剖标志定位神经位

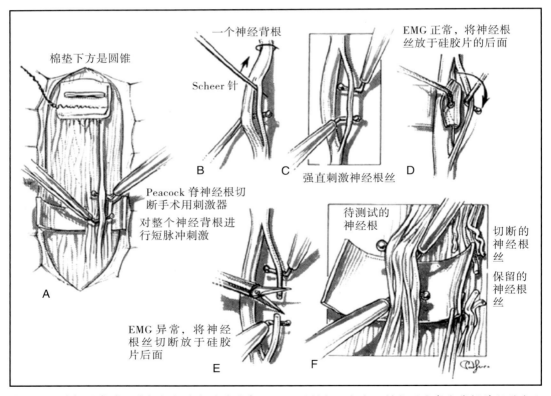

图 47.2　选择性脊神经背根切断手术的关键步骤。A. 用阈电压电生理刺激测试每个背根神经的支配模式。B. 背根神经分为 3~7 根小的根丝。C. 测试每个根丝，确定刺激所致痉挛的相对水平。D. 硅胶片后面为要保留的根丝。E. 切断那些痉挛反应最大的根丝。F. 把待测试的剩余背根神经保留在硅胶片上方，切断的根丝移向外侧，将保留的根丝小心地放在硅胶片下方（经牛津大学出版社许可使用）

置，并根据神经生理学测试结果（用尖锐探针检测）来细化定位（表 47.2）。临时麻醉阻滞可判断关节痉挛状态与矫形外科并发症的权重，以确定神经切断后的功能获益[84]。切开皮肤分离皮下组织后，在手术显微镜下识别每根运动神经纤维，然后通过神经刺激来确定引起痉挛最明显的神经纤维并将其切断。

47.5.2 并发症

选择性脊神经背根切断术

选择性脊神经背根切断手术有良好的耐受性，出现永久并发症的风险很低。可能会因神经根受刺激而出现短暂性的尿潴留，但极少出现永久性的泌尿功能障碍[85-88]。手术过程中可能需临时导尿，SDR 手术后的最初几周也常会出现暂时性的感觉迟钝和减退，但出现永久性神经系统并发症的比例不足 5%，出现其他任何类型功能下降的比例甚至更少[88-92]。一些较早期的研究发现，SDR 手术后有增加脊柱侧弯的可能性[93-94]，因为脊柱侧弯在未行 SDR 手术的痉挛患儿中较为常见，所以在脊柱侧弯的形成过程中，SDR 手术究竟起何作用，以及这种关系是否存在于单椎板切除时代而非多椎板切除时代，目前尚未可知。此外，SDR 手术并不意味着以后无须再行矫形外科治疗，2~5 岁接受 SDR 手术治疗的患儿，其中约 34% 可能在 SDR 术后 7.5 年内仍需进行矫形手术治疗[95-96]；与之相比，出生即存在痉挛状态且未行 SDR 手术治疗的患儿，约 60% 在 8 岁时需行矫形手术治疗[95,97]。

巴氯芬泵鞘内注射

巴氯芬泵置入后，因患者本身体质和残疾状态，约 5%~36% 的患儿会出现伤口感染，其中一半以上的严重感染者需将泵取出[98-100]。术后常会发生脑脊液漏，但通常无须手术修复或取出硬件即可痊愈[98]。因泵故障而需更换者占 5%~10%，早期病例出现导管故障的比例高达 35%，后期因设备使用增加及质量提高，近期多数研究发现该比例已降至 10% 以下[98-104]。

泵入巴氯芬时也有一定风险。最常见的是轻度镇静状态，但可通过降低剂量来解决这一问题。偶见更严重的症状，如头晕、视力模糊、恶心、意识模糊和言语不清等[102]。巴氯芬戒断是一种比较严重的情况，会导致痉挛状态反弹、心动过速、体温过高、瘙痒、感觉异常和癫痫发作等，通过对患者和家属进行多方面的宣教，可很好地解决该问题[105-106]。也曾有学者提及新发癫痫发作或癫痫发作增加的问题，可通过修复设备故障及短期癫痫预防来解决该问题[101,107]。给药过量会导致严重的呼吸、神经或心血管抑制，且常会伴发四肢无力、肌肉松弛和四肢的反射消失。此时应加强心血管及呼吸系统的支持治疗，同时减少巴氯芬剂量，待度过危象后再继续治疗[101]。

选择性神经切断术

因痉挛位置和神经不同，术后并发症也有所不同，但通常都是暂时性的。据报道，受累肢体形成血肿、感染、感觉减退和无力的发生率为 0~5%[84,108-109]。

表 47.2 选择性神经切断手术的常见神经、手术指征、切口位置和关键解剖标志

神经	手术指征	切口位置	神经解剖标志
胸外侧神经	肩部内旋和内收的痉挛状态	位于三角肌胸大肌间沟内侧、锁骨下窝处圆弧形切口	锁胸筋膜和胸大肌局部投射的深部位置
大圆肌神经	肩部内旋和内收的痉挛状态	切口沿大圆肌内缘从三角肌后头部下缘到肩胛骨下端	分离小圆肌和其他冈下肌之间的空隙；位于肱三头肌长头和下面的冈下肌腱膜大圆肌插入处之间
肌皮神经	肘关节屈曲性痉挛	胸大肌下缘、肱二头肌内侧纵向切口	肱肌前部和内侧
正中神经	前臂痉挛伴旋前畸形、腕关节屈曲畸形、手指"天鹅颈"畸形	圆弧形切口位于肘关节屈曲线上方、肱二头肌肌腱内侧、经肘部及前臂中上 1/3 交界处前方	肱动脉内侧，深达腱膜纤维
正中神经返支	拇指内收畸形	腕部弧形切口	腕横韧带深部
尺神经	腕关节痉挛性屈曲，拇指内收 / 屈曲畸形	尺侧腕屈肌两个头之间的纵向或圆弧形切口	内上髁内侧尺侧腕屈肌近端头之间
闭孔神经	内收肌痉挛，伴剪刀步的双瘫患儿。为方便会阴部清理和自我导尿	纵切口从腹股沟下方沿长收肌肌腹向远端延伸；横切口在髋关节屈曲褶皱内，以长收肌腱的突起为中心（美观上首选）	前支在长收肌外侧；后支深在，应该保留以保护稳定性肌肉
坐骨神经	痉挛性双瘫伴膝关节屈曲畸形	大腿后部纵行直切口，位于坐骨结节和股骨大转子之间	深达臀大肌和股二头肌
股神经	股四头肌痉挛，步态摆动阶段膝关节屈曲受限	横切口在髋关节屈曲褶皱内，缝匠肌内侧	支配股直肌的神经较支配股中间肌的神经表浅
胫神经	伴或不伴爪形趾的痉挛性内翻跖屈	腘窝"Z"形切口	深至腘筋膜，浅至腘动静脉；首先遇到感觉内侧皮神经，应予保留；比目鱼肌上神经是中间线，位于胫神经后面

47.5.3 术后护理

手术探查、植入泵、切除椎板及神经根操作常会出现术后疼痛。治疗 SDR 手术后出现的疼痛，可通过静脉内、硬膜外和鞘内 3 种途径给药进行止痛。调查全球 59 个医疗中心发现，吗啡或芬太尼常是首选药物，超过一半的病例可在 1~4d 内停止静脉输药，但也可能需长达 1 周，随后连续口服数日阿片类药物。尚未发现疼痛治疗时长与所选药物或

与其给药方式之间的关系[110]。在我们中心，静脉输注酮咯酸和地西泮，突发疼痛加重时再加用吗啡已取得令人满意的疗效[17,111]。

除了管理疼痛，手术后护理的主要目的是通过缓解痉挛、改善功能，从而使患者得到最大程度的长期获益[26,76,112]。现有数据表明，患者可从术后物理治疗中获益[26]，在训练有素的治疗师辅助下，患者才能获得适宜治疗。治疗师能准确评估患儿的身体表现和主要功能障碍，据此能设定恰当的治疗目标，选择正确的干预措施并在实施后重新评估[113]。这些干预措施常侧重于拉长肌肉，加强肌力和运动记忆及制定计划。为防止病情进展到挛缩状态，重症痉挛患儿可能每天需要数小时的拉伸，必要时可在疗程之间临时采用夹板和石膏来辅助患者保持肌肉拉伸状态[114]。除传统的增加肌力训练外，在日常生活中还应鼓励患儿保持高水平活动以减轻生理、心理上的障碍[115]。

47.5.4 预 后

选择性脊神经背根切断术

诸多有关选择性脊神经背根切断术（SDR）的研究表明，其长期预后比较理想。预后结果的评估包括肌张力、灵活性、步态模式、功能位置及患儿适应环境的能力。几乎所有针对 SDR 的研究均证实其对痉挛状态具有显著、持续的缓解作用，且随时间推移肌张力增高不再复发。无论术前情况如何，一般均可看到术后功能及行走能力的改善[116-118]。SDR 手术后，50%~78% 的活动障碍患

者，其独立性提高到了更高水平（如辅助行走的患者提高到仅用助行器即可行走）[119]。最近发表的在开普敦进行 SDR 治疗的痉挛性截瘫患儿的长期预后数据（前瞻性队列研究）表明[117]，患儿关节活动度、步态质量（步调和步幅）显著改善达 20 余年。但值得注意是，SDR 手术后仍需进行矫形外科治疗，约 1/2 患儿还需股直肌、腘绳肌腱和（或）跟腱的延长手术。

McLaughlin 等人于 2002 年发表了 3 项随机临床试验的比较及 meta 分析数据[77-78]。82 例痉挛性双瘫患儿进行了 SDR 手术联合物理治疗或单纯物理治疗。随访 12 个月后，针对痉挛状态（Ashworth 量表）和功能情况（粗大运动功能测量）进行结果评价：总体而言，选择性脊神经背根切断联合物理治疗比单纯物理治疗能更有效地减轻痉挛性双瘫患儿的痉挛，改善其整体功能。

有许多研究已证明 SDR 和 ITB 对痉挛状态有效，但最近才将两者效果进行了直接比较[118]。Kan 及其同事报告了 71 例接受 SDR 治疗的痉挛状态患儿，并与另一组接受 ITB 治疗的 71 例患儿进行比较，按患儿年龄、术前 GMFCS 评分进行匹配[118]。手术后 1 年，SDR 和 ITB 均降低了患儿的肌张力，增加了关节活动度并改善了功能。然而，SDR 较 ITB 疗法对肌张力、关节活动度和粗大运动功能的改善幅度更大。此外，仅有少数 SDR 手术后的患儿需接受矫形外科治疗（19.1% vs. 40.8%）。

因无法预测 SDR 对上肢痉挛的效

果，它通常仅用于双下肢痉挛性瘫的患儿。现有许多研究结果表明，SDR 对痉挛性四肢瘫患儿的上肢功能有超节段的改善效果[63,120]。最近，Gigante 等已证实，SDR 手术后 90% 以上的上肢痉挛患儿的肌张力有所降低，70% 以上患儿的运动控制或上肢自发运动有所增强[63]。

巴氯芬泵鞘内注射

多项临床试验表明，ITB 可有效降低痉挛状态和改善功能预后[68,99,121-122]。28%~43% 的患儿的离床活动度有所改善[123-125]。最初的一项多中心随机对照试验发现，所有随机进入巴氯芬治疗组的患儿，其下肢 Ashworth 量表评分至少平均改善 1 分[122]。该结果在随后的一项主要针对四肢瘫患儿的研究中得到证实：经长期随访，所有患儿的上、下肢痉挛状态都达到了相同程度的缓解；此外，在所有年龄组的患儿中，缓解痉挛状态所需的巴氯芬维持剂量，通常在手术后的最初 2 年内要向上滴定至最初剂量的 2 倍，随后逐渐趋于稳定[121]。

ITB 疗法的最大优点是非破坏性且可根据每例患者需求调整剂量，但治疗时需保持警惕。如上所述，患儿可能有更高的并发症风险和再次手术需求，尤其是那些 10 岁以下或平均 Ashworth 评分 3 分或 3 分以上的患者[98]。

选择性神经切断术

选择性神经切断术可有效增加关节的被动和主动活动范围，能更好地发挥肢体功能，并缓解相关肌群的痉挛状态[72,84]。但是，现有的数据大多是缺乏长期随访的小队列研究。与 SDR 手术相比，神经切断术后的痉挛复发率可能更高。大约 15% 的成人患者在术后 6 个月时痉挛状态会部分或完全复发，37% 的患者 17 个月时会复发[84,126]。再次进行神经切断术的患者与首次手术获益似乎一样[84]。目前还缺乏数据来支持在儿童中广泛开展这种手术。考虑到患儿预期寿命较长，长期缓解其痉挛状态至关重要。因此，该手术通常只用于那些经仔细挑选的局部性痉挛的患者。

参考文献

[1] Sanger TD, Delgado MR, Gaebler-Spira D, et al; Task Force on Childhood Motor Disorders. Classification and definition of disorders causing hypertonia in childhood. Pediatrics, 2003, 111(1): e89–e97.

[2] O'Shea TM. Cerebral palsy in very preterm infants: new epidemiological insights. Ment Retard Dev Disabil Res Rev, 2002, 8(3):135–145.

[3] Koman LA, Smith BP, Shilt JS. Cerebral palsy. Lancet, 2004, 363(9421):1619–1631.

[4] Jarvis S, Glinianaia SV, Torrioli MG, et al. Surveillance of Cerebral Palsy in Europe (SCPE) Collaboration of European Cerebral Palsy Registers. Cerebral palsy and intrauterine growth in single births: European collaborative study. Lancet, 2003, 362(9390):1106–1111.

[5] Nelson KB. The epidemiology of cerebral palsy in term infants. Ment Retard Dev Disabil Res Rev, 2002, 8(3): 146–150.

[6] Yeargin-Allsopp M, Van Naarden Braun K, Doernberg NS, et al. Prevalence of cerebral palsy in 8-year-old children in three areas of the United States in 2002: a multisite collaboration. Pediatrics, 2008, 121(3):547–554.

[7] O'Shea TM, Dammann O. Antecedents of cerebral palsy in very low-birth weight infants. Clin Perinatol, 2000, 27(2): 285–302.

[8] O'Shea TM, Preisser JS, Klinepeter KL, et al. Trends in mortality and cerebral palsy in a geographically based cohort of very low birth weight neonates born between 1982 to 1994. Pediatrics, 1998, 101(4 pt 1): 642–647.

[9] Dietz V. Proprioception and locomotor disorders. Nat Rev Neurosci, 2002, 3(10):781–790.

[10] Dietz V, Sinkjaer T. Spasticity. Handb Clin Neurol, 2012, 109:197–211.

[11] Gracies JM. Pathophysiology of spastic paresis. II: Emergence of muscle overactivity. Muscle Nerve, 2005, 31 (5):552–571.

[12] Gracies JM. Pathophysiology of spastic paresis. I: Paresis and soft tissue changes. Muscle Nervem 2005, 31(5):535–551.

[13] Kheder A, Nair KP. Spasticity: pathophysiology, evaluation and management. Pract Neurol, 2012, 12(5):289–298.

[14] Burke D, Wissel J, Donnan GA. Pathophysiology of spasticity in stroke. Neurology, 2013, 80(3) suppl 2:S20–S26.

[15] Ward T. Spasticity in children with non-progressive brain disorders. Nurs Times, 2012, 108(47):23.

[16] Ward AB. A literature review of the pathophy-siology and onset of poststroke spasticity. Eur J Neurol, 2012, 19(1): 21–27.

[17] Mandigo CE, Anderson RC. Management of childhood spasticity: a neurosurgical perspective. Pediatr Ann, 2006, 35(5):354–362.

[18] Allen MC, Alexander GR. Using motor milestones as a multistep process to screen preterm infants for cerebral palsy. Dev Med Child Neurol, 1997, 39(1):12–16.

[19] Ketelaar M, Vermeer A, Helders PJ. Functional motor abilities of children with cerebral palsy: a systematic literature review of assessment measures. Clin Rehabil, 1998, 12(5):369–380.

[20] Capute AJ. Identifying cerebral palsy in infancy through study of primitive-reflex profiles. Pediatr Ann, 1979, 8(10): 589–595.

[21] Bohannon RW, Smith MB. Interrater reliability of a modified Ashworth scale of muscle spasticity. Phys Ther, 1987, 67(2): 206–207.

[22] Mutlu A, Livanelioglu A, Gunel MK. Reliability of Ashworth and modified Ashworth scales in children with spastic cerebral palsy. BMC Musculoskelet Disord, 2008, 9:44.

[23] Truwit CL, Barkovich AJ, Koch TK, et al. Cerebral palsy: MR findings in 40 patients. AJNR Am J Neuroradiol, 1992, 13(1):67–78.

[24] Ashwal S, Russman BS, Blasco PA, et al. Quality Standards Subcommittee of the American Academy of Neurology, Practice Committee of the Child Neurology Society. Practice parameter: diagnostic assessment of the child with cerebral palsy: report of the Quality Standards Subcommittee of the American Academy of Neurology and the Practice Committee of the Child Neurology Society. Neu-rology, 2004, 62(6): 851–863.

[25] Grunt S, Becher JG, van Schie P, et al. Preoperative MRI findings and functional outcome after selective dorsal rhizotomy in children with bilateral spasticity. Childs Nerv Syst, 2010, 26(2): 191–198.

[26] Palmer FB, Shapiro BK, Wachtel RC, et al. The effects of physical therapy on cerebral palsy. A controlled trial in infants with spastic diplegia. N Engl J Med, 1988, 318(13): 803–808.

[27] Cada EA, O'Shea RK. Identifying barriers to occupational and physical therapy services for children with cerebral palsy. J Pediatr Rehabil Med, 2008, 1(2):127–135.

[28] Watanabe T. The role of therapy in spasticity management. Am J Phys Med Rehabil, 2004, 83 suppl 10:S45–S49.

[29] Verschuren O, Ketelaar M, Gorter JW, et al. Exercise training program in children and adolescents with cerebral palsy: a randomized controlled trial. Arch Pediatr Adolesc Med, 2007, 161(11):1075–1081.

[30] Ada L, Dorsch S, Canning CG. Strengthening interventions increase strength and improve activity after stroke: a systematic review. Aust J Physiother, 2006, 52(4):241–248.

[31] McBurney H, Taylor NF, Dodd KJ, et al. A qualitative analysis of the benefits of strength training for young people with cerebral palsy. Dev Med Child Neurol, 2003, 45 (10):658–663.

[32] Damiano DL, Arnold AS, Steele KM, et al. Can strength training predictably improve gait kinematics? A pilot study on the effects of hip and knee extensor strengthening on lower-extremity alignment in cerebral palsy. Phys Ther, 2010, 90(2):269–279.

[33] Dodd KJ, Taylor NF, Damiano DL. A systematic review of the effectiveness of strength-training programs for people with cerebral palsy. Arch Phys Med Rehabil, 2002, 83(8):1157–1164.

[34] Ketelaar M, Vermeer A, Hart H, et al. Effects of a functional therapy program on motor abilities of children with cerebral palsy. Phys Ther, 2001, 81 (9):1534–1545.

[35] Pin T, Dyke P, Chan M. The effectiveness of passive stretching in children with cerebral palsy. Dev Med Child Neurol, 2006, 48(10):855–862.

[36] Pin TW. Effectiveness of static weight-bearing exercises in children with cerebral palsy. Pediatr Phys Ther, 2007, 19(1): 62–73.

[37] Sterling C, Taub E, Davis D, et al. Structural neuroplastic change after constraint-induced movement therapy in children with cerebral palsy. Pediatrics, 2013, 131(5): e1664–e1669.

[38] Taub E, Ramey SL, DeLuca S, et al. Efficacy of constraintinduced movement therapy for children with cerebral palsy with asymmetric motor impairment. Pediatrics, 2004, 113 (2):305–312.

[39] Carlson WE, Vaughan CL, Damiano DL, et al. Orthotic management of gait in spastic diplegia. Am J Phys Med Rehabil, 1997, 76(3):219–225.

[40] Autti-Rämö I, Suoranta J, Anttila H, et al. Effectiveness of upper and lower limb casting and orthoses in children with cerebral palsy: an overview of review articles. Am J Phys Med Rehabil, 2006, 85(1):89–103.

[41] Leach J. Children undergoing treatment with botulinum toxin: the role of the physical therapist. Muscle Nerve Suppl, 1997, 6:S194–S207.

[42] Delgado MR, Hirtz D, Aisen M, et al. Quality Standards Subcommittee of the American Academy of Neurology and the Practice Committee of the Child Neurology Society. Practice parameter: pharmacologic treatment of spasticity in children and adolescents with cerebral palsy (an evidencebased review): report of the Quality Standards Subcommittee of the American Academy of Neurology and the Practice Committee of the Child Neurology Society. Neurology, 2010, 74(4):336–343.

[43] Papavasiliou AS. Management of motor problems in cerebral palsy: a critical update for the clinician. Eur J Paediatr Neurol, 2009, 13(5):387–396.

[44] Verrotti A, Greco R, Spalice A, et al. Pharmacotherapy of spasticity in children with cerebral palsy. Pediatr Neurol, 2006, 34(1):1–6.

[45] Krause T, Gerbershagen MU, Fiege M, et al. Dantrolene—a review of its pharmacology, therapeutic use and new develo–pments. Anaesthesia, 2004, 59(4): 364–373.

[46] Wagstaff AJ, Bryson HM. Tizanidine. A review of its pharmacology, clinical efficacy and tolerability in the management of spasticity associated with cerebral and spinal disorders. Drugs, 1997, 53(3): 435–452.

[47] Stevenson VL. Rehabilitation in practice: spasticity management. Clin Rehabil, 2010, 24(4):293–304.

[48] Russman BS, Tilton A, Gormley ME, Jr. Cerebral palsy: a rational approach to a treatment protocol, and the role of botulinum toxin in treatment. Muscle Nerve Suppl, 1997, 6: S181–S193.

[49] Steenbeek D, Meester-Delver A, Becher JG, et al. The effect of botulinum toxin type A treatment of the lower extremity on the level of functional abilities in children with cerebral palsy: evaluation with goal attainment scaling. Clin Rehabil, 2005, 19(3):274–282.

[50] Ward AB. Spasticity treatment with botulinum toxins. J Neural Transm (Vienna), 2008, 115(4): 607–616.

[51] Sutherland DH, Kaufman KR, Wyatt MP, et al. Double-blind study of botulinum A toxin injections into the gastrocnemius muscle in patients with cerebral palsy. Gait Posture, 1999, 10(1):1–9.

[52] Koman LA, Mooney JF, III, Smith BP, et al; BOTOX Study Group. Botulinum toxin type A neuromuscular blockade in the treatment of lower extremity spasticity in cerebral palsy: a randomized, doubleblind, placebo-controlled trial. J Pediatr Orthop, 2000, 20(1):108–115.

[53] Turkel CC, Bowen B, Liu J, et al. Pooled analysis of the safety of botulinum toxin type A in the treatment of poststroke spasticity. Arch Phys Med Rehabil, 2006, 87(6): 786–792.

[54] Hastings-Ison T, Graham HK. Atrophy and hypertrophy following injections of botulinum toxin in children with cerebral palsy. Dev Med Child Neurol, 2013, 55(9):778–779.

[55] Goldstein EM. Safety of high-dose botulinum toxin type A therapy for the treatment of pediatric spasticity. J Child Neurol, 2006, 21(3):189–192.

[56] Schroeder AS, Berweck S, Lee SH, et al. Botulinum toxin treatment of children with cerebral palsy— a short review of different injection techniques. Neurotox Res, 2006, 9(2/3): 189–196.

[57] Wallen M, O'Flaherty SJ, Waugh MC. Functional outcomes of intramuscular botulinum toxin type a and occupational therapy in the upper limbs of children with cerebral palsy: a randomized controlled trial. Arch Phys Med Rehabil, 2007, 88(1):1–10.

[58] Hurvitz EA, Leonard C, Ayyangar R, et al. Complementary and alternative medicine use in families of children with cerebral palsy. Dev Med Child Neurol, 2003, 45(6):364–370.

[59] Glew GM, Fan MY, Hagland S, et al. Survey of the use of massage for children with cerebral palsy. Int J Ther Massage Bodywork, 2010, 3 (4):10–15.

[60] Tilton AH. Therapeutic interventions for tone abnormalities in cerebral palsy. NeuroRx, 2006, 3(2):217–224.

[61] Tilton A. Management of spasticity in children with cerebral palsy. Semin Pediatr Neurol, 2009, 16(2):82–89.

[62] Steinbok P. Selection of treatment modalities in children with spastic cerebral palsy. Neurosurg Focus, 2006, 21(2):e4.

[63] Gigante P, McDowell MM, Bruce SS, et al. Reduction in upperextremity tone after lumbar selective dorsal rhizotomy in children with spastic cerebral

palsy. J Neurosurg Pediatr, 2013, 12(6):588–594.

[64] Ghotbi N, Ansari NN, Naghdi S, et al. Inter-rater reliability of the modified Ashworth Scale in assessing lower limb muscle spasticity. Brain Inj, 2009, 23(10):815–819.

[65] Loewen P, Steinbok P, Holsti L, et al. Upper extremity performance and self-care skill changes in children with spastic cerebral palsy following selective posterior rhizotomy. Pediatr Neurosurg, 1998, 29(4):191–198.

[66] Ojemann JG, McKinstry RC, Mukherjee P, et al. Hand somatosensory cortex activity following selective dorsal rhizotomy: report of three cases with fMRI. Childs Nerv Syst,2005,21(2):115–121.

[67] Armstrong RW, Steinbok P, Cochrane DD, et al. Intrathecally administered baclofen for treatment of children with spasticity of cerebral origin. J Neurosurg, 1997, 87(3):409–414.

[68] Awaad Y, Tayem H, Munoz S, et al. Functional assessment following intrathecal baclofen therapy in children with spastic cerebral palsy. J Child Neurol, 2003, 18(1): 26–34.

[69] Corry IS, Cosgrove AP, Walsh EG, et al. Botulinum toxin A in the hemiplegic upper limb: a double-blind trial. Dev Med Child Neurol, 1997, 39(3): 185–193.

[70] Baker R, Jasinski M, Maciag-Tymecka I, et al. Botulinum toxin treatment of spasticity in diplegic cerebral palsy: a randomized, doubleblind, placebocontrolled, doseranging study. Dev Med Child Neurol, 2002, 44(10):666–675.

[71] Francisco GE. Botulinum toxin: dosing and dilution. Am J Phys Med Rehabil, 2004, 83 suppl 10: S30–S37.

[72] Fitoussi F, Ilharreborde B, Presedo A, et al. Shoulder external rotator selective neurotomy in cerebral palsy: anatomical study and preliminary clinical results. J Pediatr Orthop B, 2010, 19(1):71–76.

[73] Sitthinamsuwan B, Chanvanitkulchai K, Nunta-Aree S, et al. Combined ablative neurosurgical procedures in a patient with mixed spastic and dystonic cerebral palsy. Stereotact Funct Neurosurg, 2010, 88(3):187–192.

[74] Park TS, Gaffney PE, Kaufman BA, et al. Selective lumbosacral dorsal rhizotomy immediately caudal to the conus medullaris for cerebral palsy spasticity. Neurosurgery, 1993, 33(5):929–933, discussion 933–934.

[75] Steinbok P, Tidemann AJ, Miller S, et al. Electrophysiologically guided versus nonelectrophysiologically guided selective dorsal rhizotomy for spastic cerebral palsy: a comparison of outcomes. Childs Nerv Syst, 2009, 25(9):1091–1096.

[76] Steinbok P, Reiner AM, Beauchamp R, et al. A randomized clinical trial to compare selective posterior rhizotomy plus physiotherapy with physiotherapy alone in children with spastic diplegic cerebral palsy. Dev Med Child Neurol, 1997, 39(3):178–184.

[77] McLaughlin JF, Bjornson KF, Astley SJ, et al. Selective dorsal rhizotomy: efficacy and safety in an investigator-masked randomized clinical trial. Dev Med Child Neurol, 1998, 40 (4):220–232.

[78] McLaughlin J, Bjornson K, Temkin N, et al. Selective dorsal rhizotomy: metaanalysis of three randomized controlled trials. Dev Med Child Neurol, 2002, 44(1):17–25.

[79] Wright FV, Sheil EM, Drake JM, et al. Evaluation of selective dorsal rhizotomy for the reduction of spasticity in cerebral palsy: a randomized controlled tria. Dev Med Child Neurol, 1998, 40(4):239–247.

[80] Nordmark E, Josenby AL, Lagergren J, et al. Long-term outcomes five years after selective dorsal rhizotomy. BMC Pediatr, 2008, 8:54.

[81] Newberg NL, Gooch JL, Walker ML. Intraoperative monitoring in selective dorsal rhizotomy. Pediatr Neurosurg, 1991—1992, 17(3):124–127.

[82] Albright AL, Turner M, Pattisapu JV. Best-practice surgical techniques for intrathecal baclofen therapy. J Neurosurg, 2006, 104 suppl 4:233–239.

[83] Kopell BH, Sala D, Doyle WK, et al. Subfascial implantation of intrathecal baclofen pumps in children: technical note. Neurosurgery, 2001, 49(3):753–756, discussion 756–757.

[84] Maarrawi J, Mertens P, Luaute J, et al. Long-term functional results of selective peripheral neurotomy for the treatment of spastic upper limb: prospective study in 31 patients. J Neurosurg, 2006, 104(2):215–225.

[85] Deletis V, Vodusek DB, Abbott R, et al. Intraoperative monitoring of the dorsal sacral roots: minimizing the risk of iatrogenic micturition disorders. Neurosurgery, 1992, 30(1):72–75.

[86] Fasano VA, Broggi G, Barolat-Romana G, et al. Surgical treatment of spasticity in cerebral palsy. Childs Brain, 1978, 4(5):289–305.

[87] Peacock WJ, Arens LJ. Selective posterior rhizotomy for the relief of spasticity in cerebral palsy. S Afr Med J, 1982, 62(4): 119–124.

[88] Steinbok P, Schrag C. Complications after selective posterior rhizotomy for spasticity in children with cerebral palsy. Pediatr Neurosurg, 1998, 28(6): 300–313.

[89] Abbott R, Forem SL, Johann M. Selective posterior rhizotomy for the treatment of spasticity: a

review. Childs Nerv Syst, 1989, 5(6):337–346.

[90] Abbott R, Johann-Murphy M, Shiminski-Maher T, et al. Selective dorsal rhizotomy: outcome and complications in treating spastic cerebral palsy. Neurosurgery, 1993, 33(5): 851–857, discussion 857.

[91] Arens LJ, Peacock WJ, Peter J. Selective posterior rhizotomy: a longterm follow-up study. Childs Nerv Syst, 1989, 5(3): 148–152.

[92] Fasano VA, Broggi G, Zeme S, et al. Longterm results of posterior functional rhizotomy. Acta Neurochir Suppl (Wien), 1980, 30:435–439.

[93] Mooney JF, III, Millis MB. Spinal deformity after selective dorsal rhizotomy in patients with cerebral palsy. Clin Orthop Relat Res, 1999(364):48–52.

[94] Turi M, Kalen V. The risk of spinal deformity after selective dorsal rhizotomy. J Pediatr Orthop, 2000, 20(1):104–107.

[95] Dudley RW, Parolin M, Gagnon B, et al. Longterm functional benefits of selective dorsal rhizotomy for spastic cerebral palsy. J Neurosurg Pediatr, 2013, 12(2):142–150.

[96] O'Brien DF, Park TS, Puglisi JA, et al. Effect of selective dorsal rhizotomy on need for orthopedic surgery for spastic quadriplegic cerebral palsy: longterm outcome analysis in relation to age. J Neurosurg, 2004, 101 suppl 1:59–63.

[97] Watt JM, Robertson CM, Grace MG. Early prognosis for ambulation of neonatal intensive care survivors with cerebral palsy. Dev Med Child Neurol, 1989, 31(6):766–773.

[98] Motta F, Buonaguro V, Stignani C. The use of intrathecal baclofen pump implants in children and adolescents: safety and complications in 200 consecutive cases. J Neurosurg, 2007, 107 suppl 1: 32–35.

[99] Murphy NA, Irwin MC, Hoff C. Intrathecal baclofen therapy in children with cerebral palsy: efficacy and complications. Arch Phys Med Rehabil, 2002, 83(12):1721–1725.

[100] Dickey MP, Rice M, Kinnett DG, et al. Infectious complications of intrathecal baclofen pump devices in a pediatric population. Pediatr Infect Dis J, 2013, 32(7): 715–722.

[101] Coffey JR, Cahill D, Steers W, et al. Intrathecal baclofen for intractable spasticity of spinal origin: results of a longterm multicenter study. J Neurosurg, 1993, 78(2):226–232.

[102] Penn RD. Intrathecal baclofen for spasticity of spinal origin: seven years of experience. J Neurosurg, 1992, 77(2): 236–240.

[103] Gardner B, Jamous A, Teddy P, et al. Intrathecal baclofen—a multicentre clinical comparison of the Medtronics Programmable, Cordis Secor and Constant Infusion Infusaid drug delivery systems. Paraplegia, 1995, 33(10):551–554.

[104] Taira T, Ueta T, Katayama Y, et al. Rate of complications among the recipients of intrathecal baclofen pump in Japan: a multicenter study. Neuromodulation, 2013, 16(3):266–272, discussion 272.

[105] Watve SV, Sivan M, Raza WA, et al. Management of acute overdose or withdrawal state in intrathecal baclofen therapy. Spinal Cord, 2012, 50(2):107–111.

[106] Gooch JL, Oberg WA, Grams B, et al. Complications of intrathecal baclofen pumps in children. Pediatr Neurosurg, 2003, 39(1):1–6.

[107] Kofler M, Kronenberg MF, Rifici C, et al. Epileptic seizures associated with intrathecal baclofen application. Neurology, 1994, 44(1):25–27.

[108] Deltombe T, Gustin T. Selective tibial neurotomy in the treatment of spastic equinovarus foot in hemiplegic patients: a 2-year longitudinal follow-up of 30 cases. Arch Phys Med Rehabil, 2010, 91(7):1025–1030.

[109] Kim JH, Lee JI, Kim MS, et al. Long-term results of microsurgical selective tibial neurotomy for spastic foot: comparison of adult and child. J Korean Neurosurg Soc, 2010, 47(4):247–251.

[110] Hesselgard K, Reinstrup P, Stromblad LG, et al. Selective dorsal rhizotomy and postoperative pain management. A worldwide survey. Pediatr Neurosurg, 2007, 43(2):107–112.

[111] Anderson RCMC, Pinkus DW. Spastizcity—selective dorsal rhizotomy//Jallo GI, ed. Controversies in Pediatric Neurosurgery. 1st ed. New York, NY: Thieme, 2012.

[112] Engsberg JR, Ross SA, Wagner JM, et al. Changes in hip spasticity and strength following selective dorsal rhizotomy and physical therapy for spastic cerebral palsy. Dev Med Child Neurol, 2002, 44(4):220–226.

[113] Richardson D. Physical therapy in spasticity. Eur J Neurol, 2002, 9 suppl 1:17–22, 53–61.

[114] Tardieu C, Lespargot A, Tabary C, et al. For how long must the soleus muscle be stretched each day to prevent contracture? Dev Med Child Neurol, 1988, 30(1):3–10.

[115] Damiano DL. Activity, activity, activity: rethinking our physical therapy approach to cerebral palsy. Phys Ther, 2006, 86(11):1534–1540.

[116] Engsberg JR, Ross SA, Park TS. Changes in ankle spasticity and strength following selective dorsal rhizotomy and physical therapy for spastic cerebral palsy. J Neurosurg, 1999, 91(5):727–

732.

[117] Langerak NG, Lamberts RP, Fieggen AG, et al. A prospective gait analysis study in patients with diplegic cerebral palsy 20 years after selective dorsal rhizotomy. J Neurosurg Pediatr, 2008, 1(3):180–186.

[118] Kan P, Gooch J, Amini A, et al. Surgical treatment of spasticity in children: comparison of selective dorsal rhizotomy and intrathecal baclofen pump implantation. Childs Nerv Syst, 2008, 24(2):239–243.

[119] Steinbok P. Outcomes after selective dorsal rhizotomy for spastic cerebral palsy. Childs Nerv Syst, 2001, 17(1/2):1–18.

[120] Mittal S, Farmer JP, Al-Atassi B, et al. Impact of selective posterior rhizotomy on fine motor skills. Long-term results using a validated evaluative measure. Pediatr Neurosurg, 2002, 36(3):133–141.

[121] Albright AL, Gilmartin R, Swift D, et al. Long-term intrathecal baclofen therapy for severe spasticity of cerebral origin. J Neurosurg, 2003, 98(2):291–295.

[122] Gilmartin R, Bruce D, Storrs BB, et al. Intrathecal baclofen for management of spastic cerebral palsy: multicenter trial. J Child Neurol, 2000, 15(2):71–77.

[123] Gerszten PC, Albright AL, Barry MJ. Effect on ambulation of continuous intrathecal baclofen infusion. Pediatr Neurosurg, 1997, 27(1):40–44.

[124] Francisco GE, Boake C. Improvement in walking speed in poststroke spastic hemiplegia after intrathecal baclofen therapy: a preliminary study. Arch Phys Med Rehabil, 2003, 84(8):1194–1199.

[125] Bleyenheuft C, Filipetti P, Caldas C, et al. Experience with external pump trial prior to implantation for intrathecal baclofen in ambulatory patients with spastic cerebral palsy. Neurophysiol Clin, 2007, 37(1):23–28.

[126] Garland DE, Thompson R, Waters RL. Musculocutaneous neurectomy for spastic elbow flexion in non-functional upper extremities in adults. J Bone Joint Surg Am, 1980, 62(1):108–112.

（秦广彪　译，李云林　李子玥　审）

第 9 部分

创　伤

Trauma

Jonathan Pindrik

48.1 概 述

在活产儿中，新生儿臂丛神经损伤（nBPI）的年发病率为 0.04%~0.4%[1-3]。尽管有许多分娩技术能改善新生儿通过产道时的情况，但在分娩过程中出现肩难产，婴儿肩膀卡在骨盆出口时，机械拉伸会损伤胎儿的臂丛神经结构和功能的完整性。能完全恢复的一过性神经损伤为臂丛神经麻痹，其他损伤遗留的长期神经功能障碍需通过手术干预和（或）神经再生来改善。新生儿臂丛神经损伤的严重程度常与所累及的神经数量、结构和功能损伤程度及损伤持续时间有关[3]。

● nBPI 的围生期危险因素：巨大儿、既往分娩曾出现 nBPI、多胎、臀位或复杂分娩（包括需胎头吸引或产钳助产的分娩）[1-2]。

● 轻度 nBPI 患儿，近 1/3 在 6 月龄时能基本康复[1-3]。

● 80% 以上的重度 nBPI 患儿，在 6 月龄时仍残留神经功能障碍[3]。

● 根据 Sunderland 分类法，把 nBPI 的神经病理学分为 5 级。Ⅰ级：神经麻痹；Ⅱ级：轴索断裂伴髓鞘损伤；Ⅲ级：轴索断裂伴神经内膜损伤；Ⅳ级：轴索断裂伴神经内膜破裂；Ⅴ级：神经断裂不连续[1,4]。

● 主要用 Narakas 分类法进行临床分级，以评估 nBPI 的程度（表 48.1）。

● 少数重症 nBPI 患儿有自发性的神经再生和功能恢复倾向[3]。而大多数重症 nBPI 会遗留永久性的神经功能缺损，多需要手术干预[2]。

表 48.1 Narakas 新生儿臂丛神经损伤严重程度分级

Narakas 分级	损伤部位	注释
Ⅰ	累及上干（C_5、C_6）	旧称 Erb-Duchenne 麻痹[1-2]；最常见，损伤程度最轻[1]；预后最佳[1]
Ⅱ	累及上干和中干（C_5~C_7）	较Ⅲ级、Ⅳ级损伤程度轻；第二常见的类型[1]
Ⅲ	累及全部臂丛神经（C_5~T_1）	Ⅲ级和Ⅳ级发生率占近 25%
Ⅳ	累及全部臂丛神经（C_5~T_1）伴手麻痹及霍纳综合征	最严重的类型；提示有节前神经根撕脱伤[1]

摘自：Foad SL, Mehlman CT, Foad MB, et al. Prognosis following neonatal brachial plexus palsy: an evidence-based review. J Child Orthop, 2009, 3(6):459-463.

48.2 解剖学

臂丛神经自 C_5~T_1 的神经根发出后，形成周围神经的组织网络，最后支配上肢皮肤的感觉和上肢肌群的运动。大多数 nBPI 发生于神经根或神经干的近端而影响上干（C_5、C_6），如 Erb-Duchenne 麻痹，中干（C_7）也可受到损伤；很少单独出现与 Klumpke 麻痹相一致的下干（C_8~T_1）损伤，但可见于累及到臂丛下端的重度损伤患者[2]。因伸展或牵拉导致的轻度 nBPI 有短暂的神经传导功能障碍，重度 nBPI 可形成神经瘤或神经根撕脱。神经瘤是神经纤维和轴突定向错误的集中表现，往往沿受损的周围神经生长[4]。

● 臂丛神经近端穿过颈后三角，与胸锁乳突肌、斜方肌和锁骨相邻。

● 臂丛神经结构从近到远：神经根→干→股→束→分支（图 48.1）

● 臂丛神经根穿过前、中斜角肌间隙，发出上、中、下干。

● 从各自的干、股和束向下延伸，在内侧经锁骨和第一胸肋间进入腋窝。

● 外侧、内侧和后束的解剖学命名与腋动脉的解剖位置相关。

● 经锁骨下方，神经束深入胸大肌和胸小肌之间走行。

48.3 检 查

臂丛神经损伤的患儿，其体格检查时主要评估上肢的主动、被动运动及与

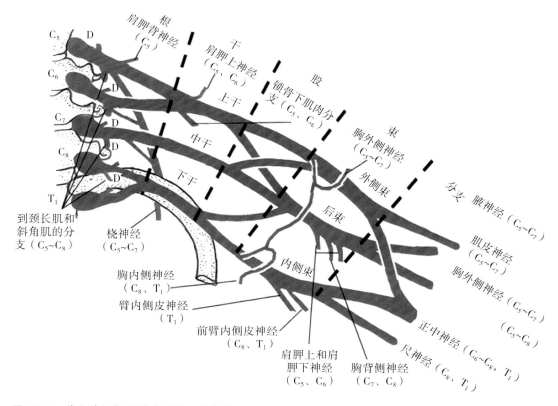

图 48.1 臂丛神经解剖图（经许可转载自 Citow, Macdonald, Kraig. Wollmann, Brachial Plexus. Comprehensive Neurosurgery Board Review. Thieme, 2000:80. Fig. 1−44）

之相关的不对称或畸形情况，主要观察主动活动和有意识的触碰或抓握物体[1]。大多数 nBPI 患儿会出现肩部外旋或外展受限和肘部弯曲。中位水平的神经干损伤会影响肘部、手腕和（或）手指的伸展功能。低位的神经干受损会出现手掌或手指运动障碍。

• 通过评估肩、肘部的被动活动范围可发现挛缩的程度。

• 触诊胸大肌、背阔肌和大圆肌有助于发现肌肉是否松弛[1]。

• 通过视诊和触诊休息状态和被动运动状态的肩关节情况，来判断肩关节是否半脱位或不稳定[1]。

• 要详细检查肩、肘、腕、前臂和手指等部位，在有重力和无重力情况下的主动运动情况，并根据多伦多产科臂丛神经活动量表（AMS）进行分级。

• 检查其他系统时可能会发现神经系统的功能缺陷。例如，膈神经功能障碍时可引起患侧横膈膜抬高，该情况通过膈肌高度或胸片即能发现。

• 病变累及下干或低位神经干时，可导致不完全的霍纳综合征，表现为伴上睑下垂和肌无力。这常提示存在 C_8 和（或）T_1 的节前神经根的撕脱伤。

48.4　非手术治疗

臂丛神经损伤的患儿，生后 2 周内即要进行初步评估，据此可建立神经功能的基线便于后期对比，应在 3 月龄时再次进行检查。根据 nBPI 的严重程度和治疗策略，一般 6~9 月龄或稍早可再次评估。这些系列检查有助于追踪神经功能障碍和功能损害的进展情况。若患者肩部、肘部和（或）手部运动功能有明显恢复（至少能对抗部分重力），则可以采取非手术治疗[1]。

门诊随访为患者及家属与理疗师、药物治疗和康复训练的医生提供了一个密切联系的机会。理疗侧重于刺激患肢进行被动运动，此外，还可指导患者父母或看护人员如何摆放患者体位及刺激患肢进行活动等。在监督下进行家庭治疗有助于缓解肩、肘关节的挛缩程度，保持肩关节稳定，促进轻偏瘫的康复[1-2]。物理治疗和康复是手术治疗的重要辅助环节。

48.5　手术适应证

臂丛神经损伤的患者要进行一系列的动态评估检测，以便观察是否有自发性的神经再生[1]。若患儿肩部外旋或外展、肘部弯曲和（或）手部运动功能到 3 月龄时还无明显恢复，可考虑在 3~6 个月内手术治疗[1-2,5]。有些周围神经的医生更倾向于在患儿 9 个月时进行手术，并观察其自发性神经的再生情况[1]。如果存在神经根撕脱，应尽早手术。

• 如果量表的客观评估分值较差，如 AMS 和 Cookie 试验等，可建议手术。

• 在患儿 3 月龄的随访中，若发现有霍纳综合征，表明臂丛神经损伤的范围可能涉及整个神经丛，此时要选择早期手术干预。

• 辅助诊断可有助于评估臂丛神经的损伤程度，帮助制订手术决策。例如，颈椎磁共振成像（MRI）发现假性脊膜膨出，提示有神经根撕脱的可能。

• 其他辅助检查包括：对 3 月龄及以上的患儿，要进行肌电图和神经传导的检查 [2,4]。这些检查有助于识别运动神经元的再生和动作电位的传导情况。

48.6 手术技巧

大多数的臂丛神经手术入路均经锁骨上入路，大面积外伤或神经瘤沿神经股或神经束生长时，可能要联合锁骨下入路。沿正常解剖层次暴露神经后，通过直视下神经刺激来识别臂丛神经的损伤情况。根据神经损伤的程度和供体神经的功能来确定修复术式。周围神经修复术式包括神经松解、神经瘤切除并移植及神经转移手术（有桥转移或者无桥转移）。手术目的是促进神经再生和肌肉再支配，缓解肘部屈曲情况，改善肩关节的稳定性、外展和外旋功能，恢复手掌和手指的功能。所有臂丛神经损伤的手术，术中均要避免使用肌松剂。

• 患者体位：仰卧位，头部转向对侧，上身下方用软垫等垫起，以抬高锁骨上区域。

• 用无菌透明薄膜覆盖患肢术区，便于手术中刺激神经时观察肌肉的收缩情况。

• 如果术中计划取腓肠神经，则消毒区域应覆盖一侧或双侧下肢的腘窝到外踝部。

• 锁骨上入路的皮肤切口：平行于锁骨上方 1~2 横指，外侧延伸到斜方肌前缘，内侧延伸到胸锁乳突肌后缘（根据需要）[6]。

• 锁骨下入路皮肤切口：沿三角肌沟垂直斜行，向锁骨内侧弯曲。

• 相关解剖标志：见表 48.2。

• 暴露臂丛神经时要仔细分离前斜角肌，以免损伤膈神经。

• 分离开前斜角肌后，首先显露出臂丛神经丛的上干和 C5、C6 神经根，轻轻地牵拉上干即可暴露出下方的中、下干。

• 臂丛神经损伤会形成神经纤维瘢痕和神经瘤，使得臂丛探查更加复杂。神经瘤常形成于神经丛的上干或中干。

• 刺激神经后观察肌肉收缩有助于识别神经丛的成分，也有助于确定神经瘤或创伤区域是否还有神经传导。

• 确定神经瘤或无功能的神经丛后，可采取几种不同的修复方法（表 48.3）。

• 常见的神经移植方案是，切除神经瘤后将 C5 或 C6 的神经根和上干或侧束的前、后支连接起来。

• 使用人工合成神经可缩短手术时间，避免供体区域出现并发症。移植长度不超过 3cm 时，其移植效果较为理想 [7-8]。

• 根据神经丛的损伤情况，来选择神经转移（神经化）的方案（表 48.4）。

• 常见的神经转移供体包括肩胛上神经、肌皮神经和腋神经。臂丛神经丛伤及下干时，修复尺神经有助于恢复手的功能。

• 若患者臂丛神经完全损伤并伴有节前撕脱，可将对侧 C7 进行神经转移来改善肘关节屈曲或手部运动功能。该手术暴露范围较大，可能还需暴露带血管蒂的尺神经移植 [1,3,5]。

• 神经移植和神经转移均要进行神经松解手术，以暴露正常的束纤维为吻

表 48.2　新生儿臂丛神经损伤（nBPI）手术的解剖标志

解剖结构	位置	相关性 / 注释
颈阔肌	锁骨上入路时皮肤下方的第一层肌肉	在暴露时要分离开，手术结束时要重新对位好
胸锁乳突肌	颈阔肌深部、术野区的内侧缘	分离开该肌肉的外侧 1/3，可更好地暴露神经丛
锁骨上的脂肪垫	颈阔肌深部、术野区下方	仔细解剖脂肪垫可更好地显露深层结构
肩胛舌骨肌	下腹部位于颈部下方，胸锁乳突肌的深部	分离或牵拉该肌肉，有助于暴露更深层次结构
前斜角肌	胸锁乳突肌与肩胛舌骨肌深部，术野区的内侧缘	臂丛神经走行于前、中斜角肌间隙；分离开前斜角肌，可暴露露神经丛的近端
膈神经	前斜角肌的腹侧面，下行时由外向内	低幅刺激膈肌收缩；分离前斜角肌时需小心保护
锁骨下动静脉	锁骨下动脉位于前、中斜角肌间；锁骨下静脉位于前斜角肌腹侧；二者均邻近下干和 C_7 的横突附近	任何一种结构损伤都得需要血管外科团队协助治疗
锁骨	位于胸骨柄和肩胛肩峰之间	常会妨碍下方神经或近端神经束的显露及操作
胸大肌	起点：锁骨内侧、胸骨、肋软骨、外斜肌腱膜；末端：肱骨近端	锁骨下入路时把肌纤维分离开，即可暴露胸小肌下段和臂丛远端结构
胸小肌	位于胸大肌深部；起点：第 3~5 肋（前表面）；末端：肩胛骨（喙突）	分离开该肌肉可显露臂丛远端（束、近端分支）

合神经做准备。神经移植手术可端端吻合、端侧吻合或侧侧吻合。

● 神经移植或神经转移时，神经融合部位可用黏接剂固定，黏接前可用 1~2 针缝线加固。

● 二次手术时，为修复肘关节的屈曲功能而需移植离体股薄肌。该技术需要准备肋间神经、副神经脊髓根或尺神经以及受体神经（闭孔神经），以备神经转移[3,5]。

● 臂丛神经损伤的患者，其他二次手术包括转移斜方肌或背阔肌的肌腱或截骨，以便改善肩关节的稳定性。

48.7　并发症

探查和修复损伤的臂丛神经，术中或术后均有可能出现手术并发症，包括附近血管神经的损伤。损伤锁骨下血管后可能需血管外科医生协助诊治，损伤膈神经则可能导致呼吸功能受损或同侧横膈的抬高。在更复杂的修复手术中，切除肋间神经可能导致气胸，胸片能评估气胸的严重程度。手术后并发症还包括手术部位的迟发性血肿、伤口感染或裂开、目标肌群功能恢复不佳或用于神经移植的供体神经功能下降。

表 48.3　新生儿臂丛神经损伤（nBPI）的修复方法

修复方法	具体操作	适用性 / 注释
神经松解术	沿神经纵轴切开，显露神经束	适用于沿神经走行的神经瘤或纤维化瘢痕；松解游离瘢痕组织可促进周围神经再生
神经瘤切除	跨过瘢痕及功能障碍部位，将神经节的近端和远端离断	适用于所有的神经瘤，尤其是神经传导不良的肿瘤；需要在功能缺陷区进行神经移植
神经转移术	连接受损神经的近端和远端部分；自体神经移植包括前臂内侧皮神经和腓肠神经；人工移植物包括人工神经，其长度可达 30mm [7-8]	适用于神经瘤切除后或神经根撕脱造成的近、远端神经断裂；把损伤部位的近端和远端神经节段移植后，也可不切除平行走向的神经瘤
神经移植或神经转移	把有功能的近端神经连接到无功能的远端神经，可提高神经再生功能；降低供体神经的功能，促进受损靶运动神经的再生	适用于损伤远端无功能的神经（除神经根撕脱或神经瘤以外）；当近端神经不能移植时，可用于节前的神经根撕脱伤 [5]

表 48.4　新生儿臂丛神经损伤（nBPI）的神经移植方法

常见的神经传递方式	终极目标	注释
副神经脊髓根→肩胛上神经	肩关节稳定，手臂外展	沿斜方肌前缘将副神经脊髓根分离开
桡神经（肱三头肌分支）→腋神经	肩关节稳定，手臂外展	通常需在四边形空间内从背部接近肩部 [5]
尺神经→肌皮神经（肱二头肌分支）	屈肘	经典的 Oberlin 技术 [1-2,5]
中位神经→肌皮神经（肱肌支）	屈肘	改良的 Oberlin 技术 [1-2,5]
肋间神经→肌皮神经（肱二头肌分支）	屈肘	至少需要 3 个肋间神经作为供体 [5]
胸内侧神经→肌皮神经或腋窝神经	肘关节屈曲或肩关节稳定	

48.8　术后护理

臂丛神经修复术后的护理包括早期制动以保护神经移植物、监测伤口情况和康复治疗。术后 2~3 周，上肢固定和吊带支撑可确保神经吻合的连续性。术后 10~14d，要打开伤口敷料查看伤口情况并评估神经移植后肌肉群的功能。制动后的物理和康复疗法是治疗臂丛神经损伤的重要辅助手段。应定期指导患者和照料者进行物理治疗，包括被动和主动运动及康复设施训练。

48.9　预　后

周围神经的再生才能使目标肌肉得以神经化，其再生时间的长短决定了恢复时间的预期进度 [2]。周围神经生长和再生的速度为 1mm/d，需长期随访以观察功能恢复情况 [4]。神经移植手术后需要物理治疗，患者需适应术后情况，功能完全康复可能需要两年多。手术后功能恢复的有效率在 67%~90%，其恢复程度取决于手术类型，对侧 C_7 移植的有效率较低（< 50%）[2,5]。最常见的长期并发症是肩无力或肩关节不稳定，该情况多达 1/3 以上[1]。与肩关节相关的并发症有关节挛缩、半脱位、关节畸形等。

手术效果与损伤部位及手术时机有关。上干预后最好，累及下干者预后较差[1]。其他的不良预后因素包括：广泛神经病变和节前撕脱伤[1]。早期手术可缩短恢复时间。臂丛神经损伤患者，在 3~6 月龄时即行外科干预通常有更好的功能恢复结果[1]。由于目标肌群的纤维化和瘢痕形成，若在 9~12 个月时进行探查或修复手术，其预后可能不佳。理想情况下，目标肌群的神经移植手术应在 1.5 岁前完成，以提供最佳的功能恢复机会[4,7]。初次手术后效果不好、保守治疗无效或出现迟发症状的患者，第二次可行离体肌瓣（如股薄肌）的移植手术，可能有所获益。

48.10 手术要点

● 背根神经节（DRG）位于椎间孔内正常位置的远端，说明有神经根的撕脱伤。

● 肩胛上神经是臂丛神经的一个重要分支，据此可确认臂丛神经的上干。

● 将无张力的血管环放置在损伤的神经周围，有助于恢复术区正常结构。

● 神经传导跨过神经瘤，使远端肌肉出现收缩，提示有某种程度的神经自

发性再生。此时，建议不要进行较激进的手术，如神经松解、神经瘤附近侧侧吻合、神经瘤远端神经移植等手术。而许多周围神经外科医生经常提倡神经瘤切除和神经移植术[1]。

● 神经移植和神经转移手术时，神经吻合应在无张力条件下完成。

● 远足试验要包括上肢运动，通过观察供体神经和受体神经的相对运动情况，能预估所需的神经剥离长度，以防神经吻合后出现神经紧张或撕裂。

● 手术中刺激神经、获取移植神经、分离神经时均要仔细谨慎。切记：测量 / 核对 2 次，切割 1 次。

● 由周围神经外科、儿童神经科、理疗师和康复等专业组成的多学科合作臂丛神经专业治疗中心，才能为该类患者提供最佳的治疗方案。

48.11 常见的临床问题

（1）描述臂丛神经损伤累及上肢时的表现（典型的 Erb-Duchenne 麻痹）？

（2）3 月龄的臂丛神经损伤患儿肱二头肌的功能仅有部分恢复，他的最佳治疗方案是哪一种？

（3）在节前神经根撕脱的情况下，受累的周围神经能否传导感觉神经的动作电位？

（4）在同一台手术中，能否联合进行神经移植和神经转移两种手术？

48.12 常见临床问题解答

（1）局限于上干的损伤（ C_5 ~ C_6 ）

会导致冈上肌、冈下肌、三角肌、肱二头肌和肱肌无力[2]。此时，上肢会出现内收、内旋、肘部伸展和前臂内旋[2]。若中干（C_7）损伤则会导致腕部和手指出现不能对抗重力的屈曲[2]。

（2）对于臂丛神经损伤的患儿 3~6 月龄时功能仍未完全恢复者，尚无关于如何选择手术或保守治疗的随机对照临床研究，因此无法确定其最佳治疗策略。但多数学者提倡外科手术。而个案报道显示，虽然患儿 3 月龄时肘关节没有屈曲，但在没有进行手术干预的情况下，神经会自发恢复[2]。此外，学者仍对不同的手术方法存有争议，许多周围神经外科医生提倡神经瘤切除和神经移植，而较新的方法有神经松解或远端神经转移。

（4）神经根撕脱时，由于背根神经节内的轴突与神经元胞体仍有连续，感觉神经的动作电位仍可沿受累的外周神经进行传导，这是区别臂丛神经节前损伤与节后损伤的一个重要特征。节前的神经根撕脱伤对预期恢复和手术计划有重要意义。没有手术干预，撕脱神经不会发生自发性的神经再生和分布。为促进功能恢复，应尽早进行（3 月龄后）臂丛探查和修复手术。若近端神经残端不能移植，可采用其他方式的神经转移。

（4）神经移植和神经转移手术通常是沿相同路径到达臂丛神经。可在相同的神经结构上联合应用这些技术，如通过间位桥接移植技术将尺神经或正中神经转移到肌皮神经，移植神经可取自前

臂内侧皮神经或腓肠神经。近端肋间神经残端的间位移植效果较差，因此，直接将肋间神经转移到肌皮神经是目前比较理想的方法[3,5]。另外，神经转移时可从其移植部位分离出来，可能会提高臂丛神经损伤的修复深度。例如，切除神经瘤后，可通过远端的 Oberlin 移植或改良的 Oberlin 移植来完善从 C_5 神经根到肩胛上神经的移植。前一种方法能促进肩关节的外展和稳定性，后一种方法可使肘关节屈曲。

参考文献

[1] Hale HB, Bae DS, Waters PM. Current concepts in the management of brachial plexus birth palsy. J Hand Surg Am, 2010, 35(2):322–331.

[2] Malessy MJA, Pondaag W. Obstetric brachial plexus injuries. Neurosurg Clin N Am, 2009, 20(1):1–14, v.

[3] Foad SL, Mehlman CT, Foad MB, et al. Prognosis following neonatal brachial plexus palsy: an evidence-based review. J Child Orthop, 2009, 3(6): 459–463.

[4] Belzberg AJ. Acute nerve injuries. Rengachary SS, Ellenbogen RG, eds. Principles of Neurosurgery. 2nd ed. Philadelphia, PA: Elsevier Mosby, 2005: 387–395.

[5] Shin AY, Spinner RJ, Bishop AT. Nerve transfers for brachial plexus injuries. Oper Tech Orthop, 2004, 14:199–212.

[6] Laurent JP. Supraclavicular approach to birth-related brachial plexus injury//Albright AL, Pollack IF, Adelson PD, eds. Operative Techniques in Pediatric Neurosurgery. New York, NY: Thieme, 2001:219–225.

[7] Siemionow M, Brzezicki G. Chapter 8: Current techniques and concepts in peripheral nerve repair. Int Rev Neurobiol, 2009, 87:141–172.

[8] Dornseifer U, Matiasek K, Fichter MA, et al. Surgical therapy of peripheral nerve lesions: current status and new perspectives. Zentralbl Neurochir, 2007, 68(3): 101–110.

（茅伟伟　译，王保成　马杰　审）

第49章　儿童脊柱创伤

Douglas Brockmeyer

49.1　概　述

　　脊柱创伤是儿童期的常见疾病。本章将概述儿童常见的脊柱创伤及其诊治方法，着重介绍儿童不稳定性颈椎损伤的外科治疗。

49.2　流行病学

　　与其他年龄组的脊柱创伤相比，儿童脊柱创伤虽不常见，但也并不罕见，占所有脊柱创伤人群的 1%~11%[1-3]。大多数的儿童创伤中心估计，0~16 岁儿童的脊柱脊髓损伤比例为 5%，男性多于女性[1]。随着 10~16 岁青少年男性脊柱损伤的可能性增加，上述的统计数据会有变化。因各种外力造成的成人脊柱创伤，在儿童脊柱创伤中同样可见。造成该机制的实际损伤类型因患者年龄而异。

　　● 医生之间的转诊模式、损伤分级、治疗及预后评估的差异性掩盖了儿童脊柱脊髓损伤的真实发生率和严重程度。

　　● 目前缺乏儿童脊柱损伤的全国化标准数据库，妨碍了对该疾病进程的认识，因此我们对损伤模式、损伤类型的认识是片面的，有必要建立严格的指导方针和国家级数据库。

49.3　病理生理学

　　单一外力损伤（如屈曲、伸直、旋转、轴向负荷和离心力）及复合外力损伤（如屈曲/离心力）均已记录并有描述。

　　已有报道，脊柱受压或损伤会引起脊柱缺血，如凝血块、骨折、韧带屈曲及脊柱成角等均可能压迫脊髓。

　　潜在的先天性或发育性疾病，如齿状突发育不良、唐氏综合征、Chiari 畸形、先天性骨畸形、类风湿性关节炎、强直性脊柱炎和其他感染疾病或肿瘤，都有造成脊髓损伤的风险。

　　儿童（0~10 岁）跌倒和行人/机动车事故的发生率较高，大龄儿童则多见于机动车、摩托车事故及与运动相关的脊柱损伤。

49.4　解剖学

　　儿童脊柱的解剖学和生物力学与成人脊柱有显著差异，这些差异可解释不同年龄组有不同模式的脊柱损伤。婴儿的脊柱因发育不完全而非常灵活和富有弹性。2~10 岁儿童的脊柱，其支撑结构发生了明显变化，逐渐地发育为成人状态：肌肉和韧带增强，骨骼生长到成熟的形状和大小，软骨区域被正常钙化骨所取代。另外，头部与躯干比例变小，

表 49.1　诊断颈椎中下段不稳定性的临床检查表

部位	评分
前柱受损或不能活动	2
后柱受损或不能活动	2
主动拉伸测试	2
影像学检查：	
● 过伸 / 屈位 X 线片	
－ 矢状面平移 > 3.5mm 或 20%（2 分）	
－ 矢状面旋转 > 20°（2 分）	
或	
● 静息位 X 线片	
－ 矢状面位移 > 3.5mm 或 20%（2 分）	
－ 相对矢状面角度 > 11°（2 分）	4
椎间盘异常变窄	1
椎管发育性狭窄	
● 矢状面直径 < 13mm	
● 2.Pavlov 比值 < 0.8	1
脊髓损伤	2
神经根损伤	1
预计危险载荷	1
总分 ≥ 5 分 = 不稳定	

经 White and Panjabi 许可使用[14]

暴露 $C_2 \sim C_7$ 的所有结构。

● 儿童椎间盘含水量多，纤维成分多，不容易切除。当准备行椎体融合手术时，将各节段椎骨表面的软组织剔除干净非常重要，便于植入物和骨 – 骨之间的接触。

● 儿童椎间盘切除手术和胸椎切除手术时，常使用自体骨移植物。

● 最重要的手术问题之一是找到适合患者的颈椎前板系统。对年幼患者，不适合使用成人型号的植入物，必须要找到替代方案。一些设备制造商制造的颈椎前路钢板每节椎体只有一个固定螺钉，这在某些患者中可能是一种选择。

● 寰枕关节不稳定和寰枢椎不稳定时首选颈后手术入路，这一点在本章中不做讨论。治疗儿童的下段颈椎不稳定，颈后入路是一种常见的方法，手术方法与成人相似。对大多数儿童的后外侧块固定，最需要注意的是根据患者具体情况来确定外侧复合体的大小。根据作者的经验，8~10 岁以上的患儿，其后外侧块复合体的大小足以容纳成人型号的内固定物。

● 对那些脊柱骨折极度不稳定的患者，如创伤性的脊柱前移脱位，须采用前后联合入路方可。上面概述的一般原则也适用于这些情况。

49.11　并发症

● 儿童颈椎手术后并发症罕见。一般来说，手术部位感染的风险较低，但后入路的感染风险相对较高。

● 血管损伤、气管食管损伤、脊髓损伤及术后出血是颈椎前路手术的主要并发症。

● 颈椎后路手术与前路手术的并发症类似。

49.12　预　后

外伤性颈椎损伤的患者，关节融合对稳定颈椎的成功率极高，接近 100%。

儿童脊髓损伤的预后主要取决于脊

髓最初损伤的严重程度，其次是早期治疗的时机和质量。总体而言，儿童患者较成人患者恢复得更好、更快。

49.13 脊髓损伤的术后护理与康复

脊髓脊柱损伤一旦得到诊断，即要开始治疗和康复。对那些没有神经系统损伤的患者来说，只需要密切随访即可。而那些有明显神经功能障碍的患者则需要强化康复治疗，以最大限度地恢复功能或学习如何适应新的神经功能状态。许多儿童医院有康复中心可进行上述的康复治疗，主要包括物理治疗、作业治疗、言语治疗，另外，理疗师和康复医师要密切随访患者。康复师要经常与手术外科医生密切沟通协助治疗患儿。有些康复中心是独立单位，可提供许多与住院康复中心相同的康复治疗，尽管有时不是全部。

49.14 手术要点

• 大多数的儿童不稳定性脊柱损伤可通过手术器械、骨融合等进行治疗。手术入路选择（前路和后路）依手术医生的培训、诊治偏好和经验而定。

• 去除所有的软骨终板，把椎体准备好是前路椎体融合成功的关键。

• 慎重使用术前牵引。儿童脊柱通常富有弹性，即使严重畸形也可通过术中复位而得到矫正。

49.15 常见的临床问题

（1）大剂量甲泼尼龙是否适用于儿童脊髓损伤？

（2）为什么无骨折脱位型的脊髓损伤多见于低龄儿童？

（3）哪个年龄段的儿童最常损伤上颈段颈椎？

（4）寰枕关节脱位时，测量的 CCI 是什么？

49.16 常见临床问题解答

（1）不适用。

（2）该水平节段的颈部软组织和韧带比脊髓更富有伸展性。

（3）0~4 岁。

（4）CCI 是指枕髁与 C_1 上关节囊之间的距离。

参考文献

[1] Brown RL, Brunn MA, Garcia VF. Cervical spine injuries in children: a review of 103 patients treated consecutively at a level 1 pediatric trauma center. J Pediatr Surg, 2001, 36(8): 1107–1114.

[2] Polk-Williams A, Carr BG, Blinman TA, et al. Cervical spine injury in young children: a National Trauma Data Bank review. J Pediatr Surg, 2008, 43 (9):1718–1721.

[3] Eleraky MA, Theodore N, Adams M, et al. Pediatric cervical spine injuries: report of 102 cases and review of the literature. J Neurosurg, 2000, 92 suppl 1:12–17.

[4] Cervical spine injuries—Orthopaedic Trauma Association (OTA) classification. Orthopaedics One Articles. Orthopaedics One—The Orthopaedic Knowledge Network. http://www. orthopaedicsone. com/x/TYEXBQ. Accessed April 1, 2014.

[5] Klimo P, Jr, Kan P, Rao G, et al. Os odontoideum: presentation, diagnosis, and treatment in a series of 78 patients. J Neurosurg Spine, 2008, 9(4): 332–342 .

[6] Fassett DR, McCall T, Brockmeyer DL. Odontoid synchondrosis fractures in children. Neurosurg Focus, 2006, 20(2):E7.

[7] Brockmeyer DL, Ragel BT, Kestle JR. The pediatric

cervical spine instability study. A pilot study assessing the prognostic value of four imaging modalities in clearing the cervical spine for children with severe traumatic injuries. Childs Nerv Syst, 2012, 28(5):699–705.

[8] Pang D, Nemzek WR, Zovickian J. Atlanto-occipital dislocation—part 2: the clinical use of (occipital) condyle-C1 interval, comparison with other diagnostic methods, and the manifestation, management, and outcome of atlantooccipital dislocation in children. Neurosurgery, 2007, 61(5): 995–1015, discussion 1015.

[9] Reinhold M, Audigé L, Schnake KJ, et al. AO spine injury classification system: a revision proposal for the thoracic and lumbar spine. Eur Spine J, 2013, 22(10): 2184–2201.

[10] Pang D. Spinal cord injury without radiographic abnormality in children, 2 decades later. Neurosurgery, 2004, 55(6): 1325–1342, discussion 1342–1343.

[11] Pang D, Pollack IF. Spinal cord injury without radiographic abnormality in children—the SCIWORA syndrome. J Trauma, 1989, 29(5): 654–664.

[12] Walters BC, Hadley MN, Hurlbert RJ, et al. American Association of Neurological Surgeons, Congress of Neurological Surgeons. Guidelines for the management of acute cervical spine and spinal cord injuries: 2013 update. Neurosurgery, 2013, 60 suppl 1:82–91.

[13] White AA, III, Johnson RM, Panjabi MM, et al. Biomechanical analysis of clinical stability in the cervical spine. Clin Orthop Relat Res, 1975(109):85–96.

[14] White AA III, Panjabi MM. The problem of clinical instability in the human spine: a systematic approach//White AA 3rd, Panjabi MM, eds. Clinical Biomechanics of the Spine. 2nd ed. Philadelphia, PA: J.B. Lippincott, 1990:277–378.

（茅伟伟　译，王保成　马杰　审）

第 50 章

儿童周围神经系统损伤

Kambiz Kamian   Andrew T. Healy

50.1 概 述

周围神经系统（PNS）有自我再生的能力，再生速度为 1mm/d，这是由周围神经系统的特有结构所决定的。与中枢神经系统（CNS）不同的是，周围神经系统有施万细胞提供的基底层且没有中枢抑制[1]。虽然周围神经系统有再生能力且血供丰富，但如果不干预，预后往往很差。儿童患者的神经功能恢复速度、强度均优于成年人[2]，这是因为儿童的神经可塑性好、新陈代谢率高、到靶器官的距离较短等因素所致[3]。在新的再生神经元表型，即"再生单元"的驱动下[4]，受损神经的近端残端可长出子代轴突，施万细胞为神经再生提供了框架和适宜的环境，能引导和支持神经的生长。

在治疗周围神经系统损伤时，通过手术干预打断这种缓慢的再生过程往往是治疗的关键。近端损伤时，再生距离长（如手部固有肌肉）则功能恢复差，3 个月内受损肌肉萎缩程度可高达 80%~90%，1 年后可能被脂肪永久取代[5-7]，2 年内可完全被纤维组织取代[1]。坐骨神经或臂丛神经的近端损伤，远端肢体功能很少能恢复[4]。当决定采取手术治疗时，最重要的是让神经处于松弛状态。手术方法包括神经松解术，便于神经的自发再生修复；病损神经切除吻合术（较短时行神经端 – 端吻合；较长时行神经移植）；神经根性撕脱伤时要行神经转移（牺牲不太重要的供体神经功能，将其移植到需要修复的神经部位）。

50.2 周围神经解剖

神经元是周围神经的功能单位，由施万细胞（+/– 髓鞘）包裹。轴突和施万细胞都被神经内膜包围起来，神经内膜是一个松散的结缔组织支架，其本身也有神经内膜管。总之，轴突、施万细胞和神经内膜被认为是一条"神经"[8]。神经外膜是一层较厚的、包绕一组轴突形成神经束的胶原结缔组织鞘，它形成了血 – 神经屏障间的紧密连接[1]。多条神经束沿动脉、静脉在神经外膜内穿行。神经外膜是一层致密且富含胶原蛋白和弹性蛋白纤维成分的结缔组织，与硬膜组织密切相关。神经外膜血管提供侧支供血，即使术中损伤也不会影响神经周围和神经内膜的血供[1]。

50.3 神经元损伤机制

周围神经损伤占多发性损伤的 5%[9]，但往往被低估，如非多发性损伤患者或有其他神经损伤但没有诊断周围神经损伤的患者[4]。切断周围神经后，神经有一段顺行和逆行的变化期。

①顺行：神经损伤 48h 后可检测到"沃勒"退行性变。

- 靶器官失神经支配。
- 施万细胞支架仍在。

②逆行：

- 胞体改变[10]或"染色质溶解"。
  - 胞体肿胀。
  - 神经再生相关基因表达上调。
  - 尼氏体溶解。
  - 细胞核明显向周围神经侧迁移。
  - 核仁和细胞核增大。
- 近侧残端芽生出球茎（轴浆物质的远端膨大），产生子代轴突[4]。

定向再生是由神经远端残端的施万细胞引导完成的，而定向失控的神经再生会形成神经瘤，或部分损伤时出现连续的神经瘤[4]。定向再生的速度受限于轴突缓慢顺行的运输速率（1~2mm/d）[11]。损伤机制是决定康复和手术治疗的主要因素之一。

- 锐器伤：裂伤整齐、锐利（能预见神经损伤的程度），应在伤后 72h 内进行手术吻合[11]。
- 钝性裂伤：神经的近端和远端残端有挫伤（不可预测神经损伤的长度），注意好标记，计划 3~4 周内神经吻合[11]。
- 钝性伤/挫伤/拉伤：常见，非局部损伤，臂丛神经多节段受损的可能极大[11]，最常见长节段的锁骨上神经损伤（72% vs. 28%）[12]。约 85% 的枪击伤（GSW）不会横切神经[11]。预计治疗时间为 3~4 个月，如果有神经修复的指征，预后不会太好[11-12]。

- 撕脱伤：常见于围生期和臂丛神经的牵拉伤。撕脱伤不会自行恢复。但对儿童患者，若尚存其他神经丛的功能，有些学者主张先进行长时间观察，再决定是否进行神经移植手术。

50.4 Sunderland 分类法

- 1 级（神经麻痹[13]）：轴索传导障碍（+/− 脱髓鞘），无明显的神经损伤或变性。短暂的功能改变常会持续几秒到几分钟，但更严重的情况可能持续数周。损伤后 18~21d 进行检测时，没有失神经支配的电生理证据。可完全恢复，预后良好。

- 2 级（轴索损伤[13]）：神经内膜管完整，在管内出现轴索损伤（伴沃勒变性）。肌电图（EMG）提示失神经支配，这种异常可持续 1 年以上。可完全恢复[7]。

- 3 级（轴突伴神经内膜损伤[13]）：轴索损伤更严重，累及神经内膜，神经自发再生有可变性[8]。2 周后行肌电图检查发现纤颤电位，提示有沃勒变性。这种损伤常是预料中的，但恢复程度难以预测[8]。

- 4 级（神经断裂[13]）：神经完全断裂伴神经退化。临床表现与神经完全断裂一致。外膜损伤后的疤痕更严重，部分运动单元可能会再生，但很少能完全恢复[8]。肌电图检查提示有轴突断裂。自发性恢复有限。

- 5 级（神经撕脱）：指神经主干不连续，导致其运动、感觉和自主功能完全丧失。后角损伤易引起神经痛。

50.5 检 查

儿童体格检查很难评估单个运动功能。对大龄儿童，可首选英国文化教育协会（British Council system）的成人查体方案 [医学研究理事会（Medical Research Council）] 或路易斯安那州立大学（LSU）医疗中心的查体方法[1]。Gilbert提供了一个更详细的评估体系 M0-M3，通过描述肢体位置来确定是否出现屈肌、伸肌或全神经丛在围生期的损伤情况[14]。其他重要检查包括膈神经（膈肌麻痹）、胸长神经（锯状肌麻痹）或交感神经（霍纳综合征）是否损伤，以判断是否有神经根性的撕脱伤[7]。在异常运动的分布区域中，若存在感觉提示神经麻痹预后好[15]。参见附录 A.1 和 A.2 关于运动和感官检查量表和周围神经的检查技巧。

儿童体格检查有时比较困难。除了随意运动，还需考虑是否有其他神经损伤体征：①皮肤变化。失神经支配的手指皮肤光滑、干燥。②不能在茚三酮纸上显示指纹。③肌肉萎缩。脱水症可能是儿童失神经支配的唯一体征[5]。在放大的情况下，能目测出手掌表面的汗液。另一个简单测试是 O'Riain 褶皱测试，在温水中浸泡手指 5min，副交感神经损伤时手指不会起皱[1]。检查感官时，指尖的两点辨别为 2~5mm，掌根部为7~12mm[1]。若没有卡尺，可用回形针测试。在神经再生阶段，出现 Tinnel 征，提示有轴突再生和神经恢复，其证据等级为 2 级以上[7]。注意：伤后早期出现Tinnel 征提示预后可能良好，但其阳性预测价值低。反之，伤后 4~6 周仍没出现 Tinnel 征，则预示再生潜力差。

50.6 神经生理学

神经生理学检查有助于确定是节前损伤还是节后损伤，但不能取代脊髓的CT 造影检查（金标准）。肌电图可用于诊断儿童的根性撕脱伤，其灵敏度达80%，并可记录亚临床恢复情况。

50.6.1 肌电图

正常肌肉会有以下电位：
- 插入性电位活动。
- 休息期间的电静息。
- 神经元激活时自发性 / 近端电活动。

失神经支配的肌肉会有以下情况：
- 伤后 2 周的自发性静息电活动包括：纤颤电位、正性尖波。

伤后 2~3 周进行肌电图检查非常有用，它可观察到靶肌肉失神经支配后的变化。注意，在开始出现沃勒变性的前1~2d，肌电图会有远端肌肉激活的假象表现。因此，急性神经损伤时刺激近端没有反应，但刺激远端有反应，不能区分是传导阻滞还是轴突断裂。损伤 6 周时神经功能是否恢复的重要标志是刺激神经能否出现失神经电位或神经动作电位（NAP）[1]。

50.6.2 神经动作电位

神经动作电位指直接刺激病变神经近端并记录神经远端的电位信息。该测试更敏感，在有实际肌肉活动或肌电图检查前，即能反映出神经元的再生情况。尽管病损部位不会产生肌肉收缩的自主动作电位，但神经动作电位可跨病变传导。术中的神经动作电位测试可探测损伤部位是否有轴突再生，若没有神经动作电位，则可进行神经移植手术以改善预后（表 50.1）。

50.6.3 体感诱发电位与运动诱发电位（SSEP/MEP）

体感诱发电位（SSEP）有助于完全性神经撕脱（缺乏运动但感觉神经动作电位完好）的诊断。在临床上，神经根完全撕脱仍可能有少量感觉纤维相连接，使得 SSEP 出现假阴性的情况。运动诱发电位（MEP）检查可测试腹侧神经纤维的运动功能。在神经功能丧失的情况下，电生理检查是一个重要的诊断工具[5]。建议把伤后 7~10d 数据作为基线，并在 3~4 周和 10~12 周时复查对比。常用方案如下：

表 50.1 臂丛神经预后（持续损伤）

损伤类型	有动作电位的神经丛成分，仅行神经松解手术		无动作电位的神经丛成分，神经修复手术	
	完全丧失术前功能	部分丧失术前功能	完全丧失术前功能	部分丧失术前功能
拉伸伤/挫伤	90.3%	94.1%	44.6%	62.2%
枪伤	97.6%	93.6%	55.2%	87.5%
医源性	94.4%	100%	71.9%	66.7%
撕裂伤	90.0%	94.4%	66.7%	75.0%
总计	92.6%	94.6%	49.5%	66.7%

GSW：枪伤；I/C：持续；LOF：功能丧失；NAP：神经动作电位。摘自 Kline，Hudson[1]。
备注：上述数值代表着将获得 3 级或更优功能的神经丛所占的百分比

- 基线检查（0~7d）。
- 初次随访（10~21d）：区别脱髓鞘（保留远端反应）和失轴索。
- 随访（3~6 个月）：确定神经再支配程度 +/- 手术干预。
- 随访（6~12 个月）：记录远端肌肉神经再支配的程度。注意：肌电图恢复可能需要 12 个月以上，而 12 个月以后，靶肌肉已经萎缩、纤维化，此时临床效果较差[6]。

50.7 影像学

50.7.1 X 线检查

臂丛神经损伤可能为骨折所致。锁骨隆起骨折或第一肋骨折可能会有近端损伤。胸部 X 线片（CXR）可显示膈神经损伤后的患侧膈肌抬高。四肢骨折可导致周围神经损伤。

50.7.2 MRI

MRI 检查无创且灵敏度更高，对神经损伤患儿，可在 CT 脊髓扫描前进行 MRI 检查[16]。从解剖学角度看，T1 序列出现高信号可提示神经源性肥胖。注意：从冠状位对比双侧神经丛很重要。短 T1 反转恢复序列（STIR）可用来诊断神经毒性/炎症性等神经丛的病理性改变，T2 序列有助于诊断假性脊膜膨出，轴位梯度回波序列（GRE）有助于神经根撕脱伤的诊断。在创伤性损伤的患者，影像学检查可以发现相关部位骨折。

50.7.3 CT 脊髓造影

对神经撕脱伤的诊断，CT 脊髓造影较 MRI 更敏感，被认为是诊断该病的金标准[17-18]。围生期行为异常指数（BPI）的灵敏度为63%，特异度为85%。在假性脊膜膨出的患者中，有完整神经根者仅占18%。因此，当假性脊膜膨出合并有相应的神经根缺失时，CT检查是最敏感的[16,18]。

50.8 非手术治疗

● 支架：防止肌肉挛缩，强调关节运动范围（ROM）的重要性，每天需多次训练，否则会导致关节迅速僵硬。

● 物理疗法：充分进行畸形ROM练习可防止关节挛缩。

● 止痛药：急性期使用，避免长期服用。

● 神经病理性疼痛：神经肽、普瑞巴林、三环类抗抑郁药（TCA）、经皮神经电刺激（TENS）。

● 密切随访。

50.9 手术修复

50.9.1 修复手术的类型

● 探查术：如因其他疾病需要手术（如假性动脉瘤、开放性骨折复位、血肿）或有持续的神经压迫症状，则需要周围神经外科医生进行探查手术。

● 神经松解术：包括神经减压，它最适合存在持续损伤的患者，即先前有神经再生的迹象（术中有神经动作电位）[1]。注意：神经松解术包括神经外膜瘢痕切除（神经外部松解术），甚至要分离开神经束以确定是否需进行神经分离修复术（神经束膜间松解术）。

● 直接修复。

神经外膜修复：损伤的神经被切断后，应沿着神经血管进行修复，使神经恢复正常功能[19]。

群束或分束修复：辨认清楚这些神经的群束，如何进行群束或分束修复[20]。注意：神经束会沿着神经长轴每隔几厘米，其方向就会改变一次[1]。

● 神经移植：

– 用8-11.0的单丝尼龙线缝合神经，尽量减少缝合针数（4~10），以防形成瘢痕[21]。

– 移植的神经应比实际所需的神经长25%，因为缝合时会修剪神经断端，使神经缩短[21]。

– 修复的替代品（缺损<3cm）：自体静脉移植、神经外膜管、硅合金管和可吸收的导管（聚乙醇酸、胶原蛋白）。

– 移植物直径要尽可能地与近端神经的直径匹配。

– 移植物应尽可能地与病损神经束的大小、数目相匹配[21]。

– 注意：对不同的神经束，可选择不同的移植物，或者选择能匹配分化良好的多个神经束进行移植，或者更好地用截面较小的神经与受伤神经的横截面匹配即可[21]。

● 神经化：见臂丛部分。

50.9.2 修复时间

● 3S规则：

– 尖锐撕裂伤：3d（72h，立即修复）[22]。排除相关的血管损伤[计算机体层摄影血管造影（CTA）]，如假性动脉瘤、血肿或血管瘘，排除其他器官损伤（食道、气管），需立即修补时，可求助于其他相关专业医生[23]。

　　– 钝性挫裂伤：3~4 周（延迟修复）[22]。如果在一期修复锐性损伤的过程中，发现有其他挫伤或长节段的神经损伤，先用丝线在神经上做好标记，观察 3~4 周。

　　– 钝性损伤 / 拉伤 / 撕脱：观察 3~6 个月，期间通过电生理检查来鉴别轴突断裂引起的神经功能失用 +/– 神经自发性的恢复。

50.10　要　点

- 神经近端的损伤预后较差[24~25]。
- 上肢损伤的恢复优于下肢[24~25]。
- 损伤的神经轴突经手术吻合后，约 10% 的轴突能达到预期恢复目标[26]。
- 无张力的神经吻合是最好的，对神经近端损伤的患者，当神经松解、剥离较长时，尽量不要插入移植神经。但若有必要，也可接受插入移植神经。
- 若神经断端小于 2cm，可行一期神经吻合[5]。
- 术中神经动作电位：若术中监测有神经动作电位，则要保留下来，若没有神经动作电位，最好重新吻合，其次神经移植，最后是神经管移植[1,27]。
- 神经生长速度为 1mm/d 或每个月 1 英寸（约 2.5cm）；3~4 周可跨过吻合线；3~4 周可到达神经终板和终板成熟[1,28]。
- 随访中测试肌肉恢复程度时，要先近端后远端，近端功能恢复的机会较大。
- 肌电图恢复可先于临床恢复 3~4 周。

- 如果能区分出来，神经束分组修复是最好的；如果不能区分，可根据神经外膜血管和大体神经束走向行神经外膜修复。
- 腓肠神经：位于腓肠肌腱的外侧[1,21]，直径为 2.1mm，在获取腓神经时要标记好轴浆流动方向（做好标记），并沿轴浆流动方向进行吻合。
- 其他可供选择的移植神经：前臂外侧皮神经。
- 开放性损伤——探查。如果是钝性损伤切断了神经，做好标记延期探查。
- 不要使用长效麻醉药物！
- 移植运动神经去修复关键运动肌群的功能[29]。
- 周围神经手术要保护好神经的周围组织，通过提供保护屏障、减少纤维化、减轻周围组织的粘连、提供充足血供来提高手术疗效[30]。

50.11　术后护理 / 随访

- 确保敷料不要太紧，要检查远端血运情况。
- 臂丛神经手术后行胸部平片检查。
- 术后暂时制动 1~2 周。
- 术后 3~4 周开始物理治疗；全方位的运动，可防止包膜和肌肉挛缩。
- 镇痛药：短期使用。
- 神经病理性疼痛：加巴喷丁、三环类抗抑郁药（TCA）、普瑞巴林、经皮神经电刺激（TENS）。
- 电疗法。
- 支架：小夹板固定促使手指屈曲。

- 治疗挛缩：肉毒杆菌。

- 随着患者年龄的增长，逐渐增加体育锻炼，如游泳。

- 辅助手术：

  – 肌腱转移。

  – 游离肌肉转移。

  – 关节融合、开放性关节（肩关节）复位。

  – 松解肩胛下肌，便于肩关节的内收。

  – 肱二头肌肌腱转移肱桡肌肌腱转移用于伸展腕关节。

  – 肱二头肌肌腱移位后消除其旋后肌的功能，便于恢复腕部的伸展功能。

  – 截骨术。

  – 消融术可治疗硬化性脊髓后根入髓区（DREZ）所致的疼痛[15]。

50.12 臂丛神经

50.12.1 流行病学

成人臂丛神经损伤常与头部外伤引起的意识丧失（LOC）（72%）和昏迷（19%）、上肢骨折脱位（20%）、肋骨骨折（41%）有关。另外，高速事故还会造成锁骨下动脉（15%~30%）和脊髓（5%）的损伤[15]。与成人不同的是，儿童臂丛神经损伤多合并骨骼损伤[31]和神经根的撕脱伤（63%~80%）[32]，而成人比例则分别为 40% 和 20%[33]。儿童较少出现去神经疼痛（0~35%）[32]，孤立性的锁骨下损伤（Klumpke 损伤）也较少见[12,17]。

儿童周围神经创伤多见于：

- 围生期损伤（出生时臂丛神经麻

痹），（0.8~2.5）/1000 活产婴儿（包括个案报道）[15,17]。

- 创伤。除产伤造成的臂丛神经损伤外，常见病因有：①机动车辆碰撞伤，1% 的患者会发生臂丛神经损伤[33]；②行人事故占 67%；③道路交通事故；④高处坠落伤，肩关节脱位（4.5%）[17]；⑤枪伤 / 刺伤[15]。

注意：轻度臂丛神经损伤常与运动密切相关，被形容为暂时性的"灼烧"样感觉障碍。其原因可能是 Erb 点的拉伤或直接钝性损伤，造成暂时性的感觉障碍，甚至运动乏力。这是一种神经功能障碍，很少持续存在，常在几分钟内消失。

50.12.2 解　剖

见围生期臂丛损伤。

50.12.3 损伤的分布

- 上段（Erb 点）。C_5~C_6+/-C_7：与下段臂丛损伤之比大于 3∶1，在创伤人群中常更严重[12,33]，C_5~C_7 损伤会出现典型的"服务员小费"姿势。

- 中间段。C_7+/-C_8，T_1：围生期损伤常会轻微影响下段神经根，远端功能改善优于肩部，但恢复程度不一。

- 下段（Klumpke）。C_8，T_{11}：最常见的是拉伤、枪伤和撕裂伤，新生儿创伤性脑损伤（nTBI）极为罕见。成人脑损伤出现锁骨上神经损伤者也很少见，大多是暂时性的神经麻痹[33]。该水平段的脊髓损伤与其他损伤的关联度远高于锁骨上损伤[12]，如肩关节脱位、骨折、腋动脉损伤等。若合并神经周围血管损伤，手术难度更大。

- 全段麻痹：（ $C_5 \sim C_8 +/- T_1$ ）。常伴有不同程度的多处撕脱伤，下段撕脱常见，肢体远端功能恢复差，手术目的是促进近端功能恢复。

50.12.4 检查

臂丛神经麻痹患者的上肢功能可进行可靠的量化检查，以用于临床治疗和预后功能的评估（围生期检查单独阐述）：改进的 Mallet 分类[17]、Toronto 试验得分[34]、主动运动量表[35]。

臂丛神经损伤查体必须包括：

- 肌肉骨骼触诊：斜方肌、肩胛骨、锁骨、肩关节等。寻找可能引起压痛或骨折 / 肌肉痉挛的证据。
- 为排除颈椎骨折，必须要触诊检查颈椎及颈部间隙。
- 测试主、被动的运动范围。
- 详细进行皮肤、肌肉相关的神经学检查。
- 影像学：评估骨折情况。

有关影像及神经生理学的测试，请参见上述"检查"的内容。检查得分和要点见附录 A.1 和 A.2。

50.12.5 手术指征

常见的手术指征包括：

- 明确的上干损伤（肱二头肌功能障碍），观察 2~3 个月无恢复。
- 完全性的臂丛损伤应尽早手术。
- 损伤后前 3 周内，若无任何的功能改善，应进一步行电生理检查，并考虑探查手术[15]。

如果有部分或微小程度的功能恢复，再次手术探查可能意味着最初功能的丧失。因外科医生常会发现有连续的神经瘤，随访观察还是手术切除均很难抉择。

- 损伤 9 个月后再行修复手术[15]。围生期损伤的患者，其自然恢复的概率会显著提高，故有些学者认为有必要进行更长时间的观察[22]。

50.12.6 手术技术

- 鉴于臂丛损伤多为上段损伤，最常采用锁骨上切口。
- 锁骨下损伤时常需行锁骨下切口手术，此时要切开锁骨但尽量不要切断，因为自胸三角肌到腋窝之间的锁骨愈合不良的风险很高。分离三角肌附近的胸大肌时也常需要分离胸小肌、肌皮神经和正中神经，此时要轻轻牵拉深部的腋下动脉才能暴露臂丛后束。几乎所有的神经瘤切除术都需进行腓肠神经的移植。神经移植时常要神经间的缝合，但有些作者提出新生儿损伤时仅使用纤维蛋白胶即可[17]。
- 如果找到一个有功能的神经根，就能修复近端神经、重建外侧束或上干前部的神经功能，然后再修复臂丛后束的腋 / 桡神经功能[15]。
- 若有神经根撕脱伤，必须进行神经转移[36]。

常见供体神经

- 胸膜内神经：胸内侧神经至腋窝，当 C_5 至肌皮神经的上干损伤时[32]；肩胛上神经[37]；局部的尺神经[38]。
- 臂丛外的神经：副神经；膈神经[37]；肋间神经；部分对侧的臂丛神

经 [23,32] 用于 $C_5 \sim C_6$ 的神经根撕脱；对侧 C_7 神经 [23]。

注意：距离受体神经越远，效果越好。供体神经近端与臂丛的束之间吻合，作用不大。

并发症包括：

①对周围组织的损害：静脉、动脉、气管、食道、胸导管。

②感染：伤口裂开，深部感染，脓肿。

③缝线断裂。

50.12.7　预　后
臂丛未完全断裂的预后

见表 50.1。

锁骨下牵拉伤的预后

LSU 医学中心报告了 1019 例手术治疗的创伤性臂丛损伤的患者，其中 143 例（28%）为锁骨下牵拉伤，根据臂丛损伤部位股 – 束、束 – 神经（76% 的患者中，绝大多数为锁骨下牵拉伤）分组分析其预后。

分界线：

● 效果好：外侧束和后束。

● 效果不好：臂丛内侧束和内侧束 – 尺神经损伤后的效果不好，尤其是需要切除和神经移植的患者。

撕脱伤的预后

神经化治疗臂丛撕脱伤，在肱二头肌水平的损伤，65%~86% 的患者可恢复抗重力运动；在屈指水平的损伤，仅有 20%~43% 的患者可恢复抗重力运动 [37,39-40]。仅行 C_7 对侧的神经转移，效果不明显 [23]。

50.13　四　肢

50.13.1　流行病学

就诊于急诊科的上肢损伤患儿中，约 1.7~2.5 例次的患者与周围神经损伤有关 [41]。四肢最常见的周围神经损伤是桡神经损伤 [9,42]。

● 与骨折相关的神经损伤：尤其是上肢（80%~90%）[41]。

● 直接穿透伤或挤压伤可损伤任何区域的周围神经。

● 肌间隔综合征，超过 12h 未治疗，很可能会导致永久性的神经功能障碍 [43]。

● 医源性 / 注射性损伤。

在成年多发伤的人群中：

● 肱骨骨折与桡、尺、正中神经损伤有关（9.5%、3.8%、1.4%）[10]。桡神经损伤是最常见的周围神经损伤，常伴有肱骨骨折 [42]。髁上骨折可能更多地会引起骨间前神经（AIN）/ 正中神经的损伤（10%~15%）[44]。尺神经的损伤程度主要与外伤机制和骨折碎片的移位（前部）有关 [45]。肱骨颈骨折或肩关节脱位与腋神经（16%）、肩胛上神经（13%）、桡神经（10%）有较大的相关性 [46]。

● 前臂骨折会引起尺神经（2.4%）和正中神经损伤（1.3%），前者大于后者。

● 腕关节骨折常伴有正中神经损伤 [9]。

● 骨盆骨折的坐骨神经损伤率达 1.2%~1.7% [9]，股神经损伤较少（0.16%）[9]。

● 股骨颈骨折合并坐骨神经损伤（16%），股骨干骨折则会合并股神经损伤（0.16%）[9]。

● 儿童肘部骨折合并神经损伤的占比 5%~19% [45]。

• 下肢远端骨折，腓神经损伤是下肢创伤中最常见的神经损伤（2.2%），股神经和胫神经损伤最少[9]。

50.13.2 与神经损伤相关的骨折及解剖

参见附录 A.3 有关神经损伤与骨折关联表。

50.14 上 肢

50.14.1 手术指征 / 预后

绝大多数闭合性骨折导致的周围神经损伤能自行改善。约 82% 的肩关节脱位和肱骨颈骨折，可在 4~46 个月内完全恢复[46]。肱骨中段骨折引起的桡神经损伤，高达 96% 的患者会痊愈[47]。髁上骨折引起的神经损伤，约 90%~100% 的患者可能在 4~9 个月的时间内完全自行康复[48]。周围神经的总体恢复率为 85%，其恢复程度待伤后 18 个月确定[48]。大部分的神经损伤患者需在 3~6 个月内行修复手术[48]，但桡神经的恢复时间较长（6~9 个月）[49]。远端失神经支配或 3~4 个月肌电图无改善（与 6 周时的基线比较）的患者可能需要手术探查，神经瘤的神经有连续性，仅行神经松解手术其功能就能得到改善，有时还需清除神经周围的骨痂[47,50]。当神经损伤是一种"原发性损伤"时（也就是与初次骨折有关），早期即行保守治疗会取得更好的效果[50-51]。而那些与骨折复位相关的医源性损伤（"继发性损伤"），治疗建议尚不确切，但往往需早期探查手术[5,45]。

因儿童自行康复的可能性更大（95%）[52]，通常随访观察的时间较长。目前，决定是否进行探查手术的是骨折类型（复杂骨折或开放性骨折），探查时间尚未达成明确共识。若要切开复位，则建议探查神经[5,42,45]。远端神经损伤的预后更好，但各损伤类型并无特异性[49]。

• 神经再生能力强：桡神经、肌皮神经、股神经。

• 神经再生能力中等：正中神经、尺神经、胫骨神经。

• 神经再生能力差：胫神经。

上肢结果见表 50.2。

表 50.2　上肢预后

损伤程度	正中神经			尺神经			桡神经		
	NTM 修复	NTM 移植	ICL + NAP	NTM 修复	NTM 移植	ICL + NAP	NTM 修复	NTM 移植	ICL + NAP
高	67%	67%	100%	80%	60%	60%	60%	100%	88%
中	100%	67%	100%	100%	67%	100%	82%	57%	95%
低	100%	71%	100%	（PIN）100%	（PIN）100%	（PIN）100%	67%	100%	100%
其他	（AIN）无	（AIN）无	（AIN）100%	（DF）100%	（DF）50%	（PIN）100%	无	无	无

AIN：骨间前神经；DF：前臂背侧神经；ICL：持续性损伤；NAP：神经动作电位；NTM：神经损伤；PIN：骨间后神经。注：数值代表在一系列上肢肢体损伤中达到 3 级或更高强度恢复的患者的百分比

50.15　下　肢

下肢周围神经损伤多与注射（坐骨神经近端）有关，其次是骨折脱位、挫伤、压迫伤[来自机动车碰撞（MVC）]，最常见于枪伤，后者是骨折后牵引或复位出现的迟发性肌间隔综合征或医源性损伤所致[1,9,53]。

坐骨神经损伤与骨盆骨折有关，约1.2%~1.7%[9,54]，骨盆骨折引起股神经损伤的比例小于0.5%[9]，更可能因近端髂腰肌血肿所致[55]。腰骶丛通过骨盆后缘向坐骨神经切迹方向行走，在骨盆后缘，骨折移位和挤压可损伤坐骨神经[56]。但更常见的坐骨神经损伤部位不在该部位，而是位于坐骨结节附近。髋关节后脱位使坐骨神经损伤的发生率为16%[57]。坐骨神经在大腿内收肌之间能得到很好的保护，股骨骨折造成坐骨神经损伤的比例很低[56,58]。

腓神经的远端更容易受到损伤，不仅仅因为腓骨颈骨折，膝关节内收、腓骨远端甚至胫骨的螺旋状骨折也会引起腓神经损伤[9]，它是坐骨神经损伤最常见的部位，腓骨或胫骨骨折时发生腓神经损伤的比例为2.2%[59]。胫神经极少受伤，因为它大部分走行于肌肉间而得到肌肉保护，胫骨或腓骨骨折引起胫神经损伤的概率为0.5%，而且更常见于下肢或踝关节损伤时[9]。

50.15.1　解剖学
考虑的因素

腰丛：包括L_2~L_5的神经纤维，发出下述神经。

助记："星期五我会大声说话（I Get Loud On Fridays，IGLOF）" ——髂腹下神经（Iliohypogastric）、髂腹股沟神经（Ilioinguinal）、生殖股神经（Genito-femoral）、股外侧皮肤神经（Lateral femoralcutaneous）、闭孔神经（Obturator）、股神经（Femoral）。

- 股神经，从骨盆深处向腹股沟韧带走行，负责髋关节的屈曲和腿的伸直。骨盆深处是最常见的受伤部位，创伤是最常见的原因。
- 闭孔神经通过闭孔出口，支配大腿内收肌。
- 坐骨神经，从腰丛和骶丛发出，穿过坐骨神经大孔（梨状肌下方），支配膝关节屈肌和膝下的所有肌肉，在腘窝附近分成胫神经和腓神经。

骶丛：除参与坐骨神经外，还发出以下神经：
- 臀神经（坐骨神经大孔）负责髋关节的伸直和外展。
- 阴部神经（坐骨神经小孔）至盆底。

50.15.2　手术指征及预后

骨折类型决定了选择开放复位还是闭合复位，原发性神经麻痹不是立即手术探查的指征。

下肢神经中预后最好的神经是胫神经；预后最差的神经是坐骨神经近端的腓神经（表50.3）。

50.16　常见的临床问题

（1）损伤后多长时间才能在神经电生理测试中检测到沃勒变性？

（2）根据 Sunderland 分类，二级和三级的神经元损伤有何不同？

（3）13 岁的青春期男孩，因高速公路车祸在急诊科就诊，CXR 检查发现该男孩第一肋骨骨折，肩部检查受限。评估其神经损伤最合适的影像学检查是什么？

（4）最常见的周围神经损伤是什么？仅通过观察即能恢复功能的百分比大约是多少？

（5）12 岁男童，因患 1 型 Monteggia 骨折拟行切开复位内固定手术。检查时发现其感觉正常，但运动功能表现不佳。术中神经外科应评估哪些神经功能？

50.17 常见临床问题解答

（1）48h。在此之前，近端刺激无反应而远端刺激完好无损时，不能区分是传导阻滞还是轴突断裂。

（2）Seddon 认为，两者均为"轴突缺失"。但在 Sunderland 分类的三级损伤中，其要点是神经内膜的断裂，神经元恢复情况更不可预测。

（3）最适合的影像学检查是双侧臂丛 MRI 及颈部 GRE 轴位序列成像。CT 脊髓造影对诊断神经根撕脱伤更敏感，MRI 可显示神经丛、软组织及根性的撕脱伤，是一种侵入性较小的检查方法。

（4）最常见的损伤是桡神经损伤，尤其是肱骨干骨折，85%~96% 的患者可自行恢复。而肱骨颈骨折时，腋神经损伤更常见，肱骨髁上骨折更常见正中神经的损伤（或骨间前神经）。

（5）骨间后神经（PIN）是 Monteggia 骨折（尤其是 1 型骨折）中最常见的受损神经，且常不伴有感觉障碍。

参考文献

[1] Kline DG, Hudson AR. Nerve injuries. Operative Results for Major Nerve Injuries, Entrapments and Tumors. Philadelphia, PA:W.B. Saunders Company, 1995.

[2] Tajima T, Imai H. Results of median nerve repair in children. Microsurgery, 1989, 10(2):145–146.

[3] Frykman GK. Peripheral nerve injuries in children. Orthop Clin North Am, 1976, 7(3):701–716.

[4] Zochodne DW. The challenges and beauty of peripheral nerve regrowth. J Peripher Nerv Syst, 2012, 17(1):1–18.

[5] Hosalkar HS, Matzon JL, Chang B. Nerve palsies related to pediatric upper extremity fractures. Hand Clin, 2006, 22(1):87–98.

[6] Sulaiman W, Gordon T. Neurobiology of peripheral nerve injury, regeneration, and functional recovery: from bench top research to bedside application. Ochsner J, 2013, 13(1): 100–108.

表 50.3　下肢预后

损伤水平	坐骨神经		胫神经			腓总神经		
	NTM1 修复	ICL+NAP 减慢	NTM1 修复	NTM 移植	ICL+NAP 减慢	NTM1 修复	NTM 移植	ICL+NAP 减慢
高	30%~73%	69%~95%	100%	55%~94%	95%	84%	11%~41%	82%~93%
中	无	无	100%	64%	95%	无	15%~31%	无
低	78%~95%	78%~100%	无	64%~100%	73%	无	57%~76%	无

ICL：持续性损害；NAP：神经动作电位；NTM：神经元。注：数值代表在一系列较低的情况下达到 3 级或更高强度的患者的下肢受伤的百分比 [26,58,59]

[7] Fox IK, Mackinnon SE. Adult peripheral nerve disorders: nerve entrapment, repair, transfer, and brachial plexus disorders. Plast Reconstr Surg, 2011, 127(5):105–118.

[8] Sunderland S. A classification of peripheral nerve injuries producing loss of function. Brain, 1951, 74(4):491–516.

[9] Noble J, Munro CA, Prasad VS, et al. Analysis of upper and lower extremity peripheral nerve injuries in a population of patients with multiple injuries. J Trauma, 1998, 45(1):116–122.

[10] Lieberman AR. The axon reaction: a review of the principal features of perikaryal responses to axon injury. Int Rev Neurobiol, 1971, 14:49–124.

[11] Dubuisson AS, Kline DG. Brachial plexus injury: a survey of 100 consecutive cases from a single service. Neurosurgery, 2002, 51(3):673–682, discussion 682–683.

[12] Kim DH, Murovic JA, Tiel RL, et al. Infraclavicular brachial plexus stretch injury. Neurosurg Focus, 2004, 16(5):E4.

[13] Seddon HJ. Nerves Injuries Committee of the British Medical Research Council//Seddon HJ, ed. Peripheral nerve injuries. London: Her Majesty's Stationery Offce, 1954. MRC Special Report Series, 1954, 282:10–11.

[14] Gilbert A, Tassin JL. Réparation chirurgicale du plexus brachial dans la paralysie obstétricale. Chirurgie, 1984, 110(1):70–75.

[15] Blaauw G, Muhlig RS, Vredeveld JW. Management of brachial plexus injuries. Adv Tech Stand Neurosurg, 2008, 33:201–231.

[16] Birchansky S, Altman N. Imaging the brachial plexus and peripheral nerves in infants and children. Semin Pediatr Neurol, 2000, 7(1):15–25.

[17] Gilbert A, Pivato G, Kheiralla T. Long-term results of primary repair of brachial plexus lesions in children. Microsurgery, 2006, 26(4):334–342.

[18] Dodds SD, Wolfe SW. Perinatal brachial plexus palsy. Curr Opin Pediatr, 2000, 12(1):40–47.

[19] Varitimidis SE, Sotereanos DG. Partial nerve injuries in the upper extremity. Hand Clin, 2000, 16(1):141–149.

[20] Kaufman Y, Cole P, Hollier L. Peripheral nerve injuries of the pediatric hand: issues in diagnosis and management. J Craniofac Surg, 2009, 20(4): 1011–1015.

[21] Wolford LM, Stevao EL. Considerations in nerve repair. Proc Bayl Univ Med Cent, 2003, 16(2): 152–156.

[22] Dubuisson A, Kline DG. Indications for peripheral nerve and brachial plexus surgery. Neurol Clin, 1992, 10(4):935–951.

[23] Spinner RJ, Kline DG. Surgery for peripheral nerve and brachial plexus injuries or other nerve lesions. Muscle Nerve, 2000, 23(5):680–695.

[24] Murovic JA. Lower-extremity peripheral nerve injuries: a Louisiana State University Health Sciences Center literature review with comparison of the operative outcomes of 806 Louisiana State University Health Sciences Center sciatic, common peroneal, and tibial nerve lesions. Neurosurgery, 2009, 65 suppl 4:A18–A23.

[25] Murovic JA. Upper-extremity peripheral nerve injuries: a Louisiana State University Health Sciences Center literature review with comparison of the operative outcomes of 1837 Louisiana State University Health Sciences Center median, radial, and ulnar nerve lesions. Neurosurgery, 2009, 65 suppl 4:A11–A17.

[26] Witzel C, Rohde C, Brushart TM. Pathway sampling by regenerating peripheral axons. J Comp Neurol, 2005, 485(3): 183–190.

[27] Tiel RL, Happel LT, Jr, Kline DG. Nerve action potential recording method and equipment. Neurosurgery, 1996, 39(1):103–108, discussion 108–109.

[28] Roganovic′ Z, Pavlicevic′ G. Difference in recovery potential of peripheral nerves after graft repairs. Neurosurgery, 2006, 59(3):621–633, discussion 621–633.

[29] Nichols CM, Brenner MJ, Fox IK, et al. Effects of motor versus sensory nerve grafts on peripheral nerve regeneration. Exp Neurol, 2004, 190(2): 347–355.

[30] Siemionow M, Uygur S, Ozturk C, et al. Techniques and materials for enhancement of peripheral nerve regeneration: a literature review. Microsurgery, 2013, 33(4): 318–328.

[31] Matz SO, Welliver PS, Welliver DI. Brachial plexus neuropraxia complicating a comminuted clavicle fracture in a college football player. Case report and review of the literature. Am J Sports Med, 1989, 17(4):581–583.

[32] El-Gammal TA, El-Sayed A, Kotb MM, et al. Surgical treatment of brachial plexus traction injuries in children, excluding obstetric palsy. Microsurgery, 2003, 23(1):14–17.

[33] Midha R. Epidemiology of brachial plexus injuries in a multitrauma population. Neurosurgery, 1997, 40(6):1182–1188, discussion 1188–1189.

[34] Michelow BJ, Clarke HM, Curtis CG, et al. The natural history of obstetrical brachial plexus palsy. Plast Reconstr Surg, 1994, 93(4):675–680, discussion 681.

[35] Clarke HM, Curtis CG. An approach to obstetrical brachial plexus injuries. Hand Clin, 1995, 11(4):563–580, discussion 580–581.

[36] Narakas AO, Hentz VR. Neurotization in brachial plexus injuries. Indication and results. Clin Orthop Relat Res, 1988 (237):43–56.

[37] Samardzić M, Rasulić L, Grujicić D, et al. Results of nerve transfers to the musculocutaneous and axillary nerves. Neurosurgery, 2000, 46(1): 93–101, discussion 101–103.

[38] Oberlin C, Teboul F, Severin S, et al. Transfer of the lateral cutaneous nerve of the forearm to the dorsal branch of the ulnar nerve, for providing sensation on the ulnar aspect of the hand. Plast Reconstr Surg, 2003, 112(5):1498–1500.

[39] Liu Y, Lao J, Gao K, et al. Functional outcome of nerve transfers for traumatic global brachial plexus avulsion. Injury, 2013, 44(5):655–660.

[40] Midha R. Nerve transfers for severe brachial plexus injuries: a review. Neurosurg Focus, 2004, 16(5):E5.

[41] Omer GE, Jr. Injuries to nerves of the upper extremity. J Bone Joint Surg Am, 1974, 56(8):1615–1624.

[42] Niver GE, Ilyas AM. Management of radial nerve palsy following fractures of the humerus. Orthop Clin North Am, 2013, 44(3):419–424, x.

[43] Rorabeck CH, Clarke KM. The pathophysiology of the anterior tibial compartment syndrome: an experimental investigation. J Trauma, 1978, 18(5):299–304.

[44] Dormans JP, Squillante R, Sharf H. Acute neurovascular complications with supracondylar humerus fractures in children. J Hand Surg Am, 1995, 20(1):1–4.

[45] Amillo S, Mora G. Surgical management of neural injuries associated with elbow fractures in children. J Pediatr Orthop, 1999, 19(5):573–577.

[46] de Laat EA, Visser CP, Coene LN, et al. Nerve lesions in primary shoulder dislocations and humeral neck fractures. A prospective clinical and EMG study. J Bone Joint Surg Br, 1994, 76(3): 381–383.

[47] Pollock FH, Drake D, Bovill EG, et al. Treatment of radial neuropathy associated with fractures of the humerus. J Bone Joint Surg Am, 1981, 63(2):239–243.

[48] Mohler LR, Hanel DP. Closed fractures complicated by peripheral nerve injury. J Am Acad Orthop Surg, 2006, 14(1): 32–37.

[49] Roganović Z. Factors influencing the outcome of nerve repair. Vojnosanit Pregl, 1998, 55(2):119–131.

[50] Böstman O, Bakalim G, Vainionpää S, et al. Radial palsy in shaft fracture of the humerus. Acta Orthop Scand, 1986, 57(4):316–319.

[51] Ring D, Chin K, Jupiter JB. Radial nerve palsy associated with high-energy humeral shaft fractures. J Hand Surg Am, 2004, 29(1):144–147.

[52] Mehlman CT, Strub WM, Roy DR, et al. The effect of surgical timing on the perioperative complications of treatment of supracondylar humeral fractures in children. J Bone Joint Surg Am, 2001, 83-A(3):323–327.

[53] Kim DH, Murovic JA, Tiel R, et al. Management and outcomes in 353 surgically treated sciatic nerve lesions. J Neurosurg, 2004, 101(1): 8–17.

[54] Patterson FP, Morton KS. Neurologic complications of fractures and dislocations of the pelvis. Surg Gynecol Obstet, 1961, 112:702–706.

[55] Kim DH, Kline DG. Surgical outcome for intra and extrapelvic femoral nerve lesions. J Neurosurg, 1995, 83(5):783–790.

[56] Johnson EW, Jr, Vittands IJ. Nerve injuries in fractures of the lower extremity. Minn Med, 1969, 52(4):627–633.

[57] Morton KS. Traumatic dislocation of the hip: a follow up study. Can J Surg, 1959, 3:67–74.

[58] Roganovic´ Z. Missile-caused complete lesions of the peroneal nerve and peroneal division of the sciatic nerve: results of 157 repairs. Neurosurgery, 2005, 57(6):1201–1212.

[59] Gurdjian ES, Smathers HM. Peripheral nerve injury in fractures and dislocations of long bones. J Neurosurg, 1945, 2:202–219.

（田帅伟　译，王保成　马杰　审）

第 51 章　　儿童头部外伤的处理

Linda W. Xu　Gerald A. Grant

51.1　概　述

　　每年有近 50 万儿童患者因创伤性脑损伤（TBI）而急诊就医，死亡人数超过 2000 例。在 0~14 岁儿童中，最常见的受伤原因是坠跌，其次是被物体击中、机动车事故和受到攻击。表 51.1 列举了每年在急诊科就诊、住院、死亡的病例及其原因，并按年龄进行了分类及总结。0~14 岁儿童创伤性脑损伤的最常见原因是跌倒，15~19 岁儿童更容易因机动车事故（MVC）而发生创伤性脑损伤。因为机动车事故比其他原因更易致死，因此 15~19 岁年龄组中致命性创伤性脑损伤的比例也最高。0~14 岁创伤性脑损伤患儿的死亡率为 2%~5%，而 15~19 岁的死亡率则高达 19%[1]。

　　造成创伤性脑损伤的物理机制包括加速/减速和旋转因素，进而导致颅骨骨折、血管损伤、对脑实质的直接冲击和轴突剪切力损伤等。根据复苏后的格拉斯哥昏迷评分（GCS）情况，创伤性脑损伤可大致分为轻度（GCS13~15 分）、中度（GCS 9~12 分）和重度（GCS ≤ 8 分）。轻度创伤性脑损伤比重度创伤性脑损伤更为常见，而且报道较少，因为并非所有的轻度创伤性脑损伤患儿都需要就医。

51.2　急诊室初步评估

51.2.1　病　史
- 确定受伤机制。
- 评估是否有癫痫发作和意识丧失。
- 就诊时的头痛情况，稳定、加重或减轻。
- 恶心或呕吐。
- 有出血性疾病史。

51.2.2　查　体（表51.1）
- 是否有头皮血肿。
- 是否有头皮裂伤、擦伤，以及受伤皮肤的深度。
- 触诊是否有颅骨骨折。
- 如果前囟尚未闭合，是否有隆起或变硬。
- 局灶性神经系统症状。
- 颅底骨折迹象（眼睛或耳朵周围瘀血，有液体自鼻孔或耳朵流出）。

51.2.3　神经影像学
- 何时进行影像学检查？
  - 有局灶性的神经系统症状。
  - 检查时怀疑有颅骨骨折。
  - 精神状态异常。
  - 易激惹。
  - 前囟膨隆。
  - 持续呕吐。

表 51.1　每年不同年龄段患儿因头外伤而急诊、住院、死亡及受伤原因总结[1]

年龄	急诊人数（例）	住院人数（例）	死亡人数（例）	原因
0~4 岁	251 546	15 239	998	5.1% 机动车事故，64.2% 跌倒，0.15% 受到攻击，21.4% 物体撞击，9.1% 其他
5~9 岁	105 015	8799	450	7.0% 机动车事故，40.3% 跌倒，1.0% 受到攻击，33.9% 物体撞击，17.8% 其他
10~14 岁	117 387	11 098	726	5.6% 机动车事故，36.5% 跌倒，9.7% 受到攻击，29.5% 物体撞击，18.8% 其他
15~19 岁	157 198	24 896	3995	25.7% 机动车事故，20.8% 跌倒，14.2% 受到攻击，23.2% 物体撞击，16.0% 其他

－ 癫痫发作。

－ 意识丧失时间偏长。

－ 患儿疑似受到虐待[2-4]。

● GCS 评分 14~15 分的轻度颅脑外伤患者，其 CT 检查发现有明显临床征象的概率为 1%[2,5]。如果风险非常低，可不做 CT，对患者进行观察。低危患者的精神正常、无血肿、无意识丧失、无颅骨骨折、低危因素的伤害。

－ 在 <2 岁的患者中，CT 检查发现明显临床迹象者不及 0.2%。

－ 在 ≥ 2 岁的患者中，CT 检查发现明显临床迹象者不及 0.05%[5]。

51.3　轻度创伤性脑损伤的管理

轻度头部创伤是指患者头部受到伤害后仍清醒、警觉，且对受伤过程均有反应。对轻度创伤性脑损伤患者而言，就诊时可以清醒、警觉且有反应，但曾短暂失去知觉（LOC），出现定向障碍或呕吐，其 GCS 评分为 14~15 分。约 0.1%~1% 的此类患者需要神经外科干预[3,5-6]。

大约 5% 的轻度创伤性脑损伤患者有颅骨骨折或颅内异常，此类患者可划分为复杂性的轻度创伤性脑损伤[5-7]，尽管此类患者较少，但其最终的功能预后究竟如何仍有争议。一些针对成年患者的研究结果表明，复杂性轻度创伤性脑损伤患者的预后更类似于那些神经精神缺陷且 GCS 评分较低的中度颅脑损伤（GCS 9~12 分）患者；但其他研究发现，复杂性创伤性脑损伤患者与非复杂性创伤性脑损伤患者相比较，早期可能存在一定差异（回归工作的时间偏长），但最终结局并无异常[7]。

99% 的轻度创伤性脑损伤患者不需要神经外科干预，究竟哪些轻度创伤性脑损伤患者应住院监测尚有争议。若怀疑存在任何可能使病情进一步恶化的损伤或其他可能使患者病情不稳定的医学问题，或者担心看护或对受伤原因担忧的情况，都应住院观察。通常情况下，初次 CT 检查没有发现异常的轻度创伤性脑损伤患者，很少出现迟发性的病情恶化[8-9]。住院指征有：CT 发现有颅内损伤；凹陷性颅骨骨折；持续性呕吐；任何非意外创伤。

脑震荡是一种轻度创伤性脑损伤，

其具体定义是低速损伤后即刻出现短暂的、可自行恢复的神经功能受损症状。这些症状被认为与功能紊乱有关，而非结构紊乱所致。其常见症状有：头痛、定向障碍、意识丧失、记忆缺失、易激惹、失眠、情绪化。

应按急救护理标准对脑震荡患者进行现场的初步评估，如患者 ABC 的评估及与颈椎损伤相关的各种预防措施等。

需由医疗机构对患者病情进行评估，若现场没有医疗机构，则应紧急转诊。患者伤后 1h 内要有人看护，以防出现神经功能的下降。若患者在体育运动时发生脑震荡，则受伤当天不应返回比赛，伤后当天重返赛场可能与伤后出现迟发性症状及高发的神经心理症状有关[10]。

脑震荡分级的方法众多，患者能否重返赛场可根据表 51.2 总结的成人指南

表 51.2 脑震荡分级和重返赛场指南

指南	Ⅰ级	Ⅱ级	Ⅲ级	重返赛场（RTP）
Cantu 指南	没有 LOC，失忆 <30min	LOC<5min，失忆 30min 至 24h	LOC> 5min，失忆 >24h	Ⅰ级：第 1 次 1 周，第 2 次 2 周，第 3 次赛季结束； Ⅱ级：第 1 次 1 周，第 2 次 1 个月，第 3 次赛季结束； Ⅲ级：第 1 次 1 个月，第 2 次赛季结束
Colorado 医学会指南	神志不清	神志不清和失忆	LOC	Ⅰ级：第 1 次 15min，第 2 次 1 周； Ⅱ级：第 1 次 1 周，第 2 次 2 周，并得到医生许可； Ⅲ级：第 1 次 1~6 个月，根据 LOC 的严重程度；第 2 次 6 个月至 1 年，且得到医生许可
美国神经科学院指南	没有 LOC，神志不清 <15min	没有 LOC，神志不清 >15min	LOC	如 Corolado 医学会的指南所总结的
第 4 届国际脑震荡会议	没有分级指南		通过逐步 RTP 进行总结： 每一阶段必须 24h 无症状； 若出现任何症状，退回到没有症状的上一步； 整个过程至少观察 1 周； 若出现脑震荡，绝对不能在当天返回比赛	总结的分步 RTP： 阶段 1：不运动，以恢复为目的； 阶段 2：轻度有氧运动，增加心率为目的； 阶段 3：专项训练，无头部撞击的训练动作； 阶段 4：无接触的训练，有阻力的复杂训练； 阶段 5：完全接触实践，体检合格参加正常训练，目标是恢复功能技巧； 阶段 6：重返赛场

LOC：意识丧失。数据源自 Cantu 指南、Colorado 医学会指南、美国神经科学院和第 4 届国际脑震荡会议 [13-15]

给出相应建议。其一大担忧在于重返赛场后出现二次损伤综合征的风险，当初次损伤尚未痊愈，再次受到伤害后会引起协同反应进而出现更加严重的灾难性后果。最严重的二次损伤综合征最初可能表现为脑震荡，但随后迅速出现瞳孔扩大、眼球运动消失、呼吸衰竭及死亡[11]。该现象被认为与血管的自我调节失效、颅内压（ICP）快速升高及脑疝形成有关，脑疝会在数分钟内使神经功能恶化。一项有关儿童的研究显示，在GCS 评分 13~15 分的患儿中，高达 28%的患儿在头部外伤后会出现自我调节功能障碍[12]。本章后面的部分会详细讨论更多有关大脑生理学及自我调节的问题。患者没有症状时，大多数医生会建议重新进行分级；若有症状，则要降低到先前的运动水平[13-15]。有关成人脑震荡的文献提供了重返赛场的常规时间表，但对于儿童返赛时间点应更加谨慎，医生可视具体情况而定。

既往有脑震荡病史的患者，可能会有长期不适。大多数脑震荡患者在伤后短时间内即出现持续的综合征表现，第1 周后会有头痛、头晕、神经精神症状或认知障碍等不适[15]。大约 10%~15%的患者在初期症状后会出现长期不适，该人群也可能会出现抑郁症和其他心理健康问题，睡眠障碍和焦虑也较为常见。有些人会因此而选择药物治疗，但应注意的是，即使这些症状得到了控制，也不能以此作为患者重返比赛的基线[13]。

频繁、持续出现脑震荡的患者会特征性的表现为"拳击醉态"、拳击性痴呆或慢性创伤性脑病（CTE），对那些反复受伤的患者来讲，这才是所面临的真正的风险。在 1928 年，首次描述了那些多次脑震荡后的患者的特征性表现，在生活中会出现情绪及情感的不稳定、记忆力丧失、震颤和构音障碍等异常，当时尸检发现被胶质增生或变性组织所取代的微出血改变[16]，尤其是边缘系统的损伤、小脑萎缩及大面积的神经纤维的缠结。尽管尚未证实脑震荡损伤水平（如长期在 NFL 比赛）与尸检所见的病理恶化程度有直接联系，但二者之间似乎确有关联[10,17-18]。

51.4 重度创伤性脑损伤和多发伤的管理

重度创伤性脑损伤的定义是 GCS 评分 ≤ 8 分，39% 的重度儿童创伤性脑损伤患者伴有多种其他创伤[19]。重度儿童创伤性脑损伤的死亡率为 34%，预后良好或中度残疾者仅占 16%[20]，此类患儿最好在专业的儿童创伤中心进行治疗[21-24]。

51.4.1 大脑生理学

当大脑受到严重的原发性创伤时，其处理原则是尽量减少对大脑的继发性伤害。与成人患者相比，可能因为儿童大脑的血容量及血流量较大，儿童患者似乎更容易出现继发性的弥漫性脑水肿和脑损伤[20,25-26]。

尽管儿童的大脑生理学原理多与成人类似，但有几个因素会随年龄增长而发生变化。成人的脑血流量平均为

50mL/（100g·min），脑灰质血流量大于脑白质血流量。2~4 岁的儿童血流量似乎更高，而后逐渐降至成人水平。相应地，该年龄段儿童的脑血管阻力也是最低的。在出生时，大脑对氧和葡萄糖的消耗量较低，在儿童期开始升高，3~9 岁时达到高峰，而后下降至成人水平[27-28]。

与成人一样，儿童大脑的血流量也会因新陈代谢、二氧化碳水平、血氧水平、血液黏度和自身调节情况而有所变化，二氧化碳水平可非常迅速地调节脑血流量。对麻醉状态下的儿童研究发现，儿童对二氧化碳变化的敏感性高于成人，潮气末期二氧化碳每改变 1mmHg，血流速度变化高达 14%。自我调节的控制主要是小动脉，成人平均动脉压（MAP）为 60~160mmHg，不论小动脉是收缩或舒张，脑血流量大致是恒定的，不受血压变化的影响。超越这些范围之外，当自我调节无法代偿以维持恒定的脑血流时，儿童便会出现缺血或充血现象。虽然有些学者认为儿童可承受比成年人更低的血压值，但研究表明儿童实际可承受的范围与成人相似，即平均动脉压在 60mmHg 以上时大脑处于最佳的自我调节状态[28]。

大脑受到创伤后，脑血流量与新陈代谢出现异常，进而导致大脑缺血或充血。伤后早期至 12h 内，常因低灌注造成大脑的缺血性损伤，第 2 阶段常伴随充血和颅内压升高，第 3 阶段则会出现血管痉挛及缺血，缺血可能再次成为问题[28]。

缺血会引起继发性的梗死性损伤，但充血后也会出现继发性的损伤，如出血、弥漫性脑肿胀及颅内压升高的概率会增加。因儿童的脑血流量基线高于成人，因此更要关注儿童的充血后损伤。在轻度儿童颅脑外伤中，17%~28% 的患儿会出现自我调节功能障碍、重度颅脑外伤患儿则高达 42%[12,28]。

重度颅脑损伤的患儿，其颅内压升高常呈双相性改变。初次损伤及短暂性的缺血后，自原发损伤细胞中释放的炎性成分可导致第 1 阶段的脑血流失调、弥漫性水肿和颅内压升高。通常初次损伤 3~7d 后进入第 2 阶段，此时继发性的细胞级联反应导致大脑的炎性标志物再次增加，颅内压会出现第 2 阶段性的升高[28-29]。尽管临床上很难测量到脑血流量和自我调节水平，但通常会测量脑灌注压（CPP）以作为替代参考，本章后期会就此进行阐述。

根据大脑的生理学特点，儿童受到创伤后，应重视其容量状态、颅内压、脑灌注压、通气和脑代谢（癫痫发作、镇静、偏瘫）等情况，以最大限度地降低发生额外的继发性脑损伤的概率。

51.4.2 儿童失血和低血容量

因创伤死于失血者占 39%[30]。儿童的氧耗量、心输出量与血容量比往往较高，且低月龄胎儿的血红蛋白给组织的输氧能力更差[31]。尽管儿童对血容量的需求较高，但其生理储备功能掩盖了其低血容量及失血的异常。事实上，即使总血容量损失 25%~30%，其血压仍显示正常[32]。不熟悉儿童患者的医生很难察觉到患儿的低血压状态，因为儿童的血压基线会随年龄变化而出现大幅度的改变。当出现低血压或中心静脉压降低时，患儿会迅速发展为心血管系统衰竭。因外伤而出现的低血压与致残率和死亡率显著相关[33,34]。

许多医生并不熟悉儿童的正常生理基线范围，下述公式可粗略估计血容量：

正常收缩压 =90+2×年龄

血压低限 =70+2×年龄

血容量 =80mL/kg

一定要重视儿童患者低血容量所致的较为隐晦的迹象，例如：脉压降低（<20mmHg），相关的动脉压波形低平；皮肤出现花斑；体温降低；嗜睡；代谢性酸中毒；触诊脉搏减弱；尿量减少；毛细血管充盈时间增加[32]。

儿科创伤指南建议，儿科复苏时的通道至关重要，若两次尝试均未建立外周通道，即应建立骨通道[35]。应按下述分级方案进行复苏：

- 温的晶体液 20mg/kg，输注 3 次。
- 相应血型或 O 型阴性浓缩红细胞（PRBC）10mg/kg，并尽快找到出血部位。
- 监测尿量以评价复苏情况，若婴儿尿量 >2mL/（kg·h）、大龄儿童尿量 >1~1.5mL/（kg·h），则预示复苏成功[36]。

头部外伤会引起明显失血，因为头皮血管特别丰富，头皮开放撕裂伤会致快速失血，甚至头皮血肿积聚的出血量会占据儿童全身血量的很大一部分。在寻找儿童患者的出血源时，应考虑到颅脑损伤后潜在的出血可能，因婴儿颅缝未闭且其颅腔容积可以扩大，因此其颅腔内有可能积存大量血液[37]，这与成人的内出血通常发生于长骨及腹腔内不同。

51.4.3 凝血性疾病

在活动性出血期间，血小板和凝血因子会因失血而被主动消耗，且随复苏进展被逐渐稀释，这样凝血障碍也会成为一个特殊问题。因全血中才含有正常的凝血因子，但给患者输注的常常是 PRBC，故在输入 PRBC 之外还要考虑输注血小板或新鲜冷冻血浆（FFP）。因为颅脑损伤后会释放出组织凝血活酶，脑外伤患者特别容易出现弥漫性血管内凝血障碍（DIC）[37-39]，具体表现为血小板急剧减少、凝血酶原时间和部分凝血活酶时间升高、纤维蛋白原减少和 D- 二聚体增多。高达 40% 的重度儿童创伤性脑损伤患者会出现凝血性疾病，其风险可能与创伤的严重程度、年龄的增长和脑实质内损伤有关[39]。在疑有头部创伤时，医务人员应特别注意并监测是否出现凝血性疾病。

51.4.4 颅内压监测

诸多研究表明，高颅内压与预后差相关，因此要积极治疗升高的颅内压以改善预后。颅内压监测能实时测量颅内压并判断后续治疗是否有效，以便及时调整颅内压至正常范围。

一般来说，若患者复苏后的 GCS 评分 ≤ 8 分且 CT 显示有颅内创伤时，可进行颅内压监测[40]。一项研究发现，高达 86% 的 GCS 评分 ≤ 8 分的患儿，其颅内压值高于 20mmHg[41]。对那些 CT 检查未发现明确颅内损伤的脑外伤患者，其颅内压也可能升高并需要颅内压监测。

注意：对重度婴儿颅脑损伤患者而言，囟门未闭合并不意味着不需要进行颅内压监测[42]。

51.4.5　颅内压升高的治疗

在涉及整体预后的研究中，颅内压 >40mmHg 与死亡高度相关，颅内压在 20~40mmHg 有较高的致残率[43-45]，故颅内压的管理目标通常是将其控制在 20mmHg 以下。然而，一些儿童的研究发现，控制脑灌注压可能比控制颅内压对整体预后更重要（脑灌注压 = 平均动脉压 − 颅内压）；成人的研究发现，把脑灌注压控制在 40~60mmHg 时预后最好[46-47]。儿童的脑灌注压值往往随年龄变化而变化，年长组（7~16 岁）患儿高于年幼组（2~6 岁），其分别为 50~60mmHg 和 40~50mmHg[48-49]。脑灌注压值低于目标值时，患者可能出现大脑缺血；而高于目标值时则可能出现大脑充血及随之而来的颅内压升高[28,50-51]。研究发现在重度儿童创伤性脑损伤患者中，颅内压呈双相性增高，一次出现于损伤后即刻，另一次出现于损伤后的几天至 1 周[28-29,52]。

一般来说，若要降低颅内压并使脑灌注压值最大化，可进行：脑脊液引流、镇静和神经肌肉阻滞、高渗治疗、过度换气、巴比妥疗法、温度调节及外科手术减压[42]。

脑脊液引流

众所周知，脑室穿刺、脑脊液外引流（EVD）可降低颅内压。在一项针对成人患者的研究中，引流脑脊液可使颅内压降至 15mmHg 以下，使患者死亡率明显降至 12%；而单纯采取内科治疗，其死亡率高达 53%[41,53]。

我们在进行脑室穿刺、脑脊液外引流时，常把患者安置在急诊室或重症监护病房（ICU），脑脊液外引流常常放置在右侧脑室，除非放置部位有脑实质或脑室内的大量出血。剃除相关穿刺部位的头发，便于在放置脑脊液外引流时有一清洁区域的头皮。通常选择瞳孔中点、冠状缝前约 1cm 处为穿刺点，根据所提供的影像学资料，按预先测量好的脑脊液外引流留置长度（通常在 3~5cm）进行穿刺，直至有脑脊液流出。若患者可能有重度颅脑创伤且 GCS 评分为 7~8 分，也可同时在脑实质表面放置一个通常称为"螺钉"的监测探头，便于对颅内压进行监测，但监测探头不具有引流脑脊液、降低颅内压的功能。

高渗疗法

高渗疗法中最常用的两种药物分别是甘露醇和 3% 高张盐水。甘露醇最早于 1961 年被引入临床，通过迅速降低血液黏度、缩小血管管径和颅内血液总量而快速起效，或直接通过渗透作用缓慢发挥作用[52,54-57]。甘露醇可使颅内压降低约 10%，平均约 3h 后颅内压又恢复至基线水平[57]。早期研究认为甘露醇有可能损伤肾脏，导致肾小管急性坏死和肾衰竭。但是，在使用甘露醇降低颅内压时，患者常处于低血容量状态，若患者在该时间段保持正常的血容量，甘露醇的肾脏毒性是否会明显减少，目前尚不清楚。然而，需要重点强调的是，由于甘露醇快速且强大的利尿效果，在低龄患儿输注甘露醇后，很难管理容量状态。甘露醇用量一般为 0.25g/kg 和 1g/kg，其目标血浆渗透压为 320mOsm/L[42]。因甘露醇有低血容量的风险，幼儿应谨慎使用。

自 20 世纪初，3% 高张盐水即被用于重度创伤性脑损伤患者以有效降低其颅内压，并缩短其重症监护室的疗程。有研究显示，3% 高渗盐水治疗儿童患者疗效良好，且无明显的肾功能损伤[58-61]。有学者认为，0.1~1.0mL/（kg·h）的高张盐水，其目标血浆渗透压（OSM）可达 360mOsm/L，而 3% 的高渗盐水可能更高[42,59]。

过度通气

过度通气的目的在于降低血清 PCO_2、收缩血管，从而控制颅内总血容量。低碳酸血症可迅速引起脑血管收缩、影响脑血流量和脑血容量、迅速降低颅内压。如上所述，儿童似乎比成人对 PCO_2 的变化更加敏感[28]。然而，血管收缩也可导致脑灌注量下降[62]。长期过度通气会出现很多问题，包括因碳酸氢盐供应不足使患者对随之而来的 PCO_2 水平的变化过度敏感、血红蛋白曲线左移、氧供减少及脑缺血的加重[63-66]。因此，过度通气仅可短期使用，且仅在确认颅内压升高时方可使用。因不可长期借助过度通气来降低颅内压，也无预防性过度通气的适应证，对那些可能出现脑疝或病情急剧恶化的患者来说，在没有确定可靠的降低颅内压的治疗方案之前，可短期进行过度通气以缓解病情。过度通气的目的是增加呼吸频率直至 $PaCO_2$ 降至 30mmHg，若更为积极，可降至 30mmHg 以下。如果计划采取较为积极的过度通气治疗，一定要考虑进行脑组织或颈静脉的血氧监测以防出现脑缺血[42]。

镇 静

镇静、麻痹时，能降低脑代谢，减轻患者躁动，促进通气以减少脑外伤后出现的继发性损伤。有许多药物可用于镇静治疗，且此类药物常被联合使用，因此很难对每个药物进行单独研究。与其他镇静类药物相比，仅有巴比妥类药物能有效地降低颅内压，且二者间有明显的相关性，该药将在后文讨论。表 51.3 总结了儿童创伤后常用的镇静剂。用于疼痛管理的麻醉剂和用于镇静管理的苯二氮䓬类药物，常用于镇静管理以便控制颅内压。因异丙酚本身可降低颅内压，故常用于神经外科手术的患者，但考虑到异丙酚输注综合征的问题，尤其对儿童患者来说，一般不应长期使用异丙酚[67-70]。

神经肌肉阻滞药物能降低气道和胸腔内的压力、减少寒战发生、制动体位及减少呼吸机对抗，以降低颅内压[71]。但同时也会出现肺炎、心血管方面的副作用，延长在 ICU 的滞留时间，以及肌肉病等风险。若不能很好地镇静，会增加患者压力，也无法监测神经系统的变化[42,72]。

巴比妥类

20世纪70年代，巴比妥类药物首次用于治疗颅内压升高，并使预后得到了明显改善[73]。该药降低颅内压的机制有3点：抑制整体代谢、改变血管张力、稳定神经细胞膜以消除自由基[74-75]。一般来说，戊巴比妥和硫喷妥均可用于镇静管理，尚无直接比较二者间疗效的研究。当出现巴比妥昏迷时，应根据患者脑电图（EEG）情况进行滴定给药，直至出现爆发抑制，以便使脑代谢最小化。研究发现，当化验血清巴比妥的浓度时，该浓度水平也不能真实预测患者的爆发抑制情况。巴比妥昏迷疗法的缺点是常会引起血流动力学的改变，故需

要血管内滴注给药方可维持足够的血压，因此很难用于那些血流动力学已经紊乱的患者。针对儿童患者的研究发现，给予那些非难治性的颅内高压患儿巴比妥治疗，会因儿童血流动力学的因素使其死亡率升高。因此，除非其他降低颅内压的方法均无效时，才能预防性的使用此类药物[76-77]。何时停用巴比妥疗法取决于医生，但有学者建议颅内压稳定至少24h后，方可逐渐减停巴比妥类药物。

• 戊巴比妥钠：负荷剂量10mg/kg。爆发抑制后维持剂量在1mg/（kg·h）[78]。

• 硫喷妥钠：负荷剂量10~20mg/kg。爆发抑制后维持剂量在3~5mg/（kg·h）[79]。

表51.3　用于颅内压管理的儿童常用镇静剂的比较[67-70]

药物	优点	缺点	用法	备注
异丙酚	快速起效、快速清除、脑代谢下降、增加癫痫发作阈值	低血压、胰腺炎、肝脏衰竭、异丙酚输注综合征	诱导量：1~2.5mg/kg；维持量：1.5~4.5mg/（kg·h）；滴定至镇静状态	异丙酚输注综合征： • 在儿童初次报道； • 乳酸中毒； • 心血管功能衰竭； • 若剂量 >4mg/（kg·h）且 >48h 会有危险
苯二氮䓬类	很少出现低血压、脑代谢下降、增加癫痫发作阈值	因新陈代谢蓄积而苏醒缓慢；撤药反应、谵妄、呼吸衰竭；在控制颅内压时，大剂量应用会出现停滞期	诱导量：0.1mg/kg；维持量：0.01~0.2mg/（kg·h）	
麻醉药	止痛，对血压影响小	大剂量时可能增加颅内压	与其他镇静药联合使用	
右美托咪啶	无呼吸抑制，不插管时也可使用，减少谵妄	低血压、心率缓慢、心律失常	诱导量：1μg/kg；输注量：0.42~1μg/（kg·h）	

体温调节

脑损伤后的高热会引起代谢增加、炎症、兴奋性毒素释放和癫痫发作。因此，有学者建议降温可能会改善患者的神经系统预后。20 世纪 70 年代，一项针对儿童患者的研究发现，在 20 例 GCS 评分为 4 分的患儿中，19 例经降温治疗后存活下来，这明显优于既往对照组的研究[80]。最近几项针对成人的研究发现，降温治疗使患者的颅内压和预后在伤后 3~6 个月内均有所改善[81-83]。在一项针对儿童的 Ⅱ 期试验发现，低温能降低颅内压，但可能会增加心律失常，伤后 6 个月时未发现明显的功能差异[84]。一般来说，所有的脑外伤患者都应避免高热；而那些药物难治性的颅内压升高的患者，可考虑采取降温疗法使温度降至 34℃。在降温过程中，监测凝血指标非常重要，因为凝血异常会加重已有的出血及心律失常；降温时也要尽量减少寒战，以免增加大脑代谢。患者降温治疗的同时要进行麻痹，以减少寒战的影响。患者进行降温治疗即意味着检查受限，若需要镇静和麻痹，则会加重凝血障碍。对那些其他疗法效果不佳的颅内压升高的患者，通常才行降温疗法。

类固醇

类固醇常用于肿瘤、感染等其他神经外科疾病的治疗，但研究发现，用类固醇治疗创伤患者会增加感染率，且对改善预后并无益处[85-88]。因此类固醇不适用于创伤类疾病的治疗。

外科治疗

一般来说，若患者的颅内压升高源于颅内占位性病变所致，很容易做出决定采取手术治疗以清除病变，无论是硬膜下血肿、硬膜外血肿还是脑实质内血肿。

硬膜外血肿的典型表现是，伤后即刻出现意识丧失，随后有清醒的间隔，然后出现头痛、呕吐和精神状态异常。硬膜外血肿常伴有颅骨骨折、CT 检查可见出血常呈凸透镜状改变，不会跨越颅骨缝。早期认为，硬膜外血肿常因动脉出血所致，病情进展迅速，均应进行减压手术；最近研究发现，对没有神经系统损伤症状的患者也可能采取非手术治疗。一项针对 13 例无神经系统损伤症状的硬膜外血肿的患者研究发现，除 1 例患者外，其余患者均通过非手术治疗获得了成功，随访 4 个月后完全康复，其 CT 检查可见出血完全吸收[89]。然而，其他学者认为，与单纯清除硬膜外血肿相比，非手术治疗会使患者持续头痛、恶心和呕吐，且延长了患者的住院时间。

硬膜下血肿常由皮质静脉的剪切损伤所致。在婴儿患者中，可能是婴儿摇晃综合征和非事故性创伤所致，该内容将在另一章中进行讨论。一般来说，硬膜下出血的患者若出现大脑受压、中线移位和神经功能缺损，即应考虑采取血肿清除手术。在急性硬膜下出血的患者中，钻孔通常不能使血液排出，而需要进行开颅手术；但远隔部位创伤引起的慢性硬膜下出血常会液化，只需钻孔便可将其排出。

无法简单决定哪些患者需要去骨瓣减压手术，减压手术的目的是降低颅内压、增加脑灌注压、预防脑疝形成。去骨瓣减压术可有效降低颅内压，当剪开硬膜时颅内压可下降9~47mmHg[45,90]。但是，需要去骨瓣减压手术的患者也是重症损伤的患者，因此，其术后疗效能否达到预期效果仍不确定。有证据表明，儿童患者开颅手术的疗效总体优于成人患者[45,90-91]，对难治性的颅内压升高和单侧颅脑损伤的患儿，可考虑尽早手术。一般认为，若患者符合以下标准，则应考虑手术治疗[45,90-92]：① CT提示弥漫性肿胀；②初期损伤时间小于48h；③术前持续的颅内压监测均小于40mmHg；④伤后某一时间点GCS评分大于3分；⑤临床表现初始良好而后继发加重；⑥脑疝征兆。

减压手术可以是单侧额颞顶去骨瓣减压或双侧额部去骨瓣减压，没有直接比较这两种术式的研究，选择哪一种术式可根据CT检查结果及水肿是单侧还是双侧来决定。大多数外科医生会进行硬脑膜扩大重建手术。一般建议在保证安全的情况下尽可能扩大去骨瓣面积，因为小范围的去骨瓣减压不会改变颅内压，术区边缘脑组织会承受更大的向外疝出的压力，在去骨瓣边缘会出现脑梗死。

颅内压升高的治疗总结（图51.1）[42]：

- 第1步：头部外伤的基本管理。
- 第2步：疑似或确定颅内压升高。
- 第3步：难治性的颅内压升高。

51.4.6 癫痫发作

外伤后癫痫发作很常见，早期发作（前7d内）或者是晚期发作（外伤后7d以上）。外伤后癫痫发作会增加脑代谢、升高颅内压，对大脑造成额外的损伤。20%~39%的重度创伤性脑损伤

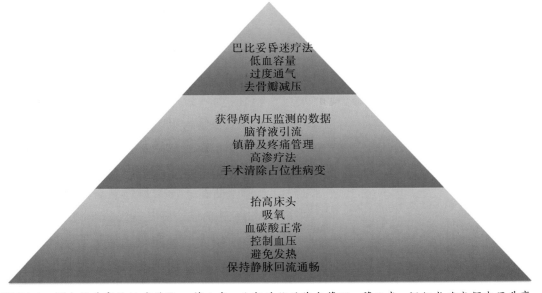

图51.1　颅内压升高的治疗总结。第1步：头部外伤的基本管理。第2步：疑似或确定颅内压升高。第3步：难治性的颅内压升高

儿童患者会出现外伤后早期的癫痫发作。婴儿和儿童的癫痫发作阈值低于成人，故临床上可能很难察觉到有癫痫发作。已有证据表明，抗癫痫药物可降低重度创伤性脑损伤患者发生早期癫痫发作的比例，且能提高该类患者的生存率[42,93~94]。

7%~12% 的创伤性脑损伤患者会出现外伤后的晚发性癫痫发作，早期预防性使用抗癫痫药物不能避免晚发性癫痫的发生[42]。在头外伤后的前 5 年内，脑外伤患者发生癫痫的风险是没有头外伤患者的 2 倍[95]。癫痫发作会导致患者出现进一步的意外伤害和心理障碍，因此，该类患者应咨询神经科医生进行长期抗癫痫治疗。

51.5　手术要点

- 头外伤常见于儿童。年幼儿多见于坠跌伤，年长儿多见于机动车事故。年长儿童的死亡率较高。
- 轻度创伤性脑损伤是指脑外伤后 GCS 评分大于 13 分的患者，若患者的 CT 检查发现有相关异常，则为复杂性的轻度创伤性脑损伤，其功能表现可能更像中度创伤性脑损伤患者。仅有 1% 的患者最终需要手术治疗。脑震荡是一种神经功能紊乱的表现，没有任何明显的结构异常，是一种轻度创伤性脑损伤。
- 分级复赛的原则是指，患者应通过不同阶段的恢复运动，从轻微运动到完全运动。若出现任何症状，则应改到之前的运动水平。该原则是为了尽量减少出现致死性的、脑血流失调的、二次

损伤综合征的可能。

- 多次脑震荡或轻度创伤性脑损伤的患者，应就慢性创伤性脑病（CTE）及其后果进行相关咨询。
- 儿童有较强的维持心率和血压的代偿机制，因此发现低血容量的早期临床症状更重要，而不是去观察患儿的生命体征变化。
- 儿童患弥散性血管内凝血（DIC）很常见，应联合输注凝血因子和浓缩红细胞。
- 对所有的头外伤患者，对那些犹豫不决或已确认的颅内压升高治疗方案及难治性颅内压的治疗，均应参照基线对升高的颅内压进行分级管理。
- 脑灌注压值随年龄变化而变化：年幼儿为 40~50mmHg，年长儿为 50~60mmHg。
- 当有明确的占位性病变时，要考虑进行手术减压。
- 对那些弥漫性脑水肿的患者，若早期神经系统表现良好，随后因脑疝而病情恶化，应及早考虑减压手术，且要尽快实施。

51.6　常见的临床问题

（1）如果早期放置了脑脊液外引流，输注 3% 高渗盐水并给予镇静，颅内压仍在升高，此时有哪些降低颅内压的措施？

（2）头外伤后是否需要抗癫痫药物治疗，抗癫痫药物能减少外伤后晚期癫痫的发生吗？

（3）当儿童脑震荡后，何时该恢复

运动？

（4）什么是慢性创伤性脑病？

51.7 常见临床问题解答

（1）经过初始治疗后颅内压仍在升高，接下来可考虑采取巴比妥昏迷和低温疗法。如果有占位性病变，应考虑手术清除病变。如果出现了弥漫性脑水肿，应考虑患者的整体临床状况，若适合手术应迅速采取去骨瓣减压手术。过度通气可作为一种过渡性治疗，直至开始实施另一个更加明确的治疗方案。

（2）重症创伤性脑损伤患者可考虑使用抗癫痫药物治疗，它可提高生存率，但不会降低外伤后晚发性癫痫的风险。

（3）儿童脑震荡后，应寻求医生评估，而不应在事发当天仍返回比赛。根据分级来确定儿童的下一步比赛，按照不运动、轻微运动、中度运动和完全恢复运动来逐级进行，若患儿出现头痛、恶心呕吐、精神错乱、头晕、协调障碍或情绪变化等症状，应立即停止并降为前一级运动。最近也建议患儿先回到学校再恢复运动。

（4）慢性创伤性脑病是反复头部外伤后出现的一种疾病，微出血逐渐被退行性组织所取代，在边缘系统和小脑尤其明显，它会导致永久性的情绪改变、记忆丧失、震颤和构音障碍。脑震荡与慢性创伤性脑病的严重程度有直接关系。

参考文献

[1] Faul MXL, Wald MM, Coronado VG. Traumatic brain injury in the United States: Emergency Depar-tment Visits, Hospitalizations and Deaths 2002—2006. Atlanta, GA: U.S. Department of Health and Human Services, 2010.

[2] Osmond MH, Klassen TP, Wells GA, et al. Pediatric Emergency Research Canada (PERC) Head Injury Study Group. CATCH: a clinical decision rule for the use of computed tomography in children with minor head injury. CMAJ, 2010, 182(4): 341–348.

[3] Schunk JE, Rodgerson JD, Woodward GA. The utility of head computed tomographic scanning in pediatric patients with normal neurologic examination in the emergency department. Pediatr Emerg Care, 1996, 12(3):160–165.

[4] Stiell IG, Clement CM, Rowe BH, et al. Comparison of the Canadian CT Head Rule and the New Orleans Criteria in patients with minor head injury. JAMA, 2005, 294(12): 1511–1518.

[5] Kuppermann N, Holmes JF, Dayan PS, et al. Pediatric Emergency Care Applied Research Network (PECARN). Identification of children at very low risk of clinically-important brain injuries after head trauma: a prospective cohort study. Lancet, 2009, 374(9696):1160–1170.

[6] Dietrich AM, Bowman MJ, Ginn-Pease ME, et al. Pediatric head injuries: can clinical factors reliably predict an abnormality on computed tomography? Ann Emerg Med, 1993, 22(10):1535–1540.

[7] Williams DH, Levin HS, Eisenberg HM. Mild head injury classification. Neurosurgery, 1990, 27(3):422–428.

[8] Hamilton M, Mrazik M, Johnson DW. Incidence of delayed intracranial hemorrhage in children after uncomplicated minor head injuries. Pediatrics, 2010, 126(1):e33–e39.

[9] Holmes JF, Borgialli DA, Nadel FM, et al. TBI Study Group for the Pediatric Emergency Care Applied Research Network. Do children with blunt head trauma and normal cranial computed tomography scan results require hospitalization for neurologic observation? Ann Emerg Med, 2011, 58(4): 315–322.

[10] Guskiewicz KM, McCrea M, Marshall SW, et al. Cumulative effects associated with recurrent concussion in collegiate football players: the NCAA Concussion Study. JAMA, 2003, 290(19): 2549–2555.

[11] Saunders RL, Harbaugh RE. The second impact in catastrophic contact-sports head trauma. JAMA, 1984, 252 (4):538–539.

[12] Jünger EC, Newell DW, Grant GA, et al. Cerebral

autoregulation following minor head injury. J Neurosurg, 1997, 86(3):425–432.

[13] Giza CC, Kutcher JS, Ashwal S, et al. Summary of evidence-based guideline update: evaluation and management of concussion in sports: report of the Guideline Development Subcommittee of the American Academy of Neurology. Neurology, 2013, 80(24):2250–2257.

[14] McCrory P, Meeuwisse WH, Aubry M, et al. Consensus statement on concussion in sport: the 4th International Conference on Concussion in Sport held in Zurich, November 2012. J Am Coll Surg, 2012, 216(5):e55–e71.

[15] Cantu RC. Head injuries in sport. Br J Sports Med, 1996, 30 (4):289–296.

[16] Corsellis JA, Bruton CJ, Taylor DC, et al. Localized dysplasia of the cerebral cortex based on tissue examinations which were obtained during neurosurgical interventions in epileptics. Psychiatr Neurol Med Psychol Beih, 1973(17/18) 43–53.

[17] McKee AC, Stern RA, Nowinski CJ, et al. The spectrum of disease in chronic traumatic encephalopathy. Brain, 2013, 136(pt 1):43–64.

[18] Lehman EJ, Hein MJ, Baron SL, et al. Neurodegenerative causes of death among retired National Football League players. Neurology, 2012, 79(19):1970–1974.

[19] Chiaretti A, De Benedictis R, Della Corte F, et al. The impact of initial management on the outcome of children with severe head injury. Childs Nerv Syst, 2002, 18(1/2):54–60.

[20] Levin HS, Aldrich EF, Saydjari C, et al. Severe head injury in children: experience of the Traumatic Coma Data Bank. Neurosurgery, 1992, 31(3): 435–443, discussion 443–444.

[21] Hall JR. Impact of traumatic subarachnoid hemorrhage on outcome in nonpenetrating head injury. Part II: relationship to clinical course and outcome variables during acute hospitalization. J Trauma, 1997, 42(6):1196–1197.

[22] Hulka F, Mullins RJ, Mann NC, et al. Influence of a statewide trauma system on pediatric hospitalization and outcome. J Trauma, 1997, 42(3): 514–519.

[23] Johnson DL, Krishnamurthy S. Send severely head-injured children to a pediatric trauma center. Pediatr Neurosurg, 1996, 25(6):309–314.

[24] Potoka DA, Schall LC, Gardner MJ, et al. Impact of pediatric trauma centers on mortality in a statewide system. J Trauma, 2000, 49(2):237–245.

[25] Tepas JJ, III, DiScala C, Ramenofsky ML, et al. Mortality and head injury: the pediatric perspective. J Pediatr Surg, 1990, 25(1):92–95, discussion 96.

[26] Lang DA, Teasdale GM, Macpherson P, et al. Diffuse brain swelling after head injury: more often malignant in adults than children? J Neurosurg, 1994, 80(4):675–680.

[27] Chiron C, Raynaud C, Mazière B, et al. Changes in regional cerebral blood flow during brain maturation in children and adolescents. J Nucl Med, 1992, 33(5):696–703.

[28] Udomphorn Y, Armstead WM, Vavilala MS. Cerebral blood flow and autoregulation after pediatric traumatic brain injury. Pediatr Neurol, 2008, 38(4):225–234.

[29] Dardiotis E, Karanikas V, Paterakis KN, et al. Traumatic Brain Injury and Inflammation: Emerging Role of Innate and Adaptive Immunity// Agrawal A, ed. Brain Injury-Pathogenesis, Monitoring, Recovery and Management. Rijeka: InTech, 2012:23–38.

[30] Sauaia A, Moore FA, Moore EE, et al. Epidemiology of trauma deaths: a reassessment. J Trauma, 1995, 38(2):185–193.

[31] Barcelona SL, Thompson AA, Coté CJ. Intraoperative pediatric blood transfusion therapy: a review of common issues. Part I: hematologic and physiologic differences from adults; metabolic and infectious risks. Paediatr Anaesth, 2005, 15 (9):716–726.

[32] McFadyen JG, Ramaiah R, Bhananker SM. Initial assessment and management of pediatric trauma patients. Int J Crit Illn Inj Sci, 2012, 2(3):121–127.

[33] Pigula FA, Wald SL, Shackford SR, et al. The effect of hypotension and hypoxia on children with severe head injuries. J Pediatr Surg, 1993, 28(3):310–314, discussion 315–316.

[34] Kokoska ER, Smith GS, Pittman T, et al. Early hypotension worsens neurological outcome in pediatric patients with moderately severe head trauma. J Pediatr Surg, 1998, 33(2):333–338.

[35] McNamara RM, Spivey WH, Unger HD, et al. Emergency applications of intraosseous infusion. J Emerg Med, 1987, 5(2):97–101.

[36] American College of Surgeons. ATLS: Advanced Trauma Life Support for Doctors. 8th ed. Chicago, IL: American College of Surgeons, 2008.

[37] Barcelona SL, Thompson AA, Coté CJ. Intrao-

perative pediatric blood transfusion therapy: a review of common issues. Part II: transfusion therapy, special considerations, and reduction of allogenic blood transfusions. Paediatr Anaesth, 2005, 15 (10):814–830.

[38] Hymel KP, Abshire TC, Luckey DW, et al. Coagulopathy in pediatric abusive head trauma. Pediatrics, 1997, 99(3):371–375.

[39] Talving P, Lustenberger T, Lam L, et al. Coagulopathy after isolated severe traumatic brain injury in children. J Trauma, 2011, 71(5):1205–1210.

[40] Narayan RK, Kishore PR, Becker DP, et al. Intracranial pressure: to monitor or not to monitor? A review of our experience with severe head injury. J Neurosurg, 1982, 56 (5):650–659.

[41] Shapiro K, Marmarou A. Clinical applications of the pressure-volume index in treatment of pediatric head injuries. J Neurosurg, 1982, 56(6): 819–825.

[42] Adelson PD, Bratton SL, Carney NA, et al. American Association for Surgery of Trauma, Child Neurology Society, International Society for Pediatric Neurosurgery, International Trauma Anesthesia and Critical Care Society, Society of Critical Care Medicine, World Federation of Pediatric Intensive and Critical Care Societies. Guidelines for the acute medical management of severe traumatic brain injury in infants, children, and adolescents. Chapter 4. Resuscitation of blood pressure and oxygenation and prehospital brain-specific therapies for the severe pediatric traumatic brain injury patient. Pediatr Crit Care Med, 2003, 4 suppl 3:S12–S18.

[43] Pfenninger J, Kaiser G, Lütschg J, et al. Treatment and outcome of the severely head injured child. Intensive Care Med, 1983, 9(1):13–16.

[44] Esparza J, M-Portillo J, Sarabia M, et al. Outcome in children with severe head injuries. Childs Nerv Syst, 1985, 1(2):109–114.

[45] Cho DY, Wang YC, Chi CS. Decompressive craniotomy for acute shaken/impact baby syndrome. Pediatr Neurosurg, 1995, 23(4):192–198.

[46] Robertson CS, Valadka AB, Hannay HJ, et al. Prevention of secondary ischemic insults after severe head injury. Crit Care Med, 1999, 27(10): 2086–2095.

[47] Changaris DG, McGraw CP, Richardson JD, et al. Correlation of cerebral perfusion pressure and Glasgow Coma Scale to outcome. J Trauma, 1987, 27(9):1007–1013.

[48] Chambers IR, Jones PA, Lo TY, et al. Critical thresholds of intracranial pressure and cerebral perfusion pressure related to age in paediatric head injury. J Neurol Neurosurg Psychiatry, 2006, 77(2):234–240.

[49] Chambers IR, Stobbart L, Jones PA, et al. Age-related differences in intracranial pressure and cerebral perfusion pressure in the first 6 hours of monitoring after children's head injury: association with outcome. Childs Nerv Syst, 2005, 21(3):195–199.

[50] Downard C, Hulka F, Mullins RJ, et al. Relationship of cerebral perfusion pressure and survival in pediatric brain-injured patients. J Trauma, 2000, 49(4):654–658, discussion 658–659.

[51] Elias-Jones AC, Punt JA, Turnbull AE, et al. Management and outcome of severe head injuries in the Trent region 1985—1990. Arch Dis Child, 1992, 67(12):1430–1435.

[52] Bouma GJ, Muizelaar JP. Cerebral blood flow, cerebral blood volume, and cerebrovascular reactivity after severe head injury. J Neurotrauma, 1992, 9 suppl 1:S333–S348.

[53] Ghajar JB. Significant lateralisation of supratentorial ICP after blunt head trauma. Acta Neurochir (Wien), 1993, 120(1/2): 98–99.

[54] Wise BL, Chater N. Effect of mannitol on cerebrospinal fluid pressure. The actions of hypertonic mannitol solutions and of urea compared. Arch Neurol, 1961, 4:200–202.

[55] Muizelaar JP, Wei EP, Kontos HA, et al. Mannitol causes compensatory cerebral vaso-constriction and vasodilation in response to blood viscosity changes. J Neurosurg, 1983, 59 (5):822–828.

[56] Muizelaar JP, Lutz HA, III, Becker DP. Effect of mannitol on ICP and CBF and correlation with pressure autoregulation in severely head-injured patients. J Neurosurg, 1984, 61(4): 700–706.

[57] James HE. Methodology for the control of intracranial pressure with hypertonic mannitol. Acta Neurochir (Wien), 1980, 51(3/4):161–172.

[58] Fisher B, Thomas D, Peterson B. Hypertonic saline lowers raised intracranial pressure in children after head trauma. J Neurosurg Anesthesiol, 1992, 4(1):4–10.

[59] Khanna S, Davis D, Peterson B, et al. Use of hypertonic saline in the treatment of severe refractory posttraumatic intracranial hypertension in pediatric traumatic brain injury. Crit Care Med, 2000, 28(4):1144–1151.

[60] Peterson B, Khanna S, Fisher B, et al. Prolonged hypernatremia controls elevated intracranial pressure in head-injured pediatric patients. Crit Care Med, 2000, 28(4): 1136–1143.

[61] Simma B, Burger R, Falk M, et al. A prospective, randomized, and controlled study of fluid management in children with severe head injury: lactated Ringer's solution versus hypertonic saline. Crit Care Med, 1998, 26(7):1265–1270.

[62] Muizelaar JP, van der Poel HG, Li ZC, et al. Pial arteriolar vessel diameter and CO_2 reactivity during prolonged hyperventilation in the rabbit. J Neurosurg, 1988, 69(6):923–927.

[63] Muizelaar JP, Marmarou A, Ward JD, et al. Adverse effects of prolonged hyperventilation in patients with severe head injury: a randomized clinical trial. J Neurosurg, 1991, 75(5): 731–739.

[64] Schneider GH, von Helden A, Lanksch WR, et al. Continuous monitoring of jugular bulb oxygen saturation in comatose patients—therapeutic implications. Acta Neurochir (Wien), 1995, 134(1/2):71–75.

[65] von Helden A, Schneider GH, Unterberg A, et al. Monitoring of jugular venous oxygen saturation in comatose patients with subarachnoid haemorrhage and intracerebral haematomas. Acta Neurochir Suppl (Wien), 1993, 59:102–106.

[66] Kiening KL, Härtl R, Unterberg AW, et al. Brain tissue pO2-monitoring in comatose patients: implications for therapy. Neurol Res, 1997, 19(3): 233–240.

[67] Spitzfaden AC, Jimenez DF, Tobias JD. Propofol for sedation and control of intracranial pressure in children. Pediatr Neurosurg, 1999, 31(4):194–200.

[68] Farling PA, Johnston JR, Coppel DL. Propofol infusion for sedation of patients with head injury in intensive care. A preliminary report. Anaesthesia, 1989, 44(3):222–226.

[69] Bray RJ. Propofol infusion syndrome in children. Paediatr Anaesth, 1998, 8(6):491–499.

[70] Flower O, Hellings S. Sedation in traumatic brain injury. Emerg Med Int, 2012, 2012:637171.

[71] Vernon DD, Witte MK. Effect of neuromuscular blockade on oxygen consumption and energy expenditure in sedated, mechanically ventilated children. Crit Care Med, 2000, 28(5): 1569–1571.

[72] Hsiang JK, Chesnut RM, Crisp CB, et al. Early, routine paralysis for intracranial pressure control in severe head injury: is it necessary? Crit Care Med, 1994, 22(9): 1471–1476.

[73] Bruce DA, Raphaely RC, Goldberg AI, et al. Pathophysiology, treatment and outcome following severe head injury in children. Childs Brain, 1979, 5(3):174–191.

[74] Piatt JH, Jr, Schiff SJ. High dose barbiturate therapy in neurosurgery and intensive care. Neurosurgery, 1984, 15(3): 427–444.

[75] Cruz J. Adverse effects of pentobarbital on cerebral venous oxygenation of comatose patients with acute traumatic brain swelling: relationship to outcome. J Neurosurg, 1996, 85(5): 758–761.

[76] Kasoff SS, Lansen TA, Holder D, et al. Aggressive physiologic monitoring of pediatric head trauma patients with elevated intracranial pressure. Pediatr Neurosci, 1988, 14(5):241–249.

[77] Pittman T, Bucholz R, Williams D. Effcacy of barbiturates in the treatment of resistant intracranial hypertension in severely head-injured children. Pediatr Neurosci, 1989, 15 (1):13–17.

[78] Eisenberg HM, Frankowski RF, Contant CF, et al. High-dose barbiturate control of elevated intracranial pressure in patients with severe head injury. J Neurosurg, 1988, 69(1):15–23.

[79] Nordby HK, Nesbakken R. The effect of high dose barbiturate decompression after severe head injury. A controlled clinical trial. Acta Neurochir (Wien), 1984, 72(3/4):157–166.

[80] Gruszkiewicz J, Doron Y, Peyser E. Recovery from severe craniocerebral injury with brain stem lesions in childhood. Surg Neurol, 1973, 1(4): 197–201.

[81] Shiozaki T, Sugimoto H, Taneda M, et al. Effect of mild hypothermia on uncontrollable intracranial hypertension after severe head injury. J Neurosurg, 1993, 79(3):363–368.

[82] Marion DW, Penrod LE, Kelsey SF, et al. Treatment of traumatic brain injury with moderate hypothermia.N Engl J Med,1997,336(8):540–546.

[83] Clifton GL, Allen S, Barrodale P, et al. A phase Ⅱ study of moderate hypothermia in severe brain injury. J Neurotrauma, 1993, 10(3):263–271, discussion 273.

[84] Adelson PD, Ragheb J, Kanev P, et al. Phase Ⅱ clinical trial of moderate hypothermia after severe traumatic brain injury in children. Neurosurgery, 2005, 56(4):740–754, discussion 740–754.

[85] Fanconi S, Klöti J, Meuli M, et al. Dexamethasone therapy and endogenous cortisol production in severe pediatric head injury. Intensive Care Med, 1988, 14 (2):163–166.

[86] Cooper PR, Moody S, Clark WK, et al. Dexamethasone and severe head injury. A prospective double-blind study. J Neurosurg, 1979, 51(3):307–316.

[87] Klöti J, Fanconi S, Zachmann M, et al. Dexamethasone therapy and cortisol excretion in severe pediatric head injury. Childs Nerv Syst, 1987, 3(2):103–105.

[88] James HE, Madauss WC, Tibbs PA, et al. The effect of high dose dexamethasone in children with severe closed head injury. A preliminary report. Acta Neurochir (Wien), 1979, 45(3/4):225–236.

[89] Balmer B, Boltshauser E, Altermatt S, et al. Conservative management of significant epidural haematomas in children. Childs Nerv Syst, 2006, 22(4):363–367.

[90] Taylor A, Butt W, Rosenfeld J, et al. A randomized trial of very early decompressive craniectomy in children with traumatic brain injury and sustained intracranial hypertension. Childs Nerv Syst, 2001, 17(3):154–162.

[91] Polin RS, Shaffrey ME, Bogaev CA, et al. Decompressive bifrontal craniectomy in the treatment of severe refractory posttraumatic cerebral edema. Neurosurgery, 1997, 41(1): 84–92, discussion 92–94.

[92] Guerra WK, Gaab MR, Dietz H, et al. Surgical decompression for traumatic brain swelling: indications and results. J Neurosurg, 1999, 90(2): 187–196.

[93] Lewis RJ, Yee L, Inkelis SH, et al. Clinical predictors of post-traumatic seizures in children with head trauma. Ann Emerg Med, 1993, 22(7):1114–1118.

[94] Tilford JM, Simpson PM, Yeh TS, et al. Variation in therapy and outcome for pediatric head trauma patients. Crit Care Med, 2001, 29(5):1056–1061.

[95] Annegers JF, Grabow JD, Groover RV, et al. Seizures after head trauma: a population study. Neurology, 1980, 30(7 pt 1):683–689.

（谭泊静　译，李云林　李子玥　审）

第 52 章

虐待性头外伤

Mark S. Dias

52.1 定义和术语

虐待性头外伤是指婴儿受到虐待后出现的多重伤害，该伤害最常见于 2 岁以内的婴儿。这种伤害最早由 Guthkelch（1972 年）和 Caffey（1974 年）进行了描述，1984 年用"摇晃婴儿综合征"一词来强调摇晃可对患儿造成机械性创伤，1987 年，Duhaim 及其同事首次对一定数量受到撞击性损伤的患儿进行了总结，并建议使用"摇晃撞击综合征"一词[1]。有多个研究同时描述了摇晃和撞击两种损伤的情况并证实：①摇晃可导致脑损伤、硬膜下出血（SDH）、视网膜出血（RH），甚至死亡；②即使发生撞击，也可能缺乏撞击后损伤的证据。因此，最近包括美国儿科学会（American Academy of Pediatrics）的许多学者提出了"虐待性头外伤（AHT）"这一术语，旨在解释摇晃、撞击及其他的损伤机制[2]。任何特定的情况下都无法完全明确造成损伤的确切机制时，应使用"虐待性头外伤"一词来代替"摇晃婴儿综合征"。

虐待性头外伤会造成一系列的损伤，但并非所有的损伤都需要现场才能做出诊断。虐待性头外伤是儿童头外伤的一种重要类型，准确地认识该疾病，对保护儿童免受伤害、照料者免受不当指控都至关重要。虐待性头外伤的主要损伤类型如下：

- 硬膜下血肿：平均 80% 的虐待性头外伤患者都会出现硬膜下出血，血肿可以表现为高密度、等密度、低密度或混合密度。在虐待性头外伤患者中，呈混合密度的硬膜下出血较意外伤害者更为常见。尽管其中一些可能反映了多发性损伤，但最近有研究发现，有些混合密度的硬膜下出血可能发生在单次创伤后；也可能反映了凝血及未凝血、脑脊液（CSF）和血清等液体混合物[3]。有些研究（但并非全部）发现，虐待性头外伤患者中大多都会出现半球间和小脑幕的硬膜下出血[4]。

- 原发性脑损伤：该类脑损伤包括浅表或深部的脑挫伤和皮层裂伤、深部白质损伤和缺氧缺血性损伤等。脑挫伤多为浅表性，计算机断层扫描（CT）成像可见高密度的点状出血。相反，缺血-缺氧性脑损伤在 CT 成像中则表现为低密度改变，在磁共振 T2 和液体衰减反转恢复（FLAIR）序列加权磁共振成像（MRI）上表现为高信号，扩散和表观弥散系数（ADC）序列证实高信号异常本质上是缺血、缺氧造成的脑损伤。与深部灰质核团或小脑半球相比，一种特殊情况是大脑半球信号的反转（反转征），即在极端情况下整个半球都呈低信号改变（"大黑脑"）。

● 视网膜出血：平均 80% 的虐待性头外伤患者会出现视网膜出血[5]，但出血点的数量可能不同。并非所有的视网膜出血都是虐待性头外伤造成的，当出现以下情况时，要考虑虐待性头外伤引起的视网膜出血的可能性：①数量更多；②从后极（黄斑周围区域）延伸到视网膜边缘（锯齿状）；③涉及多个视网膜层（视网膜前、视网膜内和视网膜下）；④包括视网膜裂孔或黄斑皱褶。视网膜劈裂症是虐待性头外伤后最具特异性的一种视网膜表现，可见视网膜层内有物理性撕裂及神经视网膜内有出血性空洞。截至本书撰写之时，仅报道了 5 例非虐待性头外伤出现了外伤性视网膜劈裂（包括头部挤压伤、高速车辆撞伤和高空坠落伤）。意外伤害患儿中，视网膜出血仅占 3%~5%，即使出现了视网膜出血，出血部位也仅限于后极和视网膜内。Levin 在其书中描述了其他可能出现视网膜出血的疾病[5]。

● 头颅撞击症状：约 1/4~1/2 的虐待性头外伤患者有撞击伤，约 1/4 的患者有颅骨骨折[6-8]。撞击的证据包括软组织肿胀、瘀伤、撕裂或擦伤等体征，以及软组织肿胀或颅骨骨折等影像学证据。

● 脊柱损伤：早期观点认为，虐待性头外伤患者很少出现脊柱及脊髓损伤。然而，最近一些研究采用了更为现代的尸检技术，该技术不横跨颈髓交界部位，尸检后越来越多的证据发现颈椎部位有骨性或韧带损伤及脊髓和上颈部神经根和神经节的损伤。该损伤在 MRI 的检出率高达 78%[9]，在死亡病例的尸检中高达 70%[10]，后韧带及骨损伤较椎体骨折更为常见。尤其是后颅窝硬膜下出血的患者，也可能会有脊髓的硬膜下出血，胸腰椎的硬膜下出血可能是血液从头颅下流到脊髓最狭窄的部分所致。

● 其他损伤：在评估虐待性头外伤的整体病情时，要考虑是否存在其他的非颅脑损伤并做好记录，这些都非常重要。应注意皮肤表面是否有瘀伤、烧伤或斑纹等痕迹，尤其是皮肤被包裹的部位和躯干部分，特别要重视那些卧床不动的婴儿的皮肤。大约 1/3 的患者会出现肋骨骨折，尽管肋骨的任何部位都有可能出现骨折，但多数研究表明，肋骨与椎体横突相邻的肋骨后部是最常见的骨折部位。大约 1/4 的患者会出现长骨骨折，尤其是虐待会导致典型的干骺端损伤（CML），也被称为角部骨折。肝、脾、胰腺或肠道损伤表明同时有隐性的腹部创伤。

52.2 临床表现

虐待性头外伤的患者年龄较小，其中 80%~90% 的患者在诊断虐待性头外伤时还不满 12 个月[11]。创伤的类型、严重程度及创伤范围通常与所提供的病史或患儿的发育年龄不一致（如 4 个月以内的患儿从高处坠落，此时患儿尚不能翻身；或者不能平稳行走的患儿出现多处擦伤）。通常病史会随时间推移而改变，会发现更多嫌疑人无法解释的额外损伤。最常见的陈述包括以下内容，这些内容描述的几乎都是与一个成人独处且缺乏足够的解释证据：突发的不能解释的尖叫、哭泣或极度易怒；突发昏睡或意识水平改变；无法睁不开眼睛；呼吸暂停或呼吸紊乱；癫痫发作；活动减少或疲倦无力；呕吐。

在最初的 72h 内，出现了难以控制的昏迷、呼吸紊乱或呼吸暂停、明显的视网膜出血或视网膜劈裂及多次癫痫发作，这些都明确提示为虐待性头外伤。

评估虐待性头外伤病情时病史非常重要。获取病史时，应采用开放式的提问方式单独从父母和（或）其他目击证人处获得，应快速将采集的所有病史尽可能准确完整地记录到病历中。应根据具体情况进行提问，但要包括下述重要问题：到底发生了什么？事发时患儿被放在什么位置？事发时你在哪里？患儿到底做了什么？如果是一起意外创伤，创伤到底是如何发生的？如果是患儿跌倒了，跌了多远、在何处跌倒、跌到了什么地方、跌倒时是否撞到了其他东西？房间里还有谁和你在一起，或者在你身边？事发时你和患儿在一起干什么？患儿出现意外时，你做了什么，患儿对此有何反应？你是否进行过心肺复苏（CPR）（包括胸部按压）？你受伤了吗（若病史涉及成年人和患儿一起摔倒）？还有谁在照看患儿，什么时候照顾的？每个人最后一次照顾患儿是什么时候？在这件事发生之前，你有没有目睹过其他的受伤过程？

同样重要的是要尽可能完整、准确地记录受伤的时间点。另一个正常成年人最后一次看到患儿是何时？他们最后一次吃饭是何时，吃了多少（头部受伤的婴儿不会吃太多）？最近，他们是否异常挑剔或易怒（可能先前有伤害）？患儿最近是否有癫痫发作或异常运动？研究表明，放射检查也可解释并提供有关何时受伤的线索，例如：①虐待性头外伤后的 3~12d 内，常见到急性硬膜下出血的低密度成分；②伤后 1~3h 内，通常会出现脑实质的低密度改变[4,9]。要注意临床症状和影像学结果之间的相关性，以便建立一个伤害出现的时间线。

52.3 虐待性头外伤的鉴别诊断

结合病史和医生查体所见，往往对判断是否为虐待性头外伤有所帮助。但重要的是，要保持一个开放性的思维去关注其他潜在的伤害原因。虐待性头外伤的鉴别诊断包括许多其他疾病[5-6,12-13]，本文仅讨论其中的一部分。显然地，是否要考虑这些鉴别因素取决于损伤发生的环境、临床所见和辅助检查结果。

区别虐待性头外伤还是意外伤害是最常见的难题。然而，对儿童意外伤害的多项研究证实了以下几点：

• 总体上来说，绝大多数发生在家内的和（或）低矮处的跌落伤比较轻微。严重的脑损伤、长时间昏迷、呼吸紊乱和（或）呼吸暂停、多次癫痫发作、有缺血 - 缺氧性脑损伤的影像学异常表现，这些情况在低矮处（<1.2m）跌落伤的患者中非常罕见，发生死亡的概率最高仅为 0.25%[14]。若出现此种情况，最常见的原因是大范围的、不断扩大的轴外占位性病变引起的昏迷和（或）死亡[15]。

● 据统计，硬膜下出血在意外伤害中的发生率远远低于虐待性头外伤（平均 80%）的发生率。而且，意外伤害造成的硬膜下出血通常局限、范围较小并位于撞击部位的下方。相反，虐待性头外伤损伤后常出现双侧弥漫性、覆盖一侧半球、半球之间和（或）小脑幕的硬膜下出血。

● 因低矮处跌落所导致的颅内损伤常会出现少量、局灶性的皮层蛛网膜下腔出血和（或）微小的脑浅表皮层的挫伤，且常伴有颅骨骨折和（或）头皮软组织的肿胀，出现低密度的深部白质损伤的情况较为罕见。

● 硬膜外出血常与意外伤害有关，在低龄患儿中可能不会出现颅骨骨折，但有时会伴发少量的视网膜出血。

出生时的产伤是另外一个值得考虑的因素，产伤是已知的造成新生儿视网膜出血的原因之一，约占 40%[5]。但大多数在生后几天内即吸收，所有患儿均在出生后 4 周内恢复正常。最近的研究发现，婴儿出现与分娩相关的硬膜下出血常无症状（8%~46%）[16-18]，且更常见于自然分娩和辅助分娩的婴儿，其硬膜下出血部位大多位于枕区和幕下，几乎全部在出生后 4 周内吸收，仅有 1 例无症状的患儿发生了二次出血[17]。产伤患儿在出生 4 周以后不应再出现病情急剧恶化的情况，尽管曾有人提出，从再出血到慢性的产伤相关的硬膜下出血，在出生数周或数月后仍会出现病情急剧加重的情况，但从未报道过类似患者来支持这一理论。

要排除一些潜在的凝血性疾病。许多机构只进行全血细胞计数（CBC）、血小板计数、凝血酶原时间（PT）、部分凝血活酶时间（PTT）和国际标准化比值（INR）的检查；其他机构则建议对患者进行更复杂的检测，包括纤维蛋白原和纤维蛋白分解产物 [用于评估弥散性血管内凝血（DIC）]、血管性血友病因子、凝血因子Ⅷ、凝血因子Ⅸ和ⅩⅢ等[19]。若 6 个月内的婴儿凝血酶原时间明显延长，要考虑有新生儿出血性疾病的可能，尤其是那些母乳喂养、严重腹泻、长期服用抗生素或新生儿肝炎 / 胆道闭锁患儿、经维生素 K 治疗后凝血酶原时间迅速好转的婴儿。对那些有重度凝血障碍的非弥散性血管内凝血疾病患儿应行进一步的血液学评估。

婴儿期很少因血管畸形和动脉瘤而引起颅内出血，并且，通过比较出血部位较容易判定出是蛛网膜下腔出血或脑实质内出血还是硬膜下出血。尽管成人动脉瘤性颅内出血（Terson 综合征）可能会出现视网膜出血，但在儿童则非常罕见，也很容易与虐待性头外伤引起的视网膜出血区别开来，通常可借助于脑部 MRI、磁共振动脉成像（MRA）和静脉成像（MRV）对此类情况进行排查。

很少会把颅内感染和虐待性头外伤混在一起。不管是脑膜炎还是病毒性脑炎，都不会伴随出现硬膜下出血或重度视网膜出血，通常患者会出现发烧、颈强直、白细胞（WBC）升高，以及红细胞沉降率（ESR）和 C 反应蛋白（CRP）升高的情况。脑膜炎后（尤其是肺炎球菌和流感嗜血杆菌脑膜炎）会出现硬膜下积液，但不会出现急性的硬膜下出血。根据病史、实验室检查及神经影像学检查，即可轻易地区别出硬膜下积脓和硬膜下出血，当进行增强 CT 或 MRI 检查时，硬膜下积脓会出现脑膜的强化。

婴儿中出现的类似虐待性头外伤的遗传或代谢性疾病有以下几种：

• 戊二酸尿症（GA）：会出现发作性的神经功能下降，表现为伸肌运动异常、肌张力增高或降低、癫痫发作，疾病后期可出现舞蹈样动作。神经影像学可表现为轴外的脑脊液间隙扩大、颞窝蛛网膜囊肿及后期出现的特征性的壳核高密度改变[20]。常规新生儿代谢筛查（多数州强制要求）能排查出戊二酸尿症。

• Menkes' Kinky-hair 病：是 X 连锁隐形遗传性疾病，其特征性表现是头发短、脆弱和卷曲，生长不良，早期出现严重的神经系统功能恶化，特征性的骨骼畸形（虫蚀状颅骨、干骺端缺陷），特征性面容等。神经影像学可见脑萎缩、轴外脑脊液间隙扩大、脑血管扭曲和硬膜下出血或积液。

• Ehlers-Danlos 综合征：其特征性表现是关节活动过度、皮肤弹性过高，尤其在关节屈肌皮纹周围的营养不良性疤痕、皮肤伤口愈合不良等。约 30% 的患者也会出现一定数量的功能性血小板紊乱，其他家族成员会有脑部或胸部动脉瘤破裂的家族史，极少会出现硬膜下出血。

• 蛛网膜囊肿：颞窝的蛛网膜囊肿会伴有硬膜下出血或积液，可以是自发性的也可为创伤反应性的；视网膜出血极其少见，仅见于视网膜内，局限在后极。

• 婴儿良性硬膜下积液（BECI）：其特征是生后 12~18 个月内出现进行性颅骨生长的巨颅；神经影像学可见脑脊液聚积于蛛网膜下腔，40% 的患者伴有脑室轻度扩大。40% 的患者有巨头畸形家族史。该类患儿发育正常且无症状，积液位于蛛网膜下腔，在 CT 和 MRI 的所有序列上均和脑脊液一样呈等信号改变，积液不会压迫脑沟（事实上，脑沟常会变宽，呈现脑萎缩的假象），皮质桥静脉会越过间隙到其上的蛛网膜结构。相反地，硬膜下血肿或积液并不完全与脑脊液信号相同，并会压迫脑沟和桥静脉。大约 2%~3% 的 BECI 患儿可能伴有硬膜下出血[21-22]，几乎所有患儿均无症状，只是在评估巨头畸形时才发现 BECI 和硬膜下出血，不伴有脑损伤或其他创伤，仅有 1 例患者出现了视网膜出血[23]。

52.4 虐待性头外伤的检查流程

除详细询问病史和体格检查外，还应考虑以下情况（根据具体病例）：

• 前文描述的凝血性疾病的全面检查。

• 脑部 MRI、MRA 和 MRV，以及颈椎 MRI。为避免遗漏可能位于胸部或腰部脊髓的硬膜下出血，应考虑行全脊髓 MRI 检查。

• 为明确视网膜出血的情况，应由经验丰富的儿科或视网膜眼科医生进行视网膜检查。

- 全身骨情况检查。

- 若怀疑有腹部损伤，可行肝功能、淀粉酶、尿液分析和（或）腹部CT检查。

- 若怀疑有潜在的代谢或遗传性疾病，可咨询遗传学家。

- 若有可能，应随时咨询有关儿童虐待方面的儿科医生。

- 若怀疑存在虐待，每个医疗人员必须向法律机构（常常是国家儿童和青年部）报告这些可疑的虐待行为。

52.5 治 疗

虐待性头外伤的内、外科治疗方法与重度颅脑创伤的治疗方法大体相同，如下所述：

- 应对格拉斯哥评分（GCS）<8分的患儿行气管插管，控制通气。

- 虐待性头外伤后会出现频繁癫痫发作且难以控制，预防癫痫发作尤为重要，初期可使用苯巴比妥、苯妥英或左乙拉西坦等药物，若单药最大剂量时仍有癫痫发作，要加用第2种药物。癫痫发作通常在伤后3~4d方可消失。

- 标准的颅内压管理，其主要措施有输注渗透性利尿剂和（或）高渗盐水、脑室外引流。

- 很少需要外科手术治疗。通常硬膜下出血范围较小，无须手术治疗，对大范围的急性硬膜下出血要手术清除。若有必要，对慢性硬膜下出血患者，可通过反复抽吸（常通过前囟）、硬膜下引流或硬膜下腹膜分流手术来进行治疗。

- 若无法控制颅内压升高和（或）神经影像检查有明显移位，可考虑行开颅减压手术。

52.6 预 后

与其他类型的创伤性脑损伤相比，虐待性头外伤的预后较差。

- 平均死亡率为20%~25%。

- 一半的幸存者会出现明显的神经功能障碍，如痉挛、癫痫发作、失明[因视网膜出血和（或）皮层损伤所致]和局灶性神经功能缺陷。

- 多达80%的患者会出现明显的认知和（或）行为缺陷。

- 神经影像检查常会发现多灶性的脑软化或全脑萎缩、皮层坏死（沿脑回表面的轨道样高密度影改变）、脑室扩大和蛛网膜下腔增宽。

- 约15%的患者会出现二次出血并形成慢性硬膜下出血，但几乎没有症状，多在常规神经影像随访时被偶然发现[9]，但并不代表有反复虐待。

52.7 其他要点

- 收集医疗信息非常关键，有助于评估和检举虐待性头外伤。虐待性头外伤的评估应由经验丰富的医生来完成，该医生要熟知虐待性头外伤及其鉴别诊断的知识。

- 在没有仔细考虑是否为其他疾病时，不要直接将硬膜下出血和视网膜出血等同于虐待性头外伤来进行处理。详细询问病史和规范检查对发现相关的创伤和其他疾病非常重要。

• 从法医的角度看，图表文件非常重要。应避免使用"摇晃婴儿综合征"一词来解释那些创伤原因不明的个案病例，这样会引起不必要的混淆。坚持事实，避免对被指控的犯罪者和（或）家庭使用过激的或歧视性言语，尤其关系到社会或人口问题时。

• 不要妄下结论。在没有完全了解病史及所有的医疗信息之前，避免对因果关系做出过于武断的表述。

• 在尚未了解有关虐待性头外伤的所有临床信息和相关文献的情况下，不要在法庭上以专家证人的身份作证，不了解相关信息的临床医生很容易在法庭上用错误的或考虑不周的言论影响法医的调查。

参考文献

[1] Duhaime AC. Closed head injury without fractures//Albright AL, Pollack I, Adelson D, eds. Principles and Practice of Pediatric Neurosurgery. New York, NY: Thieme, 1999: 799–811.

[2] Christian CW, Block R, Committee on Child Abuse and Neglect, American Academy of Pediatrics. Abusive head trauma in infants and children. Pediatrics, 2009, 123(5): 1409–1411.

[3] Vinchon M, Noizet O, Defoort-Dhellemmes S, et al. Infantile subdural hematomas due to traffc accidents. Pediatr Neurosurg, 2002, 37(5):245–253.

[4] Dias MS, Backstrom J, Falk M, et al. Serial radiography in the infant shaken impact syndrome. Pediatr Neurosurg, 1998, 29 (2):77–85.

[5] Levin AV. Retinal haemorrhages and child abuse//David TJ, ed. Recent Advances in Paediatrics. Edinburgh, UK: Churchill Livingstone, 2000,18: 151–219.

[6] Minns RA, Brown JK. Neurological perspectives of nonaccidental head injury and whiplash/shaken baby syndrome: an overview//Minns RA, Brown JK, eds. Shaking and other Non-Accidental Head Injuries in Children. London, UK: Cambridge University Press, 2005:1–105.

[7] Starling SP, Patel S, Burke BL, et al. Analysis of perpetrator admissions to inflicted traumatic brain injury in children. Arch Pediatr Adolesc Med, 2004, 158 (5):454–458.

[8] Vinchon M, de Foort-Dhellemmes S, Desurmont M, et al. Confessed abuse versus witnessed accidents in infants: comparison of clinical, radiological, and ophthalmological data in corroborated cases. Childs Nerv Syst, 2010, 26(5):637–645.

[9] Bradford R, Choudhary AK, Dias MS. Serial neuroimaging in infants with abusive head trauma: timing abusive injuries. J Neurosurg Pediatr, 2013, 12(2):110–119.

[10] Brennan LK, Rubin D, Christian CW, et al. Neck injuries in young pediatric homicide victims. J Neurosurg Pediatr, 2009, 3(3):232–239.

[11] Kesler H, Dias MS, Shaffer M, et al. Demographics of abusive head trauma in the Commonwealth of Pennsylvania. J Neurosurg Pediatr, 2008, 1(5): 351–356.

[12] Greeley CS. Conditions confused with head trauma//Jenny C, ed. Child Abuse and Neglect: Diagnosis, Treatment, and Evidence. St. Louis, MO: Elsevier, 2011:441–450.

[13] Reece RM. Differential diagnosis of inflicted childhood neurotrauma//Reece RM, Nicholson CE, eds. Inflicted Childhood Neurotrauma. Elk Grove, IL: American Academy of Pediatrics, 2003.

[14] Alexander RC, Levitt CJ, Smith WL. Abusive head trauma//Reece RM, Ludwig S, eds. Child Abuse. Medical Diagnosis and Management. Philadelphia, PA: Lippincott Williams and Wilkins, 2001:47–80.

[15] Hall JR, Reyes HM, Horvat M, et al. The mortality of childhood falls. J Trauma, 1989, 29(9):1273–1275.

[16] Looney CB, Smith JK, Merck LH, et al. Intracranial hemorrhage in asymptomatic neonates: prevalence on MR images and relationship to obstetric and neonatal risk factors. Radiology, 2007, 242(2):535–541.

[17] Rooks VJ, Eaton JP, Ruess L, et al. Prevalence and evolution of intracranial hemorrhage in asymptomatic term infants. AJNR Am J Neuroradiol, 2008, 29(6):1082–1089.

[18] Whitby EH, Griffths PD, Rutter S, et al. Frequency and natural history of subdural haemorrhages in babies and relation to obstetric factors. Lancet, 2004, 363(9412):846–851.

[19] Thomas AE. The bleeding child; is it NAI? Arch Dis Child, 2004, 89(12):1163–1167.

[20] Strauss KA, Puffenberger EG, Robinson DL, et

al. Type I glutaric aciduria, part 1: natural history of 77 patients. Am J Med Genet C Semin Med Genet, 2003, 121C(1):38–52.

[21] Greiner MV, Richards TJ, Care MM, et al. Prevalence of subdural collections in children with macrocrania. AJNR Am J Neuroradiol, 2013, 34(12):2373–2378.

[22] McKeag H, Christian CW, Rubin D, et al. Subdural hemorrhage in pediatric patients with enlargement of the subarachnoid spaces. J Neurosurg Pediatr, 2013, 11(4):438–444.

[23] Piatt JH, Jr. A pitfall in the diagnosis of child abuse: external hydrocephalus, subdural hematoma, and retinal hemorrhages. Neurosurg Focus, 1999, 7(4):e4.

（谭泊静　译，李云林　李子玥　审）

第 10 部分

感染性疾病
Infections

第53章　儿童颅内感染的评估及管理

Jonathan R. Ellenbogen　Richard P.D. Cooke　Conor L. Mallucci

53.1　概　述

儿童中枢神经系统（CNS）感染是一种危及生命的疾病，早期诊断和恰当治疗可防止儿童远期的脑部损害或死亡。与成人相比，儿童患者因病因不同而呈现不同的症状。因此，熟知并理解这些疾病在儿童的临床表现特点非常重要，有助于对这些疾病进行适当地评估和治疗。本章将重点讨论硬膜外脓肿、脑脓肿、硬膜下脓肿、细菌及病毒性脑膜炎和脑炎等疾病。中枢神经系统的结核性、真菌性和寄生虫性感染将在另一章中讨论。

53.2　细菌性脑膜炎

53.2.1　背　景

脑膜炎是最常见的中枢神经系统感染性疾病。按病原学分类有病毒或细菌；按症状的持续时间分类有急性、亚急性或慢性感染。亚急性脑膜炎持续1周以上，若症状持续1个月或更长的时间，则发展为慢性脑膜炎。

细菌性脑膜炎通常通过黏膜表面的血源性扩散引起。其他传播方式包括来自邻近部位的感染，如乳突/中耳或鼻旁窦的扩散、脑内脓肿的破裂、神经管闭合不全时病灶的播散和穿透性创伤等。

新生儿（<28日龄）最常见的病原体很可能来自出生时的母体产道和胃肠道，一般是无乳链球菌（B组链球菌）、大肠埃希菌、肺炎链球菌和单核细胞增生的李斯特菌[1]。李斯特菌脑膜炎比较少见（约占新生儿脑膜炎的5%），大多数患者发生于生后第1周，以早产儿为主且与产妇感染有关，新生儿的死亡率约为10%~12.4%[2]。新生儿脑膜炎的危险因素包括绒毛膜羊膜炎、胎膜早破、妊娠不足37周的早产儿及有早发疾病的新生儿[3]。

大于3月龄的患儿最常见的病原体来自上呼吸道，包括脑膜炎奈瑟球菌（脑膜炎球菌）、肺炎链球菌（肺炎球菌）和b型流感嗜血杆菌（Hib），该人群病死率在1.9%~11%[2]。脑膜炎球菌感染引发的脑膜炎是导致患儿早期死亡（病死率约为10%）的主要感染病因，可在出现症状后数小时内死亡。发病率最高的是2岁以下的患儿，另一个高风险期为青春期和成年早期。这种疾病好发于冬季，与吸烟、拥挤环境和近期感染病毒性呼吸道疾病有关。其最常见的表现是细菌性脑膜炎（15%）或败血症（25%），或两者兼有（60%）[2]。这种疾病很少表现为肺炎、关节炎、骨髓炎、心包炎、眼内炎或结膜炎。

随着常规疫苗的接种，儿童细菌性脑膜炎的流行病学特征发生了巨大变化。在 1992 年引入 Hib 结合疫苗之前，Hib 是 5 岁以下患儿细菌性脑膜炎的主要病因，现在则是排在脑膜炎奈瑟菌和肺炎链球菌之后的第 3 种最常见的致病病原体。1999 年用 C 型脑膜炎球菌（MenC）结合疫苗对抗 C 型脑膜炎球菌，2006 年用肺炎球菌结合疫苗对抗肺炎链球菌等，均发现有类似的结果。血清群 B 脑膜炎球菌现在是 3 月龄以上患儿细菌性脑膜炎（和败血症）中最常见的病原体，有疫苗可用，但非常规使用。

53.2.2 病情评估

大多数的脑膜炎患儿会出现体温超过 38℃或持续发热（90%）、呕吐（70%）和头痛（3%~58%）等情况。呼吸道症状常见，不到 1/3 的患儿会发生抽搐（13%~30%），休克比较少见（8%~17%），2/3 以上的脑膜炎患儿会有意识障碍（60%~87%），大约 10% 的患儿会出现昏迷，大多数患儿表现为"烦躁"或"易激惹"，62%~75% 的患儿会出现颈部僵硬或一些背部僵硬[2]，约 2/3 的患儿可引出布鲁津斯基征，50% 的患儿克尼格征阳性。大约 80% 的患儿会出现以下征象中的一种：颈项强直、布鲁津斯基征或克尼格征阳性[2]。

2 岁以下的患儿也会有类似症状，但 2/3 的患儿会有喂养困难，抽搐发作的发生率为 22%~55.2%[2]，约一半患儿会出现囟门张力增高。

在新生儿患者中，发热和烦躁是常见症状（79%），而颈项强直和囟门张

力增高等经典症状则常不明显（分别为 17% 和 13%）。1/4 的新生儿患者会出现嗜睡，17% 的患儿会出现抽搐发作，非特异性胃肠道症状[厌食和（或）呕吐、腹泻和腹胀（分别是 50%、29%、7%）]比呼吸道症状[呼吸窘迫（17%）和呼吸暂停（13%）]更为常见[2]。

患儿的临床特征随年龄变化有所不同。尽管发热是一种常见的非特异性症状，但新生儿患者往往没有发热。婴儿患者很少出现脑膜炎的临床症状和体征，也没有肢端疼痛或出血性皮疹等；而大龄儿童和青年人很有可能出现脑膜炎的症状、意识错乱 / 精神状态异常、出血性皮疹或肢体疼痛等表现。大多数脑膜炎球菌感染的患儿和青年人在患病期间会出现出血性皮疹，但该体征初始可能表现为自然的皮肤发白或黄斑，而非出血表现。

仅靠临床特征很难区分脑膜炎的病因是细菌还是病毒，但病毒性脑膜炎的患儿比细菌性脑膜炎的患儿更少出现休克、意识障碍或抽搐发作等情况。住院前除少数低龄患儿外，大龄儿童和青年患者较容易出现脑膜刺激征的典型症状和体征（头痛、颈项强直或畏光）。此时，要考虑单纯疱疹性脑炎的可能。

53.2.3 检 查
实验室检查

根据临床病史、体格检查和实验室检查即可诊断脑膜炎，但确诊需要进行腰椎穿刺检查，测量脑脊液压力，同时要进行脑脊液（CSF）的实验室检查。若有以下情况，忌行腰椎穿刺，但不应

延误适当的抗生素治疗：

- 提示有颅内压（ICP）升高的迹象。
  - 意识水平下降或波动 [格拉斯哥昏迷评分（GCS）<9 分或下降 ≥ 3 分]
  - 相对心动过缓和血压升高。
  - 局灶性的神经系统体征。
  - 姿势或体位不正常。
  - 瞳孔不对称、扩大或反应迟钝。
  - 视神经盘水肿。
  - 异常的"洋娃娃眼"体征。
- 休克
- 广泛或进展性的紫癜。
- 抽搐发作后刚刚稳定。
- 凝血异常：凝血结果超出正常范围、血小板计数低于 $100 \times 10^9/L$、正接受抗凝治疗。
- 腰椎穿刺部位有局部的浅表性感染。
- 呼吸功能不全（在呼吸功能不全的情况下，腰椎穿刺被认为是诱发呼吸衰竭的高风险因素）。

脑脊液检查应包括白细胞计数和分类、总蛋白和葡萄糖浓度测定、革兰氏染色和微生物培养等。相应地，也要检测血糖浓度。细菌性脑膜炎的患者，其脑脊液的蛋白质含量升高、葡萄糖水平降低、白细胞增高，且以中性粒细胞升高为主。脑脊液的正常值因实验室而异，但其一般情况如下：

- 肉眼观察：清澈无色。
- 总蛋白浓度：0.15~0.45g/L。
- 葡萄糖浓度：2.78~4.44mmol/L（约为血浆值的 60%）。
- 细胞计数（每微升）：0~5 个白细胞（新生儿为 0~20），无红细胞。

若儿童或青年脑膜炎患者的脑脊液内有红细胞，但血液的白细胞计数正常，则即使每 55~1000 个红细胞中有 1 个以上的白细胞，也不能忽视患脑膜炎的可能性。

8 岁以下患儿脑脊液的压力范围为 0.098~0.98kPa，8 岁以上者为 0.588~1.960kPa，若脑脊液压力大于 2.45kPa，则表明有颅内压升高。

若患儿有不明原因的瘀点样皮疹、发烧，即应怀疑有脑膜炎，应进一步检查全血细胞计数、C 反应蛋白（CRP）、凝血筛查、血培养、进一步的分子学检测检测 [包括聚合酶链反应（PCR）]、血糖、血气。

对伴有发热和皮疹的脑膜炎球菌感染患儿来讲，C 反应蛋白升高（>99mg/L）有特异性，但敏感性差。C 反应蛋白降低也不能排除脑膜炎球菌感染。要注意，即使在重症脑膜炎球菌感染患者中，C 反应蛋白也可能是正常的，而白细胞计数正常或偏低。当血清 C 反应蛋白 >20mg/L 且降钙素原 >0.5ng/mL 时，其鉴别细菌性脑膜炎和无菌性脑膜炎的灵敏度在 83% 以上 [2]。

影像学检查

对那些意识变化或恶化（GCS 评分 <9 或下降 ≥ 3），或者有局灶性的神经系统体征的儿童和年轻患者来讲，应进行计算机断层扫描（CT）以排除其他颅内病变。在进行 CT 检查前，患者的临床情况应该稳定，但不要因为 CT 检查而延误了适宜的治疗。影像学检查不

是用来诊断脑膜炎的，但可发现其并发症和后遗症，包括脑积水、脓肿、积脓和颅内压的升高。仅靠 CT 检查来确定是否存在颅内压升高是不可靠的，因此要进行临床评估以确定是否能安全进行腰椎穿刺的检查。

脑膜炎患者的 CT 检查通常是正常的，但早期可有脑室及蛛网膜下腔的轻度扩大。磁共振（MRI）的增强 T1 加权成像是可选择的检查方式，它能发现大脑凸面的软脑膜是否增强，尽管这非常困难，且正常脑膜也会强化。增强的液体衰减反转恢复序列（FLAIR）成像能提高增强 T1 加权成像发现上述异常的特异性。

53.2.4 治 疗

通过反复观察主要的生命体征，如呼吸频率、心率、血压、意识水平（GCS/APVU）、体温、灌注（毛细血管再充盈时间）及血氧饱和度等变化，来监测疾病的临床进展情况。重要的是要确保对代谢紊乱、癫痫发作、颅内压的升高、呼吸支持和液体平衡等进行恰当的评估和处理。

药物治疗 / 抗菌药物

若 C 反应蛋白和(或)白细胞计数(特别是中性粒细胞计数) 升高，表明患脑膜炎球菌性感染的风险增加，应立即静脉输注第三代头孢菌素（如头孢曲松）。

在儿童患者中，依靠脑脊液的白细胞计数、蛋白质或葡萄糖等数值的测定，尚不能准确地从病毒或无菌性脑膜炎中确定或排除细菌性脑膜炎的诊断。

因此，在疑似细菌性脑膜炎的情况下，即可开始进行抗生素治疗，即使脑脊液检查延迟或没有获得脑脊液的检查结果。脑脊液的白细胞计数异常如下：

- 在新生儿患者中，至少有 20/μL（注意即使少于 20/μL，若有其他症状和体征，仍应考虑细菌性脑膜炎）。

- 在大龄儿童和年轻患者中，无论脑脊液的其他指标如何，每微升脑脊液 5 个以上白细胞或 1 个以上中性粒细胞均为异常。

抗生素的经验性选择方案如下[2]：

- 3 月龄以上的患儿：静脉注射头孢曲松至少 10d。

- 3 月龄以下的患儿：静脉注射头孢噻肟加阿莫西林或氨苄西林至少 14d。

- 怀疑脑膜炎球菌感染：静脉注射头孢曲松 7d。

- 近期曾在英国境外旅行，或者长期或多次使用抗生素的儿童和年轻患者（既往 3 个月内及那些可能有耐青霉素的肺炎球菌）：除上述抗生素外还要加用万古霉素。

- 3 月龄内的患儿，头孢曲松可作为头孢噻肟的替代选择（加用或者不加用氨苄西林或阿莫西林），但要注意头孢曲松不要应用于早产儿或有黄疸、低白蛋白血症、酸中毒的患儿，因为它可能加重高胆红素血症。

对确诊为细菌性脑膜炎的患者，除非抗生素的药敏结果另有说明，可选择以下的抗生素方案[2]。

3 月龄或 3 月龄以上的幼儿和年轻

患者：

• b 型流感嗜血杆菌脑膜炎：静脉输注头孢曲松 14d。

• 肺炎链球菌脑膜炎：静脉输注头孢曲松 14d。

3 月龄内的患儿：

• B 组链球菌性脑膜炎：静脉输注头孢噻肟至少 14d。

• 单核细胞增生性李斯特菌脑膜炎：静脉输注阿莫西林或氨苄西林 21d，至少前 7d 要加用庆大霉素。

• 革兰氏阴性杆菌脑膜炎：静脉输注头孢噻肟至少 21d。

对来自高收入区域的细菌性脑膜炎患儿来说，meta 分析中尚未证明类固醇皮质激素能降低死亡率或减少短期的神经系统后遗症，但有证据表明联合使用类固醇皮质激素可降低细菌性脑膜炎后的严重听力损失和长期的神经系统后遗症风险。对疑似或确诊的细菌性脑膜炎患者，可尽快给予地塞米松（0.15mg/kg，最大剂量 10mg，每天 4 次，连续 4d），若腰椎穿刺检查发现以下任何一项异常，即应同时给予抗生素治疗（可能还没有获得脑脊液的检查结果）：

• 化脓性的脑脊液。

• 脑脊液白细胞计数 >1000/μL。

• 脑脊液白细胞计数升高，蛋白浓度大于 1g/L。

• 革兰氏阳性细菌。

对 3 月龄内的细菌性脑膜炎患儿，尚无证据支持可使用类固醇皮质激素。

神经外科治疗

当药物治疗无法控制颅内压升高时，才需要神经外科的手术干预。大多数情况下，脑室外引流（EVD）置管可引流脑脊液，同时还能作为注射抗生素的管道。

若持续硬膜下积液并出现 C 反应蛋白进行性升高，临床对单独使用抗生素的反应不佳时，有时则需要钻孔并采取硬膜下冲洗（图 53.1）。有关神经外科干预处理脑膜炎的并发症将在后文讨论。

53.2.5 预 后

如果脑膜炎得不到充分、有效的治疗，炎症会通过贯穿皮质血管的软脑膜鞘在血管间隙内播散，进而形成脑炎和脑脓肿。感染播散到室管膜表面会形成脑室炎，导水管的室管膜炎会引起脑积水。30％的患者会发生脑室炎，这在新

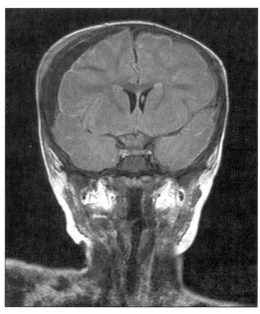

图 53.1　16 月龄患儿，男性，因水痘感染后继发脑膜炎。其 MRI 冠状位 T1 成像可见右侧硬膜下积脓，经外科钻孔引流后，使化脓性链球菌炎症得以控制

生儿中高达 92%[3]。血管壁坏死会导致动脉或静脉血栓的形成，高达 30% 的新生儿患者会出现脑梗死[3]。新生儿脑膜炎是脑积水的常见病因，需要行脑室腹腔分流手术（VP）。

脑膜炎会引起长期、严重的后遗症，包括听力丧失、骨科并发症（骨骼和关节损伤）、皮肤并发症（包括因皮肤坏死造成的疤痕形成）、心理社会问题、神经和发育问题、肾衰竭等。出院前及后期随访中要充分认识、评估和管理这些。

B 组链球菌的预后最差，平均 29% 的幸存者会出现中度或重度残疾。肺炎链球菌患者中，平均 22% 的幸存者会出现中度或重度残疾，约 5% 的听力障碍患者需要人工耳蜗植入。大肠杆菌患者中，平均 19% 的患者会出现中度或重度残疾。奈瑟球菌脑膜炎患者中，平均 9% 的幸存者会出现重度或中度残疾，约 0.5% 的听力障碍患者需要植入人工耳蜗。

流感嗜血杆菌的长期影响最小，仅有 1% 的幸存者会出现重度或中度残疾，3.2% 的患者需要植入人工耳蜗[2]。

53.3 病毒性脑膜炎

53.3.1 背 景

病毒性脑膜炎相对常见，尽管报告的不多。该病可发生于任何年龄，但最常见于幼儿。芬兰对 12 000 名儿童进行的一项研究发现，1 岁以内的婴儿病毒性脑膜炎的年发病率约为 219/10 万，而 14.4 岁以下儿童的年总发病率为 27.8/10 万[4]。

病毒性脑膜炎最常见的病原体是肠道病毒。在接种腮腺炎、麻疹和风疹疫苗（MMR）之前，腮腺炎病毒是最常见的病原体，约 15% 的腮腺炎患儿会发展为脑膜炎[5]。

53.3.2 评 估

如前所述，区分病毒性脑膜炎与细菌性脑膜炎非常困难，因为两者的特点都是突然发热、易激惹。但对二者的快速鉴别在减少抗生素的使用、缩短住院日及安慰父母方面均有很大益处。快速聚合酶链反应（PCR）技术可用来快速诊断。病毒性脑膜炎患儿常表现为恶心、呕吐、头痛和颈部僵硬；而细菌性脑膜炎的患儿则更多地表现为发烧、抽搐、昏睡或昏迷、中毒或垂死状态、前囟凸起、Brudzinski 征和 Kernig 征等更严重的症状。畏光不是区分脑膜炎类型的预测因素。

未经治疗的细菌性脑膜炎患者病情会发生进行性恶化；而病毒性脑膜炎患者通常会自愈。怀疑脑炎时要进行经验性抗病毒治疗（下面会讨论），而病毒性脑膜炎则不然。病史及体格检查可提供有关病毒感染的线索，引起病毒性脑膜炎的病毒同样会引起病毒性脑炎。询问病史时，近期接触过的疾病、出国旅行、接触啮齿动物 / 蜱、HIV 风险因素 / 免疫能力、免疫状况（特别是 MMR/ 腮腺炎）及性接触史（如果合适的话）等都非常重要。此外，体格检查时，应寻找皮疹、淋巴结肿大、咽炎和腮腺肿胀等迹象。

53.3.3 检 测
实验室检查

与疑似细菌性脑膜炎所要求的检测一样。除有禁忌证外，通过腰椎穿刺进行脑脊液分析。在腰椎穿刺前立即采血进行血糖检测是必需的。虽然中性粒细胞与特征性的单核细胞增多有关，但在病毒性脑膜炎患者中，病程初期中性粒细胞可能占优势（表 53.1）[5]。一项针对138例无菌性脑膜炎患儿的研究发现，57% 的患儿脑脊液中多核细胞增多为主，此状态持续超过 24h[6]。

如前所述，血清 C 反应蛋白浓度和外周血白细胞计数有助于鉴别诊断，但不能作为鉴别诊断的可靠依据。

用 PCR 技术进行脑脊液病毒分析是首选方法。其他测试可有针对性地检测可能的病原体，如怀疑肠病毒则可进行咽拭子和粪便取样培养及 PCR。若怀疑单纯疱疹病毒（HSV）或水痘－带状疱疹病毒（VZV），则应进行 HSV 的特异性血清学检测，以及 PCR、培养、免疫荧光、电子显微镜检查、皮损标本 / 病变皮肤的 Tzanck 涂片等。疑似腮腺炎脑膜炎时，在血清学检查的同时还要进行咽拭子、尿液、血液和唾液的 PCR 检测。如果怀疑 EB 病毒（EBV），则应进行 EBV 的特异性血清学、病毒包膜抗原 IgM 和 IgG，以及 EB 核抗原 IgG 等检测，同时还要进行脑脊液的 PCR 和单斑试验。

影像学检查

如前所述，病毒性脑膜炎本身不会引起影像学的异常。

53.3.4 病原体
肠道病毒

肠道病毒（表 53.2）是微小核糖核酸病毒家族中的小型无包膜 RNA 病毒，是病毒性脑膜炎最常见的病因，该类病毒普遍存在，感染时大多数没有症状，但该类病毒有嗜神经倾向，患者会出现神经系统的异常表现，从无菌性脑膜炎到脑膜脑炎和麻痹性脊髓灰质炎等。患者极少出现局灶性的神经系统体征或癫痫发作，除非是新生儿患者。大多数新生儿都有发生脑膜脑炎的风险并继发严重的全身性并发症，如心肌炎或坏死性小肠结肠炎，这些并发症都与高死亡率有关[8]。肠道病毒脑膜炎的患者中，大多数为柯萨奇 B 组病毒和埃可病毒感染所致[5]，发病时可伴有皮肤黏膜等异常，

表 53.1　细菌性和病毒性脑膜炎的脑脊液检查结果

脑膜炎病因	白细胞计数	主要细胞	脑脊液：血清葡萄糖（正常 ≥ 0.5）	蛋白（正常 0.2~0.4g/dL）
病毒性	50~1000/mm^3	单核（早期可能是中性粒细胞）	> 0.5	0.4~0.8g/dL
细菌性	100~5000/mm^3	中性粒细胞（抗生素治疗后是单核细胞）	<0.5	0.5~2g/dL

摘自：Logan and MacMahon[5]

包括手足口病（肠道病毒 71 型）、疱疹性咽峡炎（柯萨奇病毒 A）及广泛斑丘疹（埃可病毒 9 型）等局灶性的水疱表现 [8]。免疫力缺乏的婴幼儿最容易感染肠道病毒，发病率随年龄增长而有所降低。在温带气候呈季节性感染，夏、秋季最高，但在热带和亚热带气候中全年感染率都很高 [5,8]。

单纯疱疹病毒 （HSV2、HSV1）

单纯疱疹病毒（HSV）是青少年病毒性脑膜炎的第二大常见病因。儿童感染 HSV1 的比例在下降，10~14 岁患儿

的血清阳性率从 34%（1986—1987）降至 24%（1994—1995）[9]。重要的是，要理解 HSV 脑膜炎和脑炎是病毒在正常免疫宿主中单独存在的一种疾病，而非持续进展的症状谱之一。单纯疱疹病毒脑膜炎是一种自限性疾病，该类患者的免疫力正常，但单纯疱疹病毒脑炎是一种危及生命的急症，需要紧急的抗病毒治疗。详见"脑炎"部分。

原发性疱疹病毒感染可能会出现特异性的症状，生殖器单纯疱疹病毒感染时会有局部不适和临床表现。1/3 的原发

表 53.2　病毒性脑炎的原因

病毒性脑炎的散发病因		与旅行有关的脑炎病因	
疱疹病毒	单纯疱疹病毒 1 型和 2 型	美洲	西尼罗河病毒
	水痘 – 带状疱疹病毒		拉克罗斯病毒
	EB 病毒		圣路易脑炎病毒
	巨细胞病毒		登革热
	人疱疹病毒 6 和 7		狂犬病
肠道病毒	柯萨奇病毒	欧洲 / 中东	蜱传脑炎
	埃可病毒		西尼罗河病毒
	副肠孤病毒	非洲	西尼罗河病毒
	脊髓灰质炎病毒		裂谷热病毒
副黏病毒	麻疹病毒		克里米亚 – 刚果出血热
	腮腺炎病毒		登革热
其他 （罕见的病因）	流感病毒		狂犬病
	腺病毒	亚洲	日本脑炎
	细小病毒		西尼罗河病毒
	淋巴细胞脉络丛脑膜炎病毒		登革热
	风疹病毒		墨累山谷脑炎病毒
			狂犬病
			尼帕病毒
		澳洲	墨累山谷脑炎病毒
			日本脑炎

摘自：Thompson，et al[7]

性 HSV2 脑膜炎的患者会并发骶神经根炎（表现为尿潴留、便秘、感觉异常和力弱）[5]。

腮腺炎病毒

腮腺炎病毒感染神经系统的最常见表现是脑膜炎，男性较女性多 2~5 倍[8]。腮腺炎病毒脑膜炎可先于或晚于腮腺肿胀，50% 的患者发生在没有腮腺炎的情况下，腮腺炎病毒脑膜炎是公认的脑积水的病因之一。

53.3.5 治　疗

病毒性脑膜炎的治疗主要是支持治疗，包括应用镇痛药、解热药、止吐药，维持液体平衡及预防和治疗并发症。除带状疱疹常规治疗之外，对肠道病毒或水痘 – 带状疱疹病毒脑膜炎没有特异性的治疗建议，可采取保守治疗。

低丙种球蛋白血症患者可采取免疫球蛋白替代治疗，该类患者易患严重的慢性肠道病毒性疾病。

53.3.6 预　后

尽管肠道病毒和腮腺炎病毒性脑膜炎有可能发展为脑膜脑炎，并出现精神状态的突然恶化或癫痫发作，但大多数情况下是自限性的，预后良好。与大多数其他类型的病毒性脑膜炎相比，HSV2 脑膜炎更常出现神经系统的并发症，一项研究发现其并发症的发生率约为 1/3，但 6 个月后几乎所有的并发症都得到了缓解[7]。有一些证据证明，1 岁以内的脑膜炎患儿可能会在后期出现语言等高级神经发育问题[7]。英国的一项研究发现，1 岁以内的埃可病毒性脑膜炎患儿，

42% 会在 5 岁时出现轻度或中度的神经功能障碍[10]。

53.4　脑　炎

53.4.1 背　景

脑炎是由不同的感染性病原体（病毒是最常见的）或炎症 / 免疫病理所引起的一种少见但具有潜在破坏性的弥漫性的脑实质炎症（表 53.2）。英国儿童脑炎的年发病率为 2.8/10 万，1 岁以内的婴儿发病率最高，为 8.7/10 万，无性别差异（男孩 2.9/10 万，女孩 2.8/10 万）。一项多中心的前瞻性研究发现，儿童的总体发病率较高，每年为 10.5/10 万儿童，1 岁以内的儿童年发病率为 18.4/10 万[11]。

该病及其载体的分布有地理性差异，但全球最常见的病毒是单纯疱疹病毒（22%），其次是水痘病毒（21%）、腺病毒（4%）、腮腺炎病毒和虫媒病毒（如日本脑炎病毒和西尼罗河病毒），病毒通过血源性传播通过血脑屏障进行播散[3,7]。在英国，其他病毒包括巨细胞病毒（CMV）、EB 病毒、麻疹病毒和肠道病毒等。HSV 1 和脊髓灰质炎病毒通过周围神经向中枢神经系统进行播散。寄生虫和真菌是脑炎的罕见病因，通常仅发生于那些免疫功能低下的患者。

53.4.2 评　估

脑炎的症状通常是非特异性的，这使脑炎诊断变得非常困难。脑炎早期表现为急性发热，呈"流感样"症状，随后出现相对的急性严重头痛、恶心、呕吐和意识改变。临床症状包括癫痫发

作、脑膜炎和局灶性的神经功能障碍。因此，脑炎的诊断可能与细菌性脑膜炎相混淆。在出现明显的脑炎症状之前，其临床表现可能是细微的人格/行为或语言/言语障碍，那些免疫受损的个体患者可能表现为亚急性发作。

了解脑炎的发病机制可帮助我们进行正确的诊断和治疗，因为大多数的临床症状是病毒的直接感染、合并感染或感染后炎症反应、免疫反应等综合表现。

如病毒性脑膜炎，可在采集病史时寻找病因，如疫苗接种、旅游、社交史（HIV）等都很重要，是否有皮疹[水痘（VZV）、拍面综合征（细小病毒）、手足口病（肠道病毒）和玫瑰疹（人疱疹病毒[6]；HHV-6）]等病史。流行性腮腺炎的患者可能有腮腺炎症、腹痛（胰腺炎）、或睾丸疼痛（睾丸炎）等症状[7]。

体格检查时要注意那些重要的脑膜炎体征（幼儿的囟门膨隆、颈部僵硬或大龄儿童的Kernig征阳性），但这些体征可能不会总是存在。重要的是要评估患者的意识水平并监测其颅内压升高的体重、识别癫痫微小发作。

53.4.3 检查
实验室检查

建议进行以下的常规检查项目[7]：

● 全血细胞计数、涂片：可能发现有淋巴细胞增多。

● 尿素和电解质。

● 肝功能检查：EB病毒和巨细胞病毒感染可见肝酶升高。

● 腮腺炎时淀粉酶升高。

● 末梢血葡萄糖、实验室血糖。

● 血气（动脉、毛细血管或静脉）。

● 乳酸。

● 尿液分析（试纸）检查尿中的酮、葡萄糖、蛋白质、亚硝酸盐和白细胞。

● 血氨（取自静脉或动脉样本）。

● 血液培养：可识别细菌或真菌。

● 分离、冷冻并保存约1~2mL血浆，以备日后分析所用。

● 若有必要，可保存大约1~2mL的普通血清用于以后的分析。

● 保存大约10mL的尿液。

咽拭子培养、PCR或免疫荧光技术可鉴定呼吸道病毒、麻疹、肠道病毒、肺炎衣原体和肺炎支原体等。用PCR、抗原检测或培养鼻咽的抽吸物来鉴定呼吸道病毒[甲型流感、副流感病毒，腺病毒和呼吸道合胞病毒（RSV）]。可从粪便样本查出是否有肠道病毒或麻疹病毒，可通过PCR或尿培养以发现尿样中是否有腮腺炎病毒。若有囊泡，可用病毒拭子擦拭囊泡内容物、用免疫荧光法或PCR法检测是否有水痘-带状疱疹病毒或单纯疱疹病毒。可行尿培养来检测巨细胞病毒、腮腺炎或麻疹病毒。血清和脑脊液的IgM抗体或IgG浓度升高可用来鉴别是否感染了单纯疱疹病毒、水痘-带状疱疹病毒、巨细胞病毒、EB病毒、呼吸道合胞病毒、腺病毒、甲型和乙型流感病毒、副流感病毒和肠道病毒、轮状病毒、肺炎支原体及虫媒病毒等[7]。

所有疑似脑炎的患者均应进行腰椎穿刺检查（参见"细菌性脑膜炎"一节），除非患者有禁忌证。脑脊液检查内容如下：

● 显微镜检查、培养和灵敏度分析。

● PCR 检测 HSV 1 型、2 型和水痘 - 带状疱疹病毒（HHV-6 和 HHV-7、巨细胞病毒、EB 病毒、肠道病毒、呼吸道病毒、HIV 和肺炎衣原体）。

● 葡萄糖、乳酸和寡克隆带（配对的血清样本）。

脑脊液检查可发现单核细胞增多、蛋白质含量中度增高，出血性脑炎时脑脊液的红细胞计数增高。有嗜酸性粒细胞提示蠕虫感染，但也可见于弓形虫、立克次体和肺炎支原体的感染。脑脊液葡萄糖浓度下降提示有细菌、真菌或原虫感染，但也可能是病毒性感染。尽管高达 10% 的病毒性脑炎患者的脑脊液完全正常，至少在最初阶段正常，但若持续存在脑炎的临床证据，则要考虑进行第 2 次腰椎穿刺检查 [7]。

有时可能要通过组织 / 脑活检来进行病理学诊断，尽管这并不总是可行的。即使进行了广泛的检查，但仍有约 1/3 的脑炎患者病因不明 [7]。因此，只要病史明确、临床症状及脑炎标志物支持 [脑脊液细胞数增多和（或）脑 MRI 有炎症改变]，大多数患者都可确诊脑炎。

53.4.4　病原体
单纯疱疹病毒 1 型（HSV1）

单纯疱疹病毒是散发性脑炎的最常见病原体，HSV 1 是半岁以上儿童疱疹性脑炎的最常见病因 [3]，约 30% 的 HSV 1 感染发生在 20 岁以下的患者。由于生殖器疱疹病毒的发病率增加，英国单纯疱疹病毒脑炎的临床病例也在增加 [5]。

患者初次感染病毒后，病毒会穿过口腔及鼻腔黏膜在三叉神经节中保持休眠状态，重新激活后（70% 的单纯疱疹病毒脑炎病例已经存在抗体），病毒会沿着前颅窝和中颅窝的三叉神经分支进行扩散 [7]。尽管尚不清楚病毒被重新激活的原因，但在儿童患者中已发现两种基因突变会影响干扰素的产生和易患疱疹脑炎 [7]。病变始于颞叶前部和内侧部分，向岛叶皮层、额叶下部和扣带回进行扩散，病变常累及双侧，但很少累及基底节的核团。在那些幸存的多灶性脑软化的患者中，可见脑回钙化和脑室扩大。

53.4.5　水痘病毒

在儿童时期，常见水痘 - 带状疱疹病毒感染并导致水痘形成，但仅有不足 0.1% 的患者会出现中枢神经系统的并发症。出现皮疹 10d 内常会出现头痛、呕吐、构音障碍、偏瘫和颅内压升高等症状。感染水痘病毒后会出现明显的血管炎，引起基底节区的梗死，从而导致局灶性的神经功能缺损。有时，也可能在初次出现皮疹后 1~4 个月才出现迟发的上述症状。

麻疹病毒

麻疹病毒侵及中枢神经系统时，表现为急性感染后脑炎、进展性感染性脑炎的症状，或者表现为亚急性硬化性全脑炎（SSPE）的症状。急性感染后脑炎是一种血管周围炎症性的自身免疫过程，可有出血和脱髓鞘改变，导致急性的出血性脑白质炎症。进展性感染性脑炎与细胞的免疫功能受损有关，会出现伴癫痫发作的进行性神经功能恶化和精神状态异常。麻疹病毒潜伏多年后被重新激活会引起亚急性硬化性全脑炎，患者可出现行为异常、智力退化、共济失调、肌阵挛和视觉障碍等，随后出现严重的痴呆、四肢瘫痪和自身免疫失调。大多数患者死于疾病发作后1~3年内。

Rasmussen 脑炎

1958年，Rasmussen首次描述了这种局限性的慢性脑炎，该脑炎是儿童难治性癫痫的常见病因之一，患儿年龄常在2~14岁，平均年龄7岁，临床症状包括偏瘫、语言障碍、偏盲、智力退化及进行性的难治性癫痫发作。手术切除病变侧的大脑半球是唯一有效的治疗方法。该脑炎被认为是EB病毒或巨细胞病毒等慢病毒感染，或者是自身免疫原因所致。

急性脱髓鞘性脑脊髓炎

无论有没有脊髓炎，这种自身免疫性感染后脑炎都会引起脱髓鞘改变。该炎症发生于接种疫苗后或病毒感染的后期，其症状出现于病毒感染后的几天到几周，表现为癫痫发作、共济失调和精神状态异常。该炎症大多数是自限性的，尽管10%~30%的患者有一些永久性的神经功能缺失，但大多数患者可完全康复。它很少复发，患者第2次复发很有可能是在初次发病10年以后。该炎症有一种出血性的变异型，其脑部有出血性坏死，预后差，大多数患者死于发病后的数天至数周内。

影像学表现

MRI表现为脑白质炎症，偶尔有脑膜炎症，伴神经元丢失，一些病毒会倾向于累及某些特定区域的脑组织。弥散加权成像（DWI）序列显示的病变区域比标准的T2加权成像序列更早、更全面。在HSV 1患者中，偶尔可见到脑内出血，在亚急性期所累及的皮层及皮层上脑膜会有强化。水痘病毒感染的患者，其病变多位于灰白质交界处、大脑皮质、基底节区和小脑，血管造影可显示相关血管的炎性改变，颈内动脉远端及大脑中、前动脉近端的狭窄。在急性麻疹病毒感染后的脑炎，其MRI可见丘脑、基底节区和皮层的T2高信号改变。

亚急性硬化性全脑炎患者的MRI可表现为弥漫性脑萎缩、脑室周围和皮质下白质多灶性的T2高信号改变，病变常不会强化，颞叶和顶叶会出现典型的不对称性病变。20%~35%的患者会累及基底节区，疾病晚期会累及脑干。在Rasmussen脑炎患者中，其最初的MRI成像通常是正常的，随后在T2成像序列可见额叶、颞叶区域的信号异常，后期会出现受累部位的皮质萎缩及皮质下白质异常，约65%的患者会累及基底节区[3]。

急性脱髓鞘性脑脊髓炎（ADEM）的患者，其病变区域在CT上表现为低密度，在MRI的T2/FLAIR序列上表现为双侧非对称性的高信号异常，DWI可见水弥散增加，50%的患者病变会侵及脑室周围白质和脑深部核团，约30%~50%的患者会出现脑干、小脑和脊髓的病变，故应进行脊髓成像检查，在病变亚急性期会有强化、脊髓肿胀、髓内会有 T2 的高信号改变 [3]。

53.4.6 治 疗

因长时间的静脉输注药物及漫长的疾病恢复和康复过程，患儿常需住院数周进行治疗，一些患儿甚至需要在重症监护病房内治疗。

药物 / 抗菌药物

出现临床症状但病原体尚未明确时，在没有诊断结果之前即要静脉给予广谱抗菌药物和抗病毒（如阿昔洛韦）治疗。适宜的广谱抗菌药物包括第三代头孢菌素（如头孢曲松），用于治疗肺炎链球菌、流感嗜血杆菌和脑膜炎奈瑟球菌的感染，若联合使用氨苄西林或阿莫西林还可治疗单核细胞增生症（尽管免疫功能正常的儿童很少发生李斯特菌感染）。即使用阿昔洛韦治疗，仍有 2/3 的单纯疱疹病毒脑炎患者会遗留严重的神经功能障碍 [7]。大剂量静脉注射阿昔洛韦 [60mg/（kg·d）] 治疗新生儿单纯疱疹病毒脑炎 21d，能降低脑炎的复发率并改善神经系统的预后 [12]。针对成人和 12 岁以上的患者，目前推荐的治疗方案是静脉注射阿昔洛韦 10mg / kg[即 30mg/（kg·d）]，每 8h 1 次，连续输注 21d。英国国家儿童药典规定，3 个月至 12 岁的患儿应每 8h 静脉注射 1 次阿昔洛韦 500mg/m^2。据报告，脑炎的复发率高达 26%，但若持续治疗 14d 以上、剂量 ≥ 30mg/（kg·d），则不会出现复发的情况 [7]。脑脊液 PCR 结果阴性时结束治疗，预后会比较好，若 PCR 仍为阳性则要继续进行抗病毒治疗 [7]。

类固醇激素是治疗儿童急性脱髓鞘性脑脊髓炎的主要药物，常作为一线药物治疗抗体介导的脑炎。也可静脉注射免疫球蛋白、血浆置换和其他免疫抑制剂（包括环磷酰胺和硫唑嘌呤）来进行治疗。

神经外科治疗

当诊断模棱两可或难以诊断时，可求助于神经外科对病变的脑组织进行活检以确定诊断。可根据 MRI 的特征性异常表现来确定脑活检的部位，要尽可能地避开脑功能区域，可采用基于框架的或无框架的立体定向技术来完成活检。

一些罕见病毒性脑炎会引起大脑移位，形成脑疝而危及生命，开颅减压手术被认为是一种有效的、能改善预后的治疗方法 [13]。

53.4.7 预 后

有关脑炎长期预后的研究有限，文献表明，单纯疱疹病毒脑炎患儿的后遗症率高达 67%，最常见的是癫痫发作和发育迟缓 [7]。一项来自瑞典的回顾性研究收集了 2000—2004 年的 93 例急性脑炎患儿，其中 60% 的患儿在出院时遗留后遗症 [14]，24% 的患儿出现了认知障碍、运动障碍、共济失调、言语困难或癫痫发作。尽管小部分的呼吸道合胞病毒脑炎患儿完全康复，但 66% 的肠道病毒脑炎患儿有共济失调、疲倦和人格改变等异常，60% 的水痘 – 带状疱疹病毒脑炎患儿有共济失调。

2 例 HSV 脑炎患儿遗留记忆障碍；

2 例 EB 病毒脑炎患儿中 1 例出现焦虑，1 例有共济失调、认知障碍和癫痫发作。

这项研究发现，能预测患者预后不良的因素有：就诊时有局灶性的神经系统症状、84% 的患者出院时仍有不适、脑病患者、脑脊液检查细胞数增多、神经影像有异常改变；而癫痫发作或症状出现的年龄与预后关系不大[14]。其他研究发现，预后不良的预测因素有 GCS 评分小于 6 分和临床症状出现 4d 后才开始治疗[7]。

53.5 脑脓肿、硬膜下积脓和硬膜外积脓

53.5.1 背 景

脑脓肿和硬膜下积脓相对罕见但属于重症感染。英国在 1999—2009 年的 10 年期间，从四大儿童神经外科中心发现了 121 例脑脓肿患儿[15]。

脑脓肿是局部区域的脑炎，经 4 个不同阶段演变为脑实质内脓性物质的聚集：脑炎早期（3~5d）、脑炎晚期（5~14d）、脓壁形成早期、脓壁形成晚期（数周至数月）（表 53.3）。脑脓肿是细菌性脑膜炎最常见的并发症，但也可来自邻近炎症部位的直接播散，如鼻窦炎或乳突炎（图 53.2）；通过血源性播散，如先天性心脏病；或通过直接种植，如穿透性颅脑外伤或外科手术。脑脓肿出现的神经功能缺损源自脓肿的占位效应 / 压迫邻近结构、直接破坏或血管炎继发梗死等。脓肿发生部位因年龄而变化，小脑脓肿常见于低龄患儿、颞叶脓肿多见于大龄儿童[16]。位于顶枕叶区域的脑深部脓肿，极有可能破入脑室系统而继发脑室炎，该情况会危及患者生命，与预后不良有关。这可能与脓肿的胶原壁厚薄不一有关，靠近脑皮质侧的脓肿壁较脑室侧更厚且脑皮质侧的血管较多[3]。

硬膜下积脓是一种罕见且危及患者生命的并发症，继发于儿童鼻窦炎，也可能继发于婴儿的脑膜炎（2%）、穿透性脑损伤、颅骨骨髓炎或通过血源性播散所致。Pott 头皮肿胀并非真正的肿瘤，而是急性鼻窦炎的并发症，其特征表现是额骨骨髓炎及骨膜下脓肿、额头肿胀，感染可扩散到颅内引起硬膜外积脓、硬膜下积脓和脑脓肿，并与皮质静脉的血栓形成有关（图 53.3）。5%~10% 的儿童呼吸道感染会出现鼻窦炎，但仅有少数患者波及颅内，一般通过骨侵蚀或更为常见的间接性血源播散而侵犯到

表 53.3　脑脓肿形成过程的 MRI 表现

脓肿形成过程	T1 表现	T2 表现	增强表现
脑炎早期	不均匀的高信号	不均匀的高信号	片状增强
脑炎晚期	周围环状高信号、腔内低信号	周围环状低信号、腔内高信号	脓肿壁增强
脓肿早期	脓肿壁环状高信号、腔内低信号	脓肿壁环状低信号、腔内高信号	脓肿壁增强
脓肿晚期	脓腔均匀信号	脓腔低信号	周边光滑增强

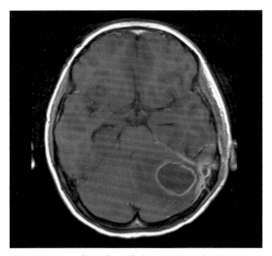

图 53.2　10 岁女童，曾患乳突炎。其增强 MRI T1 轴位像可见左侧小脑脓肿。核磁成像引导下行钻孔引流手术，分离出中间葡萄球菌。该患者后续出现静脉窦血栓和继发性脑积水，需进行脑室腹腔分流手术

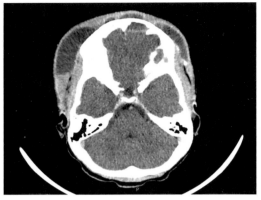

图 53.3　9 岁女童，其增强 CT 轴位像可见额窦炎的一般表现、Pott 头皮肿胀和额部的硬膜外积脓。经开颅手术、外引流治疗，分离出星座链球菌。硬膜外积脓几乎总是继发于或与其他感染相关，如乳突炎、鼻窦炎或颅骨骨髓炎。当脓肿向周围扩散时，因炎性肿块的生长压迫，会使硬脑膜与颅骨分离。因其扩张相对缓慢，症状常常隐匿且取决于脓肿的部位。不断增长的占位效应可能引起局灶性的神经系统异常体征

硬膜下或硬膜外间隙[17]。额窦最常见，其次是筛窦、蝶窦和上颌窦。据报道，在所有局限性颅内感染的过程中，硬膜下积脓的总发生率为 10%~41%，死亡率从 20 世纪 50 年代的 42% 下降到 90 年代的 12%[18]。幕上间隙更容易受到影响（90%~95%）。据报道，儿童幕下硬膜下积脓的发病率为 0.6%~1.9%[18]。对这些患者要积极处理，开颅手术清除硬膜下或硬膜外的积脓、内镜或窦腔冲洗及静脉输注抗生素治疗，尽管诊断延迟和脓肿复发似乎会增加发病率或死亡率，但通过上述治疗可降低死亡率[18]。

53.5.2　评　估

　　英国最近的一项研究表明，该病男女比例为 1：1，但发病年龄呈双峰分布，峰值分别在 2 岁以内和 11 岁，男孩患病年龄大于女孩（中位数 11 vs. 8）[15,19-20]。最易感染这些疾病的是先天性心脏病和免疫缺陷的患儿；最常见的感染源是鼻窦炎，约 1/3 或以上患者有鼻窦炎[15,20]；最常见的症状是非特异性的，但常常出现头痛和局灶性的神经系统异常和（或）意识改变，癫痫发生率高达 30%[18]。典型的头痛、发烧和局灶性的神经系统异常高度提示有颅内脓肿，文献报道儿童患者有三联征的百分比差异较大，从 13% 到 70% 不等[15,20]。当儿童出现突然、新发的头痛或第一次癫痫发作，尤其是出现了局灶性的神经系统体征时，要高度怀疑脑脓肿。在新生儿患者，脑脓肿会导致患儿易激惹、前囟凸起和头围迅速增大（图 53.4）[16]。

53.5.3　检　查

实验室检查

　　应进行白细胞计数和 C 反应蛋白等血液炎症标志物的检查，也应进行血液

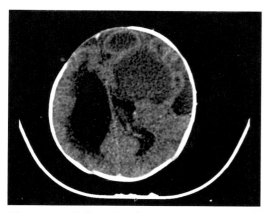

图 53.4　3 月龄女婴，表现为败血症和大头畸形，其 CT 轴位像可见左侧额叶脑内脓肿，经前囟穿刺外引流治疗，分离出肺炎链球菌。硬膜下积脓症状隐匿、迁延不愈，呈非特异性表现，如全身不适、发热、流鼻涕和咳嗽。据报道，自首次症状（流鼻涕、蜂窝织炎、感觉不适、发热）到有颅内感染的迹象，其间期为 2~6 周[18]。这些非特异性症状很容易被社区医生忽视而导致诊断延误，该间期为治疗提供了一个窗口，积极治疗鼻窦炎可防止形成硬膜下脓肿

培养。在已有脑脓肿的情况下，经腰椎穿刺获得脑脊液有发生脑疝的危险，可能会危及生命。如果已进行了脑脊液检查，可能会有单核细胞轻度增高、蛋白质轻度升高、葡萄糖含量正常；但是，除非脓肿破裂到脑室系统内，否则培养不出细菌[15]。

　　手术中应取脓肿标本进行镜检、培养和药物敏感性检查。使用分子诊断学技术，如 PCR 和 16/18S rDNA 等方法进一步检测，往往有助于提高脓肿标本的诊断率。

影像学表现

　　因为 MRI 能迅速地确定临床诊断、脓肿部位和数量，可选择 MRI 进行脑影像学检查[16]。已证明该检查的灵敏度高达 100%[15]。

　　婴儿和新生儿的脑脓肿多位于脑室周围的白质，而成人脑脓肿多位于皮层下白质。硬膜下积脓通常呈新月形，约 50% 的患者发生在大脑凸面，20% 的患者在大脑镰。CT 可见脓肿为等密度或稍高密度积液（与脑脊液相比）；MRI 可见脓肿在 T1 加权像为轻度高信号、T2 加权像为等信号或高信号改变（与脑脊液相比），DWI 和表观弥散系数（ADC）成像均表现为局限性的扩散，有助于鉴别积液或慢性出血。因脓肿会使血管增生和纤维化形成，使得脓肿壁呈炎性改变，用造影剂增强检查时其边缘明显强化。因脑炎和继发性的静脉血栓会使局部组织缺血，周围脑实质可能会有异常信号改变。DWI 和 MR 波谱有助于鉴别脑脓肿与脑肿瘤，在 MR 波谱上，脑脓肿会显示丙氨酸、琥珀酸、乙酸、亮氨酸、异亮氨酸和缬氨酸等脂肪族氨基酸的峰值[3]，而肿瘤通常显示胆碱升高、N-乙酰天冬氨酸减少。脑脓肿的脓液扩散受限，在 DWI 成像中呈高信号改变[21]。随访时要做头部 MRI 连续扫描，以比较脓肿大小的动态变化，协助调整治疗方案以确保疗效。治疗结束后脓肿壁可能仍有纤维化形成，不要用对比增强成像的结果去指导并调整治疗方案。

　　不同组织间的磁化率不同，MRI 磁敏感加权成像（SWI）对血液、铁和钙化组织非常敏感，SWI 可有助于识别与全身败血症相关的感染性栓子[22]（图 53.5）。

　　如果没有 MRI 设备，应进行增强 CT 检查，或选择对新生儿患者进行床旁超声检查。

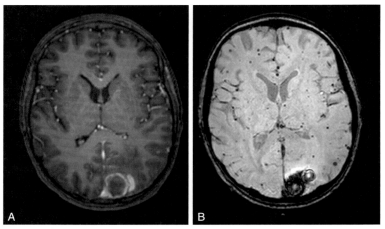

图 53.5　A.9 岁男童，其对比增强 MRI T1 轴位像显示左侧枕叶脑脓肿，其临床表现为全身性的败血症伴胸膜腔脓肿和骨髓炎，需体外膜氧合支持治疗。B. 该患者的 MRI T1 磁敏感加权成像序列中未发现细菌微栓子形成

53.5.4　病原学

一般认为，硬膜下脓肿是一种与脑膜炎有关的、由 b 型流感嗜血杆菌引起的婴儿期疾病，自实施国家疫苗接种方案以来，其发病率大幅下降。

最常见的病原菌是链球菌，约占患者总数的 50% 以上。在链球菌中最常见的是米勒链球菌群（中间链球菌、咽峡炎链球菌和星座链球菌）[15,20]，它们是口腔和胃肠道（GI）的正常菌群。其他病原菌包括嗜血杆菌、肠杆菌、枸橼酸杆菌和假单胞菌等（表 53.4）。

穿透性损伤或神经外科手术后的患儿更有可能感染金黄色葡萄球菌，厌氧菌很少引起脑脓肿，真菌和阿米巴脓肿非常罕见，常见于免疫缺陷的宿主，25% 的患者为多种病原菌感染。若术中没有采集到样本，没有鉴定出病原菌，采集其他部位的样本进行培养是非常重要的，包括血液、痰、尿液、粪便和脑脊液等，因为这些样本往往会培养出阳性结果。

表 53.4　儿童脑脓肿常见的致病微生物（按易感因素进行排列）

易感因素	致病微生物
新生儿	变形杆菌 柠檬酸杆菌属 肠杆菌属
免疫力低下	诺卡菌属 真菌类 结核分枝杆菌
先天性心脏病	草绿色链球菌 微需氧链球菌嗜血杆菌
中耳炎	链球菌（需氧和厌氧） 肠杆菌科 假单胞菌属
鼻窦炎	链球菌（需氧和厌氧） 金黄色葡萄球菌 肠杆菌科
口腔感染	混合厌氧菌群 链球菌（需氧和厌氧） 金黄色葡萄球菌 肠杆菌科
创伤后	金黄色葡萄球菌 链球菌属 肠杆菌科

摘自：Sheehan，et al[16]

53.5.5 治 疗

药物治疗／抗菌药物

获取标本进行培养的重要性不言而喻，但要尽快开始经验性治疗。

- 初始治疗，头孢曲松／头孢噻肟联合甲硝唑。

- 若是脑膜炎或发绀型先天性心脏病，单用头孢曲松即可。

- 若为穿透性损伤或神经外科手术后患者，抗菌谱应覆盖金黄色葡萄球菌，但是否使用氟氯西林或碳青霉烯类抗生素，或头孢曲松是否足够有效，目前尚无足够数据支持。

- 重症感染或免疫功能低下的患者，首选美罗培南。

- 若考虑患者为耐甲氧西林金黄色葡萄球菌（MRSA）感染或患者来自感染高发区，应联合使用万古霉素。

治疗持续时间尚不明确，但学者一致认为，脑脓肿的抗生素治疗期共 6 周，其中静脉注射至少 1~2 周，根据临床指标的改善情况、MRI 表现和血液炎性标志物等来调整使用时间 [15-16,23]。口服的降级抗生素有阿莫西林／克拉维酸，也可选择克林霉素或利福平等替代药物，但选用哪种药物应以培养结果为依据 [15,23]。一些研究建议可提倡短疗程治疗，但目前支持这一做法的证据有限。

癫痫发作的预防

针对儿童脑脓肿，尚无研究可指导预防性的使用抗癫痫药物。有些医生建议对所有的脑脓肿患儿均短期预防性的使用抗癫痫药物治疗，而另一些医生则仅对那些有抽搐的患者进行抗癫痫的药物治疗。一旦开始使用抗癫痫药物，要注意抗癫痫药物剂量和抗生素之间可能发生的药理学相互作用。

神经外科治疗

脑脓肿

针对脑炎的外科治疗，虽然能进行手术外引流，但对那些孤立性的小脓肿（直径 <2cm）或病原体已经明确的患者，只用抗菌药物治疗也可 [16]。有下述情况可考虑手术外引流：①神经功能障碍或意识恶化；②影像学检查有明显的占位效应；③抗生素治疗无效；④需采集样本进行培养。

该手术无需开颅，借助无框架立体定向钻孔抽吸（CT、MRI 或超声辅助下）或神经内镜技术，即可完成外引流手术。术中超声定位有助于确保脓液的排出。大多数患儿仅需抽吸 1 次 [16,24]。若经过充分、适当的抗菌药物治疗，神经功能仍在进行性恶化，或脓肿没有吸收或反而增长，则需重复抽吸或开颅手术。开颅手术可以更加彻底地清除感染组织和脓肿壁，但其范围应尽可能小。与脓肿相关的分流管或脑深部电极等颅内异物，应一并清除。

与钻孔抽吸或开颅手术相关的并发症有出血、脑脊液漏、癫痫发作、卒中及生命危险。重要的是，在规划穿刺抽吸的轨道时，除要避开优势功能区域之外，还不能穿透脑室，这会增加感染播散的风险。

硬膜下积脓

硬膜下积脓是一种神经外科急症，通常需急诊开颅手术。大多数神经外科中心治疗该病的标准方法是开颅清除脓液，然后静脉输注抗生素继续治疗。据报道，若脓肿腔内有隔膜，则要行大面积开颅并冲洗以清除脓液，这样可更好地降低颅内压，减少再积脓的发生率[18,25]。若脑脓肿为鼻窦炎所致，则应同台手术让耳鼻喉科医生清洗鼻窦。不要尝试去清除蛛网膜上已经形成的附着脓壁，会有损伤脓壁下脑组织的危险（图53.6）。

可能会在原手术部位再次积脓，或者在其他位置形成新的感染病灶。据报道，因再积脓而二次手术的概率为18%~33%[18,26]。因此，手术后进行影像学检查是发现早期是否再积脓的重要方法。

硬膜下积脓可伴有脑实质内脓肿、硬膜外积脓、颅骨感染、软组织感染、脑膜炎或脑积水等相关疾病。硬膜下积脓的部位和严重程度可影响上述疾病的发生率，但治疗团队必须注意这些部位的病变。

硬膜外积脓

硬膜外积脓的治疗包括适当的抗生素及神经外科手术。通过钻孔、开颅或颅骨切除手术，引流和彻底冲洗积脓。治疗硬膜外积脓时要清除感染的颅骨，尤其是那些游离的或先前手术或创伤后无血供的颅骨。若化脓性病变累及颅面部的重建，骨丢失会造成不可修复的缺损，可用替代骨并延长抗生素的使用时间。此时，最好保护好骨碎片直至血运重建或碎片被吸收。

53.5.6 预 后

尽管化脓性颅内疾病在儿童比较少见，但会导致严重的致残率和死亡率。潜在的长期后遗症取决于脓肿的部位和皮质受累情况，包括癫痫、偏瘫、认知障碍和脑神经功能障碍。约1/3的患儿将不会恢复到疾病前状态，遗留局灶性的神经功能障碍，约6%的患儿会死亡[15,20]。导致预后较差的因素有：发病年龄<5岁、入院时GCS评分≤8分[15]。早期诊断并及时进行经验性的抗菌药物治疗和神经外科手术，以尽可能地减少长期后遗症。

53.6 常见的临床问题

（1）新生儿细菌性脑膜炎的常见致病菌是什么，通常来自哪里？

（2）腰椎穿刺的禁忌证有哪些？

（3）全球范围内病毒性脑炎最常见

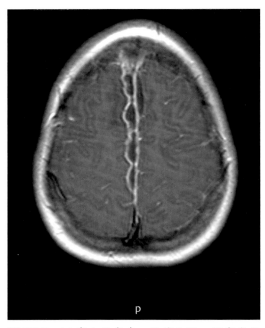

图53.6 14岁女性患者，头痛2周，额窦炎治疗中发现有脑膜炎。其对比增强的MRI T1轴位像可见大脑镰旁硬膜下积脓。经双侧额部开颅和引流手术治疗，分离出链球菌属致病菌

的病因是什么？

（4）脑脓肿演化的 4 个阶段是什么？

（5）脑脓肿手术引流的适应证有哪些？

53.7　常见临床问题解答

（1）在新生儿（<28d）患者中，最常见的致病菌可能是出生前、后来自母体生殖通道和胃肠道的细菌，其中最常见的是无乳链球菌（B组链球菌）、大肠杆菌、S肺炎衣原体和单核细胞增生李斯特菌。

（2）若有以下症状，则禁止行腰椎穿刺检查：

- 有迹象表明颅内压升高：
  - 意识水平下降或波动（GCS<9或下降≥3）。
  - 相对心动过缓和高血压。
  - 有局灶性的神经体征。
  - 异常姿势或体位。
  - 瞳孔不等大、扩大或反应迟钝。
  - 视神经盘水肿。
  - 异常的"洋娃娃眼"体征。
- 休克。
- 广泛或进行性紫癜。
- 癫痫发作刚刚稳定。
- 凝血异常：凝血结果超出正常范围、血小板计数 < 100×10^9/L、接受抗凝治疗。
- 腰椎穿刺部位有局部浅表感染。
- 呼吸功能不全（在呼吸功能不全的情况下，腰椎穿刺有诱发呼吸衰竭的高风险）。

（3）在全球范围内，病毒性脑炎最常见的致病菌是单纯疱疹性病毒（22%），其次是水痘病毒（21%）、腺病毒（4%）和腮腺炎病毒。

（4）脑脓肿演变的 4 个阶段为脑炎早期（3~5d）、脑炎晚期（5~14d）、脓壁形成早期和脓壁形成晚期（数周至数月）。

（5）若有下述情况，则需进行手术引流：神经功能障碍或意识障碍恶化、影像发现明显的占位效应、抗生素治疗失败、需采集样本进行培养。

参考文献

[1] Brouwer MC, Tunkel AR, van de Beek D. Epidemiology, diagnosis, and antimicrobial treatment of acute bacterial meningitis. Clin Microbiol Rev, 2010, 23(3):467–492.

[2] National Collaborating Centre for Women's and Children's Health. Bacterial Meningitis and Meningococcal Septicaemia in Children. London, UK: RCOG Press, 2010.

[3] Parmar H, Ibrahim M. Pediatric intracranial infections. Neuroimaging Clin N Am, 2012, 22(4): 707–725.

[4] Rantakallio P, Leskinen M, von Wendt L. Incidence and prognosis of central nervous system infections in a birth cohort of 12,000 children. Scand J Infect Dis, 1986, 18(4): 287–294.

[5] Logan SA, MacMahon E. Viral meningitis. BMJ, 2008, 336 (7634):36–40.

[6] Negrini B, Kelleher KJ, Wald ER. Cerebrospinal fluid findings in aseptic versus bacterial meningitis. Pediatrics, 2000, 105 (2):316–319.

[7] Thompson C, Kneen R, Riordan A, et al. Encephalitis in children. Arch Dis Child, 2012, 97(2): 150–161.

[8] Chadwick DR. Viral meningitis. Br Med Bull, 2006(75/76):1–14.

[9] Vyse AJ, Gay NJ, Slomka MJ, et al. The burden of infection with HSV-1 and HSV-2 in England and Wales: implications for the changing epidemiology of genital herpes. Sex Transm Infect, 2000, 76(3): 183–187.

[10] Bedford H, de Louvois J, Halket S, et al. Meningitis in infancy in England and Wales: follow up at age 5 years. BMJ, 2001, 323(7312): 533–536.

[11] Koskiniemi M, Korppi M, Mustonen K, et al. Epidemiology of encephalitis in children. A prospective multicentre study. Eur J Pediatr, 1997, 156(7): 541–545.

[12] Kimberlin DW, Lin CY, Jacobs RF, et al. National Institute of Allergy and Infectious Diseases Collaborative Antiviral Study Group. Safety and effcacy of high-dose intravenous acyclovir in the management of neonatal herpes simplex virus infections. Pediatrics, 2001, 108(2):230–238.

[13] Pérez-Bovet J, Garcia-Armengol R, Buxó-Pujolràs M, et al. Decompressive craniectomy for encephalitis with brain herniation: case report and review of the literature. Acta Neurochir (Wien), 2012, 154(9):1717–1724.

[14] Fowler A, Stödberg T, Eriksson M, et al. Childhood encephalitis in Sweden: etiology, clinical presentation and outcome. Eur J Paediatr Neurol, 2008, 12(6):484–490.

[15] Felsenstein S, Williams B, Shingadia D, et al. Clinical and microbiologic features guiding treatment recommendations for brain abscesses in children. Pediatr Infect Dis J, 2013, 32 (2):129–135.

[16] Sheehan JP, Jane JA, Ray DK, et al. Brain abscess in children. Neurosurg Focus, 2008, 24(6):E6.

[17] Waseem M, Khan S, Bomann S. Subdural empyema complicating sinusitis. J Emerg Med, 2008, 35(3):277–281.

[18] Osman Farah J, Kandasamy J, May P, et al. Subdural empyema secondary to sinus infection in children. Childs Nerv Syst, 2009, 25(2):199–205.

[19] Wong TT, Lee LS,Wang HS, et al. Brain abscesses in children—a cooperative study of 83 cases. Childs Nerv Syst, 1989, 5(1): 19–24.

[20] Leotta N, Chaseling R, Duncan G, et al. Intracranial suppuration. J Paediatr Child Health, 2005, 41(9/10): 508–512.

[21] Nickerson JP, Richner B, Santy K, et al. Neuroimaging of pediatric intracranial infection—part 1: techniques and bacterial infections. J Neuroimaging, 2012, 22(2): e42–e51.

[22] Lai PH, Chang HC, Chuang TC, et al. Susceptibilityweighted imaging in patients with pyogenic brain abscesses at 1.5T: characteristics of the abscess capsule. AJNR Am J Neuroradiol, 2012, 33(5):910–914.

[23] Infection in Neurosurgery Working Party of the British Society for Antimicrobial Chemotherapy. The rational use of antibiotics in the treatment of brain abscess. Br J Neurosurg, 2000, 14(6):525–530.

[24] Goodkin HP, Harper MB, Pomeroy SL. Intracerebral abscess in children: historical trends at Children's Hospital Boston. Pediatrics, 2004, 113(6):1765–1770.

[25] Hendaus MA, Corporation HM. Subdural empyema in children. Glob J Health Sci, 2013, 5(6): 54–59.

[26] Glickstein JS, Chandra RK, Thompson JW. Intracranial complications of pediatric sinusitis. Otolaryngol Head Neck Surg, 2006, 134(5):733–736.

（邢琛琨　译，顾硕　审）

第 54 章　儿童脊髓感染的评估及管理

Lydia J. Liang　Mari L. Groves

54.1　概　述

脊髓感染从很早开始就一直被大家熟知[1]。因社会经济学和地区微生物的差异，全球脊髓感染的流行病学有所不同。医疗技术的进步提高了微生物检测的方便性、增加了治疗方案的选择性，但随着免疫抑制剂的使用和医源性感染率的升高，脊髓感染也在发生变化。尽管脊髓感染相对少见，但常出现多种非特异性的症状而需要临床医生高度重视。一般情况下，儿童脊髓感染不太常见，也不具有成年患者那样的典型特征[1-2]。

从神经外科角度看，可根据感染部位将脊髓感染大致分为 3 类：①脊髓感染；②神经根和脑膜感染；③脊柱感染，包括椎骨、椎间盘和硬膜外间隙的感染。脊柱感染可进一步细分为自发性化脓性感染、医源性感染和肉芽肿性感染（因分枝杆菌、真菌、稀有细菌和寄生虫所引起）。本章将主要介绍脊髓和脊柱感染。脊柱感染的严重程度与所感染的椎体数量、椎体受累程度、是否有神经系统症状、诊断延误、微生物毒性及宿主免疫状况等有关。

儿童和成人发病的危险因素包括滥用静脉药物、艾滋病和慢性疾病（如糖尿病）等。医疗干预措施，如免疫抑制、长期留置静脉导管或化疗等也增加了脊髓感染的风险。

椎体终板是脊柱感染的最常见部位，其次是椎间盘感染、硬膜外脓肿和椎管旁脓肿[3]。

脊柱感染：

● 延误诊断的平均时间为 3 个月，平均恢复期为 12 个月[3]。

● 化脓性脊柱感染（PSI）以中性粒细胞升高为主：

　– 男性更常见（55%~75%）[3]。

　– 目前估计，每年发病率为每百万人 5~10 例[1]。

　– 椎间盘炎——椎间盘感染[4-6]：所有年龄段的儿童均可感染，但 5 岁以下儿童及青少年发病率最高[7-8]；腰骶椎（78%）> 胸椎 > 颈椎[3,9]。

　– 椎体化脓性骨髓炎（PVO）（图 54.1）——椎体感染 / 化脓性椎间盘炎——椎体及邻近椎间盘的感染[10]：常感染 8 岁以上的大龄儿童，在青春期达高峰，在老年人中再次达到高峰；在所有的骨髓炎患者中，约 2%~7% 的患者累及脊髓；在 20 岁以下的人群中，发病率为 0.3/100 000，但在老年人中上升至 6.5/100 000。

　– 硬脊膜外脓肿（SEA）（图 54.1）：化脓性液体积聚在骨与硬脊膜之间[11-12]；大多数儿童患者都是个案报

道。硬脊膜外脓肿（SEA）的总发病率为 2/100 000~20/100 000；不像颅内硬膜外脓肿那么常见，通常继发于化脓性或结核性椎间盘炎和骨髓炎；女孩多于男孩。

- 肉芽肿性脊柱感染：脊柱结核 [Pott 病；结核性椎间盘炎（TS）]，由结核分枝杆菌引起。

  - 发展中国家的结核病发病率较高。

  - 结核病患者中，1%~3% 的患者有脊柱结核。

  - 胸腰段脊柱的椎体前缘较易受累，但椎体后缘也可受累。

  - 结核性骨髓炎在中轴骨的概率为 60% 左右[13]。

  - 高达 10% 的患者表现为多脊椎水平受累的"跳跃征"，其间的脊椎正常。与成人患者不同的是，儿童很少出现截瘫。

  - 10%~60% 的患者会有神经功能障碍[2,14]。

- 布鲁菌病：

  - 布鲁菌病是最常见的人畜共患病。大约 20%~25% 的全身性布鲁菌病患者为儿童患者。受感染的动物通过生奶或奶制品将病原体传染给儿童。

  - 皮肤、血液系统和呼吸系统等并发症，最常见于儿童。

  - 病变可以是局灶性的，也可以是弥漫性的[2]。

- 医源性感染：

  - 儿童脊柱手术后的伤口感染（SSI）率为 3.7%~8.5%[15-16]。

  - 已报道的危险因素包括抗生素使用时机不当、脊柱手术史、合并复杂的内科疾病、年龄、融合的椎体数大于 10 个、术中失血过多、肥胖、使用克林霉素预防感染和术中长时间低体温[17-19]。手术前消毒、术毕术野冲洗、营养状况和术前使用抗生素也被认为是影响感染的主要因素。

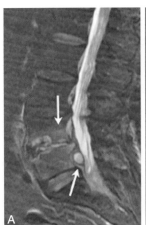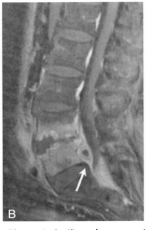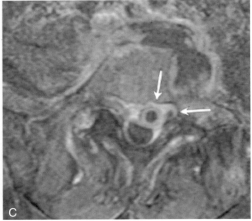

图 54.1 A. 矢状位脂肪抑制 T2 加权像，在 L4~L5 水平可见椎体骨髓炎，椎体骨髓呈高信号模糊区域（箭头）和相应部位的增强。B，C. 矢状位和轴位脂肪抑制 T1 加权像（箭头）、T2 加权像可见异常高信号，累及 L4~L5 椎间盘及相邻椎体终板呈不规则改变。感染向后扩散到硬膜外软组织，L5 水平有硬膜外脓肿形成（摘自 Meyers, Steven. Differential Diagnosis in Neuroimaging: Spine, 2017:Fig.1.193）

– 医疗费用 26 977~961 722 美元
（约合人民币 191 660~6 832 650 元），
主要是再入院和多次手术 [20]。

• 脊髓内脓肿（ISCA）——中枢神
经系统化脓性感染，类似于化脓性脑
脓肿 [21]：

– 整体上，脊髓的孤立性感染并
不常见，1830—2011 年仅报道了 96 例
患者 [22]，但超过 40% 的脊髓内脓肿出现
在 20 岁以下的患者中，其中 25%~27%
的患者在 10 岁以下 [23-24]。

– 男性好发：60%~70% 的患者为
男性 [23-24]。

– 最常见于胸椎（32%），其次
颈椎（17%），然后是腰椎（12%）。

– 约 69% 的脓肿累及部分胸段脊
髓 [23]。

– 致病微生物包括血吸虫（特别
是体健儿童）、念珠菌、曲霉菌和诺卡
菌 [14]。

– 诱发疾病包括先天性心脏病、
免疫系统紊乱、潜在的脊髓肿瘤和背部
皮肤窦道，这些疾病可导致脊髓内外的
椎管内脓肿 [14]。

– 静脉吸毒者的发病率较高 [25]。

感染性病原体可通过手术或穿透伤
直接影响到脊柱，也可通过邻近组织的
局部扩散或远隔部位感染通过血源性播
散侵入脊柱 [1,3]。感染往往局限于一个部
位（即椎体、椎间盘和硬膜外间隙），
但也可同时累及多个部位。脊柱以外的
原发感染灶可通过血源性播散引起脊柱
化脓性和非化脓性感染。究其传播机
制，一种说法是细菌位于脊椎终板的毛

细血管环内或毛细血管后的静脉内，感
染可向椎体前方播散形成椎旁脓肿，沿
脊柱纵行播散可引起椎间盘炎症，或者
向后播散引起脊髓炎或硬膜外脓肿。大
多数情况下，软骨终板会限制感染播散
到椎体。随着感染恶化，化脓性炎症和
坏死组织最终会侵蚀破坏终板和椎体，
导致椎体感染、椎骨软化，在身体受压
下可能会塌陷而引起脊柱畸形或后凸。
感染直接蔓延到神经组织会引起神经功
能受损，或由于骨骼软化而导致病理性
骨折，造成继发性的压迫 [3]。

另一方面，结核感染的典型特征是
因细菌引起的慢性炎症反应，在椎体终
板上形成一个结核性肉芽肿 [26]。结核性
肉芽肿中央呈干酪样坏死并形成脓肿，
可向任何方向蔓延。脓肿变大为"冷脓
肿"可压迫邻近结构、延伸到椎管或形
成窦道 [2,27]。随着脊柱纤维性强直可导致
椎体的病理性骨折（胸椎最常见），最
终会出现成角状的后凸畸形，并通过分
离脊椎和椎间盘或使一个脊柱节段脱位
而破坏椎管结构 [28]。

54.2　解剖学

椎体由中心区和周围区组成，在其
表面外缘周围有一个骨骺环，它略微凸
出，向外覆盖在椎体的外表面，向内斜
行与骨质终板的周边区域相接。骨质终
板由透明软骨组成的中央软骨终板与
椎间盘隔开。椎间盘的纤维环牢固地附
着在骨骺环上，而中央部分附着相对疏
松 [29-30]（图 54.2）。

在每个椎体水平，椎动脉、肋间动

脉或腰动脉形成血管吻合网提供营养，并与后部的营养血管网和静脉网相连接。在骨质终板上这些吻合血管形成血管环和静脉通道，血液通过软骨终板向椎间盘提供营养，因为椎间盘没有血管结构[28,31-32]。这些血管环在儿童中更为突出，且会随年龄增长而逐渐减少。8 岁以下的儿童，这种血管结构会从骨化中心向周围的软骨延伸，并直接蔓延到椎间盘边缘[33-34]。感染会经过上述结构直接播散到椎间盘，这就是儿童椎间盘炎发病率明显高于成人的原因。值得注意的是，椎间盘炎的微生物培养多为阴性[28]。

脊柱丰富的静脉系统为感染逆行播散提供了便利条件。内、外静脉丛贯穿脊柱，并与全身静脉系统相沟通，包括骨盆、前列腺、骶骨、肺、腔静脉、胸腹部、头皮、颅骨和面部静脉系统等[26,30]（图 54.3、54.4）。

54.3　检　查

54.3.1　病史和体格检查

单凭病史不足以诊断脊髓感染。有研究发现 85% 的患者表现为感染部位为主的疼痛[9]，并随患者体位、行走和其他运动形式而变化，疼痛可影响到腹部、臀部或生殖器，疼痛强度从轻微到重度不等。出现特别剧烈的疼痛或撕裂、刀割样疼痛及快速进展的神经功能障碍提示可能有硬脊膜外脓肿（SEA）、化脓性脊柱炎或椎间盘炎[35]。幼儿或蹒跚学步的儿童可能会出现跛行或拒绝行走等症状，并可能会保持脊柱直立以减轻疼痛。评估低龄患儿是否疼痛可能很困难，因为患儿常常易激惹、恐惧和欠合作，他们不能清楚地描述疼痛的特点或部位。对儿童患者，可试用一项诊断性检查，要求患儿从地板上拾起一个物体。此时，患儿一般不愿意弯曲脊柱，而是蹲下身体来完成动作[2]。在大龄儿童和

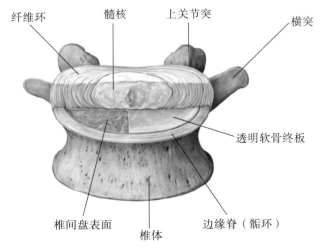

图 54.2　椎间盘结构。前上方视角可见椎间盘的前半部分，终板的右半部分已被移除。椎间盘由外侧的纤维环（纤维环）和一个胶状核心（髓核）组成（摘自 Thieme.Atlasof Anatomy,2nd ed. Chapter 1 Bones, Ligaments&Joints. Fig.1.18）

年轻的运动员中，背部疼痛的发生率会增加（24%~36%），由椎间盘炎或骨髓炎引起的背部疼痛可能被误认为是运动

性损伤[36]。

全身症状包括厌食、全身乏力、盗汗、间歇性发热和体重下降，但患者很

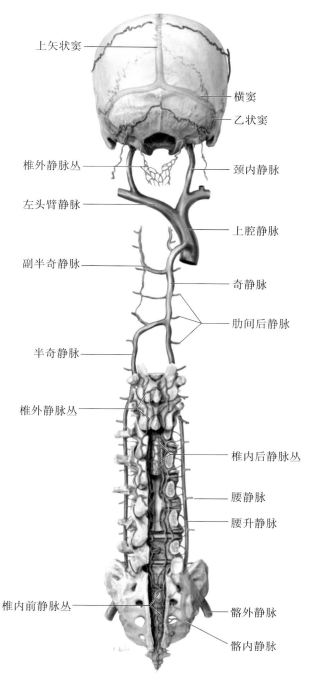

图 54.3　背面观：背部静脉、椎静脉丛，已打开腰、骶部椎管（摘自 Thieme. Atlas of Anatomy,
2nd ed.Fig.4.2B）

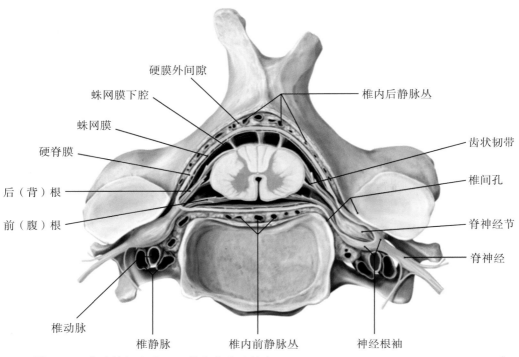

图 54.4 脊髓横断面图，C_4椎体水平（摘自 Thieme. Atlas of Anatomy, 2nd ed.Fig.2.20）

少出现疾病的系统性表现，其他症状包括吞咽困难或颈部僵硬。若有发烧，一般为体温轻度升高，提示脊柱炎的可能性大，而椎间盘炎的可能性小。感染区域触痛是最常见的体征。持续的椎旁肌肉痉挛、斜颈、怪异姿势，也可能有严重的腿筋僵硬和全身乏力，提示疾病在急性期，病史中常有免疫性疾病或近期感染或两者都有。局部曾行硬膜外麻醉和脊柱手术史，强烈提示脊髓硬膜外脓肿的可能。脊柱畸形和瘫痪是本病晚期的严重并发症[2-3,14,28]。

由于脊柱位置较深，形成脓肿后很难被发现，除非脓肿位置表浅。脊柱结核患儿常伴有较大的椎旁脓肿（62%），通常表现为腹股沟下方的肿胀，因为脓肿会沿着腰大肌向下蔓延播散。直腿抬高试验可能为阴性，但该检查可能会引起背痛，少数情况下引起腿痛[37]。

神经系统很少表现为神经根性疼痛，而常常会累及多个神经。神经功能受损，如虚弱无力、麻木或尿失禁提示脓肿压迫脊髓或出现硬膜外积脓、硬膜内感染，而不考虑椎间盘炎。脊髓内脓肿几乎都伴有运动（83%~94%）或感觉（60%~78%）障碍，约 1/2（51%~ 56%）的患者就诊时表现为括约肌失控[21-22,25]。脊髓受压出现瘫痪的患者，有 2/3 会出现中央综合征、1/3 会出现前索综合征。神经系统症状最常见于颈、胸部的脊椎脊髓感染，而腰椎则最不常见。神经系统体征出现进展提示可能有脊髓脓肿压迫神经、椎体塌陷或神经被直接感染。3% 的脊柱结核患儿因骨质塌陷会引起严重的脊柱后凸畸形。当出现神经症状时，要积极行减压或引流手术，否则病情可能会迅速恶化。

总之，患儿出现任何背痛和非特异性全身症状，均应高度怀疑有脊髓感染，快速明确诊断可防止因延误诊断而出现的神经系统并发症。出现下述情况更应考虑脊髓感染：患者免疫功能低下，非外伤性背痛加重（如夜间病情加重，休息时不能缓解）；有疫区旅行史；以及曾提及的有其他危险因素的成年患者。

54.3.2　实验室检查

实验室检查的目的是确定和分离致病微生物，以指导治疗和监测治疗效果。常规检查项目包括全血细胞分类计数（CBC）、血沉（ESR）、C 反应蛋白（CRP）及血液培养。理想情况下，对没有使用抗生素的发热患者要早期进行抽血送检。对临床症状稳定的患者，如果已开始使用抗生素且血培养阴性，可考虑暂时停止使用抗生素[38]。

约 50% 的脊髓感染的患儿的血培养为阳性[2-3]。金黄色葡萄球菌是引起脊髓感染的最常见病原体[27]，该细菌和其他的革兰氏阳性菌，如表皮葡萄球菌、草绿色链球菌、肺炎链球菌、粪链球菌、丙酸杆菌和白喉类菌占据了脊髓感染的绝大多数细菌；引起脊髓感染的革兰氏阴性菌较少，可能与胃肠道或泌尿生殖道感染有关。脊髓内脓肿的致病微生物包括葡萄球菌、链球菌、放线菌、奇异变形杆菌、肺炎球菌、单核细胞增生李斯特菌、嗜血杆菌和大肠杆菌等。这可能与来自皮肤窦道的细菌扩散、手术或

继发于牙源性菌血症有关[22]。

如果血培养阴性，患者对经验性治疗无效，也不需要立即手术清创，可在影像引导下进行活检或开放活检手术（见下文活检部分）。脊髓结核患者的结核菌素皮肤试验几乎均为阳性，因为发展中国家普遍进行过卡介苗（BCG）接种，活检组织培养结果阳性可明确诊断，但抗酸杆菌培养可能需要 6~8 周的时间。聚合酶链反应（PCR）技术可提高分枝杆菌的诊断率[2,28]。血清抗体阳性有助于布鲁氏菌病的诊断（灵敏度为 65%~95%），但特异性较低，因为血液中有抗体。

ESR 和 CRP 可用于鉴别脊髓感染和监测临床病情的转归，它们不是诊断性检测项目，仅提示存在炎症。在椎间盘炎患儿中，二者正常或轻度升高，71%~97% 的脊椎骨髓炎患儿也会升高[3]，在硬脊膜外脓肿的患儿中均会升高[35]。手术后 ESR 和 CRP 均会升高，但 CRP 会在手术后 2d 天内达高峰，若手术后无感染，会在接下来的 14d 内迅速降至正常；而 ESR 则可持续升高达 4 周。因此，与 ESR 相比，监测 CRP 可作为早期发现术后是否脊髓感染的敏感指标，同样也可用于监测感染后抗生素的使用疗效[3]。

白细胞升高对诊断脊髓感染并不是特别有用，婴儿的白细胞计数可能会减少。白细胞升高表明可能有感染，但不能确定为脊柱感染。CD4 计数对判断 HIV 患者是否有脊髓感染没有帮助，但有助于确定感染部位和转归过程。若 CD4 计数 >200/mL，则可能为脊髓感

染且需使用抗生素治疗；若 CD4 计数 <
200/mL，则更可能是骨关节和软组织的
感染。

54.3.3 影像资料

影像学检查可用于临床的初步诊断[3]。
对脊柱感染患者而言，最常用的影像学
初步检查是病变区域的 X 线平片。感染
后 2 周至 3 个月的影像学表现为椎间盘
间隙变窄、椎体终板不规则或失去正常
的终板轮廓、颈椎或腰椎失去正常前凸、
终板软骨下部分缺损及化脓性和非化脓
性感染导致的肥大（硬化）骨形成。偶
尔可见明显的椎旁软组织肿块并压迫邻
近脊柱。晚期 X 线表现可包括椎体塌陷、
节段性的脊柱后凸和骨性强直，尤其是
结核感染的晚期。这些继发畸形可早可
晚，从早期的 2~8 周到 2 年以上均可出
现。在 X 线平片和计算机断层扫描（CT）
上，唯一可确定的与早期结核有关的特
异性表现是椎旁软组织间隙的细小钙化。
在布鲁菌病中，其特征表现是椎体完好
无损，也无畸形。

CT 可更好地识别椎旁软组织肿胀与
脓肿，并能监测椎管大小的变化。CT 还
能更详细地显示椎骨、终板、椎间盘和
软组织的破坏程度。CT 脊髓造影能更清
楚地显示脓肿或椎骨破坏对神经组织的
压迫情况，并有助于确定感染是否蔓延
到神经组织。

磁共振成像（MRI）是诊断儿童脊
髓感染性疾病的金标准[14,39-40]。MRI 能
区分感染组织和正常组织，但不能区分
化脓性感染和非化脓性感染，也不能取
代诊断性活检。儿童行 MRI 时需要镇静，

否则患儿很难配合。若怀疑有脊髓受
压，常要紧急进行 MRI 检查，因为脊髓
受压的临床表现非常特殊。静脉注射造
影剂（即钆）有助于鉴别和定性脊髓感
染的情况。椎体和椎间盘感染时，T1 加
权像上为低信号，表现为软骨下纤维化
和骨硬化；T2 加权像上椎间盘为高信
号，表现为组织水肿，而椎体信号明显
减弱。在 MRI 成像上，与椎间盘炎和脊
椎骨髓炎相关的肉芽组织常表现为类似
于脓肿的强化信号。脊髓内感染在 T2 加
权像上表现为高信号、不规则的环状强
化、脊髓肿胀和局灶性病变[25,41]。

脊髓内脓肿的影像学表现与脑脓肿
一样，MRI 可显示早期和晚期的脊髓
炎。早期脊髓炎在 T2 加权和质子密度
加权序列上表现为高信号，在 T1 加权序
列上表现为低至等信号，且有脊髓增宽。
发病大约 7d 后为晚期脊髓炎，这与包膜
形成的病理阶段相对应，晚期脊髓炎在
增强 T1 加权像上的边缘强化更清晰，
而在 T2 加权像上的高信号改变则不明
显[22,42]。MRI 不是监测脊髓感染是否好
转的可靠方法，而临床症状的好转，如
疼痛减轻和神经功能改善，比 MRI 能更
好地反映病情的转归。

在识别脊髓感染方面，放射性核素
检查有一定效果。这些检查包括锝 –99m
（99mTc）骨扫描、镓 –67（67Ga）扫描
和铟 –111 标记的白细胞扫描。感染时
99m-Tc 骨扫描的血池显像有弥散活动，
在延迟显影时更明显。这种明显的炎症
反应可能持续数月。67Ga 骨扫描是一种很
好的检测骨髓炎的辅助手段，随着炎症

活动急性期的消退，临床症状会有改善，67Ga 扫描时其结果也会快速变化[26]。白细胞铟 –111 扫描有助于发现脓肿并与非感染性病变相区别，但不能区分急性感染和慢性感染[28]。

54.3.4　活　检

有创活检仅适用于那些保守治疗失败或免疫功能低下或免疫抑制的患者。若需活检，在影像引导下操作会以最小的损伤直接获取组织标本。活检时机、宿主抵抗力、细菌毒力、先前抗生素的使用情况及活检部位的培养等因素，决定了能否成功地分离出致病微生物，但6 岁以内儿童的椎间盘炎例外，其病原菌可能是病毒感染，也很少对这些患者进行针吸穿刺活检，在没有抗生素治疗的情况下，唯有这一患者人群适合进行密切观察。开放性手术活检的细菌培养阳性率更高，若影像引导下针刺活检未能培养出致病微生物且内科治疗无效，则必须行开放性手术活检。

54.4　保守治疗

经血培养或活检确诊病原体后，要选用合适的抗生素以配合手术治疗。治疗目的是抗感染、消除疼痛、防止出现更严重的感染或神经功能损害。CRP 可用来监测大多数感染的控制程度，尤其是化脓性感染。不推荐用 MRI 检查来指导抗生素的使用时间，因为 MRI 影像上的改变往往显著落后于临床症状的改善。

对儿童椎间盘炎的治疗争议较大。包括止痛、制动等镇痛措施在内的非手术治疗，几乎对所有的椎间盘炎患儿均有效，尤其是免疫功能正常的患儿[2,3,28]。以往建议患儿卧床休息或抗生素治疗，但二者间的疗效并无差异。目前建议首先使用抗生素进行抗感染治疗，因为没有抗生素治疗的患儿，其症状可能会长期存在或反复出现[28]。使用抗生素的标准疗程是静脉输注 7~10d，随后口服 2~3d 或根据临床表现最长可达 6 周。应至少随访 12~18 个月，如果症状复发或 ESR 和 CRP 没有恢复正常，则要重新评估患儿病情。

骨髓炎患儿，长期使用抗生素和制动是最佳的治疗方法[18]。静脉输注抗生素的推荐疗程是 6 周，根据临床和实验室检查结果，可延长至 8~12 周[43]。

对手术后出现硬脊膜外脓肿的患儿，致病菌是耐甲氧西林的葡萄球菌[耐甲氧西林金黄色葡萄球菌（MRSA）]。而社区获得性金黄色葡萄球菌感染常对甲氧西林[甲氧西林敏感金黄色葡萄球菌（MSSA）]敏感。一旦诊断出硬脊膜外脓肿，几乎均需要手术干预。

脊柱结核（TS）早期确诊后，若神经功能未受损、没有骨质破坏，可予以药物治疗。常见的抗结核治疗方案是首先使用利福平、异烟肼、乙胺丁醇和吡嗪酰胺 2 个月，然后用利福平和异烟肼巩固治疗 7~9 个月。在神经功能完好的患者中，此方案的成功率达 93%[3,28]。鉴于脊柱结核患儿卧床休息的风险与椎体塌陷的问题，是否制动治疗尚有争议。布鲁氏菌病至少需要 2 种抗生素（四环素、多西环素或利福平）联合抗感染治疗 6 周以上方可。

54.5 手术指征

若临床发现脊柱明显不稳定、神经功能恶化或严重感染（包括败血症或保守治疗后的持续感染），则需要手术治疗。手术时可获取感染组织进行诊断性的细菌培养。对影像学上确诊的硬脊膜外脓肿和其他脓肿，虽然可进行抗生素保守治疗，但因存在突然的、不可逆的神经功能恶化的可能性，几乎都需手术治疗[2,14]。所有的脊髓内脓肿都应及时手术。

有文献报道，如果对脊柱结核患儿尽早手术治疗辅以化疗，高达 94% 的患儿会得到改善。术后辅以化疗的远期疗效优于非手术治疗，前者的后期脊柱稳定性好、脊柱后凸少。多椎体病变会显著增加脊柱后凸和椎体塌陷的风险，若未并发神经系统症状，可需及时手术干预。相较于成人患者，儿童在生长过程中更可能发育为脊柱后凸畸形[2]。脊柱结核的手术指征类似于脊髓化脓性感染，即神经功能受损、进行性或严重的脊柱后凸或成角畸形、脊柱后凸或椎体塌陷引起剧烈疼痛、经最佳药物治疗病情仍在恶化及诊断不明者[2]。

下述情况可能不适合手术：①硬脊膜外间隙内有极少量液体（尤其是液体蔓延到多个节段的椎体时），且没有神经受损的症状和体征；②神经功能完全丧失的时间超过 3d；③严重的其他系统合并症，可能使患者难以耐受手术的打击；④患儿拒绝手术[2]。

54.6 手术方法

脊髓化脓性感染的手术目的是清除硬脊膜外的脓液、留取感染组织标本进行诊断性培养、改善脊柱的稳定性。对肉芽肿性感染，手术目的包括神经组织减压、稳定脊柱、矫正任何可能存在的脊柱后凸畸形[26,28]。

硬脊膜外脓肿的手术目的多为椎板切除减压，减压范围要大于脓肿的范围[28,37]。在所有已报道的儿童硬脊膜外脓肿患者中，脓液基本聚积在脊髓后方，即使聚积在脊髓前方，切除椎板常能充分引流脓液并获得标本进行诊断性的培养。对多节段椎体的脓肿，初步策略是交替性的半椎板切开、充分冲洗硬脊膜外间隙脓液，同时要保留脊柱后部的张力性韧带，以防后期出现脊柱不稳定。后路内固定及融合可在术后愈合过程中稳定脊柱。

医学报道中对脊柱结核的外科治疗一直存在争议。当脊柱结核患儿的主要矛盾是背侧硬脊膜外生长有肉芽肿但未并发脊柱后凸时，可首选小切口手术，如椎板切除；当脊柱结核患儿的椎体严重受损且后期可能出现脊柱后凸时，则不能选择椎板切除，并且此术式也不能解除结核性肉芽肿对腹侧脊髓的压迫。后路内固定融合术能有效地增强脊柱的稳定性，但对矫正后凸畸形作用不大[26]。

当病变椎体已形成楔形样压缩骨折和脊柱后凸时，脊柱结核的根治性术式为前路入路，即彻底切除感染和受损的椎体，然后进行植骨、脊柱重建（香港术式）[44-45]。在维持脊柱的长期稳定性、减少脊柱后凸成角畸形方面，脊柱结核根治术优于保守疗法。最近报道强调了脊柱前路内固定术可更好地稳定脊柱，尽管后路内固定术同样有效 [2,28]。与椎板切除术相比，椎体切除手术治疗脊柱后凸和成角畸形的长期矫正效果更好。后路内固定融合术可同期进行，也可一期清创手术 1~2 周后再做，期间可静脉输注抗生素进行抗感染治疗 [26]。若能同时充分清创并稳定脊柱，也可行一期前 – 后路重建手术。更大范围的手术似乎能更有效地矫正儿童的脊柱畸形，但迄今为止，该手术对低龄儿童的治疗经验的报道非常有限 [2]。

为减少高危儿童脊柱手术部位的感染，根据共识汇编了最佳的实践指南，包括术前、围手术期和术后等内容。手术前，建议用氯己定清洗术区皮肤、尿培养、阅读患者教育手册并进行营养评估；围手术期包括术区剃毛、静脉输注头孢唑啉、预防革兰氏阴性杆菌感染、禁食水；术中要冲洗伤口、在骨移植物和手术部位使用万古霉素粉；术后首选防水敷料覆盖伤口、尽量减少敷料更换次数 [46]。

治疗术后的脊髓感染（包括急性感染），首先要引流和清创，引流管上方要分层缝合。然后每隔 48h 反复冲洗伤口、送培养、清创缝合，直至伤口内没有坏死组织及细菌培养、革兰氏染色均为阴性。清创时要检查植入物，若固定良好可原位不动，因植入物周围的感染是可治愈的。因此，只有当骨融合处长得坚实稳固或固定装置丢失时，才能移除植入物。清创时要清除松散的植骨碎片，伤后感染难以控制时可能要行负压引流，当骨组织或植入物暴露在空气中时，需行 "V-Y" 形皮瓣或游离皮瓣移植植皮 [3]。

为减少硬脊膜外导管置入后的脊髓感染，可将导管在皮下隧道走行后再穿出皮肤，这样可有助于降低感染的风险。为预防儿童患者的置管感染，有学者建议在植入硬脊膜外导管前，用含有 0.5% 氯己定的 80% 乙醇进行术区消毒，而不用 10% 的聚维酮碘消毒皮肤 [1]。

脊髓内脓肿需及时手术治疗，包括切除病变节段的椎板、探查硬脊膜下腔、切开脊髓后中线及冲洗引流脓肿腔。

54.7　并发症

椎间盘炎伴椎体骨髓炎的患儿，单纯切除椎板无法控制病情恶化。对 $L_4~L_5$ 的椎间盘感染，此处的血管常紧紧附在脊柱上，极大增加了损伤血管的风险，手术颇具挑战性。任何脊柱手术都可能并发术后的伤口感染 [20]。

54.8　术后护理

术后予以适当的抗生素抗感染治疗。根据活检及培养结果来选择相应的抗生素。对大多数化脓性感染，建议使用 4~6 周的抗生素，而真菌、肉芽肿性感染，尤其是分枝杆菌的感染，术后则需使用更长时间的抗生素。当抗生素疗程未满 6 周和（或）ESR 和 CRP 值仍未正常时，停用抗生素常会使感染复发。

伤口清创和植骨后要对患儿强制

性制动。颈椎、颈胸椎手术后，平均用Halo法制动（背心、石膏或骨盆）3个月，直至临床评估脊柱已经愈合。胸腰椎手术后要用胸腰椎固定装置（可拆卸或不可拆卸均可）固定，直至植入骨完全长好（9~12个月）。低位腰椎手术后要制动腰、骶和骨盆，从髋部至膝部至少固定一条腿6~8周，其次要固定胸、腰和骶部，直至植入骨愈合、感染消失为止。随后逐渐开始活动脊柱，持续6~8周，期间要密切关注患儿，以防出现脊柱后凸和疾病复燃的迹象[3]。

54.9 预 后

即使不能明确诊断，若能早期发现并得到适当治疗，大多数脊髓感染的症状及影像学表现，都会在病后的9~24个月得到改善[47]，但总有可能出现感染复发和一段时间的免疫力下降及一些迟发性的并发症，如脊柱后凸、瘫痪和脊髓病。当感染已被控制但感染灶周围的骨组织仍未骨化变硬时，出现并发症的风险最大[3]。

• 许多作者提出，经抗生素治疗、椎间盘间隙恢复后，椎间盘炎和椎体骨髓炎患者预后良好。影像学上病变结构仍有变化的患儿更容易出现背痛[48]，但椎间盘的恢复程度因人而异。Song等人连续观察16例椎间盘炎伴骨髓炎的患儿，初诊后采取抗生素治疗2~3个月后，有些患儿的椎间盘部分恢复，但随后逐渐变窄[48]。患儿的椎间盘均未完全恢复。

• 实际上，几乎所有的硬脊膜外脓

肿患儿，预测其神经系统预后的最佳指标是术前神经系统的受损情况[2]。

• 脊髓内脓肿的预后与发病时的症状严重程度成反比，与抗生素的使用并及时手术治疗有直接关系。脊髓内脓肿的保守治疗死亡率为100%，而手术后约78%的患儿能有改善或完全康复[22]。存在多发性的中枢神经系统脓肿是导致患儿死亡的最常见原因。

54.10 手术要点

• 外科治疗结核性椎体骨髓炎，可行椎板切除联合抗生素及支架治疗，或者行前路椎体切除并重建。在控制局部感染病灶方面，这两种术式疗效并无差异，但椎体切除可减少后期的脊柱后凸和成角畸形等并发症。

• 每次脊髓病灶活检后获得的标本都要进行培养及病理检查。少见的感染，如肺结核和真菌感染，常先要进行显微镜镜检来确定病原体。

54.11 常见的临床问题

（1）与脊髓感染的根治性手术相比，椎板切除的手术适应证是什么？

（2）如何尽量降低高危患儿脊髓手术后的伤口感染风险？

（3）儿童椎间盘炎、椎体骨髓炎和伤口感染的标准治疗方法是什么？

54.12 常见临床问题解答

（1）大多数的减压手术及组织活检，仍首选椎板切除手术。但是，当椎体受累导致脊柱明显不稳时，考虑到后期可能进展为脊柱后凸及难以处理的严重的腹侧病变，此时应行椎体内融合固定和（或）椎体次全切除手术。

（2）术前建议：手术前夜要用氯己定清洗手术区皮肤、尿培养、阅读患者教育手册并进行营养评估。

围手术期准备：包括术区剃毛、静脉输注头孢唑啉、预防革兰氏阴性杆菌感染、禁食水、术中伤口冲洗、在植骨处和手术部位使用万古霉素粉。

术后：首选防水敷料覆盖伤口，尽量减少敷料更换次数[46]。

（3）儿童椎间盘炎：根据影像学结果，先静脉输注 7~10d 的抗生素，然后口服抗生素最多 6 周。应随访患者 12~18 个月，若症状反复或 ESR/CRP 没有恢复正常，则应重新评估病情。

骨髓炎和脊髓硬膜外脓肿：静脉输注抗生素 6 周，根据临床表现和实验室检查结果，可适当延长到 8~12 周。

伤口感染：静脉输注抗生素 4~6 周，并根据临床表现和实验室检查结果，可口服抗生素继续治疗。

参考文献

[1] Vollmer DG, Tandon N. Infections of the spine//Winn HR, ed. Youmans Neurological Surgery. 6th ed. Philadelphia, PA: Saunders, 2011.

[2] Blount JP, Naftel RP, Ditty BJ, et al. Infections of the spinal axis//Albright AL, Pollack IF, Adelson PD, eds. Principles and Practice of Pediatric Neurosurgery. New York, NY: Thieme, 2015: 1065–1073.

[3] Camillo FX. Infections of the spine//Canale ST, Beaty JH, eds. Campbell s Operative Orthopaedics. 12th ed. Philadelphia, PA: Elsevier, 2013.

[4] Chandrasenan J, Klezl Z, Bommireddy R, et al. Spondylodiscitis in children: a retrospective series.

[5] Early SD, Kay RM, Tolo VT. Childhood diskitis. J Am Acad Orthop Surg, 2003, 11(6):413–420.

[6] Fernandez M, Carrol CL, Baker CJ. Discitis and vertebral osteomyelitis in children: an 18-year review. Pediatrics, 2000, 105(6):1299–1304.

[7] Brown R, Hussain M, McHugh K, et al. Discitis in young children. J Bone Joint Surg Br, 2001, 83(1):106–111.

[8] Cushing AH. Diskitis in children. Clin Infect Dis, 1993, 17(1):1–6.

[9] Dormans JP, Moroz L. Infection and tumors of the spine in children. J Bone Joint Surg Am, 2007, 89 suppl 1:79–97.

[10] Eismont FJ, Bohlman HH, Soni PL, et al. Vertebral osteomyelitis in infants. J Bone Joint Surg Br, 1982, 64(1):32–35.

[11] Boody BS, Jenkins TJ, Maslak J, et al. Vertebral osteomyelitis and spinal epidural abscess: an evidence-based review. J Spinal Disord Tech, 2015, 28(6):E316–E327.

[12] Hawkins M, Bolton M. Pediatric spinal epidural abscess: a 9-year institutional review and review of the literature. Pediatrics, 2013, 132(6):e1680–e1685.

[13] Khoo LT, Mikawa K, Fessler RG. A surgical revisitation of Pott distemper of the spine. Spine J, 2003, 3(2):130–145.

[14] Rossi A. Pediatric spinal infection and inflammation. Neuroimaging Clin N Am, 2015, 25(2):173–191.

[15] Glotzbecker MP, Riedel MD, Vitale MG, et al. What's the evidence? Systematic literature review of risk factors and preventive strategies for surgical site infection following pediatric spine surgery. J Pediatr Orthop, 2013, 33(5):479–487.

[16] Smith J, Bhatia NN. Postoperative spinal infections//Herkowitz H, Garfin SR, Eismont FJ, et al. Rothman-Simeone: The Spine. 6th ed. Philadelphia, PA: Elsevier, 2011.

[17] Fei Q, Li J, Lin J, et al. Risk factors for surgical site infection following spinal surgery: a meta-analysis. World Neurosurg, 2016, 95:507–515.

[18] Glotzbecker MP, Vitale MG, Shea KG; et al. POSNA committee on the Quality, Safety, Value Initiative(QSVI). Surgeon practices regarding infection prevention for pediatric spinal surgery. J Pediatr Orthop, 2013, 33(7):694–699.

[19] Meng F, Cao J, Meng X. Risk factors for surgical site infection following pediatric spinal deformity surgery: a systematic review and meta-analysis. Childs Nerv Syst, 2015, 31(4): 521–527.

[20] Glotzbecker MP, Garg S, Akbarnia BA, et al. Surgeon practices regarding infection prevention

J Bone Joint Surg Br, 2011, 93(8):1122–1125.

for growth friendly spinal procedures. J Child Orthop, 2014, 8(3):245–250.

[21] Chan CT, Gold WL. Intramedullary abscess of the spinal cord in the antibiotic era: clinical features, microbial etiologies, trends in pathogenesis, and outcomes. Clin Infect Dis, 1998, 27(3):619–626.

[22] Javahery RJ, Levi AD. Spinal intradural infections// Herkowitz H, Garfin SR, Eismont FJ, et al. Rothman-Simeone: The Spine. 6th ed. Philadelphia, PA: Elsevier, 2011.

[23] Bartels RH, Gonera EG, van der Spek JA, et al. Intramedullary spinal cord abscess. A case report. Spine, 1995, 20(10):1199–1204.

[24] Menezes AH, Graf CJ, Perret GE. Spinal cord abscess: a review. Surg Neurol, 1977, 8(6):461–467.

[25] Baruah D, Chandra T, Bajaj M, et al. A simplified algorithm for diagnosis of spinal cord lesions. Curr Probl Diagn Radiol, 2015,44(3):256–266.

[26] Tay BK, Deckey J, Hu SS. Spinal infections. J Am Acad Orthop Surg, 2002, 10(3):188–197.

[27] Yoon YK, Jo YM, Kwon HH, et al. Differential diagnosis between tuberculous spondylodiscitis and pyogenic spontaneous spondylodiscitis: a multicenter descriptive and comparative study. Spine J, 2015, 15(8):1764–1771.

[28] Day GA, McPhee IB. Spine Infections: an algorithmic approach//Slipman C, Derby R, Simeone F, et al. Interventional Spine: An Algorithmic Approach. Philadelphia, PA: Elsevier, 2008,401–415.

[29] Dar G, Masharawi Y, Peleg S, et al. The epiphyseal ring: a long forgotten anatomical structure with significant physiological function. Spine, 2011, 36(11):850–856.

[30] Wiley AM, Trueta J. The vascular anatomy of the spine and its relationship to pyogenic vertebral osteomyelitis. J Bone Joint Surg Br, 1959, 41-B: 796–809.

[31] Coventry MB. Anatomy of the intervertebral disk. Clin Orthop Relat Res, 1969, 67(67):9–15.

[32] Whalen JL, Parke WW, Mazur JM, et al. The intrinsic vasculature of developing vertebral end plates and its nutritive significance to the intervertebral discs. J Pediatr Orthop, 1985, 5(4): 403–410.

[33] Ferguson WR. Some observations on the circulation in foetal and infant spines. J Bone Joint Surg Am, 1950, 32-A(3):640–648.

[34] Ho PS, Yu SW, Sether LA, et al. Progressive and regressive changes in the nucleus pulposus. Part I. The neonate. Radiology, 1988, 169(1):87–91.

[35] Auletta JJ, John CC. Spinal epidural abscesses in children: a 15-year experience and review of the literature. Clin Infect Dis, 2001, 32(1):9–16.

[36] Haus BM, Micheli LJ. Back pain in the pediatric and adolescent athlete. Clin Sports Med, 2012, 31(3):423–440.

[37] Rigamonti D, Liem L, Sampath P, et al. Spinal epidural abscess: contemporary trends in etiology, evaluation, and management. Surg Neurol, 1999, 52(2):189–196, discussion 197.

[38] Cottle L, Riordan T. Infectious spondylodiscitis. J Infect, 2008, 56(6):401–412.

[39] Chahoud J, Kanafani Z, Kanj SS. Surgical site infections following spine surgery: eliminating the controversies in the diagnosis. Front Med(Lausanne), 2014, 1:7.

[40] Sze G, Bravo S, Baierl P, et al. Developing spinal column: gadolinium-enhanced MR imaging. Radiology, 1991, 180(2):497–502.

[41] Crema MD, Pradel C, Marra MD, et al. Intramedullary spinal cord abscess complicating thoracic spondylodiscitis caused by Bacteroides fragilis. Skeletal Radiol, 2007, 36(7):681–683.

[42] Roh JE, Lee SY, Cha SH, et al. Sequential magnetic resonance imaging finding of intramedullary spinal cord abscess including diffusion weighted image: a case report. Korean J Radiol, 2011, 12(2):241–246.

[43] Concia E, Prandini N, Massari L, et al. Osteomyelitis: clinical update for practical guidelines. Nucl Med Commun, 2006, 27(8):645–660.

[44] Nussbaum ES, Rockswold GL, Bergman TA, et al. Spinal tuberculosis: a diagnostic and management challenge. J Neurosurg, 1995, 83(2):243–247.

[45] Obaid-ur-Rahman, Ahmad S, Hussain T. Anterior surgical interventions in spinal tuberculosis. J Coll Physicians Surg Pak, 2009, 19(8):500–505.

[46] Vitale MG, Riedel MD, Glotzbecker MP, et al. Building consensus: development of a Best Practice Guideline (BPG) for surgical site infection (SSI) prevention in high-risk pediatric spine surgery. J Pediatr Orthop, 2013, 33(5): 471–478.

[47] Martin RJ, Yuan HA. Neurosurgical care of spinal epidural, subdural, and intramedullary abscesses and arachnoiditis. Orthop Clin North Am, 1996, 27(1):125–136.

[48] Song KS, Ogden JA, Ganey T, et al. Contiguous discitis and osteomyelitis in children. J Pediatr Orthop, 1997, 17(4):470–477.

（钟家斐　译，顾硕　审）

第55章 儿童中枢神经系统结核、真菌及寄生虫感染的外科治疗

Chandrashekhar Deopujari   Dattatraya Muzumdar   Sonal Jain

55.1 概　述

结核病（TB）是由结核分枝杆菌复合体中的抗酸杆菌所引起的慢性肉芽肿性疾病，该病会感染多个器官，且可能会危及生命。结核病仍是世界上因单一致病菌感染而导致死亡的首要原因。不管是发展中国家还是发达国家，尽管结核病的发病率在下降，但因多重耐药结核杆菌会加剧结核病的发病率和死亡率，其现状仍令人担忧。长期接触结核病患者的儿童，极有可能被感染这一可怕的疾病。免疫力低下、营养不良和过度拥挤的环境是主要的影响因素。中枢神经系统（CNS）结核是一种感染结核杆菌后非常严重的临床事件，约占所有结核病例的10%，最常见的是结核性脑膜炎[1]。出现血管炎、蛛网膜炎、脑组织的直接受损和颅内压（ICP）升高等情况，预示该病预后不良[1-2]。诊断延误是不发达国家结核患者死亡的另一个重要原因。结核侵犯脊柱时被称为Pott病，约占全世界脊柱畸形的1%~2%。Pott病可引起蛛网膜炎、髓内结核瘤和压迫脊髓的硬膜外脓肿等并发症。目前，没有具体的诊断和治疗中枢神经系统结核的国际指南，其主要取决于各医院的经验，也没有研究证明某种治疗方案优于其他的治疗方案。

55.2 发病机制

结核杆菌通常会引起中枢神经系统结核，但在免疫功能低下的情况下，它可能会侵犯其他系统。初始肺部感染结核菌后，细菌随之进入体循环并到达中枢神经系统氧气充足的部位，如脑膜、软脑膜下、室管膜下或脊髓等，这些区域被称为Rich病灶，该病灶可能会进一步发展而进入蛛网膜下腔或脑室系统，引起脑膜炎。另外，因结核球破裂进入蛛网膜下腔的血管，或粟粒性结核破裂而侵犯脑膜。很少因邻近骨感染播散而出现脑膜炎的情况。

中枢神经系统结核的典型特征是大脑底部形成致密的胶状炎性渗出物。病程晚期可累及大脑表面软脑膜并蔓延至脑室系统，引起室管膜炎和脉络丛炎[1-2]。

细胞介导的免疫反应是另一种常见的发病机制。免疫力低下的患者，其脑实质的结核病灶可发展为结核球或脑脓肿。

中枢神经系统结核的临床症状多种多样。

55.3　结核性脑膜炎

发展中国家的结核性脑膜炎（TBM）更常见于婴幼儿。脑底部的炎性渗出物会阻碍脑脊液（CSF）的循环而形成脑积水，也可影响脑底部的血管而出现闭塞性血管炎[3-4]。结核性脑膜炎的特征是脑底部渗出而出现脑膜的异常强化、脑积水和脑梗死，该三联征对结核性脑膜炎的诊断有一定的特异性。

结核性脑膜炎的并发症包括低钠血症、脑积水、血管炎、脑神经障碍和多发性结核瘤[3]。

55.3.1　低钠血症

低钠血症在结核性脑膜炎中很常见，是结核性脑膜炎预后不良的独立危险因素，若再出现颅内压升高而加重脑水肿，其预后可能更差，所以监测是否有低钠血症并及时预防至关重要。抗利尿激素分泌失调综合征（SIADH）或脑性耗盐综合征（CSW）常会出现低钠血症[3]，由下丘脑损伤或炎症所致。

55.3.2　脑积水

脑积水是结核性脑膜炎的后遗症或并发症[1-4]。因脑底部的炎性渗出阻塞脑脊液循环，约80%的结核性脑膜炎患者会出现交通性脑积水。若脑底部的炎性渗出物阻塞了第四脑室出口，或者炎性渗出物或室管膜下结核球压迫脑干使中脑导水管梗阻，则会出现非交通性脑积水或梗阻性脑积水。因室管膜炎卡压部分脑室，也会出现孤立性脑室或脑室内有间隔性的腔室。有时可同时存在非交通性（梗阻性）和交通性（脑脊液吸收障碍）脑积水，此时治疗很困难，这是内镜下第三脑室造瘘手术失败的原因之一。大约50%的结核性脑膜炎患者胸部X线片有异常表现，提示存在活动性肺结核或既往有肺结核病史；大约10%的结核性脑膜炎患者有粟粒性肺结核，此时要高度警惕中枢神经系统感染的可能[4-5]。

55.3.3　血管炎

脑底部炎症主要侵犯Willis环。Willis环血管的外膜和中膜可最先受到影响，随后累及管腔。炎症会引起血管内皮下细胞反应性增生，使得管腔完全闭塞和血栓形成。大脑中动脉和豆纹动脉是最常受累的血管。

55.3.4　脑神经障碍

17%~70%的结核性脑膜炎患者会有不同程度的脑神经功能障碍。因脑神经缺血或脑底部渗出物卡压神经，引起神经炎或神经束膜炎，或者蛛网膜下腔内的脑神经处出现结核球。神经根部受损多见，邻近的脑干神经核团也可受到损伤。由于受累脑神经的纤维化，晚期可出现永久性的功能丧失[1-6]。

55.3.5　结核性脑炎和脑病

靠近脑膜的脑实质炎症会引起结核性脑炎，表现为脑实质水肿、血管周围炎性浸润和小胶质细胞反应，称为边缘区反应。结核性脑病是由结核性蛋白引起的迟发性Ⅳ型超敏反应，是一种暴发性免疫机制而导致的广泛的白质损伤和血管周围的脱髓鞘改变，常发生于婴幼儿肺结核患者。尽管进行了抗结核药物治疗，但死亡率仍然很高[5-6]。

55.3.6　结核球瘤

结核球瘤是最常见的颅内占位性病变之一[7-9]，它可发生于任何年龄，脑实质的任何部位，可以单发，也可多发[10-12]。在儿童患者中，结核球瘤主要发生在幕下区域[10]。当脑实质内病变扩大但不破裂进入蛛网膜下腔时，便会形成结核球瘤，它通常不伴发结核性脑膜炎，但可伴发脑膜炎，因为感染的脑脊液通过软膜静脉或 Virchow-Robin 间隙延伸到邻近脑实质。因为灰、白质交界处的小动脉变窄，此处的结核球瘤常提示有血源性播散。结核球瘤最初表现为典型的非干酪性肉芽肿反应，主要是淋巴细胞反应，随后干酪性中心区域会坏死，最初坏死区域是固体，后来可能会液化。粟粒性结核球瘤常小于 2~5mm，与脑膜炎密切相关，这些患者大多有肺部原发的感染灶。脊髓内很少会出现结核球瘤[13-15]。

55.3.7　结核性脑脓肿

结核性脑脓肿很罕见[16-21]，可以单发，也可多发。结核性脑脓肿是一个囊状的脓液聚集体，其内含有大量的活性结核杆菌，不会形成典型的结核性肉芽肿，可类似于单个的化脓性脓肿[18]。结核性脑脓肿可来源于脑实质性的结核性肉芽肿，也可以是脑膜中的结核病灶扩散到大脑所致。根据 Whitener 的结核性脑脓肿的诊断标准，应有脑实质内脓肿形成的宏观证据，组织学上脓肿壁应含有急、慢性炎性细胞和结核杆菌[19-20]。

55.3.8　颅骨结核

颅骨结核很罕见，即使在结核病的流行地区也是如此，因为颅骨缺乏淋巴管系统[21-22]。颅骨结核主要继发于原发病灶的血源性扩散，如肺部、颈或肺门淋巴结炎、肾结核或全身性结核等；较少来源于结核性乳突炎或脊柱结核。颅骨结核首先破坏颅骨外板，最终颅骨内外板都被破坏，从而使得颅骨上出现小而局限的穿凿样缺损，其内外层均覆盖有肉芽组织，骨质炎症很少会在缺损周围的骨质及骨膜间隙内播散，也很少因颅骨内板广泛破坏而在硬膜外出现大量肉芽组织的情况[23-24]。在局限型和硬化型的颅骨结核中，因病变骨缺乏血供，骨质会明显增厚。年轻人患颅骨结核的风险较高，婴儿中很少见。最常见的受累部位是额骨和顶骨，两者都有大量的松质骨[25-27]。颅骨结核常表现为头皮肿胀、窦道形成和疼痛，患者很少出现癫痫发作或运动障碍。颅骨的 X 线片有助于该病的诊断和治疗，在病程早期即可看到颅骨局部的稀疏阴影，以后此处会发展成穿凿样缺损，中央为死骨片[28]，溶骨和成骨区域均可见到。极少数会出现硬化型颅骨结核，提示有继发性感染。头颅 CT 有助于评估骨质破坏、头皮肿胀及颅内的侵犯程度（图 55.1）[27]。治疗首选外科手术联合抗结核药物治疗。若早期诊断并进行内外科联合治疗，所有的颅骨结核都有可能治愈。外科的手术目的是明确诊断、切除增厚的硬膜外肉芽组织和坏死颅骨。手术指征还包括窦道形成、侵犯颅内结构和干酪性肉芽肿形成[21-28]。

55.3.9　脊柱结核

1779 年，Percival Pott 首次描述了结

核性脊柱炎，故脊柱结核又被称为 Pott
病。结核性脊柱炎是发展中国家脊柱感
染的重要原因。早期诊断、及时治疗是
避免致残的关键。结核性脊柱炎约占所
有骨髓炎的 2%~4%，腰椎最常受累，
其次是胸椎和颈椎，骶椎很少受累。胸
腰段脊柱交界处是结核性脊柱炎的好发
部位，可以是动静脉的血液播散，也可
以是直接感染及邻近脓肿的直接播散。
椎体前部的动脉血供最丰富，因此椎体
前部的软骨下骨是最早的受累部位。
Batson 椎旁静脉丛没有静脉瓣，感染可
经腹部静脉逆行扩散到此，是一条潜在
的感染途径。术后或椎管穿刺后可引起
脊柱直接感染，但发病率很低，可表现
为单个椎体受累、多灶跳跃性的多椎体
受累或单纯的椎体后部受累，随后可出
现脊髓膜炎、蛛网膜炎或脊髓炎，也可
出现硬膜外脓肿。

55.3.10 临床表现、影像表现及诊断

最常见的临床症状包括发烧、头痛、

呕吐和感觉异常，颈部僵硬和脑神经麻
痹也较常见 [1,6]。不同程度的脑炎、脑积
水和脑梗死会使结核性脑膜炎患者出现
感觉异常。

局灶性功能障碍可表现为肢体轻度
无力或完全瘫痪，或者不同程度的脑神
经麻痹。蛛网膜炎使脑神经受损。肌无
力通常继发于皮质下的白质梗死。脑神
经中常会有外展神经和动眼神经的功能
障碍。在衡量运动障碍程度时，常按照
日常活动来进行等级划分（Barthel 指
数）。颅内结核球瘤的患者常表现为头
痛、癫痫发作、局灶性的神经功能缺陷
和颅内压增高等症状。幕下结核球瘤可
表现为脑干综合征、小脑症状和多发性
的脑神经麻痹 [10]。患者出现视力受损时
要注意有无脑积水。与结核球瘤相比，
结核性脑脓肿的临床症状进展更急、恶
化更快，表现为发烧、头痛和局灶性的
神经损害体征。儿童脊柱结核的临床症
状通常隐匿，包括背部疼痛、发热、下
肢轻瘫、感觉障碍及肠道和膀胱的功能
紊乱。大约 3% 的儿童脊柱结核会发展

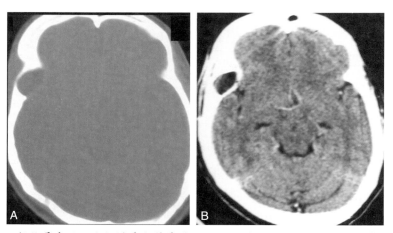

图 55.1　A. CT 轴位骨窗显示右侧蝶骨大翼骨质侵蚀。B. 增强 CT 轴位图显示蝶骨大翼右侧的低密
度、微弱强化的肉芽组织

为严重的脊柱后凸，其后凸角度 >60°。发生严重脊柱后凸畸形的危险因素有：年龄 <10 岁、累及 3 个或 3 个以上椎体、胸椎局部病变。严重的脊柱后凸会压迫脊髓，由后凸畸形引起的限制性肺部疾病会导致心肺功能障碍，这种畸形的外观通常令人难以接受。

若临床怀疑有结核性脑膜炎时，可先进行脑脊液检查，其诊断分为明确诊断和疑似诊断。无论涂片还是细菌培养，若脑脊液中检测到结核杆菌即可确诊为结核性脑膜炎[5-7]；若脑脊液中淋巴细胞增多则高度怀疑结核性脑膜炎，据报道 80%~83% 患者的确诊率在 50% 以上。也可见到脑脊液中的葡萄糖含量降低和蛋白质含量增多等异常。聚合酶链反应（PCR）是一种快速检测脑脊液结核杆菌基因组的方法，可作为结核性脑膜炎的快速、特异性诊断方法[6]。结核杆菌的培养时间较长，且经过抗结核治疗后细菌可能会从脑脊液中迅速消失[6]，因此找到结核杆菌很困难，脑脊液经离心处理后，20%~90% 的患者可检测到抗酸杆菌。导致其灵敏度降低的其他原因还有：样本量少、样本中细菌含量少及样本中含有 PCR 的抑制剂。结核性脑膜炎脑脊液培养结核杆菌的阳性率为 19%~70%[5-8]。怀疑中枢神经系统结核时，皮试的诊断阳性率从 10% 到 20% 到 50% 不等。

分子技术包括商用的核酸扩增（NAA）法和其他基于 PCR 的方法、抗体检测、抗原检测或化学检测，如腺苷脱氨酶（ADA）和结核杆菌硬脂酸的

检测等[29]。用核酸扩增（NAA）的方法诊断结核性脑膜炎的灵敏度为 56%、特异度为 98%，并且用于检测的脑脊液量越多，该方法的诊断率越高。经抗结核治疗后，脑脊液镜检和培养的敏感性会迅速下降，但治疗 1 个月内，患者脑脊液中仍可检测到结核杆菌的 DNA。检测脑脊液腺苷脱氨酶（ADA）的灵敏度为 44%~100%、特异度为 71%~100%，但诊断结核性脑膜炎的 ADA 值却没有统一标准，各种研究使用的 ADA 值从大于 5IU/L 到大于 15IU/L 不等，但 ADA 值有助于预测结核性脑膜炎患儿的神经系统预后[30-31]。中枢神经系统结核患者的脑脊液中 ADA 的活性升高对诊断没有特异性，因此，不建议把 ADA 的活性检测作为中枢神经系统结核患儿的常规检测项目。结核硬脂酸有很好的敏感性，但昂贵的检测设备限制了它在临床上的应用[31]。

表 55.1 汇总了中枢神经系统各疾病的影像学特点。

CT 的增强扫描检查方便、快捷，故可选择该检查以明确诊断。CT 检查可显示有无脑积水、脑梗死和脑底部渗出[32]。脑室周围有独立的透亮影提示可能存在缺血，若同时出现第三脑室呈气球样改变则可能存在脑间质水肿和颅内压升高综合征。有高达 5% 的患者未见影像学异常。脑积水是结核性脑膜炎的常见并发症，其发病率在 50%~80%。CT 不能预测结核性脑膜炎患者脑脊液阻塞的程度，因为两种类型的脑积水均可出现脑室扩张[32]。与化脓性脑膜炎相比，结核

表 55.1　影像学特征

MR 序列	结核性脑膜炎	结核球瘤	囊尾蚴病	真菌性肉芽肿	包虫囊肿
T1 WI	高信号	低信号	低信号伴囊内高信号点	多变、可以低、中等信号	低信号
T2 WI	非特异	低信号	高信号	低信号	低信号
增强	基底部强化	均匀 / 环形强化伴中央低信号	无	周围强化	无
磁转换	高信号	–	–	–	–
弥散 WI	局限	–	–	–	–

MR：磁共振；WI：加权

性脑膜炎的 CT 成像更常见的是脑底部强化、脑积水、脑结核瘤和脑梗死。据报道，若 CT 成像可见脑底部强化、脑结核球瘤或两者同时存在，则诊断结核性脑膜炎的特异度达 100%、灵敏度达 89%。Andronikou 及其同事提出了 CT 诊断结核性脑膜炎的 9 个标准。Przybojeski 及其同事对这 9 个标准进行了评估，结果显示所有诊断标准都具有高度特异性，其中 4 个诊断标准的特异度为 100%[32]。当 CT 表现符合多个上述诊断标准时，其诊断的灵敏度有所提高。CT 增强扫描发现基底池有高密度影可能是儿童结核性脑膜炎的特异性征象。有报道指出，结核性脑膜炎的患者在 CT 检查中发现脑梗死的概率为 20.5%~38%。

　　磁共振成像（MRI）在评价疑似结核性脑膜炎及其相关并发症方面优于 CT[33-35]。在疾病早期，MRI 平扫很少能检测到结核性脑膜炎的阳性迹象，MRI 增强扫描可显示基底池及外侧裂的脑膜异常强化（图 55.2）。在重型和晚期的结核性脑膜炎患者中，大脑凸面均有不同程度的强化，但小脑幕和小脑硬膜很少受累。免疫功能低下患者的脑膜可有微弱强化或不强化，尽管有些报告指出与免疫功能正常者无明显差异。较新的 MRI 序列，结合脑脊液定性、定量信息和脑脊液的流体动力学特点，可有助于鉴别脑积水的类型和评估第三脑室造瘘手术后的病情变化，而第四脑室周围流动的液体则不容易识别。磁共振脑室造影已用于评估脑脊液动力学和脑积水患者的脑室情况。MRI 能更好地显示梗死灶的出血转化。大脑前循环供血部位的多发梗死灶提示有结核感染。

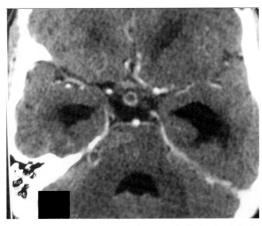

图 55.2　增强 CT 轴位像显示基底部脑膜炎合并扩张的脑室和脑室周围的渗出，提示脑膜炎合并脑积水

MR 血管造影可显示血管内的大小、狭窄情况，此时血管呈不规则串珠状或完全闭塞；增强 MRI 对小血管的狭窄显示更敏感，在丘脑、基底节和内囊区有梗死灶形成。磁共振弥散加权成像有助于早期发现脑梗死并能确定梗死范围。

MRI 磁化转换（MT）成像在显示异常脑膜方面优于常规 MRI[36]，它也有助于鉴别结核性脑膜炎与其他病因引起的脑膜炎。若脑膜在 T1 加权（T1W）磁化转换成像上表现为高信号，则强烈提示结核性脑膜炎。另外，在磁化转换率（MTR）方面，脑实质和炎性脑膜明显不同，因为结核性脑膜炎的炎性渗出物是由浸润的细胞、变性成分和部分坏死纤维、结核结节组成的，少数情况下包含结核杆菌。

如果未能行 MRI 检查，X 线或 CT 气脑造影或经腰椎穿刺注射造影剂的脑池增强检查，也有助于鉴别交通性脑积水和非交通性脑积水[32-36]。

结核球瘤的影像学表现取决于结核球瘤是非干酪样坏死还是以实性或液化为中心的干酪样坏死。实性非干酪样结核球瘤在 CT 上与周围的脑实质呈等密度或稍低密度改变，在 MRI 上 T1W 和 T2W 均呈低信号改变，增强扫描则呈均匀强化（图 55.3、55.4）。非干酪样的结核球瘤的细胞成分在磁化转换 T1W 成像上为较高信号改变，以此可区别转移瘤、淋巴瘤和其他的感染性肉芽肿[32-36]。在增强图像上，病灶中心钙化或病灶被环形强化所包围形成的靶环征，被认为是结核球瘤的特征性病理改变。在 T2 序列中心为低信号的实性干酪性肉芽肿会与淋巴瘤、真菌性肉芽肿和囊尾蚴肉芽肿相混淆。这些病灶在 T1W 磁化转换图像上呈低信号改变，病灶边缘可为高信号。斑状结核球瘤在 CT 平扫时表现为高密度影，在 MRI T1W 上与脑组织等信号，在 T2W 序列上呈等至低信号，增强扫描呈均匀强化。结核球瘤在影像上可类似于脑囊虫病、真菌性肉芽肿和肿瘤，如淋巴瘤、胶质瘤和转移瘤。较新的成像技术，如弥散成像、磁共振波谱（MRS）和磁化转换成像可有助于鉴别这些疾病[33-36]。

磁共振波谱（MRS）对结核球瘤的诊断有特异性，结核球瘤在磁化转换成像上为发亮的大细胞成分，在波谱成像上显示胆碱峰。动态增强 MRI（DCE）可被用于研究结核球瘤的相对脑血容量与细胞和坏死成分之间的关系，以及与各种免疫组织化学标记的表达之间的关系。连续弥散张量成像（DTI）可被用于评估脑部是否有结核球瘤及其用特定抗结核药物的治疗效果。氟脱氧葡萄糖正电子发射断层扫描有助于鉴别不典型的结核球瘤与其他肿瘤性和非肿瘤性的中枢神经系统病变，也可用于结核球瘤患者的随访。

结核性脑脓肿的影像学表现无特异性，通常表现为巨大的多房性环形强化的病变，伴周围水肿和肿物占位效应（图 55.5）。因脓液中有炎性细胞，弥散加权成像显示为弥散受限，其表观弥散系数（ADC）值较低。磁共振波谱（MRS）有助于鉴别结核性脓肿与化脓性和真菌性的脓肿[33-35]。与化脓性脓肿相比，磁共振波谱（MRS）可显示脂质、乳酸和磷酸丝氨酸，而不显示细胞质的氨基酸。磁化转换成像能鉴别结核性脓肿和化脓性脓肿。与化脓性脓肿相比，结核性脓肿的边缘表现为磁化转换率数值较低[36]。

55.3.11 脊柱结核

MRI是目前首选的成像方式。即使X线片显示正常的患者，MRI也能检测出软组织和骨髓方面的异常[34-35]。要对全脊柱进行MRI检查，以排除多发的脊椎病变和跳跃性病变。骨髓水肿是感染的早期征象，在T1W序列上表现为低信号改变，在T2W序列、短时反转恢复序列（STIR）和质子密度脂肪抑制序列上表现为高信号改变（图55.6）。T1W序列检测骨髓水肿最敏感，带有脂肪抑制的对比增强T1W序列能提供有价值的额外信息，因此强烈推荐。在MR矢状位图像上，正常T1低信号线的丢失提示有椎体终板侵蚀。椎间盘强化时可表现为均匀强化、片状不均匀强化和不同区域的周边强化，多为T1低信号、T2不均匀的高信号和硬膜外占位性病变（T1略

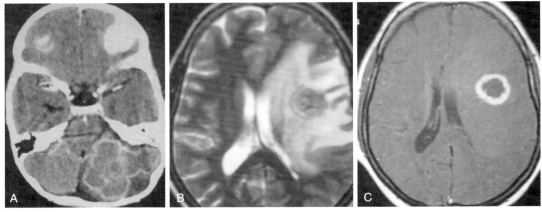

图55.3　A.增强CT轴位像显示，左侧小脑半球环状强化的团块状病变。B.MRI T2序列轴位像显示左侧额顶部低信号的实性病变伴病灶周围水肿。C.增强MRI轴位像显示左侧额顶低信号、厚而不规则的环形强化病变

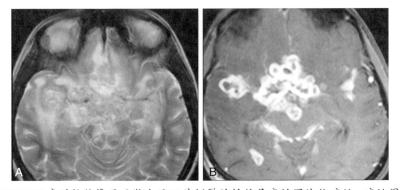

图55.4　A.MRI T2序列轴位像显示鞍上及双外侧裂的低信号实性团块状病灶，病灶周围明显水肿。B.增强轴位像显示周边强化的实性病灶，边缘有皱缩

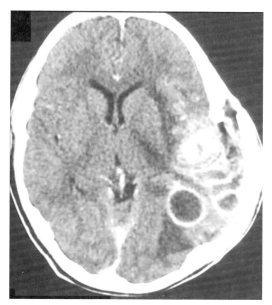

图 55.5　增强 CT 轴位像显示，左侧颞叶后部多个环形强化的团块状病灶

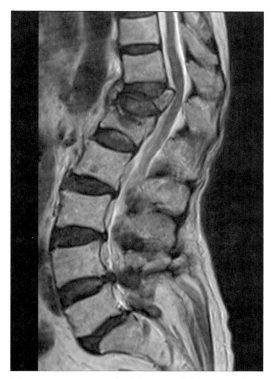

图 55.6　MRI T2 序列矢状位图像显示，胸腰段脊柱的 T_{12}~L_1 椎体破坏和塌陷，使得脊柱后凸和脊髓受压

低信号、T2 高信号）。若硬膜外有肿块时应关注脊髓受压或移位情况，肿块可能由头端向尾侧迁移。脊髓受累表现为脊髓梗死和脊髓空洞症，可能是蛛网膜炎的一种并发症。硬脑膜和软脑膜之间可形成结核性的脓液，并可能形成 T2W 序列呈高信号、T1W 序列呈低至等信号的包裹性积液。硬脑膜肉芽肿在 T2W 序列上呈低至等信号改变、在 T1W 序列上呈等信号改变、在增强图像上可看到边缘强化。硬膜外的结核病灶在 T1W 序列上与脊髓呈等信号、在 T2W 序列上呈混合信号。如果结核病灶呈蜂窝织炎性改变，则增强时表现为均匀强化，如果形成了真正的硬膜外脓肿或干酪样坏死病变，则增强时表现为病灶周围的强化。硬膜外结核脓肿可以是原发病灶，也可伴有蛛网膜炎、脊髓炎、脊柱炎、髓内结核球瘤和硬脑膜结核球瘤。

55.3.12　治　疗

结核性脑膜炎的主要治疗方法是内科治疗，需服用多种抗结核药[1,4-9,31]。主要药物包括利福平（10mg/kg）、异烟肼（5mg/kg）、乙胺丁醇（20mg/kg）或链霉素（20mg/kg）、吡嗪酰胺（25mg/kg）。先服用 3 个月，以后 6 个月每天服用异烟肼和利福平，后续 15 个月继续服用异烟肼和乙胺丁醇，疗程持续 2 年[1,4-9]。若有复发等情况，治疗时间要再持续 1 年。若患者有明显的脑膜炎症状，则要添加类固醇激素治疗。不论患者入院时的病情如何，所有结核性脑膜炎患者均可辅助性使用糖皮质激素[4-9,31]，成人（>14 岁）应给予地塞米松 0.4mg/（kg·24h），逐渐减量，疗程 6~8 周；儿童则给予泼尼松 4mg/（kg·24h）[或等效剂量的地塞米松 0.6mg/（kg·24h）]，疗程 4 周，后续 4 周逐渐减量。已证明该方法能显著提高生存率。若患者同时有肺结核表现，不要使用类固醇激素。对那些耐药的结核病患者可给予二线和三线药物治疗，包括卡那霉素或乙硫酰胺。在治疗过程中要密切监测肝肾功能，出现色觉异常时可用视觉图表检测。

儿童结核性脑膜炎的治疗包括控制通气以维持正常的氧合和 $PaCO_2$ 浓度[1,3,6]，输血、补液以维持血容量，维持正常的红细胞比容和电解质浓度，不要限制液体入量，避免使用低渗液体，防止低钠血症。适当补充容量，在维持正常中心静脉压的基础上，可升高床头以降低颅内静脉压。

55.3.13 低钠血症

治疗抗利尿激素分泌失调综合征（SIADH）的主要方法是限制液体入量，除非患者症状严重，这种情况下可使用高渗盐水。利尿剂、尿素、地美环素可用来治疗慢性抗利尿激素分泌失调综合征。治疗脑性耗盐综合征（CSW）以补充液体和钠为主，该类患者因容量丧失而出现低钠血症[37]。已证明氟氢可的松或高渗盐水效果良好。治疗慢性低钠血症时要缓慢纠正（<0.5mm/h），否则有可能出现脑桥中央髓鞘溶解[1,3]。

55.3.14 脑积水

第三脑室或颞角扩张 >2mm 为轻度脑积水，若额角呈圆形则为中度脑积

水，若在影像学发现脑室周围有透亮影则为重度脑积水。若患者出现脑积水的症状或影像资料提示脑积水有恶化，行脑脊液分流手术效果良好。根据是否存在神经功能缺损和感觉受损程度，Palur 制定了脑积水分级系统（Vellore 分级系统）（表 55.2）[38]。回顾性研究发现该分级系统对脑积水患者有用，但在评估感觉功能方面有一定的主观性。因此，改良的 Vellore 分级系统将格拉斯哥昏迷评分（GCS）包含了进去（表 55.3），

表 55.2　结核性脑膜炎脑积水的 Palur 分级

分级	描述
I	1. 头痛、呕吐、发热和（或）颈部强直
	2. 无神经功能缺损
	3. 感觉未见异常
II	1. 感觉未见异常
	2. 出现神经功能缺损
III	1. 感觉异常，但很容易被唤醒
	2. 神经功能缺损可能存在，也可能不存在
IV	1. 深度昏迷
	2. 去大脑或去皮层姿势

表 55.3　结核性脑膜炎脑积水的改良 Vellore 分级量表

分级	变量
I	GCS 15 分，头痛、呕吐、发热 ± 颈部僵硬。无神经功能缺损
II	GCS 15 分，出现神经功能缺损
III	GCS 9~14 分，有或没有神经功能缺损
IV	GCS 3~8 分，有或没有神经功能缺损

GCS：格拉斯哥昏迷评分

这样，不同水平的临床专家和不同学科的医护人员之间的评价效果是一致的，因此，改良的 Vellore 分级系统更可靠。而这两个分级系统与疾病预后都有很好的相关性。

在Ⅰ、Ⅱ级患者中，类固醇和脱水药试用几天或1周后可逐渐减少剂量，如乙酰唑胺（100mg/kg）和速尿（呋塞米）（1mg/kg）[38]，而Ⅱ、Ⅲ级患者，则要密切监测该时段的病情变化，防止病情恶化或无改善，并在内科治疗失败的情况下及时行脑脊液分流手术。病情较轻的患者，长时间的药物治疗可能反而有害，有可能出现不可逆的脑损伤。Ⅳ级患者的神经功能若有改善，应行脑室外引流和分流手术[39-40]。

脑室穿刺有时可作为一种紧急措施来评估、降低脑脊液压力并稳定神经系统的状态，还可抽取脑脊液进行化验。可每6~8h抽液1次直至最终决定行脑脊液分流手术为止，首选的术式为脑室-腹腔分流手术。Bhagwati 等人观察到，降低颅内压、缩小脑室容积有助于改善脑室周围的灌注，有利于促使药物向脑组织扩散[41]。分流手术的并发症包括感染、分流管梗阻、需一次或多次重新置管等。患者一般情况差、脑脊液的蛋白及细胞含量高是引起分流管多次梗阻的主要原因。Agarwal 等人报告了11例（共37例分流手术，并发症占30%）出现分流手术相关并发症的患儿，有3例患儿不得不接受多次分流管重置手术。Palur 等人报告了114例分流手术的患者，其中26例（22.8%）不得不接受一次或多

次的分流管重置术[38]。Sil 和 Chatterjee 报告了37例结核性脑膜炎合并脑积水并行分流手术的患儿，分流感染率15.6%、分流管重置率为43.8%[42]，其中多次重置管率为18.7%。

对那些至少已完成4周抗结核药物治疗的脑积水患者来说，可选择内镜下第三脑室造瘘手术[43]。该术式有一定的技术要求，应由熟悉内镜手术的外科医生主刀完成[44-48]。因第三脑室底通常很厚，不易辨认解剖标志，而且在疾病早期蛛网膜下腔可能被渗出物所堵塞[47-48]。此时，增加了基底动脉及其分支的受损风险。当接触第三脑室底上的结节和肉芽组织时，这些组织容易出血，使得内镜视野变得模糊。若患者临床症状及抗结核药物治疗的时间较长，受益于内镜下第三脑室底造瘘术（ETV）的可能性更大[47]。

随着效果更好的抗结核药物和类固醇激素的出现，很少再进行外科手术治疗[1,6,31]。对那些患结核球瘤但无脑膜炎的患者而言，是否常规使用类固醇皮质激素辅助治疗尚有争议，但对那些抗结核药物治疗后症状得不到控制或正在恶化的患者来说，用类固醇皮质激素治疗可能会有所帮助。已有试用鞘内注射透明质酸酶来治疗交通性脑积水的患儿，与分流手术相比，在特定的神经功能恢复或总体功能改善方面并没有任何特别的优势[49]。对那些已经进行了最佳药物治疗但临床症状仍在迅速恶化的结核球瘤或结核脓肿的患者，只能手术切除病变[49-52]。脑室内的结核脓肿可能发展

为急性梗阻性脑积水或形成硬膜下积脓，可能需开颅手术。如果患者合并有 HIV 感染时，则需做相关活检来做鉴别诊断。

55.3.15 转归和预后

结核性脑膜炎预后不良的因素有：脑血管病变引起的脑缺血、脓肿形成、脑积水和颅内压增高、脑组织的直接损伤、低钠血症、癫痫发作和诊断延误。根据患者就诊时的病情分级进行治疗是预测分流手术预后的最好、最稳定的指标。基底节区和内囊梗死也有可能预示着分流手术后预后不好 [1,3,6,38,41-42]。

结核性脑膜炎合并脑积水的最终预后取决于患者对抗结核药物的治疗反应 [38,41,4-52]。可以理解的是，那些对抗结核药物耐药的患者，无论是多重耐药（MDR-TB）还是广泛耐药（XDR-TB），其预后可能都很差，而目前还没有关于耐药结核性脑膜炎患者的研究报告。在结核病的高发区，若再合并艾滋病毒感染会导致二、三级医院的床位严重短缺，此时，神经系统结核的患儿可在严密监测下选择进行家庭内治疗 [53]。

55.3.16 Pott 病

早期结核性脊柱炎患儿，若无脊髓压迫或神经功能受损的情况可采用药物保守治疗。而对于那些已出现脊髓受压或神经功能受损症状、脊柱明显畸形、持续的严重脊柱轴性疼痛或最大剂量药物不能控制疾病进展的患儿，则推荐进行手术治疗 [54]。类固醇激素可能对结核药物治疗后病情仍有恶化的患者有所帮助。

在治疗儿童结核性脊柱炎时，已报道了很多手术方法 [55-56]。与单纯清创手术相比，根治性手术的近、远期临床疗效与其相似，但前路重建根治性手术矫正脊柱后凸畸形优于单纯清创术。此外，根治性手术似乎缩短了药物的治疗时间。与药物联合根治性手术治疗相比，单纯药物治疗 6 个月、9 个月或 18 个月的临床和影像学结果并没有进一步的改变 [54-56]。由于儿童骨骼发育还不成熟，应尽量减少脊椎融合的节段，尤其是胸椎，以避免出现医源性短躯干、脊柱曲轴畸形及胸廓生长受限导致的肺发育不全等并发症。此外，儿童结核更容易进展、恶化，出现肺外结核和进行性椎体塌陷的风险较高，因此致残的风险高于成人。

脊柱结核的手术方式选择一直是个存在争议的问题 [56]。过去，单纯后路手术治疗脊柱结核的效果不佳，因为它们通常仅适用于椎板切除伴或不伴融合的患者，并没有解决来自椎体前方的脊髓压迫 [55-56]。新的手术方法，如后路脊柱切除手术可环向减压脊髓，矫正脊椎的急性节段性畸形，切除脊柱的感染性病灶 [56]。

55.3.17 中枢神经系统真菌感染

曾报道有颅内的真菌感染，但需神经外科手术干预的颅内真菌性病变并不常见 [57-60]，在儿童更是罕见 [61]。但近年来患者数激增，其原因是 HIV 病毒的感染增多、免疫抑制剂的使用增加、糖尿病的发病率增加和器官移植的存活时间延长 [62-69]。因该方面的文献相对较少，因此也没有颅内真菌病变的标准化治疗方案[62-64]。目前，神经系统真菌感染的治疗仍是药物治疗，而颅内真菌病变活检、部分或根治性真菌病变切除等手术疗效及手术与预后的长期关系尚不清楚。

55.3.18　发病机制

真菌是一种生物体，它无处不在，常没有致病性，或者在健康人中是一种自限性疾病。酵母型真菌包括假丝酵母和隐球菌，曲霉菌和毛霉菌含有分枝菌丝，球孢子菌为双相真菌。酵母型真菌体积小，随血液传播能进入脑膜微循环而播种至蛛网膜下腔形成脑膜炎。虽然酵母菌不常引起脑实质性的病变，但念珠菌和隐球感染可在初期均表现为脑实质性的病变、伴有肉芽肿或脓肿的形成。真菌病原体的菌丝体形态较大，不能进入脑膜微循环而常会形成脑实质病变，较大的脑部血管也可受累，导致血管炎伴血栓形成，还可形成真菌性的动脉瘤。

曲霉菌是最常见的、能在颅内形成真菌性病变（IFM）的真菌[57-60]，它通常在免疫功能正常的患者中致病；而烟曲霉菌则在免疫功能低下的患者中更常见。另外，能引起颅内真菌性病变的其他真菌有隐球菌、毛霉菌、念珠菌、枝孢菌和暗色真菌。吸入的真菌孢子会传播到肺实质，常被正常免疫系统清除。中枢的真菌感染也可继发于留置的导管、其他器官的真菌感染或创伤，但随后会被宿主通过其网状内皮、细胞和体液防御系统消除。在免疫功能低下或少数免疫功能正常的患者中，血源性传播的真菌会直接穿透血脑屏障引起脑膜炎或脑炎。中枢真菌感染也可继发于神经外科手术或邻近的鼻窦感染。曲霉菌或毛霉菌会侵袭血管、产生弹性蛋白酶来消化血管的弹力板，故常会引起真菌性动脉瘤[62-64]。最常见的能引起颅内真菌性肿块的感染灶是鼻旁窦（PNS）和乳突，少数情况下有来自肺和心脏的真菌感染，尤其是植入人工心脏瓣膜后[62-69]。也有一些颅内真菌病变的患者，其真菌感染来源不明[62]。少数情况下、颅脑创伤后行颅内或经蝶手术可导致颅脑的真菌直接感染。Sharma 等人报告了 2 例颅内手术后并发颅内真菌病变的患者[70]。发生颅内真菌病变的因素包括 HIV 感染、器官移植、癌症化疗、长期使用类固醇激素、自身免疫性疾病（如系统性红斑狼疮）和结核病。

真菌感染可导致脑膜炎、脑膜脑炎、血管炎、脓肿和肉芽肿的形成[57-62]。大多数研究报告已发现隐球菌、曲霉菌和念珠菌是中枢神经系统真菌感染中最常见的微生物[62-69]，而曲霉菌感染最容易形成中枢肉芽肿。

55.3.19　患病率和临床概况

颅内真菌性病变可见于任何年龄，但大多数好发于 30~50 岁的人群[57-62]，甚至也可出现在新生儿、婴儿和幼儿中。据报道，在免疫功能正常的人群中，颅内真菌性病变患者主要来自印度次大陆、中东、非洲和美国加利福尼亚。炎热、气候干燥以及大气中含有大量的曲霉菌孢子可能是造成这一现象的原因。近50% 的颅内真菌病变患者没有明显的易感疾病或免疫抑制的证据，但可能存在细胞免疫介导的临床性损伤。近年来，侵袭性真菌感染的数量有所增加。1992年的发病率为 5.1%、1996 年为 6.6%、2005 年为 10.4%；移植受体者中颅内真菌性病变的累积流行率在 0.5%~1%[57-58,63-69]。据观察，在主要的神经外科中心，颅内真菌性病变占神经外科手术的 1/1000，说明该病罕见。

真菌感染后其临床症状发展缓慢，从几天到几个月甚至几年不等[64]，临床表现也无特异性，根据疾病性质可分为 5 种不同的类型[64]：

● 第 Ⅰ~Ⅵ脑神经受累，伴有眼眶症状和鼻部症状，这些症状/体征在真菌感染患者中很常见，通过邻近的鼻旁窦扩散至颅内。

● 任意部分的神经轴突受累而出现局灶性的神经功能障碍。

● 6%~10% 的患者突然出现偏瘫"卒中样"表现。真菌性动脉瘤可表现为蛛网膜下腔出血。

● 颅内压升高、癫痫发作和感觉异常。感觉异常可能是由于颅内压升高、伴随的真菌性脑膜炎和脑膜脑炎相关的血管炎所导致的缺血性改变所致。

● 发热是一种罕见症状，仅见于 10%~31% 的患者。

55.3.20 影像和诊断

CT 扫描可显示副鼻窦炎、小范围的骨质破坏及骨膜未与眶内侧壁分离。Jinkins 等人描述了 5 例影像学表现不同的患者，如脑组织内巨大瘤样强化的肉芽肿、结节性脑膜肉芽肿、副鼻窦炎、

侵及脑内的眼眶肿块、血管炎伴发感染和动脉瘤形成。类似的孤立性肿块的鉴别诊断包括脓肿、结核球瘤、脑膜瘤和胶质瘤（视位置而定）。

各种真菌性肉芽肿的 MRI 特征性表现及不同病原体所致肉芽肿的 MRI 的差异等已有描述。隐球菌瘤表现为 T2 加权序列的低信号、瘤周水肿表现为高信号（图 55.7）；而曲菌球为中等强度的异常信号，在 T2 加权序列被周围水肿所包围（图 55.8）。Gupta 等人报告了一种颅内曲菌球感染，在影像学上类似脑膜瘤，T1 序列与脑实质等信号、T2 序列与脑白质等信号[71]。

中枢真菌感染累及脑实质时可能形成肉芽肿、脑炎和（或）脓肿。脑炎的影像学表现呈非特异性，但典型的影像学特点包括在增强 T2/ 液体衰减反转恢复（FLAIR）序列上病变有不同程度的

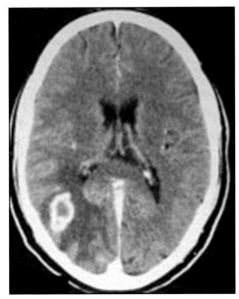

图 55.7 增强 CT 轴位像显示右侧顶叶病灶，中心为低密度伴周边强化，周围有水肿

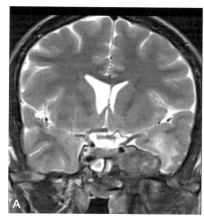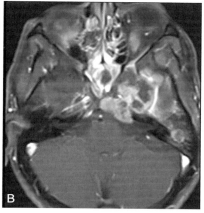

图 55.8   A. MRI T2 加权序列冠状位像显示左侧海绵实低信号病变，此为曲霉菌病的特征性改变。
B. 增强 MRI T1 加权序列轴位像显示病变不均匀强化

增强，最常见的病变部位是额叶、前颅窝不伴额叶，其次为中颅窝、鞍区和颞区。

真菌性脓肿常位于灰白质交界处、好多发，这与真菌在血液中的分布有关。真菌性脓肿也可累及脑深部的灰质核团，而细菌性脓肿通常单发，不会累及基底节。颅内真菌性脓肿的影像学表现与化脓性脓肿相似，典型的表现是 T2 序列呈边缘低信号的环形强化病灶，有局限性的扩散。免疫功能低下的患者可能有不同的影像学表现，如 Enzmann 及其同事得出的结论，他们研究了 15 例免疫功能低下的中枢神经系统真菌感染的患者，在 8 例感染曲霉菌的患者中有 6 例几乎没有增强表现 [72]，磁共振波谱（MRS）显示范围在 3.6 到 3.6ppm 有多个信号，可能有助于提高诊断的特异性。

免疫功能正常的患者，其真菌感染包括新生隐球菌、球孢子菌、荚膜组织胞浆菌和皮炎芽生菌；而免疫功能低下的患者，最常见的真菌感染是曲霉菌和念珠菌。

曲霉菌是从真菌性脑脓肿中分离出来的最常见的真菌之一，在 T2 加权和梯度回波序列上，曲霉菌性脓肿周围表现为低信号，这是因为少量出血后吞噬含铁血黄素的巨噬细胞和菌丝密集聚集在脓肿边缘所致，在脓肿周围可能会有限制性的扩散。曲霉菌的另一个显著特征是该菌有侵入血管的倾向。Nadkarni 和 Goel[63] 回顾性分析了 10 例患者，其中 3 例经尸检证实存在颅内血管侵犯伴继发性血栓形成。释放弹性蛋白酶使曲霉菌会侵袭血管，血管受侵袭后的并发症包括脑梗死、少见的真菌瘤、颅内出血等。影像学发现出血常与曲霉菌感染有关。

55.3.21 治 疗

以下情况需行外科手术治疗：①立体定向活检，其可作为明确诊断和鉴别诊断的一种手段；②手术切除，清除病变或减轻占位效应；③治疗脑积水等后遗症时，行脑室外引流，必要时改行脑室分流手术。此外，还建议在真菌性病变灶内注射两性霉素 B[65-69]。Goodman 等人报道了立体定向引流曲霉菌病脑脓肿并长期存活的患者[73]。

在一些特定患者中，立体定向引流手术可能产生良好结果，但只要条件允许，就应该安全地全部切除颅内真菌性病变及其周围的正常组织，然后进行长时间的抗真菌药物治疗[57-69]。当鼻窦病变合并颅内真菌肿块时，应采用鼻内镜下功能性鼻窦手术切除（FESS）鼻窦病变[64,74-84]。若抗真菌治疗时间足够长，则真菌性动脉瘤应该被夹闭或进行血管内治疗[85]，但最终结果可能并不总是令人满意[86]。

治疗隐球菌性脑膜炎的方法主要是化疗[87]。对那些没有基础疾病或免疫抑制治疗、早期诊断且不伴有神经系统后遗症的真菌性脑膜炎患者，提倡化学药物治疗 4 周，此时，脑脊液的印度墨汁染色应为阴性，脑脊液中隐球菌的抗原滴度为 b1∶8。若患者不符合上述标准，则应接受至少 6 周的化学药物治疗，伴有艾滋病的患者应长期维持治疗。

55.3.22 预 后

尽管中枢神经系统的真菌感染治疗取得了进步，但颅内真菌性病变的死亡率和发病率仍很高，死亡率从免疫功能正常患者的 40% 到移植患者的 92% 不等。新型药物治疗和更积极的外科手术并没有显著降低该类患者的死亡率和发病率[70,74-77]，但早期诊断可降低死亡率。延误治疗的原因可能是多方面的。在印度，大多数患者进行经验性的抗结核药

物治疗。两性霉素 B 因其肝、肾衰竭等其他严重的副作用而被弃用。影响预后的其他因素包括鼻窦广泛受累、手术后脑膜脑炎和脑室炎，有时患儿死亡后才被确诊[67]。有的鼻脑型毛霉菌病患者死亡率很高，免疫功能正常患者的存活率为 75%，并发糖尿病患者的存活率下降到 60%，而有其他系统疾病的患者的存活率仅为 20%[69]。免疫功能正常患者的预后要优于免疫功能低下者，鼻脑型患者的生存率远高于原发的颅内型患者。在病变远隔部位可发生血管炎和卒中，它们是死亡率、发病率增高的主要原因。

55.3.23 结 论

免疫功能低下的患者若出现颅内占位性病变，则应高度怀疑真菌感染。若糖尿病患者合并有颅内、鼻脑部的占位性病变，也应早期进行真菌感染的评估和抗真菌治疗。对中枢神经系统真菌感染的患者来讲，早期诊断、积极外科手术和抗生素治疗可降低发病率和死亡率。免疫功能低下的患者，其颅内真菌性肉芽肿的发病率和死亡率较高，预后取决于患者潜在疾病的控制情况。

55.3.24 脑囊虫病

猪囊尾蚴病是指猪绦虫或猪绦虫幼虫（囊尾蚴）所引起的疾病[88]，人仅是一种偶然的中间宿主，因食用了携带者粪便中排出的成年绦虫孕节内的虫卵而感染。幼虫可选择性地栖息在人体的某些器官中，如皮下组织、眼睛、肌肉和大脑。

脑囊虫病（NCC）是脑内最常见的寄

生虫病,据估计全球约有 5000 万患者[89],每年约有 5 万人死于脑囊虫病[90]。癫痫是脑囊虫病最常见的临床表现,80% 的患者有癫痫发作[91]。

55.3.25 脑囊虫病的临床病理

囊尾蚴通过血行播散到达脑实质,一旦寄生到大脑后,幼虫就会经过 4 个阶段进行退化变性:①泡状期;②胶状期;③结节肉芽肿期;④钙化期[91]。大量幼虫退化变性会引起脑实质的严重水肿和颅内压升高,出现头痛、呕吐、感觉异常等症状,被称为"囊虫性脑炎"。该病可见于一些儿童和青少年,致残风险很高,甚至可能危及生命。

在印度患者中,孤立性的囊虫肉芽肿(SCG)是局灶性癫痫发作的最常见病因[91]。癫痫发作常常是持续时间短的复杂部分性发作,很少出现癫痫持续状态(1.7%)[92]。癫痫发作可能与海马硬化有关,这是颞叶内侧型癫痫的主要致痫病因。囊虫还可阻塞脑脊液循环而引起梗阻性脑积水。据报道,2.3%~6.6% 的儿童会出现视盘水肿,而成人较少见[92]。这些囊虫位于大脑底部或外侧裂的蛛网膜下腔内,处于休眠状态,称为"蔓状囊尾蚴囊肿"。它们可导致脑干和基底节梗死。4% 的儿童患者[92]、16% 的成人[93]患者会出现局灶性的神经功能缺陷。

儿童很少见脑实质外的囊尾蚴囊肿[94],它们可位于脑室和蛛网膜下腔,表现为慢性脑膜炎、基底部蛛网膜炎或梗阻性脑积水。眼囊虫病可见于视网膜下腔、玻璃体、前房或结膜,它们会引起突然失明、眼肌麻痹或视力下降。

脑囊虫病很少影响脊髓,髓内囊尾蚴肉芽肿有时可导致下肢轻瘫[95]。

55.3.26 脑囊虫病的诊断

根据脑和脊髓的 CT 和 MRI 表现即可做出初步诊断。在 CT 扫描上,病灶单发且 <20mm 者称为 CT 强化的单一小病灶(SSECTL)[96],有些儿童可能有多个病灶,有多个囊肿的播散性脑囊虫病可表现为"星空"状影像,这是脑囊虫病的典型特征(图 55.9)。囊泡性的囊肿不会强化、病灶周围没有水肿;而脑胶质状的囊肿则呈环状强化、囊虫头节呈明亮的高密度偏心结节影;钙质孢囊很小,一般没有水肿。脑实质外的脑囊虫病,CT 可显示脑积水、小脑幕和基底池的蛛网膜强化,偶见脑梗死[97]。在 MRI 上,囊肿清晰可见,T2 加权序列表现为与脑白质等信号阴影,头节在质子

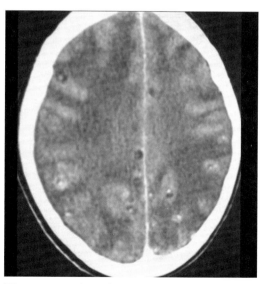

图 55.9 CT 轴位像显示,双侧大脑半球多个圆盘样病变,病变中心为头节,提示播散性囊虫病

密度序列上显示良好。钙化病灶在所有MRI序列上均呈低信号影，有时可能被漏诊。3DCISS对脑室内的囊肿更加敏感。囊尾蚴囊肿核心的ADC值高于结核性脓肿[97]。

血清试验包括酶联免疫吸附试验（ELISA），该试验在脑脊液中的灵敏度和特异度分别为50%和65%。大多数的实验室检查对诊断没有帮助[94]。

鉴别诊断包括结核球瘤、微小脓肿、低级别肿瘤、转移性肿瘤、弓形虫病和真菌感染。

55.3.27 脑囊虫病的手术治疗

脑囊虫病的治疗主要是药物对症治疗，包括止痛药、抗惊厥药和类固醇激素[90,94]。抗囊虫类药物（吡喹酮和阿苯达唑）可破坏活体囊尾蚴形成的囊肿，并可加速肉芽肿的吸收（不管囊肿位于脑实质、脑室还是蛛网膜下腔）。阿苯达唑成本低、副作用小、疗效优于吡喹酮，其常用剂量为15mg/kg，每天2次，疗程15d。与类固醇的联合使用，可增加阿苯达唑的生物利用度。苯妥英和卡马西平会影响吡喹酮的生物利用度，但不会影响阿苯达唑[94]。若囊虫性脑炎患者用抗囊虫药物治疗，会增加退化囊周围的水肿而导致患儿死亡[90]。

手术治疗脑囊虫病的主要适应证：

• 脑实质外的脑囊虫病：脑室内囊虫、葡萄状囊虫所致的脑积水、室管膜炎所致的脑积水。

• 脊髓囊虫病：包括髓内和髓外。

除此之外，脑实质内较大的胶质样囊肿或蛛网膜下腔囊肿产生占位效应者、不典型的囊尾蚴肉芽肿需要确诊及顽固性癫痫发作的患者，也可采取手术治疗[90,94,98]。

55.3.28 脑室内囊虫的手术治疗

脑室内囊虫的患者常表现为持续性或间歇性的颅内压升高。CT或MRI可显示病变位置，其密度与脑脊液相似，有时可见囊虫头节呈高信号点状改变（图55.10），磁共振的3DCISS或FLAIR序列可明确诊断。囊虫最常好发于第四脑室，其次是侧脑室和第三脑室。用造影剂增强扫描时，炎性囊肿会增强，并紧

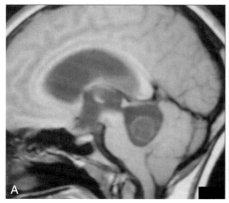
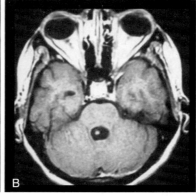

图55.10　A. MRI T1加权序列矢状位成像可见第四脑室囊虫、中心低信号、边缘光滑。B. MRI T1加权序列轴位成像可见第四脑室囊虫，中心为头节

密附着在周围的室管膜和脉络丛上。

药物治疗脑室内囊虫可能需几天或几周时间才能起效,在此期间病情可能会有恶化,已有报道因第三脑室内囊虫而猝死的患者[99-101]。微创内镜下摘除囊虫是首选的手术方法,它可避免大骨瓣开颅,并能减少对大脑的损伤。但该手术需由经验丰富的外科医生操作,这样可最大限度地切除病变并减少并发症的发生。对侧脑室和第三脑室的囊虫,用硬性内窥镜已经足够,但对第三脑室后部和导水管部位的囊虫,软性内窥镜更好。摘除侧脑室、第三脑室囊虫时也可同时完成其他手术,如透明隔造瘘和第三脑室造瘘手术等,前者可使两侧脑室之间相交通、后者可缓解因导水管阻塞引起的梗阻性脑积水[102]。内镜下摘除第四脑室囊虫的技术要求更高,可使用硬性内窥镜、冠状缝前钻孔入路,经导水管到第四脑室摘除囊虫。该手术的关键点是钻孔的大小要使所有的内镜装置和所摘除的囊虫都能通过。枕骨大孔的囊虫需用软性内窥镜才能摘除。囊虫与术区粘连严重会增加手术风险,可能使手术无法继续进行而放弃。此时,只能通过分流手术来治疗脑积水,联合服用阿苯达唑和吡喹酮治疗囊虫[103]。手术过程中脑室内囊虫壁偶然破裂很少会有不利影响,不会引起疾病播散或过敏反应。Madrazo等人设计了一种可无创摘除囊虫的吸管[104]。对多发囊虫患者可给予阿苯达唑 [15mg/(kg·d),分 2 次服用]口服 2 周,在开始治疗的前 5~7d 要同时应用类固醇激素(泼尼松或地塞米松),

约 70% 的患者的脑积水能够得到缓解。位于脑室或蛛网膜下腔内的囊虫,其变性后会出现室管膜炎,此时需要分流手术。因该类患者的脑脊液可能含有大量蛋白或细胞成分,甚至由于小的囊虫或炎性渗出物而导致分流管的堵塞,都可能需要反复进行分流管的重置。分流的虹吸效应会使第四脑室的囊虫向第三脑室或侧脑室迁移[90,94,102-103],因此得有一套特制的、适用于脑囊虫病的脑积水分流系统。长期口服泼尼松(每次 50mg,每周 3 次,持续 2 年) 可降低分流障碍的发生率(从 60% 降至 13%)[90,102-103]。因长期应用类固醇激素可能使患者易感染结核,推荐服用异烟肼来预防结核感染[104]。

55.3.29　脑实质囊虫和葡萄状囊虫的手术治疗

脑实质囊虫和葡萄状囊虫患者表现为急性或亚急性的颅内压升高和局灶性神经功能缺损的体征。囊虫常处于进化过程的胶状期,需 MRI 的弥散加权序列才能将该类病变区别于表皮样囊肿。

急诊手术可逆转缺损的神经功能并可降低颅内高压[90,94,98],开颅手术摘除囊虫会获得较好的效果,且囊虫也常被容易取出,若囊虫壁紧贴邻近的神经血管结构,则可将其次全摘除。位于鞍上池、桥小脑池的囊虫可压迫邻近的重要结构。

典型、孤立的囊尾蚴肉芽肿常表现为癫痫发作,不需要外科手术治疗。在 7% 的患者中,其肉芽肿可增大,影像表现常不典型,类似于结核球瘤或脑脓肿[90]。此时，可能需对囊虫部位进行立体定向切除或活检，尤其是病变位于大脑的功能区时。若高度怀疑是脑囊虫病时，则要进行血清囊虫抗体检测。若为阳性则无需手术探查，可采取对症治疗或者服用阿苯达唑治疗。

在囊虫周围会形成致痫疤痕，如与脑囊虫病相关的肉芽肿或颞叶内侧硬化（MTS），可引起顽固性的癫痫发作[94,105]。点燃效应、癫痫发作及来自邻近退化的囊尾蚴播散而来的炎症等多种机制会使颞叶内侧硬化，对这些患者应进行术前评估后才能进行癫痫手术和相应治疗。

55.3.30 脊髓囊虫病

脊髓的髓内、髓外囊虫比较罕见（图55.11），若出现脊髓受压症状或诊断不确定时，则需将其切除；虽没有脊髓压迫症状，但血清囊尾蚴抗体检测的酶标免疫转移印迹（EITB）阳性提示有囊尾蚴感染，此时可单独使用类固醇激素治疗，疗程最多2周，或者服用阿苯达唑联合类固醇激素治疗2周[90,94-95]。

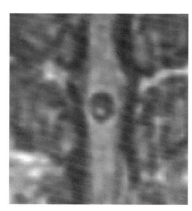

图55.11 增强MRI T1序列冠状位图像可见胸髓内大的低信号囊肿，中心为头节

55.3.31 并发症及预防

内窥镜手术的主要并发症包括脑室内出血、穿窿损伤、脑脊液漏、癫痫发作和脑膜炎[99,102-104]，其发生率不足5%。内窥镜手术对脑室内囊虫、大的脑实质囊虫、大的葡萄状囊虫引起占位效应的患者，以及不典型孤立的囊虫肉芽肿行活检或切除的患者，均有很好的疗效。大约75%的接受手术治疗的脑囊虫病患者，随访3年发现病情均有好转。脑囊虫性脑膜炎所引起的脑积水，其分流手术比较复杂，68%的患者因分流管阻塞或感染而需要频繁重新置管手术，长期随访发现死亡率高达50%[90,94,98,100]，位于脑基底部的葡萄状囊虫病患者的死亡率较高。

控制囊尾蚴病的可能策略包括健康教育，强调卫生习惯（如饭前便后要洗手），对绦虫病患者给予大剂量的药物治疗，给猪接种疫苗[89-90,94]。

55.3.32 结 论

脑囊虫病以药物治疗为主。对大的脑实质囊虫、脊髓囊虫、孤立的不典型囊虫肉芽肿及难治性癫痫的患者，均需考虑手术治疗。内窥镜手术是治疗脑室内囊虫的首选手术方式，它是一种微创术式。脑积水合并囊虫性脑膜炎时需行脑脊液分流手术。该类患者的脑积水预后很差，需进行多次分流管重置，且致残率和死亡率也很高。

55.3.33 棘球蚴病

在寄生虫感染的患者中，约1%~4%的患者为脑棘球蚴病[106-107]，该类患者大多数为男性，年纪较小，通常在出现症状之前，患者颅内病变的体积就已经相当大。常见症状和体征常因高颅压引起，儿童患者表现为进行性的头颅增大，这可能是病变在颅内缓慢生长、扩张所致。后颅窝病变会阻塞脑脊液的循环通路而引起脑积水。其他症状如偏瘫、癫痫发作、视野缺损、步态异常等，囊肿位置不同临床症状也不同[108-109]。脑棘球蚴病可分为原发性或继发性，原发性棘球蚴病是因幼虫直接侵犯大脑所致，其他器官不受累。在原发性的多发囊肿中，每个包虫囊肿都有一个单独的囊壁，内含生发囊（育囊）和头节。这些多发的包虫囊肿来自多个幼虫感染，幼虫经胃肠道、肝、肺、右心而到达大脑，幼虫不会感染所经过的路径脏器。原发性包虫囊肿因含头节和生发囊而具有繁殖生育能力，因此原发性包虫囊肿破裂会引起病情复发。继发性的多发包虫囊肿是原发性包虫囊肿自发性破裂、外伤性破裂或手术破裂后所致，它不含生发囊和头节，因此继发性的包虫囊肿没有繁殖生殖能力，其破裂后的复发风险可忽略不计。原发性的多发包虫囊肿很少见，文献中报道的多为个例[109]。

CT/MRI 可见边界清楚、光滑、薄壁、球形的均质囊性病变。囊内容物的信号强度与脑脊液相似，囊壁在 CT 平扫上密度与脑组织相等或稍高（图 55.12），在 MRI T1 和 T2 加权序列上均呈低信号（图 55.13），单纯包虫囊肿的囊壁通常不会强化。根据是否存在囊周水肿和囊壁强化，把包虫囊肿分为单纯性（非

复杂）囊肿和感染性或复杂性囊肿，前者周围没有水肿或强化，后者则相反[107-109]。包虫囊肿不断增长会压迫周围的宿主组织而形成一层压缩层（囊周），压缩层（囊周）的脑实质中可见血管增生和反应性的胶质增生。

脑包虫囊肿的鉴别诊断包括脓肿、

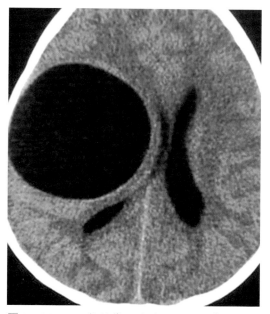

图 55.12 CT 轴位像可见右额顶的大囊肿，边缘光滑

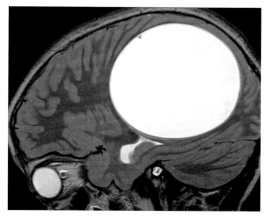

图 55.13 MRI T2 加权序列矢状位图像可见顶叶后部高信号的囊肿，边缘光滑，有占位效应。病灶周围无水肿

囊性肿瘤、蛛网膜囊肿、胶质室管膜囊肿和脑穿通畸形[106-109]。脑脓肿和囊性肿瘤通常有明显的边缘强化、周围水肿和附壁结节。其他囊性病变则非球形病变，也不完全被脑实质所包围。

多发性脑包虫囊肿相当罕见，其原因可能是单发的原发性囊肿的自发性破裂、创伤或手术破裂，或者因其他部位囊肿破裂和脑内包虫栓塞所致[109-110]。仅报道了 3 例脑内多发的原发性包虫囊肿[109-110]。

包虫囊肿破裂有 3 种方式：包涵式、交通式和直接式[107-111]。包涵式破裂仅是囊内破裂，囊肿内容物局限于宿主组织形成的囊周内。

复杂的包虫囊肿可根据生发膜的状态进一步分类，完整的复杂性包虫囊肿有完整的生发膜，而破裂的复杂性包虫囊肿有完整的囊周层，其内为自由漂浮的破裂膜组织。因解剖层次不清，完整的复杂性包虫囊肿需连同囊壁一同切除，特别是多发性的包虫囊肿。破裂的复杂性包虫囊肿类似于脑脓肿，脑脓肿外为浮动的透明膜，其内为脓液。手术仍是首选的治疗方法，完整切除包虫囊肿而无囊液溢出是预后良好的主要因素[112-117]。在治疗脑室内小囊肿的时候，应同时注意防止包虫囊肿的种植转移。不建议用头节杀灭药物冲洗作为预防措施，如 1% 西曲溴铵和 10% 福尔马林等[111-112]。应服用抗蠕虫药，如口服阿苯达唑（10mg/kg，3 个月），包括围手术期。

55.3.34 结 论

脑包虫囊肿可以是幕上、幕下的原发性单发囊肿或原发性多发囊肿。囊壁偶尔会强化。切除囊肿时可借助于囊肿重力，再辅以 Dowling 技术。感染的包虫囊肿，如果是包涵式破裂，就像一个含有异物的脑脓肿，可用同样的方式处理。

参考文献

[1] Vadivelu S, Effendi S, Starke JR, et al. A review of the neurological and neurosurgical implications of tuberculosis in children. Clin Pediatr (Phila), 2013, 52(12): 1135–1143.

[2] Be NA, Kim KS, Bishai WR, et al. Pathogenesis of central nervous system tuberculosis. Curr Mol Med, 2009, 9(2): 94–99.

[3] Figaji AA, Sandler SI, Fieggen AG, et al. Continuous monitoring and intervention for cerebral ischemia in tuberculous meningitis. Pediatr Crit Care Med, 2008, 9(4):e25–e30.

[4] Bhagwati SN, Singhal BS. Raised intracranial pressure as a mode of presentation in tuberculous meningitis. Neurol India, 1970, 18(2):116–119.

[5] Dastur HM. Diagnosis and neurosurgical treatment of tuberculous disease of the CNS. Neurosurg Rev, 1983, 6(3): 111–117.

[6] Waecker NJ. Tuberculous meningitis in children. Curr Treat Options Neurol, 2002, 4(3):249–257.

[7] Dastur HM. A tuberculoma review with some personal experiences. I. Brain. Neurol India, 1972, 20(3):111–126.

[8] Bhagwati SN, Parulekar GD. Management of intracranial tuberculoma in children. Childs Nerv Syst, 1986, 2(1):32–34.

[9] Dastur HM. A tuberculoma review with some personal experiences. II. Spinal cord and its coverings. Neurol India, 1972, 20(3):127–131.

[10] Parihar V, Yadav YR, Sharma D. Giant extra-axial posterior fossa tuberculoma in a three-year-old child. Neurol India, 2009, 57(2):218–220.

[11] van Toorn R, Schoeman JF, Donald PR. Brainstem tuberculoma presenting as eight-and-a-half syndrome. Eur J Paediatr Neurol, 2006, 10(1): 41–44.

[12] Jain R, Kumar R. Suprasellar tuberculoma

presenting with diabetes insipidus and hypothyroidism—a case report. Neurol India, 2001, 49(3): 314–316.

[13] Chitre PS, Tullu MS, Sawant HV, et al. Cooccurrence of intracerebral tuberculoma with lumbar intramedullary tuberculoma. J Child Neurol, 2009, 24(5):606–609.

[14] Dastur HM, Shah MD. Intramedullary tuberculoma of the spinal cord. Indian Pediatr, 1968, 5(10): 468–471.

[15] Kumar R, Kasliwal MK, Srivastava R, et al. Tuberculoma presenting as an intradural extramedullary lesion. Pediatr Neurosurg, 2007, 43(6): 541–543.

[16] Andronikou S, Greyling PJ. Devastating yet treatable complication of tuberculous meningitis: the resistant TB abscess. Childs Nerv Syst, 2009, 25(9):1105–1106, discussion 1107, 1109–1110.

[17] Abraham R, Kumar S, Scott JX, et al. Tuberculous brain abscess in a child with tetralogy of Fallot. Neurol India, 2009, 57(2):217–218.

[18] Muzumdar D, Balasubramaniam S, Melkundi S. Tuberculous temporal brain abscess mimicking otogenic pyogenic abscess. Pediatr Neurosurg, 2009, 45(3):220–224.

[19] Chakraborti S, Mahadevan A, Govindan A, et al. Clinicopathological study of tuberculous brain abscess. Pathol Res Pract, 2009, 205(12):815–822.

[20] Kumar R, Pandey CK, Bose N, et al. Tuberculous brain abscess: clinical presentation, pathophysiology and treatment (in children). Childs Nerv Syst, 2002, 18(3/4): 118–123.

[21] Diyora B, Kumar R, Modgi R, et al. Calvarial tuberculosis: a report of eleven patients. Neurol India, 2009, 57(5):607–612.

[22] Ramdurg SR, Gupta DK, Suri A, et al. Calvarial tuberculosis: uncommon manifestation of common disease—a series of 21 cases. Br J Neurosurg, 2010, 24(5):572–577.

[23] Jadhav RN, Palande DA. Calvarial tuberculosis. Neurosurgery, 1999, 45(6):1345–1349, discussion 1349–1350.

[24] Gupta PK, Kolluri VR, Chandramouli BA, et al. Calvarial tuberculosis: a report of two cases. Neurosurgery, 1989, 25(5): 830–833.

[25] Singh G, Kumar S, Singh DP, et al. A rare case of primary tuberculous osteomyelitis of skull vault. Indian J Tuberc, 2014, 61(1):79–83.

[26] García-García C, Ibarra V, Azcona-Gutiérrez JM, et al. Calvarial tuberculosis with parenchymal involvement. Travel Med Infect Dis, 2013, 11(5): 329–331.

[27] Dawar P, Gupta DK, Sharma BS, et al. Extensive calvarial tuberculosis presenting as exophytic ulcerated growth on scalp in an infant: an interesting case report with review of literature. Childs Nerv Syst, 2013, 29(7):1215–1218.

[28] Raut AA, Nagar AM, Muzumdar D, et al. Imaging features of calvarial tuberculosis: a study of 42 cases. AJNR Am J Neuroradiol, 2004, 25(3): 409–414.

[29] Figaji AA, Fieggen AG. The neurosurgical and acute care management of tuberculous meningitis: evidence and current practice. Tuberculosis (Edinb), 2010, 90(6):393–400.

[30] Schoeman J, Wait J, Burger M, et al. Long-term follow up of childhood tuberculous meningitis. Dev Med Child Neurol, 2002, 44(8):522–526.

[31] Ramzan A, Nayil K, Asimi R, et al. Childhood tubercular meningitis: an institutional experience and analysis of predictors of outcome. Pediatr Neurol, 2013, 48(1):30–35.

[32] Przybojewski S, Andronikou S, Wilmshurst J. Objective CT criteria to determine the presence of abnormal basal enhancement in children with suspected tuberculous meningitis. Pediatr Radiol, 2006, 36(7):687–696.

[33] Pienaar M, Andronikou S, van Toorn R. MRI to demonstrate diagnostic features and complications of TBM not seen with CT. Childs Nerv Syst, 2009, 25(8):941–947.

[34] Chatterjee S, Saini J, Kesavadas C, et al. Differentiation of tubercular infection and metastasis presenting as ring enhancing lesion by diffusion and perfusion magnetic resonance imaging. J Neuroradiol, 2010, 37(3):167–171.

[35] Andronikou S, van Toorn R, Boerhout E. MR imaging of the posterior hypophysis in children with tuberculous meningitis. Eur Radiol, 2009, 19(9):2249–2254.

[36] Gupta R. Magnetization transfer MR imaging in central nervous system infections. Indian J Radiol Imaging, 2002, 12:51–58.

[37] Nagotkar L, Shanbag P, Dasarwar N. Cerebral salt wasting syndrome following neurosurgical intervention in tuberculous meningitis. Indian Pediatr, 2008, 45(7):598–601.

[38] Palur R, Rajshekhar V, Chandy MJ, et al. Shunt surgery for hydrocephalus in tuberculous meningitis: a longterm follow-up study. J Neurosurg, 1991, 74(1): 64–69.

[39] Lamprecht D, Schoeman J, Donald P, et al. Ventriculoperitoneal shunting in childhood tuberculous meningitis. Br J Neurosurg, 2001, 15(2):119–125.

[40] Peng J, Deng X, He F, et al. Role of ventriculoperitoneal shunt surgery in grade IV tubercular

meningitis with hydrocephalus. Childs Nerv Syst, 2012, 28(2):209–215.

[41] Bhagwati SN. Ventriculoatrial shunt in tuberculous meningitis with hydrocephalus. J Neurosurg, 1971, 35(3): 309–313.

[42] Sil K, Chatterjee S. Shunting in tuberculous meningitis: a neurosurgeon's nightmare. Childs Nerv Syst, 2008, 24(9): 1029–1032.

[43] Husain M, Jha DK, Rastogi M, et al. Role of neuroendoscopy in the management of patients with tuberculous meningitis hydrocephalus. Neurosurg Rev, 2005, 28(4):278–283.

[44] Chugh A, Husain M, Gupta RK, et al. Surgical outcome of tuberculous meningitis hydrocephalus treated by endoscopic third ventriculostomy: prognostic factors and postoperative neuroimaging for functional assessment of ventriculostomy. J Neurosurg Pediatr, 2009, 3(5):371–377.

[45] Siomin V, Constantini S. Endoscopic third ventriculostomy in tuberculous meningitis. Childs Nerv Syst, 2003, 19(5/6):269.

[46] Figaji AA, Fieggen AG, Peter JC. Endoscopic third ventriculostomy in tuberculous meningitis. Childs Nerv Syst, 2003, 19(4):217–225.

[47] Figaji AA, Fieggen AG. Endoscopic challenges and applications in tuberculous meningitis. World Neurosurg, 2013, 79 suppl 2:S24.e9–24.e14.

[48] Bhagwati S, Mehta N, Shah S. Use of endoscopic third ventriculostomy in hydrocephalus of tubercular origin. Childs Nerv Syst, 2010, 26(12):1675–1682.

[49] Bhagwati SN, George K. Use of intrathecal hyaluronidase in the management of tuberculous meningitis with hydrocephalus. Childs Nerv Syst, 1986, 2(1):20–25.

[50] Kumar R, Prakash M, Jha S. Paradoxical response to chemotherapy in neurotuberculosis. Pediatr Neurosurg, 2006, 42(4):214–222.

[51] Perez-Alvarez F, Serra C, Mayol L, et al. Unusual central nervous system tuberculosis debut in children: stroke. Childs Nerv Syst, 2008, 24(5): 539–540.

[52] Poonnoose SI, Rajshekhar V. Rate of resolution of histologically verified intracranial tuberculomas. Neurosurgery, 2003, 53(4):873–878, discussion 878–879.

[53] Schoeman J, Malan G, van Toorn R, et al. Home-based treatment of childhood neurotuberculosis. J Trop Pediatr, 2009, 55(3):149–154.

[54] Jain AK, Sreenivasan R, Mukunth R, et al. Tubercular spondylitis in children. Indian J Orthop, 2014, 48(2):136–144.

[55] Hu J, Li D, Kang Y, et al. Active thoracic and lumbar spinal tuberculosis in children with kyphotic deformity treated by one-stage posterior instrumentation combined anterior debridement: preliminary study. Eur J Orthop Surg Traumatol, 2014, 24 suppl 1:S221–S229.

[56] Varatharajah S, Charles YP, Buy X, et al. Update on the surgical management of Pott's disease. Orthop Traumatol Surg Res, 2014, 100(2):229–235.

[57] Mathur M, Johnson CE, Sze G. Fungal infections of the central nervous system. Neuroimaging Clin N Am, 2012, 22(4):609–632.

[58] Riddell J, IV, Shuman EK. Epidemiology of central nervous system infection. Neuroimaging Clin N Am, 2012, 22(4):543–556.

[59] Deshpande DH, Desai AP, Dastur HM. Aspergillosis of the central nervous system. A clinical and mycopathological study of 9 cases. Neurol India, 1975, 23(4):167–175.

[60] Sharma RR, Lad SD, Desai AP, et al. Surgical management of fungal infections of the nervous system//Schmidek HH, ed. Schmidek and Sweet Operative Neurosurgical Techniques: Indications, Methods and Results. 4 th ed. Philadelphia, PA: WB Saunders Company, 2000: 1726–1755.

[61] Cuccia V, Galarza M, Monges J. Cerebral aspergillosis in children. Report of three cases. Pediatr Neurosurg, 2000, 33(1):43–48.

[62] Nadkarni TD, Desai KI, Muzumdar D, et al. Ischaemic complications after surgical resection of intracranial aspergilloma. J Clin Neurosci, 2003, 10(4):500–502.

[63] Nadkarni T, Goel A. Aspergilloma of the brain: an overview. J Postgrad Med, 2005, 51 suppl 1:S37–S41.

[64] Rajshekhar V. Surgical management of intracranial fungal masses. Neurol India, 2007, 55(3):267–273.

[65] Shamim MS, Siddiqui AA, Enam SA, et al. Craniocerebral aspergillosis in immunocompetent hosts: surgical perspective. Neurol India, 2007, 55(3):274–281.

[66] Raman Sharma R. Fungal infections of the nervous system: current perspective and controversies in management. Int J Surg, 2010, 8(8):591–601.

[67] Mehta VS, Bhatia R, Mohapatra LN, et al. Intracranial mycotic infection in nonimmunosuppressed individuals. J Indian Med Assoc, 1985, 83(6): 185–188.

[68] Sethi PK, Khanna L, Batra A, et al. Central nervous system fungal infections: observations from a large tertiary hospital in northern India. Clin Neurol Neurosurg, 2012, 114(9): 1232–1237.

[69] Agarwal R, Kalita J, Marak RS, et al. Spectrum of

fungal infection in a neurology tertiary care center in India. Neurol Sci, 2012, 33(6): 1305–1310.

[70] Sharma BS, Khosla VK, Kak VK, et al. Intracranial fungal granuloma. Surg Neurol, 1997, 47(5): 489–497.

[71] Gupta R, Singh AK, Bishnu P, et al. Intracranial Aspergillus granuloma simulating meningioma on MR imaging. J Comput Assist Tomogr, 1990, 14(3):467–469.

[72] Enzmann DR, Brant-Zawadzki M, Britt RH. CT of central nervous system infections in immunocompromised patients. AJR Am J Roentgenol, 1980, 135(2):263–267.

[73] Goodman ML, Coffey RJ. Stereotactic drainage of Aspergillus brain abscess with long-term survival: case report and review. Neurosurgery, 1989, 24(1):96–99.

[74] Young RF, Gade G, Grinnell V. Surgical treatment for fungal infections in the central nervous system. J Neurosurg, 1985, 63(3):371–381.

[75] Dubey A, Patwardhan RV, Sampth S, et al. Intracranial fungal granuloma: analysis of 40 patients and review of the literature. Surg Neurol, 2005, 63(3):254–260, discussion 260.

[76] Siddiqui AA, Shah AA, Bashir SH. Craniocerebral aspergillosis of sinonasal origin in immunocompetent patients: clinical spectrum and outcome in 25 cases. Neurosurgery, 2004, 55(3):602–611, discussion 611–613.

[77] Jamjoom AB, al-Hedaithy SA, Jamjoom ZA, et al. Intracranial mycotic infections in neurosurgical practice. Acta Neurochir (Wien), 1995, 137(1/2): 78–84.

[78] Jinkins JR, Siqueira E, Al-Kawi MZ. Cranial manifestations of aspergillosis. Neuroradiology, 1987, 29(2):181–185.

[79] Jiang PF, Yu HM, Zhou BL, et al. The role of an Ommaya reservoir in the management of children with cryptococcal meningitis. Clin Neurol Neurosurg, 2010, 112(2):157–159.

[80] Patiroglu T, Unal E, Yikilmaz A, et al. Atypical presentation of chronic granulomatous disease in an adolescent boy with frontal lobe located Aspergillus abscess mimicking intracranial tumor. Childs Nerv Syst, 2010, 26(2):149–154.

[81] Vlaardingerbroek H, van der Flier M, Borgstein JA, et al. Fatal Aspergillus rhinosinusitis during induction chemotherapy in a child with acute lymphoblastic leukemia. J Pediatr Hematol Oncol, 2009, 31(5): 367–369.

[82] Giacchino M, Chiapello N, Riva C, et al. Intracranial aspergillosis in children successfully treated with antifungal therapy and surgical intervention.

Pediatr Infect Dis J, 2006, 25(4):379–381.

[83] Liu JK, Schaefer SD, Moscatello AL, et al. Neurosurgical implications of allergic fungal sinusitis. J Neurosurg, 2004, 100(5):883–890.

[84] Panda NK, Balaji P, Chakrabarti A, et al. Paranasal sinus aspergillosis: its categorization to develop a treatment protocol. Mycoses, 2004, 47(7): 277–283.

[85] Loeys BL, Van Coster RN, Defreyne LR, et al. Fungal intracranial aneurysm in a child with familial chronic mucocutaneous candidiasis. Eur J Pediatr, 1999, 158(8):650–652.

[86] Hurst RW, Judkins A, Bolger W, et al. Mycotic aneurysm and cerebral infarction resulting from fungal sinusitis: imaging and pathologic correlation. AJNR Am J Neuroradiol, 2001, 22(5):858–863.

[87] Chan KH, Mann KS, Yue CP. Neurosurgical aspects of cerebral cryptococcosis. Neurosurgery, 1989, 25(1):44–47, discussion 47–48.

[88] Escobar A. The pathology of neurocysticercosis// Palacios E, Rodriguez Carabajal I, Taveras J, eds. Cysticercosis of the Central Nervous System. Illinois: Charles C, Thomas, 1983:27–54.

[89] Eddi C, Nari A, Amanfu W. Taenia solium cysticercosis/taeniosis: potential linkage with FAO activities; FAO support possibilities. Acta Trop, 2003, 87(1):145–148.

[90] Rajshekhar V. Surgical management of neurocysticercosis. Int J Surg, 2010, 8(2):100–104.

[91] Rajshekhar V, Raghava MV, Prabhakaran V, et al. Active epilepsy as an index of burden of neurocysticercosis in Vellore district, India. Neurology, 2006, 67(12):2135–2139.

[92] Singhi P, Ray M, Singhi S, et al. Clinical spectrum of 500 children with neurocysticercosis and response to albendazole therapy. J Child Neurol, 2000, 15(4):207–213.

[93] Del Brutto OH, Santibañez R, Noboa CA, et al. Epilepsy due to neurocy-sticercosis: analysis of 203 patients. Neurology, 1992, 42(2):389–392.

[94] Singhi P, Singhi S. Neurocysticercosis in children. Indian J Pediatr, 2009, 76(5):537–545.

[95] Garg RK, Nag D. Intramedullary spinal cysticercosis: response to albendazole: case reports and review of literature. Spinal Cord, 1998, 36(1):67–70.

[96] Misra S, Verma R, Lekhra OP, et al. CT observations in partial seizures. Neurol India, 1994, 42:24–27.

[97] Singhi PD, Baranwal AK. Single small enhancing computed tomographic lesion in Indian children-I: evolution of current concepts. J Trop Pediatr, 2001, 47(4):204–207.

[98] Colli BO, Martelli N, Assirati JA, Jr, et al. Results of surgical treatment of neurocysticercosis in 69 cases. J Neurosurg, 1986, 65(3):309–315.

[99] Bergsneider M, Nieto JH. Endoscopic management of intraventricular cysticer-cosis//Singh G, Prabhakar S, eds. Taenia Solium Cysticercosis: from Basic to Clinical Sscience. Oxon, UK: CABI Publishing, 2002:399–410.

[100] Apuzzo MLJ, Dobkin WR, Zee CS, et al. Surgical considerations in treatment of intraventricular cysticercosis. An analysis of 45 cases. J Neurosurg, 1984, 60(2): 400–407.

[101] Couldwell WT, Chandrasoma P, Apuzzo ML, et al. Third ventricular cysticercal cyst mimicking a colloid cyst: case report. Neurosurgery, 1995, 37(6):1200–1203.

[102] Bergsneider M. Endoscopic removal of cysticercal cysts within the fourth ventricle. Technical note. J Neurosurg, 1999, 91(2):340–345.

[103] Bergsneider M, Holly LT, Lee JH, et al. Endoscopic management of cysticercal cysts within the lateral and third ventricles. Neurosurg Focus, 1999, 6(4):e7.

[104] Madrazo I, García-Rentería JA, Sandoval M, et al. Intraventricular cysticercosis. Neurosurgery, 1983, 12(2): 148–152.

[105] Singla M, Singh P, Kaushal S, et al. Hippocampal sclerosis in association with neurocysticercosis. Epileptic Disord, 2007, 9(3):292–299.

[106] Erşahin Y, Mutluer S, Güzelbağ E. Intracranial hydatid cysts in children. Neurosurgery, 1993, 33(2):219–224, discussion 224–225.

[107] Gupta S, Desai K, Goel A. Intracranial hydatid cyst: a report of five cases and review of literature. Neurol India, 1999, 47(3):214–217.

[108] Khaldi M, Mohamed S, Kallel J, et al. Brain hydatidosis: report on 117 cases. Childs Nerv Syst, 2000, 16(10/11):765–769.

[109] Joseph BV, Haran RP, Chandy MJ. Surgery for multiple intracranial hydatid cysts. Neurol India, 2003, 51(2):295–296.

[110] Onal C, Erguvan-Onal R, Yakinci C, et al. Can the requirement of a diversion procedure be predicted after an uncomplicated intracranial hydatid cyst surgery? Pediatr Neurosurg, 2006, 42(6):383–386.

[111] Ciurea AV, Fountas KN, Coman TC, et al. Longterm surgical outcome in patients with intracranial hydatid cyst. Acta Neurochir (Wien), 2006, 148(4):421–426.

[112] Izci Y, Tüzün Y, Seçer HI, et al. Cerebral hydatid cysts: technique and pitfalls of surgical management. Neurosurg Focus, 2008, 24(6):E15.

[113] Dagtekin A, Koseoglu A, Kara E, et al. Unusual location of hydatid cysts in pediatric patients. Pediatr Neurosurg, 2009, 45(5):379–383.

[114] Turgut M. Intracranial extradural hydatid cysts: review of the literature. Acta Neurochir (Wien), 2010, 152(10):1805–1806.

[115] Altas M, Serarslan Y, Davran R, et al. The Dowling-Orlando technique in a giant primary cerebral hydatid cyst: a case report. Neurol Neurochir Pol, 2010, 44(3):304–307.

[116] Duishanbai S, Jiafu D, Guo H, et al. Intracranial hydatid cyst in children: report of 30 cases. Childs Nerv Syst, 2010, 26(6):821–827.

[117] Mohindra S, Savardekar A, Gupta R, et al. Varied types of intracranial hydatid cysts: radiological features and management techniques. Acta Neurochir (Wien), 2012, 154(1):165–172.

（钟家斐 译，顾硕 审）

第 11 部分

手术室辅助
Operating Room Basics

第56章　神经导航在儿童神经外科中的应用

Chandrashekhar Deopujari　　*Dattatraya Muzumdar*　　*Sonal Jain*

56.1　概　述

在众多最新的儿童神经外科研究成果中，神经导航技术是我们的关注点之一。这项技术使手术切口更小，耗时更短，效率更高，更安全。对神经导航技术而言，尽管只有为数不多的前瞻性随机试验验证了其有效性，但在过去的几十年，该技术逐渐成为神经外科所有领域中的常规操作。随着神经导航技术的广泛使用，神经外科手术，尤其是脑深部手术的精准规划和操作变得更加容易，因此在一定程度上拓宽了手术适应证的范围。我们将在本章阐述神经导航的不同技术，并介绍其在儿童神经外科中的广泛应用情况。

56.2　术　语

56.2.1　定　义

导航是指确定、构建及调整路径或轨迹以确保达到目标位置的过程[1]。

神经导航在技术上是一个由计算机辅助引导的神经外科手术系统。该系统将患者的解剖影像数据与患者身体的实际空间位置，在虚拟坐标系（一个不可视的参考系统）中进行配准。

56.2.2　相关术语

计算机辅助的外科手术是对手术计划及执行系统的一个广义定义；包括应用计算机数据处理技术来指导一些术前或术中的特定步骤。神经导航是一项潜在的计算机辅助技术。

无框架立体定向技术，不同于有框架立体定向技术。作为固定患者头部、在影像数据中充当坐标系的机械架，被由光学（相机）或磁场（电磁源）形成的虚拟坐标系所代替。

影像导航即任何基于影像或影像数据引导下的外科操作，除神经导航外，也包括术中影像技术（如术中超声、CT、MRI）。

56.3　技　术

56.3.1　系　统

光学导航

用照相机注册 2~3 个标记物的空间位置，以此来定义参考架的几何形状[2-6]。参考架被牢固连接到固定患者体位的装置（如头架）和仪器上，以便根据影像资料定位其与患者解剖的空间位置关系（平均系统精度：0.22mm）[7]。对前囟未闭的婴儿患者不能使用硬性头钉固定，通过把患者和参考架同时固定在手术床上，可间接解决这一问题（图 56.1A）。作为替代方案，也可将参考架直接固定在患者的骨性结构上，而不再固定头部或使用无钉固定系统[8-10]。10 岁以下囟门闭合的患儿应使用四头钉儿童头架系统（图 56.1B）。在手术过程中，需确保相机到手术部位（包括参考架和所有导航仪器）之间的自由视线（图 56.2）。

主动参考标记系统

标记物主动向照相机系统发出红外信号以检测其空间位置。用来供应电力的电池或电缆需被固定在参考架或仪器上。

被动参考系统

由照相机发出的红外信号，被参考架或导航仪器上的标记物被动反射，以探测标记物的空间位置。此过程不需要电池或电缆。

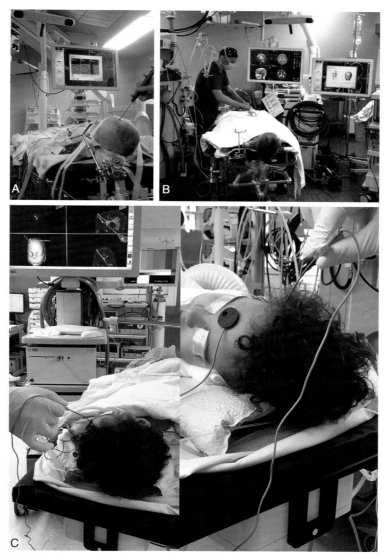

图 56.1 根据年龄和系统不同固定体位。A. 婴儿用光学导航系统，用胶带把真空垫固定在手术床来固定患儿体位，参考架连接到手术床上。B. 儿童（囟门闭合，不超过 10 岁）用光学导航系统，用四头钉儿童头架系统固定体位，参考框架附着于头架上。C. 用电磁导航系统定位，不使用头部固定器，将参考定位器附着于前额（电磁源：左侧的箱子）

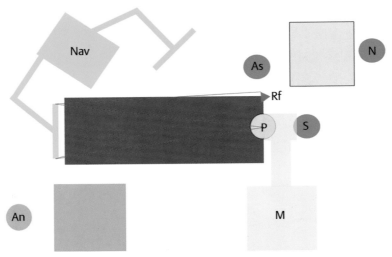

图 56.2 使用光学导航系统和显微镜下导航时，手术室内分布示意图。An：麻醉医生；As：辅助医生；M：显微镜；N：护士；Nav：光学导航系统；P：患者；Rf：参考架；S：外科医生

56.3.2 电磁导航

在由一个电磁源形成的磁场中，处于激活状态的磁感应器被固定在患者身上，以确定被注册的解剖位置（参考定位器）；或者磁感应器被组装到导航仪内，对患者解剖结构在影像数据中进行空间检测和可视化（平均系统精度 0.99~2.24mm）[7,11]。因不需要硬性固定头部，该系统在手术中更便于操作（对婴儿有利，图 56.1C）[12-15]。手术时对导航视线没有要求，但位于磁场内任何带有磁性的手术床组件或手术器械均有可能降低系统的精确度。

56.3.3 工作流程

- 获取影像资料。
- 虚拟规划：定义目标区域、目标位置和操作路径，定义标记点和注册点。
- 记录与患者解剖学相关的影像数据。
- 手术过程的追踪和导航。

成　像

CT 三维数据（薄层扫描，可通过螺旋 CT 重建）、MRI 增强扫描（MP-Rage，3D-FFE，高分辨率 T1 序列），能融合到薄层扫描的 T2 序列中，沿虚拟平面或任意被定义的手术路径进行影像重建。

注　册

标记点注册

在影像数据库中定义、注册黏附在患者解剖部位的可见标记点（皮肤标记点或骨螺钉标记点），也可借助能在影像上明确辨认的患者身体上的解剖标记点（如鼻根、内眦赘皮、眶缘、耳屏等）。皮肤标记点的平均注册精度为 1~1.9mm[16-17]。骨螺钉标记的注册精度较皮肤标记更精准（1.35mm *vs.* 1.85mm）[18]，但放置骨螺钉标记点时有一定损伤。

表面注册

沿着最具特征性的解剖结构（"面具"）和最大的可能区域，多点采集后进行表面注册，然后配准到重建的3D图像。表面注册是目前常规使用的、可通过激光扫描实现的（平均精度1.8~3mm）[16-17]或借助主动触控探针实现的技术。它更适用于顶-枕部入路手术有头发生长部位的注册。

追踪和导航

为提高注册质量、避免手术和导航过程中的误差，需认真设计患者体位及所有参考定位器的安置（光学导航或电磁导航）。术中跟踪和导航包括用探针来识别预设的解剖入点及到达相应靶点的路径，也包括导航过程中已经注册过的手术器械，如导管通条[13,19-20]、钳子[21-23]或内窥镜[8,24-27]，以追踪它们的形状及尖端位置。

显微镜导航是指在导航图像库中能追踪到显微镜的焦点位置和视线方向[28-29]。增强现实技术使任何靶点或感兴趣区域能通过轮廓引导在显微镜视野中显示出来。该技术的优势在于导航与显微手术可同步进行而不必担心探针造成的干扰。

56.3.4 多模态成像导航

功能成像、代谢成像和血管成像可被整合到可视化的图像数据库中，与高分辨率的影像融合以获得与手术相关的信息。通过实现对功能区影像数据的可视化，可更好地避免邻近功能区手术的风险[30-32]。把弥散张量成像（DTI）整合到导航技术中，对规划手术有很高的辅助作用。但是，由于术中脑移位和肿瘤压迫所导致的位置改变，解读时一定

要认真仔细[33]。血管造影整合技术可有助于定位进入动静脉畸形（AVM）团的供血血管，或术中可视化与动脉瘤相关的解剖结构[34-36]。代谢影像可帮助对肿瘤代谢活跃的部位进行靶向活检及关联影像信息和组织结构（图56.3）[37-40]。

56.3.5 术中成像和导航

术中成像可与导航同时进行，以实现术前影像数据与术中更新的实时解剖影像对导航进行引导。除此之外，将图像源直接连接到导航系统，能将录入的数据合并到术中影像数据中去。

超声导航

在合理的时间成本下，超声导航是一个简便、经济、可获得实时影像的工具。直接将超声波探头作为导航工具即可形成导航系统。但是，解读术中超声图像则需要有更多儿童神经外科经验丰富的医生去实施[41-45]。

儿童脑肿瘤手术时，若遇到肿瘤病变广泛或低级别的肿瘤时，可用术中MRI导航指导手术。该设备费用贵、手术耗时长，决定了它只能在大型医疗中心和特定病例中使用。因其高质量的成像，可使术者能随时见到与手术相关的脑空间改变（脑移位）并识别出残余肿瘤。在手术室（OR）通常使用的是低场强MRI设备，而高场强的3.0Tesla MRI除常用于长时间的手术外，还能用于其他诊断检查[46-51]。为避免X射线辐射，在儿童神经外科手术中很少使用术中CT[52-55]，但术中CT适宜于脊柱内固定的手术。3D C型臂成像结合导航可

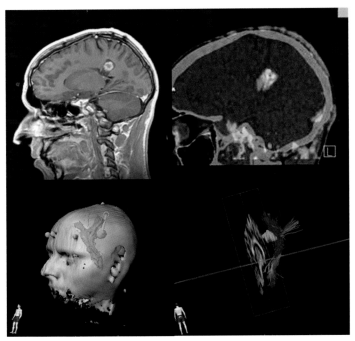

图 56.3　多模态影像显示，在中央后回、胼胝体旁有一个结节状、FET-PET 呈高代谢的病变。锥体束位于病变前方，故选择中央后回入路

有效辅助椎弓根螺钉的妥善放置[56]。

56.4　适应证

56.4.1　脑室内置管

　　导航下脑室内置管位置更准，也能延长导管的使用和放置时间[13,57]。作为一种有效的导引工具，神经导航的适应证就包括裂隙脑室综合征、分流手术中的脑室狭窄和移位、泵内注射化疗药物、外伤性脑损伤的脑室外引流。导航工具包括无框架立体定向系统[19,58-59]、电磁导航[13,20,57,60-61]、超声导航[41]及导航下内镜系统。应用这些技术含量高、耗时较长的设备，相应的缩短了手术操作时间，尤其是提高了终身置入物的置入准确性。

　　最近，一种基于智能手机技术辅助引导的简易导航系统在临床得到应用。

该设备可缩短工作时间，通过对大样本患者的前瞻性随机试验研究，该设备能提高脑室内置管的精准性，显著降低脑室错误置管的概率[63-64]。

56.4.2　内　镜

　　由于内镜手术切口小、自由操作空间受限，联合使用内镜和神经导航是一种合理有效的选择。手术前一定要规划好手术入点和路径，便于术中导航应用。脑室内手术时会出现脑移位，而导航下内镜手术需要不断地确认内镜在导航系统中的所见和方位，这是该手术面临的一个相关问题。为减少该问题的发生率，可在手术中持续灌注液体，保持液体进出量平衡，避免脑室旁结构的塌陷。导航下内镜可用于多种手术。

脑室镜

就内镜下第三脑室造瘘术（ETV）而言，导航是有用的[26,65]。但在脑室扩大的情况下，没有必要借助导航。内镜入点可在矢状面影像中精确测量，即从第三脑室底通过 Monro 孔到颅骨表面即可形成内镜路径，其穿刺点位置在鼻根部中线旁开 2cm[66]。当脑室狭窄时，可借助导航穿刺安全进入侧脑室[67-69]。

脑室囊肿多种多样，但通过开窗术将其与脑脊液（CSF）常规循环相通是外科手术最常见的目的。手术入点须因人而异，且穿刺路径可保证在开窗口目标区域有自由操作的空间。不同部位的蛛网膜囊肿，包括[70-74]透明隔囊肿[75-76]、脑室内囊肿[25]和 Dandy-Walker 畸形[77-78]均适合内镜手术。

多房性脑积水（MLHC）是新生儿期脑室炎后出现的一种复杂情况。解剖变异致使正常解剖标志缺乏，并常出现多个腔室体积活动性变化的情况。为了尽可能少放置导管、简化最常用的分流系统、规划实施个体化的有效外科治疗手段，使用导航很有必要[24,79-80]。对早期处于活跃状态的多房性脑积水而言，有必要多次进行导航下的内镜手术治疗。

单脑室本身是一种比较简单的多房性脑积水，但必须在导航下行内镜手术才能完成，用 Monro 成形术的开窗方法[81]、透明隔造瘘术或植入支架来治疗，尤其是独立的第四脑室必须手术[82-83]。

脑室内肿瘤也有其独特的表现，通常可通过导航下内镜进行最初的诊断或治疗。如果肿瘤体积小或易于接近，则可行内镜下肿瘤切除[84-86]。囊性肿瘤则需要打开囊壁或放置支架[87-88]。

内镜下活检适宜于松果体区肿瘤，若活检同时行内镜下第三脑室造瘘术则极具挑战性[89]。利用导航技术可实现单孔入点的详细手术规划[90]。

颅底手术

内镜下颅底病变手术可经鼻或经口入路[91-93]。对于年龄较小的儿童来说，由于骨窦尚未气化，内镜使用受到限制或使用的不太标准[94-95]。若正常解剖结构遭到破坏，不论是内镜下手术或显微镜下手术，要切除那些微小病变或广泛性病变，导航技术都非常有用[93,96-101]。再者，颅底组织能削弱 X 射线的穿透力。不仅肿瘤，因创伤或发育畸形引起的脑脊液漏也能得到很好的治疗[102-103]。导航下经内镜辅助技术也可到达斜坡和颅颈交界处进行手术[104-106]。

内镜辅助下治疗脑实质内病变

借助导航下内镜辅助技术或者端口设备，可直接切除脑深部实质内的病变[86,107]。可经小脑幕切除松果体区肿瘤[108]，同样经此路径，也可放置海马深部电极[109]。

56.4.3 导航显微外科手术

在神经导航的早期应用阶段，海绵状血管瘤是导航显微外科手术的经典适应证[36,110-114]，因为儿童神经外科手术对微创和安全性要求更高[115]。

儿童大多数的幕上肿瘤是深部肿瘤，神经导航有助于对其进行治疗。借助神经导航技术，大多数国家可完成大脑半球肿瘤、脑室内肿瘤、丘脑肿瘤和下丘脑肿瘤的手术治疗[116-120]。神经导航技术可精确定位脑深部肿瘤，通过显微镜下增强现实轮廓覆盖的方法，能在显微镜不同的放大倍数下更好地评估肿瘤范围，便于彻底切除肿瘤[120]。管状牵拉装置的导航定位系统，尤其适用于脑室内肿瘤的辅助治疗[121-122]。在手术切除邻近功能区的肿瘤时，可联合采用神经导航和脑功能制图[123]或经颅磁刺激的方法[124]。对幕下病变、内生性小脑半球肿瘤和常见的脑干肿瘤，通常借助于神经导航进行手术[125-127]。这同样适用于颅底广泛病变[128]或颅眶肿瘤的手术治疗[129-130]。

对广泛性病变或与脑组织特征类似的深部低级别病变而言，可使用术中超声[42,44,131]或术中MRI[46,132-134]等术中影像设备进一步提高手术切除率。

56.4.4 无框架立体定向技术

导航中有许多不同的无框架立体定位系统，其主要优点是术前影像可节省大量麻醉时间，无须在儿童头部固定立体定向框架。因为固定框架对所有幼儿来讲都非常困难。但是，无框架立体定向系统的精准度较低[135]。因此，使用这些系统时，病变直径需超过10~15cm（取决于病变的深度）[21,135-136]。在诊断的阳性率、并发症发生率方面，有框架与无框架定向系统之间并无差异[137-138]。定向技术的适应证通常包括活检[22,136,139-140]和放置导管，例如囊肿穿刺或置入支架[4,141-142]或在SEEG中放置深部电极监测癫痫发作[15]。

56.4.5 癫痫外科

由于各种原因，神经导航技术在癫痫外科手术中得到了广泛应用[143-145]。类似于其他的灰质异位[147]或局灶性癫痫灶切除手术[148-149]，切除致痫性的错构瘤要常规借助神经导航技术[85,146]。借助该技术，可在术中准确地放置栅状或深部电极以监测癫痫发作[15,150-152]。根据监测结果之间的相关性，把致痫灶设置为靶点，就可在术中导航下很好地识别出这些结构[28,153-155]。复杂的癫痫手术，如岛叶手术[156-157]、半球切除手术[158]及胼胝体切开手术[159]也可在神经导航辅助下完成。

56.4.6 脊　柱

脊柱侧弯手术[160-161]或颅颈交界重建手术[105,162]中的手术器械可单独通过神经导航技术和（或）联合术中成像技术实现导航定位[56,163]。另外，脊髓肿瘤或神经肠源性囊肿也可进行导航下手术[54,164-165]。

56.5　临床常见的问题

（1）如何通过基准标记和表面注册，在工作中获得最佳定位精度？

（2）必须要有一个与电磁导航系统相当的光学导航系统吗？

（3）如何解决俯卧位枕下入路手术的导航问题？

（4）在孤立的第四脑室、导水管中放置支架的局限性是什么？

56.6　临床常见问题解答

（1）皮肤基准标记的注册，在此过

程中需明确以下几点：首先，必须放置至少 6 个标记点。第二，标记点必须放置在探针能够到达的位置。第三，标记点的放置区域须尽可能宽，包括前额、颞区和乳突等皮肤活动度小的区域。表面配准时，主动触摸探针在获取多个表面标记点时会需要更长的时间，但较激光探头的优势在于，注册时能将头发区域和整个面部都囊括在内。把注册的标记点与表面注册点结合后，可提供精度最高、实用性最佳的定位结果。

（2）电磁导航系统是一种简便、快捷的应用系统，但其最常见的缺点是不能简捷地把多模态图像数据和单个的工具包含在导航过程中。在完成放置脑室导管等简单操作时，电磁导航是一个不错的导航系统，这些工作也可以通过光学导航系统来完成。光学导航系统能涵盖神经外科所需导航的全部适应证。

（3）对光学导航系统来说，患者俯卧位时注册是一件困难的事情。即便如此，若把照相机摆放在患者一侧并把光点聚焦于手术台下面的患者面部时，这也不无可能。然后，通过触摸探针来注册包括标记点、面部的点及大范围的顶枕头皮区域。完成注册后，再把照相机回移到手术床的底部，便于手术过程中保持视线通畅。

（4）在中脑导水管放置支架，通常仅适用于孤立的第四脑室和导水管狭窄较短的情况。为避免放置支架时损伤中脑，从导水管位置向颅骨表面设计行走路径，确定颅骨穿刺点要位于中线旁开 1.5~2cm 的位置。在内镜视野下要非常小心 Monro 孔的周围结构，让导管通过中脑导水管进入第四脑室。如果有些病例的第四脑室顶部已经向幕上偏离，导管可在导航指引下通过该位置的双层膜结构继续推进。

参考文献

[1] Franz MO, Mallot HA. Biometic robot navigation. Robot Auton Syst, 2000, 30:133–153.

[2] Tirakotai W, Riegel T, Sure U, et al. Clinical application of neuro-navigation in a series of single burrhole procedures. Zentralbl Neurochir, 2004, 65(2):57–64.

[3] Tuominen J, Yrjänä SK, Katisko JP, et al. Intraoperative imaging in a comprehensive neuronavigation environment for minimally invasive brain tumour surgery. Acta Neurochir Suppl (Wien), 2003, 85:115–120.

[4] Vitaz TW, Hushek SG, Shields CB, et al. Interventional MRI-guided frameless stereotaxy in pediatric patients. Stereotact Funct Neurosurg, 2002, 79(3/4):182–190.

[5] Vougioukas VI, Hubbe U, Hochmuth A, et al. Perspectives and limitations of image-guided neurosurgery in pediatric patients. Childs Nerv Syst, 2003, 19(12):783–791.

[6] WagnerW, Gaab MR, Schroeder HW, et al. Experiences with cranial neuronavigation in pediatric neurosurgery. Pediatr Neurosurg, 1999, 31(5):231–236.

[7] Kral F, Puschban EJ, Riechelmann H, et al. Comparison of optical and electromagnetic tracking for navigated lateral skull base surgery. Int J Med Robot, 2013, 9(2):247–252.

[8] Mangano FT, Limbrick DD, Jr, Leonard JR, et al. Simultaneous image-guided and endoscopic navigation without rigid cranial fixation: application in infants: technical case report. Neurosurgery, 2006, 58(4) suppl 2: ONS-E377; discussion E377.

[9] Reavey-Cantwell JF, Bova FJ, Pincus DW. Frameless, pinless stereotactic neurosurgery in children. J Neurosurg, 2006, 104(6) suppl:392–395.

[10] Sadda P, Azimi E, Jallo G, et al. Surgical navigation with a head-mounted tracking system and display. Stud Health Technol Inform, 2013, 184: 363–369.

[11] Barszcz S, Roszkowski M, Daszkiewicz P, et al. Accuracy of intraoperative registration during electromagnetic neuronavigation in intracranial

procedures performed in children. Neurol Neurochir Pol, 2007, 41(2): 122–127.

[12] Choi KY, Seo BR, Kim JH, et al. The usefulness of electromagnetic neuronavigation in the pediatric neuroendoscopic surgery. J Korean Neurosurg Soc, 2013, 53(3):161–166.

[13] Hayhurst C, Beems T, Jenkinson MD, et al. Effect of electromagnetic-navigated shunt placement on failure rates: a prospective multicenter study. J Neurosurg, 2010, 113(6):1273–1278.

[14] McMillen JL, Vonau M, Wood MJ. Pinless frameless electromagnetic imageguided neuroendoscopy in children. Childs Nerv Syst, 2010, 26(7): 871–878.

[15] Wray CD, Kraemer DL, Yang T, et al. Freehand placement of depth electrodes using electromagnetic frameless stereotactic guidance. J Neurosurg Pediatr, 2011, 8(5):464–467.

[16] Schicho K, Figl M, Seemann R, et al. Comparison of laser surface scanning and fiducial marker-based registration in frameless stereotaxy. Technical note. J Neurosurg,2007,106(4):704–709.

[17] Schlaier J, Warnat J, Brawanski A. Registration accuracy and practicability of laser-directed surface matching. Comput Aided Surg, 2002, 7(5):284–290.

[18] Thomp, son EM, Anderson GJ, et al. Skull-fixated fiducial markers improve accuracy in staged frameless stereotactic epilepsy surgery in children. J Neurosurg Pediatr, 2011, 7(1):116–119.

[19] Gil Z, Siomin V, Beni-Adani L, et al. Ventricular catheter placement in children with hydrocephalus and small ventricles: the use of a frameless neuronavigation system. Childs Nerv Syst, 2002, 18(1/2): 26–29.

[20] Hermann EJ, Capelle HH, Tschan CA, et al. Electromagnetic-guided neuronavigation for safe placement of intraventricular catheters in pediatric neurosurgery. J Neurosurg Pediatr, 2012, 10(4):327–333.

[21] Gralla J, Nimsky C, Buchfelder M, et al. Frameless stereotactic brain biopsy procedures using the Stealth Station: indications, accuracy and results. Zentralbl Neurochir, 2003, 64(4):166–170.

[22] Grunert P, Espinosa J, Busert C, et al. Stereotactic biopsies guided by an optical navigation system: technique and clinical experience. Minim Invasive Neurosurg, 2002, 45(1): 11–15.

[23] Owen CM, Linskey ME. Frame-based stereotaxy in a frameless era: current capabilities, relative role, and the positive- and negative predictive values of blood through the needle. J Neurooncol, 2009, 93(1):139–149.

[24] Schulz M, Bohner G, Knaus H, et al. Navigated endoscopic surgery for multiloculated hydrocephalus in children. J Neurosurg Pediatr, 2010, 5(5): 434–442.

[25] Schroeder HW, Wagner W, Tschiltschke W, et al. Frameless neuronavigation in intracranial endoscopic neurosurgery. J Neurosurg, 2001, 94(1):72–79.

[26] Rohde V, Behm T, Ludwig H, et al. The role of neuronavigation in intracranial endoscopic procedures. Neurosurg Rev, 2012, 35(3):351–358.

[27] Coelho G, Kondageski C, Vaz-Guimarães Filho F, et al. Frameless image-guided neuroendoscopy training in real simulators. Minim Invasive Neurosurg, 2011, 54(3):115–118.

[28] Cho DY, Lee WY, Lee HC, et al. Application of neuronavigator coupled with an operative microscope and electrocorticography in epilepsy surgery. Surg Neurol, 2005, 64(5):411–417, discussion 417–418.

[29] Ganslandt O, Behari S, Gralla J, et al. Neuronavigation: concept, techniques and applications. Neurol India, 2002, 50(3):244–255.

[30] Zhu FP, Wu JS, Song YY, et al. Clinical application of motor pathway mapping using diffusion tensor imaging tractography and intraoperative direct subcortical stimulation in cerebral glioma surgery: a prospective cohort study. Neurosurgery, 2012, 71(6):1170–1183, discussion 1183–1184.

[31] Qiu TM, Zhang Y, Wu JS, et al. Virtual reality presurgical planning for cerebral gliomas adjacent to motor pathways in an integrated 3-D stereoscopic visualization of structural MRI and DTI tractography. Acta Neurochir (Wien), 2010, 152(11):1847–1857.

[32] Roessler K, Donat M, Lanzenberger R, et al. Evaluation of preoperative high magnetic field motor functional MRI (3 Tesla) in glioma patients by navigated electrocortical stimulation and postoperative outcome. J Neurol Neurosurg Psychiatry, 2005, 76(8):1152–1157.

[33] Kinoshita M, Yamada K, Hashimoto N, et al. Fiber-tracking does not accurately estimate size of fiber bundle in pathological condition: initial neurosurgical experience using neuronavigation and subcortical white matter stimulation. Neuroimage, 2005, 25(2):424–429.

[34] Akdemir H, Oktem S, Menkü A, et al. Image-guided microneurosurgical management of small arteriovenous malformation: role of neuronavigation and intraoperative Doppler sonography. Minim Invasive Neurosurg, 2007, 50(3):163–169.

[35] Coenen VA, Dammert S, Reinges MH, et al. Imageguided microneurosurgical management of small

cerebral arteriovenous malformations: the value of navigated computed tomographic angiography. Neuroradiology, 2005, 47(1):66–72.

[36] Rohde V, Spangenberg P, Mayfrank L, et al. Advanced neuronavigation in skull base tumors and vascular lesions. Minim Invasive Neurosurg, 2005, 48(1):13–18.

[37] Pirotte B, Goldman S, Van Bogaert P, et al. Integration of [11C] methionine-positron emission tomographic and magnetic resonance imaging for image-guided surgical resection of infiltrative low-grade brain tumors in children. Neurosurgery, 2005, 57 suppl 1:128–139, discussion 128–139.

[38] Pirotte B, Goldman S, Massager N, et al. Combined use of 18F-fluorodeoxyglucose and 11C-methionine in 45 positron emission tomography-guided stereotactic brain biopsies. J Neurosurg, 2004, 101(3): 476–483.

[39] Messing-Jünger AM, Floeth FW, Pauleit D, et al. Multimodal target point assessment for stereotactic biopsy in children with diffuse bithalamic astrocytomas. Childs Nerv Syst, 2002, 18(8):445–449.

[40] Floeth FW, Pauleit D, Wittsack HJ, et al. Multimodal metabolic imaging of cerebral gliomas: positron emission tomography with [18F]fluoroethyl-L-tyrosine and magnetic resonance spectroscopy. J Neurosurg, 2005, 102(2):318–327.

[41] Heussinger N, Eyüpoglu IY, Ganslandt O, et al. Ultrasound-guided neuronavigation improves safety of ventricular catheter insertion in preterm infants. Brain Dev, 2013, 35(10):905–911.

[42] Roth J, Biyani N, Beni-Adani L, et al. Real-time neuronavigation with high-quality 3D ultrasound SonoWand in pediatric neurosurgery. Pediatr Neurosurg, 2007, 43(3):185–191.

[43] Rygh OM, Cappelen J, Selbekk T, et al. Endoscopy guided by an intraoperative 3D ultrasound-based neuronavigation system. Minim Invasive Neurosurg, 2006, 49(1): 1–9.

[44] Ulrich NH, Burkhardt JK, Serra C, et al. Resection of pediatric intracerebral tumors with the aid of intraoperative real-time 3-D ultrasound. Childs Nerv Syst, 2012, 28(1):101–109.

[45] Woydt M, Krone A, Soerensen N, et al. Ultrasound-guided neuronavigation of deep-seated cavernous haemangiomas: clinical results and navigation techniques. Br J Neurosurg, 2001, 15(6):485–495.

[46] Vitaz TW, Hushek S, Shields CB, et al. Intraoperative MRI for pediatric tumor management. Acta Neurochir Suppl (Wien), 2003, 85:73–78.

[47] Samdani A, Jallo GI. Intraoperative MRI: technology, systems, and application to pediatric brain tumors. Surg Technol Int, 2007, 16:236–243.

[48] Kremer P, Tronnier V, Steiner HH, et al. Intraoperative MRI for interventional neurosurgical procedures and tumor resection control in children. Childs Nerv Syst, 2006, 22(7): 674–678.

[49] Kaya S, Deniz S, Duz B, et al. Use of an ultra-low field intraoperative MRI system for pediatric brain tumor cases: initial experience with 'PoleStar N20'. Turk Neurosurg, 2012, 22(2):218–225.

[50] Jankovski A, Francotte F, Vaz G, et al. Intraoperative magnetic resonance imaging at 3-T using a dual independent operating room-magnetic resonance imaging suite: development, feasibility, safety, and preliminary experience. Neurosurgery, 2008, 63(3):412–424, discussion 424–426.

[51] Avula S, Mallucci CL, Pizer B, et al. Intraoperative 3-Tesla MRI in the management of paediatric cranial tumours-initial experience. Pediatr Radiol, 2012, 42(2):158–167.

[52] Acosta FL, Jr, Quinones-Hinojosa A, Gadkary CA, et al. Frameless stereotactic image-guided C1-C2 transarticular screw fixation for atlantoaxial instability: review of 20 patients. J Spinal Disord Tech, 2005, 18(5):385–391.

[53] Ersahin M, Karaaslan N, Gurbuz MS, et al. The safety and diagnostic value of frame-based and CT-guided stereotactic brain biopsy technique. Turk Neurosurg, 2011, 21(4):582–590.

[54] Rajasekaran S, Kamath V, Shetty AP. Intraoperative Iso-C three-dimensional navigation in excision of spinal osteoid osteomas. Spine, 2008, 33(1):E25–E29.

[55] Reig AS, Stevenson CB, Tulipan NB. CT-based, fiducial-free frameless stereotaxy for diffcult ventriculoperitoneal shunt insertion: experience in 26 consecutive patients. Stereotact Funct Neurosurg, 2010, 88(2):75–80.

[56] Hott JS, Papadopoulos SM, Theodore N, et al. Intraoperative Iso-C C-arm navigation in cervical spinal surgery: review of the first 52 cases. Spine, 2004, 29(24):2856–2860.

[57] Levitt MR, O'Neill BR, Ishak GE, et al. Image-guided cerebrospinal fluid shunting in children: catheter accuracy and shunt survival. J Neurosurg Pediatr, 2012, 10(2):112–117.

[58] Azeem SS, Origitano TC. Ventricular catheter placement with a frameless neuronavigational system: a 1-year experience. Neurosurgery, 2007, 60(4) suppl 2:243–247, discussion 247–248.

[59] Stieglitz LH, Giordano M, Samii M, et al. A new tool for frameless stereotactic placement of ventricular catheters. Neurosurgery, 2010, 67(3) suppl operative: ons131–ons135, discussion ons 135.

[60] Aufdenblatten CA, Altermatt S. Intraventricular catheter placement by electromagnetic navigation safely applied in a paediatric major head injury patient. Childs Nerv Syst, 2008, 24(9):1047–1050.

[61] Clark S, Sangra M, Hayhurst C, et al. The use of noninvasive electromagnetic neuronavigation for slit ventricle syndrome and complex hydrocephalus in a pediatric population. J Neurosurg Pediatr, 2008, 2(6):430–434.

[62] Turner MS, Nguyen HS, Payner TD, et al. A novel method for stereotactic, endoscope-assisted transtentorial placement of a shunt catheter into symptomatic posterior fossa cysts. J Neurosurg Pediatr, 2011, 8(1):15–21.

[63] Thomale UW, Knitter T, Schaumann A, et al. Smartphone-assisted guide for the placement of ventricular catheters. Childs Nerv Syst, 2013, 29(1):131–139.

[64] Thomale UW, Schaumann A, Stockhammer F, et al. GAVCA study: randomized, multicenter trial to evaluate the quality of ventricular catheter placement with a mobile health assisted guidance technique. Neurosurgery 2017 (e-pub ahead of print). DOI:10.1093/neuros/nyx420.

[65] Broggi G, Dones I, Ferroli P, et al. Image guided neuroendoscopy for third ventriculostomy. Acta Neurochir (Wien), 2000, 142(8):893–898, discussion 898–899.

[66] Knaus H, Abbushi A, Hoffmann KT, et al. Measurements of burrhole localization for endoscopic procedures in the third ventricle in children. Childs Nerv Syst, 2009, 25(3):293–299.

[67] Di Rocco C, Cinalli G, Massimi L, et al. Endoscopic third ventriculostomy in the treatment of hydrocephalus in pediatric patients. Adv Tech Stand Neurosurg, 2006, 31:119–219.

[68] Erşahin Y, Arslan D. Complications of endoscopic third ventriculostomy. Childs Nerv Syst, 2008, 24(8):943–948.

[69] Naftel RP, Tubbs RS, Reed GT, et al. Small ventricular access prior to rigid neuroendoscopy. J Neurosurg Pediatr, 2010, 6(4):325–328.

[70] Di Rocco F, Yoshino M, Oi S. Neuroendoscopic transventricular ventriculocystostomy in treatment for intracranial cysts. J Neurosurg, 2005, 103 suppl 1:54–60.

[71] Greenfield JP, Souweidane MM. Endoscopic management of intracranial cysts. Neurosurg Focus, 2005, 19(6):E7.

[72] Karabatsou K, Hayhurst C, Buxton N, et al. Endoscopic management of arachnoid cysts: an advancing technique. J Neurosurg, 2007, 106 suppl 6:455–462.

[73] Spacca B, Kandasamy J, Mallucci CL, et al. Endoscopic treatment of middle fossa arachnoid cysts: a series of 40 patients treated endoscopically in two centres. Childs Nerv Syst, 2010, 26(2):163–172.

[74] Van Beijnum J, Hanlo PW, Han KS, et al. Navigated laser-assisted endoscopic fenestration of a suprasellar arachnoid cyst in a 2-year-old child with bobble-head doll syndrome. Case report. J Neurosurg, 2006, 104 suppl 5:348–351.

[75] Meng H, Feng H, Le F, et al. Neuroendoscopic management of symptomatic septum pellucidum cysts. Neurosurgery, 2006, 59(2):278–283, discussion 278–283.

[76] Borha A, Ponte KF, Emery E. Cavum septum pellucidum cyst in children: a case-based update. Childs Nerv Syst, 2012, 28 (6):813–819.

[77] Weinzierl MR, Coenen VA, Korinth MC, et al. Endoscopic transtentorial ventriculocystostomy and cystoventriculoperitoneal shunt in a neonate with Dandy-Walker malformation and associated aqueductal obstruction. Pediatr Neurosurg, 2005, 41(5):272–277.

[78] Sikorski CW, Curry DJ. Endoscopic, single-catheter treatment of Dandy-Walker syndrome hydrocephalus: technical case report and review of treatment options. Pediatr Neurosurg, 2005, 41(5):264–268.

[79] Paraskevopoulos D, Biyani N, Constantini S, et al. Combined intraoperative magnetic resonance imaging and navigated neuroendoscopy in children with multicompartmental hydroce-phalus and complex cysts: a feasibility study. J Neurosurg Pediatr, 2011, 8(3):279–288.

[80] Tabakow P, Czyz M, Jarmundowicz W, et al. Neuroendoscopy combined with intraoperative low-field magnetic imaging for treatment of multiloculated hydrocephalus in a 7-month-old infant: technical case report. Minim Invasive Neurosurg, 2011, 54(3):138–141.

[81] Oi S, Enchev Y. Neuroendoscopic foraminal plasty of foramen of Monro. Childs Nerv Syst, 2008, 24(8):933–942.

[82] Hamada H, Hayashi N, Kurimoto M, et al. Endoscopic aqueductal stenting via the fourth ventricle under navigating system guidance: technical note. Neurosurgery, 2005, 56 suppl 1:E206–, discussion E206.

[83] Schulz M, Goelz L, Spors B, et al. Endoscopic treatment of isolated fourth ventricle: clinical and radiological outcome. Neurosurgery, 2012, 70(4):847–858, discussion 858–859.

[84] Hopf NJ, Grunert P, Darabi K, et al. Frameless

neuronavigation applied to endoscopic neurosurgery. Minim Invasive Neurosurg, 1999, 42(4):187–193.

[85] Ng YT, Rekate HL, Prenger EC, et al. Endoscopic resection of hypothalamic hamartomas for refractory symptomatic epilepsy. Neurology, 2008, 70(17):1543–1548.

[86] Di X. Multiple brain tumor nodule resections under direct visualization of a neuronavigated endoscope. Minim Invasive Neurosurg, 2007, 50(4):227–232.

[87] Tirakotai W, Hellwig D, Bertalanffy H, et al. The role of neuroendoscopy in the management of solid or solid-cystic intra- and periventricular tumours. Childs Nerv Syst, 2007, 23(6):653–658.

[88] Pettorini BL, Tamburrini G, Massimi L, et al. Endoscopic transventricular positioning of intracystic catheter for treatment of craniopharyngioma. Technical note. J Neurosurg Pediatr, 2009, 4(3):245–248.

[89] Souweidane MM, Krieger MD, Weiner HL, et al. Surgical management of primary central nervous system germ cell tumors: proceedings from the Second International Symposium on Central Nervous System Germ Cell Tumors. J Neurosurg Pediatr, 2010, 6(2):125–130.

[90] Knaus H, Matthias S, Koch A, et al. Single burr hole endoscopic biopsy with third ventriculostomymeasurements and computer-assisted planning. Childs Nerv Syst,2011,27(8):1233–1241.

[91] Al-Mefty O, Kadri PA, Hasan DM, et al. Anterior clivectomy: surgical technique and clinical applications. J Neurosurg, 2008, 109(5):783–793.

[92] Di Rocco F, Oi S, Samii A, et al. Neuronavigational endoscopic endonasal sellar and parasellar surgery using a 2-mm-diameter lens rigid-rod endoscope: a cadaver study. Neurosurgery, 2007, 60(4) suppl 2:394–400, discussion 400.

[93] Kaptain GJ, Vincent DA, Sheehan JP, et al. Transsphenoidal approaches for the extracapsular resection of midline suprasellar and anterior cranial base lesions. Neurosurgery, 2001, 49(1): 94–100, discussion 100–101.

[94] van Lindert EJ, Ingels K, Mylanus E, et al. Variations of endonasal anatomy: relevance for the endoscopic endonasal transsphenoidal approach. Acta Neurochir (Wien), 2010, 152(6): 1015–1020.

[95] Tsioulos K, Del Pero MM, Philpott C. Pneumatisation of turbinates and paranasal sinuses in children: case report. J Laryngol Otol, 2013, 127(4): 419–422.

[96] Alotaibi N, Hanss J, Benoudiba F, et al. Endoscopic removal of large orbito-ethmoidal osteoma in pediatric patient: Case report. Int J

Surg Case Rep, 2013, 4(12):1067–1070.

[97] Jagannathan J, Prevedello DM, Ayer VS, et al. Computer-assisted frameless stereotaxy in transsphenoidal surgery at a single institution: review of 176 cases. Neurosurg Focus, 2006, 20(2):E9.

[98] Jo KW, Shin HJ, Nam DH, et al. Effcacy of endoportguided endoscopic resection for deep-seated brain lesions. Neurosurg Rev, 2011, 34(4):457–463.

[99] Joshi SM, Hewitt RJ, Storr HL, et al. Cushing's disease in children and adolescents: 20 years of experience in a single neurosurgical center. Neurosurgery, 2005, 57(2):281–285, discussion 281–285.

[100] Fei Z, Zhang X, Jiang XF, et al. Removal of large benign cephalonasal tumours by transbasal surgery combined with endonasal endoscopic sinus surgery and neuronavigation. J Craniomaxillofac Surg, 2007, 35(1):30–34.

[101] Kanaan IN. Minimally invasive approach to management of pituitary adenomas. Minim Invasive Neurosurg, 2005, 48 (3):169–174.

[102] Ibrahim AA, Magdy EA, Eid M. Endoscopic endonasal multilayer repair of traumatic ethmoidal roof cerebrospinal fluid rhinorrhea in children. Int J Pediatr Otorhinolaryngol, 2012, 76(4):523–529.

[103] Qiao L, Xue T, Zha DJ, et al. Determining leak locations during transnasal endoscopic repair of cerebrospinal fluid rhinorrhea. Auris Nasus Larynx, 2011, 38(3):335–339.

[104] Dasenbrock HH, Clarke MJ, Bydon A, et al. Endoscopic imageguided transcervical odontoidectomy: outcomes of 15 patients with basilar invagination. Neurosurgery, 2012, 70(2): 351–359, discussion 359–360.

[105] Visocchi M, Doglietto F, Della Pepa GM, et al. Endoscopeassisted microsurgical transoral approach to the anterior craniovertebral junction compressive pathologies. Eur Spine J, 2011, 20(9):1518–1525.

[106] Visocchi M, Della Pepa GM, Doglietto F, et al. Videoassisted microsurgical transoral approach to the craniovertebral junction: personal experience in childhood. Childs Nerv Syst, 2011, 27(5):825–831.

[107] Almenawer SA, Crevier L, Murty N, et al. Minimal access to deep intracranial lesions using a serial dilatation technique: caseseries and review of brain tubular retractor systems. Neurosurg Rev, 2013, 36(2):321–329, discussion 329–330.

[108] Shirane R, Kumabe T, Yoshida Y, et al. Surgical

treatment of posterior fossa tumors via the occipital transtentorial approach: evaluation of operative safety and results in 14 patients with anterosuperior cerebellar tumors. J Neurosurg, 2001, 94(6):927–935.

[109] Bahuleyan B, Omodon M, Robinson S, et al. Frameless stereotactic endoscope-assisted transoccipital hippocampal depth electrode placement: cadaveric demonstration of a new approach. Childs Nerv Syst, 2011, 27(8):1317–1320.

[110] Conrad M, Schonauer C, Morel Ch, et al. Computerassisted resection of supra-tentorial cavernous malformation. Minim Invasive Neurosurg, 2002, 45(2):87–90.

[111] Enchev YP, Popov RV, Romansky KV, et al. Neuronavigated surgery of intracranial cavernomas—enthusiasm for high technologies or a gold standard? Folia Med (Plovdiv), 2008, 50(2): 11–17.

[112] Gralla J, Ganslandt O, Kober H, et al. Image-guided removal of supratentorial cavernomas in critical brain areas: application of neuronavigation and intraoperative magnetic resonance imaging. Minim Invasive Neurosurg, 2003, 46(2):72–77.

[113] Winkler D, Lindner D, Trantakis C, et al. Cavernous malformations—navigational supported surgery. Minim Invasive Neurosurg, 2004, 47(1):24–28.

[114] Wurm G, Fellner FA. Implementation of T2*-weighted MR for multimodal image guidance in cerebral cavernomas. Neuroimage, 2004, 22(2):841–846.

[115] Winkler D, Lindner D, Strauss G, et al. Surgery of cavernous malformations with and without navigational support—a comparative study. Minim Invasive Neurosurg, 2006, 49(1):15–19.

[116] Baroncini M, Vinchon M, Minéo JF, et al. Surgical resection of thalamic tumors in children: approaches and clinical results. Childs Nerv Syst, 2007, 23(7): 753–760.

[117] Esposito V, Paolini S, Morace R, et al. Intraoperative localization of subcortical brain lesions. Acta Neurochir (Wien), 2008, 150(6):537–542, discussion 543.

[118] Fronda C, Miller D, Kappus C, et al. The benefit of image guidance for the contralateral interhemispheric approach to the lateral ventricle. Clin Neurol Neurosurg, 2008, 110(6):580–586.

[119] Ren H, Chen X, Sun G, et al. Resection of subependymal giant cell astrocytoma guided by intraoperative magnetic resonance imaging and neuronavigation. Childs Nerv Syst, 2013,29(7): 1113–1121.

[120] Spalice A, Ruggieri M, Grosso S, et al. Dysembryoplastic neuroepithelial tumors: a prospective clinicopathologic and outcome study of 13 children. Pediatr Neurol, 2010, 43(6): 395–402.

[121] Recinos PF, Raza SM, Jallo GI, et al. Use of a minimally invasive tubular retraction system for deep-seated tumors in pediatric patients. J Neurosurg Pediatr, 2011, 7(5):516–521.

[122] Jo KI, Chung SB, Jo KW, et al. Microsurgical resection of deep-seated lesions using transparent tubular retractor: pediatric case series. Childs Nerv Syst, 2011, 27(11):1989–1994.

[123] Gupta N, Berger MS. Brain mapping for hemispheric tumors in children. Pediatr Neurosurg, 2003, 38(6):302–306.

[124] Coburger J, Musahl C, Henkes H, et al. Comparison of navigated transcranial magnetic stimulation and functional magnetic resonance imaging for preoperative mapping in rolandic tumor surgery. Neurosurg Rev, 2013, 36(1):65–75, discussion 75–76.

[125] Lunsford LD, Khan AA, Niranjan A, et al. Stereotactic radiosurgery for symptomatic solitary cerebral cavernous malformations considered high risk for resection. J Neurosurg, 2010, 113(1):23–29.

[126] Ng WH, Mukhida K, Rutka JT. Image guidance and neuromonitoring in neurosurgery. Childs Nerv Syst, 2010, 26(4):491–502.

[127] Pirotte BJ, Lubansu A, Massager N, et al. Clinical impact of integrating positron emission tomography during surgery in 85 children with brain tumors. J Neurosurg Pediatr, 2010, 5(5):486–499.

[128] Venkataramana NK, Anantheswar YN. Pediatric anterior skull base tumors: our experience and review of literature. J Pediatr Neurosci, 2010, 5(1):1–11.

[129] Gao D, Fei Z, Jiang X, et al. The microsurgical treatment of cranio-orbital tumors assisted by intraoperative electrophysiologic monitoring and neuronavigation. Clin Neurol Neurosurg, 2012, 114(7):891–896.

[130] Siomin V, Spektor S, Beni-Adani L, et al. Application of the orbito-cranial approach in pediatric neurosurgery. Childs Nerv Syst, 2001, 17(10):612–617.

[131] Kanno H, Ozawa Y, Sakata K, et al. Intraoperative power Doppler ultrasonography with a contrast-enhancing agent for intracranial tumors. J Neurosurg, 2005, 102(2): 295–301.

[132] Levy R, Cox RG, HaderWJ, et al. Application of intraoperative high-field magnetic resonance

imaging in pediatric neurosurgery. J Neurosurg Pediatr, 2009, 4(5):467–474.

[133] Nimsky C, Ganslandt O, Gralla J, et al. Intraoperative low-field magnetic resonance imaging in pediatric neurosurgery. Pediatr Neurosurg, 2003, 38(2):83–89.

[134] Yousaf J, Avula S, Abernethy LJ, et al. Importance of intraoperative magnetic resonance imaging for pediatric brain tumor surgery. Surg Neurol Int, 2012, 3 suppl 2:S65–S72.

[135] Giese H, Hoffmann KT, Winkelmann A, et al. Precision of navigated stereotactic probe implantation into the brainstem. J Neurosurg Pediatr, 2010, 5(4):350–359.

[136] Winkler D, Lindner D, Richter A, et al. The value of intraoperative smear examination of stereotaxic brain specimens. Minim Invasive Neurosurg, 2006, 49(6):353–356.

[137] Lobão CA, Nogueira J, Souto AA, et al. Cerebral biopsy: comparison between frame-based stereotaxy and neuronavigation in an oncology center. Arq Neuropsiquiatr, 2009, 67 3B:876–881.

[138] Woodworth GF, McGirt MJ, Samdani A, et al. Frameless image-guided stereotactic brain biopsy procedure: diagnostic yield, surgical morbidity, and comparison with the frame-based technique. J Neurosurg, 2006, 104(2):233–237.

[139] McGirt MJ, Woodworth GF, Coon AL, et al. Independent predictors of morbidity after imageguided stereotactic brain biopsy: a risk assessment of 270 cases. J Neurosurg, 2005, 102(5): 897–901.

[140] Winkler D, Trantakis C, Lindner D, et al. Improving planning procedure in brain biopsy: coupling framebased stereotaxy with navigational device STP 4.0. Minim Invasive Neurosurg, 2003, 46(1): 37–40.

[141] Cavalheiro S, Di Rocco C, Valenzuela S, et al. Craniopharyngiomas: intratumoral chemotherapy with interferon-alpha: a multicenter preliminary study with 60 cases. Neurosurg Focus, 2010, 28(4):E12.

[142] Woodworth GF, McGirt MJ, Elfert P, et al. Frameless stereotactic ventricular shunt placement for idiopathic intracranial hypertension. Stereotact Funct Neurosurg, 2005, 83(1): 12–16.

[143] Nimsky C, Buchfelder M. Neuronavigation in epilepsy surgery. Arq Neuropsiquiatr, 2003, 61 suppl 1:109–114.

[144] Oertel J, Gaab MR, Runge U, et al. Neuronavigation and complication rate in epilepsy surgery. Neurosurg Rev, 2004, 27(3): 214–217.

[145] Polkey CE. Clinical outcome of epilepsy surgery. Curr Opin Neurol, 2004, 17(2):173–178.

[146] Polkey CE. Resective surgery for hypothalamic hamartoma. Epileptic Disord, 2003, 5(4):281–286.

[147] Stefan H, Nimsky C, Scheler G, et al. Periventricular nodular heterotopia: a challenge for epilepsy surgery. Seizure, 2007, 16(1):81–86.

[148] Centeno RS, Yacubian EM, Sakamoto AC, et al. Presurgical evaluation and surgical treatment in children with extratemporal epilepsy. Childs Nerv Syst, 2006, 22(8):945–959.

[149] Wurm G, Ringler H, Knogler F, et al. Evaluation of neuronavigation in lesional and non-lesional epilepsy surgery. Comput Aided Surg, 2003, 8(4):204–214.

[150] Stone SS, Rutka JT. Utility of neuronavigation and neuromonitoring in epilepsy surgery. Neurosurg Focus, 2008, 25(3):E17.

[151] Surbeck W, Bouthillier A, Weil AG, et al. The combination of subdural and depth electrodes for intracranial EEG investigation of suspected insular (perisylvian) epilepsy. Epilepsia, 2011, 52(3):458–466.

[152] Van Gompel JJ, Meyer FB, Marsh WR, et al. Stereotactic electroencephalography with temporal grid and mesial temporal depth electrode coverage: does technique of depth electrode placement affect outcome? J Neurosurg, 2010, 113(1):32–38.

[153] Benifla M, Sala F, Jr, Jane J, et al. Neurosurgical management of intractable rolandic epilepsy in children: role of resection in eloquent cortex. Clinical article. J Neurosurg Pediatr, 2009, 4(3): 199–216.

[154] Tovar-Spinoza ZS, Ochi A, Rutka JT, et al. The role of magnetoencephalography in epilepsy surgery. Neurosurg Focus, 2008, 25(3):E16.

[155] Ochi A, Otsubo H. Magnetoencephalographyguided epilepsy surgery for children with intractable focal epilepsy: SickKids experience. Int J Psychophysiol, 2008, 68(2):104–110.

[156] Park YS, Lee YH, Shim KW, et al. Insular epilepsy surgery under neuronavigation guidance using depth electrode. Childs Nerv Syst, 2009, 25(5):591–597.

[157] von Lehe M, Wellmer J, Urbach H, et al. Epilepsy surgery for insular lesions. Rev Neurol (Paris), 2009, 165(10):755–761.

[158] Chandra PS, Padma VM, Shailesh G, et al. Hemispherotomy for intractable epilepsy. Neurol India, 2008, 56(2): 127–132.

[159] Jea A, Vachhrajani S, Johnson KK, et al. Corpus

callosotomy in children with intractable epilepsy using frameless stereotactic neuronavigation: 12-year experience at the Hospital for Sick Children in Toronto. Neurosurg Focus, 2008, 25(3):E7.

[160] Modi H, Suh SW, Song HR, et al. Accuracy of thoracic pedicle screw placement in scoliosis using the ideal pedicle entry point during the freehand technique. Int Orthop, 2009, 33(2):469–475.

[161] Modi HN, Suh SW, Fernandez H, et al. Accuracy and safety of pedicle screw placement in neuro-muscular scoliosis with free-hand technique. Eur Spine J, 2008, 17(12):1686–1696.

[162] Kosnik-Infinger L, Glazier SS, Frankel BM. Occipital condyle to cervical spine fixation in the pediatric population. J Neurosurg Pediatr, 2014,13(1):45–53.

[163] Hott JS, Deshmukh VR, Klopfenstein JD, et al. Intraoperative Iso-C C-arm navigation in craniospinal surgery: the first 60 cases. Neuro-surgery, 2004, 54(5):1131–1136, discussion 1136–1137.

[164] Rajasekaran S, Kanna RM, Kamath V, et al. Computer navigation-guided excision of cervical osteoblastoma. Eur Spine J, 2010, 19(6):1046–1047.

[165] Takahashi S, Morikawa S, Saruhashi Y, et al. Percutaneous transthoracic fenestration of an intramedullary neurenteric cyst in the thoracic spine with intraoperative magnetic resonance image navigation and thoracoscopy. J Neurosurg Spine, 2008, 9(5):488–492.

（龚铭鲲　李云林　译，李子玥　审）

附录 A.1　周围神经检查评分表

评分	BMRC 神经分级 [1]		美国神经分级 [3]	改良型 Highet 分类 [4]	LSUMC 分级 [2]		
	运动	感觉（自主的）			运动	感觉	全部
0	无收缩	无感觉	无收缩	不能恢复	无	无	无
1	近端可感知的收缩	皮肤深部疼痛收缩	近端可感知的收缩	恢复深部痛 + 表浅痛	微收缩	感觉异常，深部痛觉恢复	近端 $M_1 \sim M_2$，感觉 $S0 \sim S1$
2	近、远端均可感知收缩	部分皮肤疼痛、触觉敏感	近端肌肉抗重力，远端肌肉可感知收缩	恢复表浅痛及部分触觉 + 反应过度	对抗轻微重力运动	感觉反应足以紧握或保护，感觉刺激缓慢伴反应过度	近端 M_3，感觉常是 S_3
3	所有重要肌群均可对抗收缩和独立的阻力	S_2 有感觉但无两点辨别觉	近端肌肉抗重力，远端肌肉可感知收缩	反应过度消失，s2pd>15mm、m2pd>7mm +s2pd 7~15mm、m2pd 4~7mm	对抗轻微阻力的运动	对触摸和针刺有感觉但定位错误，有反应过度	近端 M_4，远端 M_3，感觉通常是 S_3
4	所有可感知的协同和独立的运动	完全恢复	所有重要肌群均可对抗重力收缩	完全恢复 +s2pd 2~6mm，m2pd 2~3mm	对抗中等阻力的运动	触摸和针刺时对反应局限但感觉不正常，无过度反应	所有近端和部分远端肌肉 M_4，感觉为 S_3 或更好
5	功能完全恢复	无	可感知所有协同和独立的运动	–	对抗最大阻力的运动	触觉和针刺觉接近正常	所有肌肉至少 M_4，感觉至少 S_4
6	–	–	功能完全恢复	–	–	–	–

m2pd：移动的两点辨别觉；s2pd：静止的两点辨别觉

附录 A.2 周围神经检查精华

神经	运动分布	感觉分布	如何识别相应的病理	体征
肌皮（$C_5 \sim C_7$）	肱二头肌、喙肱肌和肱肌	桡骨前臂	C_5：三角肌无力，C_6：2 个手指末节感觉缺失	肱二头肌、喙肱肌的萎缩
肩胛上（C_5、C_6）	冈上、冈下肌	肩关节本体感觉	C_5 有肱二头肌、三角肌和皮肤感觉	冈下肌萎缩，+/− 肩深部痛
腋窝（C_5、C_6）	三角肌 + 小圆肌	上臂外侧	C_5 累及肱二头肌和冈上肌	肩外展 <30°
肩胛背（C_5）	菱形肌	无	见上	菱形肌萎缩，肩胛下肌外侧运动
肩胛下——上支（C_5、C_6）	肩胛下肌	无	见上	肱骨内旋无力
肩胛下——下支（$C_5 \sim C_7$）	肩胛下肌、大圆肌	无	见上	肱骨内旋无力
胸长（$C_5 \sim C_7$）	前锯肌	无	见上	翼状肩胛骨
胸背（$C_6 \sim C_8$）	背阔肌	无	见上	上拉无力，音调不对称、咳嗽；* "神经移植的供体神经"
正中（$C_5 \sim C_8$、T_1）	前臂：除外 FCU 和外侧 FDP 的屈肌，手部：LOAF 肌	前 3 个手指、第 4 指 1/2 和鱼际隆起	C_6：肱二头肌、肱桡肌和仰卧肌，无手内肌	手掌消瘦，"祝福"手
AIN	拇长屈肌，第 1、2 手指深屈肌	无	见上	"OK 征"
尺神经（C_8、T_1）	FCU，尺侧 FDP，第 3、4 蚓状肌，小指、拇收肌	手掌侧第 4 指的 1/2 和第 5 手指	C_8：第 4 指所有感觉，手内收均减弱（包括正中神经 APB，OP）	尺侧爪形
桡神经（$C_5 \sim C_8$）	手指、手腕、手臂的伸肌	手臂后部和手背部	C_7：胸肌、旋前肌和正中神经屈肌	垂腕
PIN	手指，手腕的伸肌	无	见上	手指伸展无力
股神经（$L_2 \sim L_4$）	膝伸肌	大腿前部 + 隐静脉	L_3 还支配腿内收肌，可保留膝反射	腿部伸展无力，"膝屈曲"，隐静脉症状罕见

附录 A.2（续）

神经	运动分布	感觉分布	如何识别相应的病理	体征
闭孔神经（L_2~L_4）	腿内收肌、内旋肌	大腿内部	L_3 涉及膝伸肌	髋外翻、内收无力 +/- 大腿内侧麻木
坐骨神经（L_4~S_3）	髋屈肌 + 胫神经 + 腓神经	大腿后部 + 胫神经 + 腓神经	L_4 的皮肤分布在大腿前侧，仅表现为背屈减弱	足下垂，屈膝无力，跖屈
腓神经	短二头肌、腓骨长肌、短肌和背屈 / 伸肌	小腿外侧，足背	L_5 管理近端的感觉 / 运动，踝翻转	足下垂，Tinel 征
胫神经（L_4~S_3）	屈膝 - 短二头肌、屈肌	小腿内侧，足底	S_1 管理近端感觉 / 运动和腓神经区域	跖屈无力

AIN: 骨间前神经；APB: 拇短展肌；FCU: 尺侧腕屈肌；FDP: 趾深屈肌；LOAF，OP: 拇对掌肌；PIN: 骨间后神经；
* 最常伴有正中 / 骨间前神经，其次是桡侧，然后是尺侧

附录 A.3　骨折协会

骨折 / 脱位	骨折 / 损伤类型	神经损伤	机制 / 注释
肱骨	近端脱位、肱骨颈骨折[7]	腋神经、臂丛后索和肩胛上[8-9]	肱骨头用力向下或向后
	肱骨中段和远端 1/3 骨折	桡神经[9]	最常见的周围神经损伤
		尺神经	屈曲骨折
	髁上骨折 *	正中神经 /AIN[5,10-11]	骨折型最常见的神经损伤
		桡神经[10-11]	后移位骨折碎块
尺骨	孟氏骨折	PIN[12]　桡神经[12]	PIN 损伤最常见于尺骨前端成角骨折和前方的桡骨小头脱位
	尺骨中段骨折	尺神经[13]	儿童最常见的骨折部位是前臂远端骨折[15]
桡骨	盖氏骨折	尺神经和 AIN[14]	
	远端骨骺和干骺端骨折	可能是正中神经、尺神经	移位的骨折碎片或筋膜间室综合征
骨盆	后环骨折	坐骨神经	坐骨大切迹周围
	前环骨折	股神经	罕见（0.16%）[16]
股骨	髋关节脱位	坐骨神经[17]	后脱位占 5%，儿童患者更容易损伤腓神经[2,17]
	股骨颈骨折	坐骨神经	常见于 GSW 和医源性[18]
	股骨中段骨折	股神经（罕见）[15]	坐骨神经受内收肌保护
腓骨 / 膝部	脱位	腓神经	下肢骨折最易损伤神经
	外科颈骨折	腓神经	
胫骨	胫骨内踝	胫神经	

AIN：骨间前神经；GSW：枪击伤；PIN：骨间后神经；
* 骨折最常伴有正中神经 /AIN 损伤，其次是桡神经、尺神经[5]；总体上，10%~20% 的患者会伴有神经损伤[6]，儿童常见肘部骨折[6]

（郭二坤　译，李云林　审）

（李子玥　译，李云林　审）